中国中医科学院科技创新工程项目资助（编号 CI2021A01610）
"甲亢通治方对 Graves 病（阴虚阳亢，肝郁痰阻证）的临床研究及机制探讨"；
国家中医药管理局临床研究基地课题"病证结合综合疗法对 Graves 病
减毒增效缩短疗程验证研究"（编号 JD2019SZXZD08）

甲状腺疾病
中医诊断与治疗

——基础与临床

主　编　倪　青　杨亚男
副主编　张润云　陈世波　白　煜　闫秀峰
　　　　庞　晴　吴　倩　史丽伟

编　委　（按姓氏笔画排序）

王　凡	史丽伟	白　煜	闫秀峰
汤怡婷	李　卉	李艳杰	杨亚男
吴　倩	张　一	张月颖	张红红
张美珍	张润云	陈玉鹏	陈世波
周　雨	周雨桐	庞　晴	孟　祥
赵黎明	逄　冰	贺璞玉	索文栋
倪　青	徐心瑶	谈钰濛	焦巍娜

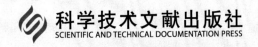

科学技术文献出版社
SCIENTIFIC AND TECHNICAL DOCUMENTATION PRESS

·北京·

图书在版编目（CIP）数据

甲状腺疾病中医诊断与治疗：基础与临床 / 倪青，杨亚男主编.—北京：科学技术文献出版社，2022.1（2024.12重印）
ISBN 978-7-5189-8904-1

Ⅰ.①甲… Ⅱ.①倪… ②杨… Ⅲ.①甲状腺疾病—中医疗法 Ⅳ.① R259.81

中国版本图书馆 CIP 数据核字（2022）第 013797 号

甲状腺疾病中医诊断与治疗——基础与临床

策划编辑：付秋玲　责任编辑：李　丹　何惠子　责任校对：张吲哚　责任出版：张志平

出　版　者	科学技术文献出版社
地　　　址	北京市复兴路15号　邮编　100038
编　务　部	(010) 58882938，58882087（传真）
发　行　部	(010) 58882868，58882870（传真）
邮　购　部	(010) 58882873
官 方 网 址	www.stdp.com.cn
发　行　者	科学技术文献出版社发行　全国各地新华书店经销
印　刷　者	北京虎彩文化传播有限公司
版　　　次	2022 年 1 月第 1 版　2024 年 12 月第 3 次印刷
开　　　本	889×1194　1/16
字　　　数	729千
印　　　张	27.5　彩插 6 面
书　　　号	ISBN 978-7-5189-8904-1
定　　　价	118.00元

主编简介

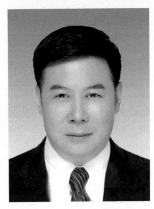

倪 青

倪青，男，江苏省泗阳县人，中共党员，研究生学历，医学博士、博士后。中国中医科学院广安门医院内分泌科主任、主任医师、教授、博士生导师。北京中医药大学、陕西中医药大学教授。中国中医科学院"中医内分泌学"学科带头人。享受国务院政府特殊津贴专家、国家卫生计生委（现国家卫生健康委员会）具有突出贡献中青年专家、唐氏中医药发展奖获奖专家。

现任国家中医药管理局内分泌区域诊疗中心主任、国家重点临床专科中医内分泌科主任。主要学术任职有中华中医药学会糖尿病学分会副主任委员、中国中医药信息学会内分泌分会会长等。

从医30余年，擅长以中医为主治疗甲状腺功能亢进症、甲状腺功能减退症、甲状腺结节、糖尿病、糖尿病周围神经病变、糖尿病肾病、高尿酸血症与痛风、代谢综合征、多囊卵巢综合征、更年期综合征等。

主持和参加国家科技攻关、国家自然科学基金、"863""973"等各类科研课题50余项，已发表学术论文800余篇，主编学术著作多部。已培养研究生81人。已获得国家奖2项，省级和学会奖18项。其他荣誉有全国首届"郭春园式好医生"、北京中医行业榜样、中国医师协会"白求恩式好医生"、中华中医药学会"科技之星"、中国医师协会全国优秀规培教师、北京市"十佳优秀规培医生带教老师"、首都中青年名中医、仲景国医门人、北京市科技新星、北京市学习之星、中国中医科学院"中青年名中医"等。

主编简介

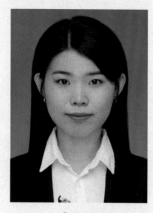

杨亚男

　　杨亚男，女，河北省保定市人，中共党员，研究生学历，中国中医科学院博士研究生，师从倪青教授。先后参加国家自然科学基金、北京市自然科学基金、行业专项等10项科研课题，在中医药及内分泌领域期刊共发表学术论文25篇，参编《糖尿病中医诊疗手册》《内分泌代谢病中医诊疗手册》《代谢综合征中医诊断与治疗》《糖尿病周围神经病变中医诊断与治疗》等6部医学著作。

前　言

甲状腺是成年人最大的内分泌腺，主要分泌的甲状腺素具有制造蛋白质、控制使用能量速度、调节人体对其他激素利用等功能。甲状腺对人体代谢调控、生长发育、电解质的平衡等至关重要，一旦这些调控和平衡被打乱，人体即患甲状腺疾病。甲状腺疾病还与免疫功能和神经传导有关。临床症状多样，病程长，病情波动大、易复发。甲状腺肿大、眼球突出、黏液性水肿等疾病不仅影响生活质量和容貌，甚至影响生殖生育，危及生命。当前，甲状腺疾病的治疗以抗甲状腺药物或甲状腺激素替代为主，对改善甲状腺功能指标和缓解患者临床症状有益，但长期服药的依从性和药物的不良事件仍不容忽视。甲状腺疾病属于中医"瘿病"范畴，中医治疗在某些方面或阶段疗效显著。如中医治甲状腺功能亢进症可缩短疗程，减毒增效，有效降低甲状腺抗体水平，降低疾病复发率，提高患者生活质量。中医治疗方案可减少放射性碘及手术治疗引起的甲状腺功能减退症等并发症。整理、推广和使用中医药防治甲状腺疾病有效方案势在必行。

本书应甲状腺疾病的中医防治形势和临床需求编写而成。全书分为基础篇和临床篇两部分。①基础篇：基于文献，整理了甲状腺的生理功能及激素调节方式及常见病因病机，以夯实临床基础。②临床篇：为本书重点，基于所及文献和本单位临床实践，系统介绍甲状腺功能亢进症、甲状腺功能减退症、甲状腺肿、慢性淋巴细胞性甲状腺炎、亚急性甲状腺炎、甲状腺结节、甲状腺癌等七类常见

　　甲状腺疾病的流行病学现状、诊断与鉴别诊断、中医认识与治疗方案（病因病机、辨证论治、名医经验、单验方、中成药、单味中药、外治法和调护方法）以切合临床实用。

　　限于能力和水平，疏漏与不当之处在所难免，恳请广大读者不吝赐教。

倪　青

中国中医科学院广安门医院

2022 年 8 月 16 日

目 录
CONTENTS

上篇　基础篇

第一章　正常甲状腺轴

人类对于甲状腺的研究探索具有相当长的历史，其研究对象除了脊椎动物之外，还包括原索动物（如文昌鱼）和海鞘类（如海鞘）。甲状腺在种族之间存在显著的形态学差异，而人类和大多数脊椎动物的甲状腺均位于喉下部和气管上部的前面。

甲状腺的主要功能是合成甲状腺激素，调节机体代谢，在机体生长、分化、产热等方面具有重要的调节作用。甲状腺激素的分泌由垂体释放的促甲状腺激素（TSH）和下丘脑释放的促甲状腺激素释放激素（TRH）及其他因素共同调节。下丘脑、垂体和甲状腺共同构成调节轴，从而调节甲状腺的功能（图 1-1）。

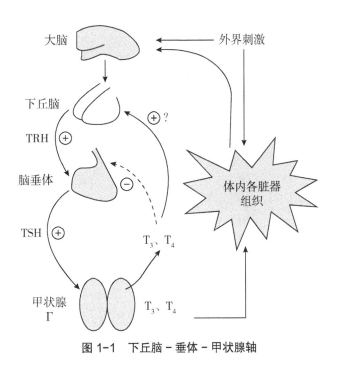

图 1-1　下丘脑 - 垂体 - 甲状腺轴

第一节　甲状腺的结构

一、甲状腺的形成

首先，哺乳类动物的原肠胚形成后，内胚层种系开始转化为原始肠管。随后通过信号分子和特殊转录因子的作用，原始肠管沿着它的前后轴进行发育。在发育的过程中，原始肠管的不同区域出现不同的发育过程，最终产生不同器官的原基，其中就包括甲状腺原基。在哺乳类动物的发育过程中，最早出现的内分泌结构就是甲状腺。在无脊椎动物中，比如海星、昆虫、海贝等，虽然还没有出现甲状腺器官或甲状腺组织，但它们体内已经可以合成碘化酪氨酸。例如原索动物文昌鱼，其咽底部开始出现内柱样结构，内有纤毛细胞和黏液细胞，并有一细管与咽相连，酪氨酸碘化可能发生在内柱细胞内，合成后的碘化甲状腺蛋白质不通过内柱细胞的水解，也不直接释放入血液，而是经细管排放到咽部，在消化道内水解出有活性的 T_4、T_3，并由消化道吸收入体内。到脊椎动物才开始有独立的甲状腺。又比如较低等的圆口类动物，其在幼体时咽下部会出现管状的原始的无包膜甲状腺；在成体时则可见散在的滤泡群，合成的碘化蛋白质直接在腺体内被蛋白酶分解后以 T_4 形式释出，并不在消化道内水解。鱼类的甲状腺一般为一不成对的腺体，两栖类则分为两叶，爬行类则通常不成对。至于较高等的脊椎动物，甲状腺表现为典型滤泡状并具有被膜的腺体。而某些脊椎动物的唾液腺细胞和胃上皮细胞也有浓集碘的功能。

（一）甲状腺器官的形成

甲状腺是胚胎内分泌腺中最早出现的腺体，起源于内胚层。高等脊椎动物的成熟甲状腺起源于内胚层咽的两处确定区域（图 1-2 至图 1-5），这两处确定区域会形成两个胚胎。正中原基起源于增厚的前咽底中线。这个增厚区位于第 1、第 2 腮弓，靠近心肌分化处（图 1-6）。关于两外侧原基（后腮体）的起源已有多年争论的历史，现在一般认为从第 4 或第 5 咽囊发育成尾侧突起。在低等脊椎动物中，这些细胞群不混入甲状腺中，而是形成独立的结构；在高等脊椎动物中，此处含有滤泡旁细胞前体。

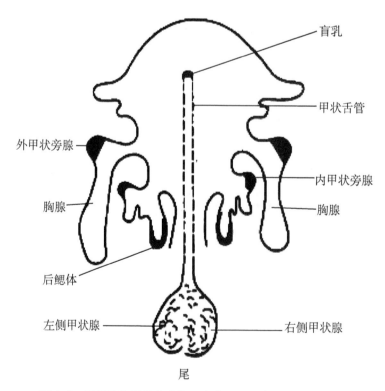

图 1-2　甲状腺和甲状旁腺的胚胎学以及原基与后腮体的关系

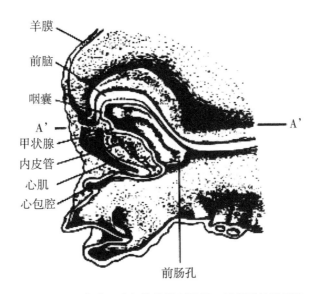

羊膜
前脑
咽囊
A'
甲状腺
内皮管
心肌
心包腔
A'
前肠孔

图 1-3 两体节正中矢状位模型图显示早期甲状腺原基

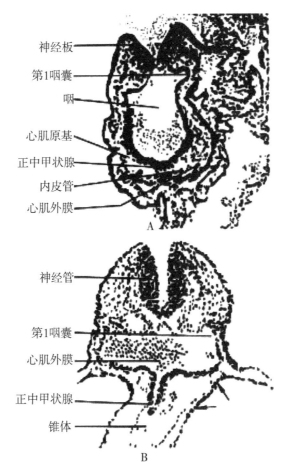

神经板
第1咽囊
咽
心肌原基
正中甲状腺
内皮管
心肌外膜
A

神经管
第1咽囊
心肌外膜
正中甲状腺
锥体
B

A. 为图 3 横贯标线 A' 到 A' 的切片平面（×150）；
B. 为十体节胚胎的横切片，切面通过中间甲状腺（×150）。

图 1-4 早期甲状腺原基切片平面

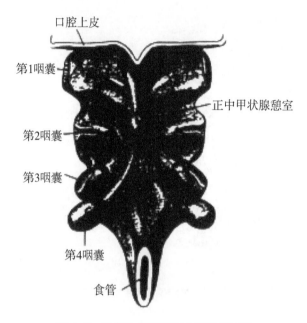

图 1-5　后期体节胚胎咽内胚层腹面观

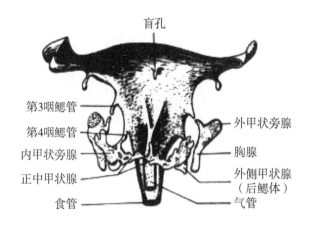

图 1-6　早期第 7 周 14.5 mm 胚胎咽模型腹面观

1. 正中原基的形成

在人类妊娠的第 16、第 17 天，正中原基开始形成。在胚胎第 4 周初（3～5 mm），在原始咽底正中处，相当于第 1 咽囊平面的奇结节尾侧，内胚层细胞增生，称之为甲状腺原基。甲状腺原基向尾侧生长，在第 1、第 2 咽囊平面处分为两个芽突。大约在第 4 周末，芽突继续向颈下方生长，而根部仅借细长的甲状舌管与原始咽底进一步分化发育，左、右芽突的末端细胞增生并形成左、右两个细胞团，这两个细胞团在以后可以演变成为甲状腺的左、右侧叶，其中间部则成为峡部。有人认为，后鳃体也参与了甲状腺的构成。到第 7 周时，甲状腺抵达其最后位置。如图 1-7 所示，图 1-7A、图 1-7B 为矢状断面，图 1-7C、图 1-7D、图 1-7E 为冠状段面。

原始咽腹侧壁的联合突与奇结节之间的内胚层细胞出现增生，形成其上部则闭锁消失。舌背侧的盲孔则是甲状腺原基下降处的残迹。甲状腺锥状叶由甲状舌管的一段形成。甲状舌管演化中途的任何部分都有可能残留形成副甲状腺。如甲状舌管残留扩大，则形成甲状舌管囊肿。囊肿溃破于皮表便成为甲状舌管瘘（图 1-8）。

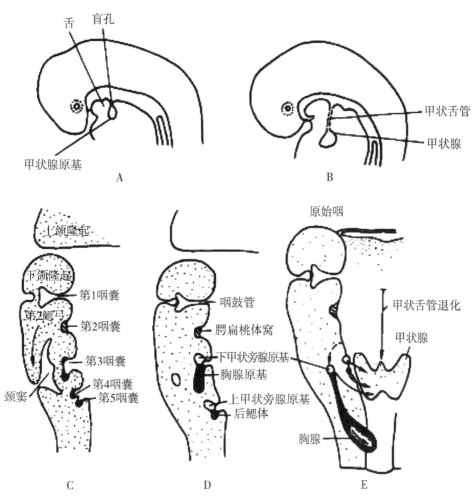

图 1-7　甲状腺的形成

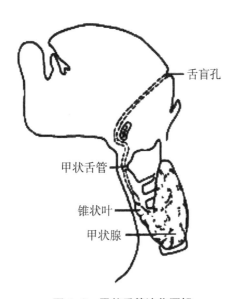

图 1-8　甲状舌管演化图解

甲状腺的实质大部分是从舌基部的内胚层演化而来，甚至在成年时都依然保留与该区域的附属关系——存在胚胎时期的甲状舌管。更多的情况是，这部分管道从连接甲状腺两叶的狭窄的峡部向上延伸形成锥状叶。颈部其他结构的生长速率并不相同，在偶然情况下会引起甲状腺异位至喉以下水平。

甲状腺起源于咽底一处较厚的上皮板，其发育与主动脉囊密切相关，有时可引起纵隔内出现副甲状腺实质。部分甲状舌管在出生后仍然保留，其内层的上皮可分泌蛋白样物质，积存后容易形成囊肿。甲状舌管也可在颈前区出现，其内层上皮可能会转化为肿瘤，并引起滤泡细胞癌的发生。

2. 后鳃体的形成

假设侧叶甲状腺的形成就像第4或第5来源的憩室开始于正中原基下降之时。后鳃体最后从咽囊分离，然后与中间甲状腺的外侧部分相融合。正中原基分化处的衍生细胞可以包绕外侧叶与咽退化的残体连接处和外侧原基衍生的组织。在人类甲状腺实体中这部分的细胞分布所占比例不多（10%），内外甲状腺原基的联系也在妊娠的8～9周完成，而在这时期甲状腺的结构已基本定形。

然而在鸟类（或许包括啮齿类动物）中，可证明后鳃体的细胞除了来自于咽内胚层，还有一部分来自于神经嵴。在一系列的鸟-鹌鹑嵌合体实验中，移植的鹌鹑神经嵴细胞（组织学上可分辨）分布于后鳃体。另外，小鼠神经嵴细胞显示多巴诱导的荧光也可以从原始的前肠部位进入到发育中的后鳃体。但由于人类并无适合的标记物来进行此项研究，所以关于后鳃体的起源争论仍在继续。

某些常见的异常情况起源于异常的外侧叶的发育。其特征表现为外侧甲状腺原基（后鳃体）不能与中间甲状腺融合。因此，当滤泡旁组织大于正常值时，就可引起肿瘤的发生。

副甲状腺组织非常常见（几乎100%），尤其是在某些动物种属中，如犬从喉到膈肌任何位置都有副甲状腺组织的出现，大约有一半成年犬的心包内主动脉脂肪中埋藏有副甲状腺。它们完全缺乏滤泡旁细胞，但是它们的滤泡结构和功能与主甲状腺叶是一样的。因此，在单纯的实验条件下对犬进行实验，只切除其两侧甲状腺叶并不会造成甲状腺功能减退。

甲状腺形态学发生和分化始动的分子基础研究逐渐展开，例如，当管状外翻开始时，胚胎小鼠的正中原基表达含有同源区的甲状腺转录因子1（thyroid transcription factor 1，TNF-1）和配对盒家族的成员 DNA-结合蛋白、Pax-8。在发育过程中两个基因均表达，Pax-8 在成年人类甲状腺中也表达。诱导中间甲状腺的两个很受关注的基因（甲状腺球蛋白和甲状腺过氧化物酶）的启动子内含有重叠的 TIF-1 和 Pax-8 结合区域。在共转染实验中 Pax-8 可激活这些基因。这些实验均表明了 TIF-1 和 Pax-8 在建立或维持细胞特异的甲状腺功能方面有重要作用。

（二）甲状腺的组织形成

盘曲的细胞索构成甲状腺原基的左、右两个芽突。在胚胎发育至第10周后，细胞索会出现断裂，形成若干细胞。细胞索的断裂会使细胞之间出现间隙，间隙再逐渐融合成一个大的空腔，于是细胞团变成了小滤泡。胚胎发育到第12周后，滤泡中开始出现胶体物质。到第13～14周时，滤泡腔会明显增大，腔内则充满了嗜酸性的胶体物质，滤泡上皮呈立方形，滤泡周围的结缔组织中有丰富的血管。细胞集碘能力在滤泡形成前即已开始，而碘化过程则出现在滤泡细胞分化之后。Koneff 根据牛胚胎的检测结果指出，在甲状腺尚未形成明显滤泡结构时，细胞内已经存在碘化物，然后在细胞胞质内出现胶体滴，然后在滤泡内出现胶体。原始的分泌颗粒存在于相邻细胞之间，这些分泌物通过桥粒的作用，使之保存在局部并限制排除物质从这些始祖细胞的中央胶质空间扩散。Shepard 指出，人甲状腺的发育过程一般经过3个阶段：首先为胶体形成前期（第8.5～12.5周），然后为胶体开始形成期（第

12.5～13.5 周），最后是滤泡增生期（第 13.5 周后）。大约在第 100 天，甲状腺滤泡细胞已能合成甲状腺素，其所需要的碘始终由母体供给。后期甲状腺的增大主要是由滤泡增加所致。

综上所述，成年哺乳类动物的甲状腺是由甲状腺原基和后鳃体这两种不同的胚胎组织集聚而成。滤泡细胞是来自甲状腺原基的内胚层细胞，而 C 细胞来源于已经迁移到后鳃体的神经嵴细胞。不同内分泌细胞谱系同样能在鸟类和鱼类中被发现，同样分泌甲状腺激素（thyroid hormone，TH）和降钙素的细胞可来自不同的腺体细胞。虽然有些证据已经明确表明滤泡细胞来源于甲状腺原基，但是也有一些证据表明后鳃体上皮细胞是滤泡细胞的起源。甲状腺原基发育后，甲状腺滤泡细胞开始分化成熟，这个过程叫作甲状腺成熟，是前肠定向分化成熟的结果。目前尚不很清楚诱导甲状腺分化成熟的基因，成熟的大鼠模型对于研究这个过程无任何帮助，因为这种与前肠定向分化有关的基因失活会导致这个时期胚胎死亡，从而失去了后续的甲状腺成熟过程，因此不能根据大鼠模型进行相关研究。然而，对其他动物模型进行相关研究有助于研究甲状腺早期的发育机制与过程。斑马鱼甲状腺的形态与大鼠或人类不同，但是鱼类和哺乳类动物的滤泡细胞分化的分子机制可能相同。推测是与前肠定向分化成熟有关的 H 蛋白（如 Gata、Fgf、Sox 家族成员 Nodal）有关，它们的聚集有助于甲状腺原基的形成。甲状腺芽分化需要 Nodal 信号下游的两种转录因子 Bon 和 Gata5，有研究表明当它们其中一种缺失了，在其个体中就不能检测到分化后的甲状腺细胞。

对于未分化的内胚层细胞来说，间叶组织或邻近心肌的中胚层或邻近主动脉囊的上皮内层来源的短程信号在向甲状腺分化成熟的过程中具有特殊作用。内胚层器官的发育与来自心脏的中胚层信号密切相关，如肝脏和肺脏。有研究表明，前肠缺陷可以继发于受损的心脏发育。在大鼠与斑马鱼中，甲状腺芽在原始咽靠近心脏中胚层的位置形成。对斑马鱼的甲状腺进行的相关研究表明甲状腺发育所必需的转录因子 han 是在心肌中胚层表达的，这一发现提示了心脏发育在甲状腺分化成熟中的重要作用，如 DiGeorge 综合征是以先天性心脏病和先天性甲状腺功能减退症为主要特征。此外，心脏畸形的新生儿往往伴有甲状腺不发育。

大鼠胚胎期第 8.5 天和人类胚胎期的第 32 天是甲状腺细胞分化的早期，而在甲状腺原基上出现的内胚层细胞则被认为是滤泡细胞前体。滤泡细胞前体的分子标志是 Hhex、Titf1/Nkx2-1、Pax-8 和 Foxel 这四个转录分子的共表达，并将滤泡细胞转化后才下调。Hhex、Titf1/Nkx2-1、Pax-8 对于滤泡细胞前体的生存有重要作用，同时 Foxel 的缺失会导致甲状腺原基消失或存在于异常的舌下位置。大量研究证据表明这些转录因子在腺体器官的形成中发挥着独特作用，发育中的甲状腺证实 Hhex、Titf1/Nkx2-1、Pax-8 和 Foxel 之间存在复杂的作用网络，每一个转录因子调控着其他因子的固定性表达。此外，有研究发现 Foxel 需要有 Hhex、Titf1/Nkx2-1、Pax-8 才能起作用，提示 Foxel 是在上述转录因子组成的复杂网络的下游。滤泡细胞前体的 Hhex、Titf1/Nkx2-1、Pax-8 在人类胚胎期的第 32 天出现，而胚胎期的第 33 天出现 Foxel。

经短暂分化之后，甲状腺原基开始迁移到舌下部位。内胚层来源的器官发展一般经过原基从肠管出芽并转运的过程。甲状腺的发育与前体的迁移密切相关。Foxel 在 TFC 前体的活化迁移中起关键作用，因为只有这种转录因子出现后，甲状腺芽才出现细胞移动，Foxel 可能是控制迁移的关键分子。细胞迁移在胚胎发育过程中导致很多重要事件发生，如原肠胚形成、神经嵴细胞移动和心脏形成等。在这些例子中，迁移过程中的细胞发生一种叫上皮 - 间质转型（epithelial-mesenchymal transition，EMT）现象。这些细胞失去上皮的表型，表现为 E-cadherin 的表达下调，同时获得间质特征，如 N- 钙粘连蛋白的表达增加。然而，值得注意的是，甲状腺滤泡细胞前体在迁移中没有出现 EMT 现象。滤泡细胞前体在整个迁移过程中维持上皮表型且从未获得间质特征。

甲状腺细胞分化的晚期，即大鼠胚胎期的第 14 天和人类胚胎期的第 7 周开始，就开始了甲状腺发育的后期阶段。这个阶段在大鼠出生时和大概人类胚胎期的第 10 周完成。在这个阶段，甲状腺膨胀并获得它最终的形态，两个分叶以峡部相连接。此外，滤泡细胞前体细胞完成了分化，成为有功能的滤泡细胞。这些过程在甲状腺原基到达咽下后开始进行。在大鼠和人类体内发现异位组织的甲状腺滤泡细胞，可分泌甲状腺激素，这表明甲状腺发育位置对于甲状腺滤泡细胞前体的分化不是必需的。对于导致甲状腺两个分叶形成的分子机制目前尚不很清楚。剥夺 Sonic hedgehog（Shh）基因（在胚胎发育中一个关键的调节因子）的大鼠失去正常的血管结构，发育中的甲状腺横向位于气管，同时呈现为简单的中线组织。造成以上变化的原因可能是甲状腺形态受损继发于 Shh 基因依赖性的正常血管结构丢失。这种猜测在 Tbx 缺失的胚胎研究中得到证实，它同样表现出受损的甲状腺小叶结构。在这些突变的胚胎中，作为尾咽弓动脉缺失的结果，甲状腺原基被间充质围绕，同时失去跟血管的关联。值得注意的是，Shh 和 Tbx 基因表达在发育中的甲状腺周围，但在甲状腺自身中从来没被检测到。因此，甲状腺小叶的形成是一个非甲状腺细胞自主的过程，主要依赖于靠近甲状腺组织的邻近组织的信号调控。这个猜测符合一些与甲状腺形态学受损有关的疾病，如 DiGeorge 综合征和先天心脏病永存动脉干症（truncus arteriosus），二者以先天性心脏病及大量血管异位为主要特征。

甲状腺滤泡细胞功能分化完成是以合成甲状腺激素作为标志，而甲状腺激素的合成是通过一系列分化程序和大量基因表达来协调完成的，包括甲状腺球蛋白（Tg）、促甲状腺激素受体（TSHR）、甲状腺过氧化物酶（TPO）、钠/碘转运体（NIS）、烟酰胺腺嘌呤二核苷酸磷酸（NADPH）、双氧化酶（Duox）和八氢番茄红素脱氢酶（PDS）基因的表达。这些基因虽然不是同时被激活，但是遵循着一系列程序。以大鼠胚胎期的第 14 天产生的 Tg、TSHR 和人类胚胎期的第 7 周产生的 Tg、TSHR 作为开端，TPO 和 NIS 是 Tg 碘化过程中的关键酶，接着 Tg 和 TSHR 表达。而 TPO 和 NIS 表达较晚的机制可能是 TPO 和 NIS 的表达依靠 TSH 结合它的受体启动信号通路，也就是需要 TSHR 基因的产物。双氧化酶在胚胎期的第 15.5 天消失，但是它的表达不依赖 THS-TSHR 信号通路。甲状腺激素在大鼠胚胎期的第 16.5 天出现，而在人类胚胎期的第 3 周出现。甲状腺器官形成的最后时期，即大鼠胚胎期的第 17～18 天，由于滤泡细胞高度增殖，因此甲状腺膨胀。同时，Tg 积聚在小滤泡腔，其外周被血管网所包裹。人类的滤泡组织在妊娠的第 10～11 周的甲状腺中较明显，此后甲状腺继续生长，直到出生，出生之后，甲状腺继续生长。在大鼠和人类中，THS-TSHR 信号控制成年大鼠和人类的甲状腺的生长。但是控制胎儿甲状腺滤泡细胞生长的机制目前尚不完全清楚。

为了研究人甲状腺滤泡细胞的功能和增加，采用的实验系统是将甲状腺细胞悬浮培养在无血清培养基的胶原胶中。人甲状腺细胞的功能取决于促甲状腺激素的使用时间和剂量，功能增加的幅度可达 15 倍，表现在对碘的摄取和器官生成上，T_3 的分泌和环磷酸腺苷（cAMP）的产生。这个体外系统也能用于以 ^3H 掺入为指标的细胞增殖和 DNA 含量的测定。正常细胞的极性是甲状腺功能所必需的，也是借助于胶原胶的无血清培养基来维持。来源于人的甲状腺细胞经体外培养后可以被广泛地应用于甲状腺的病理生理研究。从人和猪中分离的甲状腺滤泡细胞在具有三维空间的胶原胶中培养后形成极性结构，对 TSH 有应答，能产生甲状腺素。甲状腺滤泡细胞在胶原胶中培养后形成滤泡是因为：①细胞分裂形成空腔，细胞转变为单层；②通过相邻细胞的集合成链状连接。

后鳃体残留物衍化的囊肿在出生后的大鼠中很常见，其内显示有鳞状上皮并含有角蛋白碎片。偶尔后鳃体原基衍化的滤泡腔内含有异源性物质，滤泡壁散在绒毛上皮。Wistar 大鼠的 CT 免疫反应细胞位于后鳃体管壁上，以及在邻近滤泡和实质性细胞团显现甲状腺球蛋白阳性染色处。这些发现加上大量有丝分裂和过碘酸希夫（PAS）阳性微滤泡的存在支持后鳃体与在甲状腺叶内形成滤泡有关系的假设。

从上述甲状腺的种系发生过程可见，甲状腺原基来自内胚层，与消化道有着密切的关系。1922 年 Baber 就已观察到甲状腺内存在着区别于滤泡细胞的一种亮细胞，由于未确定其功能，故未被重视。直到近 30 年才证明这种细胞有分泌降钙素的作用，且是脊椎动物最古老的内分泌细胞之一，Pearse（1966）将之命名为 C 细胞，亦称滤泡旁细胞（parafollicular cell）。在胚胎发育过程中滤泡旁细胞是来自最后一对咽囊。在鱼类、两栖类、爬行类及鸟类中，由咽囊的腹侧份形成独立的上皮细胞团，即是后鳃体，位于颈部或纵隔。在哺乳类中，后鳃体并入甲状腺，分化形成甲状腺的第二类上皮细胞——滤泡旁细胞。也有人认为，滤泡旁细胞来自于神经嵴。神经嵴细胞在向尾侧迁移时，部分细胞迁入最后一对咽囊的腹侧份，在哺乳类中再转移到甲状腺内形成滤泡旁细胞（图 1-9）。来自于神经嵴的原始细胞向腹侧迁移，进入后鳃体，它们与后鳃体一起向尾侧移动到发生甲状腺的原始中线的融合点。从靠近哺乳动物甲状腺门部的位置进入后鳃体与甲状腺，随后滤泡旁细胞遍布到整个甲状腺。尽管滤泡旁细胞存在于人类的甲状腺和大多数出生后哺乳动物的甲状腺中，但甲状腺门部附近和与后鳃体结合部的数量更多。在某些条件下，含有胶质滤泡的滤泡细胞也能由后鳃体起源的细胞分化而成。

人类出生后的甲状腺，从后鳃体衍生的外侧腺中上 1/3 部分含有实质性细胞巢。实质性细胞巢直径大约为 1 mm，由缺乏细胞间桥的非角化上皮样细胞构成，组织学化学分析显示在上皮样细胞中，73% 存在黏液样物质，36% 为 CT 免疫反应细胞，含有癌胚抗原和高分子量胞内角蛋白的细胞为 85.7%。实质性细胞巢中央残留腔通常围绕着黏液细胞，也许还含有脱皮细胞、细胞碎片、PAS 阳性颗粒物质和胶状物。滤泡中含有的阿尔新蓝阳性酸性黏蛋白也存在于人甲状腺实质性细胞巢内。这些滤泡由 CT 阳性细胞（免疫组织化学显示）组成或与之有关，并且与阿尔新蓝的蛋白细胞相互混合一起。这些发现支持甲状腺黏液上皮细胞瘤是从后鳃体组织起源的。

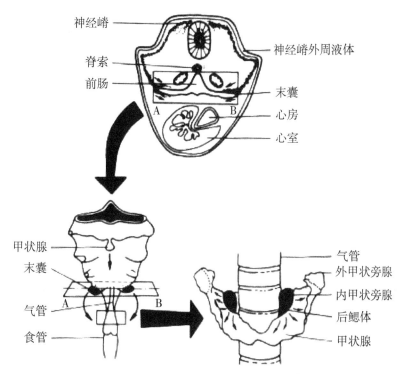

图 1-9　分泌降钙素的 C 细胞来源示意

（三）甲状腺在胚胎期的功能

研究资料表明，胎儿甲状腺已有合成和分泌能力，并对胎儿生长和发育起着重要作用，其主要是促进胎儿骨骼和中枢神经系统的发育。先天性无甲状腺患儿的骨化时间推迟、眼距宽、鼻梁塌陷、鼻孔超前、头大，近似胎儿面容。

胎儿的甲状腺素分泌不足时，会导致其中枢神经系统发育不良，智力低下；第8对脑神经及内耳发育不良，引起耳聋及语言障碍，这就是克汀病的临床症状。造成克汀病的主要原因是胎儿在胚胎期严重缺碘，从而影响了甲状腺素的合成。形态学观察发现，克汀病患儿的脑皮质神经元的核变小，轴突的髓鞘化延迟，树突发育不良，脑部血管减少，小脑浦肯野细胞发育差、数量少。观察发现，甲状腺素能够促进神经纤维的髓鞘形成。测定切除甲状腺后新生小鼠体内化学成分，证明 RNA/DNA 和蛋白质/DNA 的值明显减少，RNA 降低而 DNA 增多，在大鼠实验中，也可见其行为发生改变，如条件记忆所需的时间延长，进行行为测验时易出现错误等。

根据去下丘脑的大鼠实验分析，胎儿期下丘脑–垂体–甲状腺轴系还没有充分发挥作用，下丘脑还没有参与调解胎儿甲状腺的功能活动，该轴系要到出生后方才达到成熟状态。在无脑儿中，无论有无垂体，其肾上腺均小。在无垂体的无脑儿中，其甲状腺萎缩；而有垂体的无脑儿，其甲状腺近似正常。Jost（1953）在切除垂体而保留甲状腺的兔胎实验中观察到甲状腺分化异常，甲状腺滤泡减少且直径小，滤泡细胞对碘的摄取量减少，血中检测不到 T_4。如给予促甲状腺激素，则血中出现了 T_4。如将事先接受过促甲状腺激素的胎儿甲状腺行体外培养，亦可检测到 T_4 的生成增加。促甲状腺激素是通过促进信使 RNA 的合成而促进甲状腺激素的生物合成。这些实验说明，胎儿甲状腺在胎儿自身垂体的支配下摄取碘并合成 T_4。另一方面，如果切除胎鼠的甲状腺，其垂体的嗜碱性细胞的数量增多、体积增大。若给予甲状腺素，则嗜碱性细胞减少。两个方面的实验研究显示，胎儿期的垂体—甲状腺轴系已经开始建立并开始了功能活动。

（四）分子遗传学

在20世纪90年代早期，研究人员第一次证实两个转录因子 Titfl/Nkx2-1 和 Pax-8 的表达局限在发育中的甲状腺和其他组织中。这个发现开启了甲状腺的分子遗传学研究的大门。随后，很多与甲状腺形态学有关的基因被发现。

1. *Hhex* 基因

Hhex 基因位于大鼠常染色体19，人类染色体 10q23.32。*Hhex* 基因编码一个包含一个同源结构域的270个氨基酸残基的转录因子。在大鼠发育早期，*Hhex* 在完整的内胚层能被检测到。在晚期，它能在血管岛、发育中的血管和心脏组织以及来自前肠上皮的几个器官原基，包括甲状腺原基中表达。对缺失 *Hhex* 基因的大鼠研究发现，Hhex 在肝脏、前脑、心脏和甲状腺的形态形成过程中起重要作用。在这些突变的胚胎中，TFC 前体直到胚胎期9天才表达 Hhex、Titfl/Nkx2-1 和 Pax-8。然而，过了一天，发育中的甲状腺表现为发育不全的甲状腺芽，由一些不表达 Hhex、Titfl/Nkx2-1、Pax-8 和 Foxel mRNA 的细胞组成，随后 TFC 前体消失。因此，Hhex 保证了 TFC 前体的存活和其他甲状腺特异性转录因子的表达。到目前为止，人类尚未发现与 *Hhex* 基因突变相关的疾病。

2. Titfl/Nkx2-1

Titfl/Nkx2-1 曾被称为 TTF-1，作为甲状腺转录因子 -1，或者甲状腺特异性增强子结合蛋白（T/EBP）

起作用。它是一个包含 Nkx-2 家族转录因子的同源结构域。大鼠 *Titfl/Nkx2-1* 基因位于常染色体 12，人类蛋白质直系同源性 *Titfl/Nkx2-1* 基因位于常染色体 14q13。研究已证实多种转录物能编码 Titfl/Nkx2-1，而含碱基 2.3 kb 和 2.5 kb 是最主要的转录物，它们各自编码含 401 个和 371 个氨基酸的蛋白质。而数量最多的是含氨基酸较少的形式，且其几个氨基酸残基位点能被磷酸化。正如其他转录因子一样，它的磷酸化可能是一种调节其结合和激活作用的机制。磷酸化的丝氨酸残基位点被丙氨酸残基取代的突变大鼠可证实存在甲状腺和肺分化障碍，因此证实 Titfl/Nkx2-1 在翻译后具有相关的调节作用。在鼠胚胎中，Titfl/Nkx2-1 在甲状腺原基和发育中的器官（如肺和大脑上皮）中表达。Titfl/Nkx2-1 在发育中的间脑的某些区域中表达，如下丘脑区域和垂体漏斗，而神经垂体就是从上述地方发育而来。在发育中的甲状腺中，Titfl/Nkx2-1 在 TCF 前体、C 细胞和能与甲状腺原基结合形成最后甲状腺形态的后鳃体的表皮细胞中表达。在成人甲状腺中，Titfl/Nkx2-1 在滤泡细胞和 C 细胞中持续表达。人类 Titfl/Nkx2-1 表达模式与鼠无差异，但人类 Titfl/Nkx2-1 不在后鳃体发展而来的第 4 咽囊中表达。

通过同源重组技术可以得到相应基因断裂的鼠模型，以此作为工具，Titfl/Nkx2-1 的功能可得到广泛研究。缺乏 Titfl/Nkx2-1 的鼠出生后不久就会死亡，所以只能通过胚胎期来进行研究。若 Titfl/Nkx2-1 不能正常表达，则表现为很多重要的机体组织不能正常发育，这提示 Titfl/Nkx2-1 在甲状腺、肺和大脑正常发育中起重要作用。直到胚胎期的第 9 天为止，甲状腺原基的发育不受 Titfl/Nkx2-1 缺失的影响；到胚胎期的第 10 天，*Titfl/Nkx2-1* 基因突变型的鼠甲状腺表现为发育不全，同时 TFC 前体减少，其 Hhex、Titfl/Nkx2-1、Pax8q 和 Foxel 表达减少。到胚胎期的第 11 天，甲状腺芽可能发生凋亡而消失。产生降钙素的细胞和后鳃体表皮细胞有着跟滤泡细胞相同的结局；虽然后鳃体能形成，但是到胚胎期的第 12 天衰退。因此，Hhex、Titfl/Nkx2-1、Pax8q 和 Foxel 不是形成甲状腺的特异细胞类型所必需的，但是如果没有它的作用，甲状腺滤泡细胞和甲状腺滤泡旁细胞都不能正常形成。这就是在缺乏 Titfl/Nkx2-1 表达的新生儿没有基础的甲状腺结构的原因。同样，Titfl/Nkx2-1 对于肺脏分化成熟不是必需的，因为肺脏芽、肺叶支气管在 Titfl/Nkx2-1 缺失的胚胎中仍可见到。支气管分支的过程在胚胎期的第 12.5 天开始，因这个过程是受损的，结果导致肺脏发育呈扩张的囊状结构，失去了正常的肺实质结构。缺失 Titfl/Nkx2-1 的胚胎除了导致上述肺的改变外，还会引起支气管发育的特殊改变——软骨环数量减少和食管与气道结构不能分开。

3. *Foxel* 基因

大鼠胚胎广泛表达 *Foxel* 基因。它在甲状腺原基、原始咽的内胚层外层和咽弓及拉特克囊广泛表达。*Foxel* 基因在甲状腺芽被 Pax-8 轻微调节，在咽细胞被 Shh 轻微调节。依靠同源重组技术产生的 *Foxel* 基因缺失的鼠模型为研究 *Foxel* 基因在体内的重要作用提供了有效的工具。这种突变类型的鼠在胚胎期的第 8.5 天，虽然甲状腺原基能特异性地分化出来，但它仍然保留在咽头的位置。在胚胎期的第 11～11.5 天，正常的甲状腺原基与主动脉弓相靠近。在同一时期，*Foxel* 基因缺失导致迁移障碍，甲状腺靠近咽部以细胞团形式出现。这种表现在胚胎期的第 15.5 天变得更明显，甲状腺发育不全表现为异位于舌下部位，或者甲状腺芽自身的缺失。这提示 *Foxel* 基因不仅跟滤泡细胞前体移动有关，还跟滤泡细胞存活密切相关。

人类首例 *Foxel* 基因突变引起的疾病在两个同胞患者上被首次报道，他们以先天性甲状腺功能减退症相关综合征为特征，包括甲状腺功能缺失、腭裂、双侧后鼻孔闭锁和尖头状头发（spiky hair），这种表型与 *Foxel* 基因缺失的大鼠相类似。之后，不同类型的 *Foxel* 基因突变病例被报道，表现为甲状腺功能缺失和较轻的甲状腺外症状。近年来，引起 1/3Foxel 功能丧失的突变类型被报道，患者为一个小孩，表现为甲状腺外症状（腭裂、双侧后鼻孔闭锁和尖头状头发）合并先天性甲状腺功能减退，但是没有出现甲状腺功能缺失。实际上，该患者表现出正常位置的甲状腺组织。患者 *Foxel* 基因突变引起的多种临床表现可能是 Foxel 功能缺失引起的不同效应的结果。

4. TSH 受体基因

TSH 受体（TSHR）是糖蛋白激素受体家族成员。*TSHR* 基因位于大鼠常染色体 12 和人类常染色体 14q31。*TSHR* 基因由 10 个外显子构成，编码甲状腺滤泡细胞底外侧膜上的由 765 个氨基酸组成的蛋白质。在大鼠胚胎期第 14～14.5 天，能在滤泡细胞前体中检测到 TSHR。在晚一些时候，*TSHR* 表达增加并在成年中持续表达。同源重组技术产生的 *TSHR* 基因缺失的鼠或者 *TSHR* 突变而自主形成的 *TSHR* 基因无功能鼠，有助于对鼠胚胎期 TSH/TSHR 信号通路进行研究。胚胎期第 16 天的鼠剥脱 TSH/TSHR 信号通路作用。没有表现出明显的腺体形态学的缺陷，还能表现出正常腺体大小和正常的滤泡结构。然而，TPO 和 NIS 在滤泡细胞中检测不了，这一发现证实 TSH 通路对于甲状腺的分化起重要作用。值得注意的是虽然 TSH/TSHR 信号通路在胚胎期第 15 天被激活，但是当胎儿甲状腺开始膨胀的时候，TSH/TSHR 信号通路与甲状腺的生长无明显相关。这与 TSH/TSHR 信号通路在滤泡细胞的分化作用上完全相反，在滤泡细胞上，TSH/TSHR 信号通路介导 cAMP 调节甲状腺的生长。虽然 *TSHR* 基因缺失的鼠与 *TSHR* 突变而自主形成的 *TSHR* 基因无功能鼠在出生时的甲状腺形态可能是正常的，但在成年的时候甲状腺表现出严重的发育不全。然而，TSH/TSHR 信号通路在人类与大鼠的作用是不同的，胎儿期人类甲状腺的发育需要 TSH/TSHR 信号通路的作用。

TSHR 基因突变引起 TSHR 功能丧失表现为血清 TSH 水平高、形态正常或者发育不全的甲状腺和水平变化的甲状腺激素。*TSHR* 基因的突变已经在很多个体中被发现。带有单杂合子功能丧失的 *TSHR* 基因个体表现出甲状腺功能正常，但他们表现出临界高 TSH 血症。伴有纯合子或者多重杂合子 *TSHR* 基因的突变会引起明显的临床表现型，且会以常染色体隐性遗传来传递，这种患者的临床表现多种多样，即从正常形态的甲状腺伴高 TSH 血症到发育不全的甲状腺及严重的甲状腺功能减退症。*TSHR* 基因突变造成的不同 TSHR 功能是导致不同临床表型的重要原因。过去数十年，在很多研究群体的努力下，与甲状腺发育有关的很多机制已经得到阐明，然而甲状腺发育的主要步骤及机制目前尚未完全清楚，仍需要进一步的研究证实。

（五）甲状腺的先天性畸形

1. 家族性伴甲状腺肿的甲状腺功能减低症

该症由基因缺陷引起。患儿甲状腺激素合成障碍，甲状腺素分泌少，故甲状腺功能低下。甲状腺素缺乏可反馈性地引起 TSH 增多及甲状腺滤泡增生，导致甲状腺肿大。这种基因缺陷有家族性，主要表现在以下几个方面：碘化物吸收浓集障碍；由于缺乏过氧化酶，致使有机碘合成障碍；碘化酪氨酸的偶联障碍，致使血浆蛋白结合碘及 T_4 水平降低；由于相应水解酶活性低下或缺如，致使甲状腺球蛋白水解障碍；由于脱碘酶缺乏，致使碘化氨基酸的脱碘障碍。近年来随着分子遗传学的迅速发展，人们对于这种疾病的发病机制了解得更加深入。

2. 甲状腺发育不全或缺如

该病在多数情况下可存在残余的甲状腺组织，并有少量已分化的滤泡，或处于胚胎发育阶段的上皮细胞索。此畸形被认为是遗传因素引起的，临床表现为克汀病。主要表现为身体矮小、智力低下。

3. 甲状舌管囊肿

甲状舌管囊肿早期为甲状腺原基从咽底部向尾侧生长，借细长的甲状舌管与原始咽底壁相连。胚胎发育第 4 周时，第 1 对咽囊之间、咽腔腹侧的内胚层向下方陷入，形成憩室状结构，即甲状腺原基，以后其向下面的间质内伸展，在颈正中气管前形成正常甲状腺；在正常情况下，胚胎第 6 周时，甲状舌管可自行退化，仅在其起始点处留下一浅凹，即舌盲孔。如果在此过程中，由于某种原因甲状舌管退化不完全，则残存的上皮可在颈前正中舌根至甲状腺的行程内形成甲状舌管囊肿，囊肿可通过未退化的甲状舌管与舌盲孔相通。出生前后还可能发生囊肿穿孔，开口于皮肤或舌盲孔外，成为甲状舌管瘘。

4. 异位甲状腺和异位甲状腺组织

异位甲状腺和异位甲状腺组织在甲状腺的早期发育中，要经过向尾侧下降的过程。如果在下降过程中滞留，则形成异位甲状腺，常见于舌盲孔处的黏膜下、舌肌内、舌骨附近和胸部。如果只有部分甲状腺组织在迁移过程中停止于异常部位，就会形成异位甲状腺组织，可出现在喉、气管、心包等处。

5. 甲状腺形态异常

正常时甲状腺位于气管上端的两侧及前方，分为左、右两个侧叶，中间以窄的峡部相连。约 30% 的人尚有锥状叶。异常时可有多种表现，如腺体的一侧叶很小或缺如、无峡部、锥状叶很大或很长或连接于侧叶上。

二、甲状腺的解剖

（一）大体解剖学

1. 形态和位置

甲状腺是人体最大的内分泌腺体，国外成年人甲状腺重达 20 g 左右。国人甲状腺重 25～30 g，高 5 cm，整个腺体宽 5 cm，在个体、性别、年龄、地区间都有差别，在妊娠或哺乳期略大。由于甲状腺肿大是相当普遍的，因此，正常甲状腺的重量也可能重一些。腺体如"H"形，由两侧叶连以峡部构成；活体时呈红褐色。约有 55% 可见到由峡部或侧叶向上突起的椎体叶，长短不一；少数无峡部。另有少数甲状腺组织块与甲状腺整体分离而独立存在，称为副甲状腺；少数甲状腺峡部或椎体叶上端以细小的甲状腺提肌连于舌骨或甲状软骨。甲状腺侧叶可分为：稍尖的上端达甲状软骨中部；钝圆的下端到达第 5～6 气管软骨环；前外侧面和内侧面；前缘和后缘。

一般甲状腺的头部位于人体第 2 或第 3 气管软骨环，如图 1-10 所示。部分或各部位甲状腺组织偶尔埋存在舌根部称为舌甲状腺。甲状腺还包括后面提及的由后鳃体演化的上皮结构。峡部一般贴覆于第 1～3 气管软骨或第 2～4 气管软骨的前面。甲状腺前面覆以舌骨下肌群浅层肌；后外侧面隔颈动脉鞘在侧叶内侧面经过，喉返神经行经气管、食管之间的沟而与侧叶的内侧面相邻。甲状旁腺一般贴附于甲状腺侧叶后缘或近下端处。甲状腺肿大时可能压迫气管引起呼吸困难，甚至压迫食管引起吞咽困难；压迫喉返神经产生神经受刺激症状（如咳嗽）；压迫时间过久可引发喉返神经瘫痪症状，如甲状腺的肿瘤向后压迫颈交感干，将导致颈交感干麻痹综合征（Horner 综合征）。

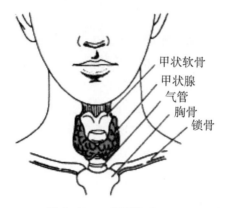

图 1-10　正常甲状腺位置

2.被膜和固定装置

甲状腺表面覆以两层被膜,直接紧贴腺体表面者为纤维囊(固有囊),它深入腺实质内将腺实质分为若干小叶。纤维囊外周有气管前筋膜形成的筋膜鞘,即假被膜(亦称外科囊);囊与鞘之间有血管和少量疏松结缔组织。筋膜鞘在侧叶上端增厚成为甲状腺悬韧带,连于甲状软骨板侧面;侧叶内侧面中央有由纤维囊增厚而成的侧叶固定带,连于环状软骨下缘和第1、第2气管软骨环,还有少数腺组织混于其内,甲状腺峡部深面的纤维囊亦增厚成峡部固定带,将其与气管上端前面相连。由于上述三处的固定装置,致使甲状腺随咽、喉的活动而上下移动。甲状腺还可通过其固定带内的小血管从气管的动脉中得到血供。结扎甲状腺两对主要动脉而行甲状腺次全切除术后,遗留的腺体和甲状旁腺即从这些小血管和附近的其他小血管中得到血供。

(二)解剖学相关的血管、淋巴和神经

1.血管

甲状腺血供甚为丰富,分为甲状腺上动脉和甲状腺下动脉各1对;有的还有甲状腺最下动脉。它们的分支在腺体表面和实质内构成多种吻合,包括两侧动脉分支间的吻合。静脉则有甲状腺上、中、下静脉3对。

(1)甲状腺上动脉:发自颈外动脉根部,经侧叶上端分布于腺体,并有分支沿内侧缘和峡部的上缘与对侧者吻合。甲状腺上静脉与同名动脉伴行,自侧叶中份横行向外侧,经颈总动脉前方汇入颈内静脉。

(2)甲状腺下动脉:由锁骨下动脉的甲状颈干发出,上升于前斜角肌内侧第6颈椎平面,穿过椎前筋膜,继而在颈动脉鞘后方折向内下,潜入甲状腺侧叶后缘下1/3处至内侧面。它一般先分为两支,再分细支并分布于腺体;另外,还发出分支分布于喉、咽、气管、食管和甲状旁腺。甲状腺下动脉在侧叶内侧面与喉返神经交叉。甲状腺下动脉无伴行静脉。

(3)甲状腺最下动脉:其出现率约为10%,多数起自头臂干,经气管前方上行,分布于峡部附近。在甲状腺手术或低位气管切开术中应避免损伤它。

(4)甲状腺下静脉:一般有两条,也有的呈单干或多干;如果组成丛则称为甲状腺奇静脉丛。它们由峡部和(或)侧叶下端循气管前面下行,注入左头臂静脉和(或)右头臂静脉。

2. 甲状腺的淋巴引流

甲状腺的淋巴管输入气管前和气管旁淋巴结，再输入颈外侧深淋巴结下群或直接注入颈外侧深淋巴结。

3. 神经

甲状腺的交感神经主要来自交感干的颈上、中、下节（见后面与甲状腺相关的局部解剖学），其副交感神经来自迷走神经的喉上神经外支和喉返神经。

（三）局部解剖学

肌三角即肩胛舌骨肌上腹、胸锁乳突肌前缘与正中线所围成的三角区；两侧合并占颈前区大部分。其深筋膜浅层内的较浅结构有舌骨下肌群、甲状腺、甲状旁腺和它们的神经血管（图 1-11，图 1-12）；其深部结构包括神经、血管、淋巴管等。其浅部，在临床上亦称为甲状腺区。

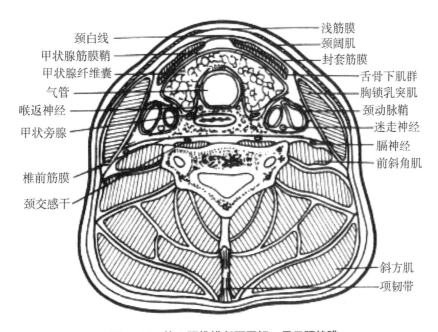

图 1-11　第 6 颈椎横断面图解，显示颈筋膜

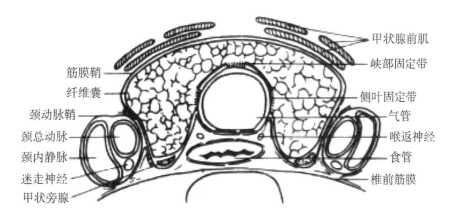

图 1-12　颈在甲状腺峡处横断面、毗邻和被膜图解

1. 舌骨下肌群

舌骨下肌群包括 4 对扁带状肌，延伸于胸骨柄与舌骨之间并多贴靠喉、甲状腺和气管的前面。浅层为胸骨舌骨肌和肩胛舌骨肌；深层包括胸骨甲状肌和甲状舌骨肌。其共同功能是向下牵拉舌骨和喉。除甲状舌骨肌外，其余三肌合称为甲状腺前肌，都由颈袢发支支配。

胸骨舌骨肌：起自胸骨柄后面，位于正中线两旁，向上止于舌骨体。

肩胛舌骨肌：借中间腱分为上、下两腹，下腹起自肩胛横韧带及其附近的肩胛骨上缘，走向前内上方，经胸锁乳突肌深面移行为中间腱，然后续于上腹，位于胸骨舌骨肌的外侧，向上止于舌骨体。

胸骨甲状肌：位于胸骨舌骨肌深面，起自胸骨柄后面，向上贴于甲状腺表面，止于甲状软骨斜线。

甲状舌骨肌：位于胸骨舌骨肌和肩胛舌骨肌上腹的深面，起自甲状软骨斜线，向上止于舌骨体和舌骨大角。其神经为颈袢上根的支，实际上仍是源于颈神经的纤维。

2. 甲状旁腺

甲状旁腺是内分泌腺，其功能是调节钙的代谢，维持血钙平衡。一般有两对甲状旁腺，活体时呈浅黄色，表面平整，形态大小有较大差异，有的如米粒，有的似压扁的黄豆。

甲状旁腺位于甲状腺筋膜鞘和纤维囊之间。上位一对位置较恒定，一般在甲状腺侧叶后缘上中 1/3 交界处附近；下位一对位置变化较大，多数位于甲状腺侧叶后缘近下端处，有的位于侧叶下方的气管侧面；少数上位腺位于侧叶上端后缘，下位腺位于侧叶前面或后外侧面。施行甲状腺次全切除术时，这些异常位置的甲状旁腺易受损伤，故应特别注意。如多个甲状旁腺被切除，患者将产生血钙不足而出现抽搐症状。

治疗甲状旁腺功能亢进或行甲状旁腺腺瘤摘除术，需熟悉甲状旁腺的各种解剖位置。甲状旁腺在外观上不易与小的淋巴结、脂肪块、副甲状腺区别，手术时应行冰冻切片检查。

上位一对甲状旁腺来源于第 4 对咽囊，故又称甲状旁腺Ⅳ，其位置与甲状旁腺的原基关系密切，故出生后的位置较恒定于甲状腺侧叶后缘中、上 1/3；下位一对甲状旁腺来源于第 3 对咽囊，故又称甲状旁腺Ⅲ，与胸腺同源。胸腺下降到纵隔，甲状旁腺Ⅲ也随之下降，故位置变化较大，有的可能位于纵隔内胸腺附近。

3. 喉返神经

右迷走神经越过右锁骨下动脉第一段时发出右喉返神经。它绕过右锁骨下动脉的下方和后方，然后在气管外侧斜向上内达甲状腺侧叶内侧至喉。左喉返神经发出的位置在纵隔内，它经过主动脉弓左前面，恰在动脉韧带左侧，绕经主动脉弓的凹侧和后方，然后沿气管、食管之间的沟上行达甲状腺侧叶下端后方，潜至侧叶内侧。两侧喉返神经在侧叶内侧与甲状腺下动脉交叉，该局部关系很重要，是个"危险区"。左喉返神经在甲状腺下动脉后方者较多见，而右喉返神经经行动脉的前方或后方，或在动脉分支之间穿行。神经与下动脉交叉之后，绝大多数是经过侧叶固定带后方上行，多以一干在咽下缘稍下方入喉，易名为喉下神经。它是除环甲肌之外全部喉肌的运动神经，也是声门裂以下黏膜的感觉神经。喉返神经起始部发出心下支，右侧者参加心深丛，左侧者参加心浅丛；它在颈部还分支到气管颈部、食管颈部和甲状腺与甲状旁腺。

在甲状腺手术结扎甲状腺下动脉时，要切实防止伤及喉返神经，一般是避开"危险区"，而尽可能离开甲状腺侧叶两侧，靠近颈动脉鞘处结扎动脉干，或在外科囊内结扎动脉的腺支。一侧喉返神经受损引起发音嘶哑；两侧喉返神经受损可能导致失音症，甚至有声门关闭、窒息致死的危险（因为扩大声门的环杓后肌瘫痪，而使声门关闭的环甲肌仍正常工作）。

由于右锁骨下动脉食管后位异常而引起的右喉返神经行程异常者罕见（约1%），行程异常的右喉返神经不绕过右锁骨下动脉，而在甲状腺侧叶中上部的高度直接由迷走神经分出，转向内下，呈向下凸的弓状，在侧叶内侧与甲状腺下动脉交叉后入喉。这种行程异常的喉返神经位置较浅表，在甲状腺区做手术时应特别注意，以免误伤（图1-13）。

4. 气管颈部

气管颈部在第6颈椎平面、环状软骨下缘连接于喉，下行达胸廓上口，下续气管胸部，颈部长6～7 cm，包含8～10个气管软骨环。头的仰俯可明显改变颈部的长度与软骨环的数目。其上段位置较浅，距皮肤1～2 cm；下段较深，距皮肤3～4 cm。

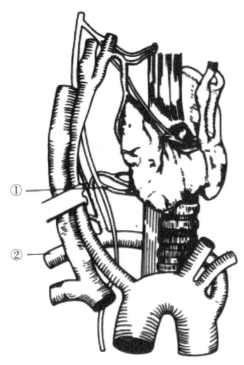

注：① 右喉返神经行程异常；② 右锁骨下动脉食管后位异常。

图 1-13　甲状腺解剖位置异常

气管颈部上段前面有甲状腺峡部，两侧为甲状腺侧叶；两侧有气管旁淋巴结、喉返神经和颈总动脉；后面紧邻食管颈部。行气管切开术时，要密切注意其局部关系。头转向一侧时，气管颈部亦移向另一侧。所以行气管切开术时，须使患者的头保持正中位并后仰，使气管位于正中并接近体表，以利于操作。

甲状腺下动脉分支向气管供血，其静脉注入甲状腺下静脉。交感神经纤维来自颈交感干，随甲状腺下动脉而分布；副交感神经纤维来自喉返神经。气管颈部的淋巴回流至气管前淋巴结和气管旁淋巴结。

5. 食管颈部

食管颈部在第6颈椎高度连于咽的末端，该处正对环状软骨，是食管的第一个狭窄处；下经胸廓上口入胸腔。它紧位于气管颈部的后面，并略偏向左侧，其后方为脊柱和椎前肌，两侧稍前方为颈总动脉，气管食管间沟有喉返神经通行。血管与神经分布同气管颈部，淋巴注入颈外侧深淋巴结下群。

6. 淋巴结

本三角内的淋巴结数目较少，属颈前深淋巴结，包括舌骨下淋巴结、喉前淋巴结、气管前淋巴结和气管旁淋巴结，它收纳喉、甲状腺、气管颈部等处的淋巴，输出管注入颈外侧深淋巴结。

三、甲状腺的微细结构

甲状腺是内分泌腺中最大的器官。甲状腺表面有两层结缔组织包膜，外层为筋膜鞘，是气管前筋膜的一部分，内层为纤维性结缔组织，两层之间为疏松结缔组织。内层包膜随血管和神经深入腺实质，将实质分为界限不清、大小不等的小叶，每个小叶内有 20～40 个滤泡，滤泡之间为疏松结缔组织。甲状腺含丰富的血管，每克甲状腺组织每分钟血流量为 5～7 mL，大于肾的单位供血量（每克组织每分钟 4 mL）。新生儿甲状腺重 1.5 g，10 岁时重 10～12 g，成人时重 15～40 g，其体积随着年龄的增长而稍有增大。老年人的甲状腺渐趋萎缩，重量也减轻。

（一）甲状腺滤泡

甲状腺实质由大量滤泡（follicle）组成，人的甲状腺约有 300 万个滤泡。滤泡为不规则球形或卵圆形，大小不一，直径 0.02～0.9 mm，以小滤泡居多数。新生儿和儿童的甲状腺的滤泡大小较均匀，多为圆形；随着年龄的增长，滤泡的形状和大小差别也逐渐增大。成人可见散在的大滤泡，有的用肉眼即可分辨。有的动物如大鼠和豚鼠的甲状腺，周边部的滤泡较中央的大，至老年则相反。滤泡的大小不完全代表其功能状态，老龄小鼠有一类较大的圆形滤泡，其实是无功能活动的冷滤泡（cold follicle）。

在滤泡形成过程中，每个细胞的细胞质内出现腔隙，当有关细胞增生和每个细胞内相邻的含有胶状质的囊泡融合时，滤泡出现增长。体外实验由 TSH 刺激滤泡发生需要微丝和微管的完整性，因为能够破坏这些细胞器的化合物（如长春花碱和秋水仙素）能够阻断滤泡形成。研究指出蛋白酪氨酸磷酸化和微质的整合性是甲状腺细胞扩散某物质所必需的。甲状腺细胞存在一些潜在的细胞内激活区，这些部位的 TSH 和细胞间接触能够调节滤泡细胞对细胞外基质的黏附，并且影响甲状腺细胞的行为。

Wistar 大鼠的研究表明，在发育过程中（从出生到 120 日龄），不同的组织学成分（滤泡旁细胞、滤泡细胞、胶状质和间质）的体积参数发生相当大的改变。滤泡细胞的体积参数由出生时的 61% 降到 4 月龄的 37.2%，滤泡旁细胞由新生期的 2.9% 增加到 15 日龄的 4%，而在 4 月龄无进一步变化，胶状质和基质在出生时为 36%，120 日龄时为 59%。大鼠的初期 4 个月，滤泡细胞、滤泡旁细胞、胶状质和基质的绝对体积分别增加了 113.3 倍、30.8 倍、39 倍和 34 倍。

滤泡上皮一般为单层立方状，基底面有甚薄的基板，外包纤细的网状纤维网架。滤泡腔内充满胶质，它是滤泡细胞分泌物在腔内的贮存形式。甲状腺是唯一在细胞外贮存其产物的内分泌腺。分泌物主要是甲状腺球蛋白（thyroglobulin，Tg），含 8%～10% 糖类，PAS 反应呈阳性，另有少量碘蛋白和白蛋白。胶质的性质与含量随生理机能状态和饮食中含碘量、环境温度、营养状况不同而变化，甲状腺不同部位的滤泡胶质也有差异。功能较低的滤泡，含多而黏稠的角质，显强嗜酸性；功能旺盛的滤泡，腔小，含少量稀薄的胶质，呈弱嗜酸性。于 Mallory 三色染色时，不同滤泡的染色不同，甚至同一滤泡内的胶质染色也不一样。这可能与局部蛋白的浓度有差异从而影响固定剂渗入组织块的速率有关。未经固定的胶质呈均质性。在胶质中可见脱落的上皮细胞，偶见巨噬细胞和草酸钙结晶。在胶质性甲状腺肿时积有大量异常胶质。滤泡之间和滤泡上皮之间还有滤泡旁细胞。

甲状腺滤泡上皮细胞是组成滤泡的主要细胞，通常为立方形，平均高度 $10 \sim 15$ μm，随着腺体的功能状态而发生相应变化。滤泡上皮功能状态主要受脑垂体 TSH 的调控。当功能活跃时，细胞增高，呈低柱状，可高达 18 μm；功能低下时，细胞变低，呈扁平形，高仅 2 μm。但有许多例外，所以不能单纯以上皮细胞的高低来判断其活性。滤泡上皮细胞的核为球形，位居中央或靠近基底部，染色质呈颗粒状，有 $1 \sim 2$ 个核仁。在扫描电镜下，可见细胞的腔面呈五角或六角形，表面有短而不规则的微绒毛，有时可见伪足样胞质突起，偶见单根纤毛。在透射电镜下，可见胞质内有轻度扩张的粗面内质网，主要位于细胞基质和侧面。在扁平的细胞中只有少量细长的池，在立方细胞中则发育良好。线粒体多呈细杆状，散在于内质网之间，高尔基复合体常位于核上区或核的一侧，富有小泡。在粗面内质网面向高尔基复合体附近以及顶部胞质中可见三种小泡：第一种为直径 $150 \sim 200$ nm 电子不甚致密的分泌小泡，内含新合成的甲状腺球蛋白，称为顶体小泡；第二种为直径 $400 \sim 1000$ nm 的胶质小滴，电子密度与滤泡腔胶质相同，给动物注射 TSH 后 10 分钟可大量形成；第三种为直径 $100 \sim 300$ 分钟，电子密度高，呈酸性磷酸酶和酯酶阳性初级溶酶体。胶质小滴与初级溶酶体融合为较大的不均质次级溶酶体。有时可见多泡小体。在顶部胞质近高尔基复合体处有微丝和微管，细胞顶部相邻面有连接复合体封闭滤泡腔，使具抗原性的甲状腺球蛋白不致泄出，细胞侧面有桥粒，可紧密连接下方，桥粒绕细胞侧面排成环状，向细胞底部逐渐稀疏散在。

在正常成年人的甲状腺滤泡上皮细胞中很少见分裂象，但于生长中的腺体中则多见。细胞内溶酶体成簇，粗面内质网呈圆形小泡，高尔基复合体大多由直径 70 nm 的小泡组成。在细胞分裂过程中均可见胶质小滴。Delverdier 和他的同事发现，石蜡包埋和树脂包埋的半薄切片的浸银染色显示的甲状腺滤泡界限比常规石蜡切片更为清楚，可使甲状腺结构的形态学评价更为精确。

甲状腺滤泡细胞是立方或柱状，它们的分泌极性是朝向滤泡腔。滤泡细胞的极性对碘的摄取是非常重要的，而滤泡结构是合成甲状腺激素所需要的。滤泡细胞腔面突入到滤泡腔，又有很多微绒毛突起大大增加了与胶状物质接触的表面积。滤泡间和滤泡内丰富的毛细血管网为滤泡细胞提供了丰富的血液供应。

滤泡细胞的细胞质中含有长板状的粗面内质网和大的高尔基体，以合成和向滤泡腔转运大量的蛋白质。胞质内有很多电子密度较高的溶酶体，这对甲状腺激素的分泌很重要。在滤泡细胞腔面与胶状物质交界面有很多微绒毛。

甲状腺激素的合成是内分泌中很独特的，因为激素的最终装配是在细胞的滤泡中。其必需的原料，如碘，从滤泡间的毛细血管中通过滤泡细胞的基底面有效地摄入，逆着浓度梯度转运到腔内，再被微绒毛内的甲状腺过氧化物酶氧化成活性碘（I_2）。在滤泡腔内装配甲状腺素，需要一种在滤泡细胞粗面内质网合成、在高尔基体内包装特殊的蛋白质——甲状腺球蛋白。

甲状腺球蛋白是高分子量糖蛋白，其连接亚单位的合成来自滤泡细胞的核糖体。所用的氨基酸（酪氨酸和其他）和糖类来自循环系统。合成的甲状腺球蛋白离开高尔基体在顶端小泡中包装，然后被排放到滤泡腔。人甲状腺球蛋白含有糖单位，四个硫酸盐基团、带有两个硫酸盐和唾液酸单位。酪氨酸连接到甲状腺球蛋白分子中。碘在滤泡细胞顶表面结合到酪氨酸残基上，继而形成单碘酪氨酸（MIT）和双碘酪氨酸（DIT）。MIT 和 DIT 结合而成两种有生物活性的、为甲状腺所分泌的甲状腺激素（T_4 和 T_3）。

（二）滤泡旁细胞

1. 降钙素

滤泡旁细胞，前文已提及其位于滤泡上皮细胞之间和滤泡之间，该细胞首先为 Baker（1877）和 Hürthle（1894）所描述。滤泡旁细胞还有 C 细胞、亮细胞、富含线粒体细胞或后腮体细胞等称。

成人甲状腺滤泡旁细胞分布不均，主要集中在甲状腺两侧叶的上 1/3 和中 1/3 区的交界部，常单个或成群存在。人的滤泡旁细胞数量较少，只占甲状腺细胞总数的百分之几。滤泡旁细胞也分布在甲状旁腺和胸腺中，但数量极少。

这些为数不多的甲状腺（尤其是人的甲状腺）细胞与哺乳动物甲状腺的肽类激素分泌有联系，这一肽类激素为降钙素（calcitonin，CT）。通过 CT 显示，在哺乳动物甲状腺中还存在另一类有内分泌的细胞群，即滤泡旁细胞，它们与分泌 T_3 和 T_4 的甲状腺滤泡细胞有明显的不同，它们位于基膜下面的滤泡壁内，或在滤泡细胞之间，或以小细胞群在甲状腺滤泡之间。滤泡旁细胞并不直接靠近滤泡胶质，它们的分泌极性朝向滤泡间毛细血管（图 1-14）。与甲状腺滤泡细胞相比，滤泡旁细胞的特性是在细胞质内有大量的膜包裹的颗粒，免疫细胞化学技术已经显示滤泡旁细胞的 CT 活性定位于这些分泌颗粒上。

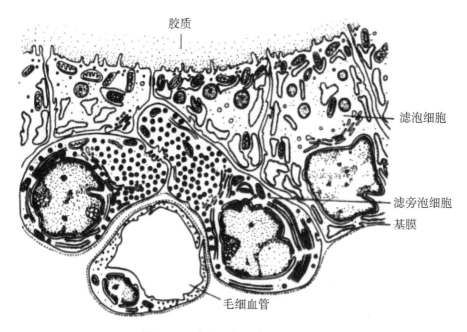

图 1-14 滤泡细胞和滤泡旁细胞

2. 滤泡旁细胞的形态结构

滤泡旁细胞通常比滤泡上皮细胞大，呈卵圆形、多边形或梭形。在常规组织切片中，细胞染色浅；银染法能显示出棕色或黑色的胞质颗粒；在三色染色中，胞质颗粒表现为对苯胺蓝的亲和性。细胞化学研究显示，滤泡旁细胞具有高水平的线粒体 α- 磷酸甘油脱氢酶，借此可与滤泡上皮细胞区别。在光镜下见滤泡旁细胞构成的小滤泡，在电镜下可见它与滤泡旁细胞形成的典型滤泡相似。胞质内含有丰富的线粒体、发达的高尔基复合体和很多细小的分泌颗粒。分泌颗粒有两型：Ⅰ型颗粒平均直径 280 nm，基质为中等电子密度，外包紧密相贴的界膜；Ⅱ型颗粒平均直径 130 nm，有致密芯，芯与界膜间为一窄的晕球。

3. 滤泡旁细胞的功能

滤泡旁细胞合成和分泌 CT，此外还产生、贮存和分泌其他几种活性物质。

（1）降钙素（CT）：是滤泡旁细胞分泌的主要激素。免疫细胞化学研究显示，滤泡旁细胞中的两型分泌颗粒均含有 CT，当受到高血钙等刺激时，细胞能迅速脱颗粒，释放出 CT，其可抑制破骨细胞的活动而增强成骨作用，并抑制肾和胃肠道对钙的直接或间接吸收，使血钙降低。碘浓度与滤泡的面积比率呈指数相关。CT 值降低不仅显示甲状腺的碘浓度降低，而且滤泡细胞增加和（或）间质结构体积比出现继发变化。在高血钙的情况下，储存在滤泡旁细胞中的激素被快速释放进入滤泡间毛细血管。如果有持续不断的高血钙的刺激，随之产生细胞的肥大及与 CT 合成和分泌相关细胞器的增加，可引起滤泡旁细胞增生。当血钙降低时，CT 的分泌减少，大量分泌颗粒聚集在滤泡旁细胞的细胞质中，滤泡旁细胞中储存有大量预先形成的激素，对血钙浓度的适当提高可引起它的快速释放，反映出 CT 的生理作用，可作为防止高血钙发生的"应急"激素。

（2）降钙素基因相关肽（calcitonin gene related peptide，CGRP）：近 10 年来发现的一种神经肽因与降钙素来自一个共同的基因，故名 CGRP。CGRP 主要是在神经系统内产生的，但甲状腺滤泡旁细胞也能合成和分泌 CGRP。近年来的研究表明，大鼠滤泡旁细胞同时显示出 CT 和 CGRP 免疫活性。CGRP 参与机体多种调节机制，特别是对心血管系统，它使心肌收缩力增强，对小血管有强烈扩张作用。神经元中的 CGRP 主要起神经递质作用。其在极高浓度时，还可抑制骨吸收钙。

（3）滤泡旁细胞甲状腺球蛋白（C cell thyroglobulin，C-Tg）：C-Tg 存在于甲状腺滤泡旁细胞内，是一种 27 S 糖蛋白，它的化学研究表明，C-Tg 存在于滤泡旁细胞的分泌颗粒内，其生化性质尚不清楚。某些研究表明，它可能是一种 CT 前体。C-Tg 和 CT 广泛存在于哺乳类动物的滤泡旁细胞内，因此 C-Tg 的存在与 CT 一样，也似乎成为滤泡旁细胞的一种共同特征。此外，滤泡旁细胞的分泌颗粒还含有生长抑素。

（三）甲状腺的间质

1. 血管和淋巴管

进入疏松结缔组织液的 T_4 和 T_3 经毛细血管孔进入血液循环，用光镜或透射电镜观察不易了解毛细血管和滤泡的关系。用血管铸型的扫描电镜观察标本，可见每一滤泡均被单独的篮状毛细血管网所包绕，网眼甚密，相邻血管网之间偶见吻合支，提示每一滤泡的功能独立于其他滤泡，而同一滤泡中的全部细胞的功能是同步的。甲状腺功能亢进时，毛细血管的直径显著缩小，融合变化很少。而当甲状腺血管变化时，其邻近的甲状旁腺血管始终没有相应变化的。

毛细血管内皮细胞是有孔型，窗孔直径约 50 nm，其上有隔膜，膜中央有一直径约 7 nm 的小孔，窗孔的数目和密度随器官的功能状态和分泌活动而变化。冷冻蚀刻显示经 TSH 处理的小鼠，其窗孔数目和密度均增加，而经饲喂甲状腺粉剂的动物则均减少。

Shimada（1981）以氯化氢腐蚀和胶原酶消化猴甲状腺，在扫描电镜下观察，毛细淋巴管衬有薄层内皮细胞，毛细淋巴管直径宽窄多变（20～100 μm），在滤泡间形成疏松的网，一个毛细淋巴管网眼中含有 1～6 个滤泡。从甲状腺引流的淋巴液，其激素浓度百倍于静脉血，所以淋巴也是甲状腺输出激素的一个重要的途径。

2. 神经支配

甲状腺的神经纤维数量不多，但有三种神经纤维，即交感、副交感和肽能神经纤维。

（1）交感神经纤维：有颈上、中交感神经节发出的节后交感神经纤维，分布于血管壁，也分布于滤泡上皮细胞。Uchiyama 等人（1985）通过 ^{3}H 去甲肾上腺素电镜自显影术，在人甲状腺中发现交感神经终末通过基板紧贴于滤泡上皮细胞和血管的平滑肌细胞。免疫组化显示大鼠、小鼠、仓鼠、狗、绵羊和猪的交感神经纤维末梢围绕血管成网，而在甲状腺滤泡细胞中为单根纤维，每一滤泡只有 1～3 个神经终末。滤泡细胞之间的缝隙连接电阻小，少数交感神经末梢可影响较多滤泡细胞。交感神经可直接调节滤泡上皮的功能，但作用远不如 TSH 强，时间也较短暂，正常情况下是以 TSH 调节作用为主。

（2）副交感神经纤维：节前副交感神经纤维是来自迷走神经，少量分布于甲状腺滤泡间的结缔组织中，其终末含有清亮小泡。可见神经末梢穿过基板与滤泡和血管平滑肌紧密相连，但很难确认有直接接触。乙酰胆碱释入毛细血管周围组织液，直接刺激毛细血管内皮和滤泡。甲状腺移植实验证明，副交感神经主要为支配血管运动，对甲状腺分泌不是必需的。

（3）肽能神经纤维：免疫组化显示，甲状腺间质中含有血管活性肠肽（VIP）、P 物质、神经肽 Y 等肽能神经纤维，VIP 可加强甲状腺分泌。Uchiyama 等人（1985）发现含有扁而大的膜被小泡（直径 95 nm）神经终末处的上皮细胞质膜下有池样内质网，认为这些是肽能神经纤维，连接切片观察每个滤泡只有 1～2 个神经终末。

总之，滤泡上皮细胞分泌 T_4 和 T_3 主要受下丘脑 – 垂体 – 甲状腺轴的激素调节，神经调节不占重要地位。

3. 肥大细胞

甲状腺滤泡间的结缔组织中有肥大细胞，各种动物的肥大细胞的数量差别甚大，大鼠甲状腺的肥大细胞比小鼠的多。肥大细胞释放的 5-羟色胺（5–HT）等生物胺可导致血流量和毛细血管通透性增高，为甲状腺激素的合成提供更多原料。5–HT 可能加强 TSH 的作用，TSH 对甲状腺的作用也可能部分通过肥大细胞释放 5–HT 来实现的。5–HT 还可直接刺激甲状腺激素的合成和分泌。

第二节　碘与甲状腺

碘是生物体内必需的微量元素之一，是甲状腺激素的重要组成成分，其代谢异常常会引起多种甲状腺疾病。20 世纪初，临床已发现碘缺乏与甲状腺疾病的密切关系，碘缺乏一直被认为是脑损伤最重要的可预防因素。尽管最近重度碘缺乏病的患病率降低，但在弱势群体中碘缺乏的问题依然存在，如孕妇和婴儿。此外，高碘摄入与甲状腺疾病密切相关。长期或一次性高碘摄入对甲状腺功能可造成不良影响，如常见的甲状腺功能亢进症（甲亢）、甲状腺功能减退症（甲减）及自身免疫性甲状腺疾病等，甚至可导致某些肿瘤的发生。一些食物或药物的碘含量很高，可导致某些易感个体甲状腺功能异常。甲状腺具有摄取碘以合成和释放甲状腺激素的功能。虽然甲状腺激素在血液中的含量很少，少到只能用"微克（μg）"来表示，但它对调节人体的生理代谢以及维持机体各个系统、器官和组织的正常功能而使人们得以正常生活和工作起着十分重要的作用。对于甲状腺功能正常的人，甲状腺球蛋白内贮存的激素可供人体使用 100 天左右。甲状腺滤泡上皮细胞是甲状腺激素合成与释放的部位，而滤泡腔内的胶质则是激素的贮存库。

甲状腺激素的本质是碘化酪氨酸。碘是制造甲状腺激素的必要原料，因此，碘和甲状腺之间有着密切关系。正常人体所含的碘的总量约 50 mg，而重量仅有 20～25 g 的甲状腺却占有人体总碘量的近

20%，约 10 mg，是全身含碘最丰富的组织。碘在甲状腺组织中的浓度比在身体其他组织器官中的浓度要高出数千倍，由此可见碘对甲状腺具有非常重要的意义，甲状腺对碘也具有非常强大的摄取能力和储备能力。

一、碘在自然界的分布

碘属于卤族元素，原子序数为 53，原子量为 126.9。它是一种活泼元素，属强氧化剂，不易溶于水，但易溶于有机溶剂，常温下以晶体形式存在，呈蓝色，在高温下发生升华。

碘在无机界及有机界中广泛存在，主要以碘化物的形式存在，如碘化钠（NaI）、碘化钾（KI）等，广泛分布于岩石、土壤、空气和水中，碘在地球元素的含量中占第 47 位。在自然界中以火成岩土壤中含量最高。空气中碘的含量以海洋上空的含量最高，而沿海地区空气中碘含量则明显下降，陆地空气中碘的含量一般低于 1 μg/L（表 1-1）。碘化物皆溶于水，因此，碘随水而流动。地面上碘的分布与地面海拔高度成反比，与水流通程度成反比，离海洋越远或海拔越高，空气中含碘量越低；高山地区含碘量低于平原，流水通畅地区少于滞水地区，海水中碘的含量则大大高于河水，河水中的碘主要来自于土壤，因此河的上游水中碘的含量低，河的下游水中碘含量高；丰水期水中碘的含量高于枯水期（表 1-2）。居民饮用水（河水和井水）在一定程度上反映了土壤中的含碘量，因此，它常被用作外环境中碘含量的主要指标。从流行病学调查结果看，当饮用水中碘含量低于 5 μg/L 时，则可能有碘缺乏病的发生。

表 1-1 碘在自然界的分布

存在地	含碘量	存在地	含碘量
海洋空气	100 μg/m³	岩石	0.5～1.5 mg/kg
陆地空气	0.7～1 μg/m³	土壤	4.0～9.0 mg/kg
海水	50 μg/L	岩盐	102 μg/kg
河水	5 μg/L	海盐	200 μg/kg
雨水	1.0～2.0 μg/L		

表 1-2 不同海拔高度空气中碘的相对含量

海拔高度（m）	空气中碘的相对含量（%）
0	100.0
50	94.8
100	90.3
500	61.1
1 000	37.3
1 500	22.9

在生物界，植物从土壤和水中吸收碘，使碘得以初步浓集，故植物中的碘含量要高于外环境，称为碘的一级浓集。动物从植物中吸收碘并进一步浓集，使动物体内的碘含量高于植物，称为二级浓集。由于经过二级浓集，所以动物食品中含碘量高于植物食品。人们从饮水和动植物中得到必需的

碘，在甲状腺内进一步浓集，称为三级浓集。

由于海水含碘量最高，所以海产品的含碘量高于非海洋性的食品。我国青海省为碘缺乏区，碘缺乏病多发生于农业区，而牧区的牧民却很少患碘缺乏病。

水的碘含量不仅可以反映当地岩石、土壤中的含碘水平，而且与当地动、植物和人体碘的摄入量都有关系。水碘越低，尿碘也越低，甲状腺肿的患病率也增加。碘摄取量与甲状腺肿的发生呈"U"形曲线。当水碘低于 5 μg/L 时，水碘越低，甲状腺肿的患病率越高；而当水碘高于 200 μg/L 时，水碘越高，甲状腺肿的患病率也越高。

碘缺乏与土壤、水及生态环境变化密切相关。陆地上的碘约在 100 万年前第四纪冰川期随着冰川溶解，地壳的富碘成熟土壤随水流入河流，河水流入海洋，海水因水分蒸发带走部分碘，而大量的碘留在海洋中，再加上岩石中的碘溶解于海洋中，因此海洋就成为自然界的碘库。冰川期土壤被冲刷，新土壤的含碘量很少，导致碘的缺乏，以致目前世界上碘缺乏区的分布大致与第四纪的冰川覆盖区相同。降雨是陆地获得碘补充的基本方式，水土流失可降低土壤的含碘量。边远山区远离海洋且海拔高，空气中含碘量低，又由于多岩石、少土壤、水土流失，雨水中的碘不能有效地保留在土壤中，植物和动物食品中含碘量低，再加上水、食物中含碘量低和营养不良，很容易引起碘缺乏。洪水泛滥或冲击平原地区由于反复遭洪水冲刷，表层土壤丢失而使含碘量下降，所以洪水泛滥或冲积平原区可能是碘缺乏区；生态环境被破坏，特别是植被遭人为破坏，土壤中大量的碘被风、沙、雨水、河流带走，造成某些山区严重缺碘。我国北方某些山区过去被森林覆盖，历史上没有碘缺乏病患者，由于滥砍滥伐，几十年后成为碘缺乏区。

二、碘在人体的分布及代谢

（一）碘在人体的分布

正常人体含碘 30 mg（20～50 mg）或 0.5 mg/kg，其中甲状腺含碘浓度最高为 0.4 mg/g，总量约为 10 mg（8～15 mg）。其他组织中亦含碘，按每克组织计，其含量甚微，肌肉为 0.01 μg，脑 0.02 μg，淋巴结 0.03 μg，卵巢 0.07 μg，肾、唾液腺、胃液腺和松果体也可从血液中浓聚微量的碘，组织中所含的碘主要是有机碘。重量约占人体总重量 1/2000 的甲状腺的含碘量高达人体总含碘量的 1/5～1/3，这足可见甲状腺在碘代谢中的重要地位。甲状腺中各种碘化物相对含量约为：无机碘化物（I^-）10.1%；3- 碘 -L- 酪氨酸（MIT）32.7%；3，5- 二碘酪氨酸（DIT）33.4%；3′，3，5- 三碘甲腺原氨酸 7.6% 和 3′，5′，3，5- 四碘甲腺原氨酸 16.2%。甲状腺内有机碘库很大，正常甲状腺贮存的碘可供机体 3～4 个月合成甲状腺激素。血液中碘含量受食物影响，夏季高于冬季，血液中的有机碘化物都与蛋白质结合，其碘值称为蛋白结合碘，血中无机碘很少，平均为 3 μg/L（0.8～6 μg/L）。

（二）人体碘的来源及吸收

碘主要来自于食物和饮水，其中人体碘的 80%～90% 来自于食物，10%～20% 来自饮水，5% 来自空气。进入体内的碘有无机碘化物、元素碘和有机碘化物三种。在消化过程中，食物中的碘化物易被吸收且吸收完全，其主要吸收形式是碘离子；含碘氨基酸可直接被吸收进入血液。进入血液的碘能迅速被甲状腺摄取转化为有机碘，并结合在甲状腺滤泡胶质内。胃肠道内过多的钙、镁和氟离子会妨碘碘在肠道中的吸收。甲状腺滤泡上皮依赖 Na^+-K^+-ATP 酶的作用能将碘从低浓度向高浓度浓集。有 20%～50% 经肠道吸收进入血液循环的碘被甲状腺摄取，小部分经肾排出，所以细胞外液碘的浓度低。皮肤、黏膜及肺也能吸收碘，但吸收量极微。

在正常生理条件下，甲状腺滤泡上皮浓集碘的作用明显受垂体分泌的（TSH）和促甲状腺素受体抗体的刺激。垂体切除，甲状腺浓集碘的能力减弱，但注射 TSH 后，即可恢复正常。此外，在缺碘的情况下，血浆含碘量低，甲状腺对 ^{131}I 的吸收率增高，这是由于缺碘使 TSH 分泌增加，进而使甲状腺浓集碘的能力增加；反之，在摄入碘量过多、血浆碘浓度高时，甲状腺摄取 ^{131}I 的比率就会降低。甲状腺浓集碘的作用可为过氯酸盐（ClO_4^-）、硫氰酸盐（SCN^-）、高锝酸盐（TcO_4^-）、硝酸银（NO_3^-）和溴离子（Br^-）的抑制，而且 ClO_4^-、SCN^- 等与细胞的亲和力大于 I^-，尤其是 ClO_4^- 的亲和力最大。当给予这些盐类时，原来在甲状腺组织中的未与蛋白质结合的 I^- 可被排挤出来，因此，这几种盐类常被用来测定甲状腺组织中游离碘化物的数量。用过氯酸盐进行试验，称为过氯酸盐释放试验。在某些甲状腺疾病如甲状腺激素合成酶的先天缺陷、慢性淋巴细胞性甲状腺炎，以及服用抗甲状腺药物及甲状腺内无机碘过多时，甲状腺内碘有机化受阻，在临床上过氯酸钾释放试验呈阳性。

甲状腺摄碘率受饮食碘量的制约，美国 20 世纪 60 年代每人平均碘摄入量为 100～200 μg/d，甲状腺 24 小时摄碘率为 40%～50%；20 世纪 90 年代每人平均碘摄入量增加为 240～740 μg/d，甲状腺 24 小时摄碘率降为 8%～30%。人体每日最少需要碘 60～100 μg。

（三）碘在人体内的代谢

碘主要用于甲状腺激素的合成，合成甲状腺激素的碘来自于细胞外液的 I^-。进入甲状腺的碘每天主要以甲状腺激素的形式向血液中释放。正常情况下，甲状腺内碘的更新率很慢，每天仅有 1%～2%。甲状腺合成甲状腺激素的所需碘除来自食物和饮水外，还可吸收利用重新进入血液循环的甲状腺激素代谢脱碘后的碘化物。由于碘与甲状腺激素的密切关系，碘在体内是随甲状腺激素而转运及代谢的。

正是由于甲状腺和碘之间的这种密切关系，当发生甲状腺疾病时就可以用放射性碘对甲状腺进行扫描检查，用放射性碘治疗甲状腺功能亢进症等疾病。

（四）碘在人体内的排泄

碘主要通过肾脏和消化道进行排泄，其排泄量和摄入量大致相同。尿碘占排出碘的 86%，尿碘基本上反映了碘的摄入量。流行病学资料证明，人群尿碘低于 50 μg/L 的地区，90% 的人有甲状腺肿，当尿碘少于 20 μg/L 时，几乎肯定会出现地方性克汀病；在人群尿碘为 50～100 μg/L 的地区，儿童的生长和智力也会受到不同程度的影响，所以联合国世界卫生组织于 1989 年将尿碘低限提高到 100 μg/L。粪碘以有机碘化物为主，所占比例不大，约为排出碘的 10%；其他排出途径还包括呼吸、汗液及头发剪除等，但丢失量很少，约占排出碘的 5%。乳汁中有机碘的含量为血浆的 20 倍，乳汁也是机体丢失碘的一个途径。血液中甲状腺激素（T_4 及 T_3）的碘量约为 600 μg，每天约有 75 μg 甲状腺激素的碘经周围组织代谢，其中约 60 μg 碘进入碘池被再利用，另约 15 μg 碘在肝脏与葡糖苷酸或硫酸盐结合，随粪便排出。

肾是碘的主要排出器官，I^- 在肾小球中可完全滤过。人体碘（I^-）的清除率不受 Cl^- 或其他负离子排出的影响，与血浆 I^- 浓度及滤过负荷无关，并且极少受尿量本身的影响，但随肾小球滤过率的变化而变化，当肾小球滤过率突然增减时，I^- 的清除也随之不成比例地增减。

三、碘对甲状腺的影响

碘主要通过降低甲状腺对促甲状腺激素的反应来调控甲状腺功能；通过延迟减少捕获，急性抑制自身氧化；在高浓度下，抑制甲状腺激素分泌。碘摄入量的微小变化足以使机体在血清 TSH 不同水平下重新建立甲状腺系统。随着碘化物剂量的增加，碘有机化的水平随之增加，当碘的浓度超过一定水平后，碘有机化及甲状腺激素合成被抑制，这种急性抑制碘有机化作用，称为 Wolff-Chaikoff 效应，可导致甲状腺细胞内的无机碘离子浓度达到高水平。目前，人们对碘的浓度超过一定水平可抑制碘有机化的机制并不清楚，可能是由于碘对甲状腺过氧化物酶或其他酶等的抑制作用。然而这种抑制作用比较短暂，并慢慢会消失，被称为 Wolff-Chaikoff 效应。碘化物下调 NIS 对 Wolff-Chaikoff 适应效应进行了解释。高浓度的碘通过抑制 NIS 的表达，使碘从血浆到甲状腺的转运受到抑制，甲状腺内碘浓度下降，从而恢复碘有机化及甲状腺激素的合成，使机体能够适应摄入高碘。

相关统计显示，截至 2011 年，全世界范围内仍有 32 个国家 18.8 亿人口处于碘缺乏状态，其中有 2.4 亿名学龄儿童摄入碘明显不足。碘缺乏病是个体因碘缺乏引起的疾病，碘缺乏造成甲状腺激素合成减少，机体通过代偿机制加强下丘脑促甲状腺激素释放激素的释放，促进甲状腺细胞增殖来补充机体减少的甲状腺激素的合成，充分利用碘，维持正常的甲状腺激素水平。长期严重碘缺乏导致甲状腺体积增大，甲状腺功能减退。"U"形曲线常被用来形容碘摄入量与甲状腺疾病的关系，碘摄入过多或过少均可增加各种甲状腺疾病风险。碘缺乏主要影响神经系统发育，尤其是在胎儿和婴幼儿时期可造成不可逆转的智力损害，但通过足够的碘摄入量可以预防。在严重缺碘地区的儿童平均智商比生活在碘充足地区的低。现碘缺乏仍然是全世界可预防性智力低下的主要原因。在成人中，轻度至中度碘缺乏会导致甲状腺功能亢进症发病率增加。世界上大多数早产儿存在碘缺乏。通常，短期碘缺乏引起的甲状腺肿可以通过补充足量碘得到恢复，但机体若长期严重缺碘，甲状腺会出现自身病变，增生增大，即使随后补充足够的碘，甲状腺结节也不可逆转。近年来，甲状腺癌的发病率逐年增加，有学者报道近年我国甲状腺癌的年发病率变化为 20.1%。临床上诱发甲状腺癌的主要因素为机体遗传因素，还包括外部环境因素，如污染、辐射及营养过剩等，而碘摄入量与甲状腺癌之间的关系成为近年研究热点。甲状腺癌中最常见的是乳头状甲状腺癌和甲状腺滤泡癌。有研究证实，低度恶性甲状腺乳头状癌发病率的明显升高是甲状腺癌总体发病率增加的主要原因。一直以来，临床普遍认为碘缺乏可引起甲状腺癌的发生。碘缺乏造成的机体代偿机制促进甲状腺细胞异常增殖，使细胞处于敏感状态，更易受到电离辐射影响；同时碘缺乏可能会使细胞处于高度氧化应激状态，诱发细胞内 DNA 突变或导致 DNA 断裂和损伤。有研究表明，碘缺乏还可使甲状腺癌细胞发生周期阻滞，甚至诱发凋亡，由此可见缺碘与甲状腺癌的发生密切相关。

自食盐加碘政策实施以来，世界各地碘缺乏状况得到明显改善，然而各种甲状腺疾病的发病率却依然持续升高。研究显示，正常情况下机体可通过自身调节高碘膳食，但长期或者一次性碘摄入过高会改变甲状腺功能，引发甲状腺疾病。高碘摄入超过生理剂量水平，甲状腺激素的合成通过急性 Wolff-Chaikoff 适应效应受到抑制，但这种抑制作用是短暂的，会逐渐消失。对地方性缺碘性甲状腺肿患者补充碘可导致其发生甲状腺功能亢进，这种反应称为碘致甲状腺功能亢进症，这种病仅对少数人有风险。同时，相关流行病学研究报道过量补碘会增加甲状腺功能减退症的发病率，分析其主要原因是自身免疫性甲状腺炎。高碘摄入使甲状腺细胞内过氧化物酶的活性受到抑制，甲状腺激素的分泌合成受阻，可导致甲状腺功能减退症。过多的碘摄入会导致甲状腺滤泡细胞的凋亡，且呈剂量依赖关系，这可能是碘致甲状腺功能减退症的非免疫学机制。另外，动物实验研究发现，高碘容易诱发豚鼠大脑皮质、海马和甲状腺细胞凋亡，影响甲状腺及中枢神经系统功能。在仔鼠脑发育临界期，过量碘的摄入可使脑内乙酰胆碱酯酶（AchE）活性升高，影响脑内胆碱能系统，导致学习及记忆能力障碍；同时降低大脑皮质、海马组织一氧化氮合酶活性及一氧化氮含量，进而对中枢神经系统造成损伤，对记忆力和智力造成负面影响。还有研究表明，高碘摄入对儿童的脑和神经不利，也可影响智力发育。近年来有研究发现，高碘摄入也是发生甲状腺癌的重要危险因素，有文献报道高碘地区甲状腺癌的发病率高于碘适量地区和碘缺乏地区。当然甲状腺癌受多种因素影响，有文献报道，除了碘，其他化学物质如硼、钒、锰等也可诱发甲状腺癌，说明高碘摄入并不是导致甲状腺癌的特异条件。也有学者认为高碘摄入与甲状腺癌的发病无关，美国有研究显示，过去 30 年甲状腺乳头状癌的发病率虽持续增加，但人群整体碘的摄入量并没有增加，反有下降趋势。总之，甲状腺癌受多种因素影响，目前没有充分证据证明高碘摄入与甲状腺癌的关系，只能认为高碘摄入是诱发甲状腺癌的危险因素之一，它们之间的关系复杂，有待进一步研究。

第三节　甲状腺激素的代谢及作用机制

碘的生理作用就是合成甲状腺激素。碘是以无机碘化物的形式进入甲状腺滤泡细胞，并通过一系列代谢步骤转化为甲状腺激素，其代谢步骤包括：①碘化物的主动转运或聚碘作用；②碘的活化；③甲状腺球蛋白分子中的酪氨酸残基的碘化和 Tg 中碘化酪氨酸分子偶联形成甲状腺激素；④ Tg 的蛋白水解并释放游离的碘化酪氨酸和碘化甲腺原氨酸，甲腺原氨酸被分泌至血中；⑤甲状腺中的碘化酪氨酸脱碘和碘化物的重新利用；⑥ T_3 和 T_4 经过与 I 型脱碘酶相似的酶来促脱碘，I 型脱碘酶是在甲状腺外催化 T_4 转化为 T_3 的具有脱碘作用的酶。

甲状腺主要分泌两种具有活性的甲状腺激素，一种叫作 3′, 5′, 3, 5- 四碘甲腺原氨酸（3′, 5′, 3, 5-tetraiodothyronine），简称 T_4；另一种叫作 3′, 3, 5- 三碘甲腺原氨酸（3′, 3, 5-triiodothyronine），简称 T_3。

T_4 是含有四个碘（I）原子的碘化酪氨酸，含碘约 65%。由于它是人们最早发现的甲状腺激素，所以人们习惯上说的甲状腺素就是它，国际上统一命名为 T_4。成人每天分泌 50～100 µg T_4，它在血液中的浓度为 4～11 µg/dL，有效半衰期为 6 天左右。T_3 是含有三个碘原子的碘化酪氨酸，含碘约 58%。它是人们发现的第二个有活性的甲状腺激素，国际上统一命名为 T_3。成人每天分泌 5～10 µg T_3，它在血液中的浓度为 0.07～0.2 µg/dL，有效半衰期只有 1 天。

和 T_4 相比，T_3 虽然在血液中的含量很少，只占全部血液环境中甲状腺激素的 1%～2%，但其生物活性很高，是甲状腺激素发挥作用的主要形式；而 T_4 则作为产生 T_3 的原料，约有 2/3 T_3 是由 T_4 转化而来。可以这么说，体内的 T_4 全部来源于甲状腺，T_3 只有一小部分由甲状腺合成，大部分是在甲状腺以外的组织中由 T_4 脱碘转化而来。

一、甲状腺激素的合成

甲状腺激素的合成过程包括三个步骤：碘的传递、碘的活化和酪氨酸碘化与甲状腺激素合成。

（一）碘的主动转运——甲状腺滤泡的聚碘作用

碘属于微量元素，甲状腺是微量元素碘的有效收集器。由肠道吸收的碘以 I^- 形式存在于血液中，其浓度只有 0.5 μg/mL，在正常情况下，甲状腺能摄取每分钟流经甲状腺的约 80 mL 血液无机碘的 20%，浓集后的甲状腺细胞内的碘化物浓度约为血液的 25～50 倍，这种浓集作用是在甲状腺上皮细胞的基底外侧膜上进行的。基底膜静息电位为 –50 mV，因此，I^- 从血液转运进入甲状腺滤泡细胞必须是逆电化学梯度进行的主动运输。分离的甲状腺细胞也能从周围介质中将碘浓集的实验结果表明，滤泡的结构对碘的转运不是很重要。然而，完整的甲状腺能快速将碘浓集于滤泡腔的事实表明，滤泡的组织结构对体内碘的转运可能有重要的作用，即滤泡结构有利于碘在腔中的积聚。

甲状腺不是唯一能浓集碘化物的组织，其他组织包括胃黏膜、唾液腺、乳腺、脉络膜以及低等动物的卵巢、胎盘和皮肤等都可共同参与碘化物的浓集。血液中无机碘化物的浓度是估计自主性摄入碘化物绝对量的必要指标，但其浓度通常因太低而不能直接用化学方法检测；但是，在给予放射活性碘后，血液无机碘化物的含量可以通过公式从唾液的碘化物的比活性中计算得知，因为唾液中无机碘化物的浓度约为血清的 50 倍。

许多阴离子是甲状腺转运碘化物的竞争性抑制剂，如过氯酸盐（ClO_4^-）、硫氰酸盐（SCN^-）、高锝酸盐（TcO_4^-）、硝酸银（NO_3^-）及溴离子（Br^-）均可为细胞所浓集。其中，以 ClO_4^- 的亲和力为最大，是 I^- 转运的强抑制剂。ClO_4^- 既可降低 I^- 单向清除作用，又可增加 I^- 的外流。

I^- 的主动转运的生化机制尚不清楚，绵羊甲状腺切片的碘转运对毒毛花苷敏感，在甲状腺和上颌下组织中，各种对腺苷三磷酸酶（ATP 酶）有抑制作用的强心苷对碘的转运也有抑制作用。因而认为甲状腺中对毒毛花苷敏感的 ATP 酶的活性与碘的转运相关，从而得出 Na^+–I^- 共转运系统的概念。该转运系统是以 Na^+–K^+–ATP 酶产生的离子梯度为动力的主动转运系统。I^- 的转运是一个总体上依赖于 Na^+ 产生的过程，而且，Na^+ 与 I^- 流动比值大于 1。I^- 摄取的动力学分析证明，转运一个 I^- 至少需要 2 个 Na^+ 与载体分子结合，而且，Na^+ 的结合先于 I^- 的结合。碘化物的转运载体（转运子，transporter）是蛋白质而不是磷脂。转运蛋白是 Na^+–I^- 共转运子，它使沿着电化学梯度下降方向向内运动的 Na^+ 和抗电化学梯度的 I^- 的转运相偶联。I^- 摄取的动力是 Na^+–K^+–ATP 酶产生的跨膜 Na^+ 梯度。甲状腺基底外侧膜有组成性的非活性 Na^+–I^- 共转运子，它的激活需要 TSH。

碘的转运速度受多种因素的影响，最重要的是 TSH。垂体切除的大鼠甲状腺和血清中 I^- 的比值（T/S）大大降低，注射 TSH 得以恢复。注射 TSH 后产生的应答是双向的。在大约 4 小时后，比值降低至最低值，随后则缓慢升高。T/S 开始下降，反映了放射性活性 I^- 从甲状腺流向血清的速率增加，这是由 TSH 对细胞膜的快速作用加速 I^- 从甲状腺流出引起的，而随后缓慢进行性增加则与一个新的酶或碘转运载体的形成所需要的潜伏期相关。

环腺苷酸（cAMP）对碘的转运也有作用。二丁烯 cAMP 可以重现碘转运对 TSH 的双向应答作用，说明 TSH 对碘转运系统的作用是由 cAMP 介导的。然而在无 TSH 的 FRTL-5 细胞中，TSH 对 I^- 流出的急性作用和对 cAMP 的增加作用是可以分开的。据此推测，在两个不同系统中，碘流出是两个不同细胞内的信号调控的。至于这种差异是否代表种系的不同，抑或反映原代培养的甲状腺细胞与正常甲状腺上皮细胞的不同细胞系之间在调控作用上的明显差别，还不得而知。

许多证据证明，甲状腺的碘转运系统受甲状腺自身调节机制的影响。这种由一种或几种有机碘介导的自身调节系统，负责在慢性给碘应答过程中产生碘转运的适应性，但其有机介导物尚未确定。用小牛甲状腺切片所做的实验证明碘化花生四烯酸可以抑制这种碘转运。内源性的碘转运活性和对 TSH 应答对甲状腺内有机碘的总浓度都是敏感的。由此可见,碘的转运受复杂的双重调控,TSH 增加其最大速度(V_{max}),而碘增加其 K_m 值。

先天性碘化物浓集障碍是一种家族性伴有甲状腺肿的甲状腺功能减退症,临床表现为甲状腺肿和甲状腺功能减退或克汀病。患者甲状腺缺乏浓集碘的能力,甲状腺吸收 [131]I 率极低,一般在 10% 以下,不仅是甲状腺,唾液腺也不能浓集 I^-,结果唾液 I^-/血浆 I^- 的比值小于 20,但其甲状腺激素合成的其他步骤正常,如果摄入大量 I^-,血浆中有足够的 I^- 通过扩散进入甲状腺,甲状腺仍能合成足量的甲状腺激素,因而推测一个碘的主动转运机制对于产生足够甲状腺激素不是绝对必要的。

在正常甲状腺中,绝大部分的碘存在于甲状腺球蛋白(Tg)分子中。Tg 是一个由两个亚单位组成的高分子量的糖蛋白,分子量为 660 kD,含糖量约为 10%,是甲状腺激素合成的必要多肽基质,沉降系数为 19 S。在正常腺体中,Tg 存在于滤泡腔中,呈可溶性,但已有证据证明有不溶性的共价交联的 Tg 存在。它们是构成人和其他动物甲状腺滤泡腔 Tg 的一个值得重视的组分,平均约占腔中 Tg 的 34%。Tg 是体内唯一含有碘化氨基酸的蛋白质,包括 3- 单碘酪氨酸、3,5- 二碘酪氨酸、3′,3,5- 三碘甲腺原氨酸及 3′,5′,3,5- 四碘甲腺原氨酸,其中碘化酪氨酸 MIT 和 DIT 没有活性,是有生物活性的 T_4 和 T_3 的前体。

单纯 Tg 中碘的含量取决于碘的摄入量,正常人 Tg 的碘含量变化范围大,据报道可低至 0.1% 或高至 1.1%。谨慎分析所得数据为含 0.52% 的碘,即每个 Tg 分子含有 27 个碘原子,其中 10 个碘原子以甲状腺激素的形式存在,另 16 个以碘化酪氨酸的形式存在,两个总数之差可能是由于 Tg 在蛋白水解时脱碘所致。碘化氨基酸的分布随 Tg 的碘化程度变化而改变。

以无机碘化物形式存在的甲状腺碘或称腺碘的含量通常是低的。对碘供应充足的大鼠,即使过高地估计其含量也只占总腺碘量的 0.25%。即使如此,其含量也是血液含量的许多倍。

经过 100 000 xg(表示离心力)离心 1 小时,可以得到颗粒结合碘。颗粒结合碘大约占总腺碘的 10%,但其生理意义不明,它是以 19 S 的 Tg 形式出现的。它是否是以 Tg 的形式进滤泡腔尚未得到肯定。

甲状腺碘中还有一部分的碘是以游离的碘化氨基酸形式存在的,即游离的 MIT 及 DIT 等。

此外,在各种动物中,5%～15% 可溶性甲状腺蛋白是由分子量为 1200 kD、沉降系数为 27 S 的碘化蛋白组成。27 S 的碘化蛋白在可溶性、氨基酸组成、糖含量及其免疫性质等方面与 19 S 的 Tg 相似。因此,人们提出 27 S 碘化蛋白是 19 S 的 Tg 经过可能涉及氧化副反应的化学变化而产生的副产品,其功能不明。

非甲状腺球蛋白的碘化蛋白是指与 Tg 无关的可溶性碘化蛋白。据报道,其在正常大鼠中占总碘量的 1%～5%,其中大部分是碘化人血白蛋白,甲状腺的白蛋白来源于血液循环。先天性甲状腺肿和其他甲状腺异常时,一种与碘化白蛋白类似的碘化蛋白也许会变成甲状腺的主要碘化蛋白。

除经主动转运从细胞外液进入甲状腺的 I^- 之外,在甲状腺中,当 Tg 水解时释放出的碘化酪氨酸经脱碘亦可产生 I^-,其中部分再经有机化重新被利用,其余则经腺体流失,此现象被称作碘的渗漏。

(二)碘的活化

以碘化物的形式进入甲状腺的碘首先必须氧化成高氧化态才能发挥有效的碘化剂的作用。在已知的生物氧化剂中唯有 H_2O_2 和 O_2 具有足够强的氧化能力氧化 I^-。甲状腺中 I^- 的氧化是由甲状腺过氧化物酶(thyroid peroxidase,TPO)所介导的。

TPO 是一个膜结合的、糖基化的血红蛋白酶，它能利用 H_2O_2 以氧化酚类和胺类化合物。在甲状腺激素的生物合成中，TPO 催化 Tg 分子中酪氨酸残基碘化和碘化酪氨酸残基偶联形成 T_4 和 T_3 而起重要作用，TPO 还与甲状腺微粒体抗原密切相关，该抗原能与许多患自身免疫性甲状腺疾病患者血清中的抗甲状腺微粒体自身抗体结合。重组的人 TPO（h-TPO）制剂能与抗微粒体自身抗体发生免疫反应，但只有在 CHO 细胞和 HepG2 细胞中表达的 h-TPO 具有催化愈创木酚氧化的活性，其活性比从腺体中纯化的 TPO 低得多。

TPO 是第一个由其核苷酸序列推出其氨基酸序列的动物过氧化酶，随后以同样方法获知髓过氧化物酶（myeloperoxidase，MPO）的一级结构，再后是乳过氧化物酶（lactoperoxidase，LPO）的结构。尽管 TPO 与 MPO 的生理功能有明显不同，但它们是同一基因家族中在进化上相关的成员，该基因家族成员还包括 LPO 和嗜酸性细胞的过氧化物酶。

Kimura 及其同事从 Graves 病患者甲状腺 cDNA 文库中克隆出两种形式的 h-TPO cDNA。长的 cDNA 编码 933 个氨基酸，称为 *TPO-1*，而短的 cDNA 编码类似的蛋白质，但中间缺失 57 个氨基酸，称为 *TPO-2*。这两个 TPO cDNA 可能是由同一基因经不同方式剪接而成的。有证据证明正常甲状腺组织中存在 *TPO-2*。TPO 基因位于 2 号染色体短臂，该基因由 17 个外显子和 16 个内含子组成，长度为 150 kb，而 MPO 虽与 TPO 有高度相似的序列和密切的进化关系，但其基因长度不足 TPO 基因的 1/10。TPO 的前 735 个氨基酸有 42% 与 MPO 的同源，而比 MPO 多出 C- 末端的 197 个氨基酸。其中包括跨膜区及短的与 $C4b-\beta_2$ 糖蛋白家族和表皮生长因子 – 低密度脂蛋白受体家族成员分子同源的区域。许多先天性甲状腺功能减退是由于 TPO 基因上的已知突变造成的。

TPO 基因表达受 TSH 调控。TSH 可增加各种甲状腺细胞制剂的 TPO mRNA 的表达。其刺激作用可被 cAMP 及能提高血液中 cAMP 水平的试剂所模拟；佛波酯、TFNr、$IL-1\alpha$ 和 $IL-1\beta$ 均可降低 TSH 对培养的人甲状腺细胞的 TPO mRNA 表达的刺激作用。cAMP 对 *TPO* 基因转录调控涉及不同的调控机制。此外，甲状腺特异转录因子（thyroid-specific transcription factor，TTF）TTF_1 和 TTF_2 在控制 TPO、Tg 和 TSH 受体表达方面也有调节作用。

毫无疑问，H_2O_2 的产生在体内甲状腺激素的形成中起着重要的作用。没有 H_2O_2，TPO 则没有活性。至少，在一定条件下，H_2O_2 的产生是激素合成的限速步骤。

在用纯化的 TPO 所做的体外实验中，H_2O_2 一般是由葡萄糖 – 葡萄糖氧化酶系统生成的。葡萄糖氧化酶是催化以氧分子为底物的氧化酶，而哺乳动物没有这种酶，学者们在甲状腺中找到其他一些可自身氧化的黄素酶以产生 H_2O_2，其中包括还原型烟酰胺腺嘌呤二核苷酸磷酸（NADPH）细胞色素 C 还原酶、单胺氧化酶和黄嘌呤氧化酶等。以分离的甲状腺滤泡为材料，用细胞化学定位技术发现 H_2O_2 是经过一种涉及还原型吡啶核苷酸氧化的代谢过程，其发生在滤泡的顶面，在含 Ca^{2+} 的介质中加入 Ca^{2+} 导游剂 A_{23187}，可以快速增加向介质释放 H_2O_2 至 10 倍。从而推测 H_2O_2 的产生是具有 Ca^{2+} 依赖性的。

对于 H_2O_2 是直接产生的还是涉及中间产物超氧负离子 O_2^- 的形成，目前尚无定论。一些学者认为在甲状腺膜上，NADPH 产生 O_2 的一级还原反应产物 O_2^-，然后 O_2^- 经超氧化物歧化酶（superoxide dismutase，SOD）的歧化作用生成 H_2O_2，提出这种看法的原因是学者在甲状腺组织中观察到 SOD 的活性高得令人吃惊。生成的 H_2O_2 通过顶膜进入腔侧，供 TPO 利用。然而，企图用过氧化物酶来抑制实验系统中产生的 O_2^- 的实验，结果未见酶的抑制作用，所以 H_2O_2 是通过中间产物产生 O_2^- 的机制尚未完全阐明。O_2^- 的产生也可能是由于实验系统的人为因素。

另一些学者则认为，在顶膜上的 NADPH 氧化酶是一种黄素蛋白（flavoprotein, FP），由 Ca^{2+} 激活的活化黄素蛋白将电子从 NADPH 转给 O_2，以目前尚未揭示的方式，在顶膜的腔侧直接形成 H_2O_2。

对于 H_2O_2 产生机制的争论还存在于 NADPH 氧化酶的性质、电子从 NADPH 转给 O_2 的转运途径以及 Ca^{2+} 的作用部位等问题。

TPO 催化碘化反应和偶联反应以生成甲状腺激素。天然过氧化物酶中的血色素铁是以高铁（Fe^{3+}）的形式存在的。天然酶与 H_2O_2 的反应产物被称为化合物 I（compound I）；化合物 I 的单电子还原反应产物称为化合物 II（compound II）。TPO 催化的碘化作用机制已被许多学者探讨，以下三种可能的作用机制最受关注。

（1）自由基机制（free radical mechanism）：自由基机制假设氧化型的 TPO（即化合物 I）有两个底物结合部位，一个部位有利于 I^- 的结合，另一个则有利于酪氨酸（或酪氨酰基）的结合。两个底物经单电子氧化，产生相应的自由基 I 和酪氨酸，当它们以三联复合物形式结合于酶上时，自由基加合，产生 MIT，可以从酶上释出。此外，当 MIT 与酶结合时，它本身可行单电子氧化，这样形成的 MIT 自由基能与 I^- 反应，产生 DIT。在高 I^- 浓度时，I^- 可以与酪氨酸竞争 TPO 上的结合位点，生成两个 I，经加成作用，产生一个 I_2。尽管该机制仍在被引用，但有证据证明，过氧化物酶催化的 I^- 的氧化是双电子反应，该反应中化合物 I 直接被还原成天然酶，这与碘化作用的自由基机制是不相容的。

（2）I^+ 为碘化作用中间产物的机制：TPO-I^+ 作为一种碘化形式，首先是在解释药物如硫脲嘧啶（thiouracil）的抗甲状腺作用时提出来的。在亲电子性置换反应时，I^+ 容易碘化酪氨酸。Ohtaki 和他的同事们提供的动力学资料有利于证明 I^+ 是 TPO 和 LPO 催化的碘化作用的中间产物的观点。他们得出的结论是碘化物和 TPO 复合物与 I 之间的反应是通过双电子转移途径进行的，碘化作用的中间产物也许是 TPO-I^+。TPO 催化的碘化酪氨酸碘化的反应涉及一个双电子氧化作用，这个结论与上述自由基机制是互相矛盾的。

（3）次碘酸盐为碘化的中间产物的机制：研究已发现，在低浓度 I^- 时，TPO 和 LPO 以过氧化氢酶样反应，将 H_2O_2 降解，并释放出 O_2。用次碘酸盐为碘化中间产物的机制能更好地解释此现象。

EO 代表 TPO 或 LPO 的化合物 I，含有一个来自 H_2O_2 的氧原子；[EOI]$^-$ 代表酶结合的次碘酸盐（根）。在次碘酸盐（根）中，碘的氧化状态与 I^+ 相同。在碘化作用中，从 I^- 氧化成中间产物次碘酸盐或次碘酸有两个电子的改变，这是又一种碘化作用机制。

许多学者相信过氧化物酶催化的碘化作用发生在酶上，这就意味着酶分子上存在酪氨酸或酪氨酰残基的特异接受位点，即受点。

注射 ^{125}I 后，用放射性标记电镜技术观察甲状腺碘化作用部位，结果显示，早期（40 S）银粒集中在滤泡腔，通常在接近顶膜处形成一个环，证明 Tg 的碘化作用发生在滤泡膜，可能是在滤泡细胞的顶面，这个结果与 TPO 在膜上的定位是一致的。不同来源的证据还证明 TPO、H_2O_2、碘化物及 Tg 最可能在顶膜集中并接近，这为 Tg 碘化提供了必要的条件。碘化作用局限在细胞胶质表面，为减少甲状腺细胞内非 Tg 的蛋白质被碘化提供了一个保护机制。然而，这并不能排除细胞内其他部位被碘化的可能，因为甲状腺内还有一个不能与转运的碘化物快速平衡的碘化物池，该池的碘化物在注射早期也许不易被放射性标记技术所检测。

甲状腺滤泡的组织化学定位的实验结果虽然表明 TPO 的定位不局限于上述碘化部位，着色物还分布于细胞内的许多部位，包括内质网、核膜、Golgi 体、侧囊泡、顶囊泡及细胞顶面，但着色物定位于细胞顶面的观察结果支持上述放射性标记电镜所得出的结论。用甲状腺切片和分离的甲状腺细胞所做的研究也证明滤泡中碘化作用部位在细胞顶面。

TPO 含量不足或没有 TPO、TPO 结构不正常、H_2O_2 产生受损或细胞结构上的缺陷也许会导致碘的器官化作用的缺陷。自身免疫性甲状腺疾病（autoimmune thyroid disease，AITD）是一种以有抗甲状腺过氧化物酶抗体存在为特征的疾病，受 TPO 两种构象决定簇的自家抗体所控制。这两个构象决定簇称为决定簇 A 和 B，已经被单克隆抗体所确定，但对于它们在 TPO 上的结构和定位尚不了解。

（三）碘化甲腺原氨酸的形成

碘化甲腺原氨酸包括三碘甲腺原氨酸和四碘甲腺原氨酸，即 T_3 和 T_4。经过活化的 I^- 使 Tg 分子上的酪氨酸发生碘化，形成无激素活性的碘化酪氨酸，即 MIT 和 DIT。早在 1942 年，Johnson 和 Tewkesbury 首先提出 T_4 是由两个 DIT 偶联形成的机制，该机制涉及 DIT 游离基偶联形成 T_4 的过程。嗣后的研究结果表明肽连接的 DIT 是 T_4 的前身。TPO 催化两个肽连接的 DIT 偶联形成 T_4，该反应发生在 Tg 分子上。在含有 TPO、Tg、^{131}I- 碘化物和葡萄糖氧化酶的模型系统中，蛋白质碘化以及 MIT、DIT、T_4 和 T_3 生成的过程表明，^{131}I–MIT 的形成比 ^{131}I–DIT 快，碘化酪氨酸的形成又较碘化甲腺原氨酸快得多。在 T_4 形成前必须有足量的 DIT 在 Tg 中积累，而且是在一个短的滞留时间后才有 MIT、DIT 和 T_4 同时形成。在正常甲状腺分离的 Tg 中，最丰富的碘化氨基酸就是 MIT 和 DIT。除 T_3 外，所有碘化氨基酸的量及 DIT/MIT 的比值都随其碘化程度的增加而增加，这些结果都支持上述 T_4 形成的偶联机制。

T_4 的合成涉及 Tg 上的两个 DIT 残基之间的偶联反应。在 T_4 分子上，作为其苯外环的碘化酪氨酸被称为"供体"，而作为其内环的 DIT 则被称为"受点"。供体和受点共称为生激素部位。双标记实验证明，Tg 中首先被碘化的酪氨酸也是最容易转变成 T_4 的部位。

Tg 分子上的酪氨酸不是都可以被碘化的，只有某些酪氨酸（Tyr）可用于碘化和激素生成。正常人 Tg 平均含 0.5% 的碘，这也说明在正常生理条件下，只有特殊位置上的酪氨酸可用于碘化。在人 Tg 的 134 个酪氨酸中，只有 18 个酪氨酰残基被碘化。在 Tg 单体上，有 4 个主要激素生成部位，称为位点 A、B、C、D，还有 3 个次要的或限制性位点，称为位点 G、N、R。

位点 A 是成熟 Tg 肽链 N- 末端第 5 位残基，是多数动物 T_4 的主要生成部位；位点 C 是从 C- 末端倒数第 3 位的酪氨酸，在某些动物中，此位点有利于 T_3 的合成。家兔和豚鼠在此位点新生成的 T_3 大于 50%。

在不同的生理条件或不同种属动物中，主要和次要部位的利用不同，例如，在几种动物出现早期碘化作用时，其位点 B 上新生成的 T_4 比位点 A 多；在家兔和豚鼠体内的碘化 Tg 分子上，位点 D 是主要的激素生成酪氨酰残基。TSH 对该位点的刺激作用的利用大于其他位点。然而，人 Tg 在体外碘化时，位点 D 几乎不被利用。位点 C 作为 T_3 生成部位，在家兔、豚鼠和猪中比人和牛中更为重要。其原因可能与该部位在前者的 Tg 中的序列为 Ser–Tyr，而在后者的 Tg 中则为 Thr–Tyr 有关。海龟有一个酪氨酸取代了人 Tg 第 632 位上的苯丙氨酸，海龟有 12% 的 Tg 在此位点（命名为 R 位点）上形成新 T_4。

甲状腺素由 Tg 肽链中的两个 DIT 经分子内偶联而成，结果在受点和供体处分别留下 T_4 和脱氢丙氨酸。但是，目前对碘化酪氨酰残基的偶联是发生在链间还是在链内，或链间和链内都发生的问题尚不清楚。Tg 中有些酪氨酰残基可能是供体，提供碘化甲腺原氨酰基的外环。体外加碘发现，来自缺碘性甲状腺肿的人的 Tg 在开始加碘时，其第 2572（B 位点）、704（N 位点）、149 866 和 1466 位较第 24

位（A 位点）酪氨酸形成的碘化酪氨酸多；但随着进一步加碘，A 位点上形成的 T_4 较任何其他部位上生成的 T_4 都多。第 149、第 866、第 1466 位上的酪氨酰基早期都被碘化，随着进一步加碘，却不能形成碘化甲腺原氨酸的内环，从而使它们成为外环供体的候选部位，但另有学者发现，Tyr149 是受点而不是供体。总之，用体外实验结果来解释完整甲状腺时必须小心。缺碘的人的 Tg 早期碘化和激素生成的酪胺酰残基的比较一致的结构有以下 3 种。

（1）Asp/Glu-Tyr 结构：该结构存在于 3 个主要的 T_4 形成位点，即 A、B 和 C（分布为第 24、第 2572 和第 1309 位酪胺酰残基），以及另外两个早期碘化位点，即第 2 586 和 991 位的酪胺酰残基。推测后两个部位在进一步碘化时可能会形成碘化甲腺原氨酸，具有这种结构的另外 5 个酪胺酰残基是潜在的碘化部位。位点 A、B 和 D 也形成 T_3，尤其是在碘水平低时。

（2）Ser/Thr-Tyr-Ser 结构：存在于 C 位点（即第 2765 位酪胺酰残基）上，是家兔和豚鼠 T_3 的主要生成部位。该序列也与第 883 和第 1466 位残基的早期碘化有关。在 Tg 单体中只有这 3 个部位具有此结构。推测牛 Tg 的供体部位也有此结构。

（3）Glu-X-Tyr 结构：存在于 Tg 单体的 7 个部位，每个部位都与早期碘化相关。这些结构包括了绝大多数已知的早期碘化和激素生成部位。这几个部位都能生成激素，但各个部位的相对利用率是随生理条件（如 TSH 的刺激和碘量）和不同种属 Tg 结构的不同而变化。

人 Tg 第 5 位的酪氨酸是 T_4 形成的主要部位之一。在牛 Tg 中，T_4 生成激素的酪氨酸残基位于第 2555 位和第 2569 位，靠近 Tg 的 C- 末端。由此看来，生成激素的残基主要位于或接近 Tg 分子的两个末端，这也许有利于蛋白酶裂解及 T_3、T_4 的释放。对于 Tg 分子上生成甲状腺激素供体的定位，目前的资料要与受点定位资料不一致得多，其原因不明，也许是由于供体的专一性低于受点。

TPO 在选择 Tg 的酪氨酸残基使之碘化，并进而偶联成 T_4 和 T_3 方面上起重要作用。甲状腺肿患者 Tg 的化学碘化作用和酶促碘化作用的比较结果表明，对于碘化产生激素部位的选择，更多是取决于 Tg 的结构，而不是 TPO。

研究已证明，Tg 的天然结构在偶联反应中起主要作用。Tg 虽然不是唯一能形成 T_4 的蛋白质，但在所有检测过的蛋白中，尤其是在碘化水平相对低时形成 T_4 的能力方面，Tg 是最显著的。若破坏了 Tg 的天然结构，虽不影响 TPO 催化的碘化程度或 MIT 和 DIT 的形成，但它明显减少 T_4 的形成。这无疑是由于偶联反应的效率有赖于 Tg 的天然结构。

此外，从能量学观点看，一个分子量 660 kD 的大分子 Tg，只能合成和分泌 2～4 个 T_4 分子是一个消耗大量能量的过程。目前对自然界选择这样一个似乎很浪费的过程以合成一个重要的激素的原因尚不清楚，推测大分子及其结构给予 Tg 在 T_4 合成、贮存及释放等方面某些特殊优势，使其能在变化着的生理条件下，更好地调节控制甲状腺激素的分泌。

形成 T_3 的偶联反应发生在 MIT 和 DIT 之间，反应步骤与 T_4 的相似，这与碘缺乏时，T_3 形成相对增加的事实是相符合的。在碘化作用的自由基机制基础上进行偶联反应的可能机制涉及两个基本点：第一，游离的 DIT 是在蛋白质基质内经 TPO 催化形成的；第二，两个 DIT 在蛋白质基质内偶联，形成一个中间产物对醌醇酯（quinol ether），继而中间产物裂解形成 T_4。

T_4 和 T_3 形成的动力学和化学计算法证明，在低浓度的游离 DIT 存在时，事先形成的辣根过氧化物酶（HRP）化合物与带 ^{125}I-MIT 和 ^{125}I-DIT 的 ^{125}I-Tg 一起温孵，几乎 100% 的 HRP 化合物中的氧化当量被用于 T_3 和 T_4 的形成。无游离 DIT 时，T_4 和 T_3 的产量要低得多，游离 DIT 对该反应的刺激作用支持游离 DIT 自由基是氧化当量从 HRP 化合物Ⅰ到 Tg 分子上激素 DIT 残基的捷径的观点。然而，值得注意的是发生碘化作用时双电子反应，而偶联作用则是两个连续的单电子反应。

当标记的 Tg 与 TPO 加上葡萄糖 – 葡萄糖氧化酶一起孵育时，标记的 T_4 和 T_3 的量明显增加，伴有标记的 DIT 的量相应降低，从而证明 TPO 不仅催化 T_4 和 T_3 前体的形成，而且还催化偶联反应。在偶联反应中，游离 DIT 能刺激 T_4 和 T_3 的形成。用 ^{14}C–DIT 所做的实验结果表明，加入的游离 DIT 本身不转变成碘化甲腺原氨酸，而是刺激细胞内的偶联作用，此时，作为刺激因子的游离 DIT 被氧化，而这种氧化形式使电子更容易从肽连接的 DIT 上转移到 TPO 的血红蛋白上。DIT 分子在非氧化型和单电子氧化型之间循环，促使偶联反应的进行。

TPO 不是催化这两个反应的唯一的酶，LPO 和 MPO 也能催化这两个反应，LPO 和 MPO 还有有效催化碘化的作用。与 LPO 相比，在碘化物的正常生理浓度范围内 TPO 催化 Tg 碘化更有效，但 TPO 催化碘化和偶联的作用无明显的专一性。由于此结果来自用纯化的 TPO 所做的实验，因此，它也许不能反映体内的一些重要影响因素，如膜结合 TPO 的作用，而后者的作用可能更能反映其在体内的功能。

在多种类型的家族性甲状腺肿中，有一类是偶联缺陷（coupling defects）。顾名思义，这是一种特异性偶联反应缺陷病，通过其甲状腺能够形成适量标记的 MIT 和 DIT，而形成标记的 T_4 和 T_3 能力低得以诊断。患者还伴有甲状腺肿、甲状腺功能低下，放射性碘快速摄入及过氯酸盐释放试验阴性。偶联缺陷可能涉及 TPO。研究已报道，人 TPO 基因有 7 个突变，所有的突变都与碘器官化缺陷有关。虽然可以设想存在只影响偶联而不影响碘化的突变，但偶联缺陷更可能涉及 Tg，而不是 TPO。

关于大鼠继发于碘化缺陷的偶联缺陷也有报道，严重缺陷者 DIT 和 T_4 的摩尔比降低（当增加碘摄入量时恢复正常），Tg 的碘化程度也低。非毒性甲状腺肿患者的 Tg 碘化水平平均只有 0.06%，而正常腺体可达 0.23%。Tg 碘化水平降至 0.1% 时，T_4 水平即明显降低。T_4 形成减少是 Tg 碘化水平降低的继发表现，因此，某些偶联缺陷的患者是由于碘的相对减少所致。有人建议，这类病应用 "coupling deficiency" 来描述更为精确，而 "coupling defect" 应专用于 Tg 基因突变所致的偶联缺陷。

由于 TPO 在甲状腺合成中的重要作用，过氧化物酶抑制剂有可能成为抗甲状腺的化合物。研究已证明，多数抗甲状腺活性的制剂具有抑制 TPO 促碘化的作用。不同的用于治疗甲状腺亢进的常用药物如 Thioureylenes 化合物、苯硫脲（PTU）、甲巯咪唑（MMI）和卡比马唑（CBZ）对模型系统中 TPO 的促碘化和促愈创木酚氧化作用的影响不同。MMI 和 CBZ 对人的作用较 PTU 强。在体外，CBZ 被快速转化为 MMI，此时，CBZ 的抗甲状腺活性应归于它形成的 MMI。硫脲是 TPO 促碘化的强抑制剂，而硫氰酸盐则是碘转运抑制剂，也是碘化作用的有效抑制剂。生物还原剂如谷胱甘肽、半胱氨酸、抗坏血酸、NADH 和 NADPH 等都是重要抑制剂，谷胱甘肽和抗坏血酸还可能具有甲状腺碘化反应的生理调节功能。不同化合物的剂量与抑制作用的关系缺乏平行性，这可能意味着各种药物的作用机制不尽相同。剂量与抑制关系曲线显示药物抑制作用可分为可逆性与不可逆性两种，可逆和不可逆取决于药物作用持续时间、药物浓度，也取决于药物/碘化物的比值，而不是单纯药物或碘化物的绝对浓度。

碘缺乏影响碘化甲腺原氨酸的形成。以缺碘饲料喂养的大鼠可出现甲状腺失碘、甲状腺增大、血清 T_4 减少、血中 TSH 增高、Tg 的碘化程度下降、甲状腺的 MIT/DIT 的比值增大以及甲状腺的 T_3/T_4 比值增大等现象，严重缺碘对血清 T_4 的影响要比对 T_3 的影响大得多。大鼠对缺碘饲料的应答还明显受碘以外的营养因素及大鼠种属的影响，这提示着人对地方性甲状腺肿的地区性缺碘的各种应答受营养及遗传两方面的影响。

缺碘能改变外给的 ^{131}I 在甲状腺中的各种碘化氨基酸上的分布，并且该分布变化受缺碘程度影响。其中重要的一点是甲状腺中的 ^{131}I-T_4 的百分数在严重缺碘和中度缺碘时的变化相反，严重缺碘时，该百分数明显降低，而中度缺碘时反而稍有升高。血清 T_4 在严重缺碘时降至检测不到的水平，而中度缺碘时为正常的一半；T_3 仍保持正常水平。

在正常饮食条件下，血中 T_3 来自 T_4 的转化。缺碘时，血中 T_3 可直接来自甲状腺，其最可能是因为甲状腺 I 型 5'- 脱碘酶增加。严重缺碘时，甲状腺功能低下可能与血清 T_3 水平下降有关。即使血清 T_3 水平正常，带有血清 T_4 水平下降的缺碘大鼠，也可发生组织甲状腺功能低下。

碘过量对碘化甲腺原氨酸形成的作用可分为急性碘过量的作用和慢性碘过量的作用。

（1）急性碘过量的作用：给人小量或中等量的碘化物不影响甲状腺对 ^{131}I 的摄取。然而，给予碘的剂量进行性增加时会开始产生有机结合的抑制作用，由剂量不断增加的无机碘形成的有机碘的产量降低，这种现象称为急性 Woff-Chaikoff 效应。详细研究显示，小量和中量碘化物的增加可导致甲状腺激素合成的增加，只有碘化物的量超过临界剂量时，激素的形成才被抑制。Woff-Chaikoff 效应取决于甲状腺的碘化物水平，而不是血中的碘化物水平。为引起缺碘大鼠的 Woff-Chaikoff 效应抑制作用所需要的碘化物的量（5~10 μg）比碘足够大鼠所需的量（50~100 μg）低得多。而一次大剂量碘化物引起的抑制是暂时的，即使维持高水平的血碘化物，甲状腺也可在 48 小时逃逸抑制作用，这种逃逸抑制作用可能与碘化物的运输系统的适应作用相关。然而，若调节细胞内碘化物水平的机制受损，细胞内的碘化物持续处于高水平，可通过抑制 TPO 的促碘化以外的某些过程，如 H_2O_2 的产生过程来调节，或 TSH 存在时，通过过量碘化物对碘化作用的抑制来调节，从而推测，Woff-Chaikoff 效应也许是由于甲状腺中 H_2O_2 的产生减少或 H_2O_2 的可利用率降低所致。碘化物可以抑制多种试剂诱导犬甲状腺切片 H_2O_2 的诱导实验结果支持这一推测。

（2）慢性碘过量的作用：当缓慢地给予中等量或大量的碘化物时，人可产生适应性，但继而积累的碘和有机化的碘量会超过正常值。在缓慢给碘的过程中，可产生非产热型（noncalorigenic form）碘的释放，称为“碘的渗漏”，因为在此条件下腺体失去的大多数碘是碘化物。对于正常个体，碘化物的渗漏直接随摄入碘的变化而变化。

过量碘化物对碘代谢的许多方面，包括 cAMP 形成、甲状腺生长、碘化物运输、碘的有机化和 H_2O_2 的生成有抑制效应，这些效应是由花生四烯酸的碘化衍生物介导的。

（四）甲状腺激素合成缺陷

甲状腺发育障碍（大约 85%）、甲状腺不育、甲状腺激素合成步骤中的某些环节先天性缺陷、内分泌障碍（10%~15%）都会引起先天性甲状腺功能减退症。如果不能认识到甲状腺激素缺乏的原因就给予左旋甲状腺激素替代治疗，在 TSH 慢性刺激下，甲状腺会发展为甲状腺肿。

1. *NIS* 基因突变

小部分内分泌障碍患者存在碘摄取缺陷，在放射性碘闪烁法研究中，这些患者有低的甚至缺乏放射性碘的摄入能力，表现为从唾液到血清的低放射性碘浓度，对碘摄取缺陷引起的甲状腺功能减退症患者的 *NIS* 基因进行克隆，发现其存在 *NIS* 基因纯合子或者杂合子突变。*NIS* 基因突变会导致起关键作用的残基被取代或者 NIS 的错误折叠或者 NIS 滞留在细胞内，引起 NIS 功能障碍。

2. *SLC26A4/PDS* 基因突变与 Pendred 综合征

Pendred 综合征是一种常染色体隐性遗传病，以感觉神经性耳聋、甲状腺肿、高氯酸盐实验阳性、部分性碘有机化障碍为特点。甲状腺相关症状取决于摄碘情况，个体存在表型差异。在正常摄碘情况下，患者存在部分性碘有机化障碍，但患者表现出正常的甲状腺功能，此外，如果碘摄入足够时，有些患者甚至不表现出甲状腺肿。相关研究证实 Pendred 综合征患者存在纯合子和杂合子上的 *SLC26A4/PDS* 基因突变。*SLC26A4/PDS* 基因突变存在多种类型，迄今有超过 150 种突变被发现。一些 *SLC26A4/PDS* 基因突变导致 Pendrin 滞留在细胞内，表现为碘输出能力受损和缺陷。Pendred 综合征可能是最普遍的导致神经性耳聋的原因，超过 10% 先天性耳聋与此有关。

3. *Tg* 基因突变

Tg 上双等位基因的突变存在广泛的表现谱，从甲状腺功能正常的甲状腺肿到严重的先天性甲状腺功能减退症。*Tg* 基因突变患者缺乏左旋甲状腺激素时，往往出现巨大甲状腺肿，且出现不断增大趋势。由于长期 TSH 的刺激，患者放射性碘摄入是增加的，与碘摄入系统的激活密切相关。碘有机化过程本身不受影响，因此高氯酸盐试验是正常的。*Tg* 基因突变患者的血清 Tg 水平低于正常水平。对于很多 *Tg* 基因突变个体，其父母往往有相似的症状，出现纯合子类型的 *Tg* 基因突变。分子分析（molecular analysis）显示大多数突变涉及内质网。Tg 的成熟由几个伴侣分子调控，在内质网上错误折叠的 Tg 被转运回细胞质，在内质网相关的蛋白酶体降解系统中被降解。

4. *TPO* 基因突变

TPO 基因上的双等位基因是引起甲状腺激素合成障碍，导致先天性甲状腺功能减退症的常见原因。*TPO* 基因突变患者存在总碘有机化障碍（total iodine organification defects，TIOD）和部分碘有机化障碍（partial iodine organification defect，PIOD），而 *TPO* 基因缺陷是 TIOP 最常见原因。

5. *DUOX2* 基因缺陷

DUOX2 基因上的单等位基因和双等位基因突变引起暂时或者永久性先天性甲状腺功能减退症。双等位基因突变引起严重的临床表现和 TIOD；相反，单等位基因突变引起暂时的甲状腺功能减退症和 PIOD。对双等位 *DUOX2* 基因突变且出现 TIOD 患者进行研究发现，该疾病与过氧化氢和甲状腺激素合成障碍有关。

6. *DUOXA2* 基因突变

值得注意是 DUOXA2 对折叠后的 DUOX2 运出内质网起重要作用，且 DUOXA2 对于 DUOX2 酶的活性是必需的，这可以解释为什么过去用异种细胞系统难以重组活性的 DUOX2 酶。通过对伴随着先天性甲状腺功能减退症的纯合子 *DUOXA2* 基因突变患者研究可以得知 DUOXA2 的实质作用。*DUOXA2* 基因突变导致 DUOXA2 蛋白折断和缺失，导致折叠后的 DUOX2 运出内质网功能障碍。

7. *DEHAL1* 基因突变

之前已有学者报道过甲状腺卤化酶缺陷的病例。*DEHAL1* 基因突变患者 MIT 和 DIT 漏出并进入血液循环，然后从尿中排出，这导致碘的大量丢失，在碘缺乏条件下，患者容易出现甲状腺功能减退和甲状腺肿。值得注意的是，*DEHAL1* 基因突变新生儿患者的 TSH 水平可能是正常的，但其临床表现可能在婴儿期或儿童期变得更明显。近来，通过对 4 例 *DEHAL1* 基因突变的患者进行研究发现，他们都存在纯合 *DEHAL1* 基因突变。这些基因突变导致该酶的硝基还原酶末端的断裂且影响 FMN 结合末端的功能。对 *DEHAL1* 基因突变的功能性特征研究发现，其临床表现可能是严重的甲状腺功能活动障碍、去碘化的碘化酪氨酸功能障碍和与 FMN 反应能力减弱或者缺失。这些发现提示 DEHAL1 在碘化酪氨酸脱碘过程和甲状腺碘代谢中的重要作用。因此要注意到在新生儿检查中可能发现不了的没有或者有轻微的甲状腺功能减退症症状的 *DEHAL1* 基因突变患儿，在这些患者中，甲状腺功能减退起始症状变化很大，不易与一般的获得性甲状腺功能减退症相鉴别。

二、甲状腺激素的储存、释放、转运及代谢

（一）储存

Tg 上形成的甲状腺激素在甲状腺滤泡细胞内以胶质的形式贮存。甲状腺激素的贮存有两个特点：一是贮存在细胞外，在滤泡腔内；二是贮存的量很大。正常条件下，激素的总转换速度慢。腺体的运营及激素的动态等都有保持内环境稳定的意义。大量激素贮存可为一旦激素生成停止且循环中的激素耗尽时提供较长时间的保护。给予正常人中等剂量的抗甲状腺药物长达两周，血清 T_4 水平稍有下降，而 TSH 浓度并不升高，因此，贮存甲状腺激素是甲状腺的重要功能之一。甲状腺贮存的激素可供机体使用 50～120 天之久，在个体内分泌腺贮存激素的量上居首位。所以应用抗甲状腺药物时，需要较长的用药时间才能奏效。

（二）释放

免疫化学分析证明正常人血清中有 Tg 存在，淋巴组织是正常条件下 Tg 进入血液的通道。但 Tg 不可能在外周水解而为血液提供 T_4 和 T_3，Tg 是在滤泡腔中经蛋白裂解后，将 T_4 和 T_3 直接释放入血液。当甲状腺受到 TSH 刺激后，滤泡细胞顶端即活跃起来，伸出伪足，将含有 T_4 和 T_3 及其他碘化酪氨酸的 Tg 胶质小滴通过胞饮作用吞入腺细胞内。吞入的 Tg 随即与溶酶体融合而形成吞噬体，并在溶酶体蛋白水解酶的作用下，将 T_4、T_3 以及 MIT 和 DIT 水解下来。Tg 分子较大，一般不易进入血液循环，而 MIT 和 DIT 分子虽小，但很快经脱碘酶作用而脱碘，脱下来的碘大部分贮存在甲状腺内，供重新合成激素，另一小部分则从滤泡细胞中释出，进入血液，最终由肾排出。而 T_4 和 T_3 对滤泡细胞内的脱碘作用不敏感，可迅速进入血液。此外，还有微量的 rT_3、MIT 和 DIT 也可从甲状腺释放而进入血中。已经裂解生成 T_4、T_3、MIT 和 DIT 的 Tg 则被溶酶体中的蛋白水解酶所水解。

由于 Tg 分子上的 T_4 数量远远超过 T_3，因此甲状腺分泌的激素主要是 T_4，约占总量的 90% 以上，但 T_3 的生物活性比 T_4 约大 5 倍。

（三）转运

T_4 与 T_3 释放入血之后，以两种形式在血液中运输，一种是与血浆蛋白结合；另一种则呈游离状态，两者之间可互相转化，维持动态平衡。游离的甲状腺激素在血液中含量甚少，然而正是这些游离的激素才能进入细胞发挥作用，结合型的甲状腺激素是没有生物活性的。能与甲状腺激素结合的血浆蛋白有 3 种：甲状腺素结合球蛋白（thyroxine binding globulin，TBG）、甲状激素结合前白蛋白（thyroxine-binding prealbumin，TBPA），即转甲状腺激素蛋白（transthyretin，TTR）与白蛋白。它们可与 T_4 和 T_3 发生不同程度的结合。血液中 99.8% T_4 是与蛋白质结合的。血中 T_4 与 TBG 的结合受 TBG 含量与 T_4 含量变化的影响，TBG 在血浆中的浓度为 10 mg/L，可以结合 100～260 μg T_4。T_3 与各种蛋白的结合亲和力小得多，主要与 TBG 结合，但只有约 T_4 结合量的 3%。所以，T_3 主要以游离形式存在。正常成年人血清 T_4 浓度为 51～142 nmol/L，T_3 浓度为 1.2～3.4 nmol/L。

（四）代谢

血浆 T_4 半衰期为 7 天，T_3 半衰期为 1.5 天，20% T_4 与 T_3 在肝内降解，与葡萄糖醛酸或硫酸结合后，经胆汁排入小肠，在小肠内重吸收极少，绝大部分被小肠液进一步分解，随粪排出。其余 80% T_4 在外周组织脱碘酶（5'- 脱碘酶或 5- 脱碘酶）的作用下产生 T_3（占 45%）与 rT_3（占 55%）。T_4 脱碘变成 T_3 是 T_3 的主要来源，血液中的 T_3 有 75% 来自 T_4，其余来自甲状腺；rT_3 仅有少量由甲状腺分泌，绝大部分是在组织内由 T_4 脱碘而来。由于 T_3 的作用比 T_4 大 5 倍，所以脱碘酶的活性将影响 T_4 在组织内发挥作用，如 T_4 浓度减少可使 T_4 转化为 T_3 增加，而使 rT_3 减少。另外，妊娠、饥饿、应激、代谢紊乱、肝脏疾病、肾功能衰竭等均会使 T_4 转化为 rT_3 增多。T_3 或 rT_3 可再经脱碘变成二碘、一碘以及不含碘的甲腺原氨酸。另外，还有少量的 T_4 与 T_3 在肝和肾组织脱氨基和羧基，分别形成四碘甲状腺醋酸与三碘甲状腺醋酸，并随尿排出体外。

三、甲状腺激素的作用机制

甲状腺激素在组织分化、生长发育和新陈代谢中起重要作用。与甲状腺激素功能相关的临床症状，如黏液性水肿和甲状腺功能亢进症等相关症状，表明甲状腺激素对整个机体组织有重要影响。甲状腺激素通过哪些机制来发挥不同的生物效应是研究的热点。20 世纪 30 年代和 40 年代有关甲状腺激素的生理学研究发现，甲状腺激素主要在氧消耗和代谢活动中起重要作用。我们已经了解到甲状腺激素通过结合细胞核内的甲状腺激素受体（TR）直接启动相关基因表达而发挥作用。在 20 世纪 60 年代，Tata 等人提出甲状腺激素可能跟靶基因转录活动相关。他们给予甲状腺功能低下的大鼠 T_3 干预后，发现 T_3 可以激发肝细胞靶基因 RNA 合成，而这些转录活动先于甲状腺激素作用的相关蛋白质的合成和线粒体耗氧活动的发生。此外，相关研究证实放射性 T_3 在不同的对 T_3 敏感的组织中与细胞核的结合位点有高亲和力，这提示甲状腺激素的转录活动可能与核内 TR 密切相关，其细胞核提取物的光亲和标记研究结果提示存在不同的 TR 亚型。同时，在大鼠诱导生长激素基因研究中发现 TR 可以与 DNA 中的增强子或者甲状腺激素反应元件（TRE）结合。1985 年，类固醇受体被成功克隆，发现其与一种已知病毒癌基因的产物 v-erbA 有同源性，v-erbA 与 v-erbB 连接，能引起骨髓红细胞增多症。而雌激素受体被成功克隆后，发现它是一个核受体家族成员。后来，研究者克隆了两个游离型的 TR，证实它们属于 v-erbA 的同源物。现在我们已经了解到存在着各种 TR，它们结合在 DNA 序列的不同方向和位置的 TRE 上，且可能与其他核蛋白，包括共活化物（coactivator）和阻遏蛋白相互作用，从而形成复合体，在调节基本的转录活动中发挥重要作用。

目前，一般多认为多数甲状腺激素的作用是通过 T_3 与特异核受体相互作用起始的。T_3 特异核受体是一个大的超家族的成员，该超家族中还包括类固醇激素受体、维生素 D 受体和视黄醇受体。甲状腺激素在很大程度上作为转录因子，与一大类其他核蛋白一起修饰各种基因的表达而发挥其生物学功能。但也有研究揭示核外过程也许对甲状腺功能的发挥起作用，因此，除了核途径机制外，还有甲状腺激素作用的非核途径，即线粒体作用机制、细胞膜 Ca^{2+}-ATP 酶作用机制及葡萄糖转运机制等（图 1-15）。

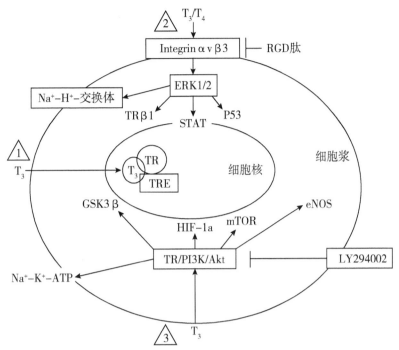

1. 甲状腺激素经典核受体作用途径，T_3 结合核内的甲状腺激素受体及甲状腺激素反应元件，启动经典的甲状腺激素核内作用通路；2. 甲状腺激素细胞膜受体作用途径，甲状腺激素结合膜上整连素启动 ERK1/2 信号通路发挥生物效应；3. T_3 结合胞质内甲状腺激素受体，启动 PI3K/Akt 信号通路发挥生物效应。

图 1-15　甲状腺激素作用途径

（一）甲状腺激素经典核受体作用途径

核途径激素作用机制是指一个级联反应中的分子事件是由激素的活化形式与特异亚细胞部位（核受体）相互作用，继而导致具有各自特征的激素应答。在各种动物组织中，已鉴定的 T_3 核结合位点具有相似结合性和物理化学性质，为此观点提供了很好的证据。根据这个观点，核受体是甲状腺激素发挥作用的唯一起始点，那么在排除甲状腺激素类似物在分布和代谢上的差异以后，一个已知的甲状腺激素类似物的生物学效应应该与受体对它的亲和力相关。然而三碘甲腺乙酸对核受体的高亲和力与其低的生物学活性显然是矛盾的，但这可以用三碘甲腺乙酸快速代谢清除加以解释。此外，根据核途径的作用机制，受体被完全占据会导致最大的生物学应答，然而事实上受体被占与生物学应答之间不是线性关系，而是一个放大效应。应答的非线性也许反映被占受体与基因调控中所涉及的其他蛋白之间存在复杂的相互作用，而且这种蛋白的细胞含量本身就受甲状腺功能状态变化的影响。受体 cDNA 的克隆将会给这一论点以直接的和结论性的证据。

1. 甲状腺激素受体（TR）

1986 年，研究者从鸡胚胎和人类胎盘的 cDNA 文库中成功克隆了 TR 的两个亚型。通过氨基酸序列的对比发现 TR 是病毒癌基因产物 v-erbA 的同源物。不久研究发现 TR 的氨基酸序列与类固醇激素受体存在同源性，这个发现令人十分惊讶，因为以往的研究都认为甲状腺激素和类固醇激素是两种来源不同的激素。目前已经证实 TR 是核受体超家族成员，与类固醇、维生素 D、过氧化物酶增殖体和维 A 酸受体，还有缺乏具体配基的孤儿受体一样属于核受体超家族成员。

TR 的结构与核受体超家族其他成员类似。它们都有一个中心 DNA 结合区域（DBD），这个区域包括两个锌指结构，其作用时嵌入 TRE 核苷酸序列区域和 DNA 羧基末端配体结合区域（LBD）中。TR 的这两个区域之间是一个由伸长的多种赖氨酸残基组成的铰合部，主要起受体的核迁移作用。通过 X 线结晶学方法，对已经结合甲状腺激素的两种受体大鼠 TRα 和人类 TRβ 研究发现甲状腺激素嵌入一个 LBD 的疏水囊内，这个疏水囊由 12 个兼性螺旋组成。螺旋 3、5、6、12 与共活化物结合在一起，而螺旋 3、4、5、6 与阻遏蛋白结合在一起。甲状腺激素与受体结合后使得 LBD 构象改变，尤其发生在螺旋 12 影响着甲状腺激素与辅阻遏物或辅激活蛋白的结合。

THRα 和 *THRβ* 基因分别位于常染色体 17 和 3，编码主要的 TR 亚型，如 TRα-1 和 TRβ-1、TRβ-2。这些 TR 亚型以相同的亲和力结合甲状腺激素，启动与甲状腺激素生物效应相关的基因转录。哺乳动物 TR 亚型都含有保守的 DBD 和 LBD，TR 亚型氨基酸含量 $400 \sim 500$ Da。

THRα 基因编码两种蛋白，TRα-1 和 c-erbAa-2，它们是由 TRα mRNA 选择性剪接而产生的。在大鼠和人类中，这些蛋白从氨基酸残基 1 到 370 是完全相同的，但是后面变化较大。与 TRα-1 相反，c-erbAa-2 不能结合 T_3，对 TRE 有较弱的亲和力，不能启动 TRE 的转录。在某些特定的靶基因中，c-erbAa-2 通过与其他受体竞争 TRE 的结合而扮演着一个负性调节作用。而且，c-erbAa-2 负性调节作用是由其磷酸化状态而产生的。另外的基因产物 rev-erbA，由 TRα 基因的反股 DNA 的对应位点编码，rev-erbA 是核受体超家族的孤儿受体成员，主要表达于肌肉和脂肪细胞，它可能与促进脂肪形成作用有关。

THRβ 基因包含两个启动子，编码两种主要形式的 TRβ 亚型，即 TRβ-1 和 TRβ-2。这两个 TRβ 亚型完全相同，除了它们的氨基末端不一样外。这两个亚型都包含 DBD 和 LBD，且与 TRα 高度同源。

TRα-1 和 TRβ-1 几乎表达在机体所有组织。在大鼠中，TRα-1 高度表达于平滑肌和棕色脂肪组织，而 TRβ-1 高度表达于大脑、肝脏和肾脏。与其他 TR 亚型相反，TRβ-2 表达仅限于腺垂体、下丘脑、大脑和内耳。在鸡和鼠中，TRβ-2 也表达于视网膜。c-erbAa-2 在睾丸和大脑中高度表达。在胚胎干细胞和胎儿骨髓细胞中，由于内部起始点作用或者选择性剪接作用，会产生很多短形式的 TRα 和 TRβ，它们可能起负性调节作用，抑制 TRα 和 TRβ 的转录活动。

在哺乳类动物物种之间，TR 是高度保守的。此外，当出现不同的 TR 亚型缺失的时候，会出现不同的临床症状，这提示不同的 TR 亚型参与靶基因的特殊的转录活动。近年来研究发现 TRβ-1 调节 TRH 和髓鞘碱性蛋白基因的转录，而 TRβ-2 可能调节 TSH β 和生长激素（GH）基因的转录。然而，cDNA 微点阵技术研究发现在 TR 亚型基因敲除小鼠的肝细胞，TRα 和 TRβ 表现出互补调控作用。因此，在特定细胞中，是 TR 总表达量而不是特定的 TR 亚型表达决定着靶基因转录活动。

2. 甲状腺激素反应元件（TRE）

TR 与位于靶基因启动子上游的 TRE 结合在一起。TRE 常位于靶基因转录起始位点上游，邻近启动子，偶见于其他部位。TRE 的顺序和位置的变化决定了 T_3 介导的基因表达量。典型的 TRE 序列为 6 个核苷酸构成的六聚体回文结构。

RXR 是 TRs 最重要的异源二聚体伴侣。TRE 的 half-site 序列、空间构象、定位和上下游序列决定 TR/RXR 异二聚体的特异性和亲和力。TR/RXR 通过 4 个碱基对激活正向重复区，而维生素 D 受体/RXR 和 RXR/RXR 分别通过 3 个和 5 个碱基对激活正向重复区。在 TRs 的正向重复区，RXR 结合 half-site 的上游，而 TR 结合 half-site 的下游。然而在 DBD 相同区域，DBD 与 half-site 的主沟互相作用，TR DBD 的羧基端形成 α- 螺旋，α- 螺旋可以与两个 half-site 之间的 DNA 微沟的间隔区相互作用。

TR 与 RXR DBD 之间的蛋白与蛋白的接触有助于异二聚体化，同时决定 half-site 的空间构象特异性。然而，最关键的异二聚体化相互作用的位点位于其 LBD 上。有研究发现 TR LBD 的螺旋 10 和 11 包含异二聚体化重要的位点。

电泳迁移率变动分析发现 TR 能形成单体、同二聚体和异二聚体，但是 TR 单体与异二聚体调节转录活动的机制目前仍不很清楚。与类固醇激素受体相反，甲状腺激素配基与受体、TRE 结合后能促进同二聚体化。TR 主要作为异二聚体与配基结合。因此，TR/RXR 异二聚体在 T_3 介导的基因转录中起重要作用。体外实验研究发现没有配基结合的同二聚体比没有配基结合的异二聚体更容易与辅阻遏物结合，这提示在缺乏甲状腺激素激活的条件下，TR 同二聚体起抑制基因转录的作用。

3. 甲状腺激素受体抑制靶基因转录

当没有 T_3 激活的时候，TR 结合 TRE 并抑制靶基因的转录活性。TR 的这一特征与类固醇激素受体相反，当类固醇激素受体没有激素激活时，类固醇激素受体就会失活，不会影响靶基因转录。与 TR 相互作用的主要是两个核内蛋白，即核受体辅阻遏物（nuclear receptor corepressor，NCoR）和 RXR 与 TR 的沉默介导物（silencing mediator，SMRT），研究已显示它们在介导基础抑制转录活动中有重要作用。NCoR 和 SMRT 是能优先地与无配基结合的 TR 和 RXR 作用的 270 000 蛋白质。在缺少配基作用的时候，它们是主要构成抑制靶基因基础转录活性的转录复合物的重要组成部分。这些辅阻遏物除了 2 个羧基端的 α-螺旋外，还包含 3 个可转移的抑制区。LXXI/HIXXXL/L 系列类似于 LXXLL 系列，能使辅激活蛋白与核受体结合，X 代表任何氨基酸。这些系列的主要作用是使辅阻遏物和辅激活蛋白能与 TR 配基结合区的螺旋 3、5、6 的氨基酸末端相互作用。有研究发现 NCoR 拥有第三个核受体作用区，这个作用区具有以能优先识别 TR 同源二聚体变化的螺旋结构为特征，而且这第三个核受体相互作用区仅与 TR 起作用而不与其他核受体反应。目前，尚不知道 TR 的同源或者异源二聚体是否易与辅阻遏物相互作用。由于辅阻遏物和辅激活蛋白与 TR 相互作用的位点在长度与系列上的不同，加上螺旋 12 的保守 AF-2 区域的构象改变，有助于人们了解辅阻遏物和辅激活蛋白能否结合 TR。此外，RXR 的螺旋 12 是 RXR 的辅阻遏物结合位点和 TR 异二聚体后可用的结合位点。

辅阻遏物与其他抑制物结合能形成一个更大的复合物，如 Sin3 和组蛋白脱乙酰酶，它们是酵母转录抑制体 RPD1 和 RPD3 的哺乳动物同源物。复合物能介导邻近靶基因的 TRE 的组蛋白脱乙酰化，导致染色质结构状态的改变，停止基础转录。对非洲爪蟾蜍卵母细胞 TRBA 启动子研究发现，染色质聚集和 TR/RXR 结合是转录抑制所必需的，而 T_3 可以减弱这种抑制作用，并引起染色质的重构。因此，组蛋白脱乙酰化和配基的乙酰化作用，导致调节染色质结构和核小体的位置的改变，在基因转录中起重要作用。此外，甲基化 CpG-结合蛋白能与辅阻遏物的 Sin3 和组蛋白脱乙酰酶结合，这提示 DNA 甲基化可能起基础抑制转录作用。另外，无配基结合的 TR 通过与基本转录因子 TFⅡB 的直接相互作用，促进沉默的作用而抑制转录活性。

TR 的基因转录抑制作用除了需要组蛋白脱乙酰化外，体外实验证实还需要 ATP 依赖的染色质重构酶作用。这些染色质重构酶通过 ATP 的水解作用干扰组蛋白的相互作用来改变染色质的结构。ATP 酶的模拟开关家族属于染色质重构酶的异源体，它具有特征性的高度保守的 ISWI 催化核心和 C 端 SANT 区。哺乳动物 ISWI ATP 酶 SNF2H 已被证实可与非乙酰化的组蛋白 H4 的 N 端和 TR 应答报告基因相互作用。TR 调节基因转录水平在甲状腺激素生物效应的调节上起重要作用。在甲状腺激素水平低的状态下，没有配基结合的受体可能起抑制转录作用而不是单纯的作为一个无活性受体而存在。

4. 甲状腺激素受体激活转录活性

已证实很多辅助因子与配基结合的核受体相互作用可促进转录激活，这种作用可能跟两种主要的复合物参与配基依赖的核受体转录活性，即类固醇受体辅激活蛋白（steroid recepter coactivator，SRC）和维生素 D 受体相互作用蛋白 –TR 相关蛋白（DRIP-TRAP）有关。Onate 等通过酵母杂交技术发现第一个 SRC 家族成员，即 SRC-1。SRC-1 是一个相对分子量 160 000 的蛋白，直接与 TR 及其他核受体成员相互作用，促进配基依赖性的转录活性。随后的研究发现 SRC 家族其他成员，即 SRC-2 和 SRC-3 也能促进配基依赖性的转录活性。SRC 有多个核受体相互作用位点，每一位点包括一个 LXXLL 序列，这种序列对于辅激活蛋白在 TR LBD（螺旋 3、5、6、12）结合辅激活蛋白上起重要作用。SRC 同样与 cAMP 反应元件结合［cAMP response element binding（CREB）］– 结合蛋白（CBP）相互作用。此外，与 cAMP 激活转录活性相关的辅激活蛋白，即病毒辅激活蛋白 EIA 相互作用。作为辅激活蛋白的 CREB、P53、AP-1、NF-κB、CBP 和 p300 可能在多种信号通路中发挥作用。CBP-p300 也与 PCAF（p300–CBP- 相关因子）相互作用，PCAF 是酵母转录激活因子，具有与组蛋白 3 和组蛋白 4 相互作用的乙酰基转移酶活性。PCAF 自身包含 TATA 结合蛋白（TBP），能与 SRC-1 和 SRC-3 相互作用。含有 HAT 活性的 CBP 是 RNA 聚合酶 Ⅱ 的一部分。因此，PCAF 和 CBP 拥有双重作用，一方面作为核受体和基础转录活性的连接器；另一方面作为能改变染色体结构的酶（HAT 活性）。

DRIP-TRAP 复合体含有 15 个亚基，大小从 70 000 Da 到 230 000 Da，DRIP-TRAP 能直接或者间接地与已经与配基结合的维生素受体 D（VDR）和 TR 相互作用。DRIP205-TRAP220 包含一个 LXXLL 基序，是辅激活蛋白复合物中关键的亚基，其作用是使复合物的蛋白固定在核受体上。此外，DRIP-TRAP 复合物不具有自身的 HAT 活性。然而，DRIP-TRAP 的几种组成部分是能与 RNA 聚合酶 Ⅱ 结合的酵母细胞调节复合物的哺乳动物同源体。这种发现提示 DRIP-TRAP 可能起稳定 RNA 聚合酶 Ⅱ 的作用。

TR 结合蛋白（TRBP）是一种通过 LXXLL 序列基序与 TR 相互作用的一种辅激活蛋白。TRBP 能与 CBP-p300 和 DRIP130 以及一种 DNA 依赖性蛋白激酶（DNA-PK）相互作用。而 DNA-PK 的亚基 Ku70 和 Ku86 能与 NCoR-SMRT 抑制体复合物相互作用，并可能通过磷酸化 HDAC3 促进组蛋白去乙酰化酶活性。然而，人们对 TVARBP、DNA-PK 和其他主要的辅激活蛋白、辅阻遏物复合体的相互作用目前尚不清楚。虽然有研究发现染色体重构酶 ISWI 家族能发挥由 TR 介导的抑制转录作用，但体外实验发现 SWI 和 SNF 的哺乳动物类同源体能与核受体相互作用而激活转录活性。TR 的激活与随染色体改变的 DNA 拓扑异构的 SWI-SNF 启动子相关。p300 似乎能将 SWI-SNF 直接锚定到染色质，这个过程可能使 CBP-p300 组蛋白更容易发生乙酰化作用。

对蛋白结合的 TRE 进行染色质免疫沉淀反应分析得知，受体与辅激活蛋白组成的复合物以环圈式集中在反应元件，导致启动子的组蛋白脱乙酰化。此外，类固醇和黄体酮受体可能集聚不同类型的 SRC 辅激活蛋白到 MMTV 启动子上。短暂的辅激活蛋白集聚和特殊的辅激活蛋白集聚可能是靶基因转录活性的两个关键组成反应。有证据表明，组蛋白甲基化和脱甲基化在 TR 和其他核受体激活的转录活动中起重要作用，因为 H3K9 和 H3K4 脱甲基化与转录活动密切相关。组蛋白特殊位点的脱甲基化及脱乙酰化，特别是 H3K9 位点，可能与正向调节转录活动密切相关。

5. 甲状腺激素受体的负性调节作用

与靶基因的正性调节作用相反，当没有甲状腺激素刺激的时候，靶基因转录活性更容易被激活，而当有甲状腺激素存在的时候，表现出负性调节作用。TRH、TSH β 和 TSH α 相关基因的负性调节作用已被广泛研究，因为它们属于下丘脑-垂体-甲状腺轴负反馈的调节点。下丘脑-垂体-甲状腺轴负性调节作用由 TR 的 β 亚基介导，这些负性调节基因的 TRE 位于启动子区域近端。然而，TR 与这些启动子的甲状腺反应元件较弱地结合，因此还不清楚这种调节作用是否通过 TR 结合甲状腺反应元件或者 TR 与其他辅助因子的蛋白与蛋白互相作用而发挥。TR 能抑制由 Jun 和 Fos 组成的异二聚体转录因子 AP-1 的活性。T_3 介导的泌乳素启动子抑制作用主要通过阻碍 AP-1 结合作用来实现的。TR 也可以与其他不同类型的转录因子起作用，包括 NF-1、Oct-1、Sp-1、p53、Pit-1 和 CTCF。然而，在 DNA 结合区 TRβ 插入鼠表达突变型 P-box，其结合 DNA 能力严重受损，尽管在外周循环中甲状腺激素是过高的，但仍出现高水平的 TSH，提示 TR 介导的与 DNA 结合作用对于甲状腺激素对下丘脑-垂体-甲状腺轴的负性调节作用是必需的。

在 T_3 负性调节中，人们对组蛋白乙酰化与组蛋白合成改变的机制目前尚不清楚。辅阻遏物增加 *TSH* 和 *TRH* 基因的基础转录活性，而辅激活蛋白与 T_3 依赖性负向调节基因的抑制作用有关。SRC-1 敲除大鼠和螺旋 12 突变大鼠都出现突变型的 TR，这种 TR 不能与共激活因子相互作用，表现出 TSH 负性调节作用的丧失。近来研究发现 T_3 可以引导 TSHα 亚基启动子上的组蛋白乙酰化。另外，在配基依赖性负性调节作用中，组蛋白去乙酰化酶能在 TR 作用下集聚。而 TR 亚基可能在一些靶基因的负性调节中存在亚基特异性功能。

6. 微 RNA 在甲状腺激素受体功能上的作用

微 RNA（micro RNA，miRNA）是一种微小的、没有编码能力的、内生型 RNA，一般认为它能与特定的 RNA 配对，抑制基因转录和引起 mRNA 降解。已经被证实多种 miRNA 对特定的 mRNA 对抗作用。在心肌负荷增大及甲状腺功能减退（甲减）情况下，一种由 α-*MHC* 基因的内含子编码的心肌特定类型的 miRNA（miR-208）具有调节 β-MHC 表达的功能。哺乳类动物心肌细胞在甲状腺激素调节下，α-MHC 与 β-MHC 的表达是对立的。T_3 通过 TRE 激活 α-MHC 转录，但是人们对 T_3 抑制 β-MHC 转录的机制目前尚不很清楚。在甲状腺功能低下的条件下，miR-208 敲除大鼠不能引起 β-MHC 表达上调。而 miR-208 能引起甲状腺激素受体相关蛋白 1（thyroid hormone receptor-associated protein 1，THRAP1）（一种 TR 相关蛋白复合物的组成部分）表达下调；由于 miR-208 缺乏导致 THRAP1 表达上调可能具有抑制 TRE 相关的 β-MHC 表达作用。在体外实验中，用小干扰 RNA 分子（siRNA）研究 miRNA 的过程中，已经取得很多重大发现。虽然在体内 siRNA 的研究受到很多技术上的限制，但近年来在动物模型中用腺病毒进行 siRNA 干预，证实 siRNA 的研究在体内研究的可行性。虽然大部分对 siRNA 的研究集中在其治疗可用性中的基因脱靶效应，但是 siRNA 传输载体可能在调节甲状腺激素受体介导的生物反应中具有重要作用。此外，以 siRNA 为靶向治疗可能提供另一个能治疗甲状腺激素相关疾病的前景。

7. 甲状腺激素类似物

甲状腺激素生物效应包括引起体重减轻、血清胆固醇降低和心排出量增加，但是过多的甲状腺激素会引起骨、平滑肌和心脏的不良反应。甲状腺激素类似物被认为是肥胖、高胆固醇血症和心衰新的治疗药物。因为 TRα 亚基主要在心肌组织，所以 TRβ 亚基特异性复合物被用来治疗甲状腺激素过多引起的快速性心律失常。在动物模型中，TRβ 特异性激动剂促使体重减轻和摄氧量（VO_2）增加，但是没有引起心率增加。为减少血清胆固醇量的甲状腺激素类似物 KB2115 可能利用以下几种机制来选择性地在肝脏完成：肝脏的首关效应和组织选择性摄取。有研究证实 TRβ 特异性激活剂 KB-141 在长达两周干预后能减少血清胆固醇 40%，而且没有出现心血管系统的不良反应。

　　甲状腺激素类似物 DITPA 是一种与甲状腺激素相关的复合物，它与核内甲状腺激素受体有较弱亲和力，并对代谢活性具有适当的调节作用。已证实 DITPA 能与膜上整合素 $\alpha v \beta_3$ 结合激活 MAPK 通路。对中度到重度进行性先天性心衰患者的临床研究中发现，DITPA 治疗可以改善心排出量、减弱全身血管抵抗性、缩短等容舒张时间以及降低血清胆固醇和三酰甘油水平。

　　其他通过非 TR 依赖性核外作用通路的甲状腺激素类似物已经被描述。3- 碘甲状腺原氨酸和甲状腺原氨酸是甲状腺激素产生过程中的副产物，它们不能结合 TR 但是可以激活 G 蛋白偶联受体类型的微量胺相关受体。给予大鼠注射 T1AM 或者 TOAM 后，发现大鼠出现体温过低和心肌梗死面积缩小。甲状腺激素类似物除了在上述中的应用外，甲状腺激素类似物被证实在甲状腺癌患者中对于抑制 TSH 水平具有治疗作用。此外，可以对抗 TR 介导的甲状腺激素生物效应的甲状腺激素类似物对于甲状腺毒症的治疗具有重要的临床意义。

（二）甲状腺激素非经典核受体作用途径

　　甲状腺激素介导的 TRE 作用难以解释甲状腺激素的一些生物效应，如细胞膜 Na^+-K^+-ATP 酶、pH 调节、胞质内蛋白转运及血管生成与抗细胞凋亡作用等。对甲状腺激素非经典核受体作用途径的深入研究不仅有利于进一步了解甲状腺激素对机体细胞、器官、组织的重要影响，同时为某些疾病的临床治疗提供新的可能作用靶点。

　　1. T_3/T_4-integrin $\alpha v \beta_3$-ERK1/2 信号通路

　　整合素（integrin）属于单跨膜受体，与细胞黏附、迁移和信号转导功能密切相关。Integrin 是由单跨膜的 α 和 β 亚基组成的异二聚体，不同细胞存在不同形式，配基主要是细胞外基质（ECM）分子，它们都有特征性的 RGD 三肽（Arg-Gly-Asp），能都被整合素识别并结合，但也有一些结合不依赖于 RGD 序列。2005 年，Bergh 等发现甲状腺激素结合人类和动物细胞膜上整合素 $\alpha v \beta_3$，并通过 MAPK 信号转导通路发挥作用。细胞外信号调节激酶（ERK）属于 MAPK 中的一个亚家族，包括 ERK1 和 ERK2 等亚型，可使许多靶蛋白磷酸化并传导下游信号，ERK 不仅磷酸化胞质蛋白，而且磷酸化一些核内的转录因子如 c-jun、c-fos、c-mye、EIK-1 和 ATF2 等，参与细胞凋亡、增生与分化的调控。国外研究证实 T_4 结合细胞膜上整合素 $\alpha v \beta_3$ 活化 ERK1/2，这一作用能被整合素拮抗剂 RGD 肽阻断。此外，英国学者用人类成骨细胞进行甲状腺激素信号通路研究，结果提示甲状腺激素结合细胞膜上整合素 $\alpha v \beta_3$ 激活 MAPK 通路。大量证据表明 T_3/T_4- 整合素 $\alpha v \beta_3$-ERK1/2 信号通路（图 1-16）在调节生长发育上的重要性，与之相关的生物学效应如下。

　　（1）促血管生成作用：美国学者 Robert 等人发现甲状腺激素促进心肌组织毛细血管生成，体外实验提示血管内皮细胞 DNA 合成增多。另有动物实验结果显示甲状腺激素促进大鼠大脑血管内皮细胞增殖和血管生成，而经丙硫氧嘧啶处理后的大鼠，皮质微血管定量分析显示其大脑微血管密度明显减少。甲状腺激素促血管生成作用的具体机制尚未阐明，国外研究显示甲状腺激素结合细胞膜上整合素 $\alpha v \beta_3$，活化的 ERK1/2 参与血管内皮生长因子（VEGF）和碱性成纤维细胞生长因子（bFGF）及受体基因转录，而 VEGF 和 bFGF 是促血管生成重要的细胞因子。另有文献报道血管内皮细胞膜上 VEGF 和 bFGF 受体与整合素 $\alpha v \beta_3$ 存在串扰（crosstalk），阻断甲状腺激素与细胞膜相关受体结合的 RGD 肽（RGD peptide）可减弱 VEGF 和 bFGF 促血管生成作用。大量证据证实甲状腺激素通过 T_3/T_4- 整合素 $\alpha v \beta_3$-ERK1/2 信号通路发挥了促血管生成作用，甲状腺激素拮抗药对肿瘤组织血管生成可能存在抑制作用。

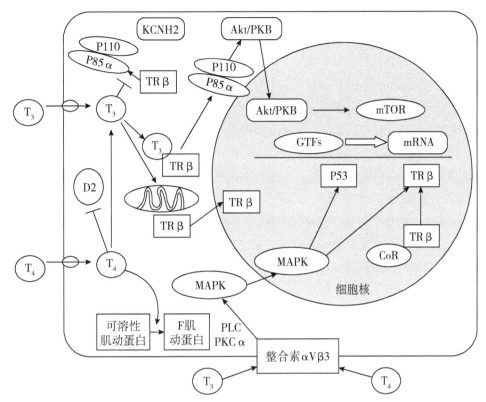

图 1-16　甲状腺激素受体依赖性和受体非依赖性的核外作用

（2）抗细胞凋亡：Sukocheva 等人用大鼠肝细胞进行 T_3 和 ERK 研究，发现 T_3 抑制肝细胞凋亡，ERK 活化抑制剂 UO126 可减弱 T_3 介导的细胞保护作用。上述动物实验结果提示 T_3 抑制大鼠大脑血管内皮细胞凋亡，且与 T_3 抑制促凋亡蛋白 Bax 和促进抗凋亡蛋白 BCL-2 转录密切相关。甲状腺素抗细胞凋亡作用机制不明，活化 ERK 可能参与细胞核内凋亡作用过程，如 ERK 下游转录因子 AP-1、BCL-2 家族成员、Bax、cyclinD1 等与细胞凋亡相关。另外，Lin 等在研究中发现 T_3 结合整合素 $\alpha v\beta_3$ 激活 PI3K 通路，而 PI3K 与 Akt 是促进抗细胞凋亡作用的重要调节因子，PI3K/Akt 通路可能参与甲状腺激素抗细胞凋亡作用过程，但需要进一步研究证实。

（3）促进细胞增生：近来研究发现 T_3 和 T_4 迅速激活 ERK1/2 活性后，细胞内 DNA 合成与细胞迁移增加，此反应能被 RGD 肽和 UO126 阻断。通过动物实验亦发现，T_3 促进大鼠大脑血管内皮细胞增殖和 DNA 合成。此外，Lin 等实验结果提示甲状腺激素结合整合素 $\alpha v\beta_3$ 激活 ERK1/2 后，人类胶质瘤细胞增生细胞核抗原（PCNA）明显增加，细胞增生活跃。目前对 T_3/T_4- 整合素 $\alpha v\beta_3$-ERK1/2 信号通路引起细胞增生作用机制尚不清楚，ERK1/2 下游信号转导蛋白和转录激活物（STAT）和 p53 等可能参与细胞增殖。另外，ERK 可以活化 Akt，而 Akt 下游信号 mTOR 两个底物核糖体 S6 蛋白激酶（S6K）和真核细胞始动因子 4E 结合蛋白 1（4EBP1）对细胞蛋白合成和下调迁移起重要作用。甲状腺激素引起细胞增殖作用机制可能是复杂的、多机制的，有待进一步研究探讨。

（4）促进 Na^+-H^+ 交换：细胞膜上 Na^+-H^+ 交换体可以被 T_3/T_4- 整合素 $\alpha v\beta_3$-ERK1/2 信号通路激活，维持环境急速变化的细胞 pH 稳定，提示甲状腺激素可以通过非经典的核受体作用途径参与应激反应。

（5）参与核内作用：活化的 ERK1/2 进入细胞核内参与靶基因的转录，此外，活化 ERK1/2 磷酸化 TRβ-1 后，TRβ-1 被转运到核内参与甲状腺素的核内作用。Lin 等人利用免疫印迹方法，对甲状腺素作用前后的神经胶质瘤细胞的细胞质和细胞核 TR 进行分析，发现甲状腺激素结合细胞膜上整合素 $\alpha v \beta_3$ 激活 PI3K 通路，经 PI3K 活化的 TRα-1 进入细胞核内参与核内作用。

2. T_3-TR-PI3K-Akt-mTOR 信号通路

共聚焦显微镜检查和细胞分级分离研究证实细胞质内存在 TR，T_3 与细胞质 TR 结合进行信号转导可诱发一系列生物效应，如参与代偿性心肌肥大、蛋白质合成、激活一氧化氮合成酶（eNOS）和 Na$^+$-K$^+$-ATP 酶等。甲状腺激素胞质内作用信号通路主要有 T_3-TR-PI3K-Akt-mTOR（图 1-16）：哺乳动物西罗莫司靶蛋白（mammalian target of rapamycin，mTOR）属磷脂酰肌醇 3 激酶（PI3K）蛋白激酶类家族，是 PI3K/蛋白激酶 B（PI3K，Akt）信号通路下游的一个效应蛋白。mTOR 生物效应能被西罗莫司阻断，mTOR 主要通过调节核糖体 S6 蛋白激酶（S6K）和真核细胞始动因子 4E 结合蛋白 1（4EBP1）活性来发挥作用。PI3K-Akt-mTOR 信号通路与细胞生长、增生、信号调控、能量代谢等密切相关。近年来有学者对成纤维细胞进行甲状腺激素通路研究，发现 T_3 与细胞质内 TRβ-1 结合后激活 PI3K 亚基 p85α，启动 PI3K-Akt-mTOR 信号通路；用 PI3K 抑制剂干预与负性表达 TRβ-1 腺病毒转染细胞后，p85α 与 TRβ-1 结合物和 mTOR 下游产物显著减少，证实此信号通路在细胞生长发育中的作用。还有研究发现用 T_3 激活 PI3K/Akt 信号通路后，心肌细胞肌联蛋白表达增多，而使用 PI3K 抑制剂 LY294002 后，肌联蛋白表达显著减少。

（1）促进缺氧诱导因子 -1α（hypoxia-inducible factor，HIF-1α）表达：HIF-1α 是调节细胞适应缺氧的核转录因子，广泛存在于哺乳动物、包括人体细胞和肿瘤细胞中，在缺氧时表达增多，主要调控 VEGF、葡萄糖转运子 -1（GIUT1）、人血小板型磷酸果糖激酶（PFKAP）、促红细胞生成素等相关基因表达，对维持细胞能量代谢、新生血管形成起重要作用。有学者给予人类成纤维细胞 T_3 处理发现甲状腺激素可以增加 HIF-1α mRNA 水平以及 HIF-1α 相关靶蛋白 GLUT1 和 PFKAP 表达；添加 PI3K 抑制剂 LY294002 后，HIF-1α mRNA、GLUT1、PFKAP 表达水平显著降低，而 MAPK 抑制剂 PD 95058 对 HIF-1α mRNA 及相关蛋白表达无明显影响。对于 PI3K 下游分子如何参与 HIF-1α 表达目前尚不清楚，普遍认为 Akt、mTOR、p70S6K 参与胞质内 HIF-1α 合成后，再将 HIF-1α 转运到核内作为转录因子参与靶基因转录。上述学者用 cDNA 微序列测定细胞甲状腺激素敏感性基因表达，发现 HIF-1α 及相关靶基因表达增多。HIF-1α 在维持肿瘤细胞的能量代谢、心血管形成及转移上起重要作用，T_3/T_4-TR-PI3K-Akt-mTOR 信号通路中的相关抑制剂对肿瘤生长和转移可能具有一定抑制作用，对该通路的调控可能为相关疾病治疗提供新方向。

（2）心血管系统保护作用：上述 T_3 诱导 HIF-1α 表达，引起 VEGF 和 bFGF 及受体表达增多，促进血管生成和血管内皮修复，对心血管系统具有一定保护作用。此外，相关实验证实心肌细胞可通过 T_3-TR-PI3K-Akt-mTOR 信号通路激活 Akt 和下游分子 S6K，从而磷酸化糖原合酶 3β（GSK-3β）和促进一氧化氮合成酶表达，磷酸化 GSK-3β 导致细胞核内 β-catenin 下游分子细胞周期蛋白 D1 增多，抑制心肌细胞凋亡；内皮型 eNOS 表达上调促使血管内皮细胞释放 NO，NO 对心血管系统有保护作用，如舒张血管、促进血管内皮细胞生长、抑制血小板聚集、对抗血栓形成等。有日本学者发现 T_3 激活心肌细胞和血管内皮细胞 PI3K-Akt 信号通路后，小鼠冠状动脉血管舒张，心肌缺血情况有所改善，而对剔除 TRα 和 TRβ 基因后的小鼠给予相同处理后，活化型 Akt（pAkt）和 eNOS 明显下降，提示甲状腺激素对心肌组织保护作用与 eNOS 表达增加，PI3K-Akt 信号通路与抗细胞凋亡作用密切相关。Hausenloy 等人亦发现 T_3 激活心肌细胞 PI3K/Akt 和 ERK1/2 信号通路后，可减少心肌组织缺血再灌注损伤发生。另有学者对心肌缺血的动物模型给予 T_3 干预，发现心肌梗死部分的心肌细胞凋亡减少，T_3 抗细胞凋亡作用与 Akt 下游分子

FKHR1、BAD、GSK-3β 等有关。越来越多证据支持 T_3 激活 PI3K-Akt-mTOR 信号通路对心血管系统具有一定保护作用，为心血管疾病患者尤其是心肌缺血性发作患者预示了一个新的治疗方向。

（3）代偿性心肌肥大：慢性甲状腺功能亢进症及老年患者容易出现心肌肥大，这与甲状腺激素可引起长期高排出量及压力负荷增加有关。有研究支持 PI3K-Akt-mTOR 信号通路促进心肌组织蛋白和血管的形成，参与代偿性心肌肥大的早期细胞组织改变，Kenessey 等发现 T_3 结合 TRα-1 激活 Akt-mTOR-p70S6K，促使心肌细胞肌球蛋白（α-MyHC）表达增加，增强心肌收缩力，参与代偿性心肌肥大的发生。Shioi 等人用小鼠心肌细胞做相关研究发现 mTOR 两个主要底物 S6K 和 4E-BPI 在代偿性心肌肥大发展中起重要作用，其活性增强是心肌肥大早期的标志。此外，有学者对小鼠进行安慰剂、T_4、T_4/西罗莫司、西罗莫司分组对比实验，发现心肌肥大的小鼠离体心肌细胞裂解物 pAkt、P70S6K 活性增加，而西罗莫司对代偿性心肌肥大的发生有一定抑制作用。对 T_3 如何激活 PI3K-Akt-mTOR 信号通路参与代偿性心肌肥大，目前尚不明确，一般认为与 T_3 结合胞质内 TR 激活 PI3K 通路有关。

（4）激活 Na^+-K^+-ATP 酶：美国学者 Lei 等人发现 T_3 激活 PI3K/Akt 信号通路导致大鼠肺泡上皮细胞膜上 Na^+-K^+-ATP 酶活性增强，在此通路中 PI3K 上游具体作用机制尚未阐明，有学者认为可能与 T_3 结合胞质内 TRβ-1，激活 PI3K/Akt 通路有关联。

（5）参与核内作用：有文献报道 T_3 与细胞质内 TRβ-1 结合，活化后 Akt 和 mTOR 进入细胞核内参与靶基因转录。此外，mTOR 在靶蛋白翻译起始、核内细胞周期调控、端粒酶长度的维持等方面起重要作用。

3. 线粒体的作用途径

产热效应与线粒体功能在生物化学上密切相关，而甲状腺激素具有产热功能。人们很容易设想甲状腺激素具有产热功能，人们很容易设想甲状腺激素可能通过与线粒体组分的相互作用而发挥其功效，而且，成年脑、睾丸和脾不存在甲状腺激素的线粒体结合部位，与这些组织缺乏甲状腺激素的产热作用是相一致的。这似乎说明此作用途径的存在。但是，给大鼠注射 T_3 后 15 分钟，其线粒体呼吸速度没有变化；另一研究显示，注射 T_3 后至少在 20 小时内，大鼠肝线粒体的腺嘌呤核苷二磷酸的摄取没有变化。而且，新生儿脑中虽然有激素的线粒体结合位点，但其对甲状腺激素的产热应答并不比成年人脑高。因此，此途径有待进一步研究。

4. 细胞膜 Ca^{2+}-ATP 酶途径

红细胞膜（erythrocyte ghosts）在体外与甲状腺激素一起孵育，使 Ca^{2+}-ATP 酶活性暂时升高，峰值出现在给激素后 60 分钟，在 180 分钟活性消失。在这个系统中，T_4 的作用略强于 T_3，但是，T_4 诱导该酶活性的半峰值的浓度约为 10^{-12} mol/L，T_3 则为 10^{-10} mol/L，而 T_4 与红细胞膜结合的解离常数大约是 2×10^{-10} mol/L，血清游离 T_4 的浓度是 10^{-11} mol/L。因此，体外红细胞膜与甲状腺激素的相互作用不可能是激素对酶的作用基础。人们对这个系统中的激素的结合位点和作用机制尚未确定。此外，T_3 诱导胸腺细胞 Ca^{2+}-ATP 酶活性的最低有效浓度较诱导该细胞其他功能所需浓度低 1000 倍。因此，甲状腺激素对 Ca^{2+}-ATP 酶的调节作用似与激素的其他作用无关。

5. 葡萄糖转运途径

按 1.5 ng/100 g 体重给大鼠 T_3，使胸腺细胞的葡萄糖摄取达到最大作用。其他几种组织包括心脏，给予 $0.015 \sim 0.15$ ng/100 g 体重，可诱导葡萄糖摄取的最大改变，而大剂量则引起对摄取的抑制作用。推测甲状腺激素是通过对浆膜的快速和直接刺激，在体内对大鼠胸腺细胞的葡萄糖摄取作用产生影响。有关葡萄糖跨膜转运的特异性转运蛋白已被克隆。甲状腺激素对某些所谓兼性葡萄糖转运子有调节作用，但该调节作用是由于特异性葡萄糖转运子的 mRNA 和蛋白两者增加引起的，其剂量 – 应答特征与通过核受体的影响一致。因此，甲状腺激素对膜的快速而直接的作用有待证明。

6. 脑中Ⅱ型甲腺原氨酸 5′– 脱碘酶活性与肌动蛋白聚合作用

T_4 对培养的星形细胞的Ⅱ型 5′– 脱碘酶活性的调节功能也许与该激素对细胞肌动蛋白的微支架的作用有关。激素的这种作用不被环己米特或放线菌素 D 所阻断，但可被细胞松弛素 B 所破坏。说明该过程需要一个完整的肌动蛋白细胞骨架。T_4 对这些细胞中Ⅱ型 5′– 脱碘酶的调节可能与 T_4 维持细胞肌动蛋白终末池处于高聚状态的作用有关。

第四节　甲状腺激素的生理功能

一、对代谢的影响

甲状腺激素的主要作用是促进物质和能量代谢，促进生长和发育。可以说当甲状腺激素过量或不足时，机体没有任一器官和组织能不受其害。

T_4 与 T_3 均具有生理作用，T_4 在外周组织中可转化为 T_3，而且后者活性较大，以往认为 T_4 通过 T_3 才起作用，现知 T_4 不仅是 T_3 的激素原，而且本身也具有生理作用，约占全部甲状腺激素作用的 35%。研究还发现甲状腺激素作用的细胞核受体存在 T_3 和 T_4 两种结合位点，只是 T_3 结合位点的亲和力较 T_4 高 10 倍。以下分述甲状腺激素的主要生理作用。

甲状腺激素的生理效应须通过和专一的受体蛋白相结合。在各种组织的细胞核染色质、线粒体膜和细胞膜上均有能与甲状腺激素相结合的受体，但不同组织中的受体数目不一，甲状腺激素在组织中发挥的生物效应也与受体数目相关。如大鼠脑、睾丸和脾脏中的受体少，故对甲状腺激素的生物效应很弱，而垂体、肝脏及心肌等组织含受体较多，生物效应也显著。三碘甲状腺原氨酸（T_3）受体和 T_3 的结合远较甲状腺素（T_4）更为专一，亲和力为 T_4 的 4～10 倍，甚至达 20 倍。肝细胞核 T_3 受体存在于染色质，系不含组蛋白的核蛋白，分子量约为 6 万～7 万道尔顿。T_3 和 T_3 受体结合后促进 DNA 的转录，影响蛋白质和酶系的合成，以及组织分化、成熟和细胞代谢等过程。

（一）产热效应

甲状腺促进产热作用：甲状腺激素能刺激热卡消耗。甲状腺功能亢进症（甲亢）时氧耗增加、食欲亢进但体重减轻，甲减时则氧耗明显减低。动物细胞于产热时均与氧化反应有关，称甲状腺的产热作用。

虽然机体的基本氧化产热过程并非必须有甲状腺激素参与，但是甲状腺激素能增加机体物质代谢率、氧耗量和产热量，以增强机体的活动能力和对外界的反应能力。

无论是整体还是体外离体组织，甲状腺激素均使氧耗量和基础代谢率增加，这一反应需要潜伏期，约为数小时甚至数天，在绝大多数组织中都很明显，但除外脾、脑和睾丸等。胚胎期胎儿大脑组织可因甲状腺激素的作用而增加氧耗量，只是在出生后即丧失这一反应能力。T_3 较 T_4 作用更明显，但维持时间较短。有报道 1 mgT_4 使组织产热增多，可使基础代谢率增加 28%，T_3 的产热作用较 T_4 强 3～5 倍。给动物注射甲状腺激素 T_4 需经 24～48 小时，T_3 需经 18～36 小时才出现产热效应，组织离体实验表明心、肝、骨骼肌、肾等组织耗氧量大增，而脑、脾、性腺、淋巴结、皮肤等组织几乎不受影响。

临床上患者的症状也反映出甲状腺激素的作用，甲状腺功能亢进时，产热量增加，基础代谢率升高，甚至升高100%，故怕热喜凉、极易出汗。而甲状腺功能减退时，基础代谢率下降，严重时可降低50%～60%。故喜热恶寒、少汗。这两种情况都使患者不能适应环境温度的变化。

甲状腺激素产热效应的机制并未完全阐明，但与 Na^+-K^+-ATP 酶密切有关，这类产热体现了 Na^+-K^+-ATP 酶引起的钠和钾通过细胞膜转运增加所致的能量消耗。有研究表明动物注射甲状腺激素后心、肝、肾和骨骼肌等组织出现产热效应时，Na^+-K^+-ATP 酶活性明显升高，如用毒毛花苷抑制此酶活性，可使 T_4 的产热作用减少30%～90%，甚至完全消除。T_4 使肝细胞的 Na^+-K^+-ATP 酶活性增加，同时使产热作用和氧耗量增加，但对大脑皮质细胞无此作用。甲状腺功能减退的大鼠，血中甲状腺激素含量下降，其肾组织细胞膜 Na^+-K^+-ATP 酶活性降低，给 T_4 可使此酶活性恢复甚至增高。有报道甲状腺激素可使大鼠肝和骨中 Na^+-K^+-ATP 酶 α 及 β 亚单位的 mRNA 增高2～3倍，细胞膜上 K^+ 酶通透性改变可能是使此酶活性增加的始动步骤。此外也有人认为甲状腺激素也可促脂肪酶氧化而产生大量热能。也有人发现基础代谢率增高时，伴有线粒体增大和增多，细胞内呼吸链上的多种酶增多。

（二）对蛋白质代谢的作用

甲状腺激素对蛋白质代谢的作用可能是其代谢的最基本的作用。刺激蛋白质合成也可能是该激素产热的原因之一，而刺激一些特殊酶的合成则又引起其他代谢变化。T_4 或 T_3 可以明显增加肌肉、肝和肾的蛋白质合成，从而使细胞数增多，体积增大，尿氮减少，出现正氮平衡。当甲状腺激素分泌过多时，则加速蛋白质分解，也可促使骨的蛋白质分解，导致血钙升高，尿钙减少，引起骨质疏松。肌肉蛋白质分解加速则使肌肉收缩无力，肌酐含量降低而尿酸含量增加。实验研究表明，甲状腺激素对蛋白质代谢的作用取决于接受器官的代谢状态和甲状腺激素所用剂量的大小。在去甲状腺大鼠中，给予中等剂量的 T_4 可增强蛋白质合成，减少氮的排出；而大剂量则抑制蛋白质合成，增加血浆、肝和肌肉中游离氨基酸浓度。用兔骨髓切片与不同浓度 T_4 在体外温育，对蛋白质合成也呈类似的双向反应。甲状腺激素分泌不足时，蛋白质合成减少，肌肉也收缩无力，但组织间黏蛋白增多，能结合大量水分子和正离子，引起黏液性水肿，指压不凹陷是其特点。

生长速率的变化是最能反映甲状腺激素对蛋白质合成作用的，也表现出双向性。未成熟的动物和人类甲状腺功能减退时生长缓慢，而用替代剂量的甲状腺激素时可使其生长恢复，但剂量过大时则又抑制其生长。儿童期缺乏甲状腺激素时，生长发育停顿，形成侏儒。胎儿及新生儿的脑发育是从简单分化发育到高度复杂结构的过程，其间甲状腺激素的活性是必需的，故呆小病患者的智能极差，骨骼生长也受障碍。成人甲状腺功能减退时，用 [15]N 标记甘氨酸实验表明蛋白质代谢速率降低，用放射性碘标记人血白蛋白观察表明，此蛋白的合成和降解都减慢，经替代剂量的甲状腺激素治疗后可恢复正常。还有人报道用合适剂量的甲状腺激素可使大鼠生长激素的促生长作用得到充分的发挥，但这些激素间相互作用的机制尚未阐明。

总之，甲状腺激素可刺激蛋白质的合成代谢和分解代谢，但过量的甲状腺激素使蛋白质的降解大于合成，导致蛋白质缺失，使肌肉减少、肌力减弱和体重减轻；甲状腺激素减低时常伴有轻度正氮平衡，对蛋白质降解的影响大于对合成的影响，使蛋白质合成减少，而且蛋白质更新减少，因此，无论甲状腺功能亢进或减退都有碍于生长、发育和机体组织结构的维持。当 T_3、T_4 增多时，蛋白质分解代谢增加，氨基酸进入肝脏增多使糖原异生增加。

在正常生理浓度下，甲状腺激素刺激蛋白质的合成和降解，而在超出生理剂量时，则以蛋白质分解代谢为主。以甲状腺功能亢进症患者举例，患者的骨骼肌蛋白储备量减少，表现为尿氮和甲基组氨酸排泄增加。由于骨骼肌氨基酸释放的增加，血浆中葡萄糖增殖型氨基酸的浓度往往会增加，这是通过增加底物供应来促进肝脏糖异生的。甲状腺激素过多可引起心肌肥大，而甲状腺功能亢进症患者心肌肥大程度与心肌肥厚血压波动幅度直接相反。甲状腺激素刺激肝脏中的一系列胞内蛋白和分泌蛋白，尽管在甲状腺功能亢进症患者的肝脏中，乙醇脱氢酶、组氨酸和色氨酸代谢酶的活性降低。实验研究通过测定苹果酸酶、β 球蛋白和白蛋白的特异性信使 RNA 活性，证实了这种刺激作用是由于甲状腺激素在翻译前水平诱导蛋白质合成增加所致。甲状腺激素在细胞水平的作用体现为细胞总 RNA 的普遍增加和少数特定 mRNA 的选择性增加或减少。蛋白分解溶酶体酶的活性受甲状腺激素的刺激，T_3 对特定酶的降解作用至今未见报道。甲状腺激素诱导的全身蛋白质周转增加是甲状腺功能亢进症高代谢的一部分。

在对碳水化合物和脂肪代谢以及蛋白质合成和降解所做的总结中，不同的甲状腺状态具有不同的、部分相互矛盾的变化。这部分可能是由甲状腺功能亢进和甲状腺功能减退导致的，不仅表现为甲状腺激素过多或过少，而且还由各种激素（包括胰岛素、胰高血糖素、糖皮质激素）循环浓度的改变而引起的。此外，各种膜受体，包括胰高血糖素和儿茶酚胺的甲状腺状态的调节也已有报道。甲状腺功能亢进症伴随负氮平衡，这种负氮平衡因额外的分解代谢应激而被夸大，如饥饿、损伤或感染性疾病。即使在小型猪中诱导的"中度"甲状腺功能亢进也增加了饥饿诱导的尿氮排泄约 55%，与 0.9 mg/（kg·min）的正常甲状腺对照组相比，反映了大约 1.4 mg/（kg·min）的全身蛋白质分解代谢。然而，在甲状腺功能正常的受试者中，在饥饿期间观察到"低 T_3 状态"，在其生理浓度内替代 T_3 不起作用或仅引起尿氮排泄的轻微增加。这些数据清楚地表明，生理浓度的甲状腺激素没有表现出或只有对中间代谢的小分解作用。

氨基酸是组织蛋白质合成、红细胞生成、伤口愈合以及细胞和体液免疫反应所必需的。在饥饿状态下，它们由肌肉蛋白分解提供，主要由肝脏利用，可以以用于蛋白质的合成，或者用于糖原作用。人体细胞总蛋白含量为 6 kg（不包括骨基质和结缔组织），含氮近 1000 g，75% 为骨骼肌，对氨基酸和葡萄糖代谢起动态平衡代谢作用。相比较于大约 50% 肝脏蛋白质净合成，肌原纤维中主要肌肉蛋白的合成速率为每天 9.7%，这是很低的。然而，由于肌肉的数量，肌肉蛋白质的周转率大约是肝脏的 2～3 倍。

1. 肌肉蛋白质周转

在对甲状腺激素敏感的组织中，甲状腺激素刺激蛋白质周转，这被认为是导致实验性和临床甲状腺功能亢进症高代谢的原因之一。甲状腺切除术导致蛋白质合成减少，而添加少量 T_3 可使骨骼肌和心肌的蛋白质合成能力和效率提高约 35%。T_3 不影响肌肉细胞对氨基酸的摄取，也不影响细胞内酪氨酸库和酪氨酸周转率。此外，T_3 刺激蛋白质合成似乎不依赖于内源性胰岛素浓度。T_3 可提高肌原纤维三磷腺苷酶、糖酵解酶以及与戊糖磷酸循环和能量代谢相关的酶的活性。此外，在骨骼肌中，由于组织蛋白酶 B（EC：3.4.22.1）或 D（EC：3.2.23.5）、亮氨酸氨肽酶（EC：3.4./1.1）、N－乙酰－谷氨酰胺酶（EC：3.2.1.50）等蛋白质降解溶酶体酶活性增加，甲状腺激素（约 +35%）也增加了肌肉蛋白质降解率，但这是由于组织蛋白酶 B（EC：3.4.22.1）或 D（EC：3.2.23.5）、亮氨酸氨基肽酶（EC：3.4./1.1）、N－乙酰－谷氨酰胺酶（EC：3.2.1.50）等溶酶体酶活性增加所致。然而，甲状腺激素对心肌中的蛋白质无降解作用甚至是降解减少（-27%），导致心肌蛋白质浓度增加。相比之下，甲状腺功能亢进症性骨骼肌的肌质和肌原纤维蛋白降解增加了 25%～30%，导致总蛋白含量降低，反映在临床上常见甲状腺功能亢进症患者的骨骼质量减少并伴有心肌肥大，这清楚地显示了甲状腺激素在细胞水平上作用的多样性。

骨骼肌和心肌对甲状腺激素反应的差异可以用以下几个方面来解释：①器官特异性对甲状腺激素反应性的不同，如儿茶酚胺敏感性的改变，这可能反映在 T_3 诱导的心肌环磷酸腺苷含量的增加，而不是骨骼肌环磷酸腺苷含量增加；②心脏自身做功的增加；③激素核结合受体的差异；④心肌和骨骼肌对甲状腺激素的反应性不同。

在生理浓度下，甲状腺激素刺激蛋白质的合成和降解；在超生理激素浓度下，降解超过合成。因此，甲状腺功能亢进症患者尿氮 – 和甲基组氨酸排泄增加，并可通过适当的蛋白质饮食恢复正常。甲状腺功能亢进症状态下肌酐排泄增加是由于新合成的肌酸释放较多，可能是肌肉重摄取减少。氨基酸（丙氨酸、甘氨酸、酪氨酸、谷氨酰胺）的释放在甲状腺功能亢进症的骨骼肌中增加，而在甲状腺功能减退时减少。甲状腺功能亢进症患者的心肌释放更多的丙氨酸，但其甘氨酸和丝氨酸的释放减少。甲状腺激素提高了必需氨基酸和一些非必需氨基酸（但不是全部）的血浆浓度。据报道，实验性甲状腺功能亢进症患者血浆中的糖类氨基酸、碱性氨基酸和支链氨基酸含量升高，而含硫氨基酸和亚氨基酸减少。与这些实验数据相比，临床甲状腺功能亢进症患者的糖化氨基酸水平略有降低，这取决于肌肉氨基酸释放的增加和甲状腺功能亢进症肝脏对其提取率的提高。

2. 肝脏蛋白质周转

体外应用 T_3 可特异性增强肝脏氨基酸转运系统，从而提高甲状腺功能亢进症患者糖化氨基酸的分级提取率，并经卡比马唑或放射性碘治疗后恢复正常。由于肝脏摄取增加，氨基酸从头合成蛋白质或葡萄糖的流量增加；同时，尿素的产生也增加，甲状腺功能亢进症患者的胆汁氮排泄也增加。

虽然肝脏含有不到 5% 的总蛋白质，但它合成了高达每日蛋白质产量的 50%，包括前白蛋白、白蛋白、纤维蛋白原、α 和 β 球蛋白、脂蛋白和转铁蛋白。甲状腺激素对中间代谢的作用延迟了一系列胞内蛋白和分泌蛋白的合成，而在甲状腺功能减退症中，细胞内和分泌蛋白的合成分别减少了 20% 和 50%。此外，最近研究指出了甲状腺激素对大鼠肝细胞浆蛋白包括调节酶的磷酸化和去磷酸化的刺激作用，这一发现可能表明甲状腺激素通过调节酶的化学修饰而参与调节中间代谢。

到目前为止，有 60～70 种异质性酶蛋白在肝脏中的活性被报道依赖于甲状腺状态。体内应用甲状腺激素后，脂肪酸 – 三酰甘油 – 胆固醇 – 尿素合成酶，以及糖异生、戊糖磷酸循环、柠檬酸循环、呼吸链、微粒体氧化相关酶及转氨酶、溶酶体酶和 Na^+-K^+-ATP 酶活性升高，而色氨酸、组氨酸代谢酶和乙醇脱氢酶活性降低。结果表明，甲状腺激素能促进机体糖异生、戊糖循环、柠檬酸循环、呼吸链、微粒体氧化并提高转氨酶、溶酶体酶和 Na^+-K^+-ATP 酶的活性，而降低色氨酸和组氨酸代谢酶和乙醇脱氢酶的活性。甲状腺激素作用的滞后周期为 8～40 小时，体内应用甲状腺激素后酶活性的变化很可能是由于甲状腺激素改变提高了蛋白质合成速率，然而，这一点只能通过免疫滴定技术对一些选定的酶进行验证。例如，脂肪酸合成酶、乙酰辅酶 A 羧化酶（EC：6.4.1.2）、ATP- 柠檬酸裂解酶（EC：4.1.3.8）、苹果酸酶（EC：1.1.1.30）、柠檬酸裂解酶（EC：4.1.3.8）、苹果酸酶（EC：1.1.1.2）、ATP- 柠檬酸裂解酶（EC：4.1.3.8）、苹果酸酶（EC：1.1.1.1），以及丙酮酸羧化酶（EC：6.4.1.1）、β- 烯醇式丙酮酸羧激酶（EC：4.1.1.32）、丙酮酸激酶（EC：2.7.1.40）、丙酮酸脱氢酶（EC：1.2.4.1）和葡萄糖激酶（EC：2.7.1.2）。相反，组氨酸酶（EC：4.3.1.3）的合成受到甲状腺激素的抑制。由于甲状腺功能亢进症和甲状腺功能减退症不仅以甲状腺激素过多或不足为特征，因此不能从上面提到的"体内"发现推断 T_3 对各种蛋白质合成的直接作用。最近的体外数据清楚地表明，超生理剂量的

T_3 可增加 ATP- 柠檬酸裂解酶和葡萄糖激酶的活性；在生理浓度 T_3 可刺激 α- 甘油磷酸脱氢酶活性（EC：1.I.99.5）以及苹果酸酶和 β- 烯醇式丙酮酸羧激酶的合成，这已用于肝细胞的原代培养或离体灌流。

动物细胞蛋白质合成可能的生理调控机制，可以从以下几个方面考虑：①特定信使核糖核酸（mRNA）的含量和活性；②肽链起始；③核糖体数量。T_3 增加了依赖于脱氧核糖核酸的核糖核酸聚合酶的活性和含有 Poly（A）的核 RNA 的数量，从而在总体上代表了所有主要的 mRNA 种类的增加。除了细胞 RNA 含量的普遍增加，T_3 还刺激了一些特定的 mRNA 物种；最近的二维凝胶电泳数据证明，在所见的 231 个表达的 mRNA 物种中，有 8.2% 受到甲状腺激素的依赖调节。有 11 个 mRNA 翻译产物的活性被激活，7 个 mRNA 的翻译产物被抑制。因此，甲状腺激素影响细胞中一组独特而有限的基因的表达。这些数据表明，甲状腺激素的各种生理反应可能是由一小部分基因产物控制的，这些基因产物作用于反应细胞调节途径的关键点。至于受影响的基因数量（每个细胞可能只有 100～1000 个），考虑到每个细胞有 11 000 个不同的 mRNA 序列，很明显（如上所述），甲状腺激素调控的基因结构域可能是独一无二的，与其他激素控制的结构域重叠也是不同的。这将导致 T_3 和其他激素如胰岛素、糖皮质激素或雄激素之间发生协同和拮抗作用。一个很好的例子是肝脏合成受复杂激素控制的～2U- 球蛋白。甲状腺激素、糖皮质激素、生长激素和雄激素使～2U- 球蛋白 mRNA 水平升高，雌激素作用后～2U- 球蛋白 mRNA 水平降低。关于 cDNA-RNA 杂交的研究最近证实了这些结果。除上述体内研究结果外，T_3（$1.5 \times 10^{-6} M$）可直接诱导原代培养的大鼠肝细胞合成～2U- 球蛋白，并与生长激素和地塞米松有协同作用。翻译前水平的甲状腺激素对肝脏苹果酸酶的作用是最好的研究对象：对正常大鼠急性给予 T_3 后，苹果酸酶 mRNA 水平随 2～3 小时的滞后而升高，因此苹果酸酶活性已成为甲状腺激素对大鼠肝脏组织效应的常用标志物。由于苹果酸酶也受饮食的影响，T_3 则充当葡萄糖诱导信号的倍增器，增加苹果酸酶 mRNA 的活性。此外，T_3 诱导的苹果酸酶的绝对增量随年龄的增长而下降，因此 T_3 只是调节苹果酶合成的多因素调控系统的一部分。关于甲状腺激素对翻译机制的影响，可获得的信息相对较少。T_3 诱导的肽链组装和核糖体蛋白磷酸化增加已被描述，而通过其他实验没有观察到去甲状腺大鼠肝脏核糖体的数量、分布和半衰期的改变。

虽然甲状腺激素增加了蛋白质降解溶酶体酶的活性，但到目前为止，还没有关于 T_3 对酶降解的特异性影响的报道。例如，苹果酸酶、丙酮酸羧化酶、丙酮酸脱氢酶、β- 烯醇式丙酮酸羧激酶和葡萄糖激酶的降解速率不受甲状腺激素的影响。然而，甲减患者肝脏中氨基甲酰磷酸合成酶（EC：6.3.4.16）的周转率降低。

由于蛋白降解酶的活性增加，肝脏不稳定蛋白的分解代谢增强，而稳定的细胞蛋白库在应用甲状腺激素后保持不变。在甲状腺功能减退状态下，饥饿期间细胞总蛋白丢失量减少 50%，这主要是由于胞质隔室的减少，而在甲状腺功能亢进症中没有变化。饥饿状态时，在甲状腺素缺乏的状态下肝脏蛋白的动员减少，从而提供了一种长期的保护。甲状腺激素刺激肝脏分泌一系列蛋白质，如白蛋白、0-1- 糖蛋白和～2U- 球蛋白。在体外应用甲状腺激素后，肝纤维蛋白原合成增加或不变，报道了相互矛盾的结果。然而，在正常甲状腺肝细胞中加入 T_3 并不影响白蛋白或转铁蛋白的合成。这些数据表明 T_3 本身对白蛋白的合成是必需的，但对其超生理剂量没有直接影响。甲状腺功能减退患者的总白蛋白含量、血浆白蛋白浓度和白蛋白在细胞内/细胞外的分布没有变化，可能是由于白蛋白分解代谢减少。临床甲状腺功能亢进症患者常伴有轻微的血清蛋白、白蛋白、总球蛋白和脂蛋白水平降低，这取决于蛋白质周转增加的程度。

3. 肾脏蛋白质周转

目前研究报道中有关 T_3 对肾脏蛋白质代谢影响的内容甚少。在肾脏，T_3 可增强 $15 \sim 20$ 种酶的活性，如 Na^+–K^+–ATP 酶和线粒体 $c \sim$ – 甘油磷酸脱氢酶。与肝酶不同，肾脏磷酸烯醇式丙酮酸羧激酶、葡萄糖 –6- 磷酸酶和葡萄糖 –6- 磷酸脱氢酶在应用甲状腺激素后表现出不变甚至降低的酶活性。此外，最近有关研究的数据清楚地表明，肾皮质磷酸烯醇式丙酮酸羧激酶的合成甚至在甲亢患者中减少。而酶的降解不受甲状腺状态的影响。肾脏 Na^+–K^+–ATP 酶的合成增加，但降解率不变。

（三）对糖代谢的作用

甲状腺激素、T_4 和 T_3 对机体内糖代谢平衡起到重要作用，早在 1947 年这一观念就已经被诺贝尔奖得主 Bernardo Alberto Houssay 提出，胰腺与那些升血糖的腺体（垂体前叶、肾上腺、甲状腺等）之间存在某种平衡。甲状腺激素在不同器官中发挥着竞争或拮抗的作用，对糖代谢起到调节作用，一旦这种平衡被打破，出现甲状腺激素过多或缺少，就会导致糖代谢异常。

甲状腺激素可从多方面影响糖代谢，主要通过调节其他有关激素共同调控糖代谢，特别是儿茶酚胺及胰岛素对糖原的作用。生理剂量的甲状腺激素可促进糖原合成，但超生理水平的大剂量则催化糖原分解，故也属双相性作用。甲状腺激素促进小肠黏膜对糖的吸收，加强糖原分解，抑制糖原合成，因此有升高血糖的倾向，但是 T_4 与 T_3 也加强外周组织对糖的利用，又使血糖降低。甲状腺功能亢进时可出现尿糖及餐后高血糖，提示甲状腺激素可诱发或加重糖尿病。甲状腺功能亢进症患者口服糖后有时可见延迟性血糖过高伴胰岛素释放延迟，故可出现反应性低血糖，这种高血糖可为胍乙啶所纠正，而静脉给糖后结果无异常，糖的清除率甚而加速。此可由甲状腺激素促进葡萄糖及半乳糖在肠道的吸收所致。甲状腺功能亢进时胰岛素释放延迟，其转换率加速，故对外源性胰岛素的敏感性减退，但也有人认为主要增强胰岛素释放。

甲状腺激素能增强肾上腺素的糖原分解作用，并能调节肾上腺素促糖原分解作用和升高血糖作用的幅度，可能是增强腺苷酸环化酶 –cAMP 系统反应的结果。甲状腺激素能加强胰岛素的糖原合成和对葡萄糖的利用。此外，甲状腺激素的作用还与剂量有关，有时呈现双向反应，例如，当存在胰岛素时，小剂量 T_4 使大鼠的糖原合成增加，而大剂量使肝糖原分解加速导致糖原耗竭。T_4 调控肾上腺素的糖原分解作用也呈现出双向性，小剂量加强而大剂量抑制。T_4 能促使胰岛素降解，并加强儿茶酚胺对胰岛素分泌的抑制作用，故甲状腺功能亢进症患者可有血糖轻度升高，而甲状腺功能减退症患者容易对外源性胰岛素过度敏感。目前的研究发现甲状腺功能亢进症与糖耐量异常，甚至与糖尿病酮症酸中毒有关，而甲状腺功能减退也会导致外周组织的胰岛素抵抗。

甲状腺功能紊乱是临床上一种常见的内分泌疾病，包括甲状腺功能亢进症、亚临床性甲状腺功能亢进症（亚甲亢）、甲状腺功能减退症、亚临床性甲状腺功能减退症（亚临床甲减）4 种。大量临床试验与观察证实糖尿病的发生和甲状腺功能紊乱有共存的倾向。糖尿病患者的甲状腺功能异常的发病率显著高于正常人群。因此推测糖代谢紊乱及糖尿病发生的潜在因素之一可能是未能意识到甲状腺激素水平异常的存在。

1. 甲状腺激素在不同脏器组织中对糖代谢的作用效应

在甲状腺激素中，T_3 是主要活性部分，它通过与甲状腺激素受体（TR）结合发挥广泛的生理作用，参与热量、代谢、心率、肾脏钠重吸收及血容量的调节，其中 TRα 主要分布在心脏、大脑、骨骼肌和脂肪组织，而 TRβ 主要分布在肝脏和肾脏，T_3 在不同脏器与 TR 结合，通过各种机制对葡萄糖代谢发挥作用。

（1）甲状腺激素在胰腺中的作用

T_3 可通过 TR 依赖途径直接增加胰岛 β 细胞的数量，且胰岛 β 细胞分泌胰岛素可部分依赖于线粒体 T_3 受体 p43。这一观点在相关研究中有所证实，在 p43 小鼠中，胰岛 β 细胞膜上钾离子通道减少，葡萄糖转运蛋白（GLUT2）表达下调，导致葡萄糖刺激下的胰岛素分泌减少。

（2）甲状腺激素在肝脏中的作用

1）直接作用：肝脏是甲状腺激素作用的主要靶器官，动物研究显示甲状腺激素主要通过与 TR 结合发挥生物效应，TRα 敲除小鼠体内肝脏胰岛素敏感性改善，肝糖异生受到抑制。在相关研究中用 T_3 治疗甲状腺功能减退症的小鼠，用荧光染料进行标记，并采用 cDNA 微阵列分析，结果显示多种基因参与肝脏糖代谢和胰岛素信号的转导：①葡萄糖 –6– 磷酸酶 mRNA 表达增加，该酶可水解 6– 磷酸葡萄糖，促进糖异生和糖原分解。②蛋白激酶 B Akt2 是一种在胰岛素信号途径中必要的丝氨酸/苏氨酸激酶，可通过降低糖原合成酶激酶 3（GSK3）的活性，促进肝糖原合成。而 T_3 可降低 Akt2 水平，减轻对 GSK3 抑制，减少肝糖原合成；恢复活性的 GSK3 又对胰岛素受体底物 –1 进行磷酸化，导致胰岛素受体信号减弱，肝脏表现出胰岛素拮抗效应。③T_3 还可诱导 $β_2$– 肾上腺素能受体 mRNA 表达增多，削弱抑制型 Gi 蛋白 RNA 对腺苷酸环化酶级联反应的抑制作用，从而增加了糖异生和糖原分解。此外，T_3 还可上调部分肝脏糖异生的酶，包括磷酸烯醇丙酮酸酶、丙酮酸羧化酶。甲状腺激素还可通过增加肝脏细胞膜上葡萄糖转运蛋白 2（GLUT2）的表达来增加肝糖原输出、减少肝糖原合成，GLUT2 敲除小鼠表现为肝细胞内血糖显著升高、相对的低胰岛素血症及循环中高游离脂肪酸。

2）间接作用：下丘脑可以通过交感神经和副交感神经两条通路对肝脏葡萄糖代谢产生调节，其中由下丘脑室旁核发出交感神经作用尤为重要。Klieverik 等的研究显示自甲状腺功能正常的大鼠侧脑室向室旁核注入 T_3 后，肝脏内源性葡萄糖产生增加，这主要是依赖交感神经对肝脏的投射作用，而并不依赖外周循环中各种糖调节激素如血浆 T_3、胰岛素、胰高糖素及糖皮质激素。

（3）甲状腺激素在外周组织中的作用

与在肝脏中的胰岛素拮抗作用相反的是，甲状腺激素在外周组织（主要包括肌肉和脂肪组织等）中表现出与胰岛素的协同作用。甲状腺激素协同胰岛素刺激 GLUT 由细胞内质网转移至骨骼肌、心肌和脂肪细胞的胞膜上，对葡萄糖发挥转运作用，促进组织对葡萄糖尤其是进餐后循环中葡萄糖的摄取。

1）在骨骼肌中的作用：在长期慢性高水平的甲状腺激素状态下，T_3 可通过增加骨骼肌包膜中 GLUT4 mRNA 转录，增加 GLUT4 表达，细胞膜表面胰岛素和其受体的结合启动，进一步激活磷酸肌醇激酶 3 和 AKT/PKB，最终导致 GLUT4 迁移并嵌入细胞膜中，进而激活细胞内胰岛素信号转导途径，改善胰岛素敏感性，增强肌细胞对胰岛素刺激的葡萄糖转运。也有研究显示给大鼠快速注入 T_3 后，从肌肉组织分离出的细胞膜表面 GLUT4 表达和浓度增加，同时伴有葡萄糖消耗的增加；但亦有研究显示，T_3 可在短时间（30 分钟）内通过非基因相关的机制迅速增加大鼠成肌细胞 L6 对葡萄糖的摄取，但并不依赖于胰岛素刺激后细胞膜表面 GLUT4、GLUT1 和 GLUT3 的增加。

除了 T_3，二碘酪氨酸（T_2）同样在骨骼肌中发挥效应，在高脂喂养诱导的胰岛素抵抗大鼠中，用 T_2 处理后，腓肠肌可诱发出显著的代谢和结构变化，增加胰岛素刺激的 Akt 磷酸化水平和快缩糖酵解型肌纤维成分及胞膜上的 GLUT4 数量。

2）在脂肪组织中的作用：甲状腺激素可增强 3T3–L1 脂肪细胞上 Akt 磷酸化（胰岛素信号转导级联反应中重要的步骤）和囊泡相关膜蛋白 2（在 GLUT4 移位中起到调节作用）的转移，从而促进 GLUT4 转运，增加胰岛素刺激后的葡萄糖吸收。同样，在分化的大鼠棕色脂肪细胞中也可以观察到 T_3 增加 GLUT4 的表达和胰岛素刺激的葡萄糖转运。在 db/db 小鼠中，PI3 激酶（胰岛素信号通路中的一种关键酶）活性在骨骼肌和脂肪组织中显著受抑制，用 T_3 处理后，PI3 激酶活性增强，可呈剂量依赖性降低高血糖并改善胰岛素敏感性。在人脂肪细胞中，T_3 可降低脂肪细胞的 β2-AR 的 mRNA 水平，增强儿茶酚胺诱导的脂肪分解，同时还可以下调固醇调节元件结合蛋白 1c 来影响脂肪生成，从而参与胰岛素抵抗。

3）对皮肤成纤维细胞的作用：尽管人皮肤成纤维细胞并不像肝细胞那样代谢活跃，但因其比较容易获得且对甲状腺激素有应答，常被用于甲状腺激素应答基因的研究。在培养的人成纤维细胞中，Moeller 等观察到 T_3 可增加转录因子缺氧诱导因子 -1α（HIF-1α，糖酵解中一个关键介质）mRNA 的表达。有学者发现，T_3 可通过 HIF-1α 诱导很多糖酵解中的酶和乳酸转运体溶质载体家族（SLC）16A3 来参与糖代谢。

2. 甲状腺激素在细胞水平上对糖代谢的作用

甲状腺激素在细胞水平上同样可增加线粒体合成、脂肪酸氧化和三羧酸循环的活性。在 2 型糖尿病的发病机制中，线粒体功能障碍可导致细胞内脂质过剩及氧化代谢损伤。在骨骼肌中，甲状腺激素的缺乏可导致线粒体基因表达调节异常，T_3 可增加过氧化物酶体增殖物激活受体 γ 辅激活因子 1α（PGC-1α，一种重要的线粒体、脂肪酸氧化和糖异生转录调节者）的基因表达，一旦 T_3 水平降低，PGC-1α 会下调，从而参与胰岛素抵抗的发生。此外，低表达的 Ⅱ 型脱碘酶（D_2），在肌肉 T_4 转化为 T_3 中以及细胞的甲状腺激素放大信号转导途径中都起到关键作用，并与胰岛素抵抗相关。D_2 酶促反应相关因子研究也显示，胆汁酸在甲状腺激素和糖代谢之间发挥重要作用，可改善胰岛素抵抗。

3. 甲状腺功能亢进症（甲亢）与糖代谢的变化

甲状腺功能亢进症是临床常见的一种自身免疫性疾病，是指多种因素导致的甲状腺激素分泌过多所致的一组内分泌疾病。甲状腺激素在糖调节中扮演重要角色，可作用于肝、胰腺、脂肪、骨骼肌等器官和组织，起到调节血糖的作用。国外学者研究表明：2%～75% 甲亢患者存在糖代谢异常。国内相关文献报道称甲亢患者伴糖代谢异常的发生率达 35%，因此可推断甲亢患者存在糖代谢异常的情况较为普遍。甲亢状态下机体常表现为高代谢状态，为了适应大量的能量消耗，基础和胰岛素刺激后的细胞葡萄糖消耗增加，葡萄糖被氧化并伴大量乳酸的形成，而乳酸又再进入科里循环被肝脏重新利用，增加了糖异生和内生葡萄糖的产生。甲状腺功能亢进导致糖代谢异常的原因可能与患者存在胰岛素抵抗相关。

（1）临床甲亢与胰岛素抵抗：临床甲亢常常伴有糖耐量异常，约 50% 甲亢患者会出现糖耐量异常，2%～3% 患有糖尿病。甲亢患者的临床表现多为高代谢综合征，有多食易饥等症状，进食量增加，所致肝糖原的分解增加，葡萄糖的输出量显著上升，造成血糖水平升高，并且游离甲状腺素（FT_4）可促进肠道对葡萄糖的吸收作用，甲亢患者因甲状腺激素释放过多致使体内 FT_4 上升，肠道吸收作用更甚，致使血糖升高，血糖升高加快了胰岛素的分解，而高血糖状态又刺激着胰岛素的分泌，最终导致胰岛功能受损。此外，甲状腺激素可通过激活肾上腺 β 受体，致使儿茶酚胺的敏感性增加，进而致胰岛素释放受抑制，从而引起血糖升高。有学者进一步论证了甲状腺激素对糖代谢的影响，即甲状腺激素可以使肝内的葡萄糖转运载体 -2（GLUT-2）的分泌增加，从而致使 GLUT-2 蛋白的合成加快，GLUT-2 蛋白具有促进糖异生的作用，继而致使血糖升高，GLUT-2 表达异常时还可引起胰岛素抵抗，进而致使糖代谢异常。

在出现甲状腺毒症状态下，胃排空加速和门静脉血流增加导致消化道葡萄糖吸收的加速，导致餐后高血糖；肝糖原输出增加、空腹和（或）餐后高胰岛素血症以及外周组织对葡萄糖转运和利用也显著增加。并且甲亢合并糖尿病的患者还容易出现酮症，这与胰岛素抵抗的存在，同时过多的甲状腺激素导致脂肪分解及游离脂肪酸生成增加有关。

空腹状态下，甲状腺毒症降低肝细胞对胰岛素的敏感性，出现肝脏胰岛素的抵抗，肝脏内源性葡萄糖产生增加；甲状腺激素可通过氧化和非氧化途径增加外周组织尤其是骨骼肌对葡萄糖的摄取，提高葡萄糖的利用，而甲亢时脂肪因子白介素 –6（IL–6）和肿瘤坏死因子 –α（TNF–α）分泌增加可诱发外周的胰岛素抵抗。

（2）亚临床甲亢与胰岛素抵抗：有关亚临床甲亢与胰岛素抵抗的研究比较少且结果不一致，部分研究认为亚临床甲亢患者存在胰岛素敏感性下降，但也有研究认为两者之间没有特别关联。Maratou 等人对 16 例甲亢患者和 10 例亚临床甲亢患者通过 OGTT 和分离外周血单核细胞进行糖代谢敏感性和单核细胞葡萄糖转运的检测，结果显示，亚临床甲亢患者的 HOMA–IR 的增加、Matsuda 和 Belfiore 指标（反映胰岛素敏感性的指标）的降低，提示在空腹和餐后状态下都存在胰岛素抵抗，且这些患者的单核细胞表面 GLUT3 和 GLUT4 数量增加，对葡萄糖转运增加，但介于正常甲状腺功能的患者和甲亢患者之间。Heemstra 等对亚临床甲亢患者进行 6 个月的随访，发现随访前和 6 个月后这些患者糖耐量、胰岛素抵抗指数、血脂及各种糖调节激素水平均不受任何影响，认为亚临床甲亢患者不存在胰岛素抵抗。

4. 甲状腺功能减退症（甲减）与糖代谢的变化

甲减是指由于甲状腺激素合成或分泌减少所致机体代谢水平降低的一种常见内分泌疾病。目前研究表明：甲状腺功能减退时会导致外周组织的胰岛素抵抗水平的升高。甲状腺素分泌减少，致使胰岛素分解减少，胰岛素敏感性降低，肠道对葡萄糖的吸收作用减少，肝糖原的分解减少，致使血糖降低，严重甲减时可能会导致低血糖的发生，这种现象很少见，主要是由于甲减时糖异生减少，从而导致肝糖原输出减少；而甲减时胰岛素抵抗同样存在，因此，外周组织对葡萄糖利用的减少与葡萄糖输出至外周循环的减少之间共同维系着甲减状态下糖代谢的平衡。

（1）临床甲减与胰岛素抵抗：甲减被认为是胰岛素抵抗的危险因素。临床研究和动物实验的结果显示，甲减状态下，肠道对葡萄糖吸收减少，同时由于肾上腺素能活性下降导致肝脏和肌肉糖原分解和糖异生减少，基础胰岛素分泌增加，外周组织对葡萄糖的利用下降，对胰岛素的敏感性下降，加重胰岛素抵抗。Rochon 等应用葡萄糖钳夹技术测定甲减患者所有组织对胰岛素的敏感性，结果显示甲减患者胰岛素依赖性葡萄糖利用减少，经过治疗后，上述情况可以逆转。Brenta 等应用静脉胰岛素耐量试验同样观察到甲减患者较正常甲状腺功能对照者的葡萄糖利用显著下降。Dimitriadis 等人研究发现甲减患者腹壁脂肪血管和前臂桡动脉血流减少，推测这可能是外周组织细胞对葡萄糖利用减少的机制之一，但也有少数研究持有不同的观点。Owecki 等对 22 例甲减患者（均有甲状腺全切术史和分化型甲状腺癌放射碘治疗史，并有 6 周未予以左甲状腺素治疗）进行胰岛素敏感性检测，HOMA–IR 指数结果显示，甲减与胰岛素敏感性并无明显相关性。

（2）亚临床甲减与胰岛素抵抗：有关亚临床甲减对葡萄糖代谢的研究数据较少，研究结果也不一致。大多数研究结果显示在亚临床甲减状态下胰岛素敏感性下降，HOMA–IR 上升而 QUICKI 指数下降，提示存在胰岛素抵抗。Maratou 等人在研究中纳入了 13 例亚临床甲减患者和 12 例临床甲减患者进行胰岛素敏感性研究，结果显示与临床甲减相同，亚临床甲减患者同样存在胰岛素抵抗，且甲状腺激素和 Matsuda 指数呈正相关，提示甲状腺激素水平降低与胰岛素抵抗有关。而少数研究则显示与正常对照相比，亚临床甲减患者的胰岛素敏感性并没有明显统计学差异，但存在空腹的高胰岛素血症。

5. 结语

综上所述，甲状腺激素对机体葡萄糖代谢有重要影响，在甲亢状态下，糖耐量受损主要是由肝脏胰岛素抵抗所致，而在外周组织与胰岛素有一定的协同作用；而在甲减状态下，则主要表现为外周组织对胰岛素抵抗占据优势，骨骼肌和脂肪组织对葡萄糖的利用下降，肝脏内生葡萄糖合成减少。

（四）脂肪代谢

甲状腺激素对脂肪代谢作用涉及其各个方面，包括脂肪的合成、转运和降解，特别是降解作用，总体说来，对降解的作用大于合成，减少脂质贮存及其血浆浓度。甲状腺激素过多时，总体效应是使脂肪储备减少，过多的甲状腺激素促进胆固醇转化为胆酸并随粪便排出，使血清胆固醇浓度降低，甲减时血清胆固醇增高，对甘油三酯及磷脂也是如此。甲状腺激素不足时则发生相反的变化。脂肪酸的代谢变化常发生在它的贮藏和降解处。甲状腺激素增加与胆固醇相结合的低比重脱辅基脂蛋白。甲状腺激素增加脂肪组织的分解，这是通过对腺苷酸环化酶 cAMP 系统的直接作用，或提高脂肪组织对其他促脂肪分解物质（如儿茶酚胺、生长激素、糖皮质激素和高血糖素）的敏感性来完成的。其中，甲状腺激素是通过增加其受体数目来提高对高血糖素敏感性的。此外，甲状腺激素使游离脂肪酸的氧化增加，这也是甲状腺激素产热机制之一。甲状腺激素使肝脏内甘油三酯的合成增加，可能是由于可利用的脂肪酸增加以及甘油从脂肪组织中排出所致。同时，血浆中甘油三酯的排出也增加，可能是甲状腺激素使脂蛋白脂酶增加的结果。甲减时脂溶减少，脂肪贮存增多。

甲状腺激素通过多种途径降低血浆中胆固醇，既促使胆固醇排出，又使其转变为胆酸。当胆固醇的排出和降解高于其合成时，甲状腺激素使血浆中胆固醇降低。此外甲状腺激素还可以通过刺激 LDL 受体的生成和 LDL 的降解，以及加速 LDL 的转运来降低血浆胆固醇。因为亲水的胆固醇 70% 包含在疏水的 LDL 中形成微粒，便于在血液中运输，当细胞膜表面 LDL 受体增多时，血浆中就有更多的 LDL 与 LDL 受体结合，向胞质中伸入形成囊泡，然后与受体分离（受体可再循环到细胞表面），运至溶酶体内被降解。与 LDL 一起进入细胞的胆固醇增多，因而血浆胆固醇就减少。

T_3 和 T_4 对脂肪代谢的作用，部分是由于增强了儿茶酚胺的活性，通过腺苷酸环化酶 –cAMP 第二信号系统，使脂质分解加快所致。当甲状腺功能亢进时，机体脂肪储备耗竭，故体重减轻，血浆甘油三酯、胆固醇、磷脂减少；反之，甲状腺功能减退时，血浆胆固醇及其他脂质增多，体重增加。

甲状腺激素是人体内最重要的激素之一，甲状腺激素靶细胞分布极为广泛，甲状腺功能的改变常常会伴有血糖、血脂、血压等一系列生理变化，甲状腺激素参与生物体内多种生理过程，尤其在脂质代谢和能量平衡化方面发挥重要的生理作用，而肝脏是甲状腺激素调节脂质代谢的主要靶器官，甲状腺激素通过直接或间接方式刺激肝内脂质的合成和降解，维持血脂的平衡。在非经典通路的机制中，第二信使的调节和特殊蛋白的活化促进甲状腺激素调节脂质代谢平衡。现着重阐述关于脂质代谢调节的信号通路和通路中受甲状腺激素调节的部分。

1. 甲状腺激素对脂质代谢的影响

（1）甲状腺激素对胆固醇代谢的影响：生理水平的甲状腺激素是维持胆固醇水平以满足机体需要的关键激素，甲状腺激素对胆固醇有双重调节作用。一方面，可上调胆固醇合成代谢的限速酶羟甲基戊二酸辅酶 A 还原酶的转录活性，从而促进胆固醇的合成；另一方面，可上调低密度脂蛋白（low density lipoprotein，LDL）受体以促进肝细胞摄取胆固醇，降低血中胆固醇的水平，此外，甲状腺激素还可刺激胆固醇 7α 羟化酶（*CYP7A1*）基因的表达，增强胆固醇向胆汁酸转化，降低肝脏和体液中胆固醇的浓度。在甲状腺功能减退患者中，低水平的甲状腺激素使胆固醇清除及向胆汁酸转化减少导致胆固醇水平升高。

（2）甲状腺激素对甘油三酯的影响：甲状腺激素可直接刺激乙酰辅酶 A 羧化酶、脂肪酸合成酶等肝内脂肪酸合成途径相关酶的表达，促进肝脏脂肪酸的合成和甘油酯化成甘油三酯。国外学者的研究显示，甲状腺功能亢进症患者肝脏中脂肪生成是甲状腺功能正常者的 3 倍。同时，超生理水平的甲状腺激素能增加腺苷酸环化酶的作用，从而增加组织对儿茶酚胺、生长激素等脂肪动员激素的反应，进而促进脂肪分解以及增强骨骼肌中脂蛋白脂肪酶的活性，导致血清中甘油三酯的清除率增加、体内甘油三酯水平降低。

亚临床甲减即表现为单一的血清中促甲状腺素水平增加而总 T_3、总 T_4、游离 T_3、游离 T_4 正常，常伴随着脂质代谢异常，如胆固醇水平升高和脂蛋白异常，这些异常在给予左甲状腺素治疗后可以纠正。亚临床甲减时脂质代谢异常的机制仍不清楚，有研究者提出促甲状腺素可直接作用于肝脏引起高胆固醇血症而不依赖于甲状腺激素的改变。

2. 甲状腺激素效应的相关通路

关于甲状腺激素效应的经典通路有较多的文献报道，此通路为甲状腺激素与组织中的甲状腺激素受体结合，作为转录因子，识别某段特异的 DNA 序列，并与之结合而调控靶基因的转录，例如，主要负责将胆固醇从循环中清除的 LDL 受体，在甲状腺激素的作用下，肝细胞中 LDL 受体基因的信使 RNA（mRNA）的表达增强，增加对胆固醇的摄取。

TR 之间可形成同二聚体或者与视黄醇 X 受体（retinoid X receptor，RXR）、肝脏 X 受体（liver X receptor，LXR）等其他核受体结合形成异二聚体，Oetting 和 Yen 报道异二聚体在 T 介导靶基因转录激活方面较 TR/TR 同二聚体作用更强。TR 除了与这些核受体结合形成二聚体外，还与这些核受体竞争性结合辅助因子或阻遏因子共同调节基因的表达。在脂质代谢方面，Hashimoto 等人证明 TRβ 突变的大鼠肝脏细胞在甲状腺素刺激下，TR-RXR 异二聚体形成减少，导致 RXR 与 LXR 结合，增加 LXR 受体活性，进而增强 LXR 的降胆固醇效应。

脂肪滴的自噬是参与甲状腺素诱导的脂肪酸氧化的另一条重要的途径。Sinha 等的研究表明，T_3 可使离体肝细胞内脂滴的自噬活动增强，这种效应发生在 T_3 刺激肝脏脂肪酶和氧化酶生成之前。在脂肪滴自噬受损的动物中，甲状腺激素对脂肪酸氧化的效应消失。另外，蛋白质翻译后的修饰（如蛋白质的磷酸化）可增强或减弱该蛋白质的活性，TR、RXR 和其他共激活物是磷酸化作用的靶效应分子，TR 可在胞质和核内被磷酸化，磷酸化后的 TR 与 RXR 形成异二聚体，导致降解程度下降，从而增加转录活性。

3. 甲状腺激素对脂质代谢平衡调节的非经典通路

近年来的研究发现，甲状腺激素可引起迅速生理反应，并且不受基因转录和翻译相关抑制剂的影响，提示存在非经典核受体作用途径。在鸡胚肝细胞的培养基中给予蛋白激酶抑制剂可消除 T_3 诱导脂肪生成相关酶脂肪酸合成酶（fatty acid synthase，FAS）、乙酰辅酶 A 羧化酶（acetyl-CoA carboxylase，ACC）的表达和活性，为甲状腺激素非经典通路调节肝脏脂质代谢进一步提供了证据。

（1）甲状腺激素对磷酸酰肌醇激酶（phosphatidylinosito l3-kinase，PI3K）的影响：PI3K 是一种胞内磷酸肌醇激酶，是由 1 个催化亚基 p110 和 1 个调节亚基 p58 构成的异源性二聚体，目前已经发现 3 种 PI3K 同工酶，其中能被细胞表面受体所激活的 Ⅰ 型 PI3K 研究较为广泛，其通过两种方式被激活，一种是与具有磷酸化酪氨酸残基的生长因子受体或链接蛋白结合被激活；另一种是 Ras 和催化亚基 p100 直接结合导致 PI3K 的活化。活化的 PI3K 与细胞内信号蛋白 Akt 和磷酸肌醇依赖性蛋白激酶 -1

（phosphoinositol dependent protein kinase 1，PDK1）结合，致细胞内蛋白磷酸化。在甲亢患者以及 T_3 干预试验中发现肝内脂肪生成增加，在早期，这一效应归因于 T_3 诱导肝内脂肪酸合成酶 mRNA 表达的增加，然而，由于 PI3K 和 ERK1/2 抑制剂可减弱 T_3 对脂肪酸合成酶 mRNA 的诱导效应，因此，Radenne 等人认为 PI3K 通路中的蛋白磷酸化反应参与了甲状腺激素在转录水平调节脂肪酸合成酶的表达。

与 T_3 调节脂肪酸合成酶的表达相似，Hashimoto 等人研究发现类固醇反应元件结合蛋白 1c（steroid response element binding protein-1c，SREBP-1c）的启动子区有 TR 反应元件，SREBP-1c 激活一系列的基因的表达，包括脂肪酸合酶和乙酰辅酶 A 羧化酶，调节肝脏脂质的合成。另外，在不同的细胞株中，胞质内非结合状态的 TRβ 与 PI3K 的调节细胞亚单位 p58 结合，当 THs 进入细胞质中与 TRβ 结合，可促使 TRβ-1 与 PI3K 解离，非结合的 PI3K 催化 Akt 磷酸化，进而调节 SREBP-1c 的表达。人类肝癌细胞株（HepG）中 T_3 诱导 SREBP-1 的表达可被 Akt 或 ERK 抑制剂减弱。识别细胞膜受体的琼脂结合 T_3 可促进 ERK 的活化，而非琼脂结合的 T_3 并不能激活 Akt，表明 T_3 可与膜表面受体整合素 αvβ3 结合激活 ERK。因此，甲状腺素调节 SREBP-1 的表达通过两条独立的非经典的途径，一是 T_3 通过整合素 αvβ3 受体激活丝裂原激活的蛋白激酶（mitogen-activated protein kinase，MAPK）/细胞外信号调节激酶（extracellular signal-regulated kinase，ERK）通路；二是通过 TR-PI3K 复合物的解离激活 PI3K/Akt 通路。鉴于 Akt 和 ERK 的激活在调节 SREBP-1 的表达中的作用，这些酶的激活有助于增强 T_3 诱导脂肪生成酶的表达。

PI3K-MAPK 是参与胰岛素信号通路的经典途径之一，胰岛素通过这条途径激活肝细胞脂质的合成。胰岛素和 T_3 在合用时较两者单用时诱导脂肪酸合酶 mRNA 表达和促进脂肪酸合成酶活性的增加更明显，表明甲状腺激素与胰岛素信号在脂质合成代谢方面存在协同效应。

此外，有证据表明 PI3K/Akt 的激活也可能参与了 T_3 对脂质的氧化诱导。PI3K/Akt 的激活可以调节肉碱软脂酰转移酶（carnitine palmitoyl transferase 1，CPT1）的表达，该酶是造血干细胞和骨骼肌细胞中脂肪氧化的关键酶。在造血干细胞中，Deberardinis 等人报道 T_3 诱导 Akt 活化下调 CPT1 的表达，而在骨骼肌中，DeLange 等报道 T_3 诱导 Akt 活化上调 CPT1 的表达，调节脂肪的氧化。Akt 的活化对 CPT1 表达影响的不一致性可能是由于细胞表型的特殊反应。而在肝细胞中，Akt 对 CPT1 和对其他氧化酶类的表达效应仍需进一步研究。尽管现有的证据很少，PI3K 信号可能是甲状腺激素调节肝脂质代谢的潜在通路。

（2）甲状腺激素对腺苷环化酶-环腺苷酸-蛋白激酶 A 通路的影响：当存在配体时，膜表面的 G 蛋白偶联受体鸟苷三磷酸替换鸟苷二磷酸，导致腺苷环化酶的活性增加，随后 cAMP 水平升高，cAMP 通过 cAMP 依赖 PKA 促使靶蛋白磷酸化。Shin 等人证实甲状腺激素增加小鼠肝脏 I 型 PKA 的活性，随后的研究发现 T_4 可促进其他类型细胞内 PKA 的磷酸化，PKA 的活化触发 MAPK 通路的激活，使 TRβ-1 磷酸化，TRβ-1 与沉默阻遏因子分离，增加 TR 的转录活性。

在相关研究的动物模型中，PKA 活性增高，可延缓高脂饮食诱导下脂肪肝的形成。在人类肝细胞中，胰高血糖素或 cAMP 激活 PKA 的活性，使肝核因子 4α 磷酸化，失去与 CYP7A1 启动子区域结合的亲和力，最后抑制 CYP7A1 的转录。另外，Dong 等人研究表明 PKA 使肝脏 SREBP-1 的特定区域磷酸化，抑制这一蛋白反式激活作用，导致人类和啮齿类动物肝脏 SREBP-1 介导的脂肪生成受到抑制。T_3 增强 SREBP-1 的表达而 PKA 抑制 S R EBP-1 的表达，因此 PKA 作为甲状腺激素活性的介导者是存在争议的。同样在鸡胚肝细胞中也可观察到 cAMP 水平升高而抑制 T_3 诱导 SREBP-1 的表达，表明 T_3 作用的净效应依赖于细胞核内一系列因子的变化，从而引起 PKA 的活化。

（3）甲状腺素对 PI3K、DAG-钙和 PKC 通路的影响：当 G 蛋白偶联受体激活时，其构象改变激活

Gq 蛋白以及磷脂酶 C，促进 3，4 二磷酸磷脂酰肌醇（phosphatidylinositol 3，4-bisphosphate，PIP_2）分解成三磷酸肌醇（inositol triphosphate，IP_3）和二酰甘油（diacylglycerol，DAG），IP_3 促进内质网释放钙，增强 DAG 诱导 PKC 的激活。钙调节生物进程的重要性已被证实 120 年之久，胞质中钙离子周期性波动峰是可兴奋组织和不可兴奋组织中细胞外信号向整个细胞传导的信号机制。

钙离子可通过直接作用和间接作用于细胞内蛋白质从而改变蛋白质的功能，如直接作用于线粒体内脱氢酶或者间接作用于钙结合蛋白（如钙调蛋白）都是钙离子的调控。此外，钙还可影响转录因子的表达。

钙离子是第一个被发现受甲状腺激素调节的第二信使，例如，对甲状腺切除的大鼠在给予 T_3 后肝细胞线粒体内钙离子增加，Segal 和 Ingbar 也报道了大鼠胸腺细胞在给予 T_3 后细胞内的自由钙明显增加。另外，禁食大鼠的肝脏细胞在 T_3 孵育下表现为胞质内钙离子增多，同时伴随着氧化呼吸作用和糖异生作用增强。这一效应在细胞外 T_3 减少时消失，表明了 T_3 的活性依赖细胞外的钙离子。之前的研究表明，甲状腺素水平与心肌细胞中兰尼碱受体 mRNA 的水平呈正相关，兰尼碱受体主要与肌质网钙释放有关，可控制肌细胞的收缩。Husain 等人研究表明，肝脏中存在兰尼碱受体并可调节细胞内钙离子的浓度，但仍需进一步探究甲状腺激素对肝脏中兰尼碱受体的调节作用。Yamauchi 等人使用荧光技术证明了给予 T_3 几秒后即可增加细胞内钙离子水平，这对 T_3 诱导的脂肪酸氧化增加至关重要。T3 干预 HeLa 细胞后促进胞质中钙离子快速的增加，激活钙调素依赖性蛋白激酶（Ca^{2+}/calmodulin-dependent protein kinase kinase，CaMKKβ），CaMKKβ 反过来激活 AMPK，AMPK 进而导致乙酰辅酶 A 脱羧酶活性下降，脂肪合成受到抑制。此外，乙酰辅酶 A 脱羧酶活性降低，使体内丙二酰辅酶 A 合成减少，激活 CPT1 相应地促进了长链脂酰辅酶 A 从胞质进入线粒体进行氧化。Yamauchi 等实验表明 T_3 对 AMPK 的活化和乙酰辅酶 A 羧化酶表达的影响在钙螯合剂存在时减弱，使 T_3 诱导的脂肪酸氧化作用消失。由于 T_3 对脂肪酸氧化的效应依赖于细胞内钙离子的增加，钙离子可作为第二信使在 T_3 对脂质代谢的快速反应方面发挥作用。

4. 临床甲减患者的脂蛋白（a）和载脂蛋白 A1 显著高于甲状腺功能正常者

亚临床甲减患者发生血脂异常的机制与临床甲减患者不同，不能完全用甲状腺激素变化来解释，提示促甲状腺激素本身可能参与血脂异常的发生。

（1）上调肝脏细胞膜上低密度脂蛋白—胆固醇受体 mRNA 表达：甲状腺激素可上调肝脏细胞膜上低密度脂蛋白—胆固醇（low density lipoprotein-cholesterol，LDL-C）受体 mRNA 的表达，从而导致 LDL-C 受体摄取循环 LDL-C 增加，降低循环胆固醇，因此甲状腺功能减退时 LDL-C 受体数目减少，LDL-C 摄取减少；甲状腺激素还能上调 3- 羟基 -3- 甲基戊二酰辅酶 A 还原酶（3-hydroxyl-3-methylglutaryl two acyl coenzyme A reductase，HMGR）的活性，增加 HMGR 的合成，从而促进胆固醇的合成，甲状腺功能减退时胆固醇的合成减少，但由于甲状腺激素对肝细胞膜上 LDL-C 受体的作用大于对 HMGR 的作用，因此，甲状腺功能减退时总的效应是总胆固醇（total cholesterol，TC）及 LDL-C 升高。另一方面，促甲状腺素能够抑制 HMGR 还原酶的磷酸化，提高其生物活性，促进胆固醇合成。

（2）促进胆固醇分解代谢：甲状腺激素还参与胆固醇的分解代谢。胆固醇向胆汁酸转化过程中的关键酶是 CYP7A1。甲状腺激素可增加 CYP7A1 的转录，从而促进胆固醇向胆汁酸转化。甲状腺功能减退时胆固醇向胆汁酸转化减少，导致总胆固醇升高。另外，ATP 结合盒转运体 A1 是 ABC 超家族的成员，它诱导细胞内胆固醇向细胞外载脂蛋白的转移。

（3）上调脂蛋白脂肪酶活性：甲状腺激素还可以上调脂蛋白脂肪酶的活性，脂蛋白脂肪酶可以水解富含甘油三酯（triglyceride，TG）的脂蛋白，并加速将胆固醇酯从这些脂蛋白向高密度脂蛋白－胆固醇（high density lipoprotein cholesterol，HDL-C）转移，从而降低循环 TG；甲状腺功能减退时导致这些作用的减弱，从而促进血清 TG 及 HDL-C 升高。

（4）其他机制：最新一项研究显示，甲状腺激素通过增加肝脏细胞自噬作用来增强脂肪酸的 β 氧化，甲状腺功能减退时这一作用减弱，也将促进血清脂肪酸及 TG 升高。脂联素是最近发现的一种由脂肪组织分泌的胶原样蛋白质；脂联素对调节体质量有重要作用。甲状腺功能减退时脂联素水平下降，体质量将上升。

5. 结语

甲状腺激素对脂质代谢的净效应主要是依赖与核受体结合后调节脂肪生成相关酶和脂肪降解相关酶转录活性的经典机制实现的。尽管生理学效应仍不清楚，但是，非经典信号通路同样参与甲状腺激素代谢调节效应受到广泛的关注。非经典通路中 T_3 影响的第二信使和信号蛋白，包括钙离子、PI3K、Akt 和 AMPK，这些蛋白的终效应是调节肝脂质代谢，这些通路不仅引起细胞内快速反应，同时还可增加转录因子的表达并参与了甲状腺素脂质代谢调节的经典通路。因此，甲状腺素效应的非经典通路不是独立存在的，而可能是作为辅助通路与经典通路共同参与甲状腺素调节脂质代谢。

（五）对维生素代谢的作用

甲状腺激素可以增加机体对辅酶和维生素的需求。当甲状腺功能亢进时，患者对水溶性维生素如维生素 B_1、核黄素、维生素 B_{12} 及维生素 C 的需要增加，故这些维生素在组织中的浓度降低，可能是能量转换受阻所致，一些水溶性维生素转变成辅酶的过程也出现障碍。例如在甲状腺功能亢进的大鼠组织中从维生素 B_6（吡哆醇）磷酸化成吡哆醛 5- 磷酸盐（辅脱羟酶）和从烟酰胺合成辅酶 I（NAD）和辅酶 II（NADP）都出现困难。而另一方面从维生素合成辅酶又需要甲状腺激素，如从核黄素合成黄素（单）核苷酸和黄素腺嘌呤二核苷酸，需甲状腺激素刺激黄素激酶才能完成。脂溶性维生素的代谢也受到甲状腺激素的影响。如暗适应所需的色素——维生素 A（视黄醇），需从维生素 A 转换而成，而维生素 A 又在肝脏中由胡萝卜素合成，这一合成需甲状腺激素参加，当发生甲状腺功能减退时胡萝卜素的这种转化不能完成，故在血液中堆积，可使皮肤发黄（称为胡萝卜素血症），但患者巩膜不黄，故可与黄疸相鉴别。甲亢患者对维生素 A 的需求增加，组织中的维生素 A 浓度降低。甲状腺功能亢进的动物对维生素 D、维生素 E 的需求也增加。

（六）水和无机盐代谢

在重症甲减患者中，细胞间液增多，由于淋巴管的代谢迟缓，不能及时清除从微血管漏出的蛋白质如白蛋白和黏蛋白，故大量积于细胞间隙内，形成黏液性水肿，补充甲状腺激素后有利尿作用。甲状腺激素对破骨细胞和成骨细胞均有兴奋作用，故可引起骨质脱钙，血钙及碱性磷酸酶增高，尿钙、尿磷也可增加。甲减钙负荷过多后易有血钙过高。

微量元素通过不同的机制影响或调节 T_4 的代谢，T_4 可以增加组织细胞的氧消耗，促进热量生成，提高糖类、脂肪和蛋白质的分解速率，在一定程度上可促进人体的生长发育及组织分化，调节机体组织细胞的生理和生化功能。T_4 代谢失常会导致一系列紊乱。近年来甲状腺功能障碍、甲状腺炎症、甲状腺癌等疾病发生率逐年上升，微量元素的代谢与各种甲状腺疾病有着密不可分的联系。

1. 甲状腺功能障碍

甲状腺的功能主要受两种机制的调节：甲状腺的自身调节以及下丘脑－垂体－甲状腺轴的调节。下丘脑促甲状腺激素释放激素神经元释放的促甲状腺激素释放激素，经垂体门脉系统作用于腺垂体，促进促甲状腺激素的合成和释放。促甲状腺激素一方面可促进甲状腺激素的合成与释放，使血液中 T_3、T_4 增多；另一方面可促进甲状腺细胞增生、腺体肥大。同时，血液中游离的 T_3、T_4 浓度改变，对腺垂体促甲状腺激素的分泌起着经常性反馈调节作用。

甲状腺功能障碍主要包括甲亢和甲减。近年来国内外医学研究表明：甲状腺功能紊乱不仅与碘元素有关，而且可能与其他微量元素有关。在外周组织中催化 T_4 脱碘生成 T_3 的 I 型 $5'$-脱碘酶是一种含硒酶，因此，缺乏硒元素将影响甲状腺激素的代谢。甲状腺激素核受体的结构中含有锌离子，因而锌元素的含量会影响 T_3 的生物作用。

甲亢会影响体内微量元素的代谢平衡，反过来微量元素的失衡又会加重甲亢患者的病情，两者相互影响，从而形成恶性循环。有许多相关研究证明了甲亢和微量元素代谢的关联，例如，李秉政等人探索了甲亢患者血清中微量元素与病情变化的关系，发现临床上治疗甲亢的同时给予抗甲状腺药物和适量的锌，可以显著减轻患者的症状并缩短疗程，而补充微量元素铁或钙没有显著影响。吴文武等人报道了微量元素硒对甲亢辅助治疗的机制，为放射性碘联合硒元素治疗甲亢的临床研究提供了理论依据。应用抗甲状腺药物治疗后，甲亢患者血液中微量元素的含量发生变化，经治疗后患者血液中铜和铁的含量明显降低，锌的含量显著增加。陈劲松等人研究了甲亢患者头发中微量元素的含量与甲状腺功能状态变化的关系，发现甲亢患者头发中锌、铜、镁、铬水平降低，锰、锶水平升高。王擒虎等人探讨了甲亢患者血清中铜、钙、锌、镁、铁 5 种微量元素的变化及其与甲状腺功能激素之间的关系，发现甲亢患者血清中铜、钙水平明显高于对照组，锌元素明显低于对照组，而镁、铁元素水平与对照组相比无显著性差异。谭家驹等人采用计算机模式识别技术中的马氏距离判别法，探讨甲亢患者血清微量元素谱的变化及其与甲状腺功能状态的关系，发现甲亢患者血清锌、镁、铬水平降低，铜、铁、钙、锰水平升高，而锶、钼、钡水平无显著变化。

甲减是由多种原因引起的甲状腺激素合成、分泌不足所致生物学效应异常低下的一种常见的内分泌系统疾病。近年来研究表明，甲状腺功能低下与多种微量元素、维生素密切相关。刘涛川等人总结了人体必需的两种微量元素碘和硒对甲状腺功能的影响：碘缺乏或硒缺乏均会导致甲状腺功能低下及甲状腺细胞损伤，直接或间接刺激促甲状腺激素上升，但是碘过量会降低甲状腺激素的合成，反馈性地引起促甲状腺激素升高，而硒对高碘损伤具有一定的干预作用，可调节甲状腺激素代谢过程中脱碘酶和组织蛋白酶的活性。闫文华等人概括了微量元素铁、碘、硒、铜、锌与甲减之间的关系，认为甲减患者虽然经常伴随着部分微量元素及维生素的缺乏，但本质上还是由于体内甲状腺激素的合成和分泌减少导致的。王晓朋等人探讨了血清中微量元素与甲减之间的关系，发现甲减患者的血清中钙、磷、镁、铁代谢严重紊乱，微量元素磷含量显著升高，钙、镁和铁元素的水平明显降低。赵义刚等人与陈先玲等人分别论述了碘摄入量与甲状腺疾病的关系，碘是合成甲状腺激素的重要元素，甲状腺疾病与碘摄入量呈 "U" 形曲线关系，碘摄入量过多或过少都容易引起甲状腺疾病。

对于儿童、孕妇、先天性疾病患者等特殊人群，微量元素的需求与平衡相对于正常人群需要更加严格控制，否则极易引起甲状腺功能的紊乱。例如微量元素碘，世界卫生组织（WHO）推荐的儿童碘摄入量：0～6 岁为 90 μg/d，6～12 岁为 120 μg/d，12 岁以上为 150 μg/d。妊娠期妇女碘的需求量增加，WHO 推荐妊娠、哺乳期女性的摄碘量为 250 μg/d。李玉姝等总结了微量元素碘与儿童甲状腺疾病的关系，表明甲状腺激素是神经元迁移所必需的人体激素，而髓鞘的形成从胎儿一直持续到出生后早期，因此，低甲状腺激素血症会对大脑造成不可逆的损伤，导致婴幼儿智力低下和神经系统的异常。丁文娟探讨了孕妇碘、铁营养状况对甲状腺功能的影响，结果表明，孕妇的甲状腺激素水平变化和甲状腺功能状况明显受孕期影响，随着妊娠发展，孕妇表现为亚临床甲减趋势，碘、铁的缺乏有可能加重这一趋势，而铁缺乏在一定程度上影响孕妇甲状腺功能状况。孟云等人探讨了 T_4 对先天性甲状腺功能减退症患儿末梢血钙及微量元素铜、锌、铁、镁的影响，对用 T_4 治疗的先天性甲状腺功能减退症患儿需要定期检测血钙和微量元素水平，及时补充微量元素才能保证患儿健康成长。

2. 甲状腺炎症

甲状腺炎主要分为亚急性甲状腺炎和慢性淋巴细胞性甲状腺炎。慢性淋巴细胞性甲状腺炎是临床中常见的甲状腺无菌性炎症，是由于免疫功能紊乱而产生以自身甲状腺组织为抗原的自身免疫性炎症，又称为桥本甲状腺炎（Hashimoto's thyroiditis，HT）。雷水红等人研究了硒联合抑亢丸治疗 HT 性甲状腺功能亢进症的效果，发现具有治疗疗程短且对突眼甲状腺肿效果较好等优点，并能减少甲状腺相关抗体，调节体内免疫。李江平等人总结微量元素硒与甲状腺疾病的关系时，发现补硒能够明显降低甲状腺过氧化物酶抗体（TPOAb）滴度，减轻自身免疫性甲状腺炎（AIT）患者的炎性活动过程。Gärtner 等人用左旋 T_4 替代治疗 70 例女性 AIT 患者，对其中的 36 例给予亚硒酸钠治疗，另外 34 例给予安慰剂对照，结果显示治疗组患者血液中 TPOAb 滴度显著下降，平均下降 36%，而对照组患者抗体水平无明显下降。Mazokopakis 等人对 80 例 HT 患者予硒代蛋氨酸 200 μg/d 治疗，6 个月后，患者血液中 TPOAb 滴度平均下降 9.9%。之后将患者随机分为 A 组（40 例）和 B 组（40 例），A 组继续原剂量补硒 6 个月，B 组终止补硒，结果发现 A 组 TPOAb 滴度进一步下降，12 个月后共下降 21%，而 B 组在后 6 个月内，血 TPOAb 滴度较前升高了 4.8%。Erdal 等人在碘充足的土耳其安卡拉地区，比较了 43 例伴亚临床甲状腺功能减退症的患者与 49 例无甲状腺疾病的对照者，发现 HT 患者血硒、铁浓度明显降低，血镁浓度升高，而锌和铜的浓度无显著性差异。随后 HT 组经甲状腺激素替代治疗后甲状腺功能恢复正常，但与治疗前相比，血液中微量元素硒、铁、镁、锌、铜的浓度无显著变化。

对于特殊人群如妊娠期的 AIT 患者与微量元素有着密切关系。Negro 等研究表明，与非治疗组比较，妊娠期 AIT 患者补充硒代蛋氨酸治疗，产后甲状腺功能异常明显减少，甲减发生率显著降低。Palmieri 等人研究发现患有子痫前期和宫内发育迟缓的妊娠期妇女血清及胎盘的硒含量明显不足，而补硒则可以改变这一现象。

3. 结语

综上所述，甲状腺激素在机体组织细胞发挥正常作用的过程中有不可取代的作用，而微量元素则通过对甲状腺激素代谢的调节对甲状腺功能障碍、甲状腺炎症等疾病产生影响，提示研究微量元素与甲状腺疾病间的关系可能为甲状腺相关疾病的预防和治疗提供一定的参考依据。

（七）骨代谢

甲状腺激素对骨吸收和重建的平衡有一定的调节作用，若调节失衡，会导致骨质疏松等疾病。近年来内分泌性骨质疏松的病例显著增多，甲状腺疾病与骨质疏松的关系倍受关注，以下就甲状腺激素与骨质疏松的关系进行阐述。

1. 甲状腺激素在骨质疏松发病中的作用

骨质疏松是骨吸收和重建的平衡破坏的结果，主要由成骨细胞和破骨细胞完成。甲状腺激素对成骨细胞和破骨细胞的活动均有影响，但机制不同。

2. 甲状腺激素对成骨细胞的影响

甲状腺激素主要是通过 T_3 与甲状腺素核受体家族相结合而发挥其细胞效应的。在人体中已发现 3 种甲状腺素受体（TR）的同分异构体，即 TRα-1、TRα-2 和 TRβ，其中 TRα-1 和 TRβ 有不同功能，而 TRα-2 无对应配体结合也无功能。

目前的相关研究在鼠类和人类的成骨细胞株中发现了 TR 的 mRNA，且在人类细胞株中，3 个受体同分异构形式都有表达，T_3 与核受体上甲状腺应答基因部分结合后，使基因转录增加或减少。体外实验证明，T_3 与核受体结合后可影响细胞复制和蛋白生成，大剂量 T_3（1 nmol 至 1 mmol）可抑制细胞复制，然而在人类成骨细胞培养基中相同剂量的 T_3 能刺激其增生，略高于正常剂量的 T_3 能刺激蛋白的生成和基质形成，因此 T_3 可刺激骨钙素和胶原的产生。T_3 还可通过成骨细胞增加生长因子和结合蛋白的合成和分泌。完整大鼠胎儿股骨的培养研究发现，大剂量 T_3（100 nmol 至 1 mmol）30 秒内可使 2，3- 磷酸肌醇水平增高，说明 T_3 也可结合到细胞膜受体上而激活第二信使通道。

以上结果表明甲状腺激素对成骨细胞的影响主要通过直接与成骨细胞核受体和膜受体结合而发挥细胞效应。

3. 甲状腺激素对破骨细胞的影响

破骨细胞不能直接对 T_3 起反应，T_3 需要在局部介质的参与下才能增加破骨细胞的活性。新生破骨细胞的诱导成熟和成熟破骨细胞的活性是骨代谢中吸收作用的前提，成骨细胞膜上存在破骨细胞分化因子（ODF），它可促进骨原细胞发育成熟形成破骨细胞，而成骨细胞膜上 ODF 分子表达又受各种细胞因子的调节，尤其是白细胞介素（IL）-6 的作用。

Yamazaki 等人采用原位杂交或反转录 - 聚合酶链反应（RT-PCR）等技术，从分子水平证明了甲状腺组织和细胞含有 IL-6mRNA。Yamada 观察到甲状腺炎和甲状腺癌患者血清 IL-6 水平亦显著升高。Celik 和 Siddiqi 等人观察发现未治疗的甲状腺疾病患者的 IL-6 水平升高，治疗后 IL-6 水平可恢复正常，说明甲状腺细胞具有产生 IL-6 的能力。

进一步研究表明 IL-6 通过成骨细胞膜上受体 -gpBO 的信息传递，引起 Ras-Map 激酶级联反应，最终激活包括 NF-IL-6 在内的多种转录子，调节多种细胞因子的合成及分泌，引导 ODF 的表达，从而诱导破骨细胞的分化成熟，IL-6 不仅促进破骨细胞生成，还与其他骨吸收因子共同作用促进骨吸收。T_3 通过这些细胞因子的介导作用，促进破骨细胞的形成和分泌，并增加破骨细胞的活性。

4. 甲亢与骨质疏松

甲亢时骨质疏松发生率为 20%～50%。Ishihara 和 Olkawa 等人通过研究甲亢时的骨代谢变化发现，作为骨形成指标的骨钙素（BGP）和 B- 碱性磷酸酶（B-ALP）及作为骨吸收指标的尿吡啶啉（Pyr），均较对照组明显升高，且 Pyr、D-Pyr 较 B-ALP 和 BGP 升高更明显，达 2～13 倍，表明过量甲状腺素使成骨细胞和破骨细胞活性增强，从而增加骨的重建，由于骨吸收增加幅度明显大于同时存在的骨形成增加幅度，致使骨量丢失。甲亢能导致甲状腺素分泌过盛，引起高转换性骨质疏松，其机制可能有以下几点：①骨细胞核内存在 T_3 受体，甲亢时骨质疏松可能是甲状腺激素直接作用于成骨细胞，引起骨吸收、骨转换增加或增快所致。②甲亢时细胞因子 IL-6 产生过多，由其介导引起的破骨细胞分化成熟加速，破骨细胞活性加强，导致骨质吸收增加。③甲状腺激素分泌增多可干扰活性维生素 D 的生成，使 1，25-（OH）$_2$D$_3$ 生成不足，导致肠钙吸收降低，诱发骨质疏松。④甲亢时经常腹泻致消耗增加，1，25-（OH）$_2$D$_3$ 生成减少，肠钙吸收降低，出现负钙、负磷、负镁平衡，病程长时可致骨矿丢失而发生骨质疏松。⑤甲状腺激素分泌增多，促进蛋白质分解代谢亢进，引起钙、磷代谢紊乱而发生负钙平衡，出现高转换性骨质疏松。

5. 甲减与骨质疏松

甲减性骨质疏松多发生在地方性甲状腺肿流行区，如山区、缺碘地区，也可散发，分布广泛。甲减时发生骨质疏松的原因为：①甲状腺素对成骨细胞的直接刺激作用减弱。②通过细胞因子介导的促进破骨细胞的活性减弱。③与降钙素有关。CT 是由甲状腺滤泡旁细胞（C 细胞）分泌的，它对骨代谢的影响有两方面：a.通过抑制肾小管对钙、磷的重吸收而引起骨矿含量减少，骨密度降低；b.通过抑制破骨细胞的数量与活性而抑制骨吸收，同时也有调节成骨细胞活性及促进骨形成的作用。甲减时由于甲状腺素和 CT 水平较低，其共同作用的结果为成骨细胞和破骨细胞的活性均较低，故呈低转换性骨质疏松。成骨细胞活性在甲亢时增加而在甲减时降低，反映了甲状腺激素能直接刺激成骨细胞的兴奋性。Guo 研究发现 BGP 与 TSH 呈负相关。甲减时反映成骨细胞活性的 BGP 水平较低。日本的 Nakamura 发现，甲减时反映破骨细胞活性的尿 Pyr 水平较低，且随甲状腺激素替代治疗可达正常水平。甲减时骨吸收速度减慢，总体代谢均处于低水平，甲状腺激素是维持钙平衡、调节骨转换率很重要的一种激素，当缺乏时必然会导致骨矿物质代谢异常与紊乱。

6. 甲状腺激素治疗引起的骨变化

在甲减状态下骨细胞对甲状腺激素的敏感性增加。BGP 由成骨细胞合成并分泌，用甲状腺素替代治疗时，随成骨细胞的活性增加，BGP 水平升高，且过量甲状腺激素可加速皮质骨和骨小梁的再建率，骨吸收超过骨形成，造成骨丢失，所以由甲状腺素治疗的骨质疏松呈高转换型。甲状腺素替代治疗时骨转换与 TSH 水平有关，对 TSH 水平较高者予甲状腺激素治疗时易发生骨质疏松。故原发性甲减采用小剂量甲状腺素治疗可保持 TSH 浓度在正常范围，从而减少骨质疏松的危险性。

甲状腺激素水平过高或过低均可导致骨质疏松的发生，深入研究甲状腺激素对骨代谢的影响将为内分泌性骨质疏松的防治开辟新前景。

二、对生长发育的影响

甲状腺激素（TH）主要促进骨骼、脑和生殖器官的组织分化、生长和发育的作用。甲状腺激素在正常状况下主要是促进蛋白质合成，可与生长激素起协同作用。因此，缺乏甲状腺激素会导致生长发育和性器官发育受限，而脑发育障碍会限制智力发育。根据动物实验，被破坏或切除甲状腺的蝌蚪会出现生长发育停滞，不能变成蛙，若及时给予甲状腺激素，又可恢复生长发育，四肢生长，尾巴消失，身体发育，然后成长为青蛙。若将甲状腺激素加用到正常蝌蚪中，会因过快成熟变成一只侏儒蛙。上述作用并非氧化代谢加速所致，因为动物氧耗量没有变化。韩圆圆等人将 56 只 Wistar 孕鼠按体重随机分成甲功不足组、正常对照组和甲亢对照组。甲功不足组仔鼠由从孕 4 天到仔鼠出生当日分别饮用浓度为 1 mg/L、3 mg/L、5 mg/L PTU 自来水的孕鼠所生；正常对照组仔鼠由饮用不含 PTU 自来水的孕鼠所生；甲亢对照组（T4 组）孕鼠孕期饮用不含 PTU 的自来水，所生仔鼠从生后 1～28 天，按照 40 μg/100 g 体重、2 次/周腹腔注射 T_4，观察上述所有组仔鼠生长发育指标。14 日龄幼鼠进行的早期的神经运动技能，即前肢悬挂试验，3 个 PTU 组幼鼠的悬挂时间是显著下降的，这一结果证明了胚胎期甲功不足对肌肉力量的不利影响。对于体重的影响表现在 14 日龄、21 日龄的 3 个 PTU 组幼鼠的体重显著降低，而到 28 日龄时，体重在各组之间没有统计学差异，说明随着个体生长以及生后 PTU 的撤销，生长发育指标会逐渐恢复。最终得出结论，胚胎期甲功不足延迟了幼年仔鼠的生长发育。

在哺乳动物中，甲状腺激素是维持正常生长和发育不可缺少的，尤其对骨和脑的发育尤为重要。年龄越小则甲状腺激素不足对生长发育的受阻越明显，切除或破坏正在生长中的动物甲状腺则生长完全停止，儿童发生甲状腺功能减退则生长停顿，给予甲状腺激素后又可生长。甲状腺激素刺激骨化中心发育、软骨骨化和长骨生长。甲状腺功能减退的患儿骨骺骨化中心出现的时间推迟，比实际年龄要晚若干年，故骨龄比年龄小，其骨骺闭合也晚。幼儿缺少甲状腺激素不但身材短小，姿态和外形始终停留在幼童阶段，鼻眶轮廓及牙齿发育也受影响。明确的证据表明，甲状腺功能减退症阻碍生长，而甲状腺功能亢进症可能促进生长。

甲状腺激素对儿童和青春期的线性生长有显著影响。体外研究已经证明甲状腺激素刺激垂体分泌生长激素。Ramos 等人表明甲状腺被切除的大鼠，其肝脏胰岛素生长因子（IGF）的表达随着甲状腺补充的增加而增加，提示甲状腺激素可能增加生长激素的敏感性。Roberto J. 等人发现 T_4 可以刺激特发性矮小儿童成纤维细胞的生长激素信号转导。Xing 等人已经证明甲状腺激素在调节小鼠 IGF-1 的表达和成骨细胞分开方面起着重要作用。其中一些研究表明，补充甲状腺激素可能会提高甲状腺功能临界的矮小儿童的生长速度。Valcai 等人通过调查血清甲状腺激素和 IGF-I 浓度之间的关系，对患有和不患有甲减的儿童进行了一项研究，这项研究表明，左甲状腺素治疗后游离 T_3 和 IGF-1 水平呈正相关（$r=0.37$, $P < 0.05$），这与两组受试者生长速度的改善有关。此外，Cetinkaya 等人对患有亚临床甲减的青春期前和青春期儿童进行了一项研究，两组患儿均补充甲状腺激素，观察到两组患儿在补充甲状腺激素 $6\sim12$ 个月后生长速度均有明显提高（$P < 0.05$），正如预期的那样，两组患者在服用 T_4 期间 TSH 水平都有所下降。Rose 等人观察到特发性矮小儿童补充甲状腺激素时，他们的生长速度有所提高。随后，Eyal 等人对患有范科尼贫血和具有临界甲状腺功能的儿童进行了类似的研究，结果表明，当补充甲状腺激素时，他们的生长速度会加快。补充甲状腺激素可以提高甲状腺功能测试较正常程度低的儿童的生长速度。值得指出的是，胚胎期胎儿骨的生长并不需要甲状腺激素，故先天性甲状腺发育不全的胎儿出生时身长可基本正常，而出生后数周至 $3\sim4$ 个月出现长骨生长停滞，治疗克汀病应在出生后前 3 个月补给甲状腺激素，过迟难以奏效。而在缺碘地区预防呆小病应在妊娠期即予补碘，以免在胚胎期因缺碘造成甲状腺激素合成不足，使胎儿出生后出现甲状腺功能减退。

胚胎期甲状腺激素不足会导致脑的发育发生明显障碍，神经细胞形态变小、数量减少，轴突、树突和髓鞘、胶质细胞均减少，神经组织中的磷脂、蛋白质、各种酶和递质含量都降低，髓磷脂出现晚而少，新生儿脑发育受限，出生数周到数月出现明显智力减退和迟钝，故必须在出生后 3 周内给甲状腺激素以尽早防治。有关母体甲状腺功能异常对胎儿生长发育会带来不良后果已经逐渐成为共识。研究表明，甲亢的孕妇会增加低体质量儿出生的风险，而甲减的孕妇会增加高体质量儿出生的风险。张巧璇等人在胎儿生长受限与脐血甲状腺激素水平和生长激素水平的相关性研究中，将 50 例胎儿生长受限的孕妇，根据入院先后将其均分为两组，每组 25 例，对照组给予孕妇增强营养对抗；观察组在对照组治疗基础上给予低分子肝素；并选取同期健康孕妇 25 例为健康组。比较三组孕妇分娩后脐血甲状腺激素水平和生长激素水平，并对新生儿体重进行测定，分析结果显示健康组甲状腺激素水平和生长激素水平均优于其他两组（$P < 0.05$）；健康组新生儿出生时体重高于其他两组（$P < 0.05$）。脐带血中 FT_3、FT_4 水平和生长激素水平与胎儿生长受限呈正相关（$P < 0.05$）；脐带血中 TSH 与胎儿生长受限呈负相关（$P < 0.05$）。由此得出结论：脐血甲状腺激素水平和生长激素水平与胎儿生长受限呈正相关，可以通过增加甲状腺激素和生长激素来促进新生儿成长。康燕研究表明孕妇合并甲减及亚临床甲减，儿童可出现体重减轻、头围减小。宋群英研究也持同样意见，妊娠期甲减组胎儿的体重、头围、身长

明显小于正常对照组；有研究认为，母亲妊娠期甲减，低出生体重（出生体重 < 2500 g）新生儿比例明显增高。而对于亚临床甲状腺功能异常，刘小莲研究表明妊娠早中期女性亚临床甲状腺功能异常对新生儿的身体发育会造成严重的影响。茹渤和佘广彤研究亦表明，在未采取药物干预治疗的亚临床甲状腺疾病孕妇中，胎儿双顶径明显低于正常组。以上研究表明甲状腺激素对生长发育起重要作用。

三、对神经系统的影响

甲状腺激素不仅与神经细胞的生长发育成熟有关，而且与神经系统的正常功能的维持密切相关。甲状腺疾病很常见，常伴有神经系统并发症，甲状腺疾病的神经系统并发症可能是甲状腺激素水平变化的直接结果。最近的研究表明，在发育中的大脑中，甲状腺激素对神经丝基因表达的调节和对线粒体蛋白编码基因的表达具有重要作用。甲减增加了大鼠海马和皮质突触体中一磷酸腺苷的水解，并影响了整个皮质发育过程中的突触功能控制。甲状腺激素还调节层粘连蛋白的出现时间和区域分布，层粘连蛋白是一种细胞外基质蛋白，为中枢神经系统内迁移的神经元提供关键的指导信号。有人认为层粘连蛋白表达的中断可能在先天性减患者脑内观察到的神经元迁移紊乱中起作用。

在生命的各个阶段，大脑都是甲状腺激素的重要靶点，然而，在大脑发育的最初阶段，最容易受到甲状腺激素供应失衡的影响。一些利用 PTU 的动物模型中，孕期和新生子代严重甲状腺激素缺乏导致严重的神经系统缺陷，包括认知障碍和精神发育迟缓，然而，即使孕期轻度甲状腺激素不足也会对后代产生认知缺陷，这项研究的证据表明，PTU 对神经元增生、迁移和分化、突触发生和髓鞘形成有广泛影响。相对较少的一些研究调查了母体甲状腺功能障碍的具体影响，在胎儿甲状腺发挥功能之前，仅导致母体甲状腺激素供应短暂减少，而且通常是适度减少，这些研究提供了重要证据，证明即使是轻度中断母体甲状腺激素供应对产前脑发育也有重要意义。参与细胞周期调控和细胞增生的基因被发现是由甲状腺激素在大脑发育中的调节在大脑发育中甲状腺激素参与调节细胞周期调控和细胞增生相差基因。母体甲状腺激素缺乏导致这些祖细胞对称分裂的延迟，以及细胞周期缩短，相应的祖细胞池减少。不同类型孕期甲减模型可以在后代大脑海马、脐服体和皮质下带等检测到神经元表达异常，即使在激素水平恢复到正常甲状腺功能状态后，这种影响在成年仔鼠中仍然存在。除了对细胞迁移产生影响外，甲状腺激素还调节神经元、少突胶质细胞、星形胶质细胞的分化。神经元分化、神经轴突生长和突触的重要调节因子主要为脑源性神经营养因子和神经营养因子 –3、胰岛素样生长因子 –1、肌动蛋白相关蛋白 2/3 复合物亚基 5 和脑反应介质 Protein–2b，以及突触前膜蛋白突触小体相关蛋白 25 kDa。相反，与细胞黏附有关的几个基因，包括 tenascin-C、L1/Ng-CAM、tag-1 和神经细胞黏附分子（NCAM），在特定区域和特定时间的发展中大脑中缺乏甲状腺激素，似乎被上调，这些分子与神经元的迁移以及突起的生长、轴突的引导和束状突起有关。中枢神经系统中与轴突髓鞘化相关的胶质细胞具有强烈的甲状腺激素依赖性。甲状腺激素缺乏导致髓鞘化延迟和主要髓鞘蛋白髓鞘碱性蛋白（MBP）、蛋白质脂蛋白（PLP）、髓鞘相关糖蛋白（MAG）、2′, 3′ – 环核苷酸 3′ – 磷酸二酯酶（CNP）的表达减少。MBP 基因的表达是由 T_3 通过启动子区域的一个 TRE 直接调控的。发育性甲减大鼠前连合和脐服体中髓鞘轴突的数量显著减少，而轴突的总数不受影响。发育性甲减大鼠的白质体积和百分比明显减少。即使在这种动物恢复到正常甲状腺功能状态后，这种损伤也是不可逆的。

GABA 是成熟中枢神经系统中主要的抑制性神经递质，主要存在于新皮层、海马和小脑中，调节兴奋性谷氨酸能活动，但在发育早期，GABA 主要作为兴奋性神经递质和参与细胞增殖、迁移和突触形成等发育过程的营养因子。特别是含有 GABA 能神经元及其轴突和树突的一个亚群体在发育性甲减大鼠和 TRα1 缺陷或突变小鼠的海马和新皮质中减少。这种影响持续到成年，即使在较中度的甲状腺激素不足时也能产生这种效应。PVALB 阳性细胞主要由位于锥体细胞层的篮状细胞和吊灯细胞组成，这些细胞在锥体细胞周围形成密集的簇，并有助于快速地刺入锥体细胞周围（即直接在 SOMA 上突触）输入锥体细胞。甲减时 PVALB 轴突和树突的树枝状突起发育受损致其阳性表达下降，对谷氨酸能神经元的抑制性控制明显降低。谷氨酸脱羧酶 65（GAD65）负责将谷氨酸转化为 γ- 氨基丁酸（GABA），甲减时该酶阳性表达量显著下降达 50%。临床前研究表明，T_4 和 T_3 可以调节 GABA-a 受体的活性，并选择性地影响 GABA-a 受体在大鼠海马培养中的 GABA 能相和张力电流。最近的动物研究发现，甲状腺功能减退组海马 GABA 水平下降。电生理记录还显示，甲减的前扣带回皮质的 GAGA 能突触传递减少。K^+/Cl^- 共转运体（KCC2）蛋白是 GABA 能神经传递从兴奋性向抑制性转换所必需的突触后成分，在出生后第 10～15 天，甲状腺功能低下的动物中没有这种蛋白的增加，这表明切换的时间明显延迟。相反，用 T_3 处理 E16 胚胎大鼠的神经元培养物，发现其促进了皮质功能成熟，增加谷氨酸和 GABA 能突触的生长，以及由于 T_3 和 T_3 介导的神经元活动增加，促进大脑 GABA 能中间神经元胞体和轴突生长。

甲状腺激素对 GABA 能中间神经元 PVALB 的表达影响可能部分通过其对神经营养因子表达的影响而起作用，神经营养素参与调节 GABA 能中间神经元的存活、分化、成熟以及其抑制功能的成熟密切相关。切向迁移的 GAGA 能神经元也形成了底板区神经元亚型，在大脑发育过程中存在时间较短，但对于丘脑轴突的形成和内外回路的成熟过程起着关键作用。在母体甲状腺功能减退并可能对皮质连接产生影响的大鼠身上发现了底板畸形。

甲状腺激素在突触可塑性和长时程增强（LTP）中起着重要作用。发育性甲状腺功能减退或缺碘降低神经颗粒素（RC3）的表达，一种钙调蛋白结合蛋白在整个发育过程中的海马区 CA1、CA3 和 DG 都有丰富的分布。并且钙调蛋白在调节突触可用性以及钙调节通路激活方面，如 Ca^{2+}/钙调蛋白依赖蛋白激酶 Ⅱ（CaMK Ⅱ）发挥了重要作用。发育过程中缺乏甲状腺激素的成年大鼠在 DG 和 CA1 区表现出突触传递和 LTP 的损伤，即使甲状腺功能受到相对适度的破坏。

甲状腺激素还可能改变大脑的生物化学。发育性甲状腺功能低下大鼠的大脑、小脑和延髓中普遍存在单胺（去甲肾上腺素、肾上腺素、多巴胺和 5- 羟色胺）和乙酰胆碱的减少，以及 GABA 的增加。

婴儿甲状腺功能减退者智力减退，呈痴呆状，甚至聋哑，一方面是由于神经系统发育直接受阻；另一方面婴儿在出生后一段时间内血脑屏障对甲状腺激素的通透性较高，甲状腺素进入脑内增多，对脑刺激加强使氧耗量增加，也间接促使脑生长发育，一旦甲状腺激素减少，影响其生长发育。胎儿发育过程中过高或过低的甲状腺激素水平会影响神经和认知。同时，产前甲状腺素水平的变化会导致长期丘脑皮质突触电路不稳定，可能会影响早期阶段的视觉处理。此外，甲减严重损伤听觉功能，而听觉功能在发声中扮演重要角色，故导致发声障碍。在早期发育中，甲减导致大脑的形态、生化和功能变化，但有研究表明，甲状腺激素水平失调引起的行为障碍和神经化学紊乱具有可逆性。目前，碘缺乏流行地区推行的补碘预防已使地方性呆小病发病率显著下降，居民的神经-运动系统发育质量提高，且对妊娠 8 周的孕妇进行甲状腺功能和甲状腺抗体检查，及时补充甲状腺激素有利于胎儿神经发育。甲状腺激素也是成人维持正常发育和中枢神经系统功能所必需的。成人甲状腺功能减退者，虽神经系统的发育已完成，智力正常，但会影响心理活动，导致中枢神经系统兴奋性降低，从而出现运动和语言迟缓、记忆力减退、表情淡漠、思维能力低下、神经反射减弱、终日嗜睡，脑电波提示反映兴奋性的 α 波延长或消失（反映兴奋性降低）。成年人体内甲状腺激素水平的失调意味着与认知和行为缺陷有关的各种神经递质系统功能异常，如从成年后开始的甲状腺功能低下引起的显著记忆障碍、恐惧和焦虑。无论是在人类还是动物研究中，亚临床甲减都与行为和抑郁有关。海马是富含甲状腺激素受体的大脑区域，因此，甲状腺激素水平的改变可引起相关海马功能的变化，如学习、记忆和注意力。Cooke等人使用功能性磁共振成像发现未治疗的甲状腺功能减退的成年人右海马区的体积减小了，因此，在甲状腺功能低下的成年人中，海马受甲状腺激素缺乏影响可能是认知能力下降的原因。

反之，甲亢患者或甲状腺素应用过多者，则中枢神经兴奋性亢进，表现为神经反射增强、急躁易怒、烦躁不安、语言增多、注意力不易集中，或有肌肉纤颤，甚至可发展成兴奋性躁狂。甲亢可以诱发多种形式的运动障碍。甲亢引起的舞蹈病主要见于病例报告，其中大多数是双侧的，有些是单侧的，在 Graves 年轻女性患者中较为常见。据报道，舞蹈病的病情波动与甲状腺激素变化有关，研究认为该病与甲状腺素过多有关。甲状腺功能亢进可明显加重震颤症状。可能的机制如下：甲状腺激素可增加肾上腺素能受体的敏感性，并使帕金森病患者对酪胺敏感性增加，同时，甲状腺激素可以加速大脑中多巴胺的代谢并修饰多巴胺受体以影响其敏感性。部分甲亢患者可能会发生癫痫发作，严重情况下会导致癫痫持续状态，特别是在甲状腺危象患者中较常见。甲亢引起的癫痫发作在临床上表现为完全性强直 – 阵挛性癫痫，并且在脑电图上可以看到弥漫性慢波、三相波和偶发的尖波。其原因，一方面是甲状腺激素直接刺激大脑组织；另一方面是甲状腺激素使机体进入高代谢状态引起脑损伤，进而导致皮层神经元对癫痫发作的敏感性变化，从而降低癫痫发作阈值，进而引起癫痫发作。一些甲状腺功能亢进症患者会出现不同程度的情绪和认知下降。甲状腺激素受体在海马中高度表达，因此过多的甲状腺激素会影响海马的形态和相关功能，进而影响情绪和认知。研究发现，甲亢患者的病程与双侧海马、双侧扣带前回、双侧扣带后回、右侧海马及右侧额眶回皮质内侧的功能连接减弱相关。一系列研究表明，磁共振波谱发现，Graves 患者存在大脑功能异常代谢区，这与执行和工作记忆有关，就临床表现而言，Graves 患者的抑郁和焦虑症状发生率更高。甲亢患者会经历各种形式的心理和精神变化，包括焦虑、烦躁、情感依赖、恐惧、注意力不集中、抑郁和偏执、妄想等其他精神症状。当甲状腺激素水平恢复正常时，可以缓解这些中枢神经系统症状。甲状腺毒症的表现在年轻人和老年人之间有很大差异，年轻人通常表现出过度的活动和焦虑，而老年人则表现出抑郁、嗜睡和假性痴呆等。研究发现，亚临床甲亢人群的认知功能障碍发生率高于同年龄组。有综述阐明，中老年甲亢患者出现认知功能包括记忆、反应时间、视觉空间的执行能力下降的可能较大。据此认为，亚临床甲亢与认知能力下降之间存在确切关系。甲亢还会造成周围神经损伤，其表现形式多样，也可能会出现个别的躯体神经（正中神经、尺神经、胫神经和腓神经）和颅神经（视神经、前庭神经和喉返神经）症状，还表现为多发性周围神经病，在大多数病例中，周围神经损伤主要由甲状腺素的直接刺激作用所引起，多可在甲状腺毒症得到纠正后出现症状缓解。甲亢患者通常表现出各种认知功能缺陷，最常见的认知功能缺陷包括在注意力、记忆力、精神警觉性和视觉运动速度测试中表现较差。有研究报告了实验性提高甲状腺激素对认知能力的影响。给 14 名甲状腺功能正常的年轻健康男性（20～37 岁）服用 $100\ \mu g\ T_3$，使血清 T_3 水平升高到甲亢范围内，3 天后血清 T_3 水平升高到甲亢范围内，在注意力、记忆力或视觉运动协调方面没有显著变化，但有改善语言流畅性的趋势。Münte 等人在 24 名健康男性中进行的一项安慰剂对照交叉研究发现给予相对较高剂量的 L– 甲状腺素（每天 $300\ \mu g$，持续 3 周）显著改善了视觉处理。

甲状腺激素与成人认知功能关系密切，在对甲状腺功能未做限制的人群、正常老年人群以及伴有甲状腺功能改变的人群中均可发现甲状腺激素的变化与认知障碍或认知损害趋势的相关性。甲状腺激素与认知的关系密切而又相当复杂，记忆、注意力、语言等是报道较多的甲状腺功能异常常受累及的认知领域，而并没有一个特定的甲状腺激素指标来反映认知功能的下降或与认知功能相关，这可能与不同的研究所入选的人群特点（甲状腺功能状态）、年龄范围、受教育水平，以及 TSH 正常参考值及所应用的认知评估量表有关。在反映甲状腺功能的各指标中，TSH 调节甲状腺激素分泌，是甲状腺功能状态分类的主要指标，但它同时受到血清中 T_3 和 T_4 的负反馈的影响，浓度并不稳定，与认知功能的关系的各个研究结果并不一致；FT_3 作为老年人全面认知功能下降的标志及血管性痴呆的影响因素已多有报道；而有学者认为 T_4 是与认知功能关系最密切的甲状腺激素指标。此外，甲状腺激素对认知功能的影响是连续渐变的，没有特定的一个甲状腺激素的水平，高于或低于这一水平可呈现截然不同的认知状态。正常范围内偏低或偏高的甲状腺激素水平都会对认知造成影响。

近年来，对脑卒中患者在急性期和恢复期中甲状腺激素水平异常的相关报道很多，并针对可能导致的原因以及其对预后的影响都做了相关的研究，对甲状腺功能和脑血管病发生的相关性也做了多方面的研究。刘运林将住院治疗的 100 例急性脑血管病患者分成脑出血组和脑缺血组，再分别分成大病灶和小病灶两个亚组。结果脑出血组血清和脑脊液中 T_3、T_4 含量均较脑缺血组低（$P < 0.01$）；脑出血组血清促甲状腺激素含量较脑缺血组高（$P < 0.01$）；脑出血组脑脊液中 TSH 也比脑缺血组高（$P < 0.05$）；脑出血和脑缺血组 T_3、T_4 均比正常组高（$P < 0.01$），TSH 均较对照组低（$P < 0.01$）。脑出血和脑缺血组中大病灶组的血清和脑脊液中 T_3、T_4 含量均较小病灶组高，TSH 含量均较小病灶组低。作者结论为：甲状腺激素是一种较敏感的判断脑功能障碍的指标，急性脑血管病发病后甲状腺素水平的变化对判断病情及评估预后有一定帮助。

脑血管疾病可以出现甲状腺激素水平的变化，同时研究也证实甲状腺功能对脑血管病的发生也有一定的影响。孙梅应用脑电图（EEG）及经颅多普勒（TCD）技术检查 30 例甲亢患者并与 35 名健康体检者比较，结果甲亢患者 EEG、TCD 异常率分别为 68% 和 100%，EEG 表现为广泛轻度及中度异常，无重度及局限性异常。TCD 表现为多支或单支脑血管血流速度不同程度增快，频谱加快，收缩峰高尖锐利，有的伴有血管杂音，说明甲状腺功能亢进的同时存在脑功能及血流动力学改变，能引起脑功能的损伤。张雄伟对 296 例临床诊断甲亢患者在治疗前后行脑电图检查，其中 138 例同时做经颅多普勒超声检测。结果：治疗前 EEG 异常率 68.9%（204/296），主要表现为 α 波频率增快，β 活动增多、波幅增高，出现散在及阵发性 δ、θ 活动。EEG 痫样放电检出率为 27%（80/296）。93%（128/138）血流速度增快，76%（105/138）搏动指数增高，57%（79/138）伴有血管杂音。治疗后 EEG 异常率下降到 15.2%。TCD 血流速度及搏动指数降低，血管杂音消失。所以作者认为，脑功能和脑血流动力学与甲状腺激素分泌有关。何小科等人也有甲亢患者的 TCD 表现为脑血流灌注显著增高的报道。申珊回顾性研究了 15 例合并甲亢的脑梗死患者的临床表现、诊断与治疗结果，发现甲亢合并脑梗死以中青年多见，结论为：对甲亢患者有必要监测其脑血管病变的情况，并应积极治疗其并发症，甲亢可能是中青年脑梗死的一种危险因素。还有其他一些回顾性研究也提示了甲亢可能为青年脑梗死的病因，治疗甲亢是脑梗死恢复的关键。Rocha 等人报道 2 例青年女性为缺血性卒中患者，脑血管造影显示其存在多发血管狭窄，临床可确诊 Graves 病，未发现其他卒中和血管炎的危险因素。Nakamura 等人观察了 2 例合并脑缺血的多发颅内动脉狭窄的甲亢患者，经过同时治疗甲亢后，颅内动脉狭窄好转，预后良好，说明甲亢和脑血管形态之间通过某种机制可能存在联系。

动脉粥样硬化为脑血管病的直接危险因素，而有报道认为甲状腺功能减退可以导致动脉粥样硬化。叶琳等人检测 300 例老年患者的甲状腺功能、血压、血糖、血脂、C- 反应蛋白，以及颈动脉内膜中层厚度与粥样斑块发生率，并对检出的 46 例亚临床甲减患者与甲状腺功能正常者有关指标进行比较，发现亚临床甲减患者颈动脉内膜中层厚度及粥样斑块发生率均明显高于甲状腺功能正常者，而两组的血压、血糖、血脂、CRP 等无统计学差异。此研究证实了甲减可以导致动脉粥样硬化。徐春荣等人对甲减患者治疗前后行颈动脉 B 超检查，发现甲减患者经治疗好转后颈动脉粥样硬化斑块变小，说明甲状腺功能与血管形态有相关性。

甲亢对脑血管的影响，学者认为可能与甲状腺功能亢进，甲状腺激素导致细胞新陈代谢加速，交感神经 - 肾上腺系统兴奋，心脏搏动增强，循环加速有关。同时与蛋白质、脂肪及糖代谢均有紊乱现象，影响细胞膜的通透性，增加红细胞变形性，血小板黏附作用增加，导致脑灌注量和脑循环量下降等有关。对于甲减对脑血管的影响，报道比较一致，普遍认为甲状腺功能低下，甲状腺激素减少引起脂质代谢异常，脂肪降解的作用减弱，进而出现高胆固醇血症，最后导致动脉粥样硬化甚至脑血管病。

甲状腺素也能兴奋交感神经系统，目前其机制尚未明确。甲状腺毒症的临床表现如紧张、易出汗、焦虑、颤抖、怕热、心悸、心动过速等与交感神经系统兴奋的表现很相似。肾上腺受体阻滞剂可以减轻甚至消除这些症状，因此认为甲状腺素可能增加儿茶酚胺的分泌。然而有人认为甲状腺激素具有与儿茶酚胺相似或可增强后者的作用，研究发现甲状腺毒症患者或动物的肾上腺素和去甲肾上腺素在血浆及尿中浓度未见明显上升，其代谢产物在尿中也不增加。部分学者通过甲状腺素乳鼠离体心肌细胞，发现其受儿茶酚胺刺激增加心率的反应明显增强，甲亢大鼠白色脂肪细胞 β 肾上腺素受体数量未见明显变化，但对激动剂的敏感性增加，细胞 cAMP 增加，而甲减大鼠的脂肪细胞 cAMP 减少。有学者认为甲状腺激素可能通过增加肾上腺素受体的数量或亲和力及增加 cAMP 等途径来增强对儿茶酚胺的反应。动物实验发现当给予大鼠药理剂量的甲状腺激素时可增加心肌 β 肾上腺素受体数量。正常人接受 100 μg 三碘甲腺原氨酸 10 天后脂肪和骨骼肌 β 肾上腺素受体分别增加 60% 和 30%。研究表明，静脉滴注普萘洛尔对给予三碘甲腺原氨酸引起的基础能量消耗及体内蛋白质分解代谢的加速无明显作用，但是静脉滴注普萘洛尔对肾上腺素引起的能量消耗增加的抑制作用在甲状腺毒症患者中较正常人更强。综上所述，在甲状腺毒症患者伴有交感神经激活表现时，如甲状腺危象或急症手术，可应用 β 肾上腺素受体阻断剂。

四、对心血管的影响

甲状腺激素对心血管系统具有多方面的影响，甲状腺激素水平异常在心血管疾病的发生及发展中起着重要的作用。甲状腺激素对心血管系统有直接的影响，并能与神经内分泌系统相互作用。

（一）影响心肌收缩和舒张功能

甲亢的一个显著症状就是心肌收缩增强，甲亢患者心率加快，常有心悸、憋气感，活动后加剧，静止时心率常超过 100 次/分。据统计，甲亢患者 92.39% 有心脏表现，特别是成年人群体中患有结节性甲状腺肿伴甲亢的患者。由于心肌收缩力加强，心每搏输出量增加，加上心率加快，故心排出量增加，还导致收缩压升高。动物实验表明，甲状腺激素对于活体心脏、离体心脏以及乳头肌肉均有正性肌力作用，而在临床研究中也发现，补充甲状腺激素可以改善患者的心肌收缩功能。甲状腺激素的生物作用可通过心血管动力学指标反映，如心脏收缩时间间隔（STI）＝射血前期（PEP）/左室射血时间（LVET），甲状腺功能亢进时射血前期缩短，左室射血时间不变，故 STI 减小。过多的甲状腺激素增加心肌耗氧量，引起冠状动脉相对供血不足，故甲亢合并冠心病者常诱发心绞痛，即使冠状动脉正常也可能出现心绞痛甚至心肌梗死。5%~10% 甲亢患者因长期未能满意控制或伴有潜隐性心脏病而发生甲亢性心脏病，这是由于心肌耗氧量增加，营养物质过度消耗，甚至心肌糖原耗竭，使心肌细胞轻度萎缩甚至灶性坏死。甲状腺激素增强心肌收缩力的机制可能与其提高增加儿茶酚胺类物质的敏感性有关，儿茶酚胺通过 β-1 受体作用于心脏，使心率加快，收缩力增强，传导速度增快，心排出量增加。动物实验研究表明甲状腺激素可增加心肌肾上腺素受体密度。甲状腺激素也可直接作用于心肌以及增强代谢。甲状腺激素可与细胞核受体或细胞核外受体结合，从而促进某些基因的表达和蛋白质的合成。甲状腺激素可促进产生肌球蛋白的基因表达，肌球蛋白是心肌细胞中的收缩蛋白，甲状腺激素使肌球蛋白三种异构体 αα、αβ、ββ 中活性最强的 αα 增多以增强收缩功能。甲状腺激素可促进肌浆网 Ca^{2+}-ATP 酶表达，加速心肌利用 ATP，还能加强心肌细胞 Na^+-K^+-ATP 酶的表达，为收缩蛋白提供能量，增加耗氧量，从而增强心肌收缩力，增加心肌做功。在动物实验中，注射 T_3 可以使心肌收缩力立即增强，这显然不是通过促进基因表达而发挥的作用，说明甲状腺激素尚可以直接作用于心脏，增强收缩力。

甲状腺激素具有改善心肌舒张的功能，在甲状腺功能减退的患者中发现心肌舒张功能受损，舒张期延长，而补充甲状腺激素后可以得到纠正。

（二）扩张外周血管

甲状腺激素促进机体产热，引起外周血管扩张（皮肤含血量可增加 1 倍），使外周阻力降低，脉压增宽（可达 6.65~10.64 kPa）。在甲亢时，甲状腺激素一方面增强心肌功能；另一方面降低外周阻力，患者呈现高动力循环状态，心脏指数增加。循环阻力降低可导致血压下降，直接刺激肾素分泌的作用，激活肾素-血管紧张素-醛固酮轴，从而增加血容量，但其扩血管功能更强，因此对心力衰竭的患者应补充甲状腺激素治疗。此外，甲状腺激素对冠脉循环有独特的作用，可以增加冠脉血流并改善冠脉微循环。动物研究证明，甲状腺功能被破坏的小鼠，冠脉微循环受损，冠脉血流减少，并最终发生心力衰竭。

（三）影响窦房结功能和房室传导

甲状腺激素还影响窦房结功能和房室传导。甲亢动物心肌细胞复极化时间缩短，心房兴奋组织的有效不应期缩短，舒张期的去极化自律性增加，窦房结的激动自律性也加快，引起窦性心动过速，当心房兴奋性增高到一定程度可发生窦性颤动。由于同时有房室结容易通过，故常伴有快速的心室率。

（四）影响血管内皮功能

血管内皮是由单层扁平上皮细胞组成，具有屏障作用和分泌作用。研究发现其具有分泌几十种活性物质的功能，这对血管功能的稳态具有重要作用。当血管内皮受损时，血流动力学就会随之发生改变，粥样硬化因子就会作用于血管，使血管发生解剖学改变，形成粥样硬化。甲亢会使血管内皮功能受损，其原因主要有如下两点。

1. 分泌因子增多

主要包括血管内皮对 ET 和 NO 的分泌增多。ET 是血管内皮分泌的一种强力的缩血管多肽，其作用时间久、作用力度大。其作用方式是与平滑肌受体结合引发钙离子内流，从而发挥缩血管作用，同时还具有促使血压升高的作用。有研究表明，甲亢状态下患者体内的 ET 水平较正常水平高，而且呈现出与体内血清中 TT_3、TT_4 含量的正相关性。另外一种在甲亢患者体内升高的分泌因子是 NO，其呈现出和 ET 拮抗作用，会引起扩张血管、降低血压的作用。二者同时在甲亢患者体内作用，直接结果会导致脉压的增大，形成高排低阻型的高血流动力。高血流动力会迫使血液在血管内的流动速度加快，切应力过大。一旦内皮细胞损伤又会反作用于 ET、NO 的分泌，形成恶性循环，这就是甲亢状态下对血管损伤的过程。

2. 血管壁的损伤

在甲亢情况下，机体内血液流速快，切应力较往常更大，对血管壁的冲击也大，会对血管壁造成损伤；甲状腺激素分泌过度造成的血管阻力以及脉压也增大，会使血管脆性增强而更易受损。

综上所述，正常甲状腺激素水平在维持心血管系统功能方面扮演了十分重要的角色。甲状腺功能状态的异常会对心血管系统产生不利的影响。动物实验、细胞培养实验以及临床研究证明甲状腺功能异常对心血管系统疾病的发生及发展起着促进作用，甲状腺功能状态与心血管疾病存在很强的相关性。一项对 2466 例心力衰竭患者的回顾性分析结果显示，甲状腺激素水平与心功能分级（NYHA 分级）呈正相关，甲状腺激素水平越低者心功能越差。临床证据显示亚临床甲减与心血管患者不良预后密切相关。在一项针对老龄化和身体健康状况的人群队列研究中，TSH 水平 > 7 μIU/mL 的人群心力衰竭发生率比甲状腺功能正常的人群高 3 倍。发表在 *JAMA* 上的一项欧洲调查也显示，在 TSH 浓度较高的人群中，亚临床甲减与冠心病事件和冠心病死亡风险密切相关，这种相关性在 TSH 水平 > 10 μIU/mL 的人群中尤其显著。荟萃分析也显示，亚临床甲减是冠心病的独立危险因子。低 T_3 综合征是心血管疾病患者中常见的甲状腺功能异常状态之一，患者仅出现 T_3 的水平降低，而其余甲状腺功能指标均正常。正常人体的 T_3 在循环或者组织中由 T_4 转化而来，但心肌细胞更容易受到低 T_3 状态的影响。低 T_3 综合征可见于多种无原发性甲状腺疾病的急、慢性心源性疾病，包括急性冠脉综合征、心力衰竭和结构性心脏病。Iervasi 等人的研究在对危险因素、左室功能及心肌梗死病史进行调整后，T_3 水平仍与冠心病的发病呈现负相关，并指示不良预后。在那些既往没有原发性甲减的扩张型心肌病患者中，有 20%~30% 患者合并血浆 T_3 水平低下。

五、对生殖系统的影响

甲状腺激素不仅参与机体能量代谢、生长发育、心血管系统等的调节，对生殖系统也有一定的影响，是体内重要激素之一。临床资料及实验研究证实适量的甲状腺激素对维持垂体 – 性腺轴的稳定具有重要作用。甲状腺激素水平异常与生殖系统疾病尤其是不孕不育症的发生密切相关。

（一）对女性生殖系统的影响

甲状腺功能紊乱会影响性激素分泌水平和性腺功能，进而造成女性患者出现月经紊乱、卵巢功能减退、排卵异常、不孕，甚至会造成妊娠妇女流产、死胎率上升，临床研究发现，在月经紊乱的患者中 37% 伴有甲状腺功能紊乱。女性甲亢患者临床表现多为月经减少或闭经，而女性甲减患者的常见临床表现为月经过多、闭经或卵巢萎缩等。甲状腺功能紊乱影响女性下丘脑 – 垂体释放的卵泡刺激素（FSH）、黄体生成素（LH）、雌二醇（E_2）、催乳素（PRL）水平，其中，甲状腺功能紊乱患者体内 FSH、LH、性激素结合蛋白（SHBG）高于正常组，女性甲亢患者体内睾酮（TT）、E_2 高于正常组；而女性甲减患者 TT、E_2 低于正常组，PRL 水平高于正常组，PRL 的异常升高是导致女性月经紊乱、闭经、不孕的重要因素。

　　动物实验研究表明，长期大剂量甲状腺激素会影响大鼠腺垂体及卵巢内分泌细胞的超微结构（如内质网、线粒体等），使其发生退行性改变。体外细胞实验表明使用甲状腺激素干预体外培养人卵母细胞，可明显抑制卵母细胞窦腔的形成。可见，甲状腺激素对卵母细胞有一定损伤作用，长时间大剂量甲状腺激素会影响卵巢内分泌细胞，进而造成卵巢功能的减退，雌激素及黄体酮水平降低。目前研究甲状腺激素造成卵巢功能减退的机制有：①甲状腺激素可与人卵母细胞内有甲状腺激素受体结合直接作用卵巢，降低卵巢对垂体促性腺激素的反应性；②垂体促性腺激素（如 FSH、LH）对卵巢结构和功能的维持具有重要作用，甲状腺激素可通过调节 FSH、LH 的分泌影响卵巢的功能。少量甲状腺激素可促进垂体分泌 LH，反之则可抑制促性腺激素的分泌，因此，适量的甲状腺激素可维持垂体与性腺功能的平衡；③甲状腺激素对甾体激素的合成、分解和转化过程有重要的调节作用，可直接参与及影响卵巢雌激素的合成与代谢，也可以直接抑制卵巢内分泌细胞的分化和增生。

（二）对男性生殖系统的影响

　　甲状腺激素对男性生殖系统具有重要影响。甲状腺功能紊乱的男性患者常见临床表现有性欲降低、勃起功能障碍、早泄等，部分男性患者甚至会出现乳房发育。对甲状腺功能紊乱的男性患者进行体内性激素水平检测时发现，甲状腺功能紊乱的男性患者体内 FSH、LH、TT、E2、SHBG 水平较甲状腺功能正常组均有升高，且睾酮、SHBG 水平与 TT_3、TT_4 水平呈正相关，随其升高而升高。经合理治疗控制甲亢后，男性甲亢患者体内 E2、TT、SHBG 可降低，性功能可恢复至正常，但体内 FSH、LH 水平无明显下降，结果表明甲状腺激素主要通过调节男性患者体内 TT 及 E2 水平影响性功能。男性甲减患者体内 TT 水平低于正常组，E2、PRL 水平高于正常组，泌乳素与男性的性欲、性功能、精子的生成有着密切的关系。

　　甲状腺对男性生殖系统的影响可能与甾体生成急性调节蛋白（SCAR）表达密切相关。体外实验证实，甲状腺激素促进睾丸间质细胞干细胞增殖分化，且 TH 作用于成熟睾丸 Leydig 细胞后，促进细胞内 SCAR 大量表达，进而参与睾酮等甾体激素合成，维持间质细胞的功能。SCAR 介导了胆固醇向线粒体的跨膜运输，是甾体激素合成的重要机制。根据体外实验结果，Airyaratne 等人分别摘取甲亢及甲减大鼠的睾丸组织，结果发现甲亢大鼠睾丸组织内的 Leydig 干细胞的分化程度较高、数量较多，而甲减大鼠睾丸组织内的 Leydig 细胞数量较少。可见，甲状腺激素具有促进男性雄激素合成的重要作用。男性甲亢患者体内 TT、SHBG 水平高于甲状腺功能正常者，SHBG 水平的升高会暂时降低体内游离睾酮（具有生物活性）水平，游离睾酮对下丘脑-垂体反馈抑制作用减弱，促进垂体合成 LH，进一步导致睾丸间质细胞合成睾酮增加，使机体内活性睾酮达到平衡；有研究证实，男性甲亢患者体内唾液睾酮（可反应游离睾酮水平）水平明显降低，说明大剂量甲状腺激素可能会损伤睾丸，受损的睾丸不能完全代偿活性睾酮的降低，但甲状腺激素对睾丸产生损害作用是否呈剂量依赖性或时间依赖性，以及其造成损伤的具体机制仍需进一步研究。

（三）甲状腺激素对妊娠的影响

　　甲状腺功能紊乱合并妊娠的患者易出现不良妊娠结局，如早产、自发性流产、复发性流产、死胎、畸胎、妊娠期高血压、胎盘早剥、低体重儿（低体质量儿）等，其中，流产是甲状腺功能紊乱合并妊娠患者的早期并发症之一。甲亢患者交感神经比较兴奋，促进去甲肾上腺素和血管紧张素的分泌，使机体血管出现痉挛，会引起孕产妇宫缩时间变短并且宫缩加强，最终导致流产和早产等。同时甲亢患者因体内甲状腺激素过多，加速新陈代谢并使机体能量消耗过多，影响机体生理、生化过程，进而引起甲亢患者消瘦、情绪不稳定、营养不良，使母体孕育胎儿困难；相反，甲减合并妊娠患者因体内生成的甲状腺激素过少，能量消耗减少和机体新陈代谢变慢，进而降低神经和肌肉的兴奋性，出现食欲减退、精神萎靡，因机体缺乏活力与能量易引发胎儿发育异常，进而发生流产、死产，上述推论在临床资料中也得到证实。临床资料表明，甲亢合并妊娠患者出现妊娠期高血压、早产等不良结局的发生率较甲状腺功能正常组明显上升，甲亢合并妊娠患者经过治疗后，复发性流产的发生率明显降低；对甲减合并妊娠患者早期给予左甲状腺素钠替代治疗，也可以明显降低流产率，其流产率与甲状腺功能正常的妊娠妇女相同。由此可见，甲状腺功能紊乱对妊娠的结局有一定影响。

国外研究发现，原发性不孕患者易伴发甲状腺功能紊乱，其中伴有甲减、高泌乳素血症患者人数较正常对照组多；在男性不育患者中，甲状腺功能紊乱、甲减患者所占比例分别为 11.5% 和 3%，因此，甲状腺功能紊乱与不孕不育具有密切联系。临床资料显示，在孕龄期妇女中，甲亢患者中有 5.8% 患有不孕症；一项历时 8 年的临床随访研究发现，对甲亢导致的不孕患者行 ^{131}I 治疗，待甲亢控制稳定后，其生育成功率为 59.4%。Arojoki 等人检测了 299 例不孕妇女的甲状腺功能，发现有 4% 伴有 TSH 不同程度的升高，3.3% 伴有临床确诊的甲状腺功能减退；给予不孕且伴有甲状腺功能异常的患者进行治疗可以增加受孕的概率。因此，甲状腺功能紊乱可导致女性患者不孕，影响受孕率，及时纠正甲状腺功能紊乱，其受孕率将升高。

甲状腺功能紊乱影响育龄期男女不孕不育的机制可能有：①月经紊乱：甲状腺功能紊乱女性患者体内 FSH、LH、E_2、PRL 等性激素水平易出现异常，甲状腺激素还可能直接影响卵巢内分泌细胞的功能，导致女性患者内分泌紊乱，干扰正常的月经周期、造成不孕等。甲亢育龄期妇女超过半数伴有月经紊乱，虽大多数仍能正常排卵，但其生殖能力相对下降。甲减患者因代谢水平低下，子宫内膜生长不全，导致月经量减少甚至闭经。甲减患者体内 PRL 高于正常，高泌乳素血症可能也是甲减患者月经紊乱、不孕的重要原因之一。②排卵异常：排卵异常是女性不孕的第二大原因，甲状腺激素可调节 TRH-TSH 轴的平衡，进而调节 GnRH/GH（促性腺激素）-PRL 平衡。甲减患者体内 TRH 增加，继而引起 GnRH、PRL 分泌节律改变，降低卵巢对促性腺激素的敏感性，抑制卵泡发育、成熟和排出，导致黄体酮生成素排卵峰值延迟及黄体功能不足。此外，甲状腺激素可直接作用卵母细胞，可对其产生损害作用。③精子形成异常：生精过程受 FSH 与睾酮双重控制，FSH 起始动生精作用，而 LH 则通过睾酮维持生精作用，有研究表明，T_3 能够刺激间质细胞本身的和 LH 诱导的黄体酮、睾酮、雌二醇分泌功能，T_3 的受体存在于发育的生精细胞、支持细胞、间质细胞以及管周细胞，在精子生成过程中起到一定作用。男性甲减患者精子数量减少、形态异常且伴有精子活动力的下降；高泌乳素血症男性患者常有睾丸生精障碍，PRL 可将生精细胞阻滞在初级精母细胞和精子细胞阶段，使精子不能发育成熟，进而使得精子数量及质量下降。④性功能异常：甲状腺激素对内分泌生殖系统具有允许作用，可以促进激素的分泌和代谢维持正常的性欲和性功能。男性甲亢患者常表现性功能减退，如阳痿、早泄、性欲降低、勃起功能障碍等；女性甲亢患者常存在严重的性功能改变。⑤心理因素：心理因素是导致性欲减退、性生活令人不满意的主要原因，甲亢患者在临床中常伴有紧张多虑、烦躁易怒、神经过敏等精神症状，甲减患者常伴有纳差乏力、精神差、反应迟钝、抑郁等症状，甲状腺功能紊乱的患者性功能异常，对性生活不满意，这也是造成男女不孕不育的重要原因。

综上所述，甲状腺激素水平的异常将会影响人体内性激素水平，过量的甲状腺激素对人类性腺（卵巢或睾丸）有一定损害作用，异常的性激素水平、受损的性腺将会导致女性出现月经紊乱、排卵异常，男性出现性功能改变、精子数量、质量及形态活动性异常，这些均不利于男性生育、女性怀孕。甲亢、甲减患者易出现能量代谢及新陈代谢紊乱，易合并情绪、心理及精神异常，使得甲状腺功能紊乱男女患者出现性欲改变及对性生活不满意，怀孕女性患者易出现不良妊娠结局，这也是导致男女甲状腺功能紊乱患者不孕不育的重要原因，由此可见，下丘脑－垂体－甲状腺轴与下丘脑－垂体－性腺轴关系密切，甲状腺激素有助于维持下丘脑－垂体－性腺轴的稳定及男女的生殖能力。

六、对消化系统的影响

甲状腺激素直接或间接使胃肠道平滑肌对神经递质的敏感性增强从而促使小肠动力增强，肠通过时间缩短，因而有些甲亢患者表现为大便次数增多。同时甲状腺激素可提高细胞内 cAMP 水平，使肠道分泌类似霍乱毒素物质及血管活性肽，后者强烈刺激小肠液、胰液、胆汁分泌使肠道渗透压升高，肠蠕动加速，临床表现为腹泻、大便次数均增多，而呕吐症状为突出表现，系由于甲状腺激素对化学感受器触发带（位于延髓）的直接作用，甲状腺激素促进镁的排泄，低镁亦可加重呕吐症状。

1874 年，Habershon 首次报告了甲状腺功能亢进患者可发生肝脏损伤，此后又有多次报道，并认为在这类病例中 45%～90% 可有肝功能试验异常。尸检时发现这类患者的肝脏多有炎症反应、脂肪变性、坏死和硬化。应用肝活检发现肝细胞浆有空泡变性，核呈不规则和染色过深。研究表明其可能与以下多个因素相关。

1. 甲状腺激素的直接毒性作用

由于肝脏对甲状腺激素的代谢、转化、排泄起到重要作用，20% 甲状腺激素在肝内降解，长期过多的甲状腺激素的代谢、转化不仅增加肝脏负担，也可能直接对肝脏产生毒性作用。

2. 高基础代谢率

甲亢时全身组织处于代谢亢进状态，各组织器官高速运转，耗氧量增加，内脏动脉血流虽有所增加，但并不能完全代偿组织对氧的需求，造成肝脏相对缺氧，从而出现肝小叶中央区域细胞因供氧不足而坏死。

3. 肝细胞营养不良

由于大量甲状腺激素的分泌，分解代谢亢进，肝糖原、必需氨基酸和维生素等营养物质消耗过多，造成营养不良，使肝细胞变性形成胆汁淤积。

七、对血液系统的影响

甲状腺激素除了影响代谢和心血管系统外，还可导致血液系统的改变，尤其是贫血的发生。贫血和甲状腺功能障碍都是常见的疾病。在育龄女性和老年人中，贫血的高峰发病率约为 10%。研究表明，在估计平均年龄为 59.4 岁的人群中，甲状腺功能障碍的患病率为 5.0%，而有 5.9% 患者出现贫血。在 M'Rabet-Bensalah 等人的研究中，贫血在明显的甲亢患者中最常见（14.6%），而在明显的甲减患者中的发生率较低（7.7%）。Omar 等人报告甲亢和甲减引起的贫血发生率更高，分别为 40.9% 和 57.1%。据报道，与正常甲状腺功能妇女相比，TSH 水平升高和降低的女性的血红蛋白浓度均显著降低。实际上，在一项针对 Graves 甲状腺功能亢进症患者的研究中，1/3 人口出现贫血，而甲状腺功能正常可使血液学状况显著改善。Mehmet E. 等人报道亚临床甲减和甲减患者均有较高的贫血发生率，二者无显著性差异（43%：39%，$P > 0.05$），且二者的血清铁、维生素 B 和叶酸水平也无明显差异（$P > 0.05$）。Bashir H. 等人的报道也提示甲减和亚临床甲减均与贫血密切相关，治疗后贫血均明显好转。杨国军等人研究报道与甲功正常组比较，亚临床甲减组的血红蛋白（Hb）和红细胞（RBC）明显降低（$P < 0.05$），贫血的患病率明显增高，尤其是女性患者，均有显著性差异（$P < 0.05$），与上述报道一致。关于贫血发生的机制，Bremner A.P. 等人报道，在亚临床甲减和甲功正常组中，FT_3、FT_4 与血红蛋白和红细胞显然呈正相关，TSH 与血清铁和转铁蛋白呈负相关，亚临床甲减组的血清铁水平明显低于甲功正常组。Mehmet E. 等人报道亚临床甲减的贫血与血清铁、维生素 B_{12} 和叶酸水平低有关，慢性病性贫血也可能是亚临床甲减贫血的常见原因。Brent G.A. 等则认为系甲状腺功能低下致促红细胞生成素减少所致。本次研究中也发现 FT_3、FT_4 与血红蛋白和红细胞存在着明显的正相关性，支持贫血与 FT_3、FT_4 相关的观点，而且，亚临床甲减组的贫血患者的平均红细胞容积（MCV）明显小于亚临床甲减组中的无贫血患者（$78.10 \pm 16.03 vs. 93.36 \pm 4.42$），有显著性差异（$P < 0.01$），贫血的细胞类型为小细胞性，故贫血的原因考虑可能同时合并缺铁，与 Ravanbod M 等报道的合用左甲状腺素和铁剂治疗亚临床甲减所致缺铁性贫血优于单用左甲状腺素或铁剂相一致。一项 Logistic 回归分析结果显示亚临床甲减（$OR = 2.440$，$95\%CI$：$1.100 \sim 5.411$，$P = 0.028$）和低 FT_4（$OR = 0.793$，$95\%CI$：$0.633 \sim 0.993$，$P = 0.043$）均是贫血患病的高危因素，且这种危险因素均独立于性别、年龄、体质指数（BMI）、白球比（A/G）、尿素氮（BUN）、肌酐（Scr）和尿酸（UA）等因素，此结果为亚临床甲减的贫血筛查和早期干预提供了客观依据。

甲状腺激素在造血，特别是红细胞生成中起着至关重要的作用。它们对红细胞前体细胞增生具有直接的刺激作用，但通过增加肾脏中促红细胞生成素基因的表达和促红细胞生成素的产生，也促进了促红细胞生成。实验研究表明，FT_3 诱导的促红细胞集落生长增强。另外，在患有严重甲减的患者中观察到以黏多糖含量高为特征的骨髓基质物质的凝胶状转化。由于甲减患者的基础代谢率降低，所观察到的变化被认为是对组织氧需求减少的生理适应。甲减中贫血的病因很复杂，可能与抑制骨髓刺激、促红细胞生成素产生减少、营养缺乏（包括铁、维生素 B_{12} 或叶酸）以及合并症有关。

甲状腺功能异常对血液系统的影响除了贫血，还可影响到白细胞，甲亢尤为明显，其对血液系统的影响多表现为白细胞和中性粒细胞减少。刘少华等人的研究结果则显示，与甲状腺功能正常人群相比，甲亢患者的淋巴细胞水平明显升高（$t = 1.268$，$P < 0.05$），差异有统计学意义。任小英等的研究还发现甲亢组单核细胞相对计数和绝对计数均高于正常对照组。甲减和亚临床甲减对白细胞影响的研究极其少见，Christ-Crain M. 等人进行的研究发现在女性亚临床甲减患者中，用左甲状腺素和安慰剂作随机对照研究，测定治疗前和治疗 48 周后的外周血细胞，结果淋巴细胞较治疗前显著下降，单核细胞和嗜酸性粒细胞较治疗前显著上升；提示亚临床甲减患者的淋巴细胞高于正常对照组，单核细胞和嗜酸性粒细胞低于正常对照组。研究发现，与甲功正常组比较，亚临床甲减组的白细胞总数（WBC）、淋巴细胞绝对值（L）、单核细胞绝对值（M）均增高，有显著性差异（$P < 0.05$），与上述结果部分一致。白细胞总数的增加为淋巴细胞和单核细胞增加的叠加效应。淋巴细胞和单核细胞是外周血细胞的重要组成部分，淋巴细胞直接参与特异性免疫反应，后者具有多能干细胞的特性，参与抗原的递呈功能，在特异性和非特异性免疫过程中发挥着重要的作用，此结果进一步说明了免疫功能混乱在亚临床甲减发病中的重要作用。相关分析显示，在亚临床甲减和甲状腺功能正常的人群中，TSH 与淋巴细胞存在着较明显的正相关性，提示亚临床甲减可能是白细胞改变的影响因素。

八、对免疫的影响

机体免疫应答分为固有免疫和适应性免疫两大类。固有免疫又称非特异性免疫，出生时就具备，是机体抵御病原体侵袭的第一道防线；适应性免疫亦称特异性免疫或获得性免疫，是仅针对特定抗原发生的免疫反应。甲状腺激素可以通过多种方式影响机体的免疫应答，如调控免疫细胞、改变免疫应答、调控抗体生成、增加趋化、减少促炎性因子的分泌、促进淋巴细胞增生与分化、促进活性氧（reactive oxygen species，ROS）生成而降低抗氧化能力等。其中，免疫细胞是固有免疫和适应性免疫的重要参与者。参与固有免疫的免疫细胞主要包括树突状细胞（dendritic cell，DCs）、自然杀伤细胞（natural killer cells，NK 细胞）、巨噬细胞、单核吞噬细胞等。DCs 是专职的也是最有效的抗原递呈细胞，是机体免疫反应的始动者，还控制着 T 细胞免疫反应和免疫耐受之间的平衡。未成熟 DCs 具有较强的迁移能力以及抗原吞噬作用；成熟 DCs 的抗原呈递作用更强，但胞内吞噬作用和噬菌能力较弱。甲状腺激素可以诱导 DCs 成熟，成熟 DCs 细胞质中甲状腺激素受体的表达水平较高；甲状腺激素还能调控 DCs 抗原提呈能力、免疫原性。体外生理水平的 T_3 可诱导 DCs 成熟，表现为 CD80、CD86、MHC-II 和 CD40 等共刺激分子表达增加，IL-12 分泌增加，诱导幼稚 T 细胞增生的能力增加。T_3 以通过 NF-kB 上调 DCs 中 TRβ-1 的表达。NF-kB 可以通过 Akt 信号通路促进 DCs 成熟以及 IL-12 分泌。起源于小鼠骨髓的成熟 DCs 在其细胞质中甲状腺激素受体蛋白水平和 mRNA 水平的表达都很高。用 T_3 或 T_4 处理甲状腺切除术患者外周血中的 DCs，都能增加 CD86 与 MHC-II 受体的表达，表明甲状腺激素对 DCs 的抗原提呈能力及免疫原性具有调控作用。用 T_3 处理后还可以促进与 DCs 共培养的外周血单个核细胞的增生反应以及 IL-12 的分泌，证明了甲状腺激素可以影响 DCs 的表型及功能。TSH 可以通过加强吞噬作用及 IL-1β、IL-12 等促炎性细胞因子的分泌来影响 DCs 的功能。

NK 细胞无 MHC 限制，不需要抗原的前期刺激，不依赖抗体，可通过分泌大量的细胞毒素，直接杀伤病毒感染的细胞或恶性肿瘤细胞。外源添加 T_4 可通过调控 IL-2 的表达，显著降低 NK 细胞溶解靶细胞的活力，但不影响 NK 细胞的数量。甲状腺激素会损害自然杀伤细胞毒因子等细胞溶解因子的释放，进而影响 NK 细胞溶解靶细胞的能力。

巨噬细胞是一种位于组织内的白细胞，源自单核吞噬细胞。巨噬细胞在脊椎动物体内既可参与固有免疫也可参与适应性免疫。它们的主要功能是对细胞残片及病原体进行吞噬以及消化，并激活淋巴细胞或其他免疫细胞对病原体做出应答反应。根据极化状态和功能的不同，巨噬细胞通常可分为经典活化巨噬细胞（M1 型）和替代活化巨噬细胞（M2 型），具有强大的杀伤活性，并专职提呈抗原，参与正向免疫应答，发挥免疫监视功能。M2 型具有较弱的抗原提呈能力，并具有抗感染的特性和组织修复作用。甲状腺激素可以影响巨噬细胞的极化和铸能。外源添加 T_3 可以诱导巨噬细胞向具有更高吞噬活性的 M1 型发生极化，还可以影响其迁移能力。另有动物实验也证实了用 T_4 处理后可以上调小鼠巨噬细胞的细菌吞噬作用。对于甲状腺激素对巨噬细胞功能的调控作用目前仍未达成共识。卡介苗刺激后，与正常小鼠的活化巨噬细胞相比，甲亢小鼠的活化巨噬细胞所产生的 H_2O_2 减少了，向腹腔迁移的单核细胞也减少了，提示甲状腺激素诱导可以抑制巨噬细胞的功能。然而也有实验显示外源添加 T_4 会促进巨噬细胞趋化及吞噬作用，降低促炎因子的表达，如 MIP-1α、IL-1β。不一致结论的出现可能与 T_4 的处理时间不等有关。此外，甲状腺激素还可以影响巨噬细胞表面甲状腺激素受体的表达。原代巨噬细胞的甲状腺激素受体 TRα-1 与 TRβ-1 差异表达，即便是两种活化表型的巨噬细胞（M1 与 M2）也有 TRα-1 与 TRβ-1 的表达，当用 T_3 处理后发现 M2 型巨噬细胞的 TRβ-1 表达更高了。

适应性免疫细胞主要包括 T 细胞和 B 细胞。T 细胞具有直接杀伤靶细胞、辅助或抑制 B 细胞产生抗体等多种生物学功能。T 细胞所产生免疫应答的形式主要有：①与靶细胞特异性结合后破坏其细胞膜，然后直接杀伤靶细胞；②释放淋巴因子，扩大和增强免疫效应；③ T 细胞受到特定抗原刺激后，分化为辅助性 T 细胞、细胞毒性 T 细胞或调节/抑制 T 细胞，参与适应性免疫应答和免疫记忆。有学者研究后天获得免疫中甲状腺激素的作用，发现在人类及啮齿动物中，药物或外科导致的甲减与胸腺活动减少有关，并且可以通过服用甲状腺激素来弥补。与正常动物比较，甲减动物模型外周血和脾淋巴细胞中激活的 T 细胞数增加了，辅助 T 细胞/抑制 T 细胞值也更高，提示甲状腺激素缺乏会促进炎性反应。甲减的状态与脾脏、淋巴结的退化，以及体液和细胞介导免疫应答的减少之间存在正相关。多年来研究者普遍接受的观点是甲状腺功能减退使动物的外周血淋巴细胞对免疫应答的反应能力下降。淋巴细胞归巢是一个包括多个步骤的过程，是通过由 T 细胞与选择蛋白、趋化因子、整合素和其他细胞外基质分子相互作用所触发的一个专门路径。BALB /c 小鼠服用 T_3 调节最近的胸腺迁移并使之归巢（RTEs）到外周淋巴器官，导致皮下和肠系膜淋巴结中 $CD4^+$ RTEs 和 $CD8^+$ RTEs 细胞的大量增加，而脾脏中 $CD4^+$ RTEs 细胞减少。此外，在胸腺内注入 T_3 后，在 T 细胞迁移时细胞外基质蛋白（如层粘连蛋白、纤连蛋白）的表达使淋巴结增加，而脾脏大小未变化。

九、对骨骼肌影响

骨骼肌是甲状腺激素作用的重要靶点。甲状腺激素对肌肉细胞的生化有一定的影响，包括肌球蛋白重链组成、蛋白质代谢、肌原纤维和钙调节蛋白以及能量代谢。临床上很多甲减和甲亢会出现明显的骨骼肌质量和功能改变。显性甲亢患者的生化指标多表现为血清促甲状腺素水平降低，游离甲状腺素和（或）三碘甲状腺原氨酸水平升高，四肢近端肌肉无力是明显的临床症状之一，纠正显性甲减会显著改善肌肉质量和力量，而通过 β 受体阻滞治疗也会改善肌肉力量。

研究证实肌内的多种生化过程对甲状腺激素水平的变化极为敏感。大腿近端的肌肉由慢肌纤维和快肌纤维的混合物组成，这些纤维是肌肉完成短时间动作所必需的。这些肌纤维以其独特的肌球蛋白重链亚型（MHC1、2a 和 2x）来区分。MHC 的表型受到许多因素的影响，包括遗传、神经输入、身体负荷和激素影响，其中甲状腺激素是最重要的因素之一。给动物喂食甲状腺激素会改变快肌纤维与慢肌纤维肌球蛋白的比率，有利于快肌纤维的形成。人体肌肉活检研究结果证实，在甲亢被纠正后，快肌肌球蛋白亚型显著减少，有利于慢肌收缩。

甲亢性肌病是一种常见的甲亢并发症，在甲亢患者中会出现肌无力症状的发生率为 60%～80%，甲亢性肌病一般可分为 5 类：急性甲亢性肌病、慢性甲亢性肌病、甲亢性周期性麻痹、甲亢性重症肌无力、甲亢性眼外肌麻痹症。甲亢性肌病主要表现为肌无力及肌萎缩，其他症状包括易疲劳、肌肉痉挛、肌肉僵硬、肌肉疼痛、肌束颤动、完成动作笨拙及耗时长等，在急性病例中可以出现肌溶解。长期患有甲状腺毒症的患者，其肩胛肌及盆带肌萎缩可以非常明显，严重者可出现翼状肩。肌无力主要累及近端肌肉，对远端肌肉影响较少，而且在病程中出现较晚，括约肌功能障碍比较常见，症状通常不与肌肉萎缩的客观程度成比例。部分患者会累及舌咽肌、面肌及呼吸肌，出现吞咽及呼吸困难。甲状腺功能异常可能会导致肌无力症状的加重，甲状腺功能恢复正常后，肌无力的症状多会缓解。80.5% 甲亢患者会出现慢性甲状腺毒性肌病，多见于中年男性。甲亢性肌病发病机制可能与肌肉线粒体能量代谢改变有关。T_3 水平的增加显著增加了通过三羧酸（TCA）循环的通量，该循环没有伴随着三磷腺苷（ATP）生成的比例增加。磁共振（NMR）光谱研究表明，这种 TCA 通量与 ATP 产生的解耦是由质子泄漏造成的，并导致局部产热增加。这可能会构成收缩过程的不利的微环境，并降低骨骼肌效率（定义为肌肉力量/质量），这一发现在老年人中十分常见，因为线粒体功能障碍发生在衰老肌肉中。

甲减患者也可以出现肌肉症状且并不少见，约 79% 甲减患者存在肌肉方面的主诉，如乏力、疲劳不耐受、肌痛、肌肉痉挛、肌肉僵硬、运动迟钝等，症状多轻微且为非特异性，肌病的严重程度与甲减的病程及程度具有相关性，仅少数甲减后期的患者发展为甲减性肌病。38% 甲减患者的一组或多组肌群可出现肌力下降，特别是颈屈肌、斜方肌、髂腰肌等近端肌群。特征性表现为肌肉疼痛、强直、肌无力贫乏、肌肉痛性痉挛、肌松弛缓慢反射延迟、黏液性水肿、假性肥大等，57%～90% 患者会出现血清肌酸激酶浓度升高。发病机制可能与甲状腺功能的缺乏或肌球蛋白重链基因使得肌糖原分解与线粒体结构异常有关。

第五节　甲状腺激素的调节

甲状腺激素的生成和分泌主要受下丘脑-腺垂体-甲状腺轴的调节，最主要是下丘脑-腺垂体对甲状腺的调节和甲状腺激素对下丘脑与腺垂体的负反馈性调节。此外，甲状腺还存在一定程度的自身调节能力，以及受到自主神经、舒血管肠肽能神经等其他途径调节。

一、下丘脑水平-促甲状腺激素释放激素的调节作用

（一）下丘脑相关的解剖结构及其与甲状腺相关激素联系

下丘脑来源于间脑的基板，位于背侧丘脑腹下方，被第三脑室分为左右两半，两侧结构对称。其构成第三脑室侧壁的下半和底壁，上方借下丘脑沟与背侧丘脑为界，其前端达室间孔，后端与中脑被改相续。在脑底面，终板和视交叉位于下丘脑最前部，向后延伸为视束，视交叉后方微小隆起的薄层灰质为灰结节，灰结节向前下移行为漏斗和垂体。下丘脑与垂体在发生、结构和功能等方面都有密不可分的联系。脑垂体分为腺垂体和神经垂体两部分。下丘脑通过两种方式与脑垂体联系，一种是间接联系，即通过垂体门脉系统，将下丘脑弓状核等神经内分泌细胞分泌的激素运至腺垂体，调控腺垂体激素的合成和释放；另一种是直接联系，即通过下丘脑垂体束直接进入神经垂体，在神经垂体内将下丘脑的激素释放入血中。下丘脑分泌与甲状腺相关的激素为促甲状腺激素释放激素（thyrotropin releasing hormone，TRH），其与垂体的联系为间接联系。

1. 下丘脑-垂体门脉系统

垂体的主要血液供给来自于垂体上动脉和垂体下动脉。垂体上动脉起源于大脑基底动脉环，垂体上动脉穿过结节部上端，进入神经垂体的漏斗部，在该处分支并吻合形成窦状毛细血管网，称为第一级毛细血管网。这些毛细血管网下行到结节部下端汇集成数条垂体门微静脉，后者下行进入远侧部，再次分支吻合形成第二级毛细血管网。垂体门微静脉及其两端的毛细血管网共同构成垂体门脉系统。第二级毛细血管网最后汇集成小静脉注入垂体周围的静脉窦。

2. 下丘脑 - 垂体与 TRH 的发现

正因为下丘脑与垂体前叶之间有"下丘脑 - 垂体门脉"血管丛，下丘脑 - 垂体是全身体液性调节的中枢，下丘脑能产生多种多肽类神经激素，经由垂体门脉系统进行体液性调节。由于此处 TRH 含量甚微，仅为 20 ng 左右，故直至 1969 年才提取并提纯出了 TRH，该激素能调节垂体中分泌的 TSH，而 TSH 能多方面调控甲状腺功能。如上所述，下丘脑是内分泌调控的中枢，它的神经分泌可促使垂体分泌并进一步作用于甲状腺，形成下丘脑 - 垂体 - 甲状腺轴，对甲状腺功能进行调控。

（二）促甲状腺激素释放激素

1. TRH 的分子结构及性质

TRH 是在 1969 年首先由 Schally 和 Guillemin 等人从下丘脑提取出的，这种激素能调节垂体的 TSH。TRH 是最小的肽类激素，其结构为简单的三肽，分子量大约是 362.39 kD。TRH 由焦谷氨酰、组氨酰、脯氨酰胺组成，可溶于水，性质较稳定，能抵抗蛋白水解酶的消化。由于它是三环性结构，将肽键包围在内，不易受肽酶和蛋白水解酶的破坏，口服也可保持活性，因此 TRH 制剂既能用于注射又能用于口服。人工合成 TRH，已被应用于临床。

2. TRH 的起源与分布

（1）TRH 的起源：TRH 属于发源于神经外胚层（包括神经板和神经嵴）的 APUD 系统。APUD 系统是指散布于体内各部位的、具有浓缩细胞中某些氨基酸产生肽类激素的内分泌细胞，具有共同的超微结构和生化特性，能从细胞外摄取胺的前体，并有经脱羧转化为活性的胺的能力，故称之为胺前体摄入和脱羧作用。除肽类激素外，此系统扩充为包括内分泌肽类和胺类活性的物质细胞，统称为 APUD 系统。一般认为在妊娠 10 周时胎儿可测得 TRH，而 25 周时垂体门脉系统形成，故认为下丘脑 - 垂体 - 甲状腺轴是在胎儿 10 ～ 25 周时逐渐形成的。

（2）TRH 的分布：分泌 TRH 的神经元主要分布于下丘脑的中间基底部，如损毁这个区域，则会引起 TRH 分泌的减少。此外，在下丘脑以外的中枢神经部位，如大脑和脊髓等，也有 TRH 存在。在丘脑室旁核的促甲状腺区也有 TRH 的分布，垂体前叶中有 TRH 基因表达，垂体后叶存在 TRH 阳性神经纤维。室旁核受损使垂体前后叶 TRH 含量减少，循环血液中促甲状腺激素（TSH）的浓度也下降。丘脑下部以外的脑区也有 TRH 分布，但浓度相较下丘脑要少得多。上文提到的与 TRH 发源相关的具有浓缩细胞中某些氨基酸产生肽类激素的内分泌细胞可按照分布规律分为两类，即分布于中枢神经系统（下丘脑、垂体、松果体等处）和胃肠道黏膜上皮细胞（也包括分布于胰腺、肺和甲状腺等处）两类。脑内活性肽和胃肠道激素均属于此系统。TRH 就是首先从脑分离出，后证实在胃肠道也存在的脑肠肽。综上所述，TRH 在人体内主要分布在下丘脑，广泛分布于脑干、大脑、小脑、脊髓神经结、垂体、甲状腺、胰腺、骨髓、淋巴、胎盘、心、肝、脾、肺、肾等组织器官中。

3. TRH 的合成与分解代谢

TRH 是在下丘脑正中隆起区合成，并由正中隆起外的神经末梢分泌，弥散入垂体门脉的毛细血管丛，沿垂体门脉至垂体腺细胞，从而使其分泌 TSH，有人估计 1 分子的 TRH 可促使脑垂体释放 1000 分子的 TSH。TRH 在血液中迅速降解，其半衰期为 30 分钟。二巯丙醇（BAL）或苯脒可保护使其降解速度减慢。TRH 的代谢产物由尿排出，少量从粪便排出。

4. TRH 的作用

TRH 主要作用于腺垂体，在下丘脑 - 腺垂体 - 甲状腺轴中，其发挥的最主要的作用是调节腺垂体

TSH 的分泌，进而使得血液中甲状腺激素水平随 TSH 浓度的升高而升高，参与构成下丘脑 – 腺垂体 – 甲状腺轴分级调节作用中重要的一环。此外，TRH 对催乳素等其他激素也有调节分泌作用，并可能直接作用于中枢神经。

（1）促进 TSH 的合成和释放：TRH 经由门脉系统作用于腺垂体内嗜碱性细胞中的含硫细胞（产生 TSH 的细胞），与特异 TRH 受体结合，进而刺激活化腺苷酸环化酶，使胞内 ATP 转变为 cAMP，然后再激活胞质内蛋白激酶，同时 Ca^{2+} 内流，并有垂体特异转录因子（分子量为 33 kD 的蛋白质 Pit–1）参与。通过完成腺苷酸环化酶 –cAMP– 蛋白激酶系统的激活，使促甲状腺细胞合成与释放 TSH。TSH 的分泌呈现出两个时相：Ⅰ时相的释放率高，快速但短暂；Ⅱ时相释放率低，缓慢但持久。Ⅰ时相的释放依赖于细胞内 Ca^{2+} 的浓度，随 Ca^{2+} 浓度的下降释放降低；Ⅱ时相的释放可被蛋白质合成阻滞剂阻断。由此可见 TRH 既刺激 TSH 的释放，又促进其合成。此外，TRH 还对 TSH 分子合成后的糖基化等修饰作用进行调节，进而影响 TSH 的生物活性。

（2）对其他激素的作用：TRH 可促进垂体前叶释放催乳素，注射 TRH 的 20 分钟内 PRL 即明显升高。TRH 还促进垂体前叶促性腺细胞少量释放卵泡刺激素。TRH 对正常人生长激素的分泌无影响，但在肢端肥大症、癔症、神经性厌食、慢性肾病、原发性甲减及肝硬化患者身上可表现出明显促进 GH 分泌的作用。TRH 对正常人促肾上腺皮质激素（ATCH）的分泌无影响，但可促进垂体 ATCH 细胞瘤患者分泌 ATCH。

（3）对中枢神经的直接作用：TRH 可改善患者的抑郁症状，且其并不通过垂体 – 甲状腺轴发挥作用，考虑该现象可能是 TRH 对中枢的直接作用。佐证可见作用于中枢神经的药物如巴比妥、乙醇、水合氯醛和氯丙嗪所诱导的麻醉和体温过低，都可用 TRH 解除。TRH 可使突触体释放去甲肾上腺素（NE）和多巴胺，加速脑内去甲肾上腺素的更新。

（4）对呼吸及心、脑血管的影响作用：TRH 可引起明显的呼吸变化，主要表现为呼吸频率增加、潮气量稍减少、肺通气量不变或略增加。TRH 对呼吸的作用是通过中枢而实现的，因为微量 TRH 注入脑室或中枢核团内即可引起明显的呼吸增快效应。此外，TRH 对心血管中枢亦可产生明显的兴奋效应。对脑室内给予 TRH 后可产生剂量依赖性的平均动脉压升高和心率加快。研究表明，TRH 的升压作用并不依赖于儿茶酚胺，而是对心血管系统的直接作用所致。TRH 引起血压升高的同时，还可观察到伴随有交感神经放电频率的增加，从而我们可以认为 TRH 的升压作用是通过提高交感神经活动而实现的。在 TRH 对脑血管作用的实验研究中表明，TRH 在通过增加交感神经活动而引起外周血管收缩、血压升高的同时，对脑血管产生扩张效应、增加脑血流量，并伴有脑代谢增加。但需注意，TRH 这种增加脑血流量的作用并非在生理情况下出现，而是只在有脑血流量减少的情况下才出现，在颅内压增高的情况下，TRH 可提高脑灌注压，增加脑血流量。

二、垂体水平 – 促甲状腺激素的调节作用

（一）垂体相关的解剖结构及其与甲状腺相关激素联系

1.垂体的解剖结构

（1）垂体的大致结构：垂体借垂体柄与下丘脑相连，与下丘脑一起在神经系统与内分泌腺的相互作用中占据重要地位。垂体位于颅底蝶鞍的垂体窝内，呈椭圆形，前后径约 1.0 cm，横径 1.0～1.5 cm，

高 0.5 cm，成年男性垂体重 0.35～0.8 g，女性重 0.45～0.9 g。脑垂体占垂体窝的大部分，其余空间多被静脉窦所填充。垂体与垂体窝之间的静脉窦有前海绵间窦、海绵间窦和后海绵间窦。蝶骨体周围有海绵窦和位于斜坡的基底窦。

（2）垂体的细微结构：垂体为一卵圆形小体，表面包以结缔组织被膜，由腺垂体和神经垂体两部分组成。神经垂体分为神经部和漏斗部两部分，漏斗部和下丘脑相连。腺垂体分为远侧部、中间部和结节部 3 部分，远侧部最大，又称垂体前叶，众多激素包括重点阐述的与甲状腺轴调节相关的激素均由垂体前叶分泌。腺垂体中间部位于远侧部和神经部之间，结节部围在漏斗部周围。神经部和中间部合称为垂体后叶。

1）腺垂体：由于下丘脑 - 垂体 - 甲状腺轴调节其中的垂体部位激素的分泌发生在腺垂体，故此处做重点阐释介绍。腺垂体远侧部的腺细胞大多排列呈团索状，少数围成小滤泡。腺细胞间有丰富的窦状毛细血管和少量结缔组织。在苏木精 - 伊红（HE）染色标本中，根据细胞质的着色，腺细胞被分为嗜色细胞与嫌色细胞两大类。嫌色细胞数目多，约占远侧部腺细胞总数的 50%。嗜色细胞又分为嗜酸性细胞和嗜碱性细胞两类。嗜酸性细胞数目较多，约占远侧部腺细胞总数 40%，胞质嗜酸性强；嗜碱性细胞数量比嗜酸性细胞少，约占远侧部腺细胞总数 10%，胞质嗜碱性强。应用电镜免疫细胞化学技术，可观察到分泌不同激素的腺细胞的超微结构特点，依据腺细胞胞质内的颗粒形态结构、数量及所含激素的性质可以区分出不同的腺细胞，并以所分泌的激素命名。与我们所讨论内容息息相关的正是腺垂体远侧部的促甲状腺激素细胞。人垂体中间部退化，仅占垂体的 2% 左右。中间部有嫌色细胞、嗜碱性细胞和少量大小不等的滤泡，滤泡腔中含有胶质；结节部的腺细胞很小，主要为嫌色细胞。

2）神经垂体：神经垂体主要是由大量无髓神经纤维和神经胶质细胞组成，并含有丰富的窦状毛细血管。下丘脑视上核和室旁核的神经内分泌细胞的轴突组成下丘脑垂体束，下行进入神经垂体，是神经部无髓神经纤维的主要来源。神经内分泌细胞内的分泌颗粒沿轴突运输下行，途中，分泌颗粒局部聚集，使轴突呈串珠状膨大，即膨体。这些膨体在 HE 染色的标本中呈现大小不等的嗜酸性团块，称为赫令体。神经部的神经胶质细胞又称垂体细胞，是神经部内的主要细胞成分，分布于神经纤维之间。神经部内的毛细血管为窦状毛细血管，内皮有孔，内皮外有基膜，血管周围有明显的间隙。轴突终末释放的激素以分子扩散方式通过血管周围间隙和内皮入血。

2. 垂体分泌与甲状腺相关激素的功能

垂体分泌的与甲状腺相关的激素为腺垂体远侧部（垂体前叶）的促甲状腺激素细胞分泌的 TSH。TSH 细胞位于垂体前叶，是该部位分泌的 3 种嗜碱性细胞之一，负责分泌 TSH。免疫荧光所见 TSH 细胞分泌颗粒大小为 50～100 μm，经特殊染色，橙黄 G 染色不能使之着色；PAS 染色法呈现阳性反应，胞质呈红色。

（二）促甲状腺激素及促甲状腺激素受体

1. 促甲状腺激素（TSH）

（1）TSH 的分子结构：TSH 是一种糖蛋白，分子量为 25～28 kD，糖类分子占 15%，由 α、β 两条链通过共价键结合而成，分别由 89 个及 112 个氨基酸组成，α 亚基基因长度为 9.4 kbp，位于第 6 号染色体长臂上，β 亚基基因长 1.4 kbp，位于第 19 号染色体长臂上。TSH 的生物活性主要由 β 亚单位决定，但只有与 α 亚单位结合在一起才能显出全部活性。

（2）TSH 的释放及代谢：TSH 由垂体前叶嗜碱性腺细胞分泌，自妊娠 18～20 周开始调节胎儿的甲状腺功能。出生后 1 小时受冷刺激使垂体释放 TSH 增多，6～48 小时回复到正常，此后一生中无明显波动。垂体释放 TSH 为脉冲式，每 2～4 小时出现一次波动，血中 TSH 浓度于清晨高、午后低。用放射免疫法测得 TSH 在血中的浓度为 2～8 U/mL，半衰期为 54 分钟，每日 TSH 分泌量为 165 μU。TSH 在组织中被降解，并由肾、肝、甲状腺等组织清除。

（3）TSH 的作用：血清 TSH 水平与人体多种代谢密切相关，可以调节骨代谢、脂质代谢、糖代谢等，但 TSH 的主要功能还是全面促进甲状腺的功能，TSH 作用于靶器官甲状腺组织中滤泡细胞核内特异受体，产生一系列生化反应从而发挥生理作用，故作重点呈现。

1）TSH 的分泌：给予 TSH 后数分钟内甲状腺上皮细胞通过微胞饮作用，从腺泡腔中摄入富含甲状腺球蛋白（Tg）的胶质小滴，与溶酶体融合成吞噬体，Tg 经水解后释放 T_3、T_4 进入血液循环。

2）增强甲状腺的吸碘能力：注入 TSH 后 24 小时，甲状腺细胞增多、肥大，细胞呈高柱状，浓集碘的能力增强。口服示踪剂量的放射性碘后 24 小时，甲状腺吸碘率在 TSH 作用后从正常的 25%～55% 增至 60%～90%。

3）TSH 的合成：注射 TSH 后 48 小时可见甲状腺细胞中胶质小滴增多，表明促进细胞内 RNA 和蛋白质的合成（包括 Tg 的合成）增多。

4）增强甲状腺过氧化酶活性：甲状腺上皮细胞摄取碘离子后，在邻近腺泡腔的顶部胞膜及其微绒毛上被氧化为活性碘，这是由甲状腺过氧化酶所催化的，TSH 还能促进腺泡上皮细胞的葡萄糖氧化，尤其经己糖化旁路，以提供过氧化酶作用时所需的烟酰胺腺嘌呤二核苷酸磷酸辅酶 II，过氧化酶活性增强可促进酪氨酸的碘化和碘化酪氨酸的缩合。

5）促进甲状腺上皮细胞的增殖和生长：注射 TSH 数周或数月后出现慢性效应，在 TSH 慢性刺激下甲状腺上皮细胞增生，细胞数目和体积及胞内核糖体均增加，滤胞上皮细胞线粒体发达，内质网扩大，胞质内胶质小体增加，用蛋白质和 RNA 合成抑制剂可阻断 TSH 的上述作用，提示 TSH 可能作用于转录水平。如上所述 TSH 激活腺苷酸环化酶（AC）使环磷酸腺苷增多，通过 cAMP 依赖蛋白激酶，使胞内磷酸化，活化转录因子 CRFB（cAMP 反应元件结合蛋白），导致 C-fos 等原癌基因大量表达，引起增生，切除垂体后血中 TSH 迅速消失，甲状腺萎缩，甲状腺激素分泌明显减少。

6）对钠碘转运体（NIS）表达的作用：在甲状腺组织中，位于甲状腺滤泡细胞基底膜侧的特异性 NIS 是介导甲状腺细胞摄取碘的重要媒介，可被 TSH 激活，TSH 与 TSHR 结合后激活 G 蛋白偶联机制参与甲状腺的碘化及甲状腺激素合成过程。TSH 对 NIS 的表达主要表现在 TSH 对 NIS 的 mRNA 的上调作用以及调节 NIS 的亚细胞分布。

7）TSH 与甲状腺细胞凋亡：Dremier 等人在培养犬的甲状腺细胞时发现，缺乏血清、表皮生长因子（EGF）和 TSH 时，可触发核小体间 DNA 断裂及凋亡的特征性形态学改变。Kawakami 等人在研究干扰素（IFN）-γ 或白介素（IL）-1 刺激的人甲状腺细胞时证实，TSH 和 8- 溴环磷酸腺苷呈剂量依赖性地抑制甲状腺细胞中 Fas 的表达，从而减少抗 Fas 介导的细胞凋亡。并且，8- 溴环磷酸腺苷与 TSH 具有相似的作用，提示 TSH 对 Fas 表达及凋亡的抑制作用是通过活化蛋白激酶 A 而实现的。但需注意的是，其他学者暂并未发现缺乏 TSH 可引发人甲状腺细胞发生凋亡。

2. 促甲状腺激素受体（TSHR）

（1）TSHR 的结构：TSHR 基因位于人染色体 14q，跨度超过 60 kb，分割成 10 个外显子。它含有 764 个氨基酸残基，是由一个细胞外亚基 -53 kD 和一个跨膜的 β 亚基 -38 kD 通过二硫键相连的异二聚体。细胞膜上 β 亚基数是 α 亚基的 2.5～3 倍，认为可能是 α 亚基自胞膜"脱落"所致。因为在人血液循环中和细胞培养上清液中均可测出可溶性 TSHRα 亚基。TSHR 包含三部分。

1）细胞外 N 端：包括 E_1～E_5 5 个区，有 6 个 N- 糖基化位点。

2）跨膜部分：包括 7 个疏水性跨膜 α 螺旋（Ⅰ～Ⅶ），3 个胞外环结构（e_1～e_3），3 个胞内环结构（i_1～i_3）。此部分在 G 蛋白偶联受体家族中有高度同源性。

3）胞质内羧基端部分：其中半胱氨酸可能形成第 4 个胞内环结构，还有一个蛋白激酶 C 磷酸化同感序列。

（2）TSHR 与 TSH 的结合：TSH 与其受体结合时，β 亚基是与受体细胞外 N 端 E_3 相作用。α 亚基是与 E_5 及靠近细胞膜的 e_1～e_3 相作用，激活受体的信号传导通路。受体 i_2 结构与 Gs 蛋白偶联，启动 cAMP 通路，i_1、i_2、i_3 都可调节 Gq 的偶联启动 IP_3/Ca^{2+} 通路。七个跨膜螺旋中的Ⅱ、Ⅲ、Ⅵ、Ⅶ，与受体激活也密切相关。TSHR 由糖蛋白和神经节苷脂两部分组成，糖蛋白具有高亲和力的识别部位，能特异地结合 TSH，神经节苷脂部分则负责传递信息，故两部分具不同功能。神经节苷脂部分与 TSH 作用后 TSH 的构象发生变化，使 α 亚基移到质膜内，使质膜发生构象变化，包括跨膜电位变化（甲状腺细胞对 Cl^- 和 I^- 通透增加，对阳离子通透减弱），激活腺苷酸环化酶（AC）使 cAMP 增加，启动了甲状腺激素的合成和分泌。

从信号传导通路角度分析，TSH 与甲状腺细胞上的特异受体结合后，一方面通过磷脂酰肌醇酯的代谢，增加胞内 Ca^{2+} 激活蛋白激酶；另一方面通过活化 AC 使 cAMP 的生成增多，促使甲状腺激素的生成和分泌。具体信号传导途径如下。

1）AC-cAMP 途径：TSH 的生物学效应大部分是通过 AC-cAMP 途径实现，TSH 与受体结合是通过 G 蛋白偶联启动该途径。已知 G 蛋白是连接受体与效应器的中介。由 α、β、γ 三个亚基组成的异三聚体，其功能差异主要由 α 亚基决定，刺激性 G 蛋白（Gs）激活 AC，刺激 cAMP 生成；抑制性 G 蛋白（Gi）则抑制 AC 活性，使 cAMP 减少。TSH 是通过 Gs 引起 cAMP 合成增多，并激活蛋白激酶 A，从而促使 TH 的合成和分泌。

2）磷脂 -Ca^{2+} 途径：TSH 激活此途径所需浓度是激活 AC-cAMP 途径的 5～10 倍，此途径的中心环节是 PIP_2 水解后产生 IP_3 和二酰甘油（DG）。IP_3 作用于内质网膜的 IP_3 受体，Ca^{2+} 通道开放，使 Ca^{2+} 从胞内库（内质网、肌浆网、线粒体）中释放，造成胞内游离 Ca^{2+} 增多，影响甲状腺细胞功能，包括碘有机化、细胞中碘外移到滤泡腔、甲状腺球蛋白碘化和过氧化氢生成等。DG 则可激活蛋白激酶 C（PKC），与其底物作用而发挥生理作用。

3）磷脂酶 A_2 途径：DG 还可在相应脂酶作用下产生花生四烯酸（AA），或通过 DG 激酶产生磷脂酸，再经磷脂酶 A_2（PLA_2）引起 AA 释放，其代谢产物 PGE_2 可促使甲状腺细胞生长。

三、甲状腺水平 – 甲状腺激素的反馈调节和甲状腺的自身调节

（一）反馈调节及其在甲状腺激素调节中的具体分类和体现

1. 反馈调节

反馈调节于生物学的概念，是指在大脑皮层影响下，下丘脑通过垂体调节和控制某些内分泌腺中激素的合成和分泌；而激素进入血液后，又可以反过来调节下丘脑和垂体有关激素的合成和分泌。一般而言，高位的内分泌细胞分泌的激素对下位内分泌细胞的活动具有促进作用，而下位的内分泌细胞

所分泌的激素对高位内分泌细胞的活动常表现为反馈性调节作用，而且多为抑制性作用，这种反馈机制形成闭合的调节环路。反馈调节是机体维持内环境稳态的一个重要方式。

反馈调节分为正反馈和负反馈，调节使系统的工作更为加强，则称为正反馈；调节使系统的工作减弱，则称为负反馈。负反馈调节是指靶细胞激素抑制下丘脑 – 腺垂体的分泌活动，而正反馈调节则是促进下丘脑 – 腺垂体的分泌活动。

2. 反馈调节在甲状腺激素调节中的具体分类和体现

下丘脑 – 腺垂体 – 甲状腺轴调节系统是控制甲状腺激素分泌的稳态的调节环路，也是反馈调节表现在甲状腺激素调节方面的重要实例。在这一轴系中，有长环反馈、短环反馈和超短反馈3种反馈途径。

（1）长环反馈：指调节环路中的终末靶腺或细胞分泌的激素对上级腺体活动的反馈调节作用。在下丘脑 – 腺垂体 – 甲状腺轴调节中的具体表现为甲状腺激素作用于下丘脑及垂体，使 TRH 及 TSH 分泌减少。

（2）短环反馈：指腺垂体分泌的激素对下丘脑分泌活动的反馈调节作用。在下丘脑 – 腺垂体 – 甲状腺轴调节中的具体表现为 TSH 经门脉血管到达下丘脑使 TRH 分泌减少。

（3）超短反馈：指下丘脑的肽能神经元受其自身分泌的调节肽所产生的调节作用，如肽能神经元可调节其自身的受体数量等。在下丘脑 – 腺垂体 – 甲状腺轴调节中的具体表现为血液中 TRH 作用于下丘脑或垂体，调节其自身分泌，以保持相对稳定。

（二）甲状腺激素的反馈性调节

1. 甲状腺激素的负反馈调节

甲状腺激素 T_3 和 T_4 是对 TSH 分泌的最重要的生理性抑制因子，对 TSH 的抑制性调节具持续性并呈量效关系。目前已知这种负反馈作用主要是 FT_3 及 FT_4 的作用，尤其 FT_3 起主要作用，而与蛋白质结合的 T_3 及 T_4 不起作用。T_3 和 T_4 既影响基础状态下 TSH 的分泌，也抑制其对 TRH 的兴奋性反应。当血液中游离的甲状腺激素达到一定水平时，通过负反馈机制抑制 TSH 和 TRH 的分泌，从而实现外周激素的稳态的反馈控制。参与甲状腺激素负反馈调节的分子元件：

（1）促甲状腺激素释放激素（TRH）：下丘脑室旁核的 TRH 神经元被认为是下丘脑 – 垂体 – 甲状腺轴的核心调节区域。早有证据表明这些神经元的缺失会严重损害 TSH 分泌的调节，即 TRH 在决定 TSH 生物活性中起着至关重要的作用。成熟 TRH 是一种源自促甲状腺激素释放激素前体（pro-TRH）经激素原转化酶加工而来的三肽，由正中隆起分泌后到达垂体，刺激 TSH 的合成和释放。TRH 的转录和翻译后的处理均能被 T_3 所抑制。对下丘脑促垂体区 TRH 神经元的负反馈调节是保证循环中甲状腺激素水平稳定的重要调节机制。当循环中甲状腺激素水平升高时，TRH 基因表达下降；而甲状腺功能减退时，TRH 基因表达增加。研究表明甲状腺激素对 TRH 转录的调节相对迅速，在外源性甲状腺激素给药后 5 小时内即可抑制下丘脑室旁核区 TRH 基因的转录。Nikrodhanond 等人研究发现，TRβ 敲除小鼠的甲状腺激素和 TSH 水平显著升高，而双敲除（TRβ、TRH 均被敲除）小鼠比 TRβ 敲除小鼠显示出更低的甲状腺激素和 TSH 水平，并且只有双敲除小鼠经丙硫氧嘧啶（PTU）处理 35 天后，其 TSH 不能反馈性升高。该研究表明 TRH 对 TSH 和甲状腺激素的合成均很重要，在下丘脑 – 垂体 – 甲状腺轴的调节中占据主导地位。但在甲状腺功能严重减退、TRH 较低时，垂体依然能够促进 TSH 的合成，说明甲状腺激素除了在 TRH 神经元水平上发挥负反馈作用，还会在 TSH 的水平上进行调节。

（2）脱碘酶：早期研究认为在循环中只有 T_3 水平可影响下丘脑 – 垂体 – 甲状腺轴的负反馈调节，但 Kakucska 等人发现甲减大鼠循环中的 T_3 水平恢复正常而不干预 T_4 时，下丘脑室旁核的 TRH 的 mRNA 并未恢复正常。只有循环中的 T_3 水平严重高于正常值时，TRH 的 mRNA 的表达才降到正常范围内。由此，研究者认为循环中的 T_4 在中枢神经系统中转化为 T_3 是参与反馈调节机制的一个重要环节。甲状腺激素的激活或灭活是通过脱碘酶脱碘实现的。脱碘酶包括 3 型，其中 D_1、D_2 主要催化外环碘的脱碘作用，使 T_4 转化为活性更强的 T_3；而 D_3 只能对内环碘脱碘，使 T_3、T_4 失活为 T_2 和 rT_3。中枢神经系统主要表达 D_2 和 D_3，其中，D_2 主要在漏斗核和正中隆突的神经胶质细胞及第三脑室细胞中表达，而 D_3 主要存在于室旁核、视上核和漏斗核。

脱碘酶能影响脑组织细胞内 T_3 的可用性，脑组织中的 T_4 在 D_2 催化下转换成活性更强的 T_3。D_2 缺乏时，尽管循环中 T_3 水平正常，但下丘脑中 T_3 含量会减少，因此在下丘脑中发挥作用的 T_3 至少部分是从局部 T_4 通过脱碘酶转换而来的。而下丘脑脱碘酶主要在伸长细胞中表达。伸长细胞是位于第三脑室底部腹侧壁和正中隆起处室管膜上的特殊胶质细胞，是血液和脑脊液之间的选择性双向转运通路。目前认为伸长细胞中的 D_2 对下丘脑 – 垂体 – 甲状腺轴的动态平衡起着重要作用。尽管 D_2 也存在于正中隆起和弓状核的星形胶质细胞中，但选择性敲除小鼠星形胶质细胞中的 D_2 对 TRH 的反馈无明显影响，说明星形胶质细胞在下丘脑 – 垂体 – 甲状腺轴调控中作用较弱。在中枢神经系统内，D_3 表达分布广泛，其表达能被 T_3 所促进，而伸长细胞也可表达 D_3，但对是否在影响促垂体的 TRH 神经元的 T_3 水平中起着重要作用尚不清楚。

若循环中的 T_4 水平和 T_3 水平下降，D_2 的主要作用是保持脑区局部 T_3 浓度稳定。如在大脑皮质，甲状腺功能减退时会上调 D_2 活性，从而产生更多的 T_3，而甲状腺功能亢进时会下调 D_2 活性。因此，即使循环中的 T_4 浓度在一个较宽的范围内变化，大脑皮层的局部 T_3 浓度仍可保持不变。伸长细胞中的 D_2 转录水平也受细胞内甲状腺激素的调控，但是研究发现伸长细胞中 D_2 基因表达的增加并不伴随着 D_2 活性的增加。虽然甲状腺功能减退导致大脑皮质 D_2 活性以超过 4 倍的速度增加，但对下丘脑内侧基底部的 D_2 活性没有影响。另外，在碘缺乏的条件下，大脑大部分区域的 D_2 活性增加而下丘脑内侧基底部的 D_2 活性无改变。由此可见，在下丘脑内侧基底部中甲状腺激素对 D_2 转录后活性减弱，表明 D_2 在这一区域的主要作用并不是为了是维持局部 T_3 水平的稳定，而是有助于下丘脑接收外周甲状腺激素水平变化的信号，这一作用极为重要，因为稳定的下丘脑 T_3 浓度反而会降低下丘脑室旁核的 TRH 神经元反馈调节的敏感性。

此外，垂体促甲状腺区也可表达 D_2，其可直接调控 TSH 的合成。目前已经证明可通过抑制 D_2 来提高 TSH 水平，而无须依赖 TRH 水平表达的改变。

（3）甲状腺激素转运体：甲状腺激素必须通过甲状腺激素转运体进入细胞内才能发挥作用，位于细胞内的脱碘酶必须先将甲状腺激素摄取入细胞才能发挥脱碘效应。由于甲状腺激素的高脂溶性，以前一直认为其可以直接扩散到细胞内，但近 30 年对甲状腺激素的分子生物学研究显示，甲状腺激素主要通过甲状腺激素转运体进出细胞。对甲状腺激素的摄取是消耗 ATP 的主动转运过程，也就是说，细胞内的 T_3、T_4 水平不仅依赖于脱碘酶，还与位于细胞膜上的甲状腺素转运体有关。

目前，已知参与脑组织甲状腺激素运输的两个主要转运蛋白是非钠依赖性有机阴离子转运多肽 1C1（OATP1C1）和单羧酸转运蛋白 8（MCT8），分别属于有机阴离子转运多肽（OATP）和单羧酸转运（MCT）家族。OATP1C1 对 T_3 和 T_4 均具有较强亲和力，高度表达于血脑屏障、脉络丛和伸长细胞。OATP1C1 敲除动物模型近年才被构建。研究显示 OATP1C1 敲除小鼠的下丘脑 – 垂体 – 甲状腺轴不受影响，这表明 OATP1C1 在对 TRH 神经元的反馈调节中作用不大；相反，转运体 MCT8 主要表达于神经元和伸长细胞，其对 T_3 亲和力强。研究发现 MCT8 敲除小鼠或破坏小鼠 MCT8 表达会导致脑中 T_3 的含量减少而 TRH 的表达增加，可见 MCT8 在 TRH 神经元对 T_3 的摄取中起着重要作用。

（4）甲状腺激素受体（TR）：T_3 进入 TRH 神经元后，它通过与 TR 结合发挥生物学效应。TR 是配体依赖性受体，局部 T_3 水平可影响 TR 复合物与甲状腺激素反应元件（thyroid response element，TRE）的结合和解离，其通过识别并结合靶基因启动子的 TRE 来调节基因转录。但对 TR 在调节负向靶基因作用中是依赖于其 DNA 的结合能力还是其与转录因子的相互作用尚不明确，对 TR 发挥负向调节的精确机制仍不清楚。TR 由 TRα 和 TRβ 两个基因编码，但不同的剪接和转录起始位点可产生不同的亚型，其中 TRα–1 和 TRβ–1 分布广泛，而 TRβ–2 的表达仅限于在特定类型的细胞如下丘脑室旁核的 TRH 神经元和垂体的促甲状腺区的细胞，被认为是参与下丘脑 – 垂体 – 甲状腺轴负反馈调节的主要受体。而有研究表明伴有 TRβ 位点基因突变的患者会表现出中枢甲状腺激素抵抗，即中枢神经系统对甲状腺激素的敏感性降低，进一步论证了这一点。另外，TRβ–2 表达受损的小鼠经 PTU 干预后，甲状腺激素水平下降而 TRH 和 TSH 水平上升，均体现了 TRβ–2 在下丘脑 – 垂体 – 甲状腺轴负反馈调节中的重要作用。

（5）辅因子：甲状腺激素结合 TR 负向调节 TRH 和 TSH 亚基基因还需要辅因子的参与。辅因子是指与酶结合且在催化反应中必要的非蛋白质化合物。辅因子并不直接与 DNA 结合，但可通过多种机制促进或抑制靶基因的转录。T_3 存在时，其与 TR 结合形成复合物能促进招募共激活因子正向调节基因的启动子，使相应基因的转录增加；而 T_3 缺失时会有助于 TR 招募核受体共抑制因子，导致相应基因的转录减少。但目前对 TR 负向调控基因的表达机制仍不清楚。体内试验显示，共激活因子 SRC–1 为 T_3 诱导抑制 TSH 所必需的，而缺乏该共激活因子的小鼠血中的 T_4 和 TSH 水平增加；同样，小鼠表达的 TRβ 若不能正常招募 SRC–1，则也有相同的表现。若破坏 TR 与核受体共抑制剂 NCoR1 之间的相互作用，则有相反的效应，这表明 NCoR1 对下丘脑 – 垂体 – 甲状腺轴的激活是必需的。上述研究结果表明共激活因子和共抑制因子对负反馈机制至关重要，共激活因子和共抑制剂与 TR 的结合可能影响下丘脑 – 垂体 – 甲状腺轴的调定点。

（6）焦谷氨酰肽酶 Ⅱ（PP Ⅱ）：除了通过影响正中隆起的 T_3 的可用性来调节 TRH 神经元的反馈，最近发现伸长细胞能表达 PP Ⅱ，PP Ⅱ能降解在正中隆起释放的 TRH，从而影响到达正中隆起的门静脉的 TRH 水平。PP Ⅱ是一种整合膜蛋白，由一个较小的 N 端胞内区和一个含有酶活性区域的细胞外结构域组成，其表达和活性受循环中甲状腺激素的高度调控。有研究证明甲亢时，伸长细胞 PP Ⅱ 的表达量增加，从而降低到达垂体门静脉的 TRH 水平，参与下丘脑 – 垂体 – 甲状腺的反馈调节。此外，T_3 也可负向调节 TRH 所结合的特定细胞膜受体 TRHR1 的表达，降低其对 TRH 的敏感性。由此可见，T_3 不仅可以调控 TRH 的 mRNA 的表达，还可以影响 TRH 的产生、降解及其受体表达。

2. 甲状腺激素的正反馈调节

甲状腺激素的负反馈调节已被证实，机制明确，是构成下丘脑 – 垂体 – 甲状腺轴调节甲状腺激素生成和分泌作用的重要一环。但除主流外，目前尚有一种说法认为 FT_3 还能刺激下丘脑，使其分泌 TRH 增多，因而是一种正反馈。提出这种说法的依据是甲减时大鼠的 TRH 合成降低，而 T_3、T_4 及去甲肾上腺素均可使 TRH 合成增高，但此说法并未得到广泛认同。

（三）甲状腺的自身调节

1. 甲状腺自身调节的特点及主要机制

（1）甲状腺自身调节的特点

除了上述下丘脑 – 垂体对甲状腺进行调节以及甲状腺激素的负反馈调节外，甲状腺本身也具有调节能力。在缺乏 TSH 或 TSH 水平不变情况下，这种调节依然存在。经动物实验也证明，在切除垂体后，体内已无 TSH 分泌时，甲状腺仍有一定的自主调节能力。在没有神经和体液因素影响的情况下，甲状腺还可根据血碘水平调节其自身对碘的摄取能力及合成甲状腺激素的能力，称为甲状腺的自身调节，使机体能适应碘的供应变化。当然，较下丘脑 – 垂体 – 甲状腺轴的调节，这种调节比较缓慢而且具有一定限度。

（2）甲状腺自身调节的主要机制

1）甲状腺腺体内含碘量调节甲状腺的摄碘能力：动物在切除垂体后已不存在 TSH 的调节，此时给予外源性 TSH，再给 ^{131}I，可发现饮食中的碘增多时，动物甲状腺中 ^{131}I 减少而血清中 ^{131}I 增加，说明进食碘增多时使甲状腺内碘含量增高，故甲状腺摄 ^{131}I 能力降低、血清中 ^{131}I 维持高水平。表明甲状腺碘含量增高时，其摄碘功能受抑制，反之亦然，能起一定调节作用。

2）甲状腺对碘渗漏的调节：通常甲状腺激素分泌及释放时会伴有碘化物的丢失，称为碘渗漏。漏出的碘主要是一碘酪氨酸及二碘酪氨酸脱碘后未能被全吸收的碘，约占每日分泌甲状腺激素中碘的 1/5（其余 4/5 能被吸收再利用）。机体进食碘增多时，漏出的碘也多，反之亦然，从而能保持甲状腺内有机碘库的恒定，也是一种自主调节。

3）甲状腺对合成 T_3 及 T_4 比例的调节：当饮食中的碘缺乏时，为了使进入体内有限的碘被制造成更有效的甲状腺激素，甲状腺内 MIT/DIT 比值会增高，使含碘原子少而生理活性强的 T_3 生成增多，从而进行代偿性调节。

2. 碘化物对甲状腺激素的调节

在甲状腺水平的调节中，由于碘是合成甲状腺激素所需的原料，碘化物对甲状腺激素的调节发挥了相当重要的作用。除了来自甲状腺逸出的内生碘外，主要来自从食物中摄取的碘，人类每日摄取的碘量差别会很大，而进入甲状腺内的碘能保持相对稳定，这归功于碘化物对甲状腺激素的调节作用。

（1）聚碘效应与碘阻滞：当血碘含量不足时，甲状腺的聚碘作用增强，甲状腺激素的合成也加强。当外源性碘增加时，T_3、T_4 的合成随之增加，但当碘的量超过一定的限度后，T_3、T_4 的合成速度反而明显下降，直至甲状腺的聚碘作用完全消失。

如给予正常人较大量的碘化钾（50 mg/d）或给予甲亢患者少量碘化钾（2 mg/d），都可使碘离子进入甲状腺组织时突然受阻。当血碘开始增加时（1 mmol/L），即可诱导碘的活化和甲状腺激素的合成，但当血碘浓度达到 10 mmol/L 时，甲状腺的聚碘作用将完全消失，这种过量的碘所产生的抗甲状腺聚碘作用，称之为碘阻滞，即 Wolff-Chaikoff 效应。给予 TSH 可增加碘阻滞的敏感性。有人认为碘阻滞是由甲状腺碘有机化受抑所致，当碘离子过多时过氧化酶的两个活性基团均被碘占据，使酪氨酸氧化受阻，不能与碘结合而造成碘阻滞。

（2）碘阻滞的逸脱：然而，碘过量对甲状腺的抑制效应不能长久持续，如果再继续加大碘的剂量，则抑制聚碘的作用又会消失，使得激素合成再次增加，称为碘阻滞的逸脱现象，机体出现对高碘的适应。逸脱现象的机制可能是甲状腺浓缩碘的能力受损，故不足以抑制甲状腺内碘的有机化。若反复引入碘，使血清碘浓度维持在 $100 \sim 200 \, \mu g/dL$ 的高水平时，可见到碘阻滞的逸脱。

（3）碘对甲状腺激素分泌的抑制效应机制：碘化物对甲状腺分泌甲状腺激素有抑制作用，可能是抑制了谷胱甘肽还原酶，使甲状腺内谷胱甘肽减少，从而蛋白水解酶生成减少，使甲状腺球蛋白不易水解，故释放出 T_3、T_4 减少。

（4）碘化物对甲状腺激素调节的临床应用：临床上常利用过量碘的抗甲状腺效应来处理甲状腺危象和用于甲状腺手术的术前准备。用丙硫氧嘧啶可加强这一抑制作用，而用硫氰酸盐或过氯酸盐可解除这一抑制。

四、自主神经对甲状腺功能的作用

甲状腺滤泡细胞膜上存在 α 和 β 肾上腺素能受体及 M 胆碱能受体。甲状腺受交感神经和副交感神经支配。电刺激交感和副交感神经可分别促进和抑制甲状腺激素的合成与释放。

（一）自主神经调节的解剖和生理基础

1. 神经分布

组织学观察证明，沿甲状腺动脉有交感神经纤维进入甲状腺，一部分止于血管壁，另一部分止于腺细胞。近年来用荧光组织化学法和电镜放射自显影术证实，在动物和人类甲状腺滤泡可见交感神经末梢和胆碱能神经纤维，或以单根纤维伸入滤泡间或盘绕在滤泡上。电刺激一侧的交感神经，可使该侧甲状腺激素合成增加，而刺激胆碱能纤维则抑制甲状腺激素的分泌。

2. 受体分布

甲状腺细胞膜上分布有肾上腺素 α、β 受体。实验亦可验证受体的分布。去甲肾上腺素可激活甲状腺细胞中的腺苷酸环化酶，而 α 受体阻断剂酚妥拉明可阻断此作用。甲亢患者短期使用 β 受体阻断剂普萘洛尔，能减轻临床症状，降低血中甲状腺激素水平。甲状腺细胞膜上还存在胆碱能 M 受体，用乙酰胆碱可抑制动物离体甲状腺分泌甲状腺素，还可使人甲状腺组织中 cGMP 增加。用 M 受体阻断剂阿托品可阻断上述效应，而用 N 受体阻断剂不能阻断，亦验证甲状腺细胞存在 M 受体。

（二）自主神经调节机制研究

以往都认为交感神经是通过舒缩血管改变血流量，间接地影响甲状腺激素的分泌，现已证明甲状腺血流量与甲状腺激素分泌速率间并无直接关系。而发挥作用的是甲状腺内交感神经末梢释放的去甲肾上腺素，直接作用于甲状腺细胞的肾上腺素受体使胶滴形成和甲状腺激素释放。交感神经能随各种内外环境的急剧改变而兴奋，使机体处于应激状态，从而提高血液甲状腺激素水平以适应需要；副交感神经则能抑制甲状腺激素的过多分泌，起到平衡性调节作用。

离体实验表明，在正常人的甲状腺组织中，去甲肾上腺素可促使甲状腺激素分泌，表现为胶质小体形成。在人的离体甲状腺细胞中，肾上腺素、去甲肾上腺素和异丙肾上腺素均刺激 cAMP 的积聚。在小牛的甲状腺细胞实验中，儿茶酚胺直接刺激甲状腺滤泡，使碘的聚集和甲状腺激素合成增加。离体和在体实验都证明肾上腺素受体阻断剂可消除儿茶酚胺对甲状腺的刺激作用。β 受体激动剂异丙肾上腺素能刺激 cAMP 产生、碘摄取和细胞生长。小鼠的在体实验进一步表明，β 肾上腺素受体的激活促使甲状腺激素分泌，主要是 β_2 受体的效应。人和犬的离体甲状腺组织实验还表明儿茶酚胺通过 β 肾上腺素受体对甲状腺起刺激作用，也有人提出激活 α_1、α_2 肾上腺素受体起抑制作用。这一离体实验所述 β_2 受体的刺激和 α_1 受体的抑制作用符合传统的概念，但活体实验却表明除了 β 受体，α 受体也增强甲状腺激素的分泌。而在对小牛的甲状腺细胞进行离体实验时，也证明了儿茶酚胺是通过 α 受体刺激甲状腺激素的合成，因而 α 受体的抑制作用未得到普遍认可。

综上，人类与鼠、牛等实验哺乳类动物一样，无论从组织形态或功能方面均已证实自主神经对甲状腺功能有直接影响。但目前认为，在调节甲状腺功能方面，下丘脑 - 腺垂体 - 甲状腺轴仍占据主要地位，主要负责调节甲状腺激素水平的稳态；而自主神经对甲状腺的调节作用毕竟不占主要地位，交感神经系统与甲状腺的直接通路的作用在于机体遭受某些刺激时甲状腺分泌可发生快速的适应反应，主要在内、外环境变化而引起机体应激反应时对甲状腺的功能起调节作用。

五、其他途径的调节

甲状腺激素的调节主要受下丘脑 - 腺垂体 - 甲状腺轴控制，自主神经起到一定调节作用。逐渐有研究表明，舒血管肠肽（VIP）能神经、氮化物源神经、生长抑素（SS）、多巴胺（DA）、肾上腺素、人绒毛膜促性腺激素（hCG）、甲状腺球蛋白（Tg）等均通过不同途径对甲状腺激素有调节作用。

甲状腺属于双向控制的内分泌腺体，兴奋甲状腺的信息主要是 TSH，其次还有肾上腺素能、VIP等，抑制甲状腺的信息有 DA、SS、胆碱能递质等。兴奋性信使主要是 cAMP，抑制性信使主要是 cGMP、Ca^{2+}。影响甲状腺激素分泌的物质也很多，而且相互影响，对更多影响甲状腺激素调节的因素还在不断研究探索中。

（一）VIP 能神经的调节

已在对多种哺乳动物和人类中的研究发现，于甲状腺血管周围和滤泡附近存在 VIP 能神经纤维的分布，甲状腺中含有 VIP，并且其数量和 VIP 神经纤维的数量成正比。在小鼠甲状腺中曾发现在局部副交感神经节内存在 VIP。外源性 VIP 可刺激体内甲状腺激素的分泌，使甲状腺滤泡上皮细胞中胶质小体增加。VIP 与 TSH 和儿茶酚胺一样是通过腺苷酸环化酶 -cAMP 系统起作用。VIP 使培养的人甲状腺滤泡细胞 cAMP 积聚并呈剂量依赖性，还可刺激人甲状腺切片释放 T_4。VIP 对 TSH 有附加效应，并推测其可能是通过受体起作用的。α 和 β 肾上腺素能受体阻断剂对 VIP 的作用没有影响，但胆碱能抑制剂可能对 VIP 有抑制作用。而 VIP 可能增高氯化氨甲酰甲胆碱抑制甲状腺激素分泌的阈值剂量。VIP 还能增加甲状腺血流和增加碘的摄取。

（二）氮化物源神经调节

近来有人用烟酰胺腺嘌呤二核苷酸磷酸 - 黄递酶技术显示一氧化氮（NO）合成活性的方法，发现鸡和小鼠的甲状腺中有神经元染色。氮化物源神经纤维主要环绕血管分布，也有单根神经纤维分布到滤泡细胞周围，氮化物源神经细胞在小鼠甲状腺神经节中可见，而在鸡的甲状腺内则可见单个神经细胞体。离体实验表明在甲状腺中，NO 是鸟苷酸环化酶的有力活化剂。由此我们认为氮化物源神经无论在调节甲状腺血流还是在调控滤泡中均发挥作用。

（三）Tg 的负反馈调节

Tg 是甲状腺滤泡中最重要、含量最丰富的蛋白质，在临床上作为甲状腺癌复发和持续状态的肿瘤标志物被广泛深入地研究。传统观点认为 Tg 是甲状腺激素合成的物质基础，不参与调节甲状腺激素合成分泌，甲状腺激素合成分泌受下丘脑－垂体－甲状腺轴的调控。有实验研究提出新的观点，揭示 Tg 和 TSH 对甲状腺细胞的调控存在制衡关系，认为 Tg 对甲状腺滤泡细胞合成甲状腺激素功能存在负向调控作用，可以拮抗 TSH 的正向调控作用，推测甲状腺滤泡细胞功能是 Tg 和 TSH 共同作用的结果，并提出滤泡周期模型揭示甲状腺滤泡异质性的原因。但截至目前，Tg 负反馈学说和滤泡周期模型仍是假说，还需要体内实验进一步验证。体外实验培养的大鼠甲状腺 FRTL-5 细胞是单层细胞，用 TSH 和 Tg 直接培养 FRTL-5 细胞，与体内的作用方式不尽相同。另外，体外甲状腺细胞没有滤泡结构，无法合成甲状腺激素，也就无法检测到 Tg 对细胞合成甲状腺激素的实际影响。

1. Tg 特异性抑制甲状腺激素合成功能基因表达

Tg 参与甲状腺激素合成，同时可以抑制甲状腺激素合成功能基因表达。用滤泡内生理浓度（$0.1 \sim 30$ mg/mL）的 Tg 培养大鼠甲状腺 FRTL-5 细胞后，检测 FRTL-5 细胞调控甲状腺激素合成功能基因 mRNA 与蛋白表达变化，发现生理浓度的 Tg 能够抑制这些基因的 mRNA 和蛋白表达。甲状腺激素合成功能基因主要包括控制 Tg 蛋白合成的 *Tg* 基因，控制碘从血液转运至甲状腺细胞内的 *Nis/Slc5a5* 基因，控制碘从甲状腺细胞转运至滤泡腔的 *Pendrin/Slc26a4* 基因，催化 Tg 和碘结合的 *TPO*、*Duox2* 和 *Duoxa2* 基因，对激素合成起促进作用的转录因子 Nkx2-1、Foxe1 和 Pax8。Tg 能够抑制 *Tg* 基因和蛋白的表达，即抑制自身的表达；Tg 抑制 *Nis* 基因和蛋白的表达，导致甲状腺细胞摄碘减少；Tg 抑制 *TPO*、*Duox2* 和 *Duoxa2* 基因的表达，*Duox2* 和 *Duoxa2* 基因调控过氧化氢的生成，过氧化氢的生成受到显著抑制，TPO 和过氧化氢是 Tg 碘化过程中重要的催化剂。以上研究结果显示 Tg 对甲状腺激素合成链条上已知的功能基因及蛋白表达呈现负向调控作用，特别之处是 Tg 对 *Pendrin/Slc26a4* 基因呈双向调控作用，不同于对其他基因仅显示抑制作用，低浓度的 Tg 促进 *Pendrin* 基因表达，高浓度的 Tg 抑制 *Pendrin* 基因表达。TSH 是控制甲状腺功能的关键激素，对甲状腺激素合成功能基因有正向调控作用，铃木教授发现 Tg 能够拮抗 TSH 作用抑制甲状腺激素合成功能基因表达，无论在 TSH 存在或不存在状态下，Tg 都能显著抑制 *Nis*、*Tg*、*TPO*、*Duox2* 和 *Duoxa2* 基因的表达。另外，Tg 特异性抑制甲状腺激素合成功能基因的表达，并且存在浓度和剂量依赖效应，使用甲状腺激素、碘、牛血清蛋白和甘露醇等重复 Tg 的试验，对甲状腺激素合成功能分子的表达均未显示出显著的抑制作用；研究还发现随着 Tg 沉降系数的增加，Tg 对甲状腺激素合成基因的抑制效果逐渐增加，如 12 S、19 S、27 S 的 Tg，其中 27 S 的 Tg 对基因的抑制作用达到了最强。

2. Tg 负反馈学说和滤泡周期模型

基于 Tg 能够特异性抑制甲状腺激素合成功能基因这一发现，铃木教授提出 Tg 负反馈学说：一方面，甲状腺滤泡细胞基底侧接受血液 TSH，在 TSH 作用下摄取血液中的碘合成 Tg，存储在细胞顶端的滤泡内，当 Tg 浓度升高到一定程度，甲状腺滤泡细胞功能受滤泡内 Tg 的抑制，甲状腺激素合成功能基因表达下调；另一方面，在 TSH 作用下，滤泡内 Tg 被细胞重吸收后水解释放出甲状腺激素，滤泡内 Tg 浓度下降，Tg 对甲状腺滤泡细胞的抑制作用解除，滤泡内 Tg 合成储存增加，Tg 负反馈调节学说提示甲状腺滤泡细胞受 TSH 正常调控和 Tg 负向调控共同作用，维持稳态发挥生理功能。

甲状腺滤泡细胞受相同浓度 TSH 作用，但每个滤泡的大小、含碘量、Tg 浓度、过氧化氢酶活性、合成甲状腺激素含量等差异很大，这就是所谓的甲状腺滤泡异质性。甲状腺滤泡异质性这一现象在很早就被发现，但没有合理的解释。铃木教授提出通过滤泡周期模型揭示滤泡异质性的成因。依据 Tg 负反馈学说，滤泡功能依赖于 TSH 和 Tg 共同作用，TSH 能同时促进 Tg 的合成和重吸收，但是合成的速度慢于重吸收；Tg 对自身的合成有强烈的抑制作用，并且对自身合成的抑制作用超过了 TSH 的促进作用；低浓度的 Tg 促进 Pendrin 表达，高浓度的 Tg 抑制 Pendrin 表达。因此当高浓度的 Tg 聚集在滤泡内，TSH 促进 Tg 合成的作用被 Tg 对自身的负反馈抑制对抗，Tg 的合成被抑制；TSH 促进 Tg 重吸收，Tg 被降解后释放甲状腺激素，由于合成的速度慢于重吸收，滤泡内 Tg 的浓度迅速下降，负反馈作用减弱，Tg 合成储存增加；同时，低浓度的 Tg 刺激 Pendrin 表达，也能促进 Tg 的碘化，Tg 在滤泡内逐渐积聚，当浓度达到一定高的水平，负反馈抑制作用超过 TSH 的刺激作用，整个过程周而复始地循环，由于滤泡处于循环的不同周期，所以表现出异质性，滤泡异质性提示滤泡内存在功能调节因子，Tg 是滤泡的功能调节因子之一。

（四）人绒毛膜促性腺激素的调节

人绒毛膜促性腺激素（hCG）是一种胎盘类激素，在受精卵着床后即可高水平表达，在临床上被用于早孕诊断或对早期妊娠进行监测。hCG 是由非共价键相连的 α、β 两个亚单位组成的糖蛋白类激素，其中糖占分子量的 30%～35%，两个亚单位由不同的基因复合体编码，分别位于染色体 6q21.1—23 和 19q13.3，cAMP 对基因表达的调控起重要作用。hCGα 亚单位 TSHα 亚单位相同，由 92 个氨基酸组成，hCGβ 亚单位氨基酸序列与 TSHβ 亚单位具有 46% 的高度一致性，hCG 可与 TSHR 结合，是对甲状腺刺激作用的机制之一。

1. hCG 与促甲状腺激素受体（TSHR）

从 hCG 的受体免疫小鼠中获得的抗体可以用于免疫纯化 TSHR，说明 hCG 受体与 TSHR 具有相同的表位。将 TSHR 的 cDNA 转染绒毛膜（CHO）细胞与未转染的对照细胞相比，hCG 可以刺激转染细胞 cAMP 的产生增多，抑制 TSH 与其受体的结合。然而 Hoermann 等人用不表达人 TSHR 的人甲状腺癌细胞系代替 CHO 细胞重复上述实验并未发现 hCG 对转染后细胞 cAMP 的产生有促进作用。由于实验体系不同，很难解释上述结果差异的原因，即使转染后的 CHO 细胞对 hCG 的敏感性也存在差异。随后 Yamazaki 等人采用原代培养的人甲状腺滤泡进行研究，从而使有关 hCG 与 TSHR 相互作用的研究更接近于生理条件，其证实从黏液性水肿患者血清中提取的抗 - 促甲状腺素受体抗体对 TSH 和 hCG 的促甲状腺活性均有抑制效应，此抗体对 hCG 的抑制效应发生在 TSHR 水平上。此外，还发现 TRAb 可完全封闭 TSH 的促甲状腺活性，而对 hCG 活性则仅有部分抑制作用，提示 TSH 和 hCG 与 TSHR 结合的位点不同。可以设想，如能从分子水平上探讨 hCG 与 TSHR 的关系，将可进一步阐明两者相互作用的机制。

2. hCG 的甲状腺刺激活性

大鼠甲状腺细胞系 FRTL-5 细胞在 hCG 的作用下，对碘的摄取、腺苷酸环化酶和 DNA 的合成均可增加。Kraiem 等人采用无血清培养液在胶原凝胶中悬浮培养原代人甲状腺滤泡细胞以代 FRTL-5 细胞进一步证实细胞中 cAMP 的产生在 hCG 刺激下的最大生成量仅为 TSH 刺激时最大生成量的 5%，但在碘的摄取、有机化和激素分泌方面，hCG 最大刺激生成量却分别相当于 TSH 最大刺激生成量的 49%、56% 和 42%。hCG 的刺激活性在 10～200 mg/L 范围内呈剂量依赖性，单独的 α 或 β 亚单位对甲状腺细胞则无刺激作用。上述结果提示 cAMP 的少量增加即可显著增强甲状腺激素的合成，但也不排除

hCG 通过其他细胞间信号传递系统发挥作用的可能性。另有报道，直接给大鼠注射 hCG 后，甲状腺碘的释放和血清中 T_3 的浓度可明显升高。

3. 正常妊娠中 hCG 对甲状腺功能的调节

正常妊娠中碘的肾清除率上升，并且将部分碘和碘化激素转移至胎儿体内，使得孕妇血清中碘的含量下降，故不少孕妇出现绝对或相对的碘缺乏，且伴有甲状腺体积增大。受雌激素的影响，血清中甲状腺素结合球蛋白（TBG）的浓度增高，同时由于胎盘对 T_4 的降解、T_4 自母体向胎儿的转移，以及母体 T_4 清除率的增加，使得 T_4 的需要量增多；而另一方面孕妇体内下丘脑 - 垂体 - 甲状腺轴的负反馈控制系统正常。随着激素测定方法的特异性不断提高，已证实妊娠妇女 hCG 的分泌于妊娠 8～12 周时达高峰，此时体内 FT_4 和 FT_3 的水平均高于妊娠后期，而妊娠早期孕妇体内的 TSH 水平低于妊娠后期。激素的这种变化提示了妊娠过程中 hCG 可能参与孕妇甲状腺功能的调节。

另有研究发现，妊娠 6～12 周母体的血清能刺激 FRTL-5 细胞摄取碘，这种刺激活性与血清中的 hCG 含量相关。目前多数学者认为，在妊娠早期，TSH 的分泌处于下降的情况下，高浓度的 hCG 是引起孕妇 FT_4 升高的重要因素；而妊娠后期，则随着 hCG 分泌的迅速降低，TSH 水平升高，甲状腺功能又正常接受 TSH 的调节。

（五）生长抑素的调节

生长抑素（somatostatin，SS）首先从羊的下丘脑中提取出，现知产生生长抑素的下丘脑神经元主要存在于前脑室周围区，也广泛分布于下丘脑以外的神经系统和其他组织中，它是动物和人 TSH 分泌的抑制剂。SS 以两种主要形式分泌，即 14 个氨基酸多肽（SS-14）和 28 个氨基酸多肽（SS-28），后者是 SS-14 在 N 端扩展而成。

它们都分泌到下丘脑门脉血液中，SS 可抑制大鼠垂体前叶细胞释放 TSH，也能抑制 TRH 刺激后的 TSH 的释放。当存在低浓度甲状腺激素时，这一作用更强，因此有人提出脑对 TSH 释放的调节存在两条控制系统，即 TRH 刺激系统和 SS 的抑制系统，这一设想是基于用抗血清直接作用于 SS 的研究结果。垂体前叶细胞与抗 SS 血清共同培养（孵育）使 TSH 分泌增加。将抗 SS 血清注入大鼠能增加血清 TSH 的基础值，对寒冷应激和 TRH 的反应也明显升高。对人类注射 SS 可降低原发性甲状腺功能减退患者血清 TSH 浓度的升高，减弱血清 TSH 对 TRH 的反应，TSH 在夜间分泌增多的现象消失，并能防止注入多巴胺阻断剂引起的 TSH 释放，而且 SS-14 和 SS-18 对 TSH 释放的作用强弱相近。尽管在人类中 SS 对 TSH 释放呈强有力的抑制作用，但是长时间应用 SS 或长效的类似物奥曲肽并不引起甲减。可能是由于垂体前叶促甲状腺细胞对任何血清甲状腺激素浓度的降低都高度敏感，其刺激反应超过长期应用 SS 的抑制效应。

SS 可与垂体前叶和脑的几种特异的高亲和力的受体相结合，在垂体前叶有一种受体只有存在 17β- 雌二醇时才能表达。SS 作用于受体，通过与抑制性鸟苷酸结合蛋白（Gi 或称 Ni）偶联抑制腺苷酸环化酶而起到抑制作用。SS 也可引起膜的高极化调控电压依赖性钾通道从而直接作用于 cAMP，导致钙内流减少，使胞内钙水平降低而起抑制作用。

（六）多巴胺和 α 肾上腺素通路的调节

受体拮抗剂和激动剂的研究表明大鼠存在兴奋性 α 肾上腺素通路和抑制性多巴胺（DA）通路，并以此来调节 TSH 的分泌。

将 α 肾上腺素受体激动剂注入人体内或第三脑室以刺激 TSH 的释放。α 肾上腺素受体拮抗剂或儿茶酚胺耗竭药物可阻断 TSH 对寒冷的反应，并认为它们是通过调控垂体门脉血中 TRH 或生长抑素的释放而起作用的。事先用抗 TRH 抗体或 α 肾上腺素受体拮抗剂能去除大鼠经受寒冷应激所致的急性 TSH 释放，提示肾上腺素性刺激 TRH 释放参与这一效应，而实际情况可能比较复杂。有些离体实验不符合整体情况，例如 DA 和 DA 激动剂使大鼠下丘脑组织释放 TRH，同时又释放 SS，并可能是通过 DA₂ 受体。

DA 和 SS 的中枢机制未完全阐明，已知 DA 和肾上腺素在垂体前叶水平对 TSH 释放的作用相反。两者在垂体门脉血中含量均高于外周血液，足以引起促甲状腺细胞的反应，DA 抑制大鼠和牛的脑垂体前叶细胞 TSH 的释放，并呈剂量依赖关系。DA 和 DA 激动剂与 TSH 和 PRL 的抑制作用呈平行关系。PRL 抑制 TSH 释放作用是通过与 DA₂ 受体偶联抑制腺苷酸环化酶来实现的。在甲状腺功能减退的动物中，DA 对促甲状腺细胞释放 TSH 的抑制作用更明显，可能是由于 DA₂ 受体数量的增加而不像是亲和力的增加。

用大鼠垂体前叶细胞进行离体研究表明，TSH 通过 DA₂ 受体对促甲状腺细胞的作用，调节 TSH 的释放。这提示 TSH 分泌的超短袢负反馈是丘脑－垂体轴和儿茶酚胺的共同作用。

此外，通过对甲状腺功能减退大鼠的垂体细胞进行离体实验表明，DA 可降低 TSH 的 α、β 亚单位的 mRNA 表达水平。这些效应在数分钟内发生，同时可用 forskolin 激活腺苷酸环化酶而逆转。与 DA 相反，肾上腺素的激活促使大鼠和牛的垂体前叶细胞的 TSH 释放而且呈剂量依赖关系。有人认为这一效应是通过高亲和力的 α₁ 肾上腺素受体实现的。定量分析表明肾上腺素引起的 TSH 释放量几乎与 TRH 引起的 TSH 释放量相当，用最大剂量时，此两种物质对 TSH 的释放有叠加作用，说明它们各自激活自己的细胞内通路。而 DA 与肾上腺素对促甲状腺细胞的直接效应是对 cAMP 的产生起相反的作用。DA₂ 受体抑制腺苷酸环化酶，α₁ 肾上腺素受体激活腺苷酸环化酶。

作用于人体时，DA 对 TSH 释放呈生理性抑制调控作用，有些报道认为 DA 对肾上腺素的通路有刺激作用。但与动物实验所得结果不同的是，在对人类垂体细胞的研究中缺乏 DA 和肾上腺素类物质处理后直接影响 TSH 释放的证据。用 DA、DA 激动剂和特异性 DA 受体拮抗药物，如多潘立酮提示多巴胺引起的 TSH 分泌减少是通过 DA₂ 受体直接作用于垂体及正中隆起所致。

多巴胺抑制 TSH 释放的作用随性别、甲状腺功能状态、一天内不同时间及 PRL 分泌状态而异。用 DA 受体拮抗剂如甲氧氯普胺和多潘立酮减轻对 TSH 释放的抑制作用在女性中大于男性，推测可能为雌激素在其中发挥作用，但具体机制尚不明确。DA 抑制 TSH 释放与 TRH 刺激 TSH 释放一样，在轻型甲状腺功能减退或亚临床甲减患者群体中的作用高于正常或严重甲减患者，机制也不明确，但甲减大鼠的前垂体细胞离体实验结果提示 DA 受体数量的增加较亲和力的变化大。

在对人类的研究中，有关肾上腺素通路对 TSH 释放作用的资料十分有限。曾有研究涉及 α 肾上腺素拮抗剂。用不易透过血脑屏障的 α 肾上腺素拮抗剂酚妥拉明或草酰二胺的确能抑制 TRH 引起的 TSH 反应，并能减少 TSH 夜间分泌的增多，但不能消除该现象。研究说明内源性肾上腺通路对 TSH 有一定的刺激作用。但是用肾上腺素或 α– 苯丙胺激活 α 肾上腺素通路及用普萘洛尔阻断 β 肾上腺素受体不影响血清 TSH 对 TRH 的反应，由此看来，儿茶酚胺控制 TSH 分泌是起一种精细调节作用。急性阻断 DA 在人体中确可引起足够的 TSH 释放，并导致随后的甲状腺激素的释放。

（七）生长因子的调节

在甲状腺中曾发现有很多生长因子（GF），通常对细胞增殖起刺激作用，仅少数起抑制作用，它们对细胞发育和分化也起重要作用。在正常甲状腺组织及甲状腺肿瘤组织中发现的生长因子种类包括表皮生长因子（EGF）、转化生长因子 –α（TGF–α）、转化生长因子 –β（TGF–β）、胰岛素生长因子 –1

（IGF-1）、神经生长因子（NGF）、碱性成纤维细胞生长因子（bFGF）、内皮素（ET）。

甲状腺细胞合成和分泌甲状腺激素，需要碘、甲状腺球蛋白（Tg）、甲状腺过氧化物酶和过氧化氢四种成分参与，并通过 TSH-cAMP 系统进行调节。以自分泌形式生成的 GF 是调控甲状腺细胞生长分化的重要物质。碘可抑制胰岛素生长因子（IGF）的生成，促进 TGF-β 的生成。TSH 促进 IGF 和 TGF-β 的生成，而 EGF 又能促进 TGF-β 的合成和分泌。IGF 能增强甲状腺细胞上 Na^+-I^- 转运体活性，加强对碘的摄取、转运和有机化，调节 Tg 和 TPO 的基因表达，促进甲状腺激素的合成和释放。EGF、TGF-α 可减少 TSH 引起的对碘的摄取，EGF 还减少过氧化氢的生成。TGF-β 抑制甲状腺细胞膜上 Na^+-K^+-ATP 酶的活性，减少 Na^+-I^- 转运体合成，影响碘的摄取、转运和有机化。TGF-β 降低 I 型脱碘酶的活性，使甲状腺激素合成减少。

TSH 增加 EGF 与受体的结合，EGF 受体是 TGF-α 与 EGF 的共同受体，故此受体也能与 TGF-α 结合并激活酪氨酸激酶。EGF 可促使甲状腺细胞生长，但对成熟的甲状腺有抑制甲状腺细胞的功能。在小鼠血清中甲状腺激素的浓度直接影响 EGF 及其 mRNA 含量，血清甲状腺激素浓度与血 EGF 浓度成反比。故在小鼠甲状腺内，EGF 对甲状腺功能起短祥负反馈调节的抑制作用。

bFGF 与人甲状腺细胞内 $bFGF_1$ 受体结合后，能激活腺苷酸环化酶，使细胞内 cAMP 含量增加，并能增强 TSH 的作用。

TSH 能刺激人、羊、猪的甲状腺细胞中 IGF-1 释放，在羊体内还表现出可同时刺激甲状腺细胞中的 IGF-2 释放。对于 FRTL-5 细胞则必须有 IGF 样物质加入培养基内，TSH 才能减少 TSHR 的基因表达。

（八）其他神经肽、神经递质、激素、细胞因子的调节

1. 吗啡肽

吗啡通路在大鼠实验中表现出对 TSH 分泌起抑制性调控作用。吗啡肽减少 TSH 分泌的基础值，其作用可为特异性拮抗剂纳洛酮所阻断，还可阻断应激引起的 TSH 分泌减少。而在人类身上，内源性吗啡肽可能对 TSH 起刺激作用，特别在夜间 TSH 激发时作用明显。有人认为内啡肽和其他吗啡肽是通过多巴胺通路刺激 TSH 的分泌。

2. 雌激素

雌激素可增加 TSH 细胞表面 TRH 受体的数量，增强 TSH 对 TRH 的反应。在进行 TRH 兴奋试验时，女性的 TSH 反应大于男性，排卵前期大于黄体期，但对上述激素是否参与 TSH 分泌的生理调节尚不清楚。

3. 嘌呤类激动剂苯异丙腺苷（phenyliso-propyladenosine，PPA）

甲状腺细胞中有嘌呤类物质的受体，包括三磷酸腺苷（ATP）、三磷酸鸟苷（GTP）和腺苷受体。ATP 则是从甲状腺组织的交感和副交感神经元中释放出来的。在大鼠甲状腺细胞株 FRTL-5 细胞中，嘌呤类激动剂 PPA 能模拟 TSH 的若干作用，释放 Ca^{2+}，激活磷脂酶 C 及 A_2，释放花生四烯酸，增强 TSH 介导的过氧化氢生成。PPA 还能阻断 FRTL-5 细胞的腺嘌呤环化酶对 TSH 的反应，并增加 α 肾上腺素能反应。

4. 肿瘤坏死因子（TNF）及白介素（IL）

细胞因子中的 TNF 及白介素 -1β（IL-1β）在大、小鼠身上均可抑制 TSH 的分泌，其中 IL-1β 可使室旁核 TRH 基因表达轻微减少。IL-1β 在大鼠垂体前叶细胞内产生，细菌脂多糖可促使其释放。在促甲状腺细胞上它与 TSH 共存，对脑垂体前叶可能起自分泌或旁分泌作用。上述物质可能在非甲状腺疾

病时的甲状腺功能变化中起重要作用。

六、其他影响甲状腺调节的因素

甲状腺激素分泌主要由上文所述的机制调节，其中最主要、最典型的就是下丘脑－腺垂体－甲状腺轴的调节，包括下丘脑－腺垂体对甲状腺的调节和甲状腺激素对下丘脑和腺垂体的反馈调节。除此之外，由于环境、药物等因素影响，甲状腺激素的合成和代谢也会受到影响，但不能称之为生理性调节，或不能被称为调节因子，此处一并加以介绍。

（一）除碘以外的微量元素间接调节

1. 硒

生理状态下，甲状腺主要合成 T_4 及少量 T_3，而 T_3 则主要在外周组织由脱碘酶将 T_4 脱碘转化而来。在外周组织中催化 T_4 脱碘生成 T_3 的 I 型 5'－脱碘酶是一种含硒酶，因此，缺乏硒元素将影响甲状腺激素的代谢。当人体内硒浓度降低时，可引起外周组织和垂体中的脱碘酶活性降低，T_4 转化为 T_3 受阻，T_3 生成减少，对垂体促甲状腺素的反馈抑制减弱，导致 TSH 分泌增加。缺硒也影响谷胱甘肽过氧化物酶的活性，使细胞代谢产生的过氧化物清除减少，继而引起甲状腺过氧化物酶活性增高，甲状腺激素合成分泌增加。此外，硒还可对高碘引起的甲状腺损伤具有一定的干预作用，可调节甲状腺激素代谢过程中脱碘酶和组织蛋白酶的活性。

2. 锌

在 TH 核受体的结构中含有锌离子，因而锌元素的含量会影响 T_3 的生物作用，然而这种影响作用机制尚未完全明确，有研究表明锌能抑制 T_3 核受体脱离染色质，从而使 TH 受体与染色质结合的时间延长，从而增强 TH 的效应。除此之外，超氧化物歧化酶（SOD）组成成分中含有锌，缺乏 SOD 组成成分如锌、铜等微量元素时，甲状腺 SOD 活力下降，降低血液 T_3 和（或）T_4 含量。

有迹象表明，锌对正常体内甲状腺激素的平衡是重要的，其作用是复杂的，包括对激素合成和作用方式的影响。甲状腺激素结合转录因子对基因表达是必需的，其中的锌结合于半胱氨酸残基上。然而，目前尚不清楚饮食锌缺乏是否对甲状腺激素代谢有直接影响。在培养细胞中，强有力的锌螯合物影响转录因子结合至 DNA。就甲状腺本身来讲，转录因子 2 是含锌蛋白，其与甲状腺球蛋白启动子和甲状腺过氧化物酶基因相互作用。转录因子 2 的结合受氧化还原状态的影响，但另一方面尚不知道这种状态是否受饮食锌摄入而改变。

研究者试图对锌在动物甲状腺代谢中的作用进行了研究，但其结果相互抵触。锌缺乏能降低血浆 T_3 水平，但在其他研究中未观察到此种作用。同样地，有报道锌缺乏既增加又降低肝 ID1 活性，这些相互抵触的报告可能反映了锌缺乏严重程度及其对食物摄入的作用有差别，因为这本身就可降低血浆 T_3 水平和肝脏 ID1 的活性。大鼠边缘性锌缺乏显示对碘缺乏的作用无影响。但在同时存在硒、碘和锌缺乏的更复杂的研究中，硒和锌缺乏在对甲状腺滤泡细胞结构的影响上存在相互作用，此种状况与凋亡相一致。

人体中的锌也与甲状腺代谢有关。针对健康人群暂无明确研究，但可观察到许多唐氏综合征患者体内血清锌处于低水平，而此种低血清锌水平的原因考虑与疾病本身所致的腹泻和锌吸收障碍有关。唐氏综合征患者血浆 TSH 浓度与甲状腺球蛋白自身抗体亦升高。我们可以观测到当唐氏综合征患者补锌后，血浆 TSH 水平降至正常，而血浆 T_3 水平亦增至正常。在其他研究中，低锌状态与甲状腺激素水平降低有关，但这种变化的生化基础还有待建立。

3. 氟

氟与甲状腺的结构和功能有密切的关系，早在 1854 年就有人报道饮用水中氟过量能致使甲状腺肿。

在卤族元素中，氟最活跃而碘最稳定，因此氟化物聚集于甲状腺的竞争性较碘强，它在甲状腺中能抑制碘的转化机制，削弱合成甲状腺激素的酶的活性。1866 年，Maumene 报告给予大剂量氟化钠的实验犬发生了甲状腺肿，这一发现引起了许多科学家的重视，他们对氟与甲状腺的关系进行了广泛的研究。资料表明，在一些情况下氟确实引起甲状腺肿或某些组织学的改变，氟影响甲状腺的作用机制可归纳为如下几方面。

（1）氟抑制了甲状腺摄取碘：由于氟的存在直接降低甲状腺对无机碘的摄取，或在甲状腺摄碘相对不足的情况下，氟进一步降低碘的摄取。

（2）氟增加了机体对酪氨酸的清除：酪氨酸是甲状腺激素合成的重要原料，早已证实酪氨酸缺乏是导致甲状腺功能低下的原因之一。

（3）氟抑制了甲状腺中碘的转运和有机化过程。

（4）氟抑制了甲状腺功能酶系统的生物学活性：由于酶活性被抑制，使机体抗氧化能力下降，自由基增多，导致甲状腺的质膜结构损伤，使甲状腺滤泡上皮的聚碘能力下降，甲状腺的一切生理过程，如甲状腺摄取碘、碘的有机化及甲状腺激素的合成和分泌都受到一定的影响，对 T_3、T_4 的生成与分泌起到抑制作用。久而久之，势必造成甲状腺功能低下或甲状腺增生。

（5）氟引起甲状腺组织细胞的损伤：这很可能是氟影响的起因和后果。一方面受损伤的甲状腺功能细胞很难发挥其正常的生理功能；另一方面也造成了甲状腺增生和结缔组织增生的先决条件，如氟的影响进一步延长到一定时期就将导致整个腺体的肿大。

4. 锂

自 1968 年锂被首次报告可引起甲状腺肿以来，很多学者对锂致使甲状腺肿的问题进行了广泛的研究。大量的流行病学调查表明，锂与碘缺乏性地方性甲状腺肿的发生密切相关，某些地方性甲状腺肿的地理分布与锂的地理分布相吻合，疾病高发地区水锂浓度高于非病区，在同等缺碘条件下，地方性甲状腺肿的发病率与人群血锂浓度呈正比，患者的血锂浓度高于正常人。

锂是一种致甲状腺肿的物质，临床和流行病学上所观察到的锂的致甲状腺肿作用已经被动物体内和体外实验证实。但就锂自身单独的作用而言，它可能是不重要的环境致甲状腺肿物质，即使是在土壤和地下水锂含量较高的地区，锂致甲状腺肿的作用主要还是在于它间接增强其他致甲状腺肿物质的作用。

锂对甲状腺激素代谢的影响最能为人们所接受的观点如下。

（1）锂妨碍甲状腺滤泡腔内胶质的回吸：众所周知，甲状腺滤泡是甲状腺的重要组成结构，滤泡腔内充满透明的胶质。甲状腺滤泡参与甲状腺激素合成、储存、释放全过程。目前考虑锂因妨碍滤泡腔内胶质的回吸，从而抑制甲状腺激素的释放，但其精确机理尚不十分清楚。

（2）锂影响甲状腺激素的外周代谢：锂不但影响甲状腺激素的释放，而且对甲状腺激素的外周代谢也发生影响。近来研究表明，锂抑制 II 型脱碘酶（D_2）的活性，对 I 型脱碘酶（D_1）没有影响。因而甲状腺功能正常者在锂治疗期间循环 T_3 及反三碘甲状腺原氨酸（rT_3）水平皆没有变化。

（3）锂直接影响下丘脑和垂体：锂对下丘脑 - 垂体 - 甲状腺轴除了通过抑制甲状腺素的负反馈机

制以外，还有直接影响下丘脑和垂体的独特作用。饲喂低碘饮食的鼠表现为血清 TSH 升高和甲状腺重量增加，当对其用锂治疗后，血清 TSH 水平和甲状腺重量均有下降。在体外实验中，垂体 TSH 含量和 TRH 介导的 TSH 分泌均不受影响，这表明锂对鼠的下丘脑有直接抑制作用。用锂治疗两周而且下丘脑锂含量已轻度升高的鼠，其血清 T_4 下降而 TSH 没有改变，说明锂抑制了下丘脑 TRH 的释放。

5. 铜

早在 20 世纪 30 年代就有学者注意到铜与甲状腺激素代谢有关。铜对甲状腺激素代谢的影响取决于碘的水平、铜的摄入量及摄取时间长短。短期缺铜时补铜可抑制甲状腺肿的发生，长期缺铜时补铜则无效。摄入高铜促进甲状腺肿发生。一些学者观察到，高铜使循环 T_4 升高，长期接受高铜，T_3、T_4 均升高，也有铜缺乏导致大鼠血清 T_3 和（或）T_4 减少的报道。究其机制，或与 SOD 相关。SOD 组分内含有铜，缺铜时使甲状腺 SOD 活力下降，导致甲状腺抗氧化能力下降，对自由基的清除减弱，引起甲状腺滤泡细胞死亡。

6. 铁

铁对甲状腺激素代谢影响的研究较硒等元素少。Beard 等学者发现缺铁性贫血大鼠基础 TSH 值较低，对 TRH 的反应也比较迟钝。血浆 T_4 和（或）T_3 的浓度较对照组低，且静脉接受 TRH 后两者增高的幅度远较对照组低。肝脏 ID1 活力亦明显降低。但是，目前铁元素影响甲状腺激素代谢的机制还不十分清楚。曾有 Goswami 等学者通过对 ID1 特性的研究，发现铁离子络合剂 2，2′- 双吡啶能强烈地抑制该酶活力，提示酶分子中含有起催化作用的铁离子活性中心。

7. 锰

关于锰在地方性甲状腺肿发病中的作用，各界所持观点尚存在分歧。许多研究者发现，居民甲状腺肿发病率与外环境的锰含量成正比。锰过量对甲状腺功能具有抑制作用，甲状腺摄取 ^{131}I 不论对照组还是实验组都一样多，但释放 ^{131}I 实验组动物却比对照组动物迟缓，推测可能是无机碘转变为有机碘的过程受到了锰的干扰。其他作用则持相反观点，认为外环境中锰含量低，对甲状腺有致病作用。苏联学者对地方性甲状腺肿病区土壤、食品和水中碘、锰含量的测定结果证实了这种现点，即碘和锰的含量与地方性甲状腺肿流行程度成反比关系。

（二）某些环境污染物对甲状腺调控功能的影响

1986 年，研究人员发现 Verb-A 原癌基因产物具有与 T_3 高亲和力结合的功能，之后确认 TR 是 Verb-A 原癌基因在细胞内的同源产物，其属于类固醇核受体超家族的一员，且属于受体激活型转录因子。目前，包括人类在内的脊椎动物除爬行类外均得到了甲状腺激素受体的 *TRα* 和 *TRβ* 基因，其中具有与甲状腺激素结合能力的亚型主要有 TRα-1、TRβ-1、TRβ-2。甲状腺激素作为信号分子，必须与细胞内的甲状腺激素受体结合，才能实现信号的转导，进而完成其调节功能。但一些环境污染物对有机体 TR 的表达呈明显的干扰作用。

1. 多溴二苯醚（PBDEs）

PBDEs 是电子垃圾中的常见污染物。研究者对 PBDEs 污染区新生儿的 TRmRNA 表达水平进行检测，发现 PBDEs 可引起 TRα-1 和 TRβ-1mRNA 表达水平下调。PBDEs 化学结构与甲状腺激素相似，因此，推测 PBDEs 可与甲状腺激素竞争与受体的结合，产生对甲状腺激素的干扰作用。不同类型的溴二苯醚与 TR 结合后，具有不同的作用效果，可促进 TR 介导的基因表达，或抑制 TR 介导的基因表达，或无明显影响。

2. 双酚 A（BPA）

BPA 是一种重要的有机化工原料，与生产生活息息相关，主要用于生产制备聚碳酸酯、环氧树脂等多种高分子材料。在塑料制品的制造过程中，添加 BPA 可以使其具有无色透明、耐用、轻巧和突出的防冲击性等特性，尤其能防止酸性蔬菜和水果从内部侵蚀金属容器，因此广泛应用于罐头食品和饮料的包装、水瓶、牙齿填充物所用的密封胶、眼镜片等数百种日用品的制造过程中。

RXRs 是维生素 A 衍生物 9- 顺式视黄酸的核受体，与 TR 形成 TR–RXR 异二聚体。有研究认为甲状腺激素的作用是通过与异二聚体中 TR 部分结合来激活转录的。而另有研究显示，BPA 能下调 RXRγ 基因的表达，干扰甲状腺激素。

3. 六溴环十二烷（HBCD）

HBCD 是一种高溴含量的脂环族添加型阻燃剂，具有用量低、阻燃效果好、对材料物理性能影响小等特点，是被广泛应用于有机材料的阻燃剂。HBCD 具有优良的阻燃效果，但其对人类和环境构成潜在的长期危害。理论上其封闭的环状结构与甲状腺激素的结构存在较大差异，较难产生竞争结合，但 Hamers 等学者对大鼠垂体细胞瘤进行的实验显示，无论 T_3 存在与否，HBCD 都能促进由 T_3 调控的垂体细胞瘤的增长，因此，推测 HBCD 具有 T_3 的协同作用或替代作用，即 HBCD 对甲状腺激素功能的发挥产生直接和间接的干扰作用。

（三）某些临床药物对甲状腺激素调节的影响

1. 胺碘酮

胺碘酮是临床常用的、非常有效的广谱抗心律失常药物，但是胺碘酮不良反应发生率较高，程度从轻微到可能致死不等。在不良反应中，应用胺碘酮治疗可导致多种甲状腺功能障碍。胺碘酮对甲状腺功能的影响可分为两种，一种是药物本身特性的影响，另一种是碘产生的影响。

（1）胺碘酮本身对甲状腺功能影响的机制：胺碘酮是一种苯丙呋喃衍生物，其每个分子含两个碘原子（含碘量约 37%）。由于碘的存在及其分子结构与甲状腺素相似，其可视为甲状腺素类似物作用于肝脏及垂体。胺碘酮的亲脂性很高，会浓集于脂肪组织、心肌、骨骼肌和甲状腺。胺碘酮本身固有的作用表现为以下两方面。

1）阻断甲状腺激素合成和释放及对甲状腺细胞直接的损害：胺碘酮可抑制 T_4 外环的 5′- 脱碘酶作用，从而减少 T_3 的生成；rT_3 也因不能被代谢为 T_2 而蓄积。

2）其代谢产物去乙基胺碘酮（DEA）的影响：胺碘酮的主要代谢物 DEA 能阻断 T_3 与其核受体的结合，并减少某些甲状腺激素相关基因的表达。一方面，不仅抑制细胞内 T_4 的转运，还在外周组织和垂体通过抑制碘酪氨酸脱碘酶的活性使 T_4 转化为 T_3 减少，同时抑制 rT_3 的清除，使 T_3 下降，TT_4 和 rT_3 升高；另一方面，DEA 可与垂体细胞内 T_3 受体结合，为 T_3 激动受体拮抗剂，反馈促进 TSH 升高。

（2）碘产生的影响机制：碘是合成甲状腺激素的底物。它被主动转运至甲状腺滤泡细胞内，与 Tg 的酪氨酰残基有机结合，参与甲状腺激素的代谢。我国胺碘酮的常规剂量为 $100 \sim 600$ mg/d，按 10% 脱碘作用计算，患者每日需负荷 $3 \sim 22$ mg 碘。这比世界卫生组织推荐的全球每日 150 μg 的最佳摄碘量高出 $20 \sim 145$ 倍，同时尿碘排泄可高达 15 000 μg/24 h。过多的碘提供给甲状腺，增加甲状腺激素的合成代谢。而机体清除胺碘酮的半衰期约为 100 天，因此，胺碘酮的蓄积又加重了甲状腺激素代谢负担。

2. 干扰素（IFN）

IFN 是一类糖蛋白，具有抗病毒、抑制细胞增生、调节免疫及抗肿瘤作用，临床主要用于治疗晚期毛细胞白血病、慢性粒细胞性白血病、肾癌、黑色素瘤、卡波西肉瘤和中低度恶性非霍奇金淋巴瘤，也适用于急、慢性丙型病毒性肝炎和慢性活动性乙型肝炎；其他还曾用于骨肉瘤、乳腺癌、多发性骨髓瘤、头颈部癌和膀胱癌等疾病的治疗。IFN 的不良反应主要是发热、疲乏、肌痛、头痛等流感样症状，其次是轻度骨髓抑制；一般对肝肾功能无影响，少数有氨基转移酶、血肌酐升高。但在治疗中，我们越来越多地观察到其对甲状腺有一定副作用，可能诱发甲状腺相关疾病。通过体外实验研究显示，IFN 能够抑制体外培养人甲状腺细胞中 TSH 介导的甲状腺球蛋白、甲状腺过氧化物酶和 NIS 的基因表达，可诱导甲状腺细胞坏死，证实了 IFN 对甲状腺滤泡细胞的直接毒性作用。

3. 抗癫痫药（AEDS）

一些临床常用的 AEDS，如按照化学结构分类，以苯妥英钠、美芬妥英、乙苯妥英为代表的乙内酰脲类；以卡马西平为代表的亚芪胺类；以苯巴比妥、异戊巴比妥等为代表的巴比妥类，均会影响甲状腺功能。AEDS 影响了垂体 – 甲体腺轴的功能使激素分泌紊乱，随着治疗时间的延长，药物对激素分泌的影响就越大。AEDS 影响垂体 – 甲状腺轴功能的机制目前尚不清楚，综合起来有以下 3 种说法。

（1）置换学说：AEDS 置换了甲状腺激素结合蛋白上的 T_4，使血清蛋白结合碘降低。

（2）T_4 清除率增加：具有酶诱导作用的 AEDS 使 T_4 脱氨基、脱羧过程加快，T_4 的代谢加快，例如苯巴比妥和苯妥英钠能明显增加肝内甲状腺素 – 葡萄糖醛酸转移酶活性，导致经胆汁、粪便 T_4 排泄增加，同时使肝内 T_4 脱碘加速。

（3）AEDS 直接抑制甲状腺的功能，使 T_4 水平降低。

4. 糖皮质激素

糖皮质激素是机体内极为重要的一类调节分子，它对机体的发育、生长、代谢以及免疫功能等起着重要调节作用，是机体应激反应最重要的调节激素，也是临床上使用最为广泛而有效的抗炎和免疫抑制剂。在紧急或危重情况下，糖皮质激素往往为首选，具有抗炎、抗毒、抗过敏、抗休克、非特异性抑制免疫及退热等多种作用。目前糖皮质激素对甲状腺激素影响的研究现定于病危的特殊状态下，并非生理性调节。治疗中使用外源性糖皮质激素能够影响危重患者早期下丘脑 – 垂体 – 甲状腺轴的功能，垂体 TSH 受到明显抑制。

（1）地塞米松：地塞米松对垂体 TSH 细胞的影响更明显，并可使甲状腺球蛋白浓度降低。

（2）甲泼尼龙：甲泼尼龙除令垂体 TSH 分泌减少外，推测其可能引起组织摄取 T_4 受损，从而造成甲状腺外组织 T_4 转化成 T_3 减少。

5. 苯丙胺

苯丙胺，译名安非他明，是一系列对中枢神经系统具有显著兴奋作用的苯丙胺类合成药物的原型。苯丙胺在临床上可用于发作性睡病、麻醉药品及其他中枢药物中毒、精神抑郁症等疾病的治疗。但该药品超量或反复使用可产生病态嗜好，并引起兴奋与抑制过程的平衡失调而导致精神症状；静脉注射具有成瘾性，因此被列为毒品并对其严格管控。在临床上也发现用苯丙胺治疗患者时，患者血浆 T_3 及 T_4 水平随其水平的升高而升高，而血浆 TSH 水平不变，提示苯丙胺可能通过甲状腺内神经末梢释放去甲肾上腺素，从而刺激甲状腺素的分泌。

6.利福平

利福平是一种常用的抗结核药物。小鼠动物实验表明，小剂量利福平对肝药酶诱导作用较弱，仅引起轻度垂体 – 甲状腺轴功能的变化，此时血清 T_3 含量无明显降低，推测可能是通过机体的代偿作用使外周 T_4 更多地转换为生物活性较强的 T_3。但当利福平用量较大时，明显增加肝药酶的活性，使外周 T_3、T_4 含量均显著降低，通过垂体 – 甲状腺轴的负反馈调节机制，引起血清 TSH 水平明显升高，甲状腺代偿性肿大。

（四）应激对甲状腺激素调节的影响

1.急性应激对下丘脑 – 垂体 – 甲状腺轴的影响

有研究表明，急性应激可引起 T_3、T_4、rT_3、TSH 和 TRH mRNA 表达、SS、D_2 等水平的变化。而在急性的应激刺激中，温和的刺激可能会导致甲状腺激素的水平升高，而更强的恶性刺激可能会导致甲状腺激素水平下降，而且不同的冷应激时间与强度对下丘脑 TRH 的表达及甲状腺激素的分泌产生不同影响。

（1）急性温和应激对下丘脑 – 垂体 – 甲状腺轴的影响：经典学说认为，温和性刺激后甲状腺激素会在数天至数周内发生变化，短期内未必能测得，然而，最近的证据表明甲状腺激素可在短期内发生变化。Sui 等人发现腹膜内给予 T_3 可在 2 小时内导致大鼠海马脑源性神经营养因子（BDNF）mRNA 表达增加。López 等人发现 T_3 的中枢药理作用在 1 小时内可使棕色脂肪交感神经调节发生变化。这些急性甲状腺激素的效应可能通过基因组/膜结合受体或非膜结合受体介导。急性应激可引起脑中 T_3 增加，对血浆激素水平影响不大。研究还发现，急性心理应激可引起血清甲状腺激素与 TSH 水平升高。大鼠经 2 分钟束缚应激后即可诱导其血浆甲状腺激素水平增加。急性注射皮质酮可导致下丘脑室旁核 TRH 表达增加。急性冷应激可迅速增加下丘脑室旁核 TRH mRNA 表达、正中隆起 TRH 的释放。

（2）急性重度应激对下丘脑 – 垂体 – 甲状腺轴的影响：急性重度应激时，如患者罹患严重创伤、急性心脑血管疾病、感染性疾病等，常发生临床甲状腺功能正常而有异常甲状腺功能参数改变的一种综合征，称为正常甲状腺病态综合征（ESS）。ESS 引起的甲状腺功能参数改变包括血清 T_3、T_4 正常或减低、TSH 正常或降低等。ESS 可在很多临床状态下发生，如饥饿、感染、痴呆、创伤、慢性心力衰竭、慢性肾功能衰竭、肿瘤等。急性强烈刺激引起下丘脑 – 垂体 – 甲状腺轴变化的机制尚未明确，但可能有如下因素。

1）疾病影响：急性突发的机体重要系统疾病可抑制下丘脑 – 垂体 – 甲状腺轴。

2）解剖结构受损：垂体、垂体柄或下丘脑核群的直接损失，或因解剖结构、缺氧、血供障碍等引起下丘脑 – 垂体 – 甲状腺功能异常。

3）影响甲状腺激素形成：通过干预甲状腺激素合成、贮存、碘化、重吸收、分解和释放的某个过程而实现影响甲状腺激素的形成。

4）抑制活性 T_3 形成：代谢性紊乱抑制活性 T_3 的形成，导致 T_3 水平下降。

5）非器质性障碍：生理应激、免疫反应或药物应用等引起，而并非一定存在解剖或神经化学的障碍。

2.慢性应激对下丘脑 – 垂体 – 甲状腺轴的影响

随着现代社会生活节奏的不断加快，人体持续长久或过于强烈地处于应激状态，超出个体可承受的能力就会影响人体的正常生理和心理活动，损害机体的身心健康，表现为焦虑、紧张、失眠、抑郁甚至发生疾病，这些因素使机体处于一种慢性应激状态。慢性应激可诱发复杂疾病，其中涉及神经、内分泌和免疫系统的改变。毫无预兆的慢性轻度应激（chronic mild stress，CMS）可诱导大鼠产生显著抑郁样行为，并且 CMS 模型已被提出作为内源性抑郁症的一种相对有效的动物模型，这满足构造、预测效度标准。在这一领域多数研究主要围绕着经典应激激素糖皮质激素和儿茶酚胺展开，忽视当发生慢性应激时，可使甲状腺激素改变。研究表明甲状腺功能变化与抑郁症相关，在临床上，很多抑郁症患者由于血清 T_3 和 T_4 水平降低所造成的社会压力表现为免疫力下降、易疲劳。补充酪氨酸可提高脑中去甲肾上腺素的水平和诱导 TRH 神经元以释放更多的 TRH，TRH 作用于垂体，以释放更多的 TSH，结果甲状腺激素的合成和释放增加。

据报道，CMS 可使两种品系不同大鼠血清 T_4 和 T_3 水平升高，并且其蔗糖摄入量及对外界事物的兴趣降低，但血清 TSH 和 FT_4 的水平并没有增加。当 CMS 发生时，由于甲状腺激素结合蛋白增加，这种蛋白可能是血液中某种特定蛋白（甲状腺结合球蛋白、白蛋白或球蛋白），导致 T_4 和 T_3 升高。而在发生 CMS 时，该蛋白可能与甲状腺激素结合，导致血清 TSH 和 FT_4 并未发生变化。CMS 不但可使小鼠产生抑郁样行为，还可以改变下丘脑 – 垂体 – 甲状腺轴的日常节律，但产生这种现象的机制尚不明确。

因此，当发生 CMS 时，TSH 水平未见明显变化，而当暴露于慢性束缚应激时，血清 TSH 水平降低，TSH 和下丘脑 TRH mRNA 表达降低。另外，当发生冷应激 1 天后，血清 TSH 水平升高并持续 5 天。

（五）某些神经肽、激素对甲状腺激素的影响

神经紧张肽（neurotensin）、胆囊收缩素（CCK）可抑制 TSH 的释放。抗利尿激素（antidiuretic hormone，ADH）、P 物质、铃蟾素及催产素（oxytocin，OT）等在体外或动物体内均可改变 TSH 分泌，但其程度很轻，因此只能被列为对 TSH 分泌有影响的物质，而不能作为生理性调节因子。

参考文献

［1］刘斌，高英茂．人体胚胎学．北京：人民卫生出版社，1996：342-345.

［2］成令忠．现代组织学．上海：上海科学技术文献出版社，2003：342-345.

［3］GALTON V A. Thyroid hormone receptors and iodothyronine deiodinases in the developing Mexican axolotl, Ambystoma mexicanum. Gen Comp Endocrinol, 1992, 85（1）: 62-70.

［4］IMANISHI Y, EHARA N, SHINAGAWA T, et al. Correlation of CT values, iodine concentration, and histological changes in the thyroid. J Comput Assist Tomogr, 2000, 24（2）: 322-326.

［5］MEDEIROS NETO G A, KNOBEL M, BRONSTEIN M D, et al. Impaired AMP response to thyrotrophin in congenital hypothyroidism with thyroglobulin deficiency. Acta Endocrinol（Copenh）, 1979, 92（1）: 62-72.

［6］WANG C.The anatomic basis of parathyroid surgery.Ann Surg, 1976, 183（3）: 271-275.

［7］HOBEL C J. Fetal thyroid. Clin Obstet Gynecol, 1980, 23（3）: 779-790.

［8］HETZEL B S, HAY I D. Thyroid function, iodine nutrition and fetal brain development. Clin Endocrinol（Oxf）, 1979, 11（4）: 445-460.

［9］ROOT A W, RETTIG K, VARGAS A, et al. The thyroid: recent advances in normal and abnormal physiology. Adv Pediatr, 1979, 26: 441-534.

［10］HANS S S, LEE P T, PROCTOR B. Carcinoma arising in thyroglossal duct remnants. Am Surg, 1976, 42（10）:

773-777.

［11］FAGMAN H，ANDERSSON L，NILSSON M. The developing mouse thyroid：embryonie vessel contacts and parenchymal growth pattern during specification，budding，migration，and lobulation. Dev Dyn，2006，235（2）：444-455.

［12］POLAK M,SURA-TRUEBA S,Chauty A,et al. Molecular mechanisms of thyroid dysgenesis. Horm Res,2004,3：14-21.

［13］FONTAINE J. Multistep migration of calcitionin cell precursors during ontofeny of the mouse pharynx. Gen Comp Endocrinol，1979，37（1）：81-92.

［14］ALT B，REIBE S，FEITOSA N M，et al. Analysis of origin and growth of the thyroid gland in zebrafish. Dev Dyn，2006，235（7）：1872-1883.

［15］CHISAKA O，MUSCI T S，CAPECCHI M R. Developmental defects of the ear，cianial nerves and hindbrain resulting form targeed disruption of the mouse homeobox gene Hox-1.6.Nature，1992，355（6360）：516-520.

［16］MANLEY N R，CAPECCHI M R. The role of Hoxa-3 in mouse thymus and thyroid development.Development，1995，121（7）：1989-2003.

［17］WENDL T，LUN K，MIONE M，et al.Pax2.1 is required for the development of thyroid follicles in zebrafish. Development，2002，129（15）：3751-3760.

［18］ELSALINI O A，VON GARTZEN J，CRAMER M，et al. Zebrafish hhex，nk2.1a，and pax2.1 regulate thyroid growth and differentiation downstream of Nodal-dependent transcription factors. Dev Biol，2003，263（1）：67-80.

［19］ALT B，ELSALINI O A，SCHRUMPF P，et al. Arteries define the position of the thyroid gland during its developmental relocalisation.Development，2006，133（19）：3797-3804.

［20］OLIVIERI A，STAZI M A，MASTROIACOVO P，et al. A population-based study on the frequency of additional congential malformations in infants with congenital hypothyroidism：data from the Italian Registry for Congenital Hypothyroidism（1991-1998）.J Clin Endocrinol Metab，2002，87（2）：557-562.

［21］EI KHOLY M，FAHMI M E，NASSAR A E，et al. Prevalence of minor museuloskeletal anomalies in children with congenital hypothyroidism . Horm Res，2007，68（6）：272-275.

［22］TRUEBA S S，AUG E J，MATTEI G，et al . PAX8，TITF1，and FOXE1 gene expression patterns during human development：new insights into human thyroid development and thyroid dysgenesis-associated malformations .J Clin Endocrinol Metab，2005，90（1）：455-462.

［23］HOGAN B，SPIEGELMAN M，BENNETT D . In vitro development of inner cell masses isolated from t0/t0 and tW5/tW5 mouse embryos. J Embryol Exp Morphol，1980，60：419-428.

［24］THIERY J P，SLEEMAN J P. Complex networks orchestrate epithelial-mesenchymal transitions. Nat Rev Mol Cell Biol，2006，7（2）：131-142.

［25］FAGMAN H，GRANDE M，EDSBAGGE J，et al . Expression of classical cadherins in thyroid development：maintenance of an epithelial phenotype throughout organogenesis. Endocrinology，2003，144（8）：3618-3624.

［26］FAGMAN H，GRANDE M，GRITLI-LINDE A，et al. Genetic deletion of sonic hedgehog causes hemiagenesis and ectopic development of the thyroid in mouse. Am J Pathol，2004，164（5）：1865-1872.

［27］DE FELICE M，POSTIGLIONE M P，DI LAURO R. Minireview：thyrotropin receptor signaling in development and differentiation of the thyroid gland：insights form mouse models and human disease.Endocrinology，2004，145（9）：4062-4067.

［28］HROMAS R，RADICH J，COLLINS S.PCR cloning of an orphan homeobox gene（PRH）preferentially expressed in myeloid and liver cells. Biochem Biophys Res Commun, 1993, 195（2）: 976-983.

［29］GUAZZI S, PRICE M, DE FELICE M, et al. Thyroid nuclear factor1（TTF-1）contains a homeodomain and displays a novel DNA binding specificity. EMBO J, 1990, 9（11）: 3631-3639.

［30］HU Y Y, LIN L Z, L I C D, et al. High ligation of the spermatic vein and sperm DNA fragmentation. Zhonghua Nan Ke Xue, 2011, 17（10）: 897-901.

［31］SILBERSCHMIDT D, RODRIGUE-MALLON A, MITHBOAKAR P, et al. In vivo role of different domains and of phosphorylation in the transcription factor Nkx2-1.BMC Dev Biol, 2016, 16（1）: 29.

［32］MINOO P, SU G, DRUM H, et al. Defects in tracheoesophageal and lung morphogenesis in Nkx2.1（-/-）mouse embryos. Dev Biol, 1999, 209（1）: 60-71.

［33］CLIFTON-BLIGH R J, WENTWORTH J M, HEINZ P, et al. Mutation of the gene encoding human TTF-2 associated with thyroid agenesis, cleft palate and choanal atresia. Nat Genet, 1998, 19（4）: 399-401.

［34］BAMFORTH J S, HUGHES I A, LAZARUS J H, et al. Congenital hypothyroidism, spiky hair, and cleft palate. J Med Genet, 1989, 26（1）: 49-51.

［35］BARIS I, ARISOY A E, SMITH A, et al. A novel missense mutation in human TTF-2（FKHL15）gene associated with congenital hypothyroidism but not athyreosis. J Clin Endocrinol Metab, 2006, 91（10）: 4183-4187.

［36］VANDERHAEGHEN P, SCHURMAN S, VASSART G, et al. Molecular cloning and chromosomal mapping of olfactory receptor genes expresssed in the male germ line: evidence for their wide distribution in the human genome. Biochem Biophys Res Commun, 1997, 237（2）: 283-287.

［37］ROUSSEAU-MEREK M F, MISRAHI M, LOOSFELT H, et al. Assignment of the human thyroid stimulating hormone receptor（TSHR）gene to chromosome 14q31. Genomies, 1990, 8（2）: 233-236.

［38］BROWN R S, SHALHOUB V, COULTER S, et al. Developmental regulation of thyrotropin receptor gene expression in the fetal and neonatal rat thyroid: relation to thyroid morphology and to thyroid-specific gene expression. Endocrinology, 2000, 141（1）340-345.

［39］MARIANS R C, NG L, BLAIR H C, et al. Defining thyrotropin-dependent and-independent steps of thyroid hormone synthesis by using thyrotropin receptor-null mice. Proc Natl Acad Sci USA, 2002, 99（24）: 15776-15781.

［40］LIANG C, FAN W, WU S, et al. Identification of a novel FBNI mutation in a Chinese family with isolated ectopia lentis. Mol Vis, 2011, 17: 3481-3485.

［41］REFETOFF S. Resistance to thyroid hormone: one of several defects causing reduced sensitivity to thyroid hormone. Nat Clin Pract Endocrinol Metab, 2008, 4（1）: 1.

［42］STANBURY J B, ROCMANS P, BUHLER U K, et al. Congenital hypothyroidism with impaired thyroid response to thyrotropin. N Engl J Med, 1968, 279（21）: 1132-1136.

［43］PARK S M, CHATTERJEE V K. Genetics of congenital hypothyroidism. J Med Genet, 2005, 42（5）: 379-389.

［44］BARKER S B. Mechanism of action of the thyroid hormone. Physiol Rev, 1951, 31（3）: 205-243.

［45］TATA J R, ERNSTER L, LINDERG O, et al. The action of thyroid hormones at the cell level. Biochem J, 1963, 86（3）: 408-428.

［46］TATA JR, WIDNELL C C. Ribonucleic acid synthesis during the early action of thyroid hormones. Biochem J, 1966, 98（2）: 604-620.

［47］SAMUELS H H, TSAI J S, CASANOVA J, et al. Thyroid hormone action: in vitro characterization of solubilized nuclear receptors from rat liver and cultured GH1 cells. J Clin Invest, 1974, 54（4）: 853-865.

［48］DOZIN B, CAHNMANN H J, NIKODEM V M. Identification of thyroid hormone receptors in rat liver nuclei by photoaffinity labeling with L-thyroxine and triiodo-L-thyronine. Biochemistry，1985，24（19）：5197-5202.

［49］CREW M D，SPINDLER S R. Thyroid homone regulation of the transfected rat growth hormone promoter. J Biol Chem，1986，261（11）：5018-5022.

［50］LARSEN P R，HARNEY J W，MOORE D D. Sequences required for cell-type specific thyroid hormone regulation of rat growth hormone promoter activity. J Biol Chem，1986，261（31）：14373-14376.

［51］GREEN S，WALTER P，KUMAR V，et al. Human oestrogen receptor cDNA：sequence，expression and homology to v-erb-A.Nature，1986，320（6058）：134-139.

［52］SAP J，MUNOZ A，DAMM K，et al. The c-erh-A protein is a high-affinity reeptor for thyroid hormone. Nature，1986，324（6098）：635-640.

［53］FRIESEMA E C，JANSEN J，HEUER H，et al. Mechanisms of disease：psychomotor retardation and high T_3 levels caused by mutations in monocarboxylate transporter 8. Nat Clin Pract Endocrinol Metab，2006，2（9）：512-523.

［54］KOHRLE J. The selenoenzyme family of deiodinase isozymes controls local thyroid hormone availability. Rev Endocr Metab Disord，2000，1（1-2）：49-58.

［55］BIANCO A C，KIM BW. Deiodinases：implications of the local control of thyroid hormone action. J Clin Invest，2006，116（10）：2571-2579.

［56］YEN P M. Physiological and molecular basis of thyroid hormone action. Physiol Rev，2001，81（3）：1097-1142.

［57］RIBEIRO R C，FENG W，WAGNER R L，et al. Definition of the surface in the thyroid hormone receptor ligand binding domain for association as homodimers and heterodimers with retinoid X receptor. J Biol Chem，2001，276（18）：14987-14995.

［58］PERISSI V，STASZEWSKI L M，MELNEMEY E M，et al.Molecular determinants of nuclear receptor-corepressor interaction. Genes Dev，1999，13（24）：3198-3208.

［59］NAGY L，KAO H Y，LOVE J D，et al. Mechanism of corepressor binding and release from nuclear hormone receptors. Genes Dev，1999，13（24）：3209-3216.

［60］KOENIG R J，LAZAR M A，HODIN R A，et al. Inhibition of thyroid hormone action by a non-hormone binding c-erbA protein generated by alterative mRNA splicing. Nature，1989，337（6208）：659-661.

［61］KATZ D，REGINATO M J，LAZAR M A. Functional regulation of thyroid hormone receptor variant TR alpha 2 by phosphorylation. Mol Cell Biol，1995，15（5）：2341-2348.

［62］CHAWLA A，LAZAR M A. Induction of Rev-ErbA alpha，an orphan receptor encoded on the opposite strand of the alpha-thyroid hormone receptor gene，during adipocyte differentiation. J Biol Chem，1993，268（22）：16265-16269.

［63］LAZAR M A. Thyroid hormone action：a binding contract. J Clin Invest，2003，112（4）：497-499.

［64］HODIN R A，LAZAR M A，CHIN W W. Differential and tissue-specific regulation of the multiple rat c-erbA messenger RNA species by thyroid hormone. J Clin Invest，1990，85（1）：101-105.

［65］YEN P M，SUNDAY M E，DARLING D S，et al. Isoform-specifie thyroid hormone receptor antibodies detect multiple thyroid hormone receptors in rat and human pituitaries. Endocrinology，1992，130（3）：1539-1546.

［66］WILLIAMS G R. Cloning and characterization of two novel thyroid hormone receptor beta isoforms. Mol Cell Biol，2000，20（22）：8329-8342.

［67］FARSETTI A，DESVERGNE B，HALLENBECK P，et al. Characterization of myelin basic protein thyroid hormone response element and its function in the context of native and heterologous promoter. J Biol Chem，1992，267（22）：15784-15788.

［68］LEZOUALC'H F，HASSAN A H，GIRAUD P，et al. Assignment of the beta-thyroid hormone receptor to

3, 5, 3′-triiodothyronine-dpendent inhibition of transcription from the thyrotropin-releasing hormone promoter in chick hypothalamic neurons. Mol Endocrinol, 1992, 6 (11): 1797-1804.

［69］ YEN P M, FENG X, FLAMANT F, et al. Effects of ligand and thyroid hormone receptor isoforms on hepatic gene expression profiles of thyroid hormone receptor knockout mice. EMBO Rep, 2003, 4 (6): 581-587.

［70］ WILLIAMS G R. Cloning and characterization of two novel thyroid hormone receptor beta isoforms. Mol Cell Biol, 2000, 20 (22): 8329-8342.

［71］ FARSETI A, DESVERGNE B, HALLENBECK P, et al. Characterization of myelin basic protein thyroid hormone element and its function in the context of native and heterologous promoter. J Biol Chem, 1992, 267 (22): 15784-15788.

［72］ LEZOUALC′H F, HASSAN A H, GIRAUD P, et al. Assignment of the beta-thyroid hormone receptor to 3, 5, 3′-triiodothyronine-dependent inhibition of transcription from the thyrotropin-releasing hormone promoter in chick hypothalamic neurons.Mol Endocrinol, 1992, 6 (11): 1797-1804.

［73］ YEN P M, FENG X, FLAMANT F, et al. Effects of ligand and thyroid hormone receptor isoforms on hepatic gene expression profiles of thyroid hormone receptor knockout mice. EMBO Rep, 2003, 4 (6): 581-587.

［74］ GLASS C K. Differential recognition of target genes by nuclear receptor monomers, dimers, and heterodimers. Endocr Rev, 1994, 15 (3): 391-407.

［75］ UMESONO K, MURAKAMI K K, THOMPSON C C, et al. Direct repeats as selective response elements for the thyroid hormone and vitamin D_3 receptors.Cell, 1991, 65 (7): 1255-1266.

［76］ PERLMANN T, RANGARAJAN P N, UMESONO K, et al. Determinants for selective RAR and TR recognition of direct repeat HREs. Genes Dev, 1993, 7 (7B): 1411-1422.

［77］ AU-FLIEGNER M, HELMER E, CASANOVA J, et al. The conserved ninth C-terminal heptad in thyroid hormone and retinoic acid receptors mediates diverse responses by affecting heterodimer formation. Mol Cell Biol, 1993, 13 (9): 5725-5737.

［78］ HOLLENBERG A N, SUSULIC V S, MADURA J P, et al. Functional antagonism between CCAAT/Enhancer binding protein-alpha and peroxisome proliferator-activated receptor-gamma on the leptin promoter. J Biol Chem, 1997, 272 (8): 5283-5290.

［79］ CHEN D, LIU J L, LIU Y, et al. Lack of an association between-308G ＞ A polymorphism of the TNF-α gene and liver cirrhosis risk based on a meta-analysis. Genet Mol Res, 2011, 10 (4): 2765-2774.

［80］ LI H, LEO C, SCHROEN D J, et al. Characterization of receptor interaction and transcriptional repression by the corepressor SMRT. Mol Endocrinol, 1997, 11 (13): 2025-2037.

［81］ REILLY S M, BHARGAVA P, Liu S, et al. Nuclear receptor corepressor SMRT regulates mitochondrial oxidative metabolism and mediates aging-related metabolic deterioration. Cell Metab, 2010, 12 (6): 643-653.

［82］ MAKOWSKI A, BRZOSTEK S, COHEN R N.et al. Determination of nuclear receptor corepressor interactions with the thyroid hormone receptor. Mol Endoerinol, 2003, 17 (2): 273-286.

［83］ WEBB P, ANDERSON C M, VALENTINE C, et al. The nuclear receptor corepressor (N-CoR) contains three isoleucine motifs (I/LXXII) that serve as receptor interaction domains (IDs).Mol Endocrinol, 2000, 14 (12): 1976-1985.

［84］ ZHANG J, HU X, LAZAR M A.A novel role for helix 12 of retinoid X receptor in regulating repression. Mol Cell Biol, 1999, 19 (9): 6448-6457.

［85］ WONG J, SHI YB, WOLFFE A P. A role for nucleosome assembly in both silencing and ativation of the

Xenopus TR beta A gene by the thyroid hormone receptor. Genes Dev, 1995, 9（21）: 2696-2711.

［86］ANDERSON G W, LARSON R J, OAS D R. et al. Chicken ovalbumin upstream promoter-transcription factor（COUP-TF）modulate-expression of the Purkinje cell protein-2 gene.A potential role for COUP-TF in repressing premature thyroid hormone action in the developing brain. J Biol Chem, 1998, 273（26）: 16391-16399.

［87］HADZIC E, DESAI-YAJNIK V, HELMER E, et al. A 10-amino-acid sequence in the N-temminal A/B domain of thyroid hormone receptor alpha is essential for transcriptional activation and interaction with the general transcription factor TFIIB. Mol Cell Biol, 1995, 15（8）: 4507-4517.

［88］ALENGHAT T, YU J, LAZAR M A. The N-CoR complex enables chromatin remodeler SNF2H to enhance repression by thyroid hormone receptor. EMBO J, 2006.25（17）: 3966-3974.

［89］CHEN J, KINYAMU H K, ARCHER T K. Changes in attitude, changes in latitude: nuclear receptors remodeling chromatin to regulate transcription. Mol Endocrinol, 2006, 20（1）: 1-13.

［90］FORREST D, VENNSTROM B. Functions of thyroid hormone receptors in mice. Thyroid, 2000, 10（1）: 41-52.

［91］LANZ R B, JERICEVIC Z, ZUERCHER W J, et al. Nuelear Receptor Signaling Atas（www. nursa.org）: hyperlinking the nuclear receptor signaling community. Nucleic Acids Res, 2006, 34（Database issue）: D221-D226.

［92］ONATE S A, TSAI S Y, TSAI M J, et al. Sequence and characterization of a coactivator for the steroid hormone receptor superfamily.Science, 1995, 270（5240）: 1354-1357.

［93］MCLNERNEY E M, ROSE D W, FLYNN S E, et al. Determinants of coactivator LXXLL motif specificity in nuelear receptor transcriptional activation. Genes Dev, 1998, 12（21）: 3357-3368.

［94］TOREHIA J, GLASS C, ROSENFELD M G. Co-activators and co-repressors in the integration of transcriptional responses. Curr Opin Cell Biol, 1998, 10（3）: 373-383.

［95］NAKAJIMA T, UCHIDA C, ANDERSON S F, et al. RNA helicase A mediates assoiation of CBP with RNA polymerase Ⅱ.Cell, 1997, 90（6）: 1107-1112.

［96］RACHEZ C, FREEDMAN L P. Mediator complexes and transcription. Curr Opin Cell Biol, 2001, 13（3）: 274-280.

［97］KO L, CARDONA G R, CHIN W W. Thyroid hormone receptor-binding protein, an LXXLL motif-containing protein, functions as a general coactivator. Proc Natl Acad Sci U S A, 2000, 97（11）: 6212 – 6217.

［98］JEYAKUMAR M, LIU X F, ERDJUMENT-BROMAGE H, et al. Phosphorylation of thyroid hormone receptor-associated nuclear receptor corepressor holocomplex by the DNA-dependent protein kinase enhances its histone deacetylase activity. J Biol Chem, 2007, 282（13）: 9312-9322.

［99］DIRENZO J, SHANG Y, PHELAN M, et al.BRG-1 is recruited to estrogen-responsive promoters and cooperates with factors involved in histone acetylation. Mol Cell Biol, 2000, 20（20）: 7541-7549.

［100］HUANG Z Q, LI J, SACHS L M, et al. A role for cofactor-cofactor and cofactor-histone interactions in targeting p300, SWI/SNF and Mediator for transcription. EMBO J, 2003, 22（9）: 2146-2155.

［101］SHARMA D, FONDELL J D. Ordered recruitment of histone acetyltransferases and the TRAP/Mediator complex to thyroid hormone-responsive promoters in vivo. Proe Natl Acad Sci U S A , 2002, 99（12）: 7934-7939.

［102］SHANG Y, HU X, DIRENZO J, et al. Cofactor dynamics and sufficiency in estrongen recepter-regulated transcription. Cell, 2000, 103（6）: 843-850.

［103］GAO G, WONG J, ZHANG J, et al. Proteasome activator REG gamma enhances coxsackieviral infection by facilitating p53 degradation. J Virol, 2010, 84（21）: 11056-11066.

［104］GULLBERG H，RUDLING M，FERREST D，et al. Thyroid hormone receptor beta–deficient mice show complete loss of the normal cholesterol 7alpha–hydroxylase（CYP7A）response to thyroid hormone but display enhanced resistance to dietary cholesterol. Mol Endocrinology，2000，14（11）：1739–1749.

［105］WEISS R E，FORREST D，POHLENZ J，et al. Thyrotropin regulation by thyroid hormone in thyroid hormone receptor beta–deficient mice.Endocrinology，1997，138（9）：3624–3629.

［106］HOLLENBERG A N，MONDEN T，FLYNN T R，et al. The human thyrotropin–releasing hormone gene is regulated by thyroid hormone through two distinct classes of negative thyroid hormone response elements. Mol Endocrinol，1995，9（5）：540–550.

［107］PERNASETTI F，CACCAVELLI L，VAN DE WEERDT C，et al. Thyroid hormone inhibits the human prolactin gene promoter by interfering with activating protein–1 and estrogen stimulations. Mol Endocrinol，1997，11（7）：986–996.

［108］BASSETT JH，HARVEY CB，WILLIAMS G R. Mechanisms of thyroid hormone receptor specific nuclear and extra nuclear actions. Mol Cell Endocrinol，2003，213（1）：1–11.

［109］SHIBUSAWA N，HASHIMOTO K，NIKRODHANOND A A，et al. Thyroid hormone action in the absence of thyroid hormone receptor DNA–binding in vivo. J Clin Invest，2003，112（4）：588–597.

［110］DI COSMO C，LIAO X H，DUMITRESCU A M，et al. Mice deficient in MCT8 reveal a mechanism regulating thyroid hormone secretion. J Clin Invest，2010，120（9）：3377–3388.

［111］SAFER J D，LANGLOIS M F，COHEN R，et al. Isoform variable action among thyroid hormone receptor mutants provides insight into pituitary resistance to thyroid hormone. Mol Endocrinol，1997，11（1）：16–26.

［112］KOLFSCHOTEN I G，REGAZZI R. Technology Insight：small，noncoding RNA molecules as tools to study and treat endocrine diseases. Nat Clin Pract Endocrinol Metab，2007，3（12）：827–834.

［113］VAN ROOIJ E，SUTHERLAND L B，QI X，et al. Control of stress–dependent cardiac growth and gene expression by a microRNA.Science，2007，316（5824）：575–579.

［114］VAN ROOIJ E，LIU N，OLSON E N. MicroRNAs flex their muscles. Trends Genet，2008，24（4）：159–166.

［115］BERKENSTAM A，KRISTENSEN J，MELLSTROM K，et al. The thyroid hormone mimetic compound KB2115 lowers plasma LDL cholesterol and stimulates bile acid synthesis without cardiac effects in humans. Pro Natl Acad Sci U S A，2008，105（2）：663–667.

［116］MORKIN E，PENNOCK G，SPOONER P H，et al. Pilot studies on the use of 3，5–diiodothyropropionic acid，a thyroid hormone analog，in the treatment of congestive heart failure. Cardiology，2002，97（4）：218–225.

［117］SCANLAN T S，SUCHLAND K L，HART M E，et al.3–Iodothyronamine is an endogenous and rapid–acting derivative of thyroid hormone. Nat Med，2004，10（6）：638–642.

［118］DAVIS P J，TILLMANN H C，DAVIS F B，et al. Comparison of the mechanisms of nongenomic actions of thyroid hormone and steroid hormones. J Endocrinol Invest，2002，25（4）：377–388.

［119］BERGH J J，LIN H Y，LANSING L，et al. Integrin alpha Vheta3 contains a cell surface receptor site for thyroid hormone that is linked to activation of mitogen–activated protein kinase and induction of angiogenesis.Endocrinology，2005，146（7）：2864–2871.

［120］DAVIS P J，DAVIS F B，CODY V. Membrane receptors mediating thyroid hormone action. Trends Endocrinol Metab，2005，16（9）：429–435.

［121］LIN H Y，SUN M，TANG H Y，et al. L–Thyroxine vs.3，5，3'–triiodo–L–thyronine and cell proliferation：activation of mitogen activated protein kinase and phosphatidylinositol 3–kinase. Am J Physiol Cell Physiol，2009，296（5）：

C980–C991.

［122］SCARLETT A，PARSONS M P，HANSON P L，et al. Thyroid hormone stimulation of extracellular signal-regulated kinase and cell proliferation in human osteoblast-like cells is initiated at integrin αVβ3.J Endocrinol，2008，196（3）：509–517.

［123］COHEN K，ELLIS M，KHOURY S，et al. Thyroid hormone is a MAPK dependent growth factor for human myeloma cells acting via alpha v beta3 integrin. Mol Cancer Res，2011，9（10）：1385–1394.

［124］TOMANEK R J，DOTY M K，SANDRA A. Early coronary angiogenesis in response to thyroxine：growth characteristics and upregulation of hasie fibroblast growth factor. Circ Res，1998，82（5）：587–593.

［125］ZHANG L，COOPER-KUHN C M，NANNMARK U，et al. Stimulatory effects of thyroid hormone on brain angiogenesis in vivo and in vitro. J Cereb Blood Flow Metab，2010，30（2）：323–335.

［126］DAVIS F B，MOUSA S A，O'CONNOR L，et al. Proangiogenic action of thyroid hormone is fibroblast growth factor-dependent and is initiated at the cell surface. Circ Res，2004，94（11）：1500–1506.

［127］LUIDENS M K，MOUSA S A，DAVIS F B，et al. Thyroid hormone and angiogensis. Vascul Pharmacol，2010，52（3–4）：142–145.

［128］SUKORHEVA O A，CARPENTER D O. Anti-apopotic effects of 3，5，3'-tri-iodothyronine in mouse hepatocytes. J Endorinol，2006，191（2）：447–458.

［129］INCERPI S，LULY P，DE VITO P，et al. Short-term effects of thyroid hormones on the Na/H antiport in L-6 myoblasts：high molecular specificity for 3，3'，5-triiodo-l-thyronine. Endocrinology，1999，140（2）：683–689.

［130］DAVIS P J，DAVIS F B，LIN H Y，et al. Promotion by thyroid hormone of cytoplasm-to-nucleus shuttling of thyroid hormone receptors.Steroids，2008，73（9–10）：1013–1017.

［131］EFEYAN A，SABATINI D M. mTOR and cancer：many loops in one pathway. Curr Opin in Cell Biol，2010，22（2）：169–176.

［132］MOELLER L C，HASELHORST N E，DUMITRESCU A M，et al. Stanniocalcin 1 induction by thyroid hormone depends on thyroid hormone receptor β and phosphatidylinositol 3-kinase activation. Exp Clin Endoerinol Diabetes，2011，119（2）：81–85.

［133］KRIIGER M，SACHSE C，ZIMMERMANN W H，et al. Thyroid hormone regulates developmental titin isoform transitions via the phosphatidylinositol-3-kinase/AKT pathway. Cire Res，2008，102（4）：439–447.

［134］MOELLER L C，DUMITRESCU A M，REFETOFF S. Cytosolic action of thyroid hormone leads to induction of hypoxia-inducible factor-l alpha and glycolytic genes. Mol Endocrinol，2005，19（12）：2955–2963.

［135］MOELLER L C，DUMITRESCU A M，WALKER R L，et al. Thyroid hormone responsive genes in cultured human firoblasts. J Clin Endoerinol Metab，2005，90（2）：936–943.

［136］KUZMAN J A，VOGELSANG K A，THOMAS T A，et al. L-Thyroxine activates Akt signaling in the hear.J Mol Cell Cardiol，2005，39（2）：251–258.

［137］HIROI Y，KIM HH，YING H，et al. Rapid nongenomic actions of thyroid hormone. Proc Natl Acad Sci U S A，2006，103（38）：14104–14109.

［138］HAUSENLOY D J，YELLON D M. New directions for protecting the heart against ischaemia-reperfusion injury：targeting the Reperfusion Injury Salvage Kinase（RISK）-pathway. Cardiovasc Res，2004，61（3）：448–460.

［139］CHEN YF，KOBAYASHI S，CHEN J，et al. Short term triiodo-L-thyronine treatment inhibits cardiac myocyte apoptosis in border area after myocardial infarction in rats. J Mol Cell Cardiol，2008，44（1）：180–187.

［140］KENESSEY A，OJAMAA K. Thyroid hormone stimulates protein synthesis in the cardiomyocyte by activating the Akt–mTOR and p70S6K pathways. J Biol Chem, 2006, 281（30）: 20666–20672.

［141］SHIOI T, MCMULLEN J R, TARNAVSKI O, et al. Rapamycin attenuates load–induced cardiac hypertrophy in mice.Cireulation, 2003, 107（12）: 1664–1670.

［142］KUZMAN J A, O'CONNELL T D, GERDES A M. Rapamycin prevents thyroid hormone–induced cardiac hypertrophy. Endocrinology, 2007, 148（7）: 3477–3484.

［143］LEI J, WENDT C H, FAN D, et al. Developmental acquisition of T_3–sensitive Na–K–ATPase stimulation by rat alveolar epithelial cells. Am J Physio Lung Cell Mol Physiol, 2007, 292（1）: L6–L14.

［144］GILLAM M P , KOPP P. Genetie regulation of thyroid development. Curr Opin Pediatr, 2001, 13（4）: 358–363.

［145］VAN VLIET G. Development of the thyroid gland: lessons from congenitally hypothyroid mice and men. Clin Genet, 2003, 63（6）: 445–455.

［146］WOLF J. Congenital goiter with defective iodide transport. Endor Rev, 1983, 4（3）: 240–254.

［147］NICOLA J P, NAZAR M, SERRANO–NASCIMENTO C, et al. lodide transport defect: functional characterization of a novel mutation in the Na$^+$/I$^-$symporter 5' – untranslated region in a patient with congenital hypothyroidism. J Clin Endocrinol Metah, 2011, 96（7）: E1100– E1107.

［148］DOHAN O, BALOCH Z, BANREVI Z et al. Rapid communication: predominant intracellular overexpression of the Na（+）/I（–）symporter（NIS）in a large sampling of thyroid cancer cases. J Clin Endoerinol Metah, 2001, 86（6）: 2697–2700.

［149］POHLENZ J, DUPREZ L, WEISS R E, et al. Failure of membrane targeting causes the functional defect of two mutant sodium iodide symporters. J Clin Endocrinol Metab, 2000 , 85（7）: 2366–2369.

［150］FRASER G R Association of congenital deafness with goiter（pendred's syndrome）: A study of 207 famlies. Ann Hum Genet, 1965, 28: 201–249.

［151］COYLE B, REARDON W, HERBRICK J A, et al. Molecular analysis of the PDS gene in Penedred syndrome. Hum Mol Gene, 1998, 7（7）: 1105–1112.

［152］VAN HAUWE P, EVERETT L A, COUCKE P, et al. Two frequent missense mutations in Pendred syndrome . Hum Mol Genet, 1998, 7（7）: 1099–1104.

［153］ROTMAN–PIKIEINY P, HIRSCHBERG K, MARUVADA P, et al. Retention of pendrin in the endoplasmic reticulum is a major mecnanism for Pendred syndrome. Hum Mol Genet, 2002, 11（21）: 2625–2633.

［154］NILSSON L R, BORGFORS N, GAMSTORP I, et al. Nonendemie goitre and deafness. Acta Paediatr, 1964, 53: 117–131.

［155］MEDEIROS–NETO G, TARGOVNIK H M, VASSART G. Defective thyroglobulin synthesis and secretion causing goiter and hypothyroidism. Endocr Rev, 1993, 14: 165–183.

［156］CARON P, MOYA C M, MALET D, et al. Compound heterozygous mutations in the thyroglobulin gene （1143delC and 6725G → A［R2223H］）resulting in fetal goitrous hypothyoidism. J Clin Endorinol Metab, 2003, 88（8）: 3546–3553.

［157］KIM P S, ARVAN P. Endocrinopathies in the family of endoplasmic reticulum（ER）storage diseases: disorders of protein trafficking and the role of ER molecular chaperones. Endocr Rev, 1998, 19（2）: 173–202.

［158］TARGOVNIK H M, VONO J, BILLERBECK A E, et al. A 138–nucleotide deletion in the thyroglobulin ribonucleic acid messenger in a congenital goiter with defective thyroglobulin synthesis.J Clin Endocrinol Metab, 1995, 80 （11）: 3356–3360.

［159］ABRAMOWICZ M J, TARGOVNIK H M, VARELA V, et al. Identification of a mutation in the coding sequence of the human thyroid peroxidase gene causing congenital goiter. J Clin Inves, 1992, 90（4）: 1200-1204.

［160］BIKKER H, VULSMA T, BAAS F, et al. Identification of five novel inactivating mutations in the human thyroid peroxidase gene by denaturing gradient gel electrophoresis. Hum Mutat, 1995, 6（1）: 9-16.

［161］MEGIRR E M, HUTCHISON J H. Radioactive-iodine studies in non-endemic goitrous cretinism.Lancet, 1953, 1（6771）: 1117-1120.

［162］STANBURY J B, KASSENAAR A A, MEIJER J W A, et al. The occurrence of mono-and diiodotyrosine in the blood of a patient with congenital goiter. J Clin Endocrinol Metab, 1955, 15（10）: 1216-1227.

［163］MEDEIROS-NETO G. The Iodotyrosine Deiodinase Defect / MEDEIROS-NETO G, STANBURY J B. Inherited Disorders of the Thyroid System. Boca Raton: Fla, CRC Press, 1994: 139-159.

［164］BARKER S B. Mechanism of action of the thyroid hormone.Physiol Rev, 1951, 31（3）: 205-243.

［165］郑茂, 叶山东. 甲状腺激素导致糖代谢异常机制的研究进展. 临床与病理杂志, 2015, 35（2）: 314-318.

［166］王孟丹, 刘小娜, 魏立民. 甲状腺激素对肝脂代谢调节及相关非经典通路的研究进展. 医学综述, 2015, 21（20）: 3680-3683.

［167］陈芳, 尤传一. 甲状腺激素与骨质疏松. 国外医学（内分泌学分册）2000, 20（6）: 297-299.

［168］宋朝, 李佳, 郭俊杰. 内分泌疾病对糖代谢的影响. 临床与病理杂志, 2019, 39（5）: 1095-1099.

［169］黄秉文, 方咏红, 卢颖瑜, 等. 成人晚发性自身免疫糖尿病与自身免疫性甲状腺疾病的相关性研究. 海南医学, 2015, 26（20）: 2991-2995.

［170］于庆涛, 曹越, 张平, 等. 血脂与甲状腺功能相互影响研究现状. 社区医学杂志, 2019, 17（1）: 53-56.

［171］赵家军, 杨利波. 甲状腺功能减退与血脂异常. 中国实用内科杂志, 2014, 34（4）: 340-343.

［172］程桂林, 李桂东, 王剑峰. 甲状腺疾病与微量元素关系的研究进展. 中国医药导报, 2017, 14（33）: 40-43.

［173］吴兆宇, 赵金鹏, 纪艳超. 微量元素碘、硒、氟与甲状腺疾病相关性的研究进展. 中国医药导报, 2014, 11（10）: 153-155.

［174］张江甲, 张向东. 甲亢患者血中微量元素的变化分析与探讨. 基层医学论坛, 2013, 17（S1）: 47-48.

［175］朱禧星. 甲状腺激素的生理作用及其机理. 上海医学, 1980, 3（12）: 50-53.

［176］MÜLLER M J, SEITZ H J. Thyroid hormone action on intermediary metabolism. Klinische Wochenschrift, 1984, 62（2）: 49-55.

［177］WOOD-ALLUM C A, SHAW P J. Thyroid disease and the nervous system. Handbook of Clinical Neurology, 2014, 120: 703-735.

［178］BÉGIN M E, LANGLOIS M F, LORRAIN D, et al. Thyroid Function and Cognition during Aging. Current Gerontology and Geriatrics Research, 2008, 2008: 1-11.

［179］DANZI S KLEIN I. Thyroid hormone and the cardiovascular system. American Journal of Medicine,2012,96（2）: 257-268.

［180］HAYS M T. Thyroid hormone and the gut. Endocrine Research, 1988, 14（2-3）: 203-224.

［181］BRENNAN M D, POWELL C, KAUFMAN K R, et al. The impact of overt and subclinical hyperthyroidism on skeletal muscle. Thyroid Official Journal of the American Thyroid Association, 2006, 16（4）: 375-380.

［182］韩圆圆. 胚胎期甲功不足对仔鼠脑神经元发育和学习记忆的影响. 天津医科大学, 2020.

［183］陈静.甲状腺功能异常对急性心肌梗死患者预后的影响.北京协和医学院，2019.

［184］张雨，张巍.妊娠期甲状腺激素缺乏影响免疫系统的研究进展.中国临床医生杂志，2018，46（12）：1398-1401.

［185］张巧璇，郭玉蝉.脐血甲状腺激素水平及生长激素水平与胎儿生长受限的相关性研究.中国处方药，2018，16（11）：135-136.

［186］高营营.妊娠期甲状腺激素水平与胎儿宫内生长发育的相关性分析.福建中医药大学，2018.

［187］程千鹏，洛佩，吕肖锋.甲状腺功能减退症的病因和对机体影响的研究进展.医学综述，2018，24（9）：1766-1770.

［188］邵弯，闵晓俊.甲状腺功能亢进症合并肝损害的研究进展.中西医结合研究，2017，9（6）：311-313.

［189］吴丹.甲状腺疾病与贫血的相关性分析.南方医科大学，2017.

［190］张霄，杜怡峰.甲状腺功能亢进症的神经系统并发症.临床神经病学杂志，2016，29（4）：313-315.

［191］王文尧.甲状腺功能影响心血管疾病患者心肌损害和远期预后的研究.北京协和医学院，2016.

［192］边原，李刚，杨勇，等.甲状腺激素在免疫应答方面的研究进展.实用药物与临床，2015，18（2）：219-222.

［193］毋飞飞，许敏，罗莉，等.甲状腺功能紊乱对男女生殖系统的影响.安徽医药，2013，17（12）：2021-2024.

［194］杨国军.亚临床甲状腺功能减退症与外周血三系细胞的相关性研究.浙江大学，2013.

［195］贾瑞.甲减性肌病病例报道及临床特点分析.浙江大学，2009.

［196］陈俊荣，宋翠荣.甲状腺激素在脑发育中的作用及临床意义.医学与哲学（临床决策论坛版），2008，29（12）：47-48+55.

［197］林菊珊，吴成翰，陈娟，等.甲状腺功能减退性肌病的机制和诊治.医学综述，2001，7（6）：351-352.

［198］龙国祥.非典型甲亢47例临床分析.中国现代医学杂志，2001，11（5）：10.

［199］余保平，李瑾，杨拓，等.甲状腺功能亢进症102例消化系统表现临床分析.中国临床医学，2000，（3）：345-346.

［200］李宏.甲状腺激素对心血管系统的作用机制及临床应用.心功能杂志，1999（1）：41-43.

［201］张镛.碘及甲状腺激素对神经系统的影响.中级医刊，1996（2）：13-16.

［202］王冠庭，朱良法，唐振铎.消化系统与甲状腺.国外医学（消化系疾病分册），1981，（4）：206-209.

［203］杨保存.锌与甲状腺功能.国外医学：医学地理分册，2000，21（4）：174-175.

［204］伊木清.微量元素与甲状腺激素代谢.国外医学：卫生学分册，1994，21（5）：286-288.

［205］马振江.某些微量元素与甲状腺激素.国外医学：医学地理分册，1995，16（3）：112-114.

［206］胡爱武，刘小阳，秦宜德.微量元素氟对小鼠甲状腺功能的影响.蚌埠医学院学报，2008，33（4）：392-394.

［207］谢彤.人绒毛膜促性腺激素对甲状腺功能调节作用的研究进展.国外医学：内分泌学分册，1997，17（1）：10-12.

［208］陈飞，汪红娟，李强，等.甲状腺球蛋白负反馈调节机制.南方医科大学学报，2019，39（1）：125-126.

［209］杨皓月，李丕鹏，陆宇燕.环境污染物对脊椎动物甲状腺及甲状腺激素影响的研究现状.环境化学，2012，31（6）：823-826.

［210］张喆，秦立娥.干扰素诱发甲状腺疾病的研究进展.医疗装备，2019，32（10）：195-196.

［211］张帆，洪丽荣 . 胺碘酮相关甲状腺功能障碍的诊治 . 中国实用内科杂志，2019，39（4）：336-342.

［212］赫秋月，张淑琴，韩漫夫，等 . 癫痫、抗癫痫药对垂体 – 甲状腺轴的影响 . 中风与神经疾病杂志，1994，11（5）：295-296.

［213］叶秀云，胡鸿文 . 苯巴比妥、苯妥英、卡马西平对癫痫患儿甲状腺激素的影响 . 临床儿科杂志，1999，17（1）：27-29.

［214］吴朝明，应斌宇 . 外源性糖皮质激素对危重患者早期甲状腺功能的影响 . 临床急诊杂志，2005，6（1）：6-7.

［215］康白，李广宙，陈维宁 . 利福平对垂体 – 甲状腺轴功能的影响 . 潍坊医学院学报，1996，18（1）：47-48.

［216］孙秋岩，单忠艳，滕卫平，等 . 应激对下丘脑 – 垂体 – 甲状腺轴影响的研究进展 . 山东医药，2015，55（17）：92-94.

［217］左卫星，张志飞，刘志民，等 . 参与下丘脑 – 垂体 – 甲状腺轴负反馈调控的分子元件研究进展 . 生物技术进展，2017，7（6）：601-607.

［218］苏晓慧，李维辛 . 促甲状腺激素甲状腺外作用的研究进展 . 山东医药，2018，58（46）：101-103.

［219］刘超，武晓泓 . 细胞凋亡与甲状腺 . 外国医学：内分泌学分册，2000，20（2）：69-72.

［220］白耀 . 甲状腺病学：基础与临床 . 北京：科学技术文献出版社，2003：110-124.

［221］高惠宝，宁光 . 内分泌系统 . 上海：上海交通大学出版社，2012：18-55.

第二章 甲状腺疾病的病因与发病机制

第一节 甲状腺功能亢进症

甲状腺功能亢进症简称甲亢，其病因很多，发生机制也各不相同，临床常见以下几类情况。

一、成人 Graves 病

Graves 病（毒性弥漫性甲状腺肿）的病因和发病机制尚未完全阐明，但本病的发生与自身免疫密切相关，属于器官特异性自身免疫性疾病。它与自身免疫性甲状腺炎等同属于自身免疫性甲状腺病（AITD）。

（一）自身免疫

1. Graves 病的主要抗原——TSH 受体

TSH 受体（TSHR）是由 7 个跨膜结构域组成的 G 蛋白偶联受体之一，经 cAMP 和磷酸肌醇途径进行信号转导。人 TSHR（hTSHR）是 Graves 病的主要自身抗原，除甲状腺外，还可在其他多种组织中表达，如成纤维细胞、脂肪细胞、肌细胞、淋巴细胞、破骨细胞、成骨细胞以及垂体组织。尽管人们对这些甲状腺外组织细胞 TSHR 的生理功能日益了解，但是它们在 AITD 中的作用尚不明确。

2. TSH 受体的自身抗体

Graves 病患者的血清中存在针对甲状腺细胞 TSH 受体的特异性自身抗体，称为 TSH 受体抗体（TRAh）。最初，该抗体被称为长效甲状腺刺激物（LATS），以后由于测定方法不同，分别被称为人甲状腺刺激物（HTS）、LATS 保护物（LATSP）、TSH 置换活性（TDA）、甲状腺刺激免疫球蛋白（TSI）、甲状腺刺激性抗体（TSAh）或促甲状腺素受体抗体（TRAb）等。

TRAh 至少有两种类型。一类是在 Graves 病中，Adams 等人发现，TRAb 通过与 TSHR 结合并激活腺苷酸环化酶，诱导甲状腺生长，促进血管形成，刺激甲状腺激素的合成和分泌。上述 Graves 病患者中 TRAb 指的是甲状腺刺激性抗体（TSAb）。TSAb 是 Graves 病的致病性抗体，母体的 TSAb 也可通过胎盘，引起胎儿或新生儿发生甲亢。另一类为 TSHR 受体刺激阻断性抗体（TSBAb）。TSBAb 与 TSHR 结合，阻碍了 TSH 与 TSHR 的正常结合，产生抑制效应，引起甲状腺细胞萎缩，导致甲状腺激素产生减少。TSAb 和 TSBAb 可同时存在，TSBAb 也可能在放射碘、抗甲状腺药物或外科手术治疗后的一些特定患者中占优势。此外，TSBAb 还可见于 15% 自身免疫性甲状腺炎患者，尤其是不伴甲状腺肿的患者（萎缩型）。

3. Graves 病中 TSHR 抗体检出频率

TRAb 仅在自身免疫性甲状腺疾病患者中检出，提示该抗体是疾病特异性的。不同于甲状腺球蛋白抗体（TGAb）和甲状腺过氧化物酶抗体（TPOAb）两种抗体，它们在人群中的检出频率较高。TRAh

是人自身抗体特有的，未在发生疾病的自然动物中检出。若使用敏感方法，大部分未经治疗的 Graves 病患者可检出 TSAb，经治疗 TSAb 水平下降。如果持续存在 TSAb，提示病情可能复发。Graves 病经治疗后若发生甲减，TSBAb 可能更为常见。

4. 细胞免疫功能异常

存在基因缺陷的抑制性 T 淋巴细胞（Ts）的功能降低，辅助 T 淋巴细胞的不适当致敏，B 淋巴细胞产生大量自身抗体与 IL-1 和 IL-2 等炎性因子相关。甲状腺自身组织抗原主要有 TSH、TSHR、Tg、TPO 及 Na^+-I^- 同向转运蛋白（NIS）等。

（二）遗传

1. 家族因素

部分 Graves 病患者有家族史，同卵双生相继发生 Graves 病者达 30%～60%，异卵双生仅 3%～9%。患者家族成员其他自身免疫性疾病如桥本甲状腺炎、1 型糖尿病等发病率显著增高。另外，有些家族成员存在其他自身抗体，如针对内分泌组织、胃壁细胞的自身抗体。据研究，产生甲状腺自身抗体常表现出有常染色体显性遗传特点，与编码 T 细胞第二信号分子的细胞毒性 T 淋巴细胞抗原 4（CTLA4）基因相关联。

2. 主要组织相容性复合体

目前发现 Graves 病与主要组织相容性复合体（MHC）基因相关。欧洲白色人种与 HLA-B8、HLA-DR₃、HLA-DQA1*501 相关；非洲人种与 HLA-DQ₃ 相关；亚洲人种与 HLA-Bw46 相关。

3. 非 HLA 抗原

有报道 TSHR 基因、干扰素 -γ 基因、肿瘤坏死因子 -β 基因、IL-1 受体拮抗剂基因、IL-4 基因、甲状腺激素受体 -β 基因、T 细胞抗原受体基因、热休克蛋白 70 基因、补体 C4 基因及维生素 D 受体基因与 Graves 病发病有一定的关联，但尚无一种遗传学指标能够较准确地预测 Graves 病的发生。

4. 性别

女性较男性更易发生 Graves 病［（4～6）：1］，且青春期前少，青春期后患病率出现增加，这提示可能与雌激素有关。雌激素可影响免疫系统，尤其是 B 淋巴细胞群，且常被认为是女性易感的原因；相反，雄激素可抑制自身免疫性甲状腺炎。然而，Graves 病在女性绝经后仍持续发生，而且男性发病时通常年龄较大，病情更重，常伴发眼病，这或许提示 X 染色体才是女性 Graves 病易感性增加的原因，而不是性激素。女性有两个 X 染色体，具有两倍的基因量。遗传学首先证实 X 染色体的一个位点与 Graves 病关联，但未被大样本研究证实。X 染色体失活（XCI）现象也参与了自身免疫性疾病的发生。在不同组织中，女性细胞可能会使不同的 X 染色体发生不同程度的失活，从而可能导致不同的免疫应答。XCI 在 Graves 病中的重要性已得到证实，因此，Graves 病常被看作多基因病或复合基因病。

（三）环境因素

1. 感染

细菌或病毒可通过三种途径启动 AITD 发病：①分子模拟，感染因子和 TSH 受体间在抗原决定簇方面的相似分子结构，引起抗原对自身 TSH 受体的交叉反应；②感染因子直接作用于甲状腺和 T 淋巴细胞，通过细胞因子诱导 Ⅱ 类 MHC、HLA-DR 在甲状腺细胞中表达，向 T 淋巴细胞提供自身抗原作为免疫反应对象；③感染因子产生超抗原分子，诱导 T 淋巴细胞对自身组织起反应。然而，目前还不清楚 Graves 病是否由特异性感染启动。假如感染是 Graves 病的病因，则在大部分患者中均应见到相同的感染物，且将该物质传播给易感人群后，也会引起他人患病，如以前报道耶尔森肠杆菌与 Graves 病相关，但还没有研究能确切地证实这一观点，又如甲状腺自身感染（如亚急性甲状腺炎等）与甲状腺自身免疫现象相关，然而，在 Graves 病中感染物的致病作用尚未被明确证实，尽管在实验动物中观察到某些病毒感染可诱发甲状腺疾病。

2. 应激

研究表明，更多的 Graves 病患者在发病前 12 个月内有较强的应激事件发生。应激或许可通过非特异性机制对整体的免疫状态进行干预并抑制，这可能是继发于皮质醇和促肾上腺皮质激素释放激素在免疫细胞水平的效应。随着应激诱导的急性免疫抑制的解除，可能会产生一个免疫系统的过度代偿，然后导致 AITD。反弹现象将可能导致比正常时更强烈的免疫活性，而且如果该个体具有遗传易感性，即可发病。

（四）碘和药物

碘和含碘药物（如胺碘酮），以及含碘的造影剂可能促使易感个体 Graves 病的发生或复发。碘可通过促使 TRAb 有效刺激更多甲状腺激素的合成，从而使缺碘人群发生甲状腺毒症。是否存在其他促使因素尚不清楚。碘还可能直接破坏甲状腺细胞并向免疫系统释放甲状腺抗原。

（五）辐射

尚无证据表明射线照射本身是 Graves 病的一种危险因素，但有证据显示，放射碘治疗多结节甲状腺肿时可促使有些患者发生 Graves 病。也有研究表明，在射线照射过的人群中，甲状腺自身抗体更为普遍，而且自身免疫性甲状腺炎发生风险增加。另外，放射碘治疗甲亢可引起突眼或使突眼加重。

（六）自身免疫性甲状腺病的发病机制

AITD 的发生机制还不完全清楚。目前认为一次可引起机体产生免疫应答的损伤可触发 AITD。这种损伤可能是由病毒感染导致甲状腺的直接损伤，或外在影响导致 T 细胞被激活，活化 T 细胞到达甲状腺将启动 AITD 的发生。上述模式可能是非特异性的，因为同样的 T 细胞可到达许多腺体，但仅甲状腺具有特殊的易感性。疾病的启动可能与旁路激活、分子模拟或隐匿抗原表达等机制介导有关，但这些不同的机制在 Graves 病中的重要性尚不确定。

1. 旁路激活

越来越多的证据表明，局部分布的抗原特异性和非特异性 T 细胞旁路激活可启动自身免疫。在甲状腺炎的动物模型中，损伤刺激后甲状腺内存在的活化 T 细胞可通过分泌细胞因子诱导局部甲状腺特异性和非甲状腺特异性 T 细胞活化。这一系列事件仅发生在具有正常免疫功能的易感个体中。甲状腺内任何激活的 T 细胞均可引发旁路激活，而这些 T 细胞则可能是由各种与甲状腺本身不相关的感染或抗原所激活。有证据显示，在疾病发生时，上述机制可激活 Graves 病患者残留甲状腺腺体的 T 细胞。

2. 分子模拟

除了通过旁路效应在其他部位活化的 T 细胞直接释放细胞因子的作用外，甲状腺内的 T 细胞还可以通过另一非特异性途径被激活，即不同抗原之间结构或构象的相似性（例如系列或形状，或二者均有）可引起特异性交叉反应（或分子模拟）。细菌、病毒和人类蛋白之间的抗原相似性普遍存在，约4%单克隆抗体可能会对抗许多与组织抗原有交叉反应的病毒。另外，1型呼吸道肠道病毒感染小鼠发生自身免疫性多发内分泌腺病，自身抗体直接破坏正常的胰腺、垂体、甲状腺和胃黏膜，提示病毒抗原和普遍存在的组织抗原之间存在分子模拟。据报道，Graves病患者血清与耶尔森菌感染患者血清有交叉反应，说明小肠结肠炎耶尔森菌与TSHR之间存在分子模拟。

3. 甲状腺细胞由于HLA Ⅱ类抗原的异常表达而受累

AITD患者的甲状腺上皮细胞会显著表达HLA Ⅱ类抗原，而不患病的Graves患者群的甲状腺上皮细胞并不表达。甲状腺的局部损伤，无论是创伤还是感染，都可能导致甲状腺内炎性浸润及干扰素 $-\gamma$ 或其他细胞因子的生成，从而诱导HLA Ⅱ类抗原表达。HLA Ⅱ类抗原会将抗原递呈给免疫系统，其在甲状腺细胞中的过度表达将导致甲状腺自身抗原表达的增强，在易感个体，可激活局部自身反应性甲状腺特异性T细胞包括1型和3型呼肠孤病毒等可能也会诱导甲状腺细胞表达此类抗原，而不依赖于免疫细胞分泌细胞因子。

4. 隐匿抗原

T细胞耐受依赖于免疫系统对自身免疫抗原的充分识别，并启动持续性T细胞清除。但是，很多抗原分子在足够浓度下仍不能使对它们发生应答的T细胞被清除。提示这些抗原包含所谓的隐匿性表位，因此，免疫系统可能存在针对这些隐匿抗原表位的特异性T细胞，如果此类表位被暴露，或由于局部损伤而使表达水平增加，就可能会诱导产生自身攻击性T细胞。正常时不会有HLA Ⅱ类抗原表达的甲状腺上皮细胞在某种情形下发生表达，而更会将这些正常时隐匿的甲状腺抗原递呈给可能存在于局部的自身反应性T细胞。

二、甲状腺相关性眼病

甲状腺相关性眼病（TAO）是一种复杂的自身免疫性疾病，其发病机制十分复杂且尚不明确。近年来，经大量研究表明，遗传因素和环境因素与TAO发病相关，细胞免疫、体液免疫共同参与了其发病过程。

（一）遗传因素

多数Graves眼病患者有Graves病家族史。一些小样本病例对照研究报道了几个易感基因位点：人类白细胞抗原（HLA，6p21.3）、细胞毒性T淋巴细胞抗原4（CTLA4，2q33）、肿瘤坏死因子（TNF，6p21.3）、干扰素 $-\gamma$（IFN-γ，12ql4）、细胞间黏附分子 -1（ICAM-1，19pl3）和促甲状腺激素受体（TSHR，14q31）等。与其相反，HLA-DPB1 201可能具有保护作用团。但遗传因素在该病的发展中所起的作用尚不明确，其遗传易感性有待进一步研究。

（二）环境因素

某些环境因素可能促使易感个体发生TAO。其中，吸烟是TAO的强致病因子，吸烟者TAO发病率比不吸烟患者高7.7倍，并且吸烟者的眼病程度更重。其机制可能是吸烟非特异性抑制T细胞的活性，减少了自然杀伤T细胞的数量，破坏了体液和细胞免疫反应。其他原因包括吸烟的毒素作用和吸烟的热传递直接损伤（通过筛窦传递到经过眶内侧壁的筛骨纸板）。

另外，甲亢涉及的部分治疗对眼眶病有重要的影响，其中放射性碘治疗与 TAO 一过性恶化有关。可能的机制为行放射性碘治疗时，因 TSH 受体作为抗原突然大量释出，可能诱发自身免疫反应，使眼部病情恶化。另外，持续存在的甲状腺功能减退或者亢进与严重的 TAO 有关，因此，保持甲状腺功能正常有重要的意义。

（三）自身免疫

目前认为 TAO 是由甲状腺上皮细胞、眼眶前脂肪细胞及成纤维细胞一起表达的共同抗原引发的以细胞免疫为主的位点特异性自身免疫疾病。TAO 患者体内循环活化的自身免疫性 T 淋巴细胞（$CD4^+$）识别甲状腺、眶内组织及眼球外的自身抗原并与其受体相结合而被激活，从而产生各种黏附分子和细胞因子，并激活 CD8 T 淋巴细胞或 B 细胞，最终产生各种自身抗体。关于 TAO 致病的自身抗原研究较多，TSH 受体是公认的导致 TAO 的交叉自身抗原。TSHR 表达阳性的前脂肪细胞群是造成 TAO 的眶内容物增加的发病机制之一。T 淋巴细胞识别并加工甲状腺腺体上的抗原，发起抗甲状腺自身免疫攻击，导致甲状腺毒症。球后成纤维细胞可以表达归巢分子，将血液循环中的 T 细胞吸引到眶内，引起针对成纤维细胞的免疫反应。细胞因子刺激成纤维细胞增生和释放糖胺聚糖（GAG）引起眼眶局部的炎症，GAG 的亲水性导致球后组织及眼外肌的水肿、变性，表现出相应的临床症状。

研究证明，至少有 3 种辅助性 T 细胞参与了 TAO 的过程：Th0、Th1 和 Th2。Th1 细胞通过促进细胞毒性 T 细胞及巨噬细胞的活化与增生，介导细胞毒效应，负责细胞免疫，可表达和分泌 IL-1b、IL-2、IFN-γ 和 TNF-α；Th2 细胞辅助 B 细胞增殖，产生抗体，参与体液免疫应答，阻止 Th1 细胞反应介导的损伤，而且可表达和分泌 IL-4、IL-5、IL-10。最近研究发现，在活动期以 Th1 免疫反应为主，而静止期以 Th2 免疫反应为主。紊乱的细胞因子作为细胞间的信号传递分子，通过多种途径导致 TAO 的发生或发展，包括：诱导 II 型人类白细胞抗原（HLA II 型抗原）、热休克蛋白 72（HSP72）和细胞间黏附分子 -1（ICAM-1）的表达，促进氧自由基的产生，促进前列腺素 E_2（PGE_2）的生成，以及通过抗体依赖性细胞介导的细胞毒作用等促使 TAO 的发病，刺激成纤维细胞合成和分泌过多的 GAG，并刺激成纤维细胞增生、分化为成熟的脂肪细胞，促使 TAO 的发展。

三、妊娠期甲亢

妊娠期间最常见的甲亢病因：① Graves 病；②亚急性甲状腺炎；③毒性结节性甲状腺肿；④毒性单发甲状腺腺瘤；⑤慢性淋巴性甲状腺炎。

妊娠期间少见的甲亢病因：①滋养细胞病；②甲状腺癌；③碘甲亢；④妊娠剧吐；⑤卵巢畸胎瘤内含甲状腺成分；⑥医源性甲亢。

妊娠期间甲亢的病因与非妊娠期甲亢的病因相同，也是以 Craves 病最常见的病因，妊娠期一过性高甲状腺素血症、甲状腺毒性结节、甲状腺高功能腺瘤、甲状腺炎、其他自身免疫性疾病（尤其是 1 型糖尿病）等均可以导致妊娠期甲亢的发生。

当患者发生 Graves 病时，甲状腺刺激性免疫球蛋白与 TSH 受体相结合，模拟 TSH 效应，进而导致甲状腺激素的产生和分泌增加。由于妊娠时母体免疫系统活性降低，妊娠中晚期甲亢或者甲状腺毒症的程度可能出现暂时缓解，孕妇免疫功能的下降可能包括 T 和 B 淋巴细胞的变化以及胎盘因子缓解免疫反应，因此，有些妊娠妇女发生甲亢并未引起注意，而产后才出现甲亢症状。

妊娠期一过性高甲状腺素血症（GTT）是由高浓度的绒毛膜促性腺激素（hCG）对 TSH 受体的直接刺激引起。HCG 与 TSH 的 α 亚基相同，虽 hCG 的 TSH 样生物活性仅是 TSH 的 1/4000，但妊娠早期 hCG 明显升高，可使甲状腺的 FT_3、FT_4 轻度升高。妊娠早期甲状腺体积增加，并持续至整个妊娠期，部分由于 hCG 升高，部分由于碘通过胎盘及肾小管吸收减少使母体相对缺碘，导致甲状腺代偿性肿。GTT 通常发生于妊娠早期或者是 hCG 水平较高的患者，也可发生在甲状腺本身异常（如甲状腺结节）且 hCG 较高的患者。GTT 与妊娠剧吐也有密切关系。妊娠剧吐即妊娠早期出现的严重持续性呕吐，与此时 hCG 导致甲状腺素浓度升高有关，这种情况相对少见（＜0.5%），但常被忽视，因为早期妊娠常出现恶心、呕吐；约 1/3 患者出现 FT_4 升高，少数 FT_3 升高。GTT 尽管可引起严重持续性呕吐，但一般为一过性，且在妊娠中期自然缓解，但在妊娠早期出现任何甲亢表现时应引起重视。妊娠剧吐可导致脱水、代谢紊乱，通常需要患者住院治疗，然而，抗甲亢药物对于 GTT 无明显疗效。

四、儿童甲亢

新生儿甲亢的原因如下。

（1）妊娠期雌激素诱导 TBG 增加，血清游离 T_4、T_3 增高，TSH 正常。碘吸收率、基础代谢率增高。对 TRH 释放的反应表现为 T_3 及 T_4 都增加。胎盘通透性相对增加，T_3、T_4、反 T_3、TSH、TRH、TSI、TBII 均可通过胎盘。母体 TSI、TBII 可导致新生儿暂时性甲减或甲亢。

（2）母亲甲亢合并妊娠发生率为 1/200～1/1000。妇女有活动性或治疗后非活动性 Graves 病，在妊娠期间，TSI 可通过胎盘，开始时胎儿可被母亲所用的药物如 PTU 经胎盘所保护，甲功正常或稍低，但若母亲产后 3～14 天 TSI 活性仍很高，新生儿可发生甲状腺功能亢进。

儿童甲亢的常见原因如下：① Graves 病；②自身免疫性新生儿甲亢；③桥本甲状腺毒症；④甲状腺肿瘤所致甲亢；⑤急性或亚急性甲状腺炎；⑥外源性甲状腺激素替代；⑦碘致甲状腺功能亢进症；⑧ TSH 增高型甲亢；⑨毒性结节性甲状腺肿（Plummer 病）；⑩甲状腺激素抵抗。

五、老年甲亢

成人非老年甲亢表现甲状腺弥漫性肿大者中 Graves 病约占 90%，结节性肿大者较少见。老年甲亢却以结节性肿大（包括甲状腺腺瘤和多结节性甲状腺肿）为主。另外，碘诱发的甲亢在老年组中也较为突出。

（1）多结节性毒性甲状腺肿（多结节性甲状腺肿伴甲亢）较非老年者多见。多结节性毒性甲状腺肿是一种在多结节性甲状腺肿基础上发生的甲亢，在出现甲亢前，多结节性甲状腺肿常存在多年，给予碘剂或含碘药物时易诱发或加剧甲亢症状。本病多见于老年患者。

（2）毒性甲状腺腺瘤较非老年者多见。毒性甲状腺腺瘤功能自主，不受促甲状腺激素调控，血中也不存在异常的甲状腺刺激物。该病的发病年龄较多结节性毒性甲状腺肿早，较多见于老年前期。

（3）碘甲亢较非老年者多见。非老年人群的碘甲亢常常发生在非碘缺乏地区的结节性甲状腺肿者补碘后。而老年碘甲亢常常与摄入含碘药物或造影剂相联系，尤其是乙胺碘肤酮，含碘 37.5%，即每片 200 mg 含碘 75 mg，可从肝脏中置换甲状腺素 T_4，并使 T4 从血中清除减少，引起血液循环中甲状腺激素增高而致甲亢。

六、亚临床甲亢

亚临床甲亢有外源性、内源性亚临床甲亢两种，其中外源性亚临床甲亢是指由药物（主要包括超生理剂量的甲状腺激素、胺碘酮及干扰素等）引起的亚临床甲亢。另外，多结节性甲状腺肿患者服用碘剂而引起的甲状腺炎也可表现为亚临床甲亢。L-T_4替代治疗是外源性亚临床甲亢最常见的原因。

内源性亚临床甲亢是指由于甲状腺疾病而引起的亚临床甲亢，其发生与内源性甲状腺激素的产生有关，当甲状腺肿增大或自主性结节变大、变多时，发生亚临床甲亢的风险逐渐增加。

第二节　甲状腺功能减退症

甲状腺功能减退症，简称甲减，是由各种原因导致甲状腺激素产生不足或甲状腺激素的作用减弱，从而引起的全身性代谢综合征。

一、成人甲减

（一）原发性甲减

1. 甲状腺组织受损

（1）慢性自身免疫性甲状腺炎。

（2）一过性甲减（如产后甲状腺炎、无痛性甲状腺炎、亚急性甲状腺炎等）。

（3）医源性甲减（如手术、放射性 ^{131}I 治疗等）。

（4）先天性甲状腺缺损或甲状腺发育不良。

2. 甲状腺激素生物合成、释放功能缺陷

（1）甲状腺激素生物合成先天性缺陷。

（2）碘过多或碘缺乏。

（3）药源性（如抗甲状腺药物、锂盐、致甲状腺肿化学药品等）。

（二）中枢性甲减

各种破坏下丘脑－垂体或门脉系统正常结构和（或）损害其功能的病变均可致中枢性甲减，故其病因繁多。以垂体受累为主的病变直接损伤 TSH 分泌细胞致 TSH 缺乏，以下丘脑受累为主的病变则因 TRH 缺乏而致 TSH 分泌障碍或生物活性下降引起中枢性甲减，但二者常同时受累，因而临床上常难区分病因在下丘脑抑或垂体。其主要发病机制有：①TSH 分泌细胞破坏或萎缩：通常由垂体占位性病变引起，也可能由感染或炎症等导致。②TRH 分泌不足或缺陷：可能与下丘脑－垂体门脉系统的血流中断有关。③先天性遗传因素：TSH 分泌细胞发育或其分泌的 TSH 生物活性的先天缺陷。④TSH 分泌功能缺陷：夜间分泌峰明显降低。

1. 占位性病变

垂体腺瘤（GH 瘤、ACTH 瘤、PRL 瘤、无功能瘤），垂体转移瘤（其中 36% 来源于肺，33% 来源于乳腺、甲状腺），颅咽管瘤，生殖细胞瘤，脑膜瘤，神经胶质瘤，垂体囊肿。

2. 血管性病变

出血（垂体卒中、蛛网膜下腔出血），缺血（席汉综合征、休克），动脉硬化，动脉瘤。

3. 外伤

颅脑外伤。

4. 炎症

感染性（脓肿、梅毒、结核、真菌、弓形虫病等），非感染性（结节病、类肉瘤病、淋巴细胞性垂体炎）。

5. 浸润性病变

血红蛋白沉着症，组织细胞增生症，淋巴瘤。

6. 医源性

颅脑手术或放疗，药物（如糖皮质激素、生长激素等）。

7. 遗传缺陷

基底脑膜膨出、视神经发育不良，TSH-β、TRH 受体基因突变。

8. 空蝶鞍综合征

9. 其他

如原发性甲减 T_4 替代剂量过大引起的一过性中枢性甲减。

（三）"外周型" 甲减

"外周型"甲减为下丘脑-垂体-甲状腺以外病因导致的甲减。可能的机制为甲状腺激素受体 TRβ1 染色体突变，不能传递正常的信号，甲状腺激素抵抗，导致靶组织出现甲状腺激素缺乏的症状和体征，常仅在成年期出现。

二、儿童甲减

（一）先天性甲减

先天性甲减可分为两大亚类：①原发性甲减，产生于甲状腺水平的缺陷，在甲状腺水平，由于甲状腺发育不全（缺少、异位）或甲状腺发育不良或甲状腺激素在合成和转运过程中由于基因缺陷引发的甲状腺激素生成异常均可引起甲减。②中枢性甲减，由下丘脑或垂体对甲状腺激素水平调节缺陷所致。

（二）获得性甲减

获得性甲减最常见的原因是桥本甲状腺炎，而桥本甲状腺炎是由体液和细胞免疫异常引发的自身免疫性疾病。产生甲减的特异性免疫介导的机制尚不清楚，但其主要效应表现为对抗正常甲状腺细胞的免疫反应，从而导致炎症、甲状腺细胞的破坏和死亡，甲状腺组织破坏达 75%。桥本甲状腺炎也常与其他自身免疫性疾病并存，如 1 型糖尿病、艾迪生病、类风湿关节炎。

另外，一些调节精神病的药物可诱导甲减，也可改变甲状腺功能试验，产生甲减的假阳性结果，例如，大剂量碳酸锂、含碘药物胺碘酮和细胞因子（IFN-γ、IL-6、GM-CSF）均干扰甲状腺激素合成和（或）分泌，引发原发性甲减。这种情况通常发生在临床和生化上表现为甲状腺功能正常的患者，而其甲状腺通常由某种疾病引起甲状腺储备功能降低，例如自身免疫性甲状腺炎。对类似患者以及接受固定剂量甲状腺素治疗的患者，抗癫痫剂（例如苯巴比妥、苯妥英钠、卡马西平）和抗结核药物利福平能够刺激细胞色素 P450 活性，加速肝脏对甲状腺素的分解代谢。而其他药物如 PTU、β- 受体阻滞剂、地塞米松及其他含碘制剂抑制 5'- 脱碘酶、苯妥英钠和肝素、游离脂肪酸、水杨酸盐与 T_4 竞争结合甲状腺素结合蛋白，引起 T_4 值降低，甚至引起 FT_4 结果异常，因此当其他药物诱导甲减或干扰实验室结果分析时，甲状腺功能试验没有明显的意义。

（三）儿童先天性甲减常见病因

1. 永久性散发性甲减

（1）甲状腺发育不全

• 甲状腺功能缺失

• 异位甲状腺

• 医源性发育不全

• 母亲暴露于 [bl]I- 先天性胚胎发育缺陷

• *PAX-8*、*TTF-1*、*TTF-2* 基因突变

（2）特发性高促甲状腺素血症（婴儿期亚临床甲减）

• Down 综合征

（3）特发性原发性甲减

2. 永久性家族性甲减

• 激素生成异常

• TSH3 功能丢失性突变

• TSH 受体能丢失性突变

• 无应答性轻至重度甲减

• 碘捕获缺陷（钠碘同向转运体突变）

• Pendred 综合征

• 碘氧化缺陷

• 甲状腺过氧化物酶突变

• 碘化酪氨酸脱碘酶缺陷

3. 永久性下丘脑 - 垂体性甲减

• 多下丘脑激素缺乏

• 特发性

• 家族性

• 相关中线中枢神经系统解剖缺陷

• 孤立性 TRH 缺陷

- 孤立性 TSH 缺陷

4. 短暂性甲减

- 碘缺乏
- 先天性肾病：医源性
- 母亲或新生儿碘暴露
- 母亲抗甲状腺药物治疗
- 母亲 TSH 受体阻断抗体
- 母亲慢性自身免疫性甲状腺炎
- 短暂性激素生成异常

（四）儿童获得性甲减常见病因

- 迟发性、轻度先天性甲减
- 异位甲状腺发育不良
- 家族性甲状腺激素生成异常
- 周围性甲状腺激素抵抗
- 获得性原发性甲减
- 慢性自身免疫性甲状腺炎
- 儿童青少年淋巴细胞性甲状腺炎并甲状腺肿
- 桥本甲状腺炎并甲状腺肿
- 慢性纤维化病变
- 获得性自身免疫介导的婴幼儿甲减
- 药物诱导的甲减
- 抗甲状腺药物（丙硫氧嘧啶、甲巯咪唑和卡比马唑）
- 锂
- 地方性甲状腺肿
- 碘缺乏合并或不合并硒缺乏
- 环境致甲状腺肿物质
- 放射性碘治疗
- 暴露到环境甲状腺破坏剂中（高氯酸、铅等）
- 外科切除（癌症、甲亢）
- 亚急性甲状腺炎：短暂性
- 非甲状腺病外部放射治疗
- 甲状腺的外部放射治疗
- 食（吸）入环境中的放射性物质（原子弹爆炸、核弹袭击等）

三、老年甲减

老年甲减绝大多数是原发性甲减，甲状腺本身病变导致不能分泌足量的甲状腺激素。病因中自身免疫性甲状腺炎占大多数，如桥本甲状腺炎或亚急性甲状腺炎使甲状腺滤泡破坏、受损，导致甲状腺功能减退。此外，甲状腺癌术后甲减也是老年甲减的原因之一，因老年人中分化型甲状腺癌的发生率较高，且术后生存期较长。其他病因详见成人甲减。

四、亚临床甲减

亚临床甲减的发病与很多因素有关，主要是自身免疫性甲状腺炎及临床甲减治疗不足。另外，还有甲亢治疗后或颈部有外照射史、服用含碘药物（如胺碘酮等）、服用免疫调节剂、患有其他自身免疫病（如 1 型糖尿病）、产后甲状腺炎等，但大多数无明显的危险因素。

第三节　甲状腺肿

一、非毒性甲状腺肿

（一）TSH 代偿性分泌增加

弥漫性甲状腺肿是由于某种原因导致甲状腺合成、分泌甲状腺激素减少，TSH 分泌增加，刺激甲状腺滤泡上皮细胞增生，促进甲状腺激素的合成以恢复甲状腺激素正常分泌率，因此患者只出现甲状腺肿，而甲状腺功能维持正常。而垂体性甲状腺功能减退者极少出现甲状腺肿。桥本甲状腺炎伴有甲状腺功能减退时出现甲状腺肿，因为甲状腺肿更多依赖于 TSH 的作用。

导致甲状腺激素合成分泌减少的因素如下：对甲状腺激素的生理需要量增加，如妊娠及某些药物阻碍甲状腺激素合成及合成甲状腺激素酶的缺陷等。有人提出单纯性甲状腺肿与甲状腺肿伴甲状腺功能减退仅是程度不同而已，导致甲状腺肿的因素可能一样。碘缺乏或服用锂剂导致甲状腺肿的发生，甲状腺功能可正常或减退，补充碘剂或撤除锂剂后，甲状腺肿可以消退。同样，给予甲状腺激素，甲状腺肿也可缩小。

（二）甲状腺生长免疫球蛋白（TGI）

人们发现部分单纯性甲状腺肿患者血中存在 TGI，其作用与 TSH 类似，可刺激甲状腺生长，但与 TSH 不同之处是对甲状腺内腺苷酸环化酶没有活化作用，不能引起甲状腺内腺苷酸环化酶活化，从而引发甲状腺激素合成和分泌增加，因此，患者出现甲状腺肿，而无甲亢的临床表现。对 TGI 阳性患者行甲状腺次全切除后，甲状腺肿易复发，其亲属易发生其他自身免疫性疾病，提示自身免疫机制可能参与甲状腺肿的发病。目前由于受测定方法的限制，临床上不能常规检测 TGI，对其在甲状腺肿发病中的作用有待进一步研究。

（三）遗传因素

研究发现，遗传易感性在某些单纯性甲状腺肿的发病中起作用。与家族性非毒性结节性甲状腺肿有关的基因位点在 14q 上。研究提出与甲状腺激素合成有关的蛋白质，如碘泵、甲状腺球蛋白及 TPO 和 TSH 受体相关的基因是家族性单纯性甲状腺肿主要候选基因。遗传性激素生成障碍的患者也可见非毒性甲状腺肿，主要是甲状腺激素生物合成缺乏所致。

（四）细胞因子和生长因子

研究显示某些细胞因子和生长因子促进或介导非毒性甲状腺肿的形成。

（五）环境因素

多个环境因素被公认为甲状腺肿形成的危险因素，比如摄入致甲状腺肿的食物（例如大豆、卷心菜、油菜、海藻等）、药物（如锂盐等）、环境因子（如来源于煤炭和香烟燃烧的酚和邻苯二甲酸酯的衍生物）的影响，以及儿童时期头颈部的射线暴露史。

二、毒性结节性甲状腺肿

（一）基因发病机制

理论上，在 TSHR-cAMP 信号传导系统中的任何重要元件发生激活性突变和体细胞突变，均会导致自主甲状腺增大和激素的生成。这些元件包括 TSHR、鸟嘌呤核苷酸调节亚基、腺苷酸环化酶、蛋白激酶 A。相反，失活性突变可降调这种级联反应。

1. 体细胞活化性 Gsα 亚基突变

在垂体促生长激素细胞腺瘤中证实存在体细胞点突变后，在毒性甲状腺腺瘤中也首次发现存在 Gsα 亚基上体细胞的点突变。精氨酸和谷氨酰胺的突变可引发 G 蛋白活化，从而刺激 cAMP 信号级联。对自主功能性甲状腺结节中的 Gsα 亚基功能获得性突变发生率报道不一（0～75%）。

2. 体细胞活化性 TSHR 突变

在毒性甲状腺腺瘤中突变残基大多位于 TSHR 的第 3 个胞质环或受体的第 6 个跨膜部分。在同一个多结节性甲状腺肿患者的不同结节中也发现一些独特的 TSHR 突变，这些突变在毒性甲状腺腺瘤中是最常见的突变，有报道称其发生率为 8%～82%。其患病率的大范围变化是由许多原因造成的。首先，检测 TSHR 突变的方法如直接测序法、单链构象多态性分析和变性梯度凝胶电泳对突变的检测能力是不同的。其次，DNA 样品的质量也会造成影响，因为包埋在石蜡中的 DNA 比冷冻组织中的 DNA 更容易发生变性。其他因素如种族差异和饮食中的碘含量都会对 TSHR 突变的发生范围产生影响。在中度碘缺乏的国家中，毒性甲状腺腺瘤患者中 80% 以上都有 TSHR 的突变。

3. 生殖细胞系激活性 TSHR 突变

激活 TSHR 的生殖细胞系突变很罕见。这种全身性的缺陷不会导致孤立性毒性甲状腺腺瘤，而会弥漫性地影响腺体。这种突变在遗传性毒性甲状腺增生和家族性非自身免疫性甲亢患者中均可出现。有这种缺陷的患者从出生到成年的过程中都有可能发生多结节性毒性甲状腺肿，其传递形式是常染色体显性遗传。受调查的各家族都有各种各样的 TSHR 突变。

（二）生长因子的作用

1. 转化生长因子 -β1

在体外试验中，转化生长因子 -β1（TGF-β1）能抵抗 TSH 和其他生长因子的刺激作用，阻断碘的吸收和有机化作用，降低甲状腺球蛋白的表达，减少甲状腺滤泡细胞增生。

2. 胰岛素样生长因子-1

有研究表明胰岛素样生长因子-1（IGF-1）和 TSH 在甲状腺的生长过程中有协同作用。体外试验显示，IGF 能提高 TSH 的活性，在 TSH 刺激甲状腺细胞生长与功能方面是不可或缺的。

3. 胰岛素样生长因子结合蛋白

胰岛素样生长因子结合蛋白（IGF BP）结合 IGF-1，同时调节 IGF-1 的活性来影响其作用的发挥。TSH 降低 IGF BP 的合成，进而游离的 IGF-1 增加，最终提高了 IGF-1 刺激甲状腺组织生长的能力。与正常甲状腺组织相比，自主功能的甲状腺结节 IGF BP-5 和 IGF BP-6 的表达水平降低，与 cAMP 信号通道激活的结果相一致。

4. 成纤维细胞生长因子及其受体

在多结节甲状腺肿的细胞中，成纤维细胞生长因子 1 和成纤维细胞生长因子 2（FGF-1 和 FGF-2）及其受体（FGFR-1）的表达增加。给予大鼠体外源性 FGF-1，1 周内可观察到甲状腺的重量增加了 1/3 以上；这种现象在切除了垂体的大鼠中并未发生，FGF-2、FGFR-1、IGF-1、IGF BP-2 和 IGF BP-3 的表达也没有增加。当用 TSH 治疗切除了垂体的大鼠后，这些反应才得到恢复。此外，血管内皮生长因子（VEGF）能刺激营养甲状腺滤泡细胞的血管生长，内皮素-1（ET-1）对人类甲状腺细胞具有生长促进因子的作用。

第四节 慢性淋巴细胞性甲状腺炎

慢性淋巴细胞性甲状腺炎（CLT），又称自身免疫性甲状腺炎，或称桥本甲状腺炎（HT 或桥本病），是较常见的自身免疫性甲状腺疾病。病因目前尚不清楚，一般认为本病的发生是由多方面因素引起的。

一、遗传因素

慢性淋巴细胞性甲状腺炎具有一定的遗传倾向，10%～15%CLT 患者有家族史，在桥本甲状腺炎史家族中存在自身免疫疾病的易感性。与 Graves 病一样，桥本甲状腺炎与 HLA-DR$_5$ 之间的关系是微弱的，与 HLA-DR$_5$ 和某些 DQ 等位基因间的关系也是如此。与糖尿病不同，未见到在自身免疫性甲状腺病特异的组织相容性抗原存在连锁关系。桥本甲状腺炎在 Down 综合征及性发育不全者中的发病是增多的。甲状腺细胞能够表达 HLA-DR 抗原，至少作为继发现象，说明这些细胞可能在永久存在的免疫反应中的作用，也可与某些 HLA-DR 亚型自身免疫疾病特性有关。桥本甲状腺炎几乎一定伴有多基因易感性。目前肯定的遗传易感基因包括人类白细胞抗原（HLA）和细胞毒性 T 淋巴细胞相关抗原-4（CTLA-4）。

本病是遗传易感性与非遗传因子相互作用产生的，可在同一家族的几代人中发生。HLA 基因部分决定遗传易感性，但这种作用不强，而且此种因素与不同的群体之间存在一定关系。甲状腺自身抗体的产生与常染色体显性遗传有关。在欧洲及北美地区，本病患者中的 HLA-B$_8$ 及 HLA-DR$_3$、HLA-DR$_5$ 多见，而日本多见的是 HLA-B$_{35}$。本病伴有萎缩性甲状腺肿的患者与 HLA-DR$_3$ 明显相关，而伴有甲状腺肿者，与 HLA-DR$_5$ 明显相关。性腺激素影响甲状腺抗体的产生及甲状腺类的遗传特性，妊娠时可影响这些参数的变化。我们采用 PCR–SSP 方法对 30 例慢性淋巴性甲状腺炎汉族患者的 HLA–DQA$_1$ 及 HLA–DQB$_1$ 位点等位基因多态性进行检测，结果表明本病患者中 DQA$_1$*0301 的等位基因频率明显高于正常对照组，可能是发病的易感基因。

二、自身免疫因素

本病是公认的器官特异性自身免疫病，特征是存在甲状腺过氧化物酶抗体和甲状腺球蛋白抗体。本病的自身免疫通过以下几方面损伤甲状腺：自身抗体对细胞的溶解作用；致敏淋巴细胞对靶细胞直接杀伤作用；抗体依赖性淋巴细胞毒作用。

胸腺在发育过程中，大多数甲状腺反应的 T 细胞消失，或表现有耐受性，其甲状腺抗原及二类主要组织相容性复合体分子在干扰素 –γ 刺激的甲状腺细胞上表现出来。在某些情况下，二类甲状腺细胞能表现自身抗原，甲状腺细胞表现对炎性浸润引起的细胞因子的释放、合成 IL–6、增加细胞间黏附分子 –1 及淋巴细胞功能相关抗原 –3（LFA–3）表达，产生氧基及前列腺素，并增强 CD59 和 MIP/HRF 表达补体介导的损伤的抵抗。总之，本病是在自身反应 T、B 细胞的控制及免疫学过程中是由甲状腺细胞本身的参与下发病的。

TPOAb 通过抗体依赖细胞介导的细胞毒作用（ADCC）和补体介导的细胞毒作用影响甲状腺激素的合成。CLT 患者中 TGAb IgG 亚群的分布以 IgG1、IgG2、IgG4 为主，高滴度 IgG1、IgG2 的存在提示有亚临床甲减发展至临床甲减的可能。TSBAb 占据 TSH 受体，亦是甲状腺萎缩和功能减退的原因。

三、环境因素

（一）高碘

长期的高碘摄入可导致甲状腺球蛋白的碘化增加，致使其抗原性增加而诱发免疫反应。

（二）硒缺乏

硒缺乏可降低谷胱甘肽过氧化物酶的活性，导致过氧化氢浓度升高而诱发炎症反应。

（三）感染

感染可诱导自身抗原表达。Wenzel 等人用 western blotting 方法，观察了桥本甲状腺炎患者血清抗 Yersinia 菌抗体，并与非自身免疫的甲状腺功能正常的甲状腺肿及正常供血组对其抗体出现的频数进行了比较，本病患者发生率较非自身免疫病组明显升高，说明肠道病原中的 Yersinia 菌的小肠、结肠感染与本病的发生也有关系。

受感染的病毒或细菌又因含有同甲状腺抗原类似的氨基酸序列，可通过"分子模拟"激活特异性 CD4$^+$T 淋巴细胞，该细胞促使 CD8$^+$ T 淋巴细胞以及 B 淋巴细胞浸润甲状腺，CD8$^+$T 细胞可直接杀伤甲状腺细胞，B 细胞则产生抗甲状腺抗体导致甲状腺细胞的破坏。

（四）其他

应用胺碘酮、IFN–α 治疗、锂盐、吸烟等都与本病的发展有关。

四、凋亡

有研究表明，CLT 甲状腺细胞的破坏可能是浸润淋巴细胞局部释放的细胞因子所诱导的 Fas 死亡路径分子的不恰当表达和凋亡调控蛋白 Bcl-2 下调所致细胞凋亡的结果。

第五节　亚急性甲状腺炎

亚急性甲状腺炎（亚甲炎）的病因尚不明确，多由病毒感染或病毒感染后的变态反应引发，其中多种病毒如柯萨奇病毒、腮腺炎病毒、流感病毒、腺病毒等均与本病相关，患者血液中常可检出这些病毒的抗体。而甲状腺组织切片中很少找到病毒包涵体或培养出病毒，因此甲状腺本身的病变可能不是病毒直接侵袭所致。该病也可发生于非病毒感染之后。遗传因素可能参与发病，有与 HLA-B$_{35}$ 相关的报道。在疾病活动期的患者血清中可检测到多种甲状腺自身抗体，可能继发于甲状腺滤泡破坏后的抗原释放，为非特异性表现，因此，亚急性甲状腺炎不是一种自身免疫性疾病。偶有报道用干扰素治疗丙型肝炎可引起亚急性甲状腺炎。

第六节　甲状腺结节

一、增生性甲状腺结节

增生性甲状腺肿，包括弥漫性甲状腺肿和结节性甲状腺肿，指各种原因导致甲状腺滤泡上皮细胞增生。随着年龄增长，弥漫性甲状腺肿终将发展为结节性甲状腺肿。而造成增生性甲状腺肿有多种因素，如碘过高或过低、食用致甲状腺肿的食物、服用致甲状腺肿的药物和甲状腺素合成酶缺陷等。这些因素导致甲状腺激素相对不足，垂体 TSH 分泌增加，在 TSH 的长期刺激下，甲状腺滤泡细胞增生，新生血管形成，甲状腺肿大。由于各个滤泡间的细胞来源于不同克隆，或一个甲状腺滤泡内的上皮细胞来源于不同克隆，在细胞复制过程中，滤泡细胞同时进行复制，导致新生滤泡与原有滤泡的不一致性，或同一滤泡中细胞的不一致性，最终导致各个结节的解剖和功能的不一致性。

二、毒性甲状腺结节

毒性甲状腺结节中的结节可以单发也可多发，常见于已有多年结节性甲状腺肿的患者。血中甲状腺激素升高，如为自主功能性结节，核素扫描显示为"热结节"，结节外正常的甲状腺组织摄取 ^{131}I 功能可被抑制。

三、肿瘤性结节

肿瘤性结节包括甲状腺良性腺瘤、甲状腺癌和转移瘤（详见有关章节）。

四、囊性结节

绝大多数甲状腺囊肿是由结节性甲状腺肿和腺瘤的退行性病变及陈旧性出血所致。对于增生性结节坏死、液化的原因，目前认为是血供不足导致细胞坏死。部分甲状腺癌，特别是乳头状癌也可发生囊性病变。少数是先天的甲状舌骨囊肿和第四鳃裂残余所致。

五、炎症性结节

炎症性结节分为感染性结节和非感染性结节两类。急性化脓性炎症引起甲状腺结节极罕见，多为咽喉部和颈部感染播散所致，极少数为甲状腺结核或梅毒所致，通过病理检查方能确诊。感染性甲状腺结节中最多见为亚急性甲状腺炎，而亚急性甲状腺炎与病毒感染有关。另外，慢性淋巴细胞性甲状腺炎也可以甲状腺结节形式出现，较少见，具体病因病机详见"慢性淋巴细胞性甲状腺炎"相关内容。

第七节　甲状腺癌

甲状腺癌的具体病因及发病机制尚不清楚，与其发病有关的病因可分为细胞生长、分化的刺激因素和细胞生长、分化的突变因素，这两种因素单独或共同作用于甲状腺细胞，使其由正常的细胞转变为肿瘤细胞。生长刺激因素通过 TSH 导致形成良性肿瘤，因而往往具有 TSH 依赖性；突变因素在生长因素被抑制时，单独作用难以形成肿瘤，但如两者同时合并存在，则致肿瘤作用显著增强。

一、电离辐射

电离辐射与甲状腺癌的发生显著相关，是迄今为止甲状腺癌最明确的危险因素之一。甲状腺癌的发病率与辐射剂量呈线性相关，辐射时间越长，年龄越小，发病率越高。乌克兰切尔诺贝利核泄漏事故导致该地区儿童的甲状腺乳头状癌急剧增加，事故后处理核废料的工作人员的甲状腺癌发病率也有所上升，提示儿童甲状腺对放射线更敏感。此外，职业接触电离辐射如使用 X 线，甲状腺癌发生率也将明显升高，尤其是女性。

二、缺碘与高碘

碘与甲状腺癌的关系目前仍存在争论。早在 20 世纪初，即有人提出有关缺碘可致甲状腺肿瘤的观点。1935 年，Hellwig 以低碘饮食饲鼠，成功诱发了甲状腺肿瘤。其后较长时期，缺碘一直被认为与甲状腺肿瘤发生有关，其所诱发的甲状腺癌以滤泡状癌（FTC）为主。高碘饮食亦是甲状腺癌高发的诱因，高碘地区的甲状腺乳头状癌（PTC）的发病率明显高于其他地区。我国东部沿海地区是高碘饮食地区，亦是我国甲状腺癌高发地区，主要以乳头状癌为主。致病原因可能是缺碘而引发的甲状腺滤泡过度增生而致癌变，或由于长期的高碘刺激甲状腺上皮致突变而产生癌变。

三、遗传和基因改变

甲状腺癌与遗传有关。遗传方式与基因所在染色体有关，既可能是常染色体显性遗传，也可能是常染色体隐性遗传，亦有多基因遗传。大多数 PTC 是散发性的，但家族性 PTC 占所有 PTC 患者的 5%，并且可能提示其更具侵袭性。家族聚集性分析显示 PTC 患者的一、二级亲属和一般人群的患病率均有统计学差异，存在一级亲属＞二级亲属＞一般人群的规律。此外，许多动物及人类肿瘤的发生与某些基因的过度表达、出现激活性突变或缺失有关。目前已发现如 *Ras*、*Ret*、*Trk*、*c-mye*、*c-fos* 及 *c-erB2* 等基因在某些甲状腺癌，尤其是 PTC 中出现了重排、转录、突变和激活。编码跨膜酪氨酸激酶受体 Ret 和 Trk 的染色体的重排被认为与这些肿瘤发生的早期阶段有关。Ret-PTC 的基因变异在成人和儿童 PTC 中分别发现有 40% 和 60%。活化型 *Ret* 基因重排可能是电离辐射的结果。其他潜在的致病因素包括钠 - 碘共转运体基因启动子区域 DNA 的甲基化，以及通过 *Ras* 基因的活化性突变所致的 MAPK 的持续激活，后者在 FTC 中更常见。*p53* 是一种典型的抑癌基因，突变的 *p53* 不仅失去正常野生型 *p53* 的生长抑制作用，而且能刺激细胞生长，刺激肿瘤生长，分化型甲状腺癌组织中 *p53* 基因蛋白呈高表达现象。

关于甲状腺髓样癌（MTC），在散发型 MTC（SMTC）、MEN2A、MEN2B 和家族型 MTC（FMTC）中均发现 *Ret* 原癌基因突变（属错译突变）。*Ret* 原癌基因位于 10 号染色体长臂，含 21 个外显子，编码一种属于酪氨酸激酶受体超家族的跨膜蛋白。此蛋白分为富含半胱氨酸的胞外区、跨膜区和包含有酪氨酸激酶区域的胞内区三部分，其中胞内区的酪氨酸残基在受体和配体结合后能自动磷酸化，诱导细胞增生。研究表明 95% 以上 MEN2A 患者中 *Ret* 基因的错译突变涉及位于 10 个外显子中 5 个密码子的其中一个，它们均是高度保守的胱氨酸残基，位于细胞外紧邻细胞膜受体部分。在 94% MEN2B 患者中，*Ret* 基因的错译突变发生在 *Ret* 基因的酪氨酸激酶催化区域的第 918 位密码子。

四、性别与女性激素

甲状腺癌发病的性别差异较大，女性在生育期甲状腺癌的发病率明显高于男性，青春期前和绝经后与男性的发病率大致相同，而且绝经后发病率呈明显下降趋势，提示雌激素对甲状腺癌的发生有一定作用。研究表明，甲状腺癌组织中有雌激素受体（ER）的表达。体外实验发现，随着雌激素的增加，ER 阳性的 PTC 原代培养细胞发生增生反应增强。

五、其他因素

长期的饮食结构不合理、不良的生活习惯、工作压力和不良情绪等因素造成身体的过度酸化，可促使一些正常细胞染色体发生主动变异，使肿瘤性状得以表达。月经不调、服避孕药、子宫切除和卵巢切除等都可使甲状腺癌的发生风险增高。此外，吸烟、饮酒及绝经后超重亦可使甲状腺肿瘤的发病率增加。吸烟可刺激甲状腺激素转化，抑制外周脱碘酶活性，直接刺激垂体等，使 TSH 水平增高进而导致肿瘤的发生，但目前饮酒对甲状腺肿瘤影响的具体机制尚未阐明。另外，甲状腺癌的发病率增加与环境内分泌干扰物的作用有关，防晒霜、日用化妆品等均含有不同类别的内分泌干扰物，可影响甲状腺功能，促进甲状腺自身免疫异常，导致甲状腺癌发病率增加。

参考文献

［1］向大光. 临床甲状腺病学. 北京：人民卫生出版社，2013.

［2］白耀. 甲状腺病学——基础与临床. 北京：科学技术文献出版社，2003.

［3］陈家伦. 临床内分泌学. 上海：上海科技出版社，2011.

［4］廖二元，莫朝晖. 内分泌学. 2 版，北京：人民卫生出版社，2007.

［5］HALL R，KIRKHAM K，DONIACH D，et al. Ophthalmic Graves，Disease. Diagnosis and pathogenesis. Lancet，1970，1（7643）：375-378.

［6］PENG D，XU B，WANG Y，et al. A high frequency of circulating th22 and th17 cells in patients with new onset graves' disease. Plos One，2013，8（7）：e68446.

［7］HOUSTON F A，WILSON V，JENNINGS C E，et al. Role of the CD40 locus in Graves' disease.Thyroid，2004，14（7）：506-509.

［8］NOWAK M，KOS-KUDŁA B.［Grave's and Basedow's thyroid associated ophthalmopathy--pathogenesis，symptoms and selected aspects of treatment］.Klinika oczna，2000，102（6）：455.

［9］GIANOUKAKIS A G，SMITH T J. Recent insights into the pathogenesis and management of thyroid-associated ophthalmopathy. Current opinion in endocrinology，diabetes and obesity，2008，15（5）：446-452.

［10］BECKER C. Hypothyroidism and atherosclerotic heart disease：pathogenesis，medical management，and the role of coronary artery bypass surgery. Endocrine reviews，1985，6（3）：432-440.

［11］TRIP M D，WIERSINGA W，PLOMP T A. Incidence，predictability，and pathogenesis of amiodarone-induced thyrotoxicosis and hypothyroidism. The American journal of medicine，1991，91（5）：507-511.

［12］VIGNERI R，CATALFAMO R，FRENI V，et al.［Physiopathology of the autonomous thyroid nodule］. Minerva endocrinologica，1993，18（4）：143-145.

［13］SALABÈ G B. Pathogenesis of thyroid nodules：histological classification？Biomedicine & pharmacotherapy，2001，55（1）：39-53.

［14］XING M Molecular pathogenesis and mechanisms of thyroid cancer. Nature reviews. Cancer，2013，13（3）：184-199.

［15］MORETTI F，NANNI S，PONTECORVI A. Molecular pathogenesis of thyroid nodules and cancer Bailliere's best practice & research. Clinical endocrinology & metabolism，2000，14（4）：517-539.

［16］NAGAIAH G，HOSSAIN A，MOONEY C J，et al. Anaplastic thyroid cancer：a review of epidemiology，pathogenesis，and treatment. Journal of oncology，2011：1-13.

下篇 临床篇

第三章　甲状腺相关检查

第一节　甲状腺的体格检查

甲状腺是人体非常重要的腺体，属于内分泌器官。它位于人体颈部甲状软骨下方，气管两旁。人类的甲状腺邻近甲状软骨，故以此命名。

甲状腺形如"H"，棕红色，重20～30 g，分左、右两个侧叶，中间以峡部相连。两侧叶贴附在喉下部和气管上部的外侧面，上达甲状软骨中部，下抵第6气管软骨处，峡部多位于第2～4气管软骨的前方，有的人不发达。从外部看，甲状腺就位于"喉结"下方2～3 cm处，在吞咽东西时可随其上下移动。有时自峡部向上伸出一个锥状叶，长短不一，长者可达舌骨，为胚胎发育的遗迹，常随年龄增长而逐渐退化，故儿童较成年人为多。甲状腺的体格检查在甲状腺疾病的诊断中具有重要意义。

一、视诊

视诊是检查者通过视觉来观察被检查者全身或局部表现的一种检查方法。视诊简单易行，能反复和持续进行，可以前后比较和动态观察。对于临床中一些甲状腺功能不正常而临床症状又不明显的轻型或不典型患者，甲状腺肿大可以是最早的诊断线索。视诊最好在间接日光下进行，亦可借助灯光，医生需面对患者，背向室内的光照处对坐。环境应当温暖、舒适，选择适合的体位，颈部充分暴露后进行检查。可事先准备一杯饮用水，让患者含一口水后同时做吞咽动作，进行观察。

（一）甲状腺局部皮肤的视诊

医生从患者的前方和两侧观察患者的颈部。注意观察有无陈旧的手术瘢痕、扩张的静脉，以及皮肤有无发红、充血或深层的组织固定。

（二）甲状腺的视诊

1. 肿块的位置

观察颈部是否有肿块，若发现肿块，应当注意肿块的位置是否与甲状腺相重叠，气管是否受到肿物的挤压。同时要注意观察在颈前正常甲状腺常见部位以外的正中部位或一侧有无肿物。

2. 肿块的活动度

患者在进行吞咽时肿块是否随之活动，甲状腺附着且覆盖在气管前的筋膜里，吞咽时伴有活动是甲状腺的特征。通过观察肿块是否随吞咽活动可与颈部其他肿块鉴别。如果甲状腺肿大且与邻近组织固定，吞咽活动消失，常常提示甲状腺癌或Riedel甲状腺炎侵袭。通过观察颈部前的甲状腺随吞咽时的上下活动情况，并结合触诊，通常可以初步判断甲状腺的肿大程度和是否存在甲状腺结节，这一检查对于存在甲状腺结节但结节肿大不明显的患者尤其重要。

3. 肿块的大小

甲状腺肿大明显，占据整个颈部，常提示 Graves 病、甲状腺癌或 Riedel 甲状腺炎。另外，还需注意弥漫肿大的甲状腺是否对称，结合触诊观察是否有结节存在，以及结节大小及数量。

4. 异位甲状腺

嘱咐被检查者张口，观察其舌根部、舌体有无肿物，以及肿物的大小、色泽；甲状腺舌管的起点位于舌体背部，有时可在舌体背部看到舌甲状腺。

二、触诊

触诊是医生用手指或触觉来进行体格检查的方法。通过触、摸、按、压检查局部，以了解体表及脏器的物理特征，如大小、轮廓、硬度、触痛、移动度及液动感等，它可为医生对检查部位及脏器是否发生病变提供直观的重要依据。

根据不同的组织、不同的部位或深浅，采用的方法和力度也不一样。浅表病变在触摸时不要过于用力，甲状腺局部触诊最常用的为手指触诊法。正常人的甲状腺通常是可以摸到的，部分老年患者甲状腺出现萎缩，在胸骨切迹水平或在切迹水平以下方能触及甲状腺。在检查时应当注意，甲状腺触诊手法正确，并能正确表达其大小及性质。触诊时要了解甲状腺上皮肤的温度、局部有无触痛、甲状腺上扪时有无波动感。

（一）甲状腺峡部触诊

甲状腺峡部位于环状软骨下方第 2～4 气管环前面。首先确定软骨的位置，因为峡部的上界正在其下。峡部为一带状组织，横跨气管的前方，与两个侧叶相连。检查者站于受检者前面用拇指（或站于受检者后面用示指）从胸骨上切迹向上触摸，可触到气管前软组织，判断有无增厚，此时请受检者做吞咽动作，可感到此软组织在手指下滑动，判断有无增大和肿块，以及甲状腺肿大程度、对称性、硬度、表面光滑或有无结节、压痛感等。

（二）甲状腺侧叶触诊

1. 前面触诊

一手拇指施压于一叶甲状软骨，将气管推向对侧，另一手示、中指在对侧胸锁乳突肌后缘向前推挤甲状腺侧叶，拇指在胸锁乳突肌前缘触诊，受检者配合吞咽动作，重复检查，可触及被推挤的甲状腺。用同样方法检查另一叶甲状腺。注意在前位检查时，检查者拇指应交叉检查对侧，即右拇指查左侧，左拇指检查右侧，用拇指来确定甲状腺峡部，然后一侧的拇指在一边移动，在患者吞咽时，对着气管压住同侧的甲状腺，有助于触诊甲状腺小结节。

2. 后面触诊

被检者取坐位，检查者站在被检查者后面，一手示、中指施压于一叶甲状软骨，将气管推向对侧，另一手拇指在对侧胸锁乳突肌后缘向前推挤甲状腺，示、中指在其前缘触诊甲状腺。再配合吞咽动作，重复检查。用同样方法检查另一侧甲状腺。

触诊时要注意甲状腺随吞咽时活动的范围及甲状腺的质地，通常弥漫性胶样甲状腺肿和 Graves 病增生的甲状腺质地较软，桥本甲状腺炎的甲状腺质地较硬，甲状腺癌或 Riedel 甲状腺炎的腺体很硬。若触诊到甲状腺结节，需注意结节的形态、大小、部位、坚度、透明度以及和周围组织的关系。

（三）肿大甲状腺分度

触诊时应确定肿大甲状腺的大小分度。关于甲状腺大小的分度，各家的看法和做法不尽相同，临床上常用三度分度的方法。

Ⅰ度：甲状腺肿大，不超过胸锁乳突肌前缘。

Ⅱ度：甲状腺明显肿大，肿大的甲状腺超过胸锁乳突肌的前缘，但尚未超过胸锁乳突肌的后缘。

Ⅲ度：甲状腺肿大相对比较严重，超过了胸锁乳突肌后缘，弥漫性的甲状腺肿大可以累及颈后肌群，甚至在患者的前方注视时，可见其丧失了颈部的正常轮廓。

如果两侧甲状腺非对称性肿大，需分别注明两侧甲状腺肿大的度数。部分患者甲状腺肿大不明显，但比起正常甲状腺更为饱满，称之为甲状腺饱满。

（四）甲状腺大小的测量

关于甲状腺大小的测量，通常有两种方法。

1. 颈围测量法

通过测量颈围评估甲状腺肿大程度及动态变化，测量方法为通过颈后方第 7 颈椎棘突上及肿大甲状腺的最前方测量颈部周径，通过该方法得出的是这个颈部的围度，容易在测量过程中产生误差。

2. 甲状腺外缘测量法

在手指触摸的引导下测量甲状腺左右两叶最外缘假想切线的弧形连接线，与第一种方法比较，这种方法减少了颈部在测量中产生的误差，粗略估计了甲状腺斜行的横径和峡部总和的长短。

有研究者认为可采用可变量的标尺触诊甲状腺，分别测量每叶甲状腺的长径和宽径。理论上讲，第三种方法更为精确，但甲状腺肿大不明显或甲状腺边界不清时难以准确测量。对于浅表的甲状腺结节，也可以用可变量标尺进行测量，对局部甲状腺结节进行动态观察。

（五）颈部其他组织

在甲状腺的触诊中需注意颈部其他部位包块的形态、大小、质地和周围组织的关系，以及锁骨上及颈周的表浅淋巴结肿大与否、有无触痛、有无淋巴结压迫或邻近结构移位的表现。若在气管前触及肿大的淋巴结常提示甲状腺癌或甲状腺炎。触诊过程中若扪及血管震颤，并且排除心脏疾患，则患者甲亢可能性大。

三、听诊

听诊是用耳或听诊器来探听人体内自行发出的声音。颈部的听诊可提供一些腺体组织的血管供应和分布情况。用钟型听诊器直接放在肿大的甲状腺上，如听到低调的连续性静脉嗡鸣音，对诊断甲状腺功能亢进症（甲亢）很有帮助。另外，对弥漫性甲状腺肿伴功能亢进者听诊还可听到收缩期动脉杂音，要仔细鉴别是甲状腺的血管杂音还是心底传来的杂音，或静脉哼鸣，后者于压迫外颈静脉或转动头部时可消失。

进行甲状腺听诊时，要对甲状腺的各个部位进行反复听取，当杂音明显时，在甲状腺的上下左右均能听到，且在触诊时常可扪及局部震颤，而杂音轻的，多局限在右叶的上下方。

四、全身体格检查

全身的体格检查对甲状腺病和由甲状腺病引发的并发症的诊断是很重要的。甲状腺功能不正常时，常常表现全身各系统不正常，很多患者的一般状态可有改变。

（一）一般情况

成年患者精神或可兴奋、激动，表情丰富，话语滔滔不绝或沉默、抑郁，嗜睡，行动迟缓，或呆坐、寡言，记忆力减退，注意力不集中。患者可表现出怕热或怕冷，多汗或无汗，要注意有无体温增高、低热或高热，以及有无声音嘶哑、语言低沉、吐字模糊不清。

（二）体态情况

观察患者体形消瘦还是肿胀。年轻患者的生长发育可能受影响，幼年时期甲状腺激素分泌不足或甲状腺激素抵抗的患者可能会出现身材矮小、骨骼发育不良或肌肉发育迟缓。少数患者会出现身体畸形和先天性疾病，如翼状肩胛骨、脊骨畸形、鸡胸、鸟状面、第4掌骨短等症。

（三）皮肤

观察患者皮肤的色泽是否加深、㿠白或色素脱失，是温暖还是发凉，是潮湿多汗还是干粗，有无头发干燥、稀疏、脆弱，以及睫毛和眉毛脱落等情况。

甲亢患者大多皮肤湿润，面部及颈部皮肤呈现弥漫性斑块色素加深征象。皮肤病损可引起腿部尤其是胫前和足背皮肤色素过度沉着、非凹陷性硬化，通常表现为大小不等的结节和斑块，偶可见融合成片、边界清楚。也可发生面部、肘部或手背的皮肤病变，但较罕见。

甲状腺功能减退症（甲减）患者因贫血致皮肤苍白。因甲状腺激素缺乏使皮下胡萝卜素变成维生素A及维生素A生成视黄醛的功能减弱，血浆胡萝卜素的含量升高常使皮肤呈现特殊的姜黄色，且粗糙、少光泽，干而厚、冷，多鳞屑和角化，尤以手、臂、大腿围明显，可有角化过度的皮肤表现。有非凹陷性黏液性水肿，有时下肢可见凹陷性水肿。皮下脂肪因水分的积聚而增厚，2/3患者可出现体重增加。指甲生长缓慢、厚脆，表面常有裂纹，腋毛和阴毛脱落，男性胡须生长缓慢。

甲减患者可出现黏液性水肿面容，表现为表情淡漠，面颊及眼睑水肿，垂体性黏液性水肿有时颜面胖圆，犹如满月。面色苍白，贫血或带黄色或陈旧性象牙色，有时可有颜面皮肤发绀，眼睑常下垂形成眼裂狭窄，部分患者有轻度突眼及鼻、唇增厚。

（四）指端改变

有无手指、足趾肥大粗厚，外形呈杵状指和肥大性骨关节病，指甲脆薄、萎缩，或见反甲（指甲或趾甲的甲床附着缘与甲床分离）。

（五）眼部

甲状腺相关性眼病：由多种甲状腺疾病引起的眼部损伤，其中97%患者由Graves病引起，其次有桥本甲状腺炎、甲状腺腺瘤、甲状腺癌等。

1. 眼睑退缩、下落迟缓

甲状腺相关眼病患者的眼睑征即上睑退缩、下落迟缓，具有诊断价值。甲状腺相关眼病通常为眼睑退缩，即上睑缘升高，甚至达上方角巩膜缘以上。下睑缘在下方角巩膜缘以下，使角巩膜缘上方或下方巩膜暴露（露白）。

2. 软组织受累

（1）眼睑充血肿胀：表现为眼睑色红、丰满增厚、睑上沟消失。上睑充血肿胀多见，重度眼睑充血肿胀导致眼睑活动度差，眼睑上、下不能闭合，这是引起暴露性角膜炎的主要原因。

（2）球结膜充血水肿：局部球结膜充血大多在内、外直肌附着处的血管扩张。通常球结膜充血水肿发生于颞颥部或下方，也可以发生于鼻侧，上方相对少见。

（3）泪器受累：泪阜可因充血、水肿而隆起。泪腺可因充血、水肿而肿大。

（4）眼睑软组织肿胀：急性期甲状腺相关眼病患者眶脂肪间隙因水肿和充血而变宽，眼外肌因水肿和充血而肥大。

3. 眼球突出

甲状腺相关眼病眼球突出是最常见的体征，眼外肌肥大、眶脂肪增多，增加的眶内容物在骨性眼眶内向前移，推挤眼球向前突出。

4. 眼外肌受累

甲状腺相关眼病常有限制性眼外肌病变，可见眼外肌的肌腹扩大而肌附着处正常。轻度受累者临床症状不明显；严重者可造成眼球前突、移位，甚至出现头疼、复视。

5. 角膜受累

角膜受累是甲状腺相关眼病常见的并发症，有浅层点状角膜炎、上角膜缘角膜结膜炎、暴露性角膜炎或角膜溃疡。

6. 眼压升高

由于眼眶充血、眼上静脉扩张、眼外肌增大压迫眼球等因素，甲状腺相关眼病伴眼压升高或继发青光眼。需行眼科专科检查，如眼球突出度测量、眼压检查等。

7. 甲状腺疾病中常见的眼部体征

（1）Von Graefe征：上睑后缩，向下看时眼睑不能随眼球下落，角膜上缘以上的巩膜露出。

（2）Mobius征：眼球的聚合力差，辐辏减弱。

（3）Stellwag征：因眼睑后缩，眼裂增宽，瞬目减少。

（4）Joffroy征：眼向上看时，前额皮肤不能皱起。

（5）Darymple征：上眼睑后缩，致使眼裂增宽。

（6）Gifford征：上眼睑不易上翻。

（7）Rosenbach征：眼睑闭合后颤抖。

（8）Jellinek征：眼睑色素加深。

（9）Loewi征：结膜滴入稀释肾上腺素后瞳孔放大。

（10）Cowen 征：光照射后瞳孔急剧收缩。

（11）Ballet 征：一个或多个眼外肌麻痹。

（12）Suker 征：侧视时眼球不易固定。

（六）运动系统

在甲亢患者中可出现肌无力、肌萎缩，甚至发生甲亢性肌病。主要表现：患者消瘦，肌肉力量减弱并有不同程度萎缩，可进行性加重，或急性起病，迅速发生软瘫，部分患者可出现重症肌无力，表现为受累肌肉易疲劳，活动后加重，休息后减轻或恢复，甲亢得到控制后重症肌无力可减轻甚至缓解。4% 甲亢患者可出现周期性瘫痪，表现为发生四肢或下肢麻痹，多在夜间发作、发作频率不等。

（七）循环系统

心脏大小如何，心率快慢，有否心律不齐或心房纤颤，以及心音的强弱、远近、杂音的出现和血压的改变等，都是甲状腺患者常能见到的异常体征。

（八）消化系统

腹部检查有无肝脏的肿大、胃肠蠕动、腹水。甲亢与甲减患者可听到肠鸣音的活跃、减弱或消失。甲减患者由于平滑肌张力减弱，胃肠蠕动减慢，排空时间延长，可出现腹胀、便秘等症状，严重者可出现巨结肠及麻痹性肠梗阻。

（九）神经系统

观察患者有无肌张力升高或减低、有无全身或局部肌肉震颤、有无四肢痉挛及关节挛缩、有无阵发性运动失调等症状。细胞甲状腺激素转运障碍的患者可出现以舞蹈手足徐动症为表现形式的无目的运动和阵发性运动失调。

第二节　甲状腺常用实验室检查

一、血清 TT_4 测定

（一）概述

血清总甲状腺素（TT_4）全部由甲状腺分泌，其测定可作为甲状腺功能状态的最基本的一种体外筛选试验。血清中 99.95% 以上 T_4 与血浆蛋白结合，其中 60% 与 TBG 结合，30% 与 TBPA 结合，10% 与白蛋白（ALB）结合。TBG 是由肝脏生成的单链糖蛋白，分子量 55 000，半衰期 5～6 天，与 T_4 亲和力最强。TBPA 由肝脏生成、分子量 54 000，半衰期 1～2 天，与 T_4 亲和力较 TBG 低。ALB 分子量 66 000，虽然与 T_4 亲和力最低，但其结合容量最大。T_4 的水平主要受 TBG 的影响。

（二）检测方法与正常值

血清 TT_4 测定方法有放射免疫法（RIA）、酶免疫法（EIA）、竞争性蛋白结合法（CPBA）、免疫化学发光法（ICMA）及时间分辨免疫荧光法（TRIFA）。过去广泛应用的是 RIA，此法结合了放射线的敏感性和免疫反应的特异性，是一个可靠、经济和特异的测定方法。由手测定的药盒来源与表示激素水平的单位不同，每个实验室有它自己的正常位和单位表示。ICMA 是近年来市场上出现的测定药盒，基本原理同 RIA，只是标记的是发光剂。发光剂在化学反应（氧化还原反应）过程中吸收能量，使本身或某些产物的分子处于激发状态，当激发的分子恢复到基础状态时以光子形式发射并释放能量，通过测量发射光的强度对被测物质进行定量。用 RIA 测定，国内 TT_4 正常值为 $65 \sim 156$ nmol/L（$5 \sim 12$ μg/dL）；用 ICMA 测得值略低，为 $58.1 \sim 154.8$ nmol/L（$4.5 \sim 11.9$ μg/dL）。

（三）临床意义

1. 导致 TT_4 升高的主要原因

（1）甲亢：TT_4 多升高，但轻型甲亢、早期甲亢、亚临床甲亢的 TT_4 变化不如 TT_3 明显，T_3 型甲亢者的 TT_4 正常。

（2）高 TBG 血症：引起 TBG 升高的因素有妊娠、应用雌激素、葡萄胎、淋巴瘤及遗传性 TBG 增多症等。

（3）家族性异常白蛋白血症。

（4）药物：如胺碘酮、含碘造影剂、β 受体阻滞剂、奋乃静、氟尿嘧啶、苯丙胺、海洛因等。

（5）T_4 抵抗综合征。

2. 导致 TT_4 降低的主要原因

（1）甲减：TT_4 和 TT_3 均下降，一般以 TT_4 下降更明显。轻型甲减、亚临床甲减可仅有 TT_4 下降，一般来说，用 TT_4 来诊断甲减较为敏感。

（2）缺碘性甲状腺肿：可见 TT_4 下降或为 TT_4 的正常低值，而 TT_3 正常。

（3）低 Tg 血症：引起 TBG 下降的因素有肾病综合征、肝功能衰竭、遗传性 TBG 缺乏症，以及应用糖皮质激素、雄性激素、生长激素或胰岛素样生长因子 –1 等。

（4）药物：一类如二硝基苯酚、保泰松、硫氰酸盐、普通肝素等药物或化合物可竞争性结合血中 TBG，使其下降；另一类如苯妥英钠、水杨酸类、氯贝丁酯等可抑制 TBG 合成而致血 TBG 下降。

二、血清 TT_3 测定

（一）概述

20% 血清 TT_3 由甲状腺分泌，80% T_3 在外周组织中通过 T_4 脱碘转化，主要在肝脏和肌肉中转化。血清中 99.5% 以上 T_3 与 TBG 结合，但 T_3 不与 TBPA 结合。T_3 与 TBG 的结合亲和力明显低于 T_4，故血清中浓度明显低于 T_4，大概只有 T_4 的 2%。但与靶细胞核受体结合紧密，同样发挥生理作用。

（二）检测方法与正常值

血清 TT_3 测定方法有 RIA、ICMA 及 TRIFA。目前应用广泛的为 RIA 法，较新的为 ICMA 法。用 RIA 测定，国内 TT_3 正常值为 $1.8 \sim 2.9$ nmol/L（$115 \sim 190$ ng/dL）；用 ICMA 法为 $0.7 \sim 2.1$ nmol/L（$44.5 \sim 136.1$ ng/dL）。

（三）临床意义

1. 导致 TT_3 升高的原因

（1）甲亢：甲亢患者的血 TT_3 较 TT_4 升高明显，更适合于轻型甲亢、早期甲亢、亚临床甲亢及甲亢治疗后复发的诊断。T_3 型甲亢者仅有 TT_3 和 FT_3 升高。

（2）高 TBG 血症：TT_3 亦随 TBG 升高而增加，但影响程度不及 TT_4。

2. 导致 TT_3 降低的原因

（1）甲减：病情较重的甲减患者，血 TT_3 和 TT_4 均下降，一般以 TT_4 下降更明显。轻型甲减、亚临床甲减的 TT_3 不一定下降。甲减时 TSH 升高，高 TSH 刺激外周 T_4 向 T_3 转化增多，使 T_3 代偿在正常范围内，甚至高于正常值，故诊断轻型甲减、亚临床甲减时 TT_3 敏感性不如 TT_4。

（2）全身性疾病或慢性病变常导致 TT_3 下降（低 T_3 综合征），多见于慢性肾衰竭、慢性心力衰竭、糖尿病严重并发症、心肌梗死、肺心病及大手术后或营养不良患者。

三、血清 FT_3 和 FT_4 测定

（一）概述

循环中 99% 以上甲状腺激素与相应的血浆蛋白结合，而游离的甲状腺激素仅占其总量的极少部分。这些游离激素是甲状腺激素的活性部分，参与了下丘脑 – 垂体 – 甲状腺轴的反馈调节，不受血清中 TBG 浓度变化的影响，直接反映甲状腺的功能状态。

（二）检测方法与正常值

FT_3、FT_4 测定 TT_3、TT_4 有更好的敏感性和特异性。RIA 获得正常成人血清 FT_4 水平为 9 ～ 25 pmol/L（0.7-1 ～ 9 μg/dL），FT_3 水平为 2.1 ～ 5.4 pmol/L（0.14 ～ 0.35 μg/dL）。

（三）临床意义

1. 临床上引起血清 FT_3、FT_4 水平增高的主要原因

（1）甲亢：FT_3、FT_4 水平是诊断甲亢的主要指标，由于其不受 TBG 的影响，故对妊娠妇女合并甲亢时尤其实用。

（2）甲状腺激素抵抗综合征。

（3）低 T_3 综合征：由于 T_4 在外周组织中脱碘障碍可出现 FT_4 增高。

（4）药物影响：如胺碘酮、肝素等可使血清 FT_4 增高。

2. 临床上引起血清 FT_3、FT_4 水平降低的常见原因

（1）各种类型的甲减，但在甲减的早期或病情较轻者可仅有 FT_4 的降低。

（2）低 T_3 综合征时仅出现 FT_3 降低。

（3）药物影响，如苯妥英钠、利福平等可加速 T_4 在肝脏代谢，使 FT_4 降低。

四、血清 TSH 测定

（一）概述

来自于下丘脑－垂体－甲状腺的信号调节甲状腺激素的合成。TSH 是主要的甲状腺激素产生的刺激物，而且其分泌受下丘脑产生的 TRH 调控。T_3、T_4 负反馈调节下丘脑和垂体的活动来抑制 TSH 和 TRH 的产生。甲状腺激素主要与甲状腺中滤泡细胞基底面的 TSH 受体结合发挥作用。激活受体引起 cAMP 活化和磷脂酰肌醇级联反应，从而导致甲状腺激素的分泌和调节甲状腺激素应答基因。TSH 是内分泌糖蛋白激素家族成员之一，还包括了促黄体生成素（LH）、卵泡刺激素和人绒毛膜促性腺激素，这些激素在腺垂体和妊娠妇女胎盘中合成。在结构上，激素非共价地结合成异二聚体，这种异二聚体由共同的 α 亚单位和 β 亚单位组成。β 亚单位带有控制激素受体特异性结合和激素活性的生物特异性。

1. 结构

人类 TSH 的 α 亚单位有着共同的 4 个糖蛋白激素，它含有 92 个氨基酸残基，由单个基因编码，位于 6 号染色体上，这个基因长 9.4 kb，含 4 个外显子和 3 个内含子。人类 TSH 的 β 亚单位基因位于 1 号染色体上，长 4.9 kb，由 3 外显子和 2 个内含子组成，这个基因为一个 118 氨基酸残基的编码区域，但在垂体提取物中仅能得到 112 氨基酸蛋白残基的 β 亚单位，这两种蛋白的生物活性没有不同，因此推断它们的不同是在提纯过程蛋白酶酶切分解所致。hCG 的三维结构通过 X 线晶体学分析法得到阐明，在其他糖蛋白激素中亦得到相似的结构。a 亚单位包含 10 个半胱氨酸残基，组成 5 个分子内二硫键，折叠成一个胱氨酸基序结；这也存在于一些生长因子中，如转化生长因子 $-β_2$（$TGF-β_2$）和血小板衍生生长因子。尽管这两个亚单位之间没有明显的序列相似性，但每一种糖蛋白激素的 β 亚单位在结构上亦折叠成一个胱氨酸基序结。每个亚单位的基序结都位于 2 个 β 发夹结构环（L1 和 L13）的侧翼区，发夹环位于基序结的 N 末端，在 C 末端有一个双股 β 结构类似薄板的长环。β 亚单位的环缠绕着 α 亚单位，形成了一个安全带样固定 α 亚单位，该安全带区域维持糖蛋白激素的特异性。

用 CG 的相应序列替代 TSH 安全带区域产生嵌合激素，这种嵌合激素可与 CG 受体结合并能完全激活 CG 受体。然而，相似实验用 FSH 代 TSH 安全带区域并不能导致 FSH 受体的激活，表明了激素的其他区域在决定受体的特异性方面是非常重要的。对 α33-38 结构域诱变研究表明，α- 丙氨酸 36 突变为谷氨酸，与 hTSH β 亚单位的相互作用仍然正常，产生有生物活性的异二聚体，但不能与 hCGB 亚单位形成二聚体。这些区域的其他突变（α- 苯丙氨酸 33 和 α- 精氨酸 35）对 hCG 受体亲和力很重要，但不影响 hTSH 受体亲和力。在相似的实验中，诱变亚单位残基 11～20 能增加受体亲和性和生物活性，因此，a 亚单位的氨基末端部分对于异二聚体化、受体亲和力和激素活性来说很重要。

2. 促甲状腺激素突变的自然发生

7 个 TSH 突变体已被证实导致中枢性甲减。有趣的是，已证实在共同的 α 亚单位中没有发现突变。这些突变体中的 6 个位于 TSHβ 亚单位的编码区域，然而第 7 个突变波及内含子 2 的供体剪接位点。从这些突变能解释残基对正确合成功能性 TSH 的重要性，例如，在很多家族中，在 CAGY 区域 β- 甘氨酸 29 基因转变为精氨酸，会导致不可测的 TSH 水平。CAGY 区域在所有的糖蛋白激素 β 亚单位中是保守的。对 hCG 的研究发现，CAGY 对异二聚体化是必要的，提示了甘氨酸的保守性在维持正确的亚单位异二聚体化是必要的。最常见的突变体为移码突变，在 β 亚单位一个缬氨酸代替了半胱氨酸 105 残基，从而导致了 β 亚单位合成减少并降低了异二聚体化。这个半胱氨酸对 β 亚单位安全带区域二硫键的形成很重要，被认为横越 α 亚单位像"螺丝扣"一样起联结作用，让亚单位处于安全地方。通常地，TSH 水平在这种突变的患者中降低，但一些 TSH 可检测到。在密码子 85 用精氨酸替半胱氨酸，从而断裂其另一个二硫键（C31-C85）很可能导致构象改变而减少亚单位稳定性和降低其异二聚化。Q49X、E12X、F57Sfs62X 的突变会导致严重截短的 TSHβ 亚单位，缺乏胱氨酸结、胱氨酸环和安全带区域。在供体剪接位点共有序列区域（IVS2+5G → A）突变会导致外显子跨读。RNAβ 亚单位转录子缺乏外显子2 及其翻译启动位点，可能这个突变体蛋白的翻译来自于外显子 3 的第一个 ATG，但会导致无生物活性的无义密码子序列氨基酸的产生。有趣的是，所有这些突变的遗传方式是常染色体隐性遗传，而且大部分是纯合子突变。

3. 促甲状腺激素的合成与分泌

与其他糖蛋白激素一样，TSH 的 α、β 亚单位共价地连接糖类。α 亚单位包含 2 个门冬酰胺 N- 连接的寡糖位点（N52 和 N78），而 β 亚单位仅仅包含一个（N23）。在内质网 α 和 β 亚单位发生共价糖基化。糖类链由乙酰葡糖胺、乙酰半乳糖胺、岩藻糖、半乳糖、唾液酸连接组成。寡糖的共翻译联结保护它们免于在细胞内降解，允许蛋白链的正常折叠、异二聚体的形成和 TSH 的分泌。在内质网，TSH 亚单位被高甘露糖前体和包含 3 个葡萄糖和 9 个甘露糖残基的寡糖糖基化。高甘露糖前体被整个地转移进入新生肽链的门冬酰胺残基，呈递序列门冬酰胺 –X– 丝氨酸或门冬酰胺 –X– 苏氨酸（X 为任意氨基酸）。合成的糖蛋白被葡糖苷酶类和甘露糖苷类进一步加工，从而留下一个有 3 个单位的核心。翻译后仍需进行加工修饰，如糖蛋白通过内质网被转移进入高尔基复合体，而且通过添加 N- 乙酰葡糖胺、N- 乙酰半乳糖胺、岩藻糖、半乳糖产生复合寡糖。另外，硫酸盐和唾液酸可插入寡糖末端。在翻译过程中，通过抑制寡糖黏附导致聚集反应和细胞内 TSH 降解。经过多级的成熟加工，导致分泌 TSH 分子包含复杂的二肽链糖类结构。

4. 促甲状腺激素的生物活性和代谢清除

寡糖的作用不仅仅局限于 TSH 的合成、转运和分泌。TSH 的生物活性也需要碳水化合物的参与。使用酶学方法使 TSH 去糖基化，这种 TSH 可与其受体结合，但它的活性明显降低。位于 α 亚单位的寡糖被证实对激素的体外活性是必需的，然而唾液酸化作用可减弱激素的活性。比体外生物活性作用更重要的是，寡糖也调控激素的代谢清除、调整循环激素水平和体内的功能活性。有时，体内和体外的研究结果出现彼此相左。尽管使用酶学方法，去唾液化的激素有更高的生物活性，唾液酸化的激素在体内表现出更高的生物活性主要是因为它的代谢清除率比较低。硫酸化的寡糖可被位于肝脏的 N- 乙酰半乳糖胺（GaINAc）硫酸盐受体识别。与肾脏相比，可调节通过肝脏代谢的比例。肝脏代谢 TSH 比肾脏慢；唾液酸化与硫酸化的比例决定了其代谢清除率并最终影响生物活性。除了糖类结构的类型外，其在亚单位蛋白序列中的位置也影响其代谢清除率。与 α 亚单位糖基化相比，β 亚单位单个糖类链的糖基化更易影响激素的代谢清除率；而 α 亚单位，糖基化 N52 似乎比 N78 更重要。这些研究显示，翻译后的修饰对正确的异二聚化转移和分泌以及生物活性和代谢清除率是非常重要的。

5. TSH 结构的改变与甲状腺功能异常

TSH 的分泌不像某种独特的激素，但更像一组含不同寡糖的同工激素，产生了生理特性的微多相性。TSH 的碳水化合物结构的改变对功能的影响尚未完全阐明，但是在不同甲状腺状态下，碳水化合物结构的改变非常明显。在原发性甲减患者中，唾液酸化的 TSH 按比例增加，当采用左甲状腺素替代治疗后其明显降低。调控唾液酸化作用的机制之一被证实是通过发现了在甲减大鼠中，垂体性甲状腺功能异常的唾液酸转移酶类的 mRNA 水平会升高。通过改变硫酸盐和唾液酸含量，调控 TRH 对 TSH 的微多相性作用。这些发现可能反映了经典的下丘脑 – 垂体 – 甲状腺负反馈环以外的要素，确保了在生理状态下，甲状腺激素的产生密切适应微小环境的变化。它们的存在除了在甲减状态外，变化的碳水化合物结构也被证实存在于中枢性甲减、甲状腺激素抵抗，垂体 TSH 分泌腺瘤和非甲状腺疾病如慢性尿毒症和甲状腺功能正常的病态综合征中。对垂体 TSH 分泌腺瘤患者研究发现，患者分泌异构异型的 TSH，奥曲肽治疗可改变糖基化形式。在啮齿类动物的下丘脑 – 垂体 – 甲状腺轴的发展和成熟过程中，出现了不同类型的碳水化合物结构。与出生前或围生期的动物相比，成熟动物分泌复杂寡糖（多元触角和二元触角结构）的 TSH 更多。另外，在发育过程中，唾液酸与硫酸盐的比例则增加。对比相同受试者白天循环 TSH 量，患者夜间 TSH 激增更高且唾液酸化，因此，TSH 异型分布的变化与昼间变化、正常发育和成熟及病理状态有关。

（二）检测方法与正常值

用 RIA 测定血中 TSH 和其他激素水平是内分泌学领域内的一次革命性飞跃。血清 TSH 测定是临床常用的甲状腺疾病的诊断方法，在其发展过程中经历了不同的阶段。

第一代 TSH 测定起始于 1965 年，主要采用 RIA 技术，灵敏度为 1 mU/L。这足以鉴别甲减与正常人，但无法诊断甲亢。

第二代 TSH 测定发展于 1984 年，以 IRMA 为代表，与 RIA 不同，IRMA 用放射性核素标记抗体，用过量的标记抗体与待测物反应，待反应平衡后去除未与抗原结合的标记抗体，此时结合的标记抗体反映了待测物中抗原（TSH）的量，此种方法又称"夹心"法。由于采用特异性针对 TSH 分子中 β 亚基的单克隆抗体，IRMA 敏感性和特异性较 RIA 明显提高，灵敏度达到 0.1 mU/L，故称为高敏 TSH（sTSH），用此法测的正常值范围为 0.3～4.5 mU/L。由于能检测较低水平的 TSH，故能将甲亢与正常人相鉴别。

第三代 TSH 测定出现于 1989 年，以免疫化学发光法为代表，测定的灵敏度可达 0.01 mU/L，其特异性高、方法简便、快速可靠，而且无放射性污染是其较好的优点。

第四代 TSH 测定发展于 1992 年，以 TRIFA 为代表，检测极限进一步提高，可达 0.001 mU/L，与 ICMA 相比，TRIFA 克服了酶标记物的不稳定、化学荧光标记仅能一次发光、荧光标记干扰因素较多等不足，进一步降低背景噪声信号。与第二代 IRMA 相比，第三、第四代 TSH 测定方法在灵敏度上有较大幅度的提高，故称为超敏 TSH（uTSH），用此法获得的正常值范围与 IRMA 等无明显不同，但由于其在检测较低水平 TSH 时，有较大优势，应用这种方法在人群或住院患者中进行甲状腺功能筛查时，能更有效地筛查出甲亢，尤其是亚临床甲亢患者。

（三）临床意义

1. 甲状腺疾病的筛选

由于灵敏的 TSH 检测方法的出现，使许多国际性甲状腺学术团体推荐使用 TSH 作为临床甲状腺疾病的第一线筛选试验，尤其是当检测敏感性 ≤ 0.02 mU/L 时，血清 TSH 极低测不出者，拟诊甲亢，增高提示甲减，在大规模人群中作为甲状腺疾病筛选方法，具有经济、快速、简便的特点。在新生儿中，采集滤纸血斑样品，并完成 sTSH 检测，可用于先天性甲减的筛查，这一方法在碘缺乏病区不仅可发现永久性甲减患儿，还可观察到存在暂时性 TSH 升高的群体，可作为碘缺乏区人群碘营养状况的监控指标。

2. L-T$_4$ 替代疗法的监测

甲减患者在接受 L-T$_4$ 替代疗法过程中，需要不断评估治疗的效果。一般认为，对原发性甲减患者进行 L-T$_4$ 替代疗法过程中，应维持血清 TSH 在 0.5～2.0 mU/L 水平。如果超出此范围，应对替代剂量适当调整。

3. 监控 L-T$_4$ 抑制治疗

TSH 可促进甲状腺的生长，故甲状腺分化癌（DTC）常采用 L-T$_4$ 抑制治疗，治疗中应保证血清甲状腺激素水平正常，而 TSH 低于正常。对于低危患者，可将 TSH 抑制到 0.05～0.1 mU/L；面对高危患者，则应抑制到小于 0.01 mU/L。在地方性甲状腺肿或多结节性甲状腺肿用 L-T$_4$ 治疗中，亦需将 TSH 抑制到一个较低水平。

4. 低 T$_3$ 综合征

发生严重的全身性疾病时伴发的低 T$_3$ 综合征，常可出现血清 TSH 的轻度变化。此时血清 TSH 水平可在 0.02～10 mU/L 范围内变化，并不意味着甲状腺功能改变。联合检测 FT$_3$ 和 FT$_4$ 等更有助于确诊，怀疑有甲状腺功能紊乱者还可以检测甲状腺过氧化物酶抗体来协助诊断。

5. 中枢性甲减

原发性甲减患者血清 FT$_4$ 和 TSH 之间存在线性关系，当 FT$_4$ 稍低于正常时，血清 TSH 值常大于 10 mU/L。若血清甲状腺激素水平极低，而 TSH 值没有明显升高时，应怀疑有垂体功能不全的存在。在许多中枢性甲减患者中，其 TSH 水平在正常或略有升高的范围。

6. 不适当 TSH 分泌综合征

（1）垂体 TSH 瘤：垂体肿瘤呈现 TSH 高分泌的状态罕见（不足 1%）。这些患者常伴有甲亢的症状，同时血清 TSH 并不被抑制。垂体磁共振（MRI）检查常可见到大腺瘤，在 TRH 刺激试验中，TSH 无反应。

（2）甲状腺激素抵抗综合征：甲状腺激素抵抗综合征通常是由甲状腺激素受体发育缺陷所致。在新生儿中的检出率为 1：50 000。患者表现为血清 FT$_3$、FT$_4$ 升高，可呈轻度升高或超过正常上限 2～3 倍，血清 TSH 正常或轻度升高，TRH 刺激后 TSH 可升高。这些患者由于组织对甲状腺激素缺乏反应，为维持正常代谢状态，需要甲状腺分泌更多的甲状腺激素，故引起 TSH 水平改变。

五、反 T$_3$（rT$_3$）测定

（一）概述

血清反 T$_3$（rT$_3$）即 3，3'，5'- 三碘甲腺原氨酸，主要是由 T$_4$ 在外周组织中经 5- 脱碘酶的作用，在甲状腺激素分子的内环处脱碘生成。由甲状腺直接分泌的仅占极小部分。

（二）检测方法与正常值

生理情况下，rT$_3$ 含量极少，其活性仅为 T$_4$ 的 10%，在循环中 98% rT$_3$ 与 TBG 结合，故凡是可引起 TBG 水平变化的因素均可影响血清 rT$_3$ 浓度。用 RIA 法测定正常成人血清中总 rT$_3$ 水平为 0.2～0.8 nmol/L（13～53 ng/dL）。除 TBG 外，游离脂肪酸可干扰 rT$_3$ 的 RIA 法测定。

（三）临床意义

一般而言，血清 rT_3 水平与 TT_3 和 TT_4 变化相一致，即甲亢时增加，甲减时降低，但也有所谓"分离"现象。rT_3 几乎没有生物活性，在某些情况下，如禁食及新生儿期，在严重的营养不良或全身性疾病时，机体能量代谢降低，使外周组的中 T_3 生成减少，rT_3 生成增加，从而使血清 T_3 降低、rT_3 增高（低 T_3 综合征）。此外，丙硫氧嘧啶、糖皮质激素、普萘洛尔、胺碘酮等药物，以及含碘造影剂等可抑制 T_4 转换为 T_3，从而使血清 rT_3 增高。测定血清 rT_3 水平有助于各种急慢性疾病时所伴发的低 T_3 综合征与甲减的鉴别，前者血清 T_3、T_4 降低，rT_3 增高，而 TSH 大多正常，而后者 T_3、T_4、rT_3 均降低，TSH 升高。

六、甲状腺相关自身抗体测定

（一）甲状腺素结合球蛋白

1. 概述

甲状腺素结合球蛋白（TBG）是一种由肝脏合成的酸性糖蛋白，由 395 个氨基酸残基组成，含一个甲状腺激素结合部位。相对分子质量约 55 000，半衰期为 5～6 天。TBG 是甲状腺激素在血液循环中的主要载体蛋白，对甲状腺激素的贮存、运输、代谢，以及维持甲状腺激素的浓度和游离甲状腺激素的动态稳定均具有重要的作用。

2. 检测方法与正常值

许多因素影响肝脏中 TBG 的合成，而 TBG 浓度改变对血清总甲状腺激素浓度影响较大。正常参考值为 15～24 mg/L。

3. 临床意义

TBG 测定的适应证：①用于与 TSH 水平或临床症状不符的 TT_3、TT_4 浓度的评估；②FT_4、TT_4 之间存在不能解释的差异；③TT_4 显著升高或降低；④怀疑先天性 TBG 缺乏。

TBG 增高常见于：①甲减时 TBG 增高，但随着病情的好转，TBG 也逐渐恢复正常；②肝脏疾病，如肝硬化、病毒性肝炎等 TBG 显著增高，可能与肝脏间质细胞合成、分泌 TBG 增多有关；③其他，如 Graves 病、甲状腺癌、风湿病、先天性 TBG 增多症等。另外，应用雌激素、避孕药物等也可见 TBG 增高。

TBG 减低常见于：甲亢、遗传性 TBG 减少、肢端肥大症、肾病综合征、恶性肿瘤、严重感染等，大量应用糖皮质激素和雌激素等也可见 TBG 减低。

（二）甲状腺过氧化物酶抗体

1. 概述

甲状腺过氧化物酶抗体（TPOAb）过去称为甲状腺微粒体抗体（TMAb），因为这种抗体可以和甲状腺细胞膜含微粒体成分的粗制品起反应。后来发现微粒体抗原的主要成分就是甲状腺过氧化物酶（TPO）。TPO 是一种 110 000 的膜蛋白，参与滤泡细胞顶端的甲状腺激素合成。文献报道 TPO 有多种异构体，并且在三维空间结构、糖基化程度以及与亚铁血红素的结合等方面具有异质性，这些都有可能导致其具有多种不同抗原决定簇，因此，TPOAb 是一组针对不同抗原决定簇的多克隆抗体，以 IgG 型为主。

TPOAb 可通过抑制 TPO 的活性而抑制甲状腺激素合成，最终导致甲减。然而，人单克隆 TPOAb 对 TPO 的活性并无影响。TPOAb 介导了甲状腺滤泡细胞的破坏，不同于 TGAb 的是，TPOAb 可以激活补体级联反应。在体外，TPOAb 通过抗体依赖细胞介导的细胞毒效应破坏甲状腺细胞。TAZ10 转基因小鼠可自发进展为甲状腺炎和甲减，其甲状腺细胞的破坏由 T 细胞介导，这又使得 TPOAb 介导甲状腺破坏的经典途径遭受质疑。

作为甲状腺滤泡细胞的一种表面抗原，TPO 参与了抗体依赖细胞介导的细胞毒作用（ADCC）。人 TPO 具有数个 B 细胞反应性抗原表位，不同种类的抗血清可识别不同的抗原表位。此外，TPOAb 阳性亦见于大部分 Graves 病患者。TPO 表位的异常表达或 TPO、TPOAb 的免疫反应是引起桥本甲状腺炎和 Graves 病患者甲状腺细胞损伤的重要机制。因此，TPO 的自身免疫广泛参与了自身免疫性甲状腺疾病（AITD）的致病过程。

2. 检测方法与正常值

TPOAb 的检测是通过被动鞣酸红细胞血凝试验，敏感性和特异性均较低，只能进行半定量分析。采用粗甲状腺细胞膜提取液做抗原，纯度低，包含 Tg 等复杂抗原，假阳性和假阴性均较高，这种方法已经摒弃。目前采用的测定方法是 RIA、ICMA 和 ELISA。应用天然人 TPO 纯化物或重组 TPO 分子的部分肽链作为抗原，因此敏感性和特异性明显提高。但是，不论是方法学的差异还是所用 TPO 抗原的纯度都会影响检测的敏感性、特异性和抗体的正常参考值。尽管应用同样的国际参考标准（MRC66/387），目前的 TPOAb 测定方法间的变异仍然非常显著，各方法间的相关性在 0.65～0.87，因此不同方法检测的结果不能进行比较。报道的各检测方法的敏感性从小于 0.3 kIU/L 到小于 20 kIU/L，直接导致阳性切点的不同，因此每个临床实验室都应该建立自己的抗体正常值。美国临床生化学会（NACB）提出 TPOAb 正常值的确定方法：应该测定至少 120 名无任何甲状腺疾病个人史及家族史、无非甲状腺性自身免疫性疾病（如红斑狼疮或 1 型糖尿病等）、无甲状腺肿、血清 TSH 水平在 0.5～2.0 mIU/L、小于 30 岁的男性青年。这是非常严格的"正常"对象标筛选准，以期尽量排除任何甲状腺疾病的易患因素。

3. 临床意义

（1）TPOAb 与甲状腺疾病

1）TPOAb 与 AITD：TPOAb 阳性提示甲状腺淋巴细胞浸润以及甲状腺细胞的破坏。TPOAb 滴度升高常预示甲状腺功能异常，即使是在 AITD 的亚临床阶段。每年约 2% TPOAb 阳性者进展为甲减。TPOAb 检测常用于原发性甲减的病因诊断。此外，Graves 病患者接受抗甲状腺药物（ATD）治疗时，体内 TPOAb 和 TRAb 滴度同步下降；对 Graves 病患者行放射性碘治疗后，体内 TPOAb 和 TRAb 滴度常呈一过性升高，大致平行。TPOAb 检测还可用于甲状腺毒症的鉴别诊断。如甲状腺毒症患者检出高滴度的 TPOAb，应怀疑桥本甲状腺炎的可能，桥本甲状腺炎可表现为一过性甲亢。但是，大部分 Graves 病患者的 TPOAb 阳性，仅 TPOAb 阳性并不能诊断桥本甲状腺。此外，Graves 病与桥本甲状腺炎可同时存在。总之，无论是否能直接导致甲状腺破坏，TPOAb 都不失为研究 ATD 病理机制最理想的血清标志。

2）TPOAb 与产后甲状腺炎（PPT）：TPOAb 阳性是 PPT 的重要标志。约半数 TPOAb 阳性的妊娠妇女将发生 PPT，如 PPT 患者同时有 HLA-DR 片段 Y 阳性，提示主要致病因素为桥本甲状腺炎。

3）TPOAb 的预测价值：当 TSH 升高，FT_3、FT_4 正常时（亚临床甲减），TPOAb 滴度还可用于预测甲减。研究表明，TPOAb 阳性或仅 TSH 升高者在 20 年内发生甲减的风险大大增加。若 TSH ＞ 2 mIU/L，则 TSH 越高，发生显性甲减的风险越高。TPOAb 阳性的无症状临床甲减患者即使血胆固醇浓度正常，亦应接受甲状腺素治疗；但即便是 TPOAb 阴性时，TSH 升高与显性甲减发生仍显著相关。因此，TPOAb 阳性不是治疗的唯一指征。TPOAb 阳性的病毒性肝炎患者经重组干扰素治疗后常出现甲状腺功能异常。此外，TPOAb 阳性是口服锂剂或胺碘酮者发生显性甲状腺功能异常的危险因素。

4）TPOAb 的检测指征：Surks 等人认为，TPOAb 阳性或阴性并不能改变亚临床甲减的诊断和治疗策略，因此，不推荐亚临床甲减患者常规检测 TPOAb。然而，美国临床内分泌医师协会制定的指南认为应检测亚临床甲减患者的 TPOAb 和甲状腺功能，对 TPOAb 阳性的亚临床甲减应积极干预。若 TPOAb 滴度升高，提示患者发生临床甲减的可能性大。TPOAb 可持续数年阳性，其滴度与甲状腺功能状况并不完全一致。TPOAb 能否检出比其滴度高低更有意义。AITD 主要由 T 细胞介导，TPOAb 仅仅是病情活动的标志。若 TSH 在数月内持续上升，则应检测 TPOAb。重复检测 TPOAb 滴度并无实用价值，因治疗的目标是纠正甲减这一后果，而非去除病因。

（2）TPOAb 与不孕：不孕妇女 TPOAb 的阳性率远高于健康妇女。Poppe 等人发现，子宫内膜异位症致不孕者的 TPOAb 阳性率远高于生育功能正常者。Janssen 等人联合检测 TPOAb 和 TGAb，发现多囊卵巢综合征（PCOS）致不孕者的甲状腺自身抗体阳性率远高于生育功能正常者。另外，Abalovich 等人发现，AITD 妇女子宫内膜异位症的患病率远高于健康者。TPOAb 对妊娠结局的影响：妊娠妇女 TPOAb 的阳性率为 3%～10%。TPOAb 阳性妊娠妇女的流产率和早产率均高于对照组。

（3）TPOAb 相关性疾病：作为 AITD 的重要标志，TPOAb 与数种器官特异性以及系统性自身免疫紊乱密切相关。

1）恶性贫血：TPOAb 与恶性贫血显著相关。据统计，多达 45% TPOAb 阳性者同时合并胃壁细胞抗体阳性，近 50% 恶性贫血患者可检出 TPOAb 阳性，约 14% 恶性贫血患者合并原发性甲减，而且原发性甲减患者的恶性贫血发病率远高于一般人群。

2）结缔组织病：在临床实践中，干燥综合征合并甲状腺炎并不罕见，系统性红斑狼疮、类风湿关节炎亦与 AITD 显著相关。TPOAb 阳性的 AITD 患者中抗核抗体、抗平滑肌抗体和抗双链 DNA 抗体的检出率高达 26%～36%。幼年特发性关节炎患儿的自身免疫性甲状腺炎、亚临床甲减的患病率远高于健康儿童，故应定期随访其 TPOAb 和甲状腺功能，以免漏诊。

3）糖尿病：自身免疫性内分泌疾病，尤其是 1 型糖尿病同时合并另一种自身免疫性内分泌疾病的概率很高。桥本甲状腺炎与 1 型糖尿病是最常见的组合，20%～40% 1 型糖尿病患者合并桥本甲状腺炎。2 型糖尿病患者的 TPOAb 阳性率明显高于健康人，2 型糖尿病患者中谷氨酸脱羧酶抗体（GADA）阳性者的 TPOAb 检出率高于 GADA 阴性者。

4）乳腺癌：结节性乳腺病，尤其是乳腺癌患者 AITD 的发病率明显升高，尤以 TPOAb 阳性最为常见，而且 TPOAb 阳性的乳腺癌患者预后较 TPOAb 阴性者好。甚至有学者认为，TPOAb 判断乳腺癌预后的价值不劣于传统指标，如腋窝淋巴结转移、瘤体大小等。

5）荨麻疹：甲状腺自身免疫被认为与慢性荨麻疹相关。有学者建议，慢性荨麻疹患儿应定期检测 TPOAb，并指出 TPOAb 滴度能较好地反映病情活动性。目前尚无任何证据表明 TPOAb 参与了慢性荨麻疹的病理过程。然而，作为一种灵敏的自身免疫标志物，TPOAb 的滴度与机体免疫系统病理性激活的强度大致平行，可以反映机体非特异性免疫紊乱的程度。

6）炎症性肠病：AIT 与炎症性肠病相关，因此，炎症性肠病患者应常规查 TPOAb；反之，AITD

患者亦应排除炎症性肠病。

7）心理疾病：TPOAb 阳性是情感障碍、焦虑障碍等心理疾病的高危因素。

8）PCOS：Lanssen 等人发现 PCOS 患者中 TPOAb、TGAb 联合检测的阳性率为 26.8%，对照组为 8.3%。甲状腺自身抗体的检出率与孕激素比例呈正相关。

9）过敏性鼻炎：过敏性鼻炎可加重 Graves 病的病情，血清 TPOAb、TGAb 及花粉特异性 IgE 滴度升高。研究证实，环境致敏原不仅导致局部变态反应，还能诱导甲状腺自身免疫，刺激辅助性 T 淋巴细胞（Th$_2$）亚群增生，最终发生 Th$_2$ 介导的 AITD。

（三）甲状腺球蛋白抗体

1. 概述

Tg 是由两个相同亚基组成，是分子量为 660 000 的可溶性高分子糖蛋白。Tg 具有高度异质性，免疫结构极其复杂。TGAb 是最早被发现的甲状腺自身抗体，是一组针对 Tg 不同抗原决定簇的多克隆抗体，以 IgG 型抗体为主，也有 IgA 和 IgM 型抗体。TGAb 的病理意义仍不明确，体外实验证实 TGAb 在抗体依赖细胞介导的细胞毒性作用中发挥一定作用但抗体的滴度与甲减、甲状腺肿等的程度并不相关，提示 TGAb 只是自身免疫反应的继发结果。

2. 检测方法及正常值

TGAb 检测方法与 TPOAb 检测方法得到同步改进，从传统的免疫荧光染色，到被动鞣酸红细胞凝集试验，再到 ELISA、RIA 方法以及最近的 ICMA 方法。然而实验室间的结果差异还是没有解决。现有的 TGAb 测定方法间的差异大于 TPOAb。这种差异不仅反映了 Tg 抗原的纯度，还有 Tg 抗原决定簇的特异性以及不同患者血液中抗体的遗传异质性。与 TPOAb 相似，虽然应用相同的国际参比血清（MRC65/93），不同检测方法的敏感性差异很大，从小于 0.3 kIU/L 到大于 20 kIU/L，导致不同的正常参考值。低水平的 TPOAb 可能存在于正常个体体内，然而，存在于正常个体体内、分化甲状腺患者体内以及 ATTD 患者体内的 TGAb 抗原决定簇的特异性并不相同。每个临床实验室也应该设定自己的 TGAb 正常参考值，参考人群的选择方法与 TPOAb 的相同。

3. 临床意义

既往应用半定量的检测方法时，流行学研究常常报告 TGAb 的阳性率低于 TPOAb，但是最近应用敏感方法检测抗体的研究都报告 TGAb 的阳性率与 TPOAb 相似。女性高于男性，也有随年龄增长而增加的趋势。

TGAb 也是 ATTD 的标志性抗体。甲状腺自身免疫异常时 TGAb 往往伴随 TPOAb 同时出现，但在 Graves 病中 TGAb 的阳性率低于 TPOAb，为 50% 左右。美国国家健康和营养调查（NHANES Ⅲ，1988—1994）中发现 3% 没有甲状腺疾病危险因素的个体存在 TGAb 而不伴有 TPOAb，在这些单纯 TGAb 阳性者中未发现与 TSH 异常的相关性，因此目前单纯 TGAb 阳性的意义还有待进一步研究。这也提示在甲状腺自身免疫的日常评价中没有必要同时检测 TPOAb。但是以下两种情况应该检测 TGAb：①在缺碘地区的结节性甲状腺患者，以判断其是否同时患有 ATD；②地方性甲状腺肿地区者补碘时监测 AITD 的发病。因为碘能提高 Tg 的免疫源性，特别是已经损伤的甲状腺，从而诱发甲状腺自身免疫。

TGAb 检测在甲状腺癌中的作用越来越受到重视。首先，TGAb 应作为血清 Tg 检测前的辅助检测。Tg 在分化良好的甲状腺癌患者预后和术后监测中的重要作用已经被广泛接受，但是如果患者血清中存在低水平的 TGAb 也会干扰 Tg 的测定结果。因此目前的各个学会的指南均建议，在检测 Tg 前，首先应该以敏感的免疫分析方法检测患者血清中 TGAb 浓度。应用免疫分析方法可在 20% 分化型甲状腺癌患者中检测到 TGAb，相比正常人中的 10% 阳性率明显增高。其次，当 DTC 患者检测到 TGAb 时，连续监测 TGAb 可以代替 Tg 作为独立的肿瘤监测指标。实行根治术的 TGAb 阳性的 DTC 患者，术后 TGAb 浓度逐渐下降，通常 1~4 年转阴；相反，TGAb 升高或出现则是肿瘤复发的第一个指征。当应用连续 TGAb 监测作为肿瘤监测指标时，由于方法间的差异，应该持续使用同一厂家的试剂盒。通常在这样的患者中血清 Tg（RIA 测定）的变化与 TGAb 的变化相一致，如果出现相反的变化（升高的 TGAb、降低的 Tg，RIA）则暗示着肿瘤复发，因为肿块增大会分泌更多 Tg，会形成更多的 Tg/TGAb 免疫复合物。

（四）促甲状腺激素受体抗体

1. 概述

TSHR 是 G- 蛋白偶联受体超家族中的一员，由 744 个氨基酸残基组成，分子量 84 000。该分子为单肽链分子，其结构特征是肽链的 7 个穿膜肽段在细胞膜内外形成三个肽段环袢，羧基端位于细胞内，氨基酸的 1~418 个氨基酸残基位于细胞外。TSH 和 TRAb 均可以与 TSHR 结合，并通过 cAMP 和（或）磷脂酰肌醇 $-Ca^+$ 信号途径分别刺激或阻断甲状腺激素合成和腺体生长。TRAb 的抗原决定簇及 TSH 的结合位点分布在整个的受体细胞外段上。TSHR 的结构复杂，很难用抗体来定位这些位点。在临床实践中，将 Graves 病患者血清中检出的 TRAb 一律视为促甲状腺激素受体刺激性抗体（TSAb）。事实上，TRAb 有 TSAb 和 TSBAb 两种亚型。TSAb 具有刺激 TSHR、促进甲状腺滤泡分泌、致甲状腺毒症的功能，是 Graves 病的致病性抗体。TSAb 通过活化 TSHR 而介导 Graves 病患者甲状腺激素的过量分泌。TSBAb 对 TSHR 具有一定的亲和力，可占据 TSHR 并阻断 TSH 与 TSHR 结合，从而导致甲减，也是部分自身免疫性甲状腺炎患者发生甲减的致病因素。

2. 检测方法

（1）竞争测定法：通过被标记的牛 TSH 或单克隆 TSAb 对结合位点的竞争测定 TRAb。TRAb 与 TSH 竞争性结合 TSH 受体，所以又称为 TSH 结合抑制免疫球蛋白。

（2）生物测定法：通过计数自身抗体与 TSHR 结合后产生的 cAMP 量来鉴别 TRAb 的亚型（TSAb），目前仅用于科研。

（3）直接结合测定法：即测定 TRAb 和 TSHR 抗原－抗体复合物的总量。但由于 TSHR 结构复杂以及结合位点的异质性，该方法相对烦琐。

3. 临床意义

TRAb 的检测主要用于确定或排除 Graves 病，并与弥漫性甲状腺肿相鉴别。

（1）Graves 病的诊断和鉴别诊断：Graves 病是 TRAb 导致的典型自身免疫性疾病，因此，理论上甲状腺毒症者若 TRAb 阳性则强烈提示 Graves 病。然而，10%~20% Graves 病患者经第 1 代 TBⅡ检测 TRAb 可为阴性。而且从其他 AITD 患者血清中亦可检测到 TBⅡ。因此，大多数指南未将 TRAb 测定列入常规检测项目。自免疫化学发光法应用于临床实践后，TRAb 检测成为多数临床机构的常规检查，而甲状腺核素扫描检查则因此减少，从而使妊娠妇女与哺乳期女性的 Graves 病诊断率大大提高。另外，TRAb 检测对于不典型呈轻度甲状腺毒症者的 Graves 病诊断亦有帮助。

难治性甲亢是指经过足量、足疗程的正规抗甲状腺药物连续治疗 4 年以上，停药后仍有复发的甲亢，在临床实践中并不鲜见。究其原因，上述患者很可能并非 Graves 病患者，而是自身 TSHR 发生了突变，而 TRAb 测定则有助于鉴别 Graves 病与 TSHR 突变。如自身抗体阴性则需行基因诊断。除 TRAb

测定之外，TSHR 基因测定对有甲状腺疾病家族史患者的治疗亦具有重要的指导意义。

（2）TAO 的预后：Gupta 等人回顾性研究发现 TAO 与 TSAb 显著相关，TAO 患者的 TSAb 滴度明显高于非 TAO 患者，但与 TBⅡ之间并无显著联系。Eckstein 等人研究发现，在 TAO 病程的任意阶段均可界定预后良好的 TRAb 范围。除 TAO 病程前 4 个月以外，TAO 病程其他任意阶段的 TRAb 值均能预示不良预后。根据上述研究，学界认为，TRAb 高于某一临界值的 TAO 患者病情较重，需延长免疫抑制治疗的时间，且需缩短免疫抑制治疗的间期；相反，那些 TRAb 滴度较低，甚至测不出的 TAO 患者则可免于免疫抑制治疗，对这些患者而言，长期的抗甲状腺药物治疗已足够，不需要加用激素。尽管如此，以上结论仍需更多前瞻性的临床研究佐证。其他诸如可溶性细胞间黏附因子、白介素 -6 等临床和生化指标亦可评估 TAO 的预后并协助选择治疗方案。

（3）指导 Graves 病治疗方案的选择：目前抗甲状腺药物仍是大多数 Graves 病患者的首选。一部分患者治疗反应良好，但对有些患者的疗效欠佳。TRAb 检测能否帮助医师选择合适的治疗方案一直备受争议。有研究发现，Graves 病发病时若以血清 TSH 作为病情的观察指标，则测得的 TRAb 可预测出患者是否对抗甲状腺药物有效。若同时测定 TRAb 和 TPOAb，则其预测价值大大提高。对于如何从抗甲状腺药物、核素和手术治疗中选取最佳治疗方案需要兼起病时 TRAb 的滴度和其他复发危险因素如年龄、性别、甲状腺体积、锝摄取率、甲状腺超声的低回声类型、甲状腺毒症严重程度以及 TAO 评分等，综合评估患者的 Graves 病复发风险。TRAb 的性质亦可作为选择治疗方案的参考因素。

（4）判断放射性碘治疗的疗效和转归：在美国，放射性碘已成为治疗 Graves 病的首选。有研究观察到，TRAb 滴度在放射性碘治疗后会一过性升高，且在升高的同时，在 Graves 病患者血清中能检测到新出现的有 TSBAb 活性的 TRAb。更有研究显示，TSBAb 与放射性碘治疗后的甲减有关。此外，Wallaschofski 等人观察到多结节性非毒性甲状腺肿患者经放射性碘治疗后有 TRAb 生成。该研究认为多结节性非毒性甲状腺肿患者与高滴度 TPOAb 都是 TRAb 生成，以及诸如 Graves 病复发或 TAO 发生、加重等核素治疗不良反应的高危因素。这些患者在接受放射性碘治疗后需更频繁地监测甲状腺功能。

（5）预测 Graves 病经抗甲状腺药物治疗的预后：一项包括 10 项前瞻性研究的荟萃分析显示，抗甲状腺药物治疗末，TRAb 阳性组与 TRAb 阴性组复发率的差异具有统计学意义，但是 TRAb 阳性和阴性对复发的预测价值均较低。目前 TRAb 在敏感性、特异性等方面尚不如人意，其阳性似然比（LR）偏低，提示其临床应用价值有限。TSAb 和 TSBAb 联合测定对诊断和评估预后并无重要意义。TRAb 仅轻度升高（6～10 U/L）的 Graves 病患者需加测 TPOAb，如 TPOAb 滴度大于 500 U/mL，则抗甲状腺药物治疗的同时监测甲状腺功能是最佳选择。

（6）妊娠检测以及对胎儿、新生儿甲亢的预测：在妊娠早期，有 AITD 病史且妊娠前甲状腺功能正常的妊娠妇女可能再次出现功能异常。因为妊娠妇女不能接受放射性碘摄取检查。在孕早期检测 TRAb 有助于鉴别 Graves 病与妊娠期甲状腺毒症。分娩后 Graves 病会加重，放射性碘或锝摄取检查禁用于哺乳期女性。此时亦可用 TRAb 鉴别 Graves 病与产后甲状腺炎。

胎儿甲亢可经母体高 TRAb 滴度、骨成熟加速及胎儿甲状腺肿 3 方面诊断。据统计，约 1/5 新生儿因母亲甲亢或者母体刺激性 TRAb 通过胎盘而患甲亢。有研究提出，妊娠 28～30 周时，血清高 TRAb 滴度的妊娠妇女更易产出甲亢婴儿。同样，经治疗后甲状腺功能恢复正常的 Graves 病妊娠妇女亦可产出甲亢婴儿。母体血液循环中的 TRAb 滴度越高，新生儿越有可能发生甲亢。Graves 病妊娠妇女在妊娠晚期服用丙硫氧嘧啶并加强超声监测则可保护胎儿免受影响。

TRAb 尚能用来诊断新生儿甲状腺免疫功能紊乱。利用第 2 代 TRAb 测定＞5 U/L 这一切点的

TRAb 预测新生儿甲亢的灵敏度和特异度分别高达 100% 和 76%。值得注意的是，为避免漏诊，应适当延长经丙硫氧嘧啶治疗的 Graves 病妊娠妇女住院观察时间，因为丙硫氧嘧啶可通过胎盘，新生儿甲亢可能在出生 10 天后才逐渐明显。另外，TRAb 生物检测可协助筛查和诊断遗传性甲减。暂时性新生儿甲减为母体 TSBAb 经胎盘进入胎儿体内所致，约占所有先天性甲减的 1%，且 TBⅡ 和 TSBAb 在其母亲中检出率只有 5% 和 4%，故不需要常规筛查。

（7）甲状腺功能波动的鉴别：在临床实践中，自发性 Graves 病与甲减相互转化并不少见，但其机制仍不甚明了。除自身免疫性甲状腺炎所导致的甲状腺损伤以外，TSBAb 的存在亦是重要的原因。研究显示，约 30% Graves 病患者的 TSAb 与 TSBAb 共存。亦有学者称，TSBAb 的活性向 TSAb 转化可导致甲减向甲亢转化。因此，测定患者的 TRAb 可鉴别其甲状腺功能的波动为药物性抑或是 TSBAb 与 TSAb 的相互转化所致，有助于选择合适的治疗方案。

（8）对 Graves 病的预测价值：甲状腺自身抗体可以反映疾病活动程度、类型和病程，并且能预测疾病的发生。但是，TRAb 的检测和预测价值目前只见于在桥本甲状腺炎患者中的相关报道，尚无直接证据证明其与 Graves 病发病之间的关系。早期，Kasagi 等人发现多数 Graves 病患者发病前确实存在亚临床过程，表明有早期发现和干预的可能。但何时抗体转阳性、多高滴度的 TRAb 可预测 Graves 病尚不清楚。所以，若结合甲状腺体积、超声下的甲状腺血流、锝摄取率等则能提高预测的灵敏度，如 TRAb 可有效预测 Graves 病，将为 TRAb 阳性患者的治疗提供很大帮助。

（9）对 Graves 病合并甲状腺癌的预后判断：Graves 病合并甲状腺癌发病率为 0.76% ～ 21%，但较单结节性毒性甲状腺肿或多结节性非毒性甲状腺肿合并甲状腺癌多见。

最近，数项针对 Graves 病并发甲状腺乳头状癌或滤泡细胞癌的研究发现，Graves 病患者的甲状腺癌细胞包含了有功能的 TSHR，其在 cAMP 循环中对自身 TSAb 有反应，TSAb 可诱导人甲状腺细胞的体外增殖及血管增生；同时介导甲状腺细胞特异性分化，包括 Tg 和 TPO 的基因表达。因此，理论上来说，Graves 病状态下 TRAb 和 TSHR 对甲状腺细胞生长的促进作用提示 TRAb 可能与 Graves 病患者甲状腺癌的侵袭性和术后复发有关联。

第三节　甲状腺影像学检查

一、甲状腺核素显像检查

甲状腺核素显像的应用能够明确病因，对患者甲状腺功能进行综合的诊断，甲状腺缺如、TSH 增高、甲状腺异位或肿胀等都能通过核素显像加以鉴别。其主要依据甲状腺的病理生理原理，即通过分析甲状腺摄锝能力，对甲状腺疾病的类型做出诊断。

（一）甲状腺结节

甲状腺结节是临床上常见的甲状腺疾病，核素显像可反映结节的功能状态，对结节的鉴别有一定的价值。鉴别甲状腺结节的良、恶性在临床上有重要意义。

1. "热结节"

"热结节"多是良性病变，偶见甲状腺癌的报道，且大多为滤泡状腺癌。其摄取显像剂的功能高于周围正常甲状腺组织，图像上表现为结节处的显像剂分布高于周围正常甲状腺组织。"热结节"绝大部分为良性结节，多见于甲状腺高功能腺瘤，恶性病变的概率很小，约为1%。"热结节"分为功能自主性结节和非功能自主性结节。功能自主性热结节见于毒性结节性甲状腺肿（Plummer病），其滤泡上皮细胞本身的功能亢进，具有高功能自主性分泌甲状腺激素的作用，且不受TSH反馈抑制调节。由于血液中的甲状腺激素水平增高，结节外甲状腺组织的功能往往不同程度地受到TSH抑制，甚至完全抑制，在显像图上只见显像剂分布增高的热结节，而结节外甲状腺组织可完全不显影。此时应进一步与先天性甲状腺一叶缺如鉴别，颈部体检和超声检查或TSH兴奋试验均有助于鉴别诊断。经手术切除或^{131}I治疗腺瘤后，结节外的甲状腺组织可逐渐恢复正常功能，再次行甲状腺显像检查时，被抑制的甲状腺组织会重新显影。非功能自主性热结节周围正常甲状腺组织影像基本正常。

2."温结节"

"温结节"的恶性发病率也很低，约3%。"温结节"并非功能与正常甲状腺组织无异，功能减退的结节可因周围正常甲状腺组织包绕而表现为"温结节"，"温结节"结节摄取显像剂的功能接近周围正常甲状腺组织，图像上表现为结节部位的显像剂分布与周围或对侧相应部位相似。临床上常表现为可摸到结节，而甲状腺显像图并无异常发现，或者仅见局部肿大，因此"温结节"的诊断必须密切结合临床表现才不至于漏诊。"温结节"多见于甲状腺腺瘤、结节性甲状腺肿、慢性淋巴性甲状腺炎和亚急性甲状腺炎恢复期，甲状腺癌也可表现为"温结节"。

3."冷结节"

"冷结节"摄取显像剂的功能明显低于周围正常甲状腺，图像上表现为结节部位显像剂分布明显稀疏接近于本底。有人将结节显像剂分布低于周围正常甲状腺组织但高于本底的结节称为"凉结节"，其实"凉结节"与"冷结节"没有本质区别，主要受结节的大小和部位影响。当结节较小或位于甲状腺深部时，因结节表面正常甲状腺组织显像剂的干扰，则表现为"凉结节"。甲状腺"冷结节"可见于甲状腺癌、甲状腺囊肿、甲状腺腺瘤囊性变或出血、结节性甲状腺肿、亚急性甲状腺炎急性期、慢性淋巴性甲状腺炎、甲状腺结核等。一般单发"冷结节"恶性肿瘤的可能性为7.2%～54.5%，多发"冷结节"则为0～18.3%。

甲状腺各种功能性结节中以"凉""冷"结节占大多数。这也说明了结节的功能状态与病变恶性的发病率有着密切关系，功能越低下，恶性的概率就越大。

（二）甲减

甲状腺核素显像的应用对患儿的生活质量有很大的影响，通过对核素显像所得结果的分析，可以判断出患儿所患甲减类型。若诊断为甲状腺发育不良或异位，则可明确判定为永久性甲减，避免了此类患者停止服药的风险和重新评估甲状腺功能的环节。而另外3种显像结果的患儿，需要在3年内接受甲状腺激素替代治疗，并重新评估甲状腺功能，对其是否需进行终身替代治疗做出判断。

（三）桥本甲状腺炎

桥本甲状腺炎即慢性淋巴细胞性甲状腺炎，多表现为甲状腺肿大，核素浓聚和放射性分布不均匀，颈痛和压痛少见，主要见于女性。核素图像患者一般经历甲亢→正常→甲减→正常这样一个过程，病程可持续3年以上。Anti-TPO有特异性（$P < 0.001$），FT_3、FT_4多表现为减低，有时正常。TSH多反应性升高。桥本甲状腺炎早期图像多表现为甲状腺核素摄取增加，但随着甲状腺组织的破坏

增多，最终表现为核素摄取减低。末期桥本甲状腺炎图像放射性不均匀较亚急性甲状腺炎明显，而且甲状腺形态失常较亚急性甲状腺炎多见，其摄锝量减少往往伴随功能减退，这可与亚急性甲状腺炎摄锝量明显减少时却常常功能一过性亢进或正常相鉴别。

二、甲状腺超声检查

（一）慢性淋巴细胞性甲状腺炎

慢性淋巴细胞性甲状腺炎又称桥本甲状腺炎，是甲状腺炎的最常见类型，系一自身免疫性疾病，患者的血清中甲状腺球蛋白抗体滴度升高，微粒体抗体阳性。常见于 35～55 岁妇女。典型的临床表现为甲状腺无痛性弥漫性肿大，质地变硬，通常无明显的结节。声像图显示甲状腺内有多发边界不清的回声减低区，被条索状强回声分隔，实质回声增粗。彩色多普勒显示甲状腺内血流信号增多。该病发展缓慢，复发与缓解相交替，晚期腺体呈纤维化改变并可合并甲减，声像图表现为甲状腺体积缩小，形态不规则，实质回声明显增粗。

（二）结节性甲状腺肿

其发病原因尚不完全明确，可能与缺碘有关，女性常见。由于体内甲状腺激素相对不足，垂体 TSH 分泌增多，在其长期刺激下甲状腺反复增生导致甲状腺非均匀性增大和结节样变并伴有各种退行性变。结节性甲状腺肿作为甲状腺良性结节中发病比例较大的分型之一，多以单侧或双侧甲状腺弥漫性肿大为发病基础，CT 表现为多个大小、形状不同的低密度区，结节边缘多清晰且增强扫描时可见不均匀强化，少数结节中存在钙化病灶；超声检查则多表现为非对称性肿大征象，结节体表面不光滑，但边界清晰，包膜完整，内部回声均匀，同样可见钙化病灶。

（三）甲状腺腺瘤

甲状腺腺瘤也是甲状腺良性结节的常见分型，存在一定癌变风险，部分患者因治疗无效或延误病情导致甲亢发生，对其预后影响较大。超声检查可见结节边界清晰，包膜光滑，周围常见晕环，表现为较丰富的环状分布动静脉信号。甲状腺恶性结节超声检查常显示结节不规则，边界不清晰，内部回声多为低回声，增强后强化形态不均匀，少数病例存在砂粒样钙化灶，影像学特征较突出。

（四）Graves 病

Graves 病是在一定的遗传基础上，因感染、精神创伤等应激因素而诱发，三碘甲腺原氨酸过度分泌造成机体呈代谢亢进状态，属于抑制性 T 淋巴细胞功能缺陷所致的一种器官特异性自身免疫病，年轻女性好发。其声像图表现为甲状腺呈弥漫性、均匀性增大（包括峡部），左右叶基本对称，腺体回声不均。彩色多普勒具有特征性，表现为甲状腺实质内血流信号显著增多，血流速度增快，呈"火海征"。通过应用彩色多普勒超声不但能够准确做出甲亢的诊断，还能够用于疗效的观察，如治疗有效，甲状腺内血流信号会相应减少。

（五）亚急性甲状腺炎

亚急性甲状腺炎常有病毒性上呼吸道感染病史，发病时伴进行性颈痛和低热。该病为自限性疾病，一般数月即好转，偶有复发。超声检查缺乏特征性，多表现为甲状腺轻度肿大，实质回声减低。急性化脓性甲状腺炎继发于颈部或全身化脓性病灶的血行播散，伴有颈部疼痛及高热，超声检查能够显示甲状腺内形成的脓肿，结合病史不难做出诊断。

（六）甲状腺癌

甲状腺癌以甲状腺乳头状腺癌最为多见，中年女性好发，其恶性程度较低，大部分无包膜或包膜不完整。典型的声像图表现为甲状腺内低回声肿块，轮廓不清，边界不光滑，内部可有砂粒样的钙化，常伴有颈部淋巴结转移。当癌肿内发生坏死液化时，可显示液性暗区。隐匿性癌可由腺瘤局部恶变而来，包膜多完整。声像图上难以同腺瘤相区别。

三、甲状腺 CT 检查

（一）甲状腺疾病的 CT 表现、病理基础及检查方法

甲状腺为一内分泌器官，主要进行甲状腺素的代谢，正常甲状腺因富含碘，CT 平扫时密度明显高于其他组织，CT 值范围达 88～149 HU；由于血运丰富、代谢旺盛，增强扫描甲状腺组织呈现快速明显强化，且强化持续时间长。于环状软骨水平或略低层面即可识别出甲状腺上极，其伸入内侧环状软骨和后外侧颈动脉鞘之间，周围有多组肌肉显示，其中包括气管前方的带肌、前外侧的胸锁乳突肌及其后方的肩胛舌骨肌、甲状腺后方的颈长肌、椎体外侧的斜角肌。颈内静脉位于甲状腺外侧，口径变异较大，两侧可不对称，颈总动脉则位于颈内静脉的后内方。在甲状腺中、下部层面上可见峡部，位于气管前方，连接甲状腺两叶，肌肉与血管关系仍与高层面相同，并可见食管位于前方气管与后方椎体之间，表现为卵圆形软组织密度影，如有气体可见中心透光区。低于甲状腺平面，颈动脉鞘内移，占据了较高层面的甲状腺位置。

1. CT 平扫对甲状腺良、恶性肿瘤的鉴别诊断

（1）肿瘤密度：CT 是目前用来检查甲状腺肿瘤并鉴别其良、恶性的最常用影像技术之一。平扫及增强扫描两个高密度反映了甲状腺组织的形态、功能及血运特点，是发现病变和分析病变的基础。良、恶性甲状腺肿瘤的主体密度或背景密度均可表现为低密度、等密度或稍高密度。低密度的良性甲状腺肿瘤往往比较均匀、细腻；但低密度的恶性甲状腺肿瘤往往是混杂性，犹如液体中漂有悬浮物，尤其当肿瘤较大时表现更为明显。当肿瘤呈等密度或稍高密度时，无论良性或恶性肿瘤，均可出现中心低密度区，没有特异性。平扫时，若甲状腺组织被异常成分、细胞浸润或占据，则呈低密度；若甲状腺组织代谢障碍，其组织内含碘成分降低，也可造成组织密度减低。增强扫描时，病变组织血供与富血供的甲状腺组织之间的差异而呈现相对密度减低。另外，病变组织与正常甲状腺组织对碘的代谢不同而出现密度差异，有学者提出注射含碘对比剂 24 小时后行 CT 检查能增加肿瘤与正常甲状腺之间的对比。结节性增生是最常见的甲状腺疾病，病理上结节的组织学表现是多种多样的，可由被覆扁平上皮的大滤泡构成；也可由特别丰富的细胞并增生构成；有的主要或全部由嗜酸细胞构成；还可由囊状扩大的滤泡内含乳头状突起构成等。这种多样性就形成了 CT 所表现的特点，平扫为低密度病灶增强为等密度；平扫为等密度者增强为低密度；增强前后病灶数量、大小不同；增强前后病灶边缘境界不同。与弥漫性多灶性甲状腺癌比较，其结节由肿瘤细胞浸润构成，表现呈单一性改变，增强前后结节

相对于正常甲状腺均呈现为边缘不整、境界不清的低密度。甲状腺腺瘤在CT检查时多可见单个低密度结节病灶，结节边缘光滑清晰，包膜完整，通过CT增强扫描可见结节表现为强化环。平扫有利于显示钙化分布、形态，提示病变所在及性质。囊变是甲状腺病变又一常见表现，囊变多提示良性可能性大。乳头状癌可发生囊变及囊结节。在颈部淋巴结内发现囊性淋巴结及内壁有明显强化和乳头状结节的病灶是甲状腺乳头状癌的转移特征。

（2）肿瘤轮廓：文献都强调肿瘤轮廓在鉴别诊断中的价值。平扫甲状腺腺瘤多为圆形或类圆形边界清楚、规整的病灶，有完整包膜，与甲状腺恶性肿瘤较易区分；而结节性甲状腺肿在平扫时多表现为边缘模糊不清、规整或不规整的病灶，要与甲状腺恶性肿瘤区别还需做进一步检查。甲状腺癌在平扫上一般边界模糊不清，形态不规整。于军等研究者以甲状腺恶性结节的CT及超声表现为探究重点，发现确诊为乳头状癌的患者在CT平扫结节处多表现为低密度区，边缘模糊且呈不规则形状，近半数患者出现钙化病灶，增强扫描后呈不同程度强化的壁结节。

（3）钙化：钙化是甲状腺病变的表现之一。CT平扫有利于显示钙化分布、形态，提示病变所在，尤其是甲状腺癌的钙化发生明显高于其他病变，但钙化对于甲状腺肿瘤良、恶性鉴别的价值一直存在争议。苏丹柯等人认为肿瘤的良、恶性与病灶内的钙化无关。罗德红等人则认为甲状腺肿瘤内出现细颗粒状钙化应考虑甲状腺癌的可能，转移的淋巴结内出现细颗粒状钙化是甲状腺乳头状癌转移的特征性表现。

（4）与周围组织的关系：良性占位性病变以膨胀性生长为主，周围脂肪间隙清楚，未见外侵征象，对气管的影响是推压性改变，肿块均未突入气管后间隙。而恶性肿瘤以浸润性生长为主，肿瘤浸润气管壁造成管壁毛糙，由于气管后间隙组织较疏松，肿瘤很容易向内匍匐生长，肿瘤是否突入气管后间隙可作为鉴别甲状腺肿瘤良、恶性的重要依据。

（5）颈部淋巴结的转移：有无颈部淋巴结肿大是甲状腺病变良、恶性鉴别诊断的重要指标之一。CT检查对于确定术前甲状腺癌转移灶有很高的价值，特别是超声不能明确的肺、纵隔等脏器，并可以判断气管的受压情况。

2. 增强扫描对甲状腺良、恶性肿瘤的鉴别诊断

注射造影剂后，甲状腺因血运丰富有明显强化，各种甲状腺病变均可造成局部或整个甲状腺的低密度，此为CT检查显示甲状腺病变的病理基础。病理上腺瘤的低密度为无血供的玻璃样变和坏死组织，而腺癌的低密度是肿瘤血管内癌栓形成所致肿瘤坏死，在平扫上因二者密度相似而难以区分，而对甲状腺肿瘤良、恶性的鉴别存在明显限度。CT增强扫描对甲状腺占位病变的良、恶性鉴别诊断有着重要的价值。首先，应从病变强化部位、强化程度、强化边缘、与周围组织的关系、有无颈部淋巴结肿大及瘤内血管走行等方面进行综合分析。良性病变CT增强扫描多表现为瘤周有完整强化环，多为瘤周及瘤壁边缘光滑锐利、与周围组织分界清楚、颈部无肿大的淋巴结。恶性肿瘤CT增强扫描多显示瘤周不完整强化环、无强化环或瘤壁有强化结节，不均匀轻中度强化，囊变坏死时出现更低密度区和周围环形强化区边缘不清，向邻近组织侵犯，主要表现为侵犯气管壁、包绕血管和食管等，颈部可见肿大淋巴结。

3. CT血管成像（CTA）对甲状腺良、恶性肿瘤的鉴别诊断

可提供的治疗依据甲状腺上、下动脉及甲状腺动脉腺体支是甲状腺最主要的营养血管，不同个体的起源、数目、走行及分支类型存在较大差异，了解其动脉的特点对甲状腺疾病治疗及对甲状腺良、恶性疾病的鉴别极其重要。目前关于甲状腺上动脉的解剖学研究多局限在尸体解剖及数字减影血管造

影（DSA）研究，DSA能显示血管形态、走行的变化及包块内血管的分布，但对血供较少的包块显影不佳，而且DSA需要多次造影才能明确肿瘤血供的全部来源，再加上其有创性、价格昂贵及并发症等局限性限制了临床应用。彩超检查操作简便、价格低廉，因此作为临床检查甲状腺疾病的首选检查方式，但检查需要多方位、多切面探查，易受操作者手法的影响，具有一定的主观性，且对供血动脉及侧支血管的显示不佳。CTA则属于一种活体无创性三维血管成像技术，检查时间较短、价格便宜、具有可重复性，而且CTA能通过一次扫描便获得肿瘤所有血供来源，运用后处理技术可从多个角度显示血管的空间解剖结构，可见病变的位置、大小、形态及肿瘤与周围组织关系等。当在甲状腺内发现结节性病变，仅根据CT增强无法鉴别时，可以采取CTA来观察甲状腺动脉血管在肿瘤内的走行、结构以及变异等情况，在分析其良、恶性的同时也为外科手术及介入治疗提供了有效依据，所以部分学者已经开始通过甲状腺动脉的CT血管成像来研究甲状腺供血动脉的特点，以期为甲状腺的外科及介入治疗方案提供依据。CTA并结合原始轴位图像不仅可明确肿瘤部位、清晰显示供血动脉特征及其与肿瘤或转移淋巴结的关系，在对病变毗邻，如颈内动静脉及邻近肌群受侵等肿瘤向周围组织侵犯方面的显示有明显优势，因此，可以根据肿瘤的血供是否丰富及肿瘤对周围组织有无侵犯做出更明确、更细微的判断，可以提高微小病变的诊断，并在早期就鉴别肿瘤的良、恶性。另外，张亿倬认为血供丰富并不一定代表是甲状腺癌，因为良性及恶性病变均多以增生为主，在TSH增高刺激下组织增生活跃，所需血供增多，血供丰富；而在一些生长相对缓慢的恶性肿瘤中，血管可以很少，血供不丰富，所以在此方面还需进一步研究，以进一步明确甲状腺良、恶性肿瘤的血供特点，从而为临床诊断提供有价值的参考依据。

4. 检查方法

甲状腺检查宜用快速、高分辨力扫描机，如GE8800CT/T或Philips To moscan 310等。检查时，患者取仰卧位，颈过伸，扫描范围自声带水平至颈根部，如怀疑甲状腺恶性病变有淋巴结转移或病变如结节性甲状腺肿有纵隔内延伸时，则需扩大检查范围。层厚为5～10 mm，行连续扫描。为提高影像分辨力，宜用小野影像重建技术即靶扫描。根据平扫检查表现，决定是否行静脉造影增强检查，造影剂用量不一，泛影葡胺为40～300 mL。最后，可分别测定病变和正常甲状腺部分的平扫和增强后CT值，为确保测量准确，需每天按操作要求校正机器。

（二）CT在甲状腺疾病诊治中的应用价值

蒋黛蒂认为，结节边缘有完整强化包膜为良性病灶，结节突破甲状腺包膜与周围组织分界不清为恶性病灶。当结节伴有上述转移淋巴结特征时，则考虑结节为恶性。除此之外，对单结节来说鉴别仅局限于少数甲状腺炎结节样变、单结节性甲状腺肿及腺内甲状腺癌，CT从结节本身特点上来鉴别较难，CT定位穿刺将有利于明确诊断。多数甲状腺炎结节的实验室检查可提供相应的诊断依据。经临床治疗可好转。对于确需手术治疗的甲状腺炎结节和甲状腺肿结节与单纯的腺内型甲状腺癌手术治疗方法是相同的，即将结节所在的腺叶切除。多结节病变的鉴别诊断为结节性增生和弥漫性甲状腺癌，结节性增生表现为弥漫性改变及结节多样性改变；弥漫性甲状腺癌少见，往往恶性度高，多伴有淋巴结或远处转移，结节CT表现为单一性。两者之间鉴别不难，困难的是结节性增生伴甲状腺癌与前两者之间的鉴别，尤其是结节性增生高发区。CT定位穿刺取得病理类型将有利于治疗方案的制定，因为不仅是结节性增生与甲状腺癌的治疗和预后不同，而且不同病理类型的甲状腺癌，其治疗和预后也很不相同。

四、甲状腺核磁共振检查

核磁共振成像是利用磁场，在计算机的控制下对人体的选定部位进行成像的一种影像学技术。近年来，随着甲状腺生化检查的不断完善以及超声引导下穿刺活检技术的广泛开展，影像学检查在甲状腺疾病诊断中的作用并不大。但随着医学日新月异的发展，甲状腺疾病的影像学检查技术正由数字影像向功能影像的领域发展，合理的选择检查方法对甲状腺疾病的诊断与治疗具有重要意义。MRI 弥散加权的敏感度、特异性、准确率明显高于超声检查。MRI 动态增强的敏感度及阴性预测值高于超声介入的细针抽吸活检。

甲状腺的 MRI 检查无特殊要求，但须注意去除患者的金属异物，带有心脏起搏器的患者禁止行 MRI 检查。由于颅颈交界及颈胸交界处的形态个体差异较大，在进行颈部 MRI 检查时应选择适合的线圈进行扫描，以取得最佳的图像质量，甲状腺的检查以表面线圈比较适合。最常用的成像平面为横断面，采用自旋回波序列，常规做 T_1 及 T_2 加权成像，扫描层厚应小于 5 mm。T_2 加权应尽量采用多回波成像，以便更好地显示病变的信号变化规律。

（一）甲状腺良性肿瘤

MRI 扫描见甲状腺实质内孤立结节，大小为 $1 \sim 4$ cm，边缘光整、锐利，其内信号均匀，增强扫描后呈均匀强化。在 MRI T_1 加权图像上表现为低信号或近似等信号，T_2 加权图像上为高信号。有时由于腺瘤内的亚急性出血，T_1 加权图像可呈高信号。

甲状腺内孤立结节、边缘光整及信号均匀，均有利于做出甲状腺腺瘤的诊断。在 MRI 图像上腺瘤内有出血时，其 T_1 加权图像也为高信号时，需与甲状腺胶样囊肿鉴别，但出血逐渐吸收，病灶信号可以不均匀，有利区分。

（二）甲状腺恶性肿瘤

甲状腺恶性肿瘤可累及部分或大部分正常甲状腺组织，大多呈浸润性生长，与周围组织分界不清。累及颈静脉时，可见血管闭塞，颈部血管在通畅时可出现流空现象，便于观察肿瘤和血管的关系。MRI T_1 加权图像上可以是稍高、稍低信号或等信号，部分肿瘤由于肿瘤内局灶性出血，T_1 加权图像上可以是高信号；在 T_2 加权图像上肿瘤通常为不均匀的高信号；MRI 增强扫描呈不规则强化。甲状腺淋巴瘤可以是单发或多发的结节，偶尔可以是弥漫性甲状腺肿大，对周围组织结构大多呈压迫改变，较少为浸润性改变，钙化及坏死都较少；增强扫描后亦为不规则强化。另外，在 MRI 图像上还可以确定周围淋巴结转移与否，当淋巴结大小超过 15 cm 时，提示肿瘤转移，T_1、T_2 加权图像均可清楚显示。在 T_1 加权图像上转移淋巴结的信号低于周围脂肪组织信号。当甲状腺恶性肿瘤较小，呈小结节状或与多发结节并存时，CT 和 MRI 诊断都有一定困难，此时应结合其他影像学检查综合做出诊断。

（三）甲状腺胶样囊肿和非胶样囊肿

甲状腺囊肿在 MRI 上表现为甲状腺内单发囊肿性病变，呈水样信号改变，边缘光整、锐利。胶样囊肿在 MRI T_1、T_2 加权图像上均为高信号，而非胶样囊肿 T_1 加权图像为低信号、T_2 加权图像为高信号，出血性非胶样囊肿 T_1 加权图像也可为高信号，在这些病例中，经常可观察到 T_2 加权图像上囊肿边缘环形低信号影，为含铁血黄素沉积所致。胶样囊肿在 MRI 图像上有特征性表现，T_1、T_2 加权图像均为高信号，一般 T_2 加权图像上无边缘环形低信号，此点可与出血性囊肿鉴别。

（四）结节性甲状腺肿

MRI 表现为双侧甲状腺弥漫增大，其内可见多发或单发结节状信号异常区域。在 MRI T_1、T_2 加权图像上均为不均匀局灶性高、低混杂信号。退行性囊变在 T_2 加权图像上表现为高于甲状腺组织的信号。慢性淋巴细胞性甲状腺炎亦可引起甲状腺结节状肿大，一般结节较大，其 T_1、T_2 加权图像上信号均匀一致，可以鉴别。

（五）弥漫性甲状腺肿

Graves 病和慢性淋巴细胞性甲状腺炎可引起弥漫性甲状腺肿大。MRI 平扫 Graves 病表现为双侧甲状腺弥漫性增大，边缘清楚，信号均匀，增强后为均匀轻度强化，Graves 病在 MRI T_1、T_2 加权图像上均为均匀的高信号。由于血运丰富、小血管扩张，在肿大的甲状腺实质内可显示多个血管流空信号区。有时还可看到多发粗带状结构横穿甲状腺实质。T_1、T_2 加权图像上均为低信号，代表围绕小叶的纤维间隔。

慢性淋巴细胞性甲状腺炎在平扫时亦呈弥漫性增大，但其内部信号不甚均匀，增强后呈片状不均匀强化。慢性淋巴细胞性甲状腺炎在 T_1 加权图像上表现为分叶状边缘清楚的低信号，T_2 加权图像上信号增高，在其肿大的甲状腺实质内可见 T_1、T_2 加权图像均为条状低信号的纤维条索。

根据以上 MRI 表现，结合临床特点，可以做出正确诊断。Graves 病和慢性淋巴细胞性甲状腺炎虽然均引起弥漫性甲状腺肿大，但两者在形态和 T_1 加权图像信号上有显著不同，鉴别诊断不难。此外，10%Graves 病的甲状腺不肿大，其诊断主要依靠临床表现。

（六）突眼性甲状腺肿

突眼性甲状腺肿是突眼最常见的原因之一。本病一般不需要做影像学检查，但对尚无甲状腺病变的临床或实验室证据的眼病患者，CT 和 MRI 对本病的诊断具有重要意义。

MRI 平扫，多数病例显示两侧多条眼外肌增粗，其中以下直肌和内直肌增粗最为常见，而上直肌和外直肌受累较轻，少数病例表现为单侧一条或多条眼外肌增粗。眼外肌增粗可达正常体积的 $3 \sim 8$ 倍。一般以肌腹增粗为主，增强后可有不同程度的强化。部分病例因眼外肌肥厚的长期压迫可致眼眶骨壁侵蚀、球后间隙以及眼内的脂肪增多、眼球突出度增加，少数病例可见视神经增粗、泪腺增大。

MRI 成像有助于明确哪些眼外肌受累和鉴别眶尖肿块。在 T_1 加权图像上，增粗的眼外肌的信号强度与正常眼外肌相比呈等信号，在 T_2 加权图像上，其信号强度与内脂肪相仿。除眶内恶性肿瘤和血肿外，这种信号变化与其他原因引起的眼外肌肥厚者无明显差别。MRI 对显示眶尖区域视神经受压和视神经改变优于 CT，可为眼科医师做眼眶减压术提供有价值的信息。

第四节　甲状腺摄 ^{131}I 试验与尿碘测定

一、甲状腺摄 ^{131}I 试验

甲状腺摄 ^{131}I 试验是测定甲状腺功能的一种方法。碘是甲状腺合成甲状腺激素的原料之一，放射性的 ^{131}I 也能被摄取并参与甲状腺激素的合成，其被摄取的量和速度与甲状腺功能密切相关。将 ^{131}I 引入受检者体内，示踪 ^{131}I 进入甲状腺即后放出 γ 射线，利用体外探测仪器测定甲状腺部位放射性计数的变化，可以了解 ^{131}I 被甲状腺摄取的情况，即测出甲状腺对 ^{131}I 的摄取率，从而反映甲状腺摄取和浓缩无机碘的功能，反映甲状腺功能。口服 ^{131}I 后，用盖格计数管或闪烁计数管测定甲状腺部位的计数率，计算出摄 ^{131}I 率，并从以下三个方面来推测甲状腺的功能：①甲状腺摄 ^{131}I 的速度及最大摄 ^{131}I 率；② ^{131}I 从尿中排出量；③血浆蛋白结合碘量。

由于甲状腺摄 ^{131}I 率检查时间较长，受影响的因素较多。因此目前经口服已不作为一项常规检查项目，而是在其他检查项目不能肯定诊断时才加做此项检查。如果甲状腺摄 ^{131}I 率明显增高，尤其是高峰时间提前有助于甲亢的诊断。

（一）试验方法

1. 试验前注意事项

游离 ^{131}I 和已合成的甲状腺素能通过胎盘屏障进入胎儿血液循环，也可由乳汁分泌，因此，准备妊娠、妊娠期和哺乳期的妇女禁忌本法。应确保试验前严格禁碘，包括停用含碘丰富的食物（海带、海蜇、紫菜等），各种含碘造影剂及含碘药物如海藻、昆布、复方碘溶液等。使用无机碘 2 周内、水溶性有机碘（主要为造影剂）6 周内，以及口服胆囊造影剂 6 个月内、碘油造影剂 1 年内，均不宜进行本试验。使用甲状腺制剂或抗甲状腺制剂者，应停药 3～6 周（使用 T_3 停用 10 天即可）。如受检者最近接受过放射性核素检查，在服用 ^{131}I 前，应测颈部本底，受检者如有颈部本底放射性，则服用的 ^{131}I 示踪量至少应等于 5 倍颈部本底负荷量，计算方法如下：应服 ^{131}I 量 = 5 × （ ^{131}I 习惯用量 × 颈部本底计数）/标准源计数。服 ^{131}I 时应防止漏失及污染颈部。甲状腺与标准源测量时，要求测量几何条件一致。

2. 测定方法

（1）甲状腺摄碘近距离测定法：在 ^{131} 碘化钠 2 μCi（74kBq）中加入 20% 葡萄糖液 20 mL 口服后，测定放射性。小儿的用量为 2.882 μCi（106.6kBq）/kg 体重，空腹口服，幼儿用胃管注入，或肌内注射 1 μCi（37 kBq） ^{131} 碘化钠后。分别于 2 小时、4 小时及 24 小时测定放射性。必要时可加测 6 小时放射性或尿 ^{131}I 放射性。有研究显示，服 ^{131}I 后 6 小时甲状腺吸碘功能已趋于稳定，可用 6 小时以内摄 ^{131}I 率推断 24 小时的摄 ^{131}I 率。

（2）闪烁探头远距离测定：患者空腹服 ^{131}I 2～8 μCi（74～29 6kBq），于服后 3 小时、6 小时、24 小时测定放射性。此法较近距离测定法优越，计数率高，精确性好。另外，也可用 G-M 计数管测定，其优点是方法更简便，但计数效率低，结果受甲状腺形态和大小的影响。

（3）甲状腺摄 ^{131}I 率计算：

$$甲状腺摄 ^{131}I 率 = \frac{甲状腺放射性计数率 - 室内本底计数率}{标准源放射性计数率 - 室内本底计数率} \times 100\%$$

（4）快速（10分钟）甲状腺摄 ^{131}I 率测定：为了简化摄 ^{131}I 率技术，有人在静脉注射 ^{131}I 2～10 μGi（74～370 kBq）后，连续记录甲状腺部位的摄 ^{131}I 变化共 10 分钟，求得摄 ^{131}I 曲线。正常人 10 分钟摄 ^{131}I 率为 0～4.5%，平均 0.86%；甲亢者升高（平均 13.3%）。本法的优点是试验时间短，结果不受抗甲状腺药物的影响，甲亢治疗中不需要停药，但对甲减无诊断意义。

（5）目前国内大多采用晚期吸收试验，空腹口服 7.4×10^4 Bq（2 μCi）^{131} 碘化钠后分别在 3 小时及 24 小时用 γ 射线盖革计数管在甲状腺部位（或闪烁计数器距甲状腺表面 15～25 cm 处）测定其放射性，并与 7.4×10^4 Bq（2 μCi）标准源比较，算出甲状腺摄取百分率。

（二）正常值

用盖格计数管测定法测 3 小时及 24 小时值分别为 5%～25% 和 20%～45%，高峰在 24 小时出现（γ 计数管近距离法）。摄 ^{131}I 率的正常值因不同地区饮水、食物及食盐中碘含量多少而有所差异，故必须强调不同地区要有自己的正常值，且建议根据不同地区居民碘负荷情况，间隔几年摄 ^{131}I 率正常值加以调整。但是每个医院有不同的正常参考值，一般 2 小时摄 ^{131}I 率为 10%～30%，4 小时为 15%～40%，24 小时为 25%～60%，女性多高于男性，儿童及青少年较成人高。虽然正常值范围可有差异，但 24 小时甲状腺摄 ^{131}I 率的整体变化规律可用来判断甲状腺疾病，正常人甲状腺摄 ^{131}I 率随时间逐渐上升，24 小时达到高峰。

（三）临床意义

甲状腺摄 ^{131}I 率主要用于甲亢的诊断，本法诊断甲亢的符合率达 90%，甲状腺功能正常的缺碘性甲状腺肿摄 ^{131}I 率也可增高，但一般无高峰前移，可通过 T_3 抑制试验来鉴别。由于本试验与甲亢病情不显示平行关系，且有些甲亢在治疗后其摄 ^{131}I 率仍显著提高，故不能作为病情轻重、演变和疗效观察的指标，但可用于不同病因甲亢的鉴别，如摄 ^{131}I 率降低者可能为甲状腺炎伴甲亢、碘甲亢或外源激素引起的甲亢。目前国内外均普遍应用体外试验（T_3、T_4、TSH 及 FT_3、FT_4）评估甲状腺功能状态，使患者无辐射危害之忧（尤其对于儿童、妊娠期及哺乳期妇女）。但摄 ^{131}I 率试验也并未完全被摒弃，在某些情况下仍具有临床价值。其临床诊断意义如下。

1. 识别假性甲亢

一些暂时性甲亢有甲亢症状，甲状腺功能生化（T_3、T_4）测定中度高于正常，而甲状腺摄 ^{131}I 率正常或偏低，如亚急性甲状腺炎急性期，95% 患者摄 ^{131}I 近乎不吸收，而甲状腺功能生化可高于正常，亚甲炎恢复期摄 ^{131}I 率常低于正常或正常。临床常表现甲状腺功能生化与摄 ^{131}I 功能不平行的分离现象。慢性淋巴性甲状腺炎在甲亢期摄 ^{131}I 率或正常或偏高，甲减期摄 ^{131}I 率正常或偏低，甲功生化低于正常，临床表现甲减症状。TSH 不应症，摄 ^{131}I 率高于正常，无明显的甲功生化增高，临床表现亚临床甲亢或无症状。85% Graves 甲亢患者，摄 ^{131}I 率明显高于正常，可高达 85%。

2. 判定 ^{131}I 在甲状腺内居留时间

关于 Graves 甲亢的治疗，测定 ^{131}I 在甲状腺内的有效半衰期，对治疗方案的选择与剂量设计甚为关键，即甲亢需服用 ^{131}I 治疗者，摄 ^{131}I 率作为评估用药量的参考。

3. 判定甲状腺酶的缺乏

通常判定甲状腺内过氧化物酶及其他酶缺乏，简单有效的方法是高氨酸盐排泌试验，是以 2 小时摄 ^{131}I 率为基础测定的。

4. 判定甲状腺癌转移灶

通过判定甲状腺癌转移灶及是否有摄碘功能，以便确定 ^{131}I 切除的剂量方案。

5. ^{131}碘代谢动力学观察（过氯酸盐排泌试验）。

6. 亚急性甲状腺炎

该病多表现为 T_4 升高而摄 ^{131}I 率降低。甲状腺摄 ^{131}I 率的测定，受生理、病理（表 3-1）和食物、含碘药物（表 3-2）的影响，因此在判断其临床意义时需做全面分析，以免造成分析上的错误，影响诊断结果。临床上能使摄 ^{131}I 率升高或降低的原因如下。

（1）使甲状腺摄 ^{131}I 曲线升高原因：3 小时摄 ^{131}I 率 ≥ 25%（0.25），24 小时 ≥ 45%（0.45）（远距离法）。一般提示为摄 ^{131}I 率升高（可同时伴有高峰提前及尿排 ^{131}I 率下降），除甲亢外，某些甲状腺肿、散发性克汀病、慢性肝病、肝硬化、肾病、肾功能不全高血压病早期、绒毛膜上皮细胞癌、活动性风湿病、精神分裂症、肺结核病早期及使用甾体避孕药、胰岛素、TSH、小剂量咖啡因、维生素 B、维生素 C、利尿剂、抗结核药等可使摄 ^{131}I 率升高。

（2）使甲状腺摄 ^{131}I 曲线降低原因

1）原发性甲减：原发性甲减患者的摄 ^{131}I 率特点是曲线上升速度缓慢，数值小，各时间点的摄取率均低于正常，严重患者几乎看不到有摄取率，至 24 小时仍明显降低，有时至 48 小时才出现"峰值"，且常小于 10%（0.10），最高 24 小时摄取率不超过 25%（0.25）。摄 ^{131}I 率对部分原发性甲减的诊断率较低，例如，酪氨酸碘化或偶联障碍时，甲状腺摄取无机碘的功能仍正常，故摄 ^{131}I 率亦可正常。另外，轻型原发性甲减的摄 ^{131}I 率仍正常而血 FT_3 或 FT_4 已下降，可 TSH 已升高，这说明从摄 ^{131}I 率诊断原发性甲减的敏感性上讲，远不及血清 TH 和 TSH 测定。

2）摄 ^{131}I 率下降的其他原因：无甲状腺的散发性克汀病、慢性淋巴细胞性甲状腺炎晚期、继发于垂体的甲减、西蒙 - 席汉综合征、高血压动脉硬化症、晚期肺结核病、心力衰竭、胸腹水及水肿、梅毒及进食高碘食物、加碘食盐或饮高碘水和使用甲状腺激素、过氯酸盐、硫氰酸盐、硝酸盐、各种含碘或含溴的药物及含碘的造影剂，以及使用抗甲状腺药物、肾上腺皮质激素、保泰松、利血平及镇静安眠药等。

表 3-1　影响甲状腺摄 ^{131}I 率的生理和疾病情况

甲状腺摄 ^{131}I 率	生理和疾病情况
高于正常值	① Graves 甲亢 ②地方性甲状腺肿 ③单纯性甲状腺肿 ④ TSH 不应症 ⑤慢性肝炎 ⑥肾病综合征
低于正常值	①原发性甲减 ②桥本甲状腺炎甲减期 ③继发下丘脑、垂体性甲减 ④亚急性甲状腺炎急性期 ⑤充血性心力衰竭 ⑥动脉硬化晚期

表 3-2　影响甲状腺摄 ^{131}I 功能的主要药物

影响情况	主要药物
增高摄 ^{131}I 率	①钴剂治疗数月 ②PAS、异烟肼治疗数月 ③抗甲状腺药停药后 ④甲状腺片停药后
降低摄 ^{131}I 率	①胺碘酮 200 mg / 片，75 mg 碘 / 片 ②碘海醇 300 mg / 2 mL，300 mg 碘 /mL ③聚维酮碘 12 mg 碘 /mL ④碘化钾 245 mg / 片 ⑤西地碘含片 ⑥甲状腺片 ⑦过氯酸盐 ⑧三溴片

二、尿碘测定

尿碘是评价人体碘营养状况的最好指标。适量的碘摄入对维持甲状腺激素的正常分泌和甲状腺功能正常是非常重要的，目前已有一些检测方法可评估机体碘的营养水平，例如测定血液、乳液、甲状腺和乳房组织以及尿液中碘含量。在不同的个体之间，在同一个个体不同时期，碘摄入量可能波动较大。测定甲状腺内碘的含量，可长期提供碘平衡的指标，然而由于取材困难，这在实际工作中很难做到。测定血浆无机碘或尿碘水平，仅反映过去几天中碘的摄入量。鉴于机体摄入的碘主要经过肾脏排泄，人体内的碘 80%～85% 经尿排出，在相对稳定的条件下，人体排出的碘相当于摄入的碘，而尿液取材方便，目前主要采取检测随机尿或晨尿的方法。

（一）试验方法

1. 试验原理

采用尿中碘的砷铈催化分光光度测定方法。过硫酸铵在 100 ℃条件下消化样品，利用碘对砷铈氧化还原反应的催化作用，反应中黄色的 Ce^{4+} 被还原成无色的 Ce^{3+}，碘含量越高，反应越快，所剩的 Ce^{4+} 就越少；控制反应温度和时间，在 420 nm 波长下测定剩余的 Ce^{4+}。

2. 试验方法

（1）分别取 0.2 mL 碘标准使用系列溶液及尿样（取样前需摇匀尿液，使所有沉淀物混悬；如果尿样的碘浓度超过标准曲线的碘浓度范围，则适当稀释后取样）各置于玻璃试管中，各管加入 1 mL 过硫酸铵溶液，混匀后置于控温 100 ℃的消化控温加热装置中，消化 60 分钟，取下冷却至室温。以下分析步骤（2）～（4），可在 20～35 ℃一个稳定的温度环境下（室温或控温）进行，要求温度波动不超过 0.3 ℃。

（2）各管加入 2.5 mL 亚砷酸溶液，充分混匀后放置 15 分钟，使其温度达到平衡；注意将标准系列管按碘浓度由高至低顺序排列。

（3）秒表计时，依顺序每管间隔相同时间（30 秒）向各管准确加入 0.30 mL 硫酸铈铵溶液，立即混匀。

（4）待第一管（标准系列中加 300 µg/L 碘浓度管）的吸光度值达到 0.15～0.20 时，依顺序每管间隔同样时间（30 秒）于 420 nm 波长下，用 1 cm 比色杯，以水作参比，测定各管的吸光度值。

（5）标准曲线绘制：以碘标准使用系列溶液的碘浓度为横坐标和吸光度值为对数纵坐标，在半对数坐标系中绘制标准曲线。

（6）回归方程法计算尿碘浓度：标准曲线的碘浓度 C（µg/L）与吸光度值 A 的回归方程为 C＝a+b ln A（或 lgA），计算标准曲线的回归方程，将样品管的吸光度值代入此方程，求出所测样品中碘浓度，再计算尿中碘浓度。

3. 注意事项

（1）实验环境、器皿及试剂应避免碘的污染。①器皿：注意切不可与测定碘盐的玻璃器皿混用；另外，水质卫生检验的氨氮纳氏比色法、砷的银盐比色法使用的试剂含高浓度的碘离子，这些检验工作所用的器皿不可与尿碘检验的器皿混用，对此还须注意避免这些试剂对光度计比色皿的污染。②实验室环境：由于碘离子的易氧化性和碘分子的易挥发性，容量滴定分析用的碘标准溶液、固体碘、碘酒、碘盐检测场所、含大量碘的废液的倒弃水槽等都是实验室环境中碘污染的主要来源。

（2）检测对象：①新婚育龄妇女，孕、产、哺乳期妇女；②0～2 岁幼儿；③学龄前儿童；④内分泌科甲状腺相关患者。

（3）尿碘检测次数：①妇产科，主要面向孕妇检查，应该分别于孕早期 0～3 个月、孕中期 4～6 个月和孕晚期 7～9 个月，进行尿碘水平检测，推荐检测 3～4 次；②儿科，主要面向显性症状的检查、儿童体检，推荐每年一次，出现异常时，及时复查；③内分泌科，碘作为甲状腺素生成的前体，尿碘检测可作为甲状腺疾病的早期筛查。

（二）正常值

世界卫生组织和国际控制碘缺乏病理事会（ICCIDD）推荐的标准为：人群（儿童）尿碘中位数在 100～199 µg/L 时，该人群碘营养适宜。当尿碘中位数在 50～99 µg/L 时，提示有轻度碘缺乏；在 20～49 µg/L 时，有中度碘缺乏；在 < 20 µg/L 时，为重度碘缺乏。反之，尿碘中位数在 200～299 µg/L 时，提示碘营养水平超过适宜量；在 ≥ 300 µg/L，为碘摄入过量。

（三）临床意义

甲状腺从血液中提取碘用于甲状腺素的合成，碘以甲状腺素的形式实现其生理功能。碘营养状况对健康有很大影响。对于个体而言，尿碘测定可提供碘摄入不足或过多的依据，但要注意其仅仅反映近期碘摄入状况。妊娠期由于肾小球滤过率增加，肾脏对碘的清除增加，尿碘增多，可使结果产生偏差。对于某个特殊人群而言，观察群体尿碘水平变化可从流行病学上提供一个碘营养状况的重要指标。其临床意义如下。

1. 碘缺乏

碘缺乏（IDD）的危害在人类不同生长发育阶段的表现形式不一。

（1）成人：甲状腺肿大、甲减、智能和体能低下等症状。

（2）儿童和青春期：影响骨骼、肌肉、神经和生殖系统的生长发育。

（3）孕妇：影响胎儿的脑发育，严重者还会引起流产、胎儿畸形和死亡。

（4）婴幼儿：克汀病（呆小症），大脑功能不可逆改变，智力低下。

2. 碘过量

碘过量的危害：摄入过量的碘会扰乱甲状腺的正常功能，既可以导致甲亢，也可以导致甲状腺功能减退，孕妇暴露于高碘可导致新生儿甲状腺肿和甲减，可能引起高碘甲状腺肿、碘致甲亢、自身免疫性甲状腺疾病增加的危险。

3. 人群碘营养判断标准及临床建议（表3-3）

表3-3 人群碘营养判断标准及临床建议

人群	尿碘（x）范围（μg/L）	结论	临床建议	复查频率
孕产、哺乳妇女	0 < x ≤ 50	缺碘较重	海带50 g或紫菜10 g做汤，连续1～2个月	1个月后复查
	50 < x < 100	轻度缺碘	海带、紫菜汤，每周1～2次	半个月后复查
	100 ≤ x ≤ 300	正常	坚持食用碘盐	孕早、中、晚期各检测一次
	x > 300	碘过量	控制高碘食物如海带、紫菜的摄入，减少碘盐摄入	一周后复查
儿童、成人	0 < x ≤ 100	缺碘较重	海带50 g或紫菜10 g做汤，连续1～2个月	1个月后复查
	100 < x < 150	轻度缺碘	海带、紫菜汤，每周1～2次	半个月后复查
	150 ≤ x ≤ 400	正常	坚持食用碘盐	每年检测一次
	x > 400	碘过量	控制高碘食物如海带、紫菜的摄入，减少碘盐摄入	一周后复查

WHO建议：人群尿碘大于1000 μg/L的比例大于2%时，应当认为这个人群存在高碘营养的摄入问题，则对敏感个体和既往有甲状腺疾患的患者具有副作用。国内外的调查资料表明，例如在瑞士，碘摄入量增加后，Graves病的发病率并没有增加，但也有报道其可增加，Graves病等自身免疫性甲状腺疾病的发病，其原因之一可能是使隐性患者变为显性；但长期大量摄入碘后，还可以使自身免疫性甲状腺疾病诱发甲状腺功能减退。

2001年，WHO、UNICEF、ICCIDD在评估了近年来全球推广全民食盐加碘后所取得的巨大进展的同时，碘甲亢是其典型病例，它通常发生在有结节的年老患者，甚至也发生于碘摄入量在正常范围时。根据对全球人群碘营养和碘甲亢的评估，提出两个切点值：①尿碘大于200 μg/L（高于适宜量）：可使缺碘地区敏感人群因食用碘盐后，发生碘甲亢的危险性增高，因此实施摄入碘盐后，理想的尿碘水平为100 ～ 200 pg/L，此时碘甲亢的发病率最低。②尿碘大于300 μg/L（碘过多）：可使碘对健康的副作用的危险性提高（碘甲亢和自身免疫性甲状腺疾病）。上述"高于适宜量"和"碘过多"并非是针对所有人群（特别是正常人群），它是指敏感人群，特别是针对实施摄入碘盐5～10年内缺碘地区的敏感人群，但不适用于正常人。

第五节　下丘脑 – 垂体 – 甲状腺轴评价

一、促甲状腺激素兴奋试验

（一）原理

促甲状腺激素（TSH）为腺垂体合成和分泌的一种糖蛋白，由 α 和两个亚单位组成。TSH-α 亚单位与 FSH 和 LH 的 α 亚单位的结构完全相同，由 92 个氨基酸组成；亚单位由 112 个氨基酸组成，而与其他的激素有较大的不同，从而表现其特有的生物学活性。TSH 水平不受 TBG 浓度影响。单独或配合甲状腺激素测定及动态功能试验，对甲状腺功能紊乱及病变部位的诊断上很有价值。国内外均推荐将 TSH 测定作为甲状腺功能紊乱实验室检查的首选项目。

判断垂体 – 甲状腺轴功能的一项指标。由于垂体分泌的 TSH 对甲状腺细胞有兴奋作用，使其功能活跃，聚碘能力增强，甲状腺激素释放增加。利用这一原理，给予外源性的 TSH 后，观察甲状腺摄 ^{131}I 率或甲状腺激素水平的变化，以鉴别甲状腺功能减退是原发于甲状腺本身，还是继发于垂体的病，或了解甲状腺的储备功能。

（二）试验方法

1. 受试者准备

检查前必须停服能影响碘摄取的食物和药物，根据食物和药物种类不同，停服的试剂长短不等，一般要求在 2～4 周或以上。检查当天须空腹，服用 ^{131}I 后仍须禁食 1 小时。

2. 检查方法

空腹口服 ^{131}I 222 kBq（6 μCi），测量 24 小时的摄 ^{131}I 率；肌内注射 TSH 10 U，如为重症患者，可改为 5 U/d，连续 3 天；24 小时（次日）后空腹口服 ^{131}I 222 kBq（6 μCi），测量 24 小时的摄 ^{131}I 率；计算兴奋值。兴奋值 = 第 2 次 24 小时甲状腺摄 ^{131}I 率（%）– 第 1 次 24 小时摄 ^{131}I 率（%）。

如病变位于垂体，注射 TSH 后甲状腺摄 ^{131}I 率或 TT_3、TT_4 水平增加。由于注射牛 TSH 可引起不适、过敏反应，诱导机体产生针对 TSH 的抗体等弊端，故近年趋向于采用重组的人 TSH 来完成试验。

（三）适应证和禁忌证

1. 适应证

① 原发性甲减与继发性甲减的鉴别诊断；②功能自主性甲状腺腺瘤与先天性甲状腺一叶缺如的鉴别诊断；③脑垂体甲状腺轴功能的评价。

2. 禁忌证

① 妊娠期、哺乳期妇女；②有过敏性疾病病史者。

二、促甲状腺激素释放激素兴奋试验

（一）原理

促甲状腺激素释放激素（TRH）是最早被提纯、阐明化学结构并进行人工合成的下丘脑神经激素，其化学结构为 L- 焦谷氨酰 L- 组氨酰 L- 脯氨酰胺。TRH 无种属特异性，按其结构合成的产物对人也有效。

下丘脑分泌的 TRH 可促进垂体前叶分泌 TSH，TSH 可促进甲状腺分泌甲状腺激素，给予人工合成的外源性 TRH 后，观察血清 TSH 浓度的变化，可反映垂体 TSH 分泌细胞的储备功能和对 TRH 的敏感性。正常情况下，注射 TRH20 分钟后，血浆 TSH 升高，其升高程度反映垂体 TSH 细胞储备量和对 TRH 的敏感性。无反应者，表示 TSH 细胞功能不足或细胞量减少。反应延迟者提示下丘脑病变，TSH 细胞长期得不到 TRH 的足够刺激，故在使用 TRH 开始反应迟钝，但继之又有正常的兴奋反应。甲亢患者由于高浓度的 T_3、T_4 对 TSH 细胞的强烈和持久抑制，故注射 TRH 后不能兴奋垂体 TSH 细胞，TSH 无升高反应。

（二）试验方法

不必禁食，可自由活动。在不同的实验室中，观察方法略有差别，以下举出两例：①先采静脉血测定基础 TSH 水平，然后取 TRH 250～500 μg，溶于 2～4 mL 生理盐水中，快速静脉注射，于注射后 15 分钟、30 分钟、60 分钟、90 分钟或 120 分钟分别取血测 TSH 水平。②静脉注射 TRH 400 μg/1.73 m^2 体表面积，注射前和注射后 30 分钟取血测定 TSH，亦可在 15 分钟、30 分钟、45 分钟、60 分钟、90 分钟、180 分钟多次采血测定 TSH。

（三）正常值

正常人 TSH 基础值< 10 μIU/mL，注射 TRH 后 20～30 分钟，血浆 TSH 达高峰（可达到正常基础值 2～3 倍）。通常较基础值增加 5～30 mU/L，平均增加 15 mU/L；60 分钟值低于 20 分钟值；女性 TSH 反应稍高于男性。正在接受糖皮质激素、奥曲肽等治疗者，反应降低。用左旋多巴、多巴胺、溴隐亭者，反应可被抑制，故试验前应停用这些药物 2 周以上。

（四）临床意义

1. 甲亢的鉴别诊断

（1）轻度（不典型）甲亢的诊断：甲亢患者由于高水平的甲状腺激素对垂体 TSH 细胞形成强烈持久的抑制，静脉注射 TRH 后，TSH 水平不增加，若增加则可排除甲亢，本法对临床上怀疑甲亢，但症状不典型，其他实验室检查方法尚不能肯定诊断时尤为实用，对老年人、心脏病患者，本试验较安全。但近年由于 uTSH 检测方法的建立，有人认为本法正失去其价值。

（2）甲亢病因的鉴别：垂体 TSH 瘤诱致的甲亢，基础 TSH 水平较高，对 TRH 多无反应；而垂体性甲状腺激素抵抗综合征虽然基础 TSH 水平同样较高，但对 TRH 有反应。

（3）疗效评估：甲亢经治疗后，临床症状得到控制，若垂体对 TRH 有反应，提示停药后复发的机会较小。

2. 甲减的病因诊断

（1）原发性甲减：血清 TSH 升高，对 TRH 的刺激反应增强。

（2）继发性（垂体性）甲减：由于垂体功能受损，故对 TRH 无反应。

（3）三发性（下丘脑性）甲减：由于失去 TRH 的中枢调控作用，患者基础 TSH 水平较低，但注射外源性 TRH 后，多呈延迟反应（高峰后移）。

3. 垂体储备功能的评估

腺垂体分泌多种垂体激素，调控外周靶腺的功能。临床上垂体瘤、席汉综合征等患者发生发展过程常呈渐进性，一些患者在平常情况下并不显示垂体功能低下（激素水平基本正常）。因此，用 TRH 兴奋试验可了解患者垂体 TSH 细胞的储备功能，若注射 TSH 后高峰值较低，提示 TSH 储备功能不足。此外，由于 TRH 亦可兴奋垂体 PRL 细胞，故若以血清 PRL 水平变化为观察指标，TRH 兴奋试验亦可用于 PRL 储备功能的评估。

4. 鉴别诊断

本试验鉴别诊断提醒甲状腺疾病和下丘脑性甲状腺疾病。若垂体性病变时，基础值低，对 TRH 无反应；下丘脑病变时，基础值低，但对 TRH 有反应。注射 TRH 后，阴性反应即血清 TSH 升高 < 2 mU/L，提示垂体无足够合成和储存 TSH 功能；强阳性反应即血清 TSH 升高 > 25 mU/L，表明垂体合成和储存 TSH 功能旺盛；延迟反应阳性反应在 1 小时以后出现，表明垂体本身无病变，TSH 储存减少。

5. 促甲状腺激素释放激素兴奋试验在碘缺乏病监测中的临床意义

徐某等人研究全民食盐加碘前后安徽大别山、巢湖缺碘病区和碘营养不足地区和合肥市儿童 TRH 兴奋试验的曲线变化特征及其与尿碘（UI）的相关性，并和其他甲状腺功能指标进行比较。结果显示加碘后大别山和巢湖地区儿童 TRH-ST 反应曲线增高，合肥地区加碘前后 TRH-ST 反应曲线无明显变化。相关分析显示 UI 与 TRH-ST 中 30 分钟、60 分钟 TSH 值及兴奋绝对值和 FT_4 均呈显著正相关关系。当 UI 在 200～500 μg/L 范围内，TRH-ST 与 UI 的相关性进一步增强。从而得出结论，TRH-ST 在 IDD 病区加碘前后变化明显，且比其他血清学指标更敏感。对于儿童垂体 - 甲状腺轴功能状态的反应，考核安全的 UI 范围，对防止高碘与低碘损伤有重要的临床意义。本次 TRH-ST 研究结果还提示全民食盐加碘后儿童的尿碘水平在达到 100 μg/L 的标准后，应控制在 200 μg/L 以内（尤其不应超过 400 μg/L），即 100～200 μg/L 为安全的 UI 范围，这与国际组织的提议是一致的，因此，TRH-ST 还可以作为 IDD 防治监测中考核安全的 UI 范围的一项有重要价值的指标。

福建省陈某等人的研究结果认为 TRH-ST 在 IDD 病区中对衡量碘投予量的标准以防止高碘和低碘损伤具有不容忽视的意义。

（五）注意事项

静脉注射 TRH 后患者可出现一些不良反应，包括恶心、面色潮红潮热、头痛、口干、异味感、尿意感、胸部紧迫感以及一过性血压升高等，其中以恶心最常见。这些症状大多较轻微，常在注射时或注射后即刻发生，持续数秒至数分钟。

三、甲状腺激素抑制试验

（一）原理

正常人服用外源性 T_3 后，血 T_3 浓度升高，通过负反馈抑制垂体 TSH 细胞，致 TSH 分泌减少，甲状腺的摄碘能力下降（被抑制，抑制试验阳性）。Graves 病患者的 T_3、T_4 过度分泌不是通过 TSH 刺激，而是由于 TSAb 引起的，给予外源性 T_3 后，并不影响摄碘功能，故呈阴性结果（不被抑制）。多发性结节性甲状腺肿或毒性腺瘤（单发或多发）患者。一方面，由于基础 T_3、T_4 分泌已增多，TSH 分泌处于抑制状态，应用外源性 T_3 已无进一步抑制 TSH 分泌作用，故呈阴性结果；另一方面，单纯性甲状腺肿，尤其是缺碘性甲状腺肿患者，外源性 T_3 可显著抑制 TSH 分泌，故呈阳性结果。因此，本试验的主要用途是给予外源性 T_3（T_4）时，明确患者甲状腺的摄碘能力无抑制现象或抑制不明显，据此可判断甲状腺轴反馈调节是否正常，明确摄 ^{131}I 率升高的病因，鉴别单纯性甲状腺肿和 Graves 病。

（二）试验方法

向患者说明检查的目的、方法和注意事项，以充分取得患者的合作。患者于检查前必须停服能影响碘摄取的食物和药物，根据食物和药物种类不同，停服的试剂长短不等，一般要求在 2～4 周或时间更长。检查当天须空腹，服用 ^{131}I 后仍须禁食 1 小时。

空腹口服 ^{131}I 222 kBq（6 μCi），测量 24 小时的摄 ^{131}I 率，于第一次摄 ^{131}I 率测量后，服用 T_3 20 μg/次，每日 3 次，共服 6 天，第 7 天做第二次摄 ^{131}I 率测量；或服用甲状腺粉（干甲状腺片）60 mg/次，每日 3 次，连服 8 天，于第 9 天做第二次摄 ^{131}I 率测量。用口服 T_3 前后的摄 ^{131}I 率差值计算出抑制率。

$$T_3 \text{抑制率} = \frac{\text{第一次摄} ^{131}\text{I率} - \text{第二次摄} ^{131}\text{I率}}{\text{第一次摄} ^{131}\text{I率}} \times 100\%$$

（三）正常值

甲状腺功能正常者，摄 ^{131}I 能力在服用 T_3 后被明显抑制，抑制率＞50%。抑制率＜25% 称为"不被抑制"。25% ≤抑制率≤ 50% 称为"部分被抑制"。

（四）适应证和禁忌证

1. 适应证

①甲亢的辅助诊断；②甲亢与缺碘性甲状腺肿的鉴别诊断；③内分泌性突眼与眼眶肿瘤所致突眼的鉴别诊断。

2. 禁忌证

①妊娠期、哺乳期妇女；②本试验对合并有心脏病患者，特别是心绞痛、心房纤颤及心力衰竭者禁用。

（五）临床意义

正常人呈明显抑制，抑制率＞50%。抑制率＜25% 或根本无抑制者，提示属于甲亢。抑制率在 25%～50% 范围内，为轻度抑制，需进一步检查或可考虑抗甲状腺药物试验性治疗。

本试验对鉴别甲亢和单纯性甲状腺肿、内分泌性突眼和眼眶内肿瘤所致突眼效果较好。甲亢患者摄 ^{131}I 率基础值升高，T_3 抑制率＜50%（0.50），一般＜10%（0.10），但也有个别患者呈正常反应。单纯性甲状腺肿患者的基础值亦升高，但 T_3 抑制率＞50%（0.50）其符合率约 90%（0.90）。

单侧突眼眼科疾病或颅内病变所致的突眼患者的抑制率正常（＞50%），而内分泌性突眼（Graves 眼病）有 75%～88% 患者不被 T_3 抑制。

甲亢经药物治疗后，不宜用 T_3 抑制试验观察病情和评价药物疗效，但可用于预测停药后复发的可能性。一般来说，如 T_3 抑制试验正常，停药后复发的机会较小，相反则容易复发。T_3 抑制试验正常代表下丘脑－垂体－甲状腺轴的反馈调节功能已趋于正常。由于检测 TSAb 及 uTSH 远较 T_3 抑制试验安全、简便、快速，且对预后的判断更有意义，故 T_3 抑制试验已渐少用。

（六）注意事项

凡不能耐受大剂量 T_3（或甲状腺粉）的患者均不宜做 T_3 抑制试验，如老年人、冠心病、心力衰竭、肺功能不全及全身健康状况不佳者。

由于 ^{131}I 可透过胎盘进入乳汁，故妊娠、哺乳期妇女禁行本试验。甲状腺激素可恶化某些疾病的病情，如恶性肿瘤、糖尿病肺结核，以及心、肝、肾功能不全和肾上腺皮质功能不全等，伴有这些疾病时亦要慎重做该项检查。T_4 抑制试验是用 L-T_4 代替 T_3 或甲状腺粉，其方法和临床意义与 T_3 抑制试验相同。

严格按摄 ^{131}I 试验的质控要求进行检测。第 2 次摄 ^{131}I 试验前测定甲状腺内残留放射性计数率作为本底扣除。如发现第 1 次摄 ^{131}I 试验残留的放射性较高，则需加大第 2 次摄 ^{131}I 试验的剂量 2～3 倍，以使第 2 次摄 ^{131}I 率数据准确可靠。

第六节 甲状腺细针穿吸细胞学检查

甲状腺细针穿吸细胞学（FNAB）检查是一种简便、易行、准确性高的甲状腺形态学检查，对分辨甲状腺良性和恶性病变十分有效，对亚急性甲状腺炎和某些弥漫性甲状腺病变的诊断也有重要意义。

甲状腺穿刺活检的历史最早可追溯到 1843 年，但直至 21 世纪 30 年代后相关报道才日渐增多。50 年代后，北欧学者对各种甲状腺炎的细胞学表现做了详尽描述。70 年代后期和 80 年代，美国细胞病理学家通过对患者进行甲状腺细针穿刺和细胞病理学研究，对各种甲状腺疾病提出了细胞病理学的诊断标准。自此，由于甲状腺细针穿刺的使用大大提高了甲状腺疾病术前诊断的准确性，从而使甲状腺手术的数量减少了一半。

一、FNAB 原理

FNAB 是利用细针（22～25 G）对甲状腺结节进行穿刺，从中获取细胞成分，通过细胞学诊断来判断目标病灶性质的方法。

FNAB 可分为细针抽吸活检和无负压细针活检，两种方法均推荐超声引导下穿刺（US-FNAB），这样可使穿刺目标更准确，提高取材成功率，同时有利于在穿刺过程中对重要组织结构的保护。两种方法各有优缺点：细针抽吸活检在穿刺过程中使用注射器维持一定负压以获得更多成分；无负压细针活检采用特制的穿刺针在无负压的情况下操作，更加简便。临床可根据实际情况选择一种或两种方法联合使用。

二、FNAB 方法

（一）适应证

1.临床怀疑甲状腺肿瘤的患者：①直径≥1 cm 的甲状腺结节、超声检查有恶性征象者需考虑FNAB。②直径≤1 cm 的甲状腺结节，不推荐行 FNAB，但如果存在下述情况之一，也可考虑行FNAB：a.超声检查提示结节有恶性征象；b.伴颈部淋巴结超声影像异常；c.童年期有颈部放射线照射史或辐射污染接触史；d.有甲状腺癌家族史或甲状腺癌综合征病史；e.18F-FDGPET 显像阳性；f.伴血清降钙素水平异常升高。

2.临床怀疑慢性甲状腺炎的患者。

3.甲状腺囊肿的患者。

4.亚急性甲状腺炎患者。

（二）禁忌证

1.具有出血倾向，出、凝血时间显著延长，凝血酶原活动度明显减低。

2.穿刺针途径可能损伤邻近重要器官。

3.长期服用抗凝药。

4.频繁咳嗽或吞咽等难以配合者。

5.拒绝有创检查者。

6.穿刺部位感染，须处理后方可穿刺。

7.女性月经期为相对禁忌证。

（三）术前准备

FNAB 操作前同一般的有创检查前准备工作：穿刺前需详细询问病史，评估全身状态，交代穿刺操作风险和注意事项，签署知情同意书。告知患者及其家属 US-FNAB 是最可靠和安全的诊断方法，但是仍有极少数患者发生严重并发症，如大量出血造成上呼吸道阻塞。同时向患者说明，一小部分也存在因取样过少而不足以支持细胞学诊断，或出现假阴性率和假阳性率的情况，获得患者的理解。

（四）术中操作

1.患者体位：患者取仰卧位，在不引起患者不适的情况下，颈部垫高并尽量后伸。

2.消毒：颈部常规消毒，铺无菌洞巾；超声探头无菌化处理。

3.超声定位结节，设计穿刺路径：遵循兼顾最短穿刺路径且能够安全有效穿刺的原则，当选择的穿刺路径取材时血液成分较多，宜重新选择其他路径穿刺。

4.穿刺点进针，可在局部麻醉下完成。

5.超声引导下穿刺针进入甲状腺内，重复提插穿刺针数次完成取材：超声引导下确认针尖位置再快速进针穿刺，对病变进行多角度、多位点穿刺，穿刺过程中最大程度降低血液成分对细胞学诊断的影响，若血液成分较多时需换用更细的穿刺针。

6. 标本处理：取材后及时进行现场涂片、固定；观察标本是否满足细胞学诊断要求（若具备细胞学现场评价者时，均匀薄层涂片 2 张以上，快速染色后阅片评价；不具备细胞学现场评价者时，建议穿刺次数至少 3 次）。

7. 穿刺完毕，贴敷料。

（五）术后护理

穿刺结束后患者需在观察区留置观察 20～30 分钟，对穿刺点适度压迫止血 20～30 分钟，以达到止血效果，离开前需再次行超声检查以确认无活动性出血。如局部有少量出血，最有效的处理方式是压迫，可采用加压包扎、冰敷的方法，防止再次出血。部分患者可能伴有穿刺部位轻微痛感或放射痛，术后多逐渐消失。在持续疼痛情况下可口服镇痛药缓解。向患者交代穿刺后注意事项：避免进食增加出血风险的饮食、药物；禁止颈部剧烈运动；当出现颈部肿胀、疼痛加剧、呼吸困难时应及时就医。

三、常见甲状腺疾病的细胞学表现

（一）桥本甲状腺炎

镜下可见由上皮细胞和炎性细胞两类细胞构成。炎性细胞主要为淋巴细胞、浆细胞及淋巴生发中心的细胞等。滤泡细胞呈团片状排列，有较大的多形性。出现嗜酸性变细胞为滤泡细胞较特征性的改变，其胶质较少或缺失。

（二）亚急性甲状腺炎

疾病早期，通常细胞成分较多，滤泡细胞可呈退行性变，散在炎性细胞，多有特征性多核巨细胞出现，胶质成分较少或缺如。疾病晚期，细胞成分少，可有间质细胞等。

（三）甲状腺肿

细胞学表现与甲状腺肿的不同时期及所伴发的继发改变如出血、退行性变、坏死、纤维化及钙化等密切相关。无继发改变者的细针抽出物为滤泡细胞和胶质的混合物，高度复旧的甲状腺肿通常有大量胶质，而以增生为主的病变则胶质较少。高度复旧的甲状腺肿，其分散或小片样分布的滤泡细胞常常核小、染色深或呈核固缩。以增生为主时则镜下见大量滤泡细胞呈团簇样排列，可有大小不一的滤泡及类乳头样结构等。有继发改变时则可出现泡沫样细胞、含铁血黄素细胞及多核巨细胞和钙化结构等。

（四）Graves 病

镜下可见大量滤泡细胞，呈片样或大片样分布，细胞核较大、核染色质疏松，胞质较宽。可见淋巴细胞。背景常有多少不等的红细胞。

（五）甲状腺囊性病变

在甲状腺囊性病变抽出液涂片中几乎见不到保存良好的滤泡细胞，多为组织细胞，可含有含铁血黄素颗粒。胞质也可呈颗粒状或泡沫样，也可见多核巨细胞。背景为血性或无定形结构物及炎性碎屑等。甲状旁腺囊肿囊液多呈纯净的水样液，囊液中甲状旁腺激素水平明显升高。

（六）滤泡性腺瘤

滤泡性腺瘤有多种细胞类型，包括胶性腺瘤、单纯性腺瘤、胚胎型及胎儿型腺瘤、不典型腺瘤、嗜酸细胞腺瘤等，因此细胞学表现也多种多样。①胶性腺瘤：镜下有大量胶质，滤泡细胞较少，呈片样排列，核小，核染较深或呈核固缩。②胎儿型和胚胎型腺瘤：胎儿型可见较多完整的小滤泡，胚胎型则呈团簇状，核大拥挤，细胞界限不清，核染色质较粗，但分布较均一，核仁少见，胞质较少。③嗜酸细胞腺瘤：细胞除体积较大，胞质丰富呈嗜酸性，多见双核细胞，且轻度核偏心，染色质为细颗粒状，可见较大核仁。④不典型腺瘤细胞学表现与癌无法区别。

（七）乳头状甲状腺癌

细针穿刺标本其形态及大小均有很大变异性。细胞呈团簇状，细胞界限欠清楚。核重叠拥挤，可见乳头结构。细胞可呈立方、柱状、卵圆、多角形或梭形等。胞质量及染色也有很大变异。核染色质呈细颗粒状或粉状，核仁易见。可见核沟及核内包涵体，其核内包涵体为显著而常见的特征，有时可见砂粒体。

（八）滤泡性甲状腺癌

富含大量细胞，呈团簇样排列，核堆积重叠。核大，呈圆形或卵圆形，形态一致或呈多形性。染色质为粗颗粒状，可见大小不一的核仁，核内包涵体很少见，胞质多少及染色深浅不一。

（九）甲状腺髓样癌

细胞分散或呈松散的簇样排列。无乳头或滤泡，但可有假滤泡样结构。细胞大小、形态显著不一，多形性十分显著，可呈三角形、多面形或梭形。核多偏心，明显偏心的细胞类似于浆细胞。常见双核、多核细胞。核呈圆形、卵圆形，核仁不常见。核内包涵体也较常见。胞质多少不一。另一特征为背景可见蓬松的细颗粒状或致密的淀粉样物质。

参考文献

［1］白耀．甲状腺病学：基础与临床．北京：科学技术文献出版社，2003：179-183.

［2］PETERSON S，SANGA A，EKLOF H，et al. Classfocation of thyroid size by palpation and ultrasonography in field surveys. Lancet，2000，355（9198）：106-110.

［3］向光大．临床甲状腺病学．北京：人民卫生出版社，2013：111-113，141-143，172-173，227.

［4］NUNEZ J，CELI F S，NG L，et al. Multigenic control of thyroid hormone functions in the nervous system.Mol Cell Endocrinol，2008，287：1-12.

［5］白人驹，吴恩惠．甲状腺的 CT 检查．国外医学（临床放射学分册），1988，11（5）：269-271.

［6］HREONC W，PONDER B A，HUNTER-CRAIG I D.CT scanning as an adjunct to screening for medullary carcinoma of the thy roid. Cl in Radiol，1990，41（3）：209-210.

［7］罗德红，石木兰，罗斗强．甲状腺癌的 CT 诊断．中华放射学杂志，1998，32（11）：758-760.

［8］WUNDERBALDINGER P，HARISINGHANI M G，HAHN P F，et al. Cystic lymph node metastases in papillary thy roid carcinoma. AJR Am J Roentgenol，2002，178（3）：693-697.

［9］张娟，江明强．甲状腺癌颈淋巴结转移的螺旋 CT 表现．实用放射学杂志，2001，17（9）：667-668.

［10］J. 罗萨伊．阿克曼外科病理学（回允中译）．8 版．上卷．沈阳：辽宁教育出版社，1999：524-549.

［11］刘啸峰，钱彬，朱正斌，等．甲状腺结节样病变良恶性的 MDCT 鉴别诊断价值．中国 CT 和 MRI 杂志，2014，12（8）：34-37.

［12］于军，于芃芃．高频超声与多层螺旋 CT 在甲状腺结节诊断中的临床价值．实用预防医学，2012，19（2）：243-244.

［13］COBIN R H. Thyroid carcimoma and Graves' disease. Endocr Pract，2000，6（3）：264 -267.

［14］ISHIKAWA H，TAMAKI Y，TAKEHASHI M，et al.Comparison of primary thyroid lymphoma with anaplastic thyroid carcinoma on computed tomographic imaging. Radiat Med，2002，20（1）：9 -15 .

［15］BASARIA S，SALVATORI R.Images in clinical medicine. Pemberton's sign. N Engl J Med，2004，350（13）：1338.

［16］罗凤荣，李雁平．45 例甲状腺肿瘤 CT 诊断及鉴别．广西医学杂志，2005，27（1）：127 -128.

［17］HERON C W，PONDER B A，HUNTER-CRAIG I D.CT scanning as an adjunct to screening for medullary carcinoma of the thyroid. Clin Radiol，1990，41（3）：209-210.

［18］苏丹柯，谢东．甲状腺病变的 CT 诊断．中华放射学杂志，1996，30（9）：620 -624.

［19］罗德红，石木兰，罗斗强．甲状腺癌的 CT 诊断．中华放射学杂志，1998，32（11）：758 -760.

［20］王振军．甲状腺良性及恶性占位病变的 CT 鉴别诊断．中国热带医学，2006，6（5）：824，769.

［21］张建伟，刘海泉，杨建伟，等 .CT 对甲状腺肿瘤的鉴别诊断价值．实用放射学杂志，2005，21（11）：1154 -1156.

［22］冯学民．甲状腺癌的影像学研究进展．国际放射医学核医学杂志，2006，30（5）：275 -280.

［23］曹立宇，欧玉荣，张洪福．大肠癌 p53 基因突变与血清抗体的相关性研究及意义．肿瘤研究与临床，2001，13（2）：90-93.

［24］刘铁，董吉顺，张亮亮，等．甲状腺肿瘤 CT- 病理对照研究．中华放射学杂志，1995，29（12）：765-768.

［25］赵卫，丁忠祥，宋滇平，等．甲状腺动脉栓塞治疗 Graves 病的应用解剖研究．中国介入影像与治疗学，2007，4（4）：253-257.

［26］赵桐，袁建军，郝建勋，等．多排螺旋 CT 检查对甲状腺良、恶性肿瘤鉴别诊断的研究进展．现代中西医结合杂志，2012，21（1）：106-107.

［27］王旸．临床医生学超声，第 9 讲，甲状腺的超声．中国临床医生杂志，2005，33（5）：58-60.

［28］谭天轶．临床核医学．北京：人民卫生出版社，1993：442.

［29］吴鹏西，臧亚平，万卫星．超声与核素显像诊断甲状腺结节的对比研究．中国医学影像学杂志，1999，7（2）：127.

［30］高华，宁磊，牟均青．核素显像对甲状腺结节的诊断价值．医学影像学杂志，2003，13（8）：607-608.

［31］高再荣．核素显像在甲状腺结节诊断中的应用和结果判读．中国普外基础与临床杂志，2011，18（8）：790-793.

［32］申超，潘新远，牟均青，等．甲状腺放射性核素摄取减低在甲状腺疾病诊断中的对比分析．医学影像学杂志，2005，15（2）：116-118.

［33］罗章伟，李天资，陆进，等 .6 小时内摄 ^{131}I 率快速推断甲状腺摄碘功能的研究．实用医学杂志，2011，27（3）：446-448.

［34］徐胜前，汪延华，贾敬华，等．促甲状腺激素释放激素兴奋试验在碘缺乏病监测中的临床意义．中国地

方病学杂志，2001，20（5）：375-377.

［35］ORGANIZATION W H. Recommended iodine levels in salt and guidelines for monitoring their adequacy and effectiveness. World Health Organization，1996.

［36］陈志辉，游在森，马新元，等.TRH 兴奋试验在碘缺乏病中应用的研究 . 中国地方病学杂志，1990，9（5）：299-302.

［37］温悦，韩若凌 . 2018 版国内甲状腺结节细针穿刺活检专家共识及相关国外指南解读 . 河北医科大学学报，2019，40（7）：749-752.

［38］施秉银 . 甲状腺细针穿刺活检及细胞学检查 . 国际内分泌代谢杂志，2003，23（6）. 383-385.

第四章　甲状腺功能亢进症

甲状腺功能亢进症（简称甲亢），也称为甲状腺毒症，是指由于甲状腺本身或甲状腺以外的多种原因引起的甲状腺激素增多，进入循环血中，作用于全身的组织和器官，造成以机体的神经、循环、消化等各系统的兴奋性增高和代谢亢进为主要表现的疾病的总称。临床表现为多食、消瘦、畏热、多汗、心悸、激动等高代谢综合征，以甲状腺肿大、突眼症、神经及心血管系统功能紊乱为特征。其中由于甲状腺腺体本身功能亢进，合成和分泌甲状腺激素增加所导致的甲状腺毒症称为甲亢；由于甲状腺滤泡被炎症（如亚急性甲状腺炎、安静型甲状腺炎、产后甲状腺炎等）破坏，滤泡内储存的甲状腺激素过量进入循环引起的甲状腺毒症称为破坏性甲状腺毒症。该症的甲状腺功能并不亢进。也有学者提出甲亢是由甲状腺本身的病变而引发，是甲状腺组织增生、功能亢进、产生和分泌甲状腺激素过多所引起的一组临床综合征，而甲状腺毒症则是指任何原因引起血液循环中甲状腺激素过多而引起甲亢表现，包括甲状腺本身及甲状腺以外的异常而引发甲状腺功能亢进病情的统称。

甲亢根据病因可分为5种类型。①甲状腺性：包括Graves病、毒性结节性甲状腺肿、毒性甲状腺腺瘤（功能自主性甲状腺腺瘤）、碘引起的甲亢（碘甲亢）、亚急性及慢性淋巴细胞性甲状腺炎（桥本甲状腺炎）以及甲状腺癌引起的甲亢等。②垂体性：包括垂体分泌TSH腺瘤及选择性垂体对甲状腺激素抵抗综合征等，均少见，在未加选择的手术资料中，垂体瘤的各类类型中TSH瘤的发生率占垂体瘤的1%。③妇产科情况及疾病引起：包括产后甲状腺炎引起的甲亢、甲状腺肿样卵巢瘤、葡萄胎及绒毛膜上皮癌等。④小儿（新生儿及儿童）甲亢。⑤医源性：由于各种原因摄入了过多的甲状腺激素而引起的甲亢。

第一节　流行病学

一、发病率

甲亢是内分泌系统的多发病和常见病，在过去几十年观察到的人群当中，甲亢发病率大约为0.5%，在城市居民中比在乡村人口中常见得多。随着人们生活和工作节奏的不断加快，近年甲亢的发生率在明显增多。本病可发生于任何年龄，从新生儿时期到老年人均可能患病，而最多见于青年及中年女性。

2015年我国的甲亢流行病学调查表明，甲亢已成为仅次于糖尿病的内分泌科第二大疾病。甲亢可发生于任何年龄，男女均可发病，但以中青年女性多见，大多数发病年龄在20～40岁，甲亢的发病率呈现逐年升高及低龄化的趋势，不同地区甲亢发病率不同。英国一组资料报道：女性的发病率为1.9%，男性为1.6%，妇女每年发病率估计2%～3%。我国一组流行病学调查表明：甲亢总发病率为 3%，男性为 1.6%，女性为 4.1%。我国对北京、成都、广州、贵阳、济南、南京、上海、沈阳、武汉、西安 10 所城市甲状腺流行病学调查结果显示：我国 10 所城市甲亢患病率为 3.7%。另潘榕等人报道：在对 3363 例甲亢病案资料进行的统计分析中，男性占 23.97%；女性占 76.03%，男女性别比为 1∶3.17，年龄最小 2 岁，最大 91 岁，平均 35.67 岁，发病高峰年龄为 20～50 岁，占 75.77%，在职业中农民占 48.14%，发病高峰年龄有前移征象。吴立兵等人报道：甲亢发病男女比例为 1∶3，发病年龄多集中在 50 岁左右。肖邦忠等人报道：甲亢病例中女性多于男性，发病年龄最小 12 岁，最大 82 岁。另据徐大修等人报道：把三亚市分为山区、丘陵和沿海进行整群抽样的 26 989 人中，结果甲亢患病率为 2.59‰，其中男性患病率为 0.050‰，女性患病率为 4.81‰，女性患病率明显高于男性。不同地区甲亢发病率也有差异，广东沿海等高碘地区甲亢发病率低，而内陆缺碘地区甲亢发病率高。周永林等人报道：高碘地区甲亢患病率 1.49%，其中男性 0.75%，女性 2.32%，碘营养充足后可使甲状腺功能减退症的发病率减少。近年甲状腺疾病呈现逐年递增的趋势，甲亢患者最多，占总病例人数的 37.5%。众所周知，缺碘会引起甲状腺疾病，医学专家认为，为保障下一代的脑发育和人口素质，必须对碘缺乏地区居民实行碘盐强化，强化碘盐虽优点较多，但也要循序渐进，且必须正视食盐加碘所造成的负面影响。

二、影响因素

甲亢发病的影响因素主要包括以下 4 点。

1. 自身免疫因素

甲亢主要是甲状腺激素分泌异常增多，诱发机体内分泌失调，出现高代谢并且伴有甲状腺体组织肿大的一种代谢性疾病，其属于自身免疫疾病的一种，甲亢女性多于男性，分析可能原因之一是女性雌激素水平分泌普遍高于男性。据文献估计女性更容易发生甲状腺功能异常，发病率是男性的 5～10 倍。

2. 遗传因素

目前研究结果认为，甲亢有一定的家族倾向。

3. 环境因素

随着环境污染的日益严重及人们生活压力的增大，甲亢患者的数量在以一个极高的速度不断攀升，现代医学发现摄入碘过量也会导致甲亢的发生。有的人喜欢吃鱼、虾、蟹、海蜇、海带等海产品，而海产品中含有较多的碘，摄入过多的碘则会影响甲状腺的正常工作，使甲状腺激素分泌过多从而出现甲亢。相关研究结果显示，实施食盐加碘后，原来碘缺乏的居民对碘的摄入量快速增加。

4. 情绪、精神等因素

如压力、恐惧、焦虑、愤怒、悲伤等情绪会刺激甲状腺，使人体激素分泌增加，从而引起甲亢。

第二节　诊断与鉴别诊断

一、西医诊断

（一）临床表现

临床表现主要由循环中甲状腺激素过多引起，其症状和体征的严重程度与病史长短、激素升高的程度和患者年龄等因素相关。甲亢的临床表现可轻可重，可明显也可不明显，由于患者的年龄、病程以及产生的病变不同，引起各器官的异常情况不同，临床表现也不完全一样。甲亢可能是暂时的，也可能是持续存在的。症状主要有易激动、烦躁失眠、心悸、乏力、怕热、多汗、消瘦、食欲亢进、大便次数增多或腹泻、女性月经稀少，可伴发周期性瘫痪（亚洲青壮年男性多见）和近端肌肉进行性无力、萎缩，后者称为甲亢性肌病，以肩胛带和骨盆带肌群受累为主。Graves 病有 1% 伴发重症肌无力。少数老年患者高代谢的症状不典型，相反表现为乏力、心悸、厌食、抑郁、嗜睡、体重明显减少，称之为"淡漠型甲亢"。

1. Graves 病

世界上讲英语的国家称之为 Graves 病，而欧洲大陆其他各国则称之为 Basedow 病，这是甲亢中最常见的一种，尤其在 40 岁以下患者中 Graves 病是甲亢最常见的原因。本病也是临床上最常见的甲状腺疾病。

很多资料显示，自身免疫性甲状腺疾病整个发病数（包括 Graves 病、自身免疫性甲状腺炎）接近或超过糖尿病的发病数。许多资料也显示，本病具有性别和年龄的差异，女性比男性多 4～6 倍，半数以上患者的年龄在 20～40 岁，但儿童和老年人均可能发病。

（1）典型表现

Graves 病在 20～40 岁最常见，10 岁以前罕见，极少时为"淡漠型"。临床表现主要包括弥漫性甲状腺肿、甲状腺毒症、浸润性眼病，偶尔有浸润性皮肤病。

1）代谢增加及交感神经高度兴奋：患者身体各系统的功能均可能亢进。常见有怕热、多汗、皮肤潮湿，也可有低热；易饿、多食而消瘦；心慌，心率增快，严重者出现心房纤维性颤动、心脏扩大及心力衰竭；收缩压升高，舒张压正常或偏低，脉压增大；肠蠕动增快，常有大便次数增加、腹泻；容易激动、兴奋、多语、好动、失眠、舌及手伸出可有细微颤抖；很多患者感觉疲乏、无力、容易疲劳，多有肌肉萎缩，常表现在肢体的近躯干端肌肉受累，神经肌肉的表现常常发展迅速，在疾病的早期严重，治疗后在数月内能迅速缓解。

2）甲状腺肿大：呈弥漫性，质地软，有弹性，引起甲状腺肿大的原因是多方面的，其中和甲状腺生长抗体关系密切，此种抗体对甲状腺功能影响不大，故病时甲状腺肿大程度与病情不一定平行。在肿大的甲状腺上可以听到血管杂音，或可扪及震颤。

3）眼病：大部分患者有眼部异常或突眼，而眼球突出严重者，甲亢症状常较轻。

Graves 眼病（GO）也称为浸润性突眼、甲状腺相关性眼病，患者自诉眼内异物感、胀痛、畏光、流泪、复视、斜视、视力下降；检查见突眼（眼球凸出度超过正常值上限 4 mm）、眼睑肿胀、结膜充血水肿、眼球活动受限，严重者眼球固定，眼睑闭合不全、角膜外露而形成角膜溃疡、全眼炎，甚至失明。眼眶 CT 发现眼外肌肿胀增粗。

本病男性多见，甲亢与 GO 发生顺序的关系是：43% 两者同时发生；44% 甲亢先于 GO 发生；有 5% 患者仅有明显突眼而无甲亢症状。TT_3、TT_4 在正常范围，称之为"甲状腺功能正常"的 GO（euthyroid Graves ophthalmopathy，EGO）。单眼受累的病例占 10%～20%。此类患者 TSH 是降低的，实际为亚临床甲亢。更有少数 GO 可以见于桥本甲状腺炎。诊断 GO 应行眶后 CT 或 MRI 检查，排除球后占位性病变。本病发病后 66% 的病例可以自发性减轻，20% 体征无变化，14% 的病例继续恶化。大部分病例病情活动持续 6～12 个月，然后炎症症状逐渐缓解，进入稳定期。部分病例可以复发。

（2）较少见的临床表现

小儿和老年患者患病后临床表现多不明显。不少年龄较大的患者，只表现少数 1～2 组症状，或只突出某个系统的症状。有些年龄较大的患者，以心律不齐为主诉；也有的因为体重下降明显去医院检查；还有的诉说食欲不好，进食减少；或以肢体颤抖作为主诉。极少数老年患者，表现身体衰弱、乏力、倦怠、精神淡漠、抑郁等，称之为"淡漠型甲亢"。有的儿童在患甲亢以后，体重并不减轻。有些患者的甲状腺不肿大，或非对称肿大；有的患者指甲变薄、变脆或有指甲脱离；少数患者可分别伴有阵发性肢体麻痹、胫骨前局限性黏液水肿（通常病变局限在胫骨的前方，少数可向下扩展至踝上及足背部，不向膝上发展）、白癜风、甲状腺杵状指或有男性乳房增生等。Graves 病可伴有先天性角化不良及耳聋，但很少见。

有些患者有甲状腺毒症表现，但病的轻重程度可能不同，或持续存在，另外一些患者的临床表现时好时坏，可表现不同程度的缓解和加重。这种时轻时重的过程是不同的，常是不固定的，这对安排治疗来说是重要的。

在临床常可见到，对某个个体患者来说甲状腺病和浸润现象可以单独或共同存在，但发展过程大多是各自独立的。

本病发病情况及临床过程和慢性淋巴性甲状腺炎（桥本甲状腺炎）关系密切。在一些桥本甲状腺炎发病时可呈现有甲亢，甚至最终被甲亢表现所取代，病程再长时变为甲减。相反，甲亢偶尔可发生于以前存在桥本甲状腺炎的患者。有资料介绍，大约 1/3 Graves 病患者最初可能无眼病，但在数月或数年后出现眼病，或始终无眼病出现；相反，有的患者开始就有 Graves 眼病，以后出现有甲亢。

2. 毒性结节性甲状腺肿（Plummer 病）

本病占甲亢的 5%～15%，多发生在 40～50 岁，女性多见。由单个结节引起者，可以是无功能结节，也可能是功能自主的甲状腺结节。由多个结节引起者，临床特点是起病缓慢，甲亢的临床表现较轻，或不明显，眼部的异常表现较少，本病常常不容易被诊出，容易漏诊或误诊。有研究者对甲状腺结节的大小做过随机调查，发现结节 > 3 cm 者，6 年后有 20% 发展为甲亢，而直径 < 2.5 cm 者，发展为甲亢者仅占 2%～5%。

3. 甲亢的其他少见类型

（1）T_3 型甲亢

本病的发生频率在不同地区有很大的不同，在美国很少见，而在碘摄入不足的地区较为常见。有资料介绍本病占甲亢患者的 3%～13%。引起 T_3 型甲亢的原因可能是甲状腺相对的碘缺乏，也可以是甲状腺自主分泌的患者中，甲状腺外 T_4 转变为 T_3 明显增加。本病可发生于 Graves 病中，也可见于毒性多结节性甲状腺肿或毒性腺瘤患者。T_3 型甲亢的特点是临床表现较轻，似乎年长者发生率较高，患者血 T_4 及 FT_4I 正常或减低，仅血中 T_3 含量升高，FT_3I 升高可帮助确诊。有时需要排除因摄入 T_3 而引起的 T_3 型甲亢。

（2）T$_4$型甲亢

患者血中T$_4$、FT$_4$及FT$_4$I增高，而T$_3$含量正常或减低。可发生在1/3以上的碘甲亢及同时全身并发有严重疾患的甲亢患者，后一种情况是血中rT$_3$是升高的。T$_4$型甲亢需与甲状腺功能正常的病态综合征引起的T$_4$升高和T$_3$降低相鉴别，血中TSH在T$_4$型甲亢者中是减低的，而后者则不然。

（3）甲状腺炎引起的甲亢

1）亚急性甲状腺炎：50%～60%患者在起病后可能发生甲亢。本病引起的甲亢，甲状腺部位疼痛明显，并伴甲亢的症状及体征，很多患者发热明显，全身无力；血中甲状腺激素可以升高，而此时的甲状腺摄^{131}I率却明显低于正常。有的亚急性甲状腺炎老年患者的临床表现与常见的不同，甲状腺局部异常表现不多，可以很不典型。

2）慢性淋巴细胞性甲状腺炎：发生甲亢者占20%以上，北京协和医院观察的370例患者中，伴有甲亢的有91例（24.6%）。

本症有典型的Graves病征象，也可同时伴有Graves病的眼部表现和局限性胫骨前黏液性水肿，除了血中的抗甲状腺抗体滴度增高，血清甲状腺激素也可升高，称为桥本甲亢。遇有此种情况，需要与慢性淋巴细胞性甲状腺炎和Graves病同时并仔细鉴别，北京协和医院分析的资料显示，血中抗甲状腺抗体的水平在Graves病发病时不像在慢性淋巴性甲状腺炎发病时高，持续存在的时间也不如后者长，不超过6个月。

（4）碘甲亢

不论是由于何种原因，凡是投用了过多的碘剂，临床上产生了甲亢的表现，称为碘甲亢，或碘致性甲亢，也叫作Jod-basedow病。

碘甲亢常见于缺碘地区于大剂量补碘以后的患者；非地方性甲状腺肿地区的患者在过多投碘以后，如心脏病患者，在较长期应用乙胺碘呋酮治疗心律不齐，或由于医疗需要，采用了含碘造影剂时，均可引起碘甲亢。

碘甲亢的发生机制尚未完全阐明，可能由于甲状腺对过量的碘缺少自身反馈调节，大剂量的碘不能反馈抑制甲状腺进一步摄碘，使得甲状腺产生过量的甲状腺激素而导致甲亢。一些生活在缺碘的地方性甲状腺肿地区的患者，在补碘以前已存在亚临床高功能自主的甲状腺腺瘤，当补碘以后，进一步促使甲亢的发生。当甲状腺有结节时，在体内存在过量碘的情况下，可能会过多的产生和释放甲状腺激素而发病。

碘甲亢患者在原有疾病的临床表现基础上，又伴发高代谢、怕热、多汗、心悸、心动过速、紧张、兴奋、腹泻、消瘦等，这些症状多不严重，不是生活在缺碘地区的患者，患者的甲状腺多不肿大。

诊断本病必须明确有摄入过多碘剂的病史。碘甲亢患者的血中总T$_4$、T$_3$及FT$_4$、FT$_3$水平升高，T$_3$有时正常，TSH含量减少。发病时放射性碘摄取率减低，尿碘排出明显增加。

明确诊断碘甲亢以后，首先应停止继续摄入碘剂。对甲亢病情轻者，仅予对症处理即可，2～3周以后，待血中增多的甲状腺激素经过代谢及排出以后，甲亢表现自然好转；甲亢表现重者，可短期服用硫脲类抗甲状腺药剂量不宜大，时间很少需要超过3～6个月，一般不需手术治疗。由于甲状腺摄碘率低，不适合做放射性碘治疗。

甲亢表现仅持续存在数周至数月，大多数患者于停止用碘剂以后，随着碘的排出，甲亢病情逐渐自行好转。

（5）功能自主性甲状腺腺瘤（毒性甲状腺腺瘤）

临床少见。常由甲状腺的单一结节（腺瘤）引起，由于它是可扪及的单一结节，所以，有时称之为高功能单结节或毒性结节，临床上偶尔见到有两个或三个结节（或腺瘤）的表现。

大部分的毒性腺瘤病因是 TSHR 基因的某一部分的突变在缺少 TSH 时，由于这些氨基酸的改变，TSH 受体仍能激活，由静止状态变为活动状态。少数毒性甲状腺腺瘤在 G 蛋白基因上有突变。

在发病过程中，首先，腺瘤表现为小结节，有的患者的结节不能扪及，但有的患者在扫描时可以查出，显示放射性浓集区，腺瘤以外的甲状腺组织正常。随病情的发展，可见腺瘤进行性生长和功能增加，当给予外源促甲状腺激素时，腺体其余部分显示部分或全部被抑制，在病的后期逐渐萎缩，而腺瘤功能仍继续存在。随着腺瘤进一步生长，腺瘤功能进行性增强，最终，其余甲状腺组织完全被抑制，扫描仅在腺瘤部位显示有功能（热结节），在临床甲亢显现出来以前常常会被忽略。毒性腺瘤持续生长，产生并分泌大量的甲状腺激素，才有明显的甲亢临床表现。一些腺瘤分泌 T_3 较明显。如进行 TSH 试验检查，有时则见结节外组织仍有功能。

临床上常先有颈部结节，结节逐渐增大，数年后出现甲亢症状，甲亢的程度可较 Graves 病轻，浸润性突眼少。在甲状腺之上可查出边界清楚、质地坚硬、随吞咽活动的结节。核素显像检查结果为本病的诊断和治疗可以提供重要的资料。

（6）新生儿甲亢

新生儿甲亢不多见，通常患儿的母亲既往或正在患有 Graves 病。在出生时，婴儿的甲亢表现常不易被认出，新生儿甲亢有两种类型。第一种类型是 TSH 受体抗体从母亲血液通过胎盘至胎儿，表现为婴儿出生时体重较轻、肌力弱、心率快、发热，并有呼吸窘迫或黄疸；甲状腺增大，偶有眼肿；化验见 FT_4I 及 FT_4 明显升高，TSH 降低，这与一般出生时所见 TSH 增高正好相反，此型甲亢是自限性的，可在 4～12 周消失。第二种类型是发生于淋巴细胞免疫调节的缺陷遗传所致，严重者有 20% 的死亡率，甚至在治疗成功以后，也有持续的脑功能损伤。甲亢可持续数月或数年，需长期进行治疗。在小儿甲亢中有些患儿的症状持续存在，随着年龄的增长，可有行为的改变及生长障碍，出现甲亢的典型表现，年龄稍长的患儿，常能见到骨骼年龄超过实际年龄。进入青春期儿童发生的甲亢的临床表现和成人是非常相像的。

（7）肿瘤引起的甲亢

垂体分泌 TSH 瘤及甲状腺癌引起的甲亢均少见。前者患者血 TSH 水平是升高的，可以伴有或不伴有其他内分泌的异常。甲状腺滤泡癌可伴有甲亢，少数是由于癌肿本身分泌过多的甲状腺激素，而多数是发生在甲状腺全切除以后，由转移癌灶分泌过量的甲状腺激素所致。临床表现无力、体重下降、心悸及甲状腺结节，无眼病表现；扫描显示，甲状腺以外的远处如骨骼及肺常有放射性碘摄取区，大剂量放射性碘可破坏转移病灶，因此可用于治疗。我们还曾经见到过 1 例由甲状腺乳头状癌引起的甲亢患者。

（8）妇产科情况和疾病引起的甲亢

妇女在正常妊娠期间，机体有免疫抑制现象，原有的自身免疫疾病可能自发的缓解和消失，在分娩以后可出现反跳。一些妇女在产后由于免疫功能的改变对甲状腺功能产生不同的影响，至少有以下几个方面的临床表现：①持续性甲亢，分娩后一些妇女可出现甲亢表现，随时间延长日益明显，如不予处理，甲亢始终持续存在；②暂时性甲亢，一些妇女出现的甲亢表现在产后 2～3 个月后，逐渐自行好转，6 个月时恢复正常；③暂时性甲状腺炎伴甲亢，一些有暂时的甲状腺炎于产后 2～3 个月内伴有明显的甲亢，以后自发产生甲状腺功能减退，于 5～6 个月时恢复正常；④持续性甲减，也有一些妇女的甲状腺功能始终减退。此种产后引起的甲亢，其甲亢的临床表现轻微，FT_3 及 FT_4 增高，甲状腺 ^{131}I 摄取率低，血中 TSAb 阴性。

葡萄胎及绒毛膜上皮的人线毛膜促性腺激素具有兴奋甲状腺的活性的功能，其与甲亢的发生直接相关，可使甲状腺增生，增加碘的转换，抑制 TSH，血中 T_3、T_4 水平轻度升高。该症引起甲亢的临床表现常不明显，甲状腺多不肿大，也无眼征，病变切除后甲亢可以治愈。

卵巢畸胎瘤含有甲状腺组织而产生功能亢进，引起轻微的甲亢表现，如体重减轻和心动过速，但无甲状腺肿及眼征，血 FT_4 及 T_3 轻度增高，TSH 被抑制，颈前放射性碘摄取可为零。扫描显示在盆腔内有放射性碘的摄取，畸胎瘤被切除以后，本病即治愈。

（9）垂体促甲状腺激素细胞腺瘤引起的甲亢

此种肿瘤罕见，仅约占所有垂体肿瘤 0.5%。但北京协和医院近年在较短时期就发现 5 例，这可能是由于检测手段进步，医生对此病认识的提高，以及或许本病发病率的确在增高有关，值得临床医师重视。TSH 瘤大多为大腺瘤，有大瘤体引发的临床症状，TSH 腺瘤在临床上大多表现有甲亢症状，有时瘤组织中混有其他激素成分，如 PRL、GH 或 ACTH、LH、FSH 等。患者血中 TSH 水平呈现不同程度的升高。

（10）甲状腺激素抵抗综合征及不适当 TSH 分泌综合征

甲状腺激素抵抗有几种类型：①周身对甲状腺激素抵抗，表现有家族性聋哑、点彩状骨骺、甲状腺肿和伴有正常及甲状腺激素明显升高，但各个发病家族的临床表现并不完全相同。通常做 TRH 兴奋试验后 TSH 升高，用 T_3 后 TSH 下降，α 亚单位与 TSH 的比值 < 1。本综合征在分子水平观察中，示有甲状腺 β 基因突变，产生有缺陷的甲状腺激素受体不能与 T_3 结合，为常染色体显性遗传。②选择性的垂体对甲状腺激素抵抗不常见，可表现有轻微的甲亢、甲状腺肿，血 T_3、T_4 升高，TSH 正常或升高。本综合征的末梢组织中 T_3 受体是正常的，T_3 不能抑制垂体 TSH 的分泌，引起 TSH 不适当的分泌并引发甲亢。③选择性末梢对甲状腺激素抵抗极少见。

如患者血中 FT_4 增高，伴血清免疫反应的 TSH 的升高，称之为"不适当 TSH 分泌综合征"。本综合征又分两种类型：①分泌 TSH 的垂体腺瘤；②非肿瘤的垂体 TSH 的过强分泌。分泌 TSH 的垂体肿瘤通常表现出轻微的甲亢及甲状腺肿，常有性腺激素的缺乏，如表现闭经及阳痿、无眼征，血中总的或游离 T_3、T_4 升高，TSH 正常或升高。这些肿瘤分泌的 TSHα 亚单位明显升高，垂体的 TSH 对 TRH 缺乏反应，甲状腺放射性碘的摄取增加，且不被甲状腺制剂抑制，视野和垂体 CT 或 MRI 检查对诊断有帮助。处理包括抗甲状腺药控制甲亢、垂体瘤经蝶鞍切除，如肿瘤不能完全切除，须用放射疗法治残余肿瘤，以及用放射性碘控制甲亢。长效生长抑素在不少患者中可抑制 TSH 分泌，在有的患者中可抑制肿瘤的生长。非肿瘤的垂体分泌 TSH，实质上是一种垂体（有时是末梢）对 T_3 及 T_4 的抵抗类型。

（11）汉堡包甲亢（Hamburger 甲亢）

在美国的中西部，曾有甲状腺毒症流行，是人们进食了"颈部物质"制作的汉堡包所致，被称为汉堡包甲亢。这是由于制作用的颈部肌肉在人类屠宰家畜时混入了牛的甲状腺组织，我国也曾有过类似情况发病的报道，值得警惕。

（12）淡漠型甲亢

淡漠型甲亢是在 1931 年首先由 Lancy 提出的，特点是没有甲亢特有的神经、精神兴奋症状，而主要表现为精神抑郁、表情淡漠、心悸、恶心、呕吐，甚或有骨质疏松，发病多在 30～60 岁。此种类型非常容易误诊，尤其在年长者中，临床诊断的概率很低。

（13）亚临床甲亢

在过去十几年中，由于敏感的免疫测量方法在检测 TSH 中的应用，使血中 TSH 正常值以下的数值有可能被测定出来，为认识亚临床甲亢提供了可能。

亚临床甲亢是指患者无甲亢临床症状，其血中 FT_4 及 FT_3 水平正常，而 TSH 含量是减低的。在全世界有亿万人由于不同的原因在使用甲状腺激素，因之产生亚临床甲亢的危险不容忽视。内源性的亚临床甲亢，最常见于功能自主性甲状腺腺瘤或多结节性甲状腺肿患者。

4. 甲状腺危象

甲状腺危象也称为甲亢危象，表现为所有甲亢症状的急骤加重和恶化，多发生于较重甲亢未予治疗或治疗不充分的患者。常见诱因有感染、手术、创伤、精神刺激等。临床表现有高热或过高热、大汗、心动过速（140 次/分以上）、烦躁、焦虑不安、谵妄、恶心、呕吐、腹泻，严重患者可有心力衰竭、休克及昏迷。甲亢危象的诊断主要靠临床表现来综合判断。临床高度疑似本症及有危象前兆者应按甲亢危象处理。甲亢危象的死亡率为 20% 以上。

（二）体征

大多数 Graves 病患者有程度不等的甲状腺肿大。甲状腺肿为弥漫性，质地中等（病史较久或食用含碘食物较多者可坚韧），无压痛。甲状腺上下极可以触及震颤，闻及血管杂音。也有少数病例的甲状腺不肿大，结节性甲状腺肿伴甲亢可触及结节性肿大的甲状腺，甲状腺自主性高功能腺瘤可扪及孤立结节。心血管系统表现有心率增快、心脏扩大、心律失常、心房纤颤、脉压增大等。少数病例下肢胫骨前皮肤可见黏液性水肿。甲亢的眼部表现分为两类：一类为单纯性突眼，病因与甲状腺毒症所致的交感神经兴奋性增高有关；另一类为浸润性突眼，也称为 Graves 眼病，病因与眶周组织的自身免疫炎症反应有关。单纯性突眼包括下述表现。①轻度突眼：突眼度不超过 18 mm。② Stellwag 征：瞬目减少，炯炯发亮。③上睑挛缩，睑裂增宽。④ von Graefe 征：双眼向下看时，由于上眼睑不能随眼球下落，出现白色巩膜。⑤ Joffroy 征：眼球向上看时，前额皮肤不能皱起。⑥ Mobius 征：双眼看近物时，眼球辐辏不良。这些体征与甲状腺毒症导致的交感神经兴奋性增高有关。

（三）实验室检查

1. 血清 TSH 和甲状腺激素

血清 TSH 测定技术经过改进已经进入第四代。目前国内普遍采用的第二代方法（以免疫放射法 IRMA 为代表，灵敏度达 $0.1 \sim 0.2$ mIU/L）和第三代方法（以免疫化学发光法 ICMA 为代表，灵敏度为 $0.01 \sim 0.02$ mIU/L）称为敏感 TSH。sTSH 是国际上公认的诊断甲亢的首选指标，可作为单一指标进行甲亢筛查。一般甲亢患者 TSH < 0.1 mIU/L。但垂体性甲亢 TSH 不降低或升高。

血清游离 T_4（FT_4）和游离 T_3（FT_3）水平不受甲状腺激素结合蛋白的影响，较总 T_4（TT_4）、总 T_3（TT_3）测定能更准确地反映甲状腺的功能状态。但是在不存在甲状腺激素结合蛋白影响因素情况下，仍然推荐测定 TT_3、TT_4。因为 TT_3、TT_4 指标稳定，可重复性好。目前测定 FT_3、FT_4 的方法都不是直接测定游离激素的水平。临床有影响甲状腺激素结合蛋白的因素存在时应测定 FT_3、FT_4，如妊娠、服用雌激素、肝病、肾病、低蛋白血症、使用糖皮质激素等。

2. 甲状腺自身抗体

TSAb 是 Graves 病的致病性抗体，该抗体阳性说明甲亢病因是 Graves 病。但是因为 TSAb 测定条件复杂，未能在临床广泛使用，而 TRAb 测定已经有商业试剂盒，可以在临床开展。所以在存在甲亢的情况下，一般都把 TRAb 阳性视为 TSAb 阳性。TSAb 也被作为判断 Graves 病预后和抗甲状腺药物停药的指标。TSAb 可以通过胎盘导致新生儿甲亢，所以对新生儿甲亢有预测作用。TPOAb 和 TGAb 的阳性率在 Graves 病患者中显著升高，是自身免疫病因的佐证。

3. 甲状腺摄 ^{131}I 功能试验

由于甲状腺激素测定的普遍开展及 TSH 检测敏感度的提高，甲状腺 ^{131}I 摄取率已不作为甲亢诊断的常规指标。T_3 抑制试验也基本被摈弃。但是甲状腺 ^{131}I 摄取率对甲状腺毒症的原因仍有鉴别意义。甲亢，^{131}I 摄取率增高，摄取高峰前移（如 Graves 病、多结节性甲状腺肿伴甲亢等）；破坏性甲状腺毒症时（如亚急性甲状腺炎、安静型甲状腺炎、产后甲状腺炎等）^{131}I 摄取率降低。采取 ^{131}I 治疗甲亢时，计算 ^{131}I 放射剂量需要做本试验。

4. 甲状腺核素静态显像

该检查主要用于对可触及的甲状腺结节性质的判定，对多结节性甲状腺肿伴甲亢和自主高功能腺瘤的诊断意义较大。

（四）诊断

1. 诊断注意点

（1）仔细了解患者的症状、体格检查（小儿和老年甲亢患者的症状及体征常不典型），辅以实验室检查结果（有资料称，在正常情况下，儿童的血 T_3 水平较成人高；老年人的血 T_4 正常值较青年和成年人稍低；血 T_3 男性老年稍低，女性老年略高；老年人的 TSH 较成年人略高），在诊断时需做全面分析。

（2）注意甲亢的不典型表现及其他临床类型，这点对年长的患者尤为重要。

（3）正确评估血中甲状腺激素测定结果。

（4）注意 T_3 型及 T_4 型甲亢的化验特点。

（5）血中人 rT_3 在 Graves 病早期即可升高，如有条件检测，这也是一个有用的指标。

（6）需要时，做 TRH 兴奋试验或甲状腺摄 ^{131}I 率或抑制试验（后者对老年患者应禁用或慎用，心脏病患者禁用，后两项对孕妇及小儿禁用）。

（7）血 TSH 测定对诊断有价值。有研究者称如检测方法敏感，在疾病的早期，测血中 TSH 是最为敏感的诊断指标，仅检测数值 < 0.4 mU/L，可以诊断 Graves 病，而其结果在正常范围，则可排除 Graves 病。近来提出诊断甲亢的推荐指标，仅选用血 FT_4、FT_3 及 TSH 测定项目，如果所采用的方法学是准确可靠的，这是可取的。

2. 诊断步骤

（1）凡临床上有高代谢及循环、神经、消化等系统功能高亢的表现，尤其有甲状腺肿大或突眼者，要考虑本病存在。

（2）除了有完整的、详细的病史采集外，需要辅以相应的实验室检查，方法如下。

1）一般情况下查血 T_4、T_3U、FT_4I、T_3 及 TSH，有条件时，应查 FT_4 及 FT_3 或 rT_3。

2）对少数轻型或临床表现不典型的病例，应查甲状腺摄 ^{131}I 率，必要时做 TRH 兴奋试验，甲状腺抑制试验在老年患者中最好不用。

3）对于已经有明显甲亢表现者，还应测定血中抗甲状腺抗体、肝功能及血常规。

4）甲状腺有结节者，可做甲状腺核素显像和（或）B 型超声检查。

5）有气管受压表现的患者，需做颈部正侧位 X 线，必要时做 CT 检查。

6）怀疑有亚急性甲状腺炎引起的甲亢，应当尽早做甲状腺摄 ^{131}I 率检查，并需检查血沉。

3. 临床甲亢的诊断

（1）临床高代谢的症状和体征。

（2）甲状腺体征：甲状腺肿和（或）甲状腺结节。少数病例无甲状腺体征。

（3）血清激素：TT_4、FT_4、TT_3、FT_3 增高，TSH 降低，一般 < 0.1 mIU/L。T_3 型甲亢时仅有 TT_3、FT_3 升高。

4. Graves 病的诊断标准

（1）甲亢症状和体征。

（2）甲状腺弥漫性肿大（触诊和 B 超证实），少数病例可以无甲状腺肿大。

（3）血清 TSH 浓度降低，甲状腺激素浓度升高。

（4）眼球突出和其他浸润性眼征。

（5）胫前黏液性水肿。

（6）甲状腺 TSH 受体抗体（TRAb 或 TSAb）阳性。

在以上标准中，（1）（2）（3）项为诊断必备条件，（4）（5）（6）项为诊断辅助条件。临床也存在 Graves 病引起的亚临床甲亢。

5. 高功能腺瘤或多结节性甲状腺肿伴甲亢诊断

除临床有甲亢表现外，触诊甲状腺有单结节或多结节。甲状腺核素静态显像有显著特征，有功能的结节呈"热结节"，周围和对侧甲状腺组织受抑制或者不显像。

6.Graves 眼病评估标准

按照 1977 年美国甲状腺学会（ATA）的 Graves 病眼征分级，需达到 Ⅲ 级以上可以诊断为本病。Graves 病眼征的分级标准：0 级，无症状和体征；1 级，无症状，体征有上睑挛缩、Stellwag 征、von-Graefe 征等；2 级，有症状和体征，软组织受累；3 级，突眼（> 18 mm）；4 级，眼外肌受累；5 级，角膜受累；6 级，视力丧失（视神经受累）。

2006 年 GO 欧洲研究组（EUGOGO）提出 GO 病情严重度评估标准，他们仅使用突眼度、复视和视神经损伤三个指标。GO 病情严重度评估标准如下。轻度：突眼度（mm）19～20，复视间歇性发生，视神经诱发电位或其他检测异常，视力 $> 9/10$。中度：突眼度（mm）21～23，复视非持续性存在，视力 8/10～5/10。重度：突眼度（mm）> 23，复视持续性存在，视力 $< 5/10$。注：①间歇性复视：在劳累或行走时发生；非持续存在复视，眨眼时发生复视；持续存在的复视，阅读时发生复视。②严重的 GO：至少一种重度表现，或两种中度，或一种中度和两种轻度表现。

国际 4 个甲状腺学会还联合提出了判断 GO 活动的评分方法（CAS），即以下 7 项表现各为 1 分，CAS 积分达到 3 分则判断为疾病活动。积分越多，活动度越高。①自发性球后疼痛；②眼球运动时疼痛；③眼睑红斑；④结膜充血；⑤结膜水肿；⑥肉阜肿胀；⑦眼睑水肿。

7. 妊娠 Graves 病的诊断

妊娠期表现出高代谢症候群和生理性甲状腺肿均与 Graves 病十分相似，由于 TBG 升高，血 TT_3、

TT_4 亦相应升高，这些均给甲亢的诊断带来困难。如果体重不随着妊娠月数增加而相应增加、四肢近端肌肉消瘦、休息时心率在 100 次/分以上应考虑甲亢。如血清 TSH 降低、FT_3 或 FT_4 升高可诊断为甲亢。如果同时伴有浸润性突眼、弥漫性甲状腺肿、甲状腺区震颤或血管杂音、血清 TRAb 或 TSAb 阳性，可诊断为 Graves 病。

8. 新生儿甲亢的诊断

新生儿甲亢的诊断依赖新生儿血清 TT_4、FT_4、TT_3 的增高。

二、中医诊断

瘿气病是以颈前轻度或中度肿大，其块触之以软为主，可随吞咽而活动，并以急躁易怒、眼球外突、消瘦易饥等为特征的颈前积聚之病证。瘿气又称为"瘿病"，相当于西医 Graves 病。甲亢属中医"瘿气"范畴，其发病与情志内伤及体质禀赋有关，故发病以女性为多。目前对瘿气的中医辨证分型比较混乱，主要是没有把瘿瘤与瘿气的概念相鉴别，国家的行业标准《中医病证诊断疗效标准》及《中医临床诊疗术语·症候部分》中没有瘿气方面的证候标准内容，造成了瘿气证型不统一。

《医学入门》说："瘿气，今之谓瘿囊者是也。由忧虑所生，忧虑伤心，心阴虚损，证见心悸、失眠、多汗、舌光红。七情不遂，则肝郁不达，郁久化火化风，证见性情急躁，眼球突出，面颈升火，脉弦，震颤。肝火旺盛，灼伤胃阴，阴伤则热，热则消谷善饥，若肝旺犯脾，脾失运化，证为大便溏泄，消瘦疲乏。"上述"瘿气"与现代医学之甲亢在临床表现上极其相似。

归纳其主要临床表现有：瘿肿、目突、面部炽热、急躁易怒、口苦目赤、睛如怒视、心悸不寐、多汗、口渴引饮、消谷善饥，多食而瘦；或见肢软无力，麻木颤抖。

三、鉴别诊断

（一）与破坏性甲状腺毒症以及碘甲亢和伪甲亢相鉴别

有甲状腺毒症表现而 [131]I 摄取率降低者是破坏性甲状腺毒症（如亚急性甲状腺炎、安静型甲状腺炎）及碘甲亢和伪甲亢（外源性甲状腺激素摄入过多所致甲亢）的特征。典型亚急性甲状腺炎患者常有发热、颈部疼痛，为自限性，早期血中 TT_3、TT_4 水平升高，[131]I 摄取率明显降低（血清甲状腺激素升高与 [131]I 摄取率降低的分离现象）。在甲状腺毒症期过后可有一过性甲减，然后甲状腺功能恢复正常。安静型甲状腺炎是自身免疫性甲状腺炎的一个亚型，大部分患者要经历一个由甲状腺毒症至甲减的过程，然后甲状腺功能恢复正常，甲状腺肿大不伴疼痛。如果怀疑服用过多甲状腺激素引起甲状腺毒症时，常可找到使用过多甲状腺激素的病史，并可通过测定血中甲状腺球蛋白（Tg）进一步鉴别，外源甲状腺激素引起的甲状腺毒症 Tg 水平很低或测不出，而发生甲状腺炎时 Tg 水平明显升高。

（二）与单纯血清 TT_3、TT_4 升高或血清 TSH 降低的鉴别诊断

使用雌激素或妊娠可使血中甲状腺激素结合球蛋白升高从而使 TT_3、TT_4 水平升高，但其 FT_3、FT_4 及 TSH 水平不受影响；甲状腺激素抵抗综合征患者也有 TT_3、TT_4 水平升高，但是 TSH 水平不降低；使用糖皮质激素、严重全身性疾病及垂体病变均可引起 TSH 降低。

（三）与桥本甲状腺炎鉴别

少数 Graves 甲亢可以和桥本甲状腺炎并存，可称为桥本甲亢，有典型甲亢的临床表现和实验室检查结果，血清 TGAb 和 TPOAb 高滴度。甲状腺穿刺活检可见两种病变同时存在。当 TSAb 占优势时表现为 Graves 病；当 TPOAb 占优势时表现为桥本甲状腺炎和（或）甲减。也有少数桥本甲状腺炎患者在早期因炎症破坏滤泡、甲状腺激素漏出而引起一过性甲状腺毒症，可称为桥本假性甲亢或桥本一过性甲状腺毒症。此类患者虽临床有甲状腺毒症症状，TT_4、TT_3 升高，但 ^{131}I 摄取率降低，甲状腺毒症症状通常在短期内消失，甲状腺穿刺活检呈典型桥本甲状腺炎改变。

第三节　中医认识与治疗

一、中医认识

广义上的甲亢属于中医学"瘿病"的范畴。《杂病源流犀烛》言："其皮宽，有似瘿桃，故名瘿。"也有其他命名方式，如根据其形态特征的差异进行命名，《诸病源候论·瘿候》将其分为"血瘿、息肉瘿、气瘿"；《三因极一病证方论》则分为"石瘿、肉瘿、筋瘿、血瘿、气瘿"；又根据其发病原因不同进行命名，如《圣济总录·瘿瘤门》将其分为"石瘿、泥瘿、劳瘿、忧瘿、气瘿"。有学者根据临床实践认为，根据甲亢临床表现不同，其应纳入中医学不同病症范畴讨论，如"瘿病"（无甲状腺肿大和突眼征者）"瘿气"（仅甲状腺肿大而无突眼征者）"瘿瘤"（甲状腺肿大、坚硬者）"心悸"（伴甲亢性心脏病者）"自汗"（伴泌汗功能异常者）"消渴"（伴多饮、多食、多尿、形体消瘦者）等。

《吕氏春秋·季春纪》中"轻水所，多秃与瘿人"，《淮南子·地形》中"险阻气多瘿"及《诸病源候论·瘿候》中"诸山水黑土中，出泉流者，不可久居，常食令人作瘿病"等描述，显然是指因缺碘而导致的地方性甲状腺肿。《备急千金要方》（又称《千金要方》《千金方》）及《外台秘要》记载的数十个治疗瘿病的方剂也多用海藻、昆布、羊靥、鹿靥等富含碘的药物或甲状腺脏器进行治疗，这类似于现今地方性甲状腺肿的补碘疗法。至宋《三因极一病证方论》根据瘿病的局部症状不同，将瘿病分为 5 类：坚硬不可移者名曰石瘿；皮色不变者即名肉瘿；筋脉露结者名筋瘿；赤脉交络者名血瘿；随忧愁消长者名气瘿。不难看出，其描述虽超出地方性甲状腺肿的范畴，但仍以甲状腺弥漫性肿大或肿瘤为主要特点。此种分类方法影响深远，后世医书一般将瘿与瘤并称置于外科范畴，如著名外科专著《外科正宗·瘿瘤论》。总之，古之所论"瘿"多指外观可见甲状腺肿大或肿物的一类疾病，其中地方性甲状腺肿占据了相当大的比例，潘氏则明确提出，古代所谓之"瘿瘤"，主要是指地方性甲状腺肿。然而，甲亢除有甲状腺肿大之外，还有甲状腺激素分泌旺盛的病理改变，与古之所论"瘿"不能等同，故应归于中医学"瘿病""心悸""郁证""自汗"等范畴。尽管其治疗可参考历代有关"瘿"的辨治方法，但不可囿于古论。

本病初期多实，以肝气郁结、肝脾郁结、肝火旺盛、肝胃火盛、心肝火旺型多见；中期虚实并见，以痰凝血瘀型多见；后期为虚中挟实，以阴虚火旺、气阴两虚型多见。以新久虚实为纲，以病变脏腑为目，将甲亢分为初期、中期和后期，并概括出其初期多实、中期虚实并见、后期为虚中挟实的病程发展特点，临床证治分为肝气郁结、肝脾郁结、肝火旺盛、肝胃火盛、心肝火旺、痰凝血瘀、阴虚火旺、气阴两虚八种证型。初期治疗以疏肝解郁，清泻肝胃之火为主，兼以化痰活血；中期以行气化痰、活血散结为法，兼以益气养阴；后期以益气养阴为主，兼以活血化痰散结。注意年龄、体质在对甲亢辨证论治中的作用。中青年患者因工作繁忙，竞争压力大，精神紧张，易出现情志失调，肝气郁结，而且因其气血充实，阳气偏盛，易有化火之变，故认为对这类患者宜以清泄为主；中老年患者多起于忧思郁虑，且体质渐衰，故以肝脾郁结、痰凝血瘀型多发，其治当注重疏肝理脾，化痰活血散结。体质强者多见实证，体质弱者多见虚证。治疗本病时，适当选用龙骨、牡蛎、龟甲、鳖甲等介壳类药物，取其滋阴潜阳、软坚散结、镇惊安神之功。甲亢患者每多颈前肿大，心悸不安，头晕目眩，面部烘热，手指颤抖，或舌颤并见，为肝阴不足，肝阳上亢，甚肝阳化风之证。用龙骨、牡蛎、龟甲、鳖甲潜阳熄风，散结安神之功，一药而多用，多药而一用，病证相符，为临证不可缺之药。

现代人生活节奏快，常过食辛辣生冷、膏粱厚味，易熬夜，且长期处于紧张状态，一则耗气，一则影响肝之疏泄，虚则留邪；处于应激状态时肝脏疏泄不利易生百病，因女性以肝为先天，故更易累及为病。近年来甲亢患者逐渐增多，并尤以女性多见。甲状腺位居咽喉要道，为气机升降之门户，与肝有密切关系，生活节奏快，易致肝气疏泄失常，或不畅，或郁结；生活压力大、熬夜，易耗伤气阴；思虑过重、过食辛辣，易生火动阳；气机郁结、过食膏粱厚味，易生痰湿瘀结。

二、病因病机

关于甲亢的病因病机，诸多医家的认识各有侧重，但基本病机与情志、饮食有关，强调气、痰、火、瘀血。《诸病源候论·瘿候》中"忧恚气结所生"及《圣济总录·瘿瘤门》中"妇人多有之，缘忧恚有甚于男子也"强调情志致病的重要性。气、痰、瘀三者壅结颈前是本病的基本病理，气、痰、瘀、火、虚为主要病机。本病病机多为忧思郁怒、肝气不舒、郁而化火、日久肝火循经挟痰挟瘀而成。

甲亢的主要临床表现以多食、消瘦、畏热、多汗、心悸、激动等高代谢症候群，神经和血管兴奋增强，以及不同程度的甲状腺肿大和眼突、手颤、颈部血管杂音等为特征，严重的可出现甲亢危象、昏迷，甚至危及生命。有学者提出甲亢初期多虚实夹杂、后期多虚证，治疗宜益气养阴、活血消瘿、化痰散结。甲亢伴发多种病症，均与气阴两虚、阴血虚耗相关。阴虚生热，热耗阴血，导致心气不足，血不养心，则出现心悸、烦躁、失眠、多汗；津枯血燥，全身肌肉失于濡养则出现乏力、舌颤、手抖，甚至全身肌肉震颤；肝藏血，若阴血亏虚，肝失所藏则导致肝功能受损、贫血或白细胞出现异常；水津不化，灼津为痰，日久则导致气滞、痰凝、血瘀搏结于颈前而出现颈肿；肝主筋脉，肝血耗伤，血不养筋则眼干、目睛突出；气阴两虚，虚火内生，火热之邪上扰心神则致烦躁、情绪易激、多言快语、坐卧不宁；热邪弥漫中焦，可导致多食易饥、便溏、泄泻；肝肾同源，精血同生，肝无所藏，肝失疏泄，则肾藏精功能受到影响，故而出现女子少经、闭经及男子阳痿等症。

桥本甲状腺炎也可导致甲亢及亚临床甲亢、甲减和亚临床甲减。桥本甲亢是患者同时具有 Graves 病和桥本甲状腺炎的病理特征，早期临床表现和 Graves 甲亢相似，实验室检查显示 TRAb、TPOAb、TGAb 都明显升高。对于桥本甲亢，《中国甲状腺疾病诊治指南》不建议用 [131]I 治疗。因为桥本甲状腺炎患者由于自身免疫性损伤，导致甲状腺功能改变可出现甲亢及一过性甲状腺毒症，随着甲状腺组织破坏的进一步加重，最终大多数都会形成甲减。中医称桥本甲状腺炎为瘿病，有学者认为本病早期是肝肾阴虚，由情志内伤致肝郁气滞，郁而化火，肝火亢盛，出现心慌、怕热、多汗等火热之象，即桥本甲亢。其治疗主要是清肝泻火。随着病程迁延日久，阴损及阳，导致肾阳虚、脾肾阳虚的症状，即桥本甲减，治疗主要是温补脾肾。白虎汤是《伤寒杂病论》(简称《伤寒论》) 中治疗阳明气分热盛的经典方，由石膏、知母、甘草、粳米四味药物组成，具有清热生津的作用，主治壮热面赤，烦渴引饮，汗出恶热，脉洪大有力或脉数。根据方证对应的原则，应用经方白虎汤加减治疗桥本甲亢，疗效显著。方中石膏清热，知母润燥而泻火，甘草、粳米补中益气、生津解渴；麦冬、天冬、北沙参、生地黄滋补阴液。有研究应用中医经方白虎汤及西药盐酸普萘洛尔治疗桥本甲亢，效果满意，无毒副作用及不良后遗症。

（一）病因

甲亢发病原因与遗传因素、自身免疫、环境因素等有关。中医认为，甲亢发病与情志内伤、水土失宜、饮食失调、失治误治或感受外邪有关。

1. 先天肝肾阴虚，后天情志不遂

甲亢患者多偏于阴虚体质。一般由于先天肝肾阴虚，脏腑功能紊乱，后天情志不遂，气郁化火，瘀血痰凝结于颈前而发病。先天肝肾不足，肝阴虚损，肾阴虚耗，脏腑失濡，又因忧思恼怒，郁久不解，或突受精神刺激，情志不遂，气机不畅，郁久化火，或气滞痰凝血瘀，或火旺灼津成痰，而致气痰瘀互结而发为瘿病。如《证治汇补·惊悸怔忡》言："有阴气内虚，虚火妄动，心悸体瘦，五心烦热，面赤唇燥，左脉微弱，或虚大无力者是也。"由于女性阴柔体质的特殊性，其经孕、胎、产等生理活动与肝经气血有着密切的关系，每遇情志不遂、饮食不节等致病因素，常可引起肝郁火旺、气滞血瘀、气郁痰凝等病理变化，而导致瘿病的发生。这与西医甲亢、甲状腺的自身免疫反应及遗传因素密切相关的认识颇为一致。

2. 后天饮食情志，脏腑功能失调

甲亢是以先天禀赋为主，后天情志、饮食、水土因素诱发的一种疾病。

（1）情志内伤：《诸病源候论·瘿候》言："瘿者，由忧恚气结所生……搏颈下而成之。"《济生方·瘿瘤论治》曰："夫瘿瘤者，多由喜怒不节，忧思过度，而成斯疾焉。大抵人之气血，循环一身，常欲无滞留之患，调摄失宜，气凝血滞，为瘿为瘤。"气能行津，人体津液正常运行输布有赖于气的推动作用，若长期忧郁、情志不畅，或突然受到强烈精神刺激，肝失条达，气机郁滞，气滞痰凝，津凝成痰，阻碍血液运行，脉络瘀阻，以致气痰瘀交阻于颈前，形成瘿肿。若肝气横逆犯脾，肝木克脾，脾失健运，亦致聚湿成痰，痰结颈前而成瘿病。本病多见于女性，《圣济总录》言："瘿病，妇人多有之，缘忧恚有甚于男子也。"由于女性容易受到情绪的影响，故其较男性更易罹患甲亢，一般女性与男性罹患甲亢的比例约为 4：1。

（2）饮食失调：《素问·痹论》曰："饮食自倍，脾胃乃伤。"长期嗜食肥甘海味，饮食不节，一则影响脾胃的功能，使脾失健运，影响水湿运化，聚而生痰；二则影响气血的正常运行，气郁血滞，痰气瘀结，终致气滞痰凝血瘀壅结颈前则发为瘿病。这与西医中长期高碘食物摄入过多诱发甲亢的认识一致。

（3）水土失宜：瘿病的发生与水土因素有极为密切的关系。《吕氏春秋》载曰："轻水所，多秃与瘿人。"《诸病源候论·瘿候》曰："诸山水黑土中，出泉流者，不可久居，常饮令人作瘿气，动气增患。"《杂病源流犀烛·瘿瘤》亦曰："西北方依山聚涧之民，食……谷之水，受冷毒之气，其闺妇女，往往结囊如瘿。"以上各论均说明本病的发生与一定的地理环境有关，这与西医的水土含碘高的地区甲亢发病率高的认识一致。

（4）失治误治：由于失治误治造成的甲亢亦不少见。凡病失治误治或过用益火伤阴药物而致肝肾受损、阴液亏耗、阴虚阳亢而形成本病。例如，甲状腺炎早期未得到正确的治疗则易发展成甲亢；甲减治疗不规范，用药过度则成药物性甲亢等。又如过用富碘中药，长期用于治疗心律失常的高碘药物，长期用于治疗慢性咽炎的高碘药物等，均可导致甲亢。

（5）感受外邪：甲亢亦因正气不足以致外邪乘虚侵入人体脏腑经络而致气滞、痰凝、血瘀等病理产物凝结而形成瘿病，如《外科正宗·瘿瘤论》言："夫人生瘿瘤之症，非阴阳正气结肿，乃五脏瘀血、浊气、痰滞而成"。《医宗金鉴·瘿瘤》言："（瘿瘤）多外因六邪，荣卫气血凝郁；内因七情，忧恚怒气，湿痰瘀滞，山风水气而成。"由此指出本病多因外感六淫之邪或内伤情志因素而致气血痰湿凝滞而诱发，这与西医由病毒感染引发亚急性肉芽性甲状腺炎从而导致的甲亢认识一致。

（二）病机

甲亢的病机虚实错杂，在疾病的不同阶段，有不同的病机表现，主要有气滞痰凝、阴虚阳亢、气阴两虚、脾虚湿滞、肾虚水停和瘀血内结等几个方面。

1. 甲亢初期，阴虚、气滞痰凝兼见

甲亢初期以实证为主，以气滞痰凝为多见，常兼夹阴虚的表现。

（1）七情所伤致实：本病初期多实证。多因患者长期恼怒忧思，久郁不解，或突受精神刺激，情志不遂，肝失疏泄，气机郁滞，气滞痰凝，或气滞血瘀，凝结颈前；或肝郁犯脾，脾失健运，水湿失布，聚湿成痰；或五志过极化火，灼津成痰，气痰瘀壅结于颈前，而成瘿病。如《诸病源候论·瘿候》言："瘿者，由忧恚气结所生……搏颈下而成之。"《济生方·瘿瘤论治》曰："夫瘿瘤者，多由喜怒不节，忧思过度，而成斯疾焉。"

（2）阴虚致实：素体阴虚之人，尤以肝、肾、心三脏阴虚尤甚者，又因情志不畅，气机郁滞，肝气失于条达，郁久化火，阴虚火旺，虚火为患，火属阳，如《素问·阴阳应象大论》言"阳盛则热"，火热耗伤阴精，炼津灼液成痰，凝结于颈前。阴虚则火旺，火旺又伤阴耗液，更致阴虚，二者相互影响，循环加重。有学者认为大部分甲亢患者在发病早期主要表现为肝肾阴虚，心肝火偏旺、肝胃火偏盛或心胃火偏亢的阴虚阳亢症状。

2. 甲亢中期，虚实夹杂阳亢为本

甲亢中期常虚实并见，以阴虚阳亢最为多见，常可兼夹痰、瘀等病理产物。

（1）由实致虚：甲亢中期，肝郁化火，火热赤盛，火热灼津耗液，阴液亏虚，热愈盛，阴愈亏。阴液不足，水不涵木，肝阳上亢，而现阴虚阳亢之候；若火热上炎，则灼伤心阴心液，而致心阴耗伤；若火热下劫，则耗伤肾阴肾精，而致肾阴亏虚。正如《医学入门·瘿瘤》曰："七情不遂，则肝郁不达，郁久化火化风，证见性情急躁，眼珠突出，面颈升火，弦，震颤，肝火旺盛，灼伤胃阴……"

（2）虚实夹杂：气滞、痰凝、血瘀以及火旺既是病理产物又是致病因素，其与阴液耗伤常互为因果。阴津亏虚，经脉枯涸，血流缓慢，血液凝滞成瘀，又瘀阻气机，而致气滞痰凝，终致气痰瘀互结；若气痰瘀瘀滞日久，亦会郁久化火，而更耗伤阴液，形成恶性循环。

3. 甲亢后期，气阴两虚夹湿痰瘀

甲亢后期以虚证为主，以气阴两虚和脾肾两虚为多见，常可兼夹水湿、痰浊、瘀血等病理产物。

（1）气阴两虚：阴阳互根互用，甲亢病久，失治误治，迁延不愈，或阴损及气，或阴虚火旺耗气，如《素问·阴阳应象大论》言："壮火之气衰……壮火食气……壮火散气。"而致气阴两虚，有医家观察大部分甲亢患者随着病程进展，病证转为气阴两虚。若阴损气耗及阳，又可导致阴阳两虚之候，甲亢后期常见到脾肾两虚之证。

（2）因虚致实：《黄帝内经》（简称《内经》）言："邪之所凑，其气必虚。"甲亢后期，正气虚弱，脾肾两虚。脾为生痰之源，痰之动本于脾，脾气虚弱，健运失施，不能运化水湿，水湿内停、而成湿浊内停、脾虚湿滞；肾为生痰之本，痰之生本于肾，肾阳虚衰，气化无权，蒸腾无力，水液泛溢，而致水液停滞体内；水液湿浊凝聚成痰，痰湿阻滞气机，气机不行，血液停留，而致气滞痰凝血瘀；或因病久入络，络脉瘀阻，而见血瘀之患；此外，由于阴津不足，血脉空虚，血行不利，亦成血瘀之证，故甲亢后期常水湿、痰浊、瘀血互结体内而成患。

三、辨证论治

（一）疏泄失调，肝郁化热

症见瘿肿质软，颈部觉胀或不肿，胸闷，喜太息，或兼胸胁窜痛，心情急躁易怒，胁痛目胀，口苦口干，舌质红，苔薄腻或黄，脉弦滑或兼数。

治以疏肝解郁、清热消瘿，治以四逆散合丹栀逍遥散加减：柴胡、白芍、枳实、丹皮、黄芩、栀子、茯苓、白术、薄荷、郁金、甘草、浙贝母、生牡蛎、连翘、玄参等。

（二）火炽风动，乘土侮心

症见瘿肿质软，眼突手抖，烦热多汗，急躁易怒，头目昏眩，心悸不宁，眠差，多食易饥，消瘦，口苦咽干，目赤耳鸣，头晕目眩，大便秘结，小便黄赤，月经不调，舌质红，苔黄，脉弦细数。

治以清肝息风、佐以消瘿，药用羚角钩藤汤加减：羚羊角、钩藤、桑叶、菊花、白芍、生地黄、贝母、竹茹、生甘草、浙贝母、生牡蛎、连翘。心悸烦躁者，乃母病及子、心火炽盛加黄连、人工犀角；消谷善饥、口感多饮、怕热汗出明显者，乃肝火及胃加石膏、知母；腹泻频繁者，乃肝木克脾土加白术芍药散；对大汗淋漓或躁动、谵妄、昏睡和昏迷、呕吐及腹泻者，给予人工犀角地黄汤合独参汤。

（三）灼津伤气，阴虚风动

症见瘿肿质软，眼突，汗出乏力，气促多汗，心悸怔忡，失眠多梦，手指颤抖，口干咽燥，形体消瘦，舌红少苔，苔薄，边有齿痕，脉细数无力。

治以益气养阴、息风消瘿，药用以生脉散合大定风珠加减：人参、麦冬、五味子、龟板、鳖甲、甘草、白芍、生地黄、阿胶、鸡子黄、麻仁、生牡蛎、贝母、连翘。眼干目赤、五心烦热、烦躁易怒为阴虚火旺者，加知母、黄柏；心悸心烦、晕眩耳鸣、全身颤抖为阴虚风动，加钩藤、磁石、生地黄（用量加大）以滋阴清热息风。

（四）肝郁气滞，痰聚血瘀

甲状腺肿大，或质硬，眼球突出明显，喉有堵塞感，烦躁易怒，心悸善忘，或有胸闷胸痛，舌质绛有瘀点，舌苔薄腻，脉弦滑。

治以理气化痰、活血消瘿，药用甲亢宁加减：柴胡、香附、川芎、枳实、赤芍、玄参、浙贝母、生牡蛎、黄药子、半夏、黄芪、连翘、苏木、泽兰。

（五）气随液脱，真阳衰微

症见甲状腺肿大不明显，震颤细微，畏寒膝冷，淡漠，抑郁，呆滞，反应迟钝，恶心呕吐，腹胀腹泻，嗜睡或神昏，舌质暗苔薄白，脉沉微。

治以益气回阳固脱，药用参附汤加减：人参、附子、山萸肉、黄芪、生龙牡、当归。

（六）分期论治方案

分期论治方案常将甲亢分为初期、中期、后期、末期四期论治。

1. 初期多实，病位在肝，以气郁痰凝为主

甲亢初期，多因患者长期恼怒忧思，久郁不解，或突受精神刺激，情志不遂，肝失疏泄，气机郁滞，气滞痰凝，或气滞血瘀，凝结颈前；或五志过极化火，灼津成痰，气痰瘀壅结于颈前，而成瘿病。如《济生方·瘿瘤论治》曰："夫瘿瘤者，多由喜怒不节，忧思过度，而成斯疾焉。"临床主要表现为颈部肿大，质软或韧或硬，咽中异物感、胸闷憋气，胁痛，急躁易怒，舌红苔薄白或白腻，脉弦或弦滑。治以疏肝解郁、化痰软坚散结之法。经验方：柴胡12 g，知母10 g，白芍10 g，炒枳壳12 g，制香附15 g，青皮9 g，百合15 g，猫爪草10g，夏枯草15 g，浙贝母15 g。若见舌暗有瘀斑、颈部结节质硬等血瘀之象，加入活血之品，如当归、牡丹皮、川芎、郁金、姜黄、红花等。

2. 中期虚实并见，病位在心、肝、胃，阴虚与阳亢并重

甲亢中期，肝郁化火，火热炽盛，火热灼津耗液，阴液亏虚，热愈盛，阴愈亏。阴液不足，水不涵木，肝阳上亢，而见阴虚阳亢之候；若火热上炎，则灼伤心阴心液，而致心阴耗伤；若火热下劫，则耗伤肾阴肾精，而致肝肾阴亏虚。正如《医学入门·瘿瘤》曰："七情不遂，则肝郁不达，郁久化火化风，证见性情急躁，眼珠突出，面颈升火，弦，震颤，肝火旺盛，灼伤胃阴……"临床主要表现为颈部肿大，盗汗，口渴喜饮，消瘦，手足心热，心烦，急躁善怒，头晕或胀痛，目干涩或目眩，手抖，舌颤，心悸，失眠，多梦，面红，舌红少苔或苔花剥，脉弦细。治以滋阴潜阳、化痰散结之法。经验方：生百合20 g，知母20 g，白芍15 g，玄参15 g，生地黄15 g，地骨皮15 g，夜交藤30 g，生龙骨30 g，枳实12 g，夏枯草15 g，浙贝母15 g。阴虚阳亢是甲亢最常见的证型，临证时当审视阴虚或阳亢的偏盛而灵活用药。

3. 后期以虚为主，病位在心，以气阴两虚多见

阴阳互根互用，甲亢病久，失治误治，迁延不愈，或阴损及气，或阴虚火旺耗气，如《素问·阴阳应象大论》中"壮火之气衰……壮火食气……壮火散气"，而致气阴两虚。临床主要表现为乏力，自汗，盗汗，手足心热，消瘦，下肢无力或瘫软，心悸，口干渴，便溏，食欲不振，舌红少苔或苔花剥，脉细或弱。治以益气养阴之法。经验方：太子参15 g，生黄芪15 g，生地黄15 g，山药15 g，山茱萸10 g，牡丹皮10 g，茯苓15 g，泽泻15 g，生牡蛎30 g，鳖甲15 g。

4. 末期虚中夹实，病位在脾肾，以脾肾两虚为主、痰阻水停为次

甲亢后期，若阴损气耗及阳，可导致阴阳两虚之候，故甲亢后期常见到脾肾两虚之证。脾为生痰之源，痰之动本于脾，脾气虚弱，健运失施，不能运化水湿，水湿内停，而成湿浊内停、脾虚湿滞之证。临床主要表现为脘腹痞闷，纳呆，呕恶，口淡不渴，头身困重，便溏，舌体淡胖，舌苔白滑或白腻，脉濡缓。治以健脾化湿、和胃安中之法。经验方：藿香15 g，佩兰15 g，厚朴10 g，半夏9 g，猪

苓 15 g，茯苓 15 g，泽泻 9 g。肾主水，肾阳虚衰，气化无权，蒸腾无力，水液泛溢，而致水液停滞体内，而成肾虚水停之证。临床主要表现为怕冷，四肢及面目水肿，尿少，舌质淡胖，舌苔白滑，脉沉细或沉迟无力。治以温阳利水之法。经验方：杜仲 15 g，淫羊藿 15 g，仙茅 6 g，炒山药 20 g，茯苓 15 g，猪苓 15 g，泽泻 9 g，车前子 15 g。

　　5. 气滞痰凝血瘀贯穿始末

　　本病初期，或因肝失疏泄，气机郁滞，气滞痰凝，或气滞血瘀，凝结颈前；或肝郁犯脾，脾失健运，水湿失布，聚湿成痰；或五志过极化火，灼津成痰，气痰瘀壅结于颈前，而成瘿病。甲亢后期脾肾两虚，温化失职，水液不化，而成湿浊痰饮，痰湿阻滞气机，气机不行，血液停留，而致气滞痰凝血瘀；或因病久入络，络脉瘀阻，而见血瘀之患。临床主要表现为：颈部肿块质硬，面色黧黑，唇甲青紫，月经色暗黑伴有血块，舌质紫黯或有瘀斑或舌下脉络曲张，苔白腻，脉细或涩。治以活血通络、化痰祛湿之法。经验方：当归 15 g，赤芍 15 g，川芎 6 g，鸡血藤 15 g，茯苓 15 g，炒白术 15 g，泽泻 9 g，瓜蒌 12 g，夏枯草 15 g，穿山龙 15 g。

　　在以上辨证的基础上，倪青教授常针对"靶症"或微观指标用靶药和对药、角药。

四、名家经验

　　甲亢临床表现多样，往往阴虚、气郁、内热并见，且常有夹痰夹瘀之象，故中医治疗应在滋补肝肾、养阴清热的基础上，根据兼夹证的不同辨证施以化痰祛瘀等。另外，本病多以肝肾亏虚为基础，易由情志刺激、产孕劳伤、饮食等因素诱发，出现阴亏于下、阳旺于上，故治宜滋阴降火，养阴药宜选用轻灵柔和之品，常用药物如女贞子、墨旱莲、生地黄、山茱萸、白芍、制何首乌等。"壮水之主以制阳光"，滋阴清热既可防止火邪伤阴，又有助于痰瘀等有形实邪的消除。化痰当以清热为先，清热化痰以散结，常用药物有清半夏、浙贝母、生牡蛎等；祛瘀当以凉血化瘀为主，常用药物有丹参、赤芍、三七等。

（一）中医治疗

　　（1）陈如泉擅用龙胆泻肝汤加减化裁治疗甲亢初期属肝火亢盛证者，表现为怕热、纳多、多汗、心慌、手颤抖、颈前肿大以及眼球突出。

　　（2）朱章志认为甲亢以"土木不调、阳运异常"为核心病机，辨治重在"调和土木、恢复阳运"。温运阳气，治在"土木并运、通畅阳道、理郁破结"，以理中丸合小柴胡汤为基本方。

　　（3）李英杰认为阴精亏损、阴虚火旺贯穿整个疾病过程，阴虚为本，痰凝血瘀为标。拟酸甘养阴、软坚散结之甲亢方（炒白芍 10 g，木瓜 10 g，乌梅 15 g，生龙骨、生牡蛎各 20 g，太子参 15 g，麦冬 10 g，五味子 10 g，黄连 10 g，炒栀子 10 g，柴胡 6 g，桑叶 10 g，莲子肉 10 g，大贝母 10 g，夏枯草 15 g，炙甘草 10 g）。

　　（4）马建临床总结出治疗瘿病的经验方玄夏消瘿汤，由玄参、夏枯草、青皮等 11 味中药组成，共奏消瘿散结之功。

　　（5）张曾譻自拟经验方，药用黄芪 30 g，枸杞子 15 g 等，全方可达健脑宁心、柔肝滋肾的功效。

　　（6）魏军平认为甲亢临床多表现为肝郁化火、痰火郁结、阴虚阳亢、气阴两虚等不同证型，在不同的证型中存在内火、痰凝的共同病机，临证擅用夏枯草—半夏药对，功在清热散结。

（7）邹连琦将甲亢患者 50 例随机分成观察组 25 例与治疗组 25 例，对观察组予消瘿汤，对照组予丙硫氧嘧啶。干预 12 周后发现，观察组在改善临床症状、体征方面优于对照组，差异具有统计学意义（$P < 0.01$）。

（8）臧氏将甲亢分为肝阳上亢、脾虚肝郁、气血两亏三型，方药以黄芪、党参、当归、白芍、香附、夏枯草、生牡蛎为基础方随证加减。

（9）高氏用消瘿煎治疗甲亢 49 例，方药组成：玄参 20 g，生地 15 g，龙胆草 8 g，昆布 5 g，海藻 25 g，丹参 20 g，夏枯草 12 g，大贝 10 g，生牡蛎 30 g，黄药子 30 g，生石膏 30 g，知母 15 g，山慈菇 30 g，白芍 15 g，龟板 15 g。每日 1 剂，水煎 3 次，分 3 次服，2～3 个月为 1 个疗程，总有效率 93.8%。

（10）贺氏用消瘿汤治疗甲亢 26 例，方药组成：黄药子 20 g，柴胡 10 g，栀子 10 g，丹皮 15 g，川楝子 6 g，龙胆草 15 g，珍珠母 15 g，薄荷 6 g。结果：治愈 13 例，好转 10 例，无效 3 例。

（11）郑氏用甲亢平汤治疗甲亢 65 例，甲亢平汤药物组成：玄参、生地黄、穿山甲（先煎）、丹参、夏枯草、浙贝母各 15 g，猫爪草 18 g，三棱、麦冬、莪术各 12 g，黄药子 10 g。观察治疗前后 T_3、T_4 变化，总有效率 93%。

（12）储氏用甲亢方治疗甲亢 63 例，方药组成：太子参、生黄芪、麦冬、天冬、天花粉、黄连、夏枯草、牡蛎、茯苓、甘草。51 例中显效 36 例，有效 13 例，无效 2 例。

（13）孙氏用消瘿片治疗甲亢 60 例，主要药物：生黄芪、生地黄、麦冬、夏枯草、浙贝母、连翘、丹参、牡蛎、酸枣仁。与丙硫氧嘧啶组对照观察，消瘿片组未出现白细胞下降、肝功能损伤、甲状腺肿大等副作用。

（14）林氏用甲亢宁治疗阴虚阳亢型甲亢 85 例，甲亢宁方药组成：牡蛎、玄参、连翘、山慈菇等。总有效率 97.1%。

（15）钟氏用自制瘿瘤糖浆治疗甲亢 22 例，药物组成：黄芪 200 g，麦冬 100 g，元参 70 g，知母 50 g，连翘 50 g，夏枯草 50 g，急性子 30 g，白芥子 30 g，象贝 30 g，生牡蛎 200 g。总有效率 81.8%。

（16）周氏用甲亢 I 号治疗甲亢 52 例，药物组成：黄芪、海藻、昆布、青皮、陈皮、半夏、贝母、玄参、生地黄、牡蛎各 60 g，黄药子、丹参各 50 g。以上诸药水煎取汁 500 mL，每次 20～30 mL，每日 3 次，有效率 92%。

（二）中西医结合治疗

（1）李氏用中西医结合治疗甲亢，中药组基本方：太子参 10 g，麦冬 10 g，生地黄 10 g，白芍 10 g，夏枯草 10 g，炒枣仁 10 g，五味子 10 g，甘草 10 g，煅牡蛎 20 g，生黄芪 30～50 g。西药组用甲巯咪唑片，中西结合组疗效较好。

（2）戴氏采用中药法半夏、茯苓各 15 g，浙贝母 12 g，瓜蒌皮、旱莲草各 15 g，丹参 30 g，田七片 5 g，猫爪草 15 g，郁金 12 g。配合甲巯咪唑片治疗甲亢 50 例，有效率 76%；优于单纯甲巯咪唑对照组。

五、中成药治疗

1. 龙胆泻肝汤（九）

【组成】龙胆草 6 g（酒炒），黄芩 9 g（酒炒），山栀子 9 g（酒炒），泽泻 12 g，木通 9 g，车前子

9 g，当归 8 g（酒炒），生地黄 20 g，柴胡 10 g，生甘草 6 g。

【功效】清泻肝胆实火，清利肝经湿热。

【主治】①肝胆实火上炎证：头痛目赤，胁痛，口苦，耳聋，耳肿，舌红苔黄，脉弦细有力。②肝经湿热下注证：阴肿，阴痒，筋痿，阴汗，小便淋浊，或妇女带下黄臭等，舌红苔黄腻，脉弦数有力。

【药理研究】

（1）抗炎作用：谭毓治等人将本方煎剂单提液对小鼠毛细血管通透性增高的影响做了实验，结果煎液与单提液对大鼠蛋清性足肿胀均有明显抑制作用。

（2）抗过敏作用：谭毓治等用本方煎剂及单提液对大鼠皮肤被动过敏反应的影响做了动物实验。结果煎液和单提液对大鼠皮肤被动过敏反应有显著抑制作用。同时对豚鼠过敏性休克的保护作用也做了动物实验，结果煎液能显著保护豚鼠避免过敏性休克及死亡，单提液无明显作用。

（3）对免疫功能影响：谭毓治等用本方煎剂及单提液都做了动物实验，包括正常小鼠的免疫器官重量的影响及小鼠腹腔巨噬细胞吞噬功能的影响，结果单提液能明显增加正常小鼠脾重，煎液无明显作用。对小鼠腹腔巨噬细胞吞噬功能，煎液和单提液均无明显影响。

（4）体外抑菌作用与体内抗感染作用：谭毓治等人进行牛津杯法抑菌实验，结果煎液与单提液对乙型链球菌有一定的抑制作用，对白色葡萄球菌、金黄色葡萄球菌及大肠杆菌均无明显作用，但煎液对乙型链球菌感染小鼠有一定保护作用。

2. 生脉散

【组成】人参 9 g，麦门冬 9 g，五味子 6 g。

【功效】益气生津，敛阴止汗。

【主治】①温热、暑热、耗气伤阴证：汗多神疲，体倦乏力，气短懒言，咽干口渴，舌干红少苔，脉虚数。②久咳伤肺，气阴两虚证：干咳少痰，短气自汗，口干舌燥，脉虚数。

【药理研究】

（1）镇静作用：生脉散有镇静作用，能延长小白鼠睡眠时间，给药组平均睡眠时间为（136.6 ± 21.6）分钟，对照组平均睡眠时间为（100.3 ± 35.2）分钟（$P < 0.01$）。

（2）提高耐缺氧能力：生脉散可增加小白鼠对低压缺氧的耐受能力，对两组低压缺氧的小白鼠使用生脉散并进行比较，结果显示：给药组存活率为 63.3%，对照组存活率为 37.7%，两组差别显著（$P < 0.05$）。说明本方能提高心肌对缺氧的耐受性，节约心肌对氧的消耗。

（3）抗冠心病作用：家兔经结扎冠状动脉前降支，造成实验性心源性休克，生脉散注射液具有一定的治疗作用，但升压作用缓慢。给药组与对照组疗效有明显差异，观察 54 例有心气虚表现的冠心病心绞痛患者的心肌收缩时相（STT）及心尖搏动图。表明该病心气虚的实质与不同程度的心功能不全有关。应用生脉散注射液后，可以改善左心室功能，其正性肌力作用与毛花苷 C 对心脏作用相类似。

（4）抑制豚鼠心肌细胞膜三磷腺苷酶活性：生脉散可抑制豚鼠三磷腺苷酶的活性，抑制强度与剂量成正比，其中人参、五味子单味药也有抑制作用，而麦冬则无抑制作用。研究认为生脉散由于抑制心肌细胞三磷腺苷酶的活性，是改善心脏生理功能的途径之一。

（5）对 2，3- 二磷酸甘油酸的双向调节作用：观察静脉注射生脉散前和 24 小时后正常人及冠心病患者细胞 2，3- 二磷酸甘油酸的含量变化，结果表明本方对此可能具有双向调节作用。动物实验结果还表明本方还可以提高缺氧动物的 PO_2、SO_2，设想可能是生脉散使缺氧机体的摄氧、带氧能力提高，并将此看成是生脉散益气作用机制之一。

（6）抗微循环障碍作用：生脉散注射液对大分子右旋糖酐所致微循环障碍和弥漫性血管内凝血的病理变化有一定的对抗和保护作用。不仅可以改善微循环障碍，还可以阻止弥散性血管内凝血的产生。

（7）强心作用：生脉散是通过多种途径作用而增强心肌收缩、改善心功能的，其作用途径至少有四个方面：①抑制心肌细胞膜 Na^+-K^+-ATP 酶活性。②改善心力衰竭患者心肌的能量代谢。③改善心力衰竭患者心肌蛋白的代谢。④兴奋垂体-肾上腺功能。

（8）抗休克作用：生脉散注射液可使在体兔心收缩力加强，对狗急性失血性休克具有升压作用，并使休克动物趋于平静。本方主要作用可能是加强心肌收缩力，改善冠状动脉循环。中毒性休克：生脉散能延长家兔阻断肠系膜上动脉后所致休克的存活时间，给药组平均存活时间为 488.8 分钟，对照组为 344.4 分钟，两组比较，差别非常显著（$P < 0.01$）。

3. 天王补心丹

【组成】去芦人参、茯苓、玄参、丹参、桔梗、远志各 15 g，酒浸当归、五味子、去心麦门冬、天门冬、柏子仁、炒酸枣仁各 30 g，生地黄 120 g。

【功效】滋阴清热，养血安神。

【主治】阴虚血少，神志不安证：心悸怔忡，虚烦失眠，神疲健忘，或梦遗，手足心热，口舌生疮，大便干结，舌红少苔，脉细数。

【临床研究】黄宏华将 60 例甲亢阴虚火旺证患者分为治疗组与对照组，每组 30 例。对照组在常规治疗基础上，配合甲巯咪唑片治疗。治疗组在对照组的基础上加用天王补心丹加减方干预，并根据患者的病情加减，如汗多者，可加浮小麦、碧桃干；头晕目眩者可加枸杞子、菊花等。治疗组有效率优于对照组，差异有统计学意义（$P < 0.05$）；两组中医证候积分差异有统计学意义（$P < 0.05$）；治疗组 T_3、FT_3、FT_4 下降水平优于对照组，促甲状腺激素升高程度优于对照组，促甲状腺激素受体抗体、促甲状腺素受体抗体、甲状腺微粒体抗体、甲状腺球蛋白抗体水平较对照组明显改善，差异均有统计学意义（$P < 0.05$）。

4. 柴胡疏肝散

【组成】醋炒陈皮、柴胡各 6 g，川芎、香附、麸炒枳壳、芍药各 4.5 g，甘草 1.5 g（炙）。

【功效】疏肝理气，活血止痛。

【主治】肝气郁滞证：胁肋疼痛，胸闷善太息，情志抑郁易怒，或嗳气，脘腹胀满，脉弦。

【药理研究】HPT 轴分别在下丘脑、垂体、甲状腺 3 个水平产生激素：TRH、TSH 和 TH。TH 血清 T_3、T_4 具有促进物质与能量代谢的作用，下丘脑释放 TRH，调节腺垂体分泌 TSH，TSH 进一步引起 TH 的释放。血液 TH 浓度变化通过负反馈调节下丘脑 TRH 和垂体 TSH 的分泌，构成 HPT 轴的自发性控制环路。王玉杰等采用柴胡疏肝散干预肝郁脾虚证模型大鼠，检测结果表明，与肝郁脾虚证模型组比较，柴胡疏肝散组血清 T_3、T_4 均明显升高，血清 TRH、TSH 有所升高，但差异无统计学意义，提示柴胡疏肝散主要作用于甲状腺，而对肝郁脾虚证模型大鼠存在的 HPT 轴功能低下有改善作用。

5. 四逆散

【组成】炙甘草 6 g，枳实 6 g，柴胡 6 g，芍药 6 g。

【功效】疏肝和脾，解郁透热。

【主治】①阳郁厥逆证：少阴病，阳郁于里，致患热厥；肝失条达，气郁致厥，手足厥冷，或咳，或悸，或小便不利，或腹中痛，或泄痢下重，脉弦细。手足不温，或身微热，或咳，或悸，或小便不利，脉弦。②肝郁脾滞证：胁肋胀满，脘腹疼痛，或泄痢下重，脉弦。

【药理研究】

（1）增强免疫功能的作用：李氏等人分析四逆散微量元素的含量，结果表明，四逆散含有人体所必需的微量元素，其对人体的生长发育、调节机体免疫方面均有至关重要的作用。谢氏报道四逆散水煎醇沉液对小鼠腹腔巨噬细胞的吞噬功能有较明显的促进作用。

（2）增强胃肠推进功能作用：彭氏等人进行了四逆散治疗功能性消化不良（FD）的实验研究，结果表明，四逆散能增加小鼠胃排空流体和固体的能力，提高大鼠离体胃条的兴奋性和整体动物 IGG 胃运动的频率，促进胃壁平滑肌细胞的收缩，达到治疗 FD 的目的。李氏等人进行了四逆散对小鼠胃排空及小肠推进功能的拆方研究，结果表明，四逆散及其组成药物柴胡、柴胡枳实煎剂均有增强胃肠排空及小肠推进功能的作用。

（3）改善微循环：龚氏报道，本方能使人甲皱毛细血管袢数增加、舌毛细血管饱满，同时还能扩张小白鼠耳郭血管，表明此方能改善微循环，这一作用对抗休克有积极意义。

（4）解痉作用：谢氏用家兔做了四逆散对离体兔肠的实验，发现水煎醇沉液对家兔离体肠管呈抑制作用，并可对抗 Ach 及 $BaCl_2$ 所致的肠痉挛作用。

（5）抗溃疡作用：高氏发现四逆散对大白鼠有抗溃疡作用，可抑制胃酸分泌，拮抗胃蛋白酶，改善黏膜血液循环。高氏等人报道，四逆散能阻止、缓解水浸制动造成的应激性溃疡，并探讨了四逆散的清除超氧化物和羟自由基活性的作用。

6. 白虎加人参汤

【组成】知母六两，石膏一斤（碎，绵裹），甘草二两（炙），粳米六合，人参三两。

【功效】清热，益气，生津。

【主治】伤寒、温病、暑病气分热盛，津气两伤，身热而渴，汗出恶寒，脉虚大无力；火热迫肺，上消多饮。

【药理研究】

（1）增强免疫作用：白虎加人参汤能提高糖尿病大鼠的体液免疫功能。郑家铿等人用四氧嘧啶造模糖尿病大鼠后显示，大鼠血清 IgG 及 IgM 均较正常组明显下降（$P < 0.001$），经白虎加人参汤加减方治疗后，2 个治疗组大鼠血清 IgG 均比治疗前明显升高（$P < 0.001$），且已恢复至正常水平（$P > 0.05$），其中高剂量（3 g 生药/mL，12 mL/kg）治疗组的血清 IgG 明显高于低剂量（3 g 生药/mL，6 mL/kg）治疗组（$P < 0.05$）。

（2）抗炎抑敏作用：白虎加人参汤可应用于皮肤炎性疾病的治疗。方素萍通过对白虎加人参汤全方、拆方以及方中五味生药的提取物研究发现，白虎加人参汤具有抑制致敏小鼠速发相反应、迟发相反应及极迟发相反应的作用，其作用强度与泼尼松龙的作用相似。与全方相比，去除任何一种生药的五种拆方均无抑制速发相反应的作用。对不同拆方与全方的 HPLC 进行比较，某些峰只有在配伍的五种生药都存在时才可以检测到，提示白虎加人参汤全方对皮肤炎性疾病的作用与方中各单味药作用的总和是不同的。

（3）保护心肌细胞作用：白虎加人参汤在烧伤后早期应用，能有效地降低血浆中肌钙蛋白，对严重烧伤造成的心肌损伤具有保护作用。覃文玺等人采用热水浸泡烫伤造成 30% TBSA Ⅲ 度烧伤大鼠模型实验显示，模型各组肌钙蛋白水平在伤后 12 小时达到峰值，伤后 24 小时仍现增高水平。空白组伤后各时相血浆的肌钙蛋白明显高于白虎加人参汤治疗组及卡托普利对照组（$P < 0.01$），治疗组及西药对照组之间的对比无显著性差异（$P > 0.05$）。镜下显示治疗组及对照组均较空白组的心肌损伤轻。

（4）解热作用：白虎加人参汤具有解热及缩短发热时间的作用。李天庆以幼儿急诊发热患者为治疗对象，不用西药解热剂，仅给予白虎加人参汤 0.2 mg/（kg·d），结果白虎加人参汤组发热时间最短，认为白虎加人参汤对于病毒性发热性疾病，不用解热剂，给予本方可缩短发热时间。

7. 六味地黄丸

【组成】熟地黄 24 g，山茱萸 12 g（制），牡丹皮 9 g，山药 12 g，茯苓 9 g，泽泻 9 g。

【功效】滋阴补肾。

【主治】肾阴亏损，头晕耳鸣，腰膝酸软，骨蒸潮热，盗汗遗精。

【药理研究】

（1）抗疲劳、抗低温、耐缺氧作用与人参相似。

（2）对免疫功能的影响：能激活细胞免疫及抗体生成反应，提高细胞免疫功能，促进扁桃体细胞诱生干扰素，提高血清干扰素水平。

（3）扩张血管：对动脉狭窄性高血压有明显的降压和改善肾功能的作用。

（4）减少心肌胶原的沉着，防治高血压等心血管疾病。

（5）改善血液流变性，降低全血黏度、血浆黏度、纤维蛋白原，抑制梗死心肌组织中氧自由基的生成，缩小梗死面积，防治冠心病。

（6）对血脂的影响：可明显降低胆固醇、甘油三酯及磷脂，增加高密度脂蛋白，提高高密度脂蛋白胆固醇/总胆固醇的比值，促进脂质代谢，长期服用可预防动脉粥样硬化。

（7）改善自主神经系统功能紊乱。

（8）改善性腺功能障碍：通过作用于下丘脑 – 垂体 – 性腺轴而改善性激素分泌，促进精子生成，提高精子活动率，增强性功能。

（9）促进肾脏对尿素的排泄，保护肾排泄功能。

（10）保护肝脏作用：对正常的丙氨酸氨基转移酶（ALT）活性无明显影响，但对四氯化碳、硫代乙酰胺及泼尼松龙所致的 ALT 活性升高有显著的降低作用。

（11）动物实验表明可增加小鼠体质量，增强体力，延长游泳时间，使接受化学致癌物的动物脾脏淋巴结发生中心活跃。

（12）增强单核巨噬系统的吞噬活性，延长存活时间，提高腹水型宫颈癌 U14 细胞内的 cAMP，提高癌细胞增生抑制率。

（13）降低氨基甲酸乙酯、亚硝胺的肿瘤诱发率。

（14）对食管上皮细胞增生症有阻断癌变的作用，可预防食管癌，降低发病率。

（15）六味地黄丸中的泽泻含锌量高、山茱萸含铬量高，对动脉粥样硬化和糖尿病有预防作用，故对预防老化和早衰有一定作用。

（16）使红细胞糖代谢恢复正常。

（17）抗化疗药物不良反应，延长生存期，保护红细胞、白细胞、血小板功能，防止心、肝、肾功能损伤，保护自然杀伤细胞（NK 细胞）活性，增强 T、B 淋巴细胞转化功能。

8.小柴胡汤（颗粒）

【组成】柴胡12g，黄芩9g，人参6g，半夏9g（洗），炙甘草5g，生姜9g（切），大枣4枚（擘）。

【功效】和解少阳。

【主治】伤寒少阳证：往来寒热，胸胁苦满，默默不欲饮食，心烦喜呕，口苦，咽干，目眩；妇人伤寒，热入血室；疟疾、黄疸与内伤杂病而见少阳证。

【药理研究】

（1）免疫作用：小柴胡汤具有免疫调节作用，可抑制细胞增殖及诱导异常增殖细胞凋亡，可使子宫内膜异位症（内异症）大鼠的异位内膜明显萎缩。郑辉等人建立大鼠内异症动物模型，探讨小柴胡汤冲剂治疗大鼠内异症的作用机制，发现小柴胡汤治疗大鼠内异症的作用机制可能是通过上调Fas蛋白的表达，促进异位内膜细胞的凋亡而实现的。左连东等人的研究表明小柴胡汤对EMs大鼠异位内膜有明显抑制作用，其作用机制是通过调整局部环境中的免疫状态和功能而诱导细胞的凋亡和坏死。小柴胡汤能促进骨髓功能，激活巨噬细胞，增加白细胞介素-1的产生，增强TH细胞与B细胞活化，诱导干扰素，增加抗体的产生，从而达到增强机体免疫功能的目的。川喜多卓对小柴胡汤的免疫药理作用进行了系统的研究，发现小柴胡汤对促细胞分裂素活性、多克隆B细胞活性以及佐剂活性均有诱导作用，小柴胡汤能促进B细胞成熟，并促进机体产生抗体。周红的研究证实小柴胡汤具有增强免疫功能的作用，对长期应用糖皮质激素引起的肾上腺皮质功能低下及不全，能通过促进垂体-肾上腺皮质而起明显的改善作用。小柴胡汤在调控免疫反应方面具有多种复杂的机制，其中以对免疫抑制状态最为有效。

（2）抗炎作用：小柴胡汤具有激素样及非激素样抗炎作用，能抑制嗜中性粒细胞的趋化性，稳定细胞膜及溶酶体膜，抑制水解酶的释放及抑制巨噬细胞分解白三烯，从而减轻肝细胞的免疫损伤。河福金等人观察小柴胡汤对酒精性肝损伤的防治效果，结果显示本方能促进肝内糖、蛋白质的合成，增强肝细胞对有害因子的抵抗能力，能很好地保护肝细胞膜系统，提高其稳定性。周真通过实验研究发现小柴胡汤能够诱导细胞白介素产生，认为这种作用是该方抗炎作用的基础。刘中景等研究发现，不同剂量的小柴胡汤对DHBV的复制均有一定的抑制作用，而以20倍剂量组的抑制作用最佳；且小柴胡汤中不同的药味对DBHV均有一定的抑制作用，而全方作用较半方及单味柴胡为优，显示了复方治疗的优势。

（3）抗肝纤维化作用：肝纤维化是慢性肝病向肝硬化发展的必经阶段，目前认为，肝纤维化的形成过程主要取决于胶原的合成、沉积、降解、吸收的动态平衡。当胶原合成与沉积大于降解与吸收时，肝内胶原纤维增加，就会逐渐形成肝纤维化。肝纤维化消退的特征是肝纤维化基质的降解和正常肝组织的恢复，提示促进细胞外基质各成分的降解是抗肝纤维化治疗的重要途径。动物实验显示小柴胡汤对大鼠肝纤维化有良好的干预作用，可延缓肝纤维化进程。张琪等人采用四氯化碳、花生油制备大鼠肝纤维化模型，并用不同剂量的小柴胡汤进行干预。结果表明，小柴胡汤通过在肝纤维化早期下调金属蛋白酶抑制因子TIMP-1中mRNA的表达而减轻大鼠肝纤维化的程度。

9.酸枣仁汤

【组成】酸枣仁60g（微炒），人参30g，石膏15g（碎），赤茯苓22.5g（去黑皮），桂15g（去粗皮），知母15g（切，焙），炙甘草15g。

【功效】养心安神，清热除烦。

【主治】肝血不足，虚烦不眠证。失眠心悸，虚烦不安，头目眩晕，夜间盗汗，咽干口燥，舌红，脉弦细。

【药理研究】

（1）镇静催眠作用：现代药理学研究发现，酸枣仁汤能对正常人的入睡度、熟睡度及觉醒爽快感等综合判定指标产生有利影响，其机制可能与 c-fos、c-jun 表达及升高脑内啡肽有关。酸枣仁汤对老年失眠证的治疗有明显效果，其可能是通过减少脑内氨基酸毒性，并下调大脑皮质及海马部位 GABAARα1 和 γ2 亚单位的表达而实现。沈鸿等研究发现酸枣仁汤能减少血虚模型小鼠的自主活动次数，缩短戊巴比妥钠诱导的睡眠潜伏期，从而促使睡眠时间延长，发挥镇静催眠作用。进一步研究发现酸枣仁汤能提高中枢神经系统内重要的神经递质 NO 与其合成限速酶 NOS 的含量，表明其具有扩张毛细血管及增大血脑屏障通透性的作用，进而增强对脑组织的作用，最终改善机体免疫作用对镇静催眠起协同作用。相关研究表明酸枣仁挥发油中的反 -9- 十八碳烯酸甲酯、棕榈酸甲酯、顺 -11- 二十碳烯酸甲酯、硬脂酸甲酯、花生酸甲酯及二十二烷酸甲酯可在体内酰化转化成内源性睡眠诱导物油酰胺（OLA），进而改善慢波睡眠，诱导生理性睡眠。酸枣仁皂苷可延长正常大鼠睡眠时间，增强戊巴妥催眠活性，其催眠作用可能与 5- 羟色胺能系统有关。酸枣仁汤中黄酮类成分斯皮诺素可能是一种突触后 5-HT1A 受体的拮抗剂，能减弱激动剂 8-OH-DPAT 的作用，从而延长大鼠非快速动眼期睡眠（NREMS）、快速动眼期睡眠（REMS）及睡眠总时间。

（2）抗焦虑作用：β-EP 是一种神经肽，能参与机体应激反应，调节精神异常和焦虑情绪。酸枣仁汤含多糖和黄酮类组分配方能显著升高小鼠脑内 β-EP 的含量而发挥抗焦虑作用，且组方中君药酸枣仁和臣药茯苓、知母所含的多糖和黄酮类成分对抗焦虑具有一定协同作用。研究发现酸枣仁汤抗焦虑作用的一种途径可能与提高血中 NO 浓度、降低大鼠血清 IL-1β、TNF-α 等细胞因子水平有关；另一种途径是降低海马部位去甲肾上腺素的释放，抑制 5-HT 的合成及其功能，提示酸枣仁汤的抗焦虑作用和 γ 氨基丁酸受体（GABAA）功能有关。吕征等发现酸枣仁汤含药血清能提高皮质酮损伤的 PC12 细胞增生率，降低皮质酮诱导的 PC12 细胞凋亡率，推测其通过抑制该半胱天冬酶 Caspase-3 的表达对神经细胞的损伤产生保护作用。

（3）抗抑郁：抑郁症属于中医"郁证"范畴，临床多以肝气郁滞为其病因，治疗主要以疏肝解郁、调气安神为主。研究发现酸枣仁汤能通过增加脑组织单胺类神经递质 NE 和 5-HT 的含量，从而明显改善慢性应激大鼠的兴趣丧失、活动能力下降等精神运动性抑郁症状。进一步研究发现酸枣仁汤是以氯丙咪嗪相似作用增加抑郁大鼠的糖水消耗量和脑内单胺递质含量，从而明显减轻抑郁模型大鼠的行为学异常。同时酸枣仁汤还能明显提高不可预见性温和应激（CUMS）抑郁大鼠的糖水消耗量和自主活动，减轻 CUMS 抑郁大鼠神经细胞的损伤，降低大脑皮质星形胶质细胞原纤维酸性蛋白（GFAP）和缝隙连接蛋白 43（Cx43）的表达。此外，酸枣仁汤还能促进神经元生存，增强抗抑郁作用，其作用可能与上调脑源性神经营养因子（BDNF）和受体酪氨酸激酶受体 B（TrkB）的表达量有关。

（4）其他作用：酸枣仁汤还具有降血脂、抗惊厥、改善记忆、保护心脑血管系统及保护肝脏和治疗慢性肝炎等作用。研究表明，酸枣仁汤能降低血清中的总胆固醇（TC）、总甘油三酯（TG）、低密度脂蛋白（LDL-C）含量，升高高密度脂蛋白（HDL-C）和载脂蛋白 AI（APOAI）及降低载脂蛋白 B（APOB）水平而调节机体的血脂代谢。徐吉敏等通过体外细胞 MTT 实验证实了酸枣仁皂苷 A 能抑制人肝癌细胞 SMMC-7721 的增生，而对人正常肝 LO2 细胞、大鼠肝星状细胞（HSC）无抑制作用。酸枣仁皂苷 A 可抑制糖尿病大鼠肾小球细胞凋亡，其作用机制可能与线粒体凋亡途径的调节和转化生长因子 -β1 的表达有关。

六、单味中药

（一）宏观辨症（征）与微观辨症结合遣药

1. 辨症状

（1）心悸：加人参、玄参、刺蒺藜、百合、远志、炒枣仁、磁石等，滋阴清热、重镇安神、益气养阴，改善心肌供血，改善心悸。

（2）胸闷：丹参饮（丹参、檀香、砂仁）宽胸理气，活血化瘀。

（3）乏力：黄芪、太子参、黄精、党参等益气。

2. 辨体征

（1）突眼：瓜蒌皮、猫爪草、夏枯草、茯苓、川芎、牡蛎、丹参、白蒺藜、白芍，其中活血药可以改善眼部微循环，软坚散结药可消肿，控制突眼。

（2）颈肿：瓜蒌、赤芍、当归、郁金、半夏、鳖甲、海藻、昆布、山慈菇、黄药子、三棱、莪术、白芥子、猫爪草、夏枯草等，这些药活血化瘀、软坚散结，改善血液流变学，抑制异常组织增生，使增生、变性的结缔组织转化、吸收。

3. 微观辨症

（1）白细胞减少：人参、黄芪、女贞子、鸡血藤、枸杞子等，这些药具有补益气血的作用，药理研究表明有刺激造血功能、提高免疫力、升高白细胞之效。

（2）转氨酶升高：白芍提取物、当归、黄芪、五味子、垂盆草苷、水飞蓟素等，可以减轻肝细胞坏死，促进肝细胞再生，降低转氨酶。

（二）常用单味药的性能和药理研究

1. 夏枯草

【性味归经】味辛、苦，性寒，归肝、胆经。

【功效】清肝泻火，明目，散结消肿。

【主治】目赤肿痛，目珠夜痛，头痛眩晕，瘰疬，瘿瘤，乳痈，乳癖，乳房胀痛。

【药理研究】

（1）抗菌和抗病毒作用：夏枯草有抑制和抵抗金葡菌、大肠杆菌、青霉及黄曲霉的作用，主要是夏枯草提取物的水溶部分在起作用，并且水溶部分可以有效抑制结核杆菌，具有明显的抑菌活性。夏枯草的抗病毒作用表现在其阻碍病毒复制、抑制细胞病变等效应，对疱疹病毒Ⅰ型、Ⅱ型都具有一定的抵抗作用，临床上在有效治疗单纯疱疹病毒性角膜炎中达到了高效率、低毒素的目的。

（2）抗氧化作用：夏枯草的抗氧化作用主要是夏枯草多糖的作用，夏枯草多糖对·O^{2-}、·OH二种自由基及亚硝酸根离子具有一定的清除能力，具有防止膜脂质过氧化、减少红细胞溶血和降低脂质过氧化产物丙二醛的生成量的作用。夏枯草的抗氧化作用在抵抗癌症和预防癌症方面也具有一定的功效，通过抗氧化来抑制肿瘤生长，为癌症这种所谓的绝症的治疗带来了有利价值，对夏枯草抗氧化作用的实验研究有待更进一步的进行，通过研究可以使其作用发挥到最大，为癌症患者减轻痛苦，希望可以治愈疾病。

（3）免疫系统及呼吸系统作用：夏枯草具有一定的免疫调节作用，其水提取物调节 NF-kB 和 MAP

激酶活性从而刺激巨噬细胞活性。夏枯草成分经皮下用药后，使动物脾脏、胸腺出现萎缩，肾上腺增大较多，经腹腔用药后明显提升血浆皮质醇的水平。对溃疡性结肠炎的治疗选用夏枯草胶囊效果明显，其成分是夏枯草和红糖，作用机制是上调外周血 T 淋巴细胞亚群值以达到调节免疫系统的作用。就夏枯草治疗单纯性疱疹病毒而言，不仅是单纯的抵抗病毒的作用，还促进淋巴细胞转化和诱生干扰素的免疫调节作用。夏枯草对呼吸系统也有一定的改善作用，其作用于慢性支气管炎以降低大鼠血清 TNF-α 和 IL-1β 的含量，治疗慢性支气管炎的效果也很明显。对支气管肺癌其注射液的效果也明显优于榄香烯和化疗，夏枯草属于中药制剂，其副作用较西药而言明显较低，脾胃极度虚弱者需慎用，其他副作用不明显。

（4）抗感染作用：夏枯草尤其对早期的炎症反应有很强的抵抗，其提取物和活性成分罗丹酚酸对减轻血管炎症及牙周炎症等都有一定的作用，抗感染力较强。在对感染性疾病的治疗中夏枯草同样也具有重要的价值，是医学研究者的重点研究对象，对其抗感染作用能够更为广泛地应用于更多的感染性疾病、提高其临床应用率非常有意义。

（5）抗肿瘤作用：夏枯草对多种致癌物质都有很强的抵抗作用，夏枯草提取物熊果酸能明显诱导肿瘤细胞组 DNA 的分裂，达到阻止肿瘤细胞的 DNA 和 RNA 的合成。可以抑制 HL-60 细胞和人舌鳞癌细胞株 TSCCa 细胞增生，诱导癌细胞凋亡。熊果酸在体内试验中显示出了明显提高机体免疫力的作用，其抗肿瘤的范围较为广泛，而且其毒性较其他药物而言相对较低，是抗癌药物有效利用的成分之一，为低毒高效做出了贡献，是未来医学界重点利用的药物资源，推动医药的发展速度。

（6）降血脂作用：夏枯草与黄连或决明子等中药联合应用，起到调节多种动物血脂比例，以及降低糖尿病大鼠的甘油三酯、总胆固醇和低密度脂蛋白等的指数的作用，达到降低血脂的目的，可以很好地预防动脉粥样硬化。夏枯草提取物熊果酸对血脂高的治疗效果显著，达到了95%的有效率，有效缓解血脂高引起的耳鸣、易怒、不易入睡等症状，改变阴虚体质，提高治疗效果，解决困扰高血脂患者的难题。

（7）活血化瘀作用：活血化瘀是夏枯草药理作用的一项重要内容，夏枯草具有改善血液流变学部分指标的作用，延长大鼠的凝血酶原时间，并对子宫内膜异位症的家兔模型有显著疗效，以异位胶囊为代表的药物有活血化瘀、软坚散结的作用，此药治疗动物的血沉、红细胞压积等有显著变化，并且腹腔用药发生心梗的范围相对缩小。

（8）降低血压的作用：夏枯草也具有降低血压的作用，夏枯草的氯仿、丁醇或乙醇提取物可以有效舒张血管以达到降血压的目的。夏枯草 75% 乙醇提取物可通过降低 ET、Ang Ⅱ 含量和升高 NO 含量来发挥对 SHR 大鼠的降压作用。研究表明，夏枯草提取物总皂苷可以使麻醉大鼠的舒张压及收缩压降低。临床上夏枯草汤剂用来治疗高血压的效果显著，与牛黄降压丸相比其效果更好，可能是此药使 NO 水平上升，调节高血压患者的内分泌系统，最终使血压降低，达到治疗目的。三草汤（夏枯草、益母草、龙胆草）也有良好的降压效果，服药后 1 小时出现血压降低，维持 1～4 小时的稳定血压，大约 6 小时后才会慢慢失去降低血压的药效。对高血压患者而言，夏枯草的药用价值无可比拟，既能够很好地控制血压，又不会带来副作用。由此可见，夏枯草在高血压病的治疗中起到了非常关键的作用，其有效成分对控制血压效果明显，值得在临床应用中被大力推广。

2. 牡蛎

【性味归经】性微寒，味咸、平，归肝、肾经。

【功效】敛阴，潜阳，止汗，涩精，化痰，软坚。

【主治】惊痫，眩晕，耳鸣，自汗，盗汗，遗精，淋浊，崩漏，带下，瘰疬，瘿瘤，胃痛泛酸。

【药理研究】

（1）保肝作用：徐氏研究了以牡蛎为主要成分牡蛎汤对实验性肝损伤的保护作用。结果表明，牡蛎汤的3个剂量组均能显著降低四氯化碳所引起急性肝损伤小鼠血清 ALT、AST 含量，减轻肝细胞损伤程度，对四氯化碳引起的小鼠急性肝损伤有保护作用。李氏研究了牡蛎提取物对乙醇所致小鼠肝损伤的保护作用。动物实验证明：服用牡蛎粉提取物的小鼠，其肝内乙醇脱氢酶的含量较未用药物的小鼠明显增加。在经过14天胃管给酒后，未用牡蛎粉提取物的小鼠肝细胞切片显示肝细胞出现脂肪变性，而用药的小鼠肝细胞切片显示未见异常改变。

（2）增强免疫力作用：李氏采用血凝滴度测定牡蛎多糖抑制流感病毒在狗肾细胞（MDCK）中增生的作用。结果显示，牡蛎多糖能显著降低和抑制狗肾细胞培养流感病毒的血凝滴度。另有报道，李萌经研究发现，牡蛎糖胺聚糖（O-GAG）能显著降低 I 型单纯疱疹病毒（HSV I）感染小鼠的死亡率，延长其存活时间，并明显提高病毒感染小鼠的胸腺指数和脾指数，增强巨噬细胞吞噬能力，从而对 I 型单纯疱疹病毒感染的小鼠具有一定的治疗作用，并能提高小鼠的免疫功能。

（3）抗肿瘤作用：李鹏用牡蛎提取成分，即牡蛎天然活性肽（BPO），对人胃癌 BGC-823 细胞凋亡的生物学效应及其对胃癌细胞的作用机制做了研究。结果显示，牡蛎天然活性肽能有效抑制胃癌 BGC-823 细胞增生活动，出现亚 G_1 期细胞，细胞出现凋亡现象。表明其具有显著的诱导凋亡作用。

（4）延缓衰老作用：张氏用牡蛎水提液灌胃以观察对去卵巢大鼠脑衰老的影响。结果显示：牡蛎水提液能够延缓去卵巢大鼠脑衰老。试验用4月龄的雌性大鼠行双侧卵巢摘除术后，给予牡蛎水提液灌胃3个月，测定大鼠脑形态计量学和生化指标。结果发现，牡蛎水提液能使大鼠的纹状皮质分子层厚度增加，分子层厚度和皮层总厚度的比值下降，海马 CA2 区单位面积大锥体细胞数增多，超氧化物歧化酶活性增强，而丙二醛含量下降，从而起到延缓衰老的作用。

（5）其他药理作用：王氏通过用牡蛎提取物牡蛎糖胺聚糖对过氧化氢诱导的血管内皮细胞氧化损伤模型的研究发现，牡蛎糖胺聚糖对过氧化氢诱导的血管内皮细胞氧化损伤有保护作用，能有效地防止因血管内皮损伤而引起的高血压、动脉硬化、脑卒中等多种心血管疾病的发生。此外，牡蛎肉提取物可以有效防治泼尼松引起的骨代谢紊乱，可提高大鼠骨钙、骨磷、骨锌、骨铁含量，使血钙降低恢复正常。

3. 白芍

【性味归经】味苦、酸，性微寒，归肝、脾经。

【功效】养血调经，敛阴止汗，柔肝镇痛，平抑肝阳。

【主治】血虚萎黄，月经不调，自汗，盗汗，胁痛，腹痛，四肢挛痛，头痛眩晕。

【药理研究】

（1）对免疫系统的作用：白芍水煎剂对巨噬细胞功能有明显的促进作用。50% 白芍水煎剂给每只小鼠经胃饲喂 0.8 mL/d，连续5天，小鼠腹腔巨噬细胞的吞噬百分率和吞噬指数均较对照组有明显提高。白芍总苷（TGP）每天以 40 mg/kg 剂量给小鼠灌胃，连续3天，也能促进小鼠腹腔巨噬细胞的吞噬功能。鲁米诺化学发光试验证明，白芍总苷在 0.09～2.25 mg/L 范围内浓度可依赖性地增加腹腔巨噬细胞（PM）的鲁米诺依赖的化学发光（LDCL）强度。当白芍总苷浓度增至 11.25 mg/L 时 LDCL 降低，量效曲线呈钟罩形趋势，提示白芍总苷对 LDCL 的影响有双向作用。研究表明，白芍总苷 100 mg/L 对大鼠腹腔巨噬细胞产生白三烯 B_4 的抑制作用与同剂量的非甾体抗炎药氟芬那酸相当，但作用较缓慢。白芍总苷 $0.001 \sim 100$ mg/L 剂量可依赖性地抑制白三烯 B_4 产生，其 50% 抑制率（IG50）为 0.66 mg/L。这提示白芍总苷的抗炎和免疫调节作用可能与其影响的白三烯 B_4 的产生有关。白芍水煎剂对细胞免疫功能有一定的调节作用。白芍水煎液可拮抗环磷酰胺对外周血 T 淋巴细胞的抑制作用，使之恢复正常水平，表明白芍可使处于低下状态的细胞免疫功能恢复正常。白芍总苷既对腹腔巨噬细胞的吞噬功能有调节作用，还有使正常小鼠迟发型超敏反应增强的作用。另据报道，白芍总苷（0.04 mg/L）可促进体外刀豆素 A 时间依赖性地诱生 $L_3T_4^+$ 细胞和 $Lyt-2^+$（Ts/c）细胞，并分别拮抗环孢霉素 A 抑制 Th 细胞诱生和左旋咪唑抑制 Ts 细胞诱生的作用，提示白芍总苷促进不同淋巴细胞亚群诱生有明显的功能依赖性特征。实验提示，白芍总苷对小鼠脾淋巴细胞 ConA 增生反应和体外抗体诱生呈现浓度依赖性双向作用，可能与其浓度依赖性改变 $L_3T_4^+$/$Lyt-2^+$ 细胞比值有关。低浓度白芍总苷促进 ConA 增生反应和 Th 细胞诱生可能是经激活巨噬细胞而实现的。应用体内体外诱导特异性与非特异性 T 调节细胞模型和 MCAbs 直接检测了 T 细胞亚群的方法。观察了白芍总苷对 T 细胞的作用，结果显示，白芍总苷在体内外不仅可促进特异性 T 调节细胞的诱导，亦可增加非特异性 T 调节细胞的诱导，提示这可能是发挥免疫调节作用的基础。白细胞介素是一类参与风湿性关节炎的重要细胞因子，梁军山等采用小鼠胸腺细胞增生法检测了 IL-1 的条件及白芍总苷对其产生的影响进行探讨。结果表明，脂多糖（LPS）诱导小鼠胸腺 MY 产生的最佳浓度 8 mg/L，白芍总苷可依赖性地增加 IL-1 的产生，但高浓度白芍总苷（$0.25 \sim 125$ mg/L）时，IL-1 的产生显著降低，量效关系呈曲线罩形趋势，提示白芍总苷对 IL-1 的产生具有双向作用。

（2）对心血管系统的作用：白芍水溶物可明显延长异丙肾上腺素所致心肌缺氧的存活时间，对抗由垂体后叶素引起的大鼠心电图变化，增加小鼠心肌对 86 Rb 的摄取量，从而增加小鼠心肌的营养性血流量。白芍总苷能使离体兔耳血管扩张，分钟内的滴数和容量（毫升数）均增加。白芍总苷本身对离体兔主动脉条无明显作用，但能显著地增加去甲肾上腺素对兔动脉条的收缩作用，使兔舒张压升高、dp/dtmax 增加及心率减慢；酚妥拉明对其升压现象无阻断作用。此外，它还有增强去甲肾上腺素的升压作用，尤以收缩压更为明显。

4. 玄参

【性味归经】味甘、苦、咸，性微寒，归脾、胃、肾经。

【功效】清热凉血，滋阴降火，解毒散结。

【主治】温热病热入营血，身热，烦渴，舌绛，发斑，骨蒸劳嗽，虚烦不寐，津伤便秘，目涩昏花，咽喉肿痛，瘰疬痰核，痈疽疮毒。

【药理研究】

（1）镇痛作用：翁东明等人研究发现了玄参口服液给药 1 小时后对醋酸所致小鼠扭体反应有明显的抑制作用，且作用与剂量有一定的依赖关系。

（2）抗炎作用：玄参有抗炎作用，临床可用于齿龈炎、扁桃体炎、咽喉炎等。药理实验结果表明玄参对巴豆油致炎引起小鼠耳壳肿胀，蛋清、卡拉胶和眼镜蛇毒诱导引起大鼠足趾肿胀，小鼠肉芽肿的形成均有明显的抑制作用。目前，玄参的抗炎活性成分尚有争议，一般认为是环烯醚萜类物质哈帕酯苷和哈帕苷，然而环烯醚萜类物质单用的有效剂量远大于原生药中的相应含量，根据实验证明苯丙素苷类抗氧化活性明显比环烯醚萜类强，提示玄参的抗炎活性可能与其苯丙素苷类成分的抗氧化作用有密切关系。

（3）抗菌作用：玄参根和叶的杀菌作用比较弱，其最低杀菌浓度均需 1 mL 含药量在 50 mg 以上。玄参叶的抑菌效力较根强，尤对金黄色葡萄球菌有效，对白喉、伤寒杆菌次之，对乙型链球菌等作用差，但弱于黄连。

（4）免疫增强活性：谢丽华等人研究发现哈帕酯苷皮下注射能使阴虚小鼠抑制的免疫功能恢复；哈帕苷和哈帕酯苷均能促进阴虚小鼠体外脾淋巴细胞增生。毛小平等人报道了在生理条件及环磷酰胺所致免疫功能抑制条件下玄参、黄芪均能升高白细胞数和胸腺指数。

（5）保肝作用：玄参中苯丙素苷有保肝作用。研究发现苯丙素苷 XS -10 对 D- 氨基半乳糖造成的肝细胞损伤有明显的保护作用且能抑制肝细胞凋亡。抗肝损伤细胞凋亡可能与其调控肝细胞凋亡相关基因有关。

（6）抗氧化作用：玄参中苯丙素苷类抗氧化活性明显比环烯醚萜类强。苯丙素苷 XS-8 与 XS-10 对脱氧核苷酸羟基加成自由基产生显著的修复作用，而环烯醚萜苷 XS -6 与 XS -7 在相同条件下作用不明显，对红细胞氧化性溶血四者均有显著抑制作用，且前两者明显强于后两者。

5. 麦冬

【性味归经】味甘、微苦，性微寒，归心、肺、胃经。

【功效】养阴生津，润肺止咳。

【主治】肺胃阴虚之津少口渴、干咳咯血，心阴不足之心悸易惊及热病后期热伤津液等证。

【药理研究】

（1）增强免疫：麦冬多糖为麦冬发挥增强免疫作用的有效部位，苟兴能等人给予恒定磁场辐射引起免疫力低下的小鼠不同剂量的川麦冬多糖，结果发现小鼠白细胞、红细胞等数目明显增加，胸腺质量也增加，表明川麦冬多糖可增强小鼠在恒定磁场下的免疫力。研究表明麦冬总皂苷对体内的羟自由基有一定的清除作用，同时能调节巨噬细胞的吞噬功能。李明通过探究麦冬多糖对长期负荷训练大鼠免疫功能和抗氧化能力的影响，发现麦冬多糖可提高长期负荷训练大鼠的免疫功能，抑制过氧化损伤和糖原的耗竭，具有良好的开发前景。另外，麦冬多糖能通过调节单胺氧化酶 B（MAO-B）、IL-2、TNF-α、IL-6、IFN-γ 及 IL-10 中 mRNA 的表达增强免疫力。

（2）抗炎：麦冬总皂苷和各部位的提取物对改善炎症具有良好的作用，特别是对于放射性肺炎的防治，其能通过多途径有效保护肺组织，并在不同程度上抑制或减轻肺泡的炎性反应。马丽等人通过体外实验发现，麦冬中主要皂苷元鲁斯可皂苷元可显著抑制细胞因子 TNF-α 诱导的急性髓细胞性白血病 HL-60 细胞与人脐静脉内皮 ECV304 细胞之间的黏附作用，从而发挥抗炎活性。

（3）保护心血管系统：麦冬总皂苷或多糖可通过影响丙二醛（MDA）、游离脂肪酸（FFA）或 1- 磷酸鞘氨醇（S1P）、成纤维细胞生长因子（bFGF）、蛋白激酶 B（Akt）、细胞外调节蛋白激酶（ERK）、内皮型一氧化氮合酶（eNOS）等发挥其保护心血管系统作用。

（4）延缓皮肤衰老：麦冬能清除体内自由基，促进皮肤胶原蛋白合成，使皮肤紧致有弹性，阻断黑色素形成，恢复皮肤白皙润滑，调整女性体内内分泌系统，矫正激素平衡，提高机体代谢功能，从而达到延缓皮肤衰老的目的。陆洪军等人通过观察麦冬多糖对衰老小鼠皮肤组织衰老程度的影响，发现麦冬多糖可明显提高亚急性衰老小鼠皮肤中超氧化物歧化酶活力及羟脯氨酸的量，并使 MDA 的量降低，说明麦冬多糖具有抗皮肤衰老的作用。王璐等人通过探讨沙参麦冬汤对皮肤光老化模型小鼠的保护作用，发现沙参麦冬汤具有抑制皮肤光老化的功能，其机制可能是通过升高光照后皮肤中的透明质酸（HA）、SOD 和谷胱甘肽过氧化物酶（GSH-Px）活性，降低 MDA 的量而发挥作用。

（5）抗肿瘤：麦冬发挥抗肿瘤作用的有效成分主要是麦冬皂苷，其主要是通过诱导肿瘤细胞产生自噬、影响 NF-κB 信号通路表达等发挥作用。现代药理研究表明，麦冬多种有效部位及成分具有抗肿瘤作用。许秋菊等人以 HeLa 细胞为研究对象，探讨麦冬皂苷 B 的抗肿瘤作用及其机制，采用 MTT 检测、流式细胞仪分析、吖啶橙染色、Lyso-Tracker Red 染色及 HeLa-GFP-LC3 转染细胞实验，分别检测 HeLa 细胞增生、凋亡及自噬。结果表明，麦冬皂苷 B 可抑制细胞增生，但并不诱导细胞凋亡；可诱导细胞自噬，并引起自噬标志性蛋白 Beclin-1 表达增加及 LC3 Ⅰ 转变为 LC3 Ⅱ；自噬抑制剂 3- 甲基腺嘌呤（3-MA）不仅可以抑制麦冬皂苷 B 诱导的自噬作用，而且几乎完全逆转其抗增殖作用，提示麦冬皂苷 B 对 HeLa 细胞生长抑制作用为自噬依赖性；Western blotting 检测结果表明，麦冬皂苷 B 抑制 Akt、mTOR 和 p70S6K 蛋白的磷酸化并上调抑癌基因 *PTEN* 的蛋白表达，但并不引起 Caspase-3 蛋白的活化及二磷酸腺苷核糖多聚酶（PARP）的切割。该研究表明，麦冬皂苷 B 抑制 HeLa 细胞增殖与凋亡无关，而是通过抑制 Akt/mTOR 信号通路诱导其发生自噬。张小平等人对水提麦冬多糖进行 3 次化学修饰，使其分别具有羧甲基、磷酸基团、硫酸基团 3 种基团的特征吸收峰，然后采用 MTT 法评价这 3 种经过化学修饰后的麦冬多糖的抗肿瘤效果，结果表明修饰后 3 种麦冬多糖的抗肿瘤效果均有较为明显的提高，其中以羧甲基化修饰的麦冬多糖具有最强的抑制癌细胞增殖的能力。

（6）其他作用：石林林等人研究麦冬多糖 MDG-1 对膳食诱导肥胖小鼠肠道益生菌群多样性的影响，发现 MDG-1 可在一定程度上增加小鼠肠道益生菌的数量，同时改善肠道菌群多样性，促进肠道益生菌的增殖。王旭等人发现麦冬多糖 MDG-1 可以改善肥胖小鼠的代谢紊乱，其作用机制可能与减少肝脏中胆固醇及胆汁酸的生物合成、增强酮体的生成有关。

七、中医外治法

（一）针灸治疗

1. 单纯针刺治疗

何以发明"气瘿穴"，配合局部配穴和辨证取穴治疗甲亢。许伟明等人将 45 例浸润性突眼患者随机分为针推组（25 例）与西药组（20 例），针推组采用针灸配合穴位按摩，以睛明、球后、承泣、上明为主穴，配合手法按摩颈后部及眶周局部各穴；西药组静脉滴注地塞米松和甲氨蝶呤，口服泼尼松。结果发现针推组突眼度改善明显优于西药组（$P < 0.01$），针推组总有效率为 83.3%，优于西药组的 53.8%，且不良反应少。刘晶岩等人对甲亢患者（阴虚火旺型 22 例，气虚痰阻型 12 例）行针刺治疗，其中取穴中脘、气海、合谷、太冲、太渊、内关、间使、足三里、三阴交、神门、太溪、大陵、关元、神门、水突，依次进针留针 2 分钟，隔日 1 次，20 次为 1 个疗程，连续治疗 4～5 个疗程，每个疗程间休息 1 周，结果阴虚火旺者有效率为 90.91%，高于气虚痰阻者的 74.99%。葛氏用滋阴降火、疏肝补肾针刺法治疗甲亢 32 例，自拟取穴"甲亢方"：太冲、肾俞、肝俞、大椎、颈部夹脊穴、颈部阿是穴（位于肿大的甲状腺上）、内关、足三里、三阴交、太溪等，有效率 100%。

2. 针药结合治疗

赵氏用针刺肝俞、风池、天突、内关、足三里配合口服栀子清肝汤（药物组成：栀子、丹皮、柴胡、白芍、当归、川芎、牛蒡子、茯苓、甘草）治疗甲亢 138 例。以临床症状、体重、脉率、基础代谢率、血清 FT_3 和 FT_4 为疗效的判定指标，总有效率 95.65%。张氏、傅氏应用针药结合治疗甲亢的体会是针药结合优于单纯针刺。

3. 埋针疗法

廖氏首将穴位埋线用于甲亢的治疗，取大椎、足三里、人迎为主穴，根据病情适当配穴，临床观察 47 例，总有效率为 95.7%。曹氏及田氏以背俞穴埋线为主，配合中药黄龙抑亢胶囊（药物组成：龙胆草 15 g，夏枯草 15 g，生黄芪 15 g，三棱 15 g，莪术 15 g，麦冬 20 g，五味子 20 g，广木香 10 g），根据 45 天近期疗效比较，埋线组优于单纯口服甲巯咪唑组，埋线配合中药组优于单纯埋线组，随访 1 年发现埋线配合中药组在临床症状、实验室检查和防止复发方面均优于其他两组。黄氏用挑筋割脂埋线疗法治疗甲亢 1 例，取穴鸠尾、肝俞，结果治愈 19 例，好转 20 例，无效 2 例。李氏用壮医药线点灸廉泉、曲池、内关、足三里、天柱、攒竹、鱼腰、水突、膻中、合谷、大椎，配合口服消瘿汤（龙胆草 15 g，栀子 8 g，柴胡、玄参各 10 g，龙骨 8 g，牡蛎 10 g，僵蚕 6 g，葛根 15 g，海藻 10 g，昆布 8 g）治疗甲亢 50 例，疗效满意。袁氏采用五十营针刺疗法治疗甲亢，按照十二经循行规律，顺着经气流往的方向，按迎随补泻法依次进针，选穴中脘、关元、足三里、三阴交、大陵、太冲。朱氏用灯心草灸甲状腺凸点及周围 4 点，配合壮药内服（药物组成：金樱子 20 g，急性子 20 g，瓦楞子 15 g，青葙子 10 g，五味子 10 g，栀子 10 g，石上柏 20 g，黄花倒水莲 20 g，叶下珠 20 g，朱黄连 6 g）。郭氏用耳穴耳轮 1 至耳轮 6、耳门、内分泌、甲状腺点按摩治疗甲亢 32 例，痊愈 25 例，显效 7 例。

（二）膏药贴敷

吴氏等人对外治法治疗甲亢进行了探索，采用单盲法随机将 27 例甲亢分为 A 组（甲消康贴治疗组 21 例）和 B 组（甲巯咪唑水凝胶贴对照组 6 例）。结果发现临床总有效率 A 组为 80.95%，B 组为 33.33%；在改善中医证候方面，治疗组疗效明显优于对照组，且避免了肝肾损伤、局部皮肤瘙痒等不良反应。

第四节　调护

一、饮食调摄

（1）饮食均衡，多吃水果蔬菜，补充维生素。
（2）供给高能量、高蛋白平衡膳食，改善全身营养状态。
（3）不要吃含碘高的食物。
（4）戒烟戒酒，不喝浓茶、咖啡。

二、生活调护

1. 心理调摄

《黄帝内经》中指出"精神不进，志意不治，病乃不愈"，这说明心理因素对病情影响较大。甲亢多与情志因素有关，故调畅情志在甲亢的治疗及预防复发中起着重要作用。甲亢患者常出现焦虑、抑郁等心理障碍，医者要注意和患者沟通，鼓励其坚持长期治疗。谢晶日主张在治疗本病时应该注重情志调节，对患者进行心理疏导。张进进提出对甲亢患者进行药物干预的同时要劝导患者保持心情舒畅，可嘱其多听优美音乐。只有消除患者的心理负担，才能取得满意的临床疗效。

2.日常起居

注意休息，如果睡眠不好，可服用改善睡眠的药物；突眼患者应低盐饮食或辅以利尿药以减轻眼部水肿，外出时戴深色眼镜以防强光。

参考文献

［1］中华医学会内分泌学分会《中国甲状腺疾病诊治指南》编写组.中国甲状腺疾病诊治指南——甲状腺功能亢进症.中华内科杂志，2007，46（10）：876-882.

［2］杨秉辉，刘凤奎，王宇，等.全科医疗.北京：人民卫生出版社，2009：266-267.

［3］滕卫平，邢小平，童南伟，等.中国十城市甲状腺疾病流行病学调查.http：//yy.chinairn，com/news/201 41024/114826833，2014-10-24.

［4］潘榕，华彩群.3363例甲状腺功能亢进症病例的流行病学调查.职业与健康，2010，26（7）：794-795.

［5］吴立兵，刘刚，李伏燕，等.甲亢 ^{131} I治疗前后前臂骨密度及相关生化指标变化分析.中国骨质疏松杂志，2011，17（1）：28-30.

［6］肖邦忠，廖文芳，李心术，等.重庆市人群甲状腺功能亢进发病情况调查分析.热带医学杂志，2010，10（5）：602-603.

［7］徐大修，陈志勇，郑家，等.三亚市甲状腺功能亢进症流行病学调查.中国热带医学，2001，1（2）：171-172.

［8］周永林，武鸣，赵金扣，等.江苏省高碘和适碘乡甲状腺功能亢进症的流行病学对比研究.中国地方病学杂志，2010，29（4）：406-408.

［9］钟文，邓峰，杨通，等.徐闻县沿海乡镇人群碘营养状况分析.华南预防医学，2003，29（5）：27-29.

［10］赵颖.某三甲医院2002—2012年甲状腺疾病患者住院情况调查分析.大连医科大学，2013.

［11］陈祖培，阎玉芹，舒延清.全民食盐加碘的利与弊的分析.中国地方病学杂志，2001，20（4）：317-318.

［12］杜凤丽，王变，袁鹰.甲状腺功能亢进症患者治疗前后血清钙素和 β-胶原特殊序列的变化.中华临床医学杂志，2013，7（6）：2377-2380.

［13］冯凭.Graves病的诊断与治疗.国外医学：内分泌学分册，2004，24（1）：68-69.

［14］李智，李静，滕卫平，等.115例亚临床甲状腺功能亢进症的流行病学研究.中华内分泌代谢杂志，2003，19（2）：99-100.

［15］玉超勇.Graves病研究新进展.医学综述，2008，14（18）：2805-2807.

［16］邓峰，钟文，戴昌芳，等.广东沿海轻度缺碘地区食盐加碘后对甲状腺疾病的影响.华南预防医学，2007，33（4）：1-6.

［17］DAVIES T F，LARSON P R. Thyrotixicosis // WILSON J D，FOSTER D W，KRONENBERG H，et al. Wllliams textbook of Endocrinology. 10th Edition. Science Press Harcourt Asia W.B. Saunders，2003：374-422.

［18］CHIOVATO L，BABESINO G，PINCHERA A. Graves disease // DE GROOT L J，JAMESON J L：Endocrinology. 4th Edition. WB.Sauders Company，2001：1422-1449.

［19］GREENSPAN F S. The Thyroid Gland // Greenspan FS and Gardner DG. Basic and clinical endocrinology. Lange Medical Book / McGraw-Hill，2001：201-272.

［20］FISHER D A, Disorders of the thyroid in the newborn and infant. In Sperling MA: 2002, Pediatric endocrinology. 2nd Edition. Sauners Philadelphia, 2002: 161–186.

［21］LADENSON P W, SINGER P A, AIN K B, et al. American thyroid Association guidelines for diction of thyroid dysfunction. Arch intern Med, 2000, 160（11）: 1573–1575.

［22］BASKIN H J, COBIN R H, DUICK D S, et al. American association of clinical endocrinologists medical guidelines for clinical practice for the evaluation and treatment of hyperthyroidism and hypothyroidism. Endocrine practice, 2002, 8（6）: 457–469.

［23］TENG W, SHAN Z, TENG X, et al. Effect of iodine intake on thyroid disease in China. N Engl J Med, 2006, 354（26）: 2783–2793.

［24］BALOCH Z, CARAYON P, CONTE-DEVOLX B, et al. Laboratory medicine practice guidelines. Laboratory support for the diagnosis and monitoring of thyroid disease. Thyroid, 2003, 13（1）: 3–126.

［25］COOPER D S. Antithyroid drugs. N Engl J Med, 2005, 352（9）: 905–917.

［26］中华医学会核医学分会. 甲状腺疾病的131I治疗//中华医学会.《临床技术操作规范》核医学分册. 北京: 人民军医出版社, 2004, 175–177.

［27］邢家骝. ^{131}I治疗甲状腺功能亢进症//邢家骝. ^{131}I治疗甲状腺疾病. 北京: 人民卫生出版社, 2002: 152–196.

［28］白耀. 甲状腺病学——基础与临床. 北京: 科学技术文献出版社, 2004: 279–302.

［29］滕卫平. 甲状腺功能亢进症//叶任高. 内科学.6版. 北京: 人民卫生出版社, 2005.725–735.

［30］Luigi Bartalena, Georg Henneman, Chapter 12. Graves' Disease: Complications. Thyroid disease manager. Feb 20, 2007.

［31］王吉耀. 内科学. 北京: 人民卫生出版社, 2005: 880–891.

［32］陈茂盛. 方水林治疗甲状腺功能亢进症经验. 浙江中医杂志, 2009, 44（11）: 781–782.

［33］陈俊, 肖万泽. 甲状腺功能亢进症的病机特点及其证治规律初探. 湖南中医杂志, 2012, 28（2）: 78–79.

［34］周仲英. 中医内科学. 北京: 中国中医药出版社, 2003: 331–332.

［35］赵玉屏, 刘艳萍, 刘润芝. 从《伤寒论》厥阴病论治甲状腺功能亢进症. 中医杂志, 2012, 53（3）: 262–263.

［36］葛爱华, 张秋霞. 中西医结合治疗甲亢100例疗效观察. 四川中医, 2004, 22（3）: 51–52.

［37］张杨. 谢晶日中医药特色疗法治疗甲亢经验举隅. 中医药信息, 2012, 29（1）: 70.

［38］聂有智. 甲状腺功能亢进症中医治疗进展. 中国医刊, 2013, 48（3）: 18–19.

［39］许伟明, 郭艺红, 陈碧虾. 针刺结合穴位按摩治疗浸润性突眼疗效观察. 中国针灸, 2011, 31（2）: 101–104.

［40］刘晶岩, 薛晓凤. 针刺治疗甲状腺功能亢进症34例疗效观察. 中国地方病防治杂志, 2012, 27（1）: 75–76.

［41］李鸣镝. 林兰辨治甲状腺功能亢进症经验. 中国中医基础医学杂志, 2011, 17（2）: 183–184.

［42］潘文奎. 对甲状腺机能亢进症论治矛盾的处理. 中医药研究, 1993,（2）: 15–17.

［43］郑筱萸. 中药新药临床研究指导原则. 北京: 中国医药科技出版社, 2002: 226.

［44］张宜默, 宋立群. 甲状腺功能亢进辨治验案. 中医药学报, 2006, 34（1）: 42–43.

［45］王志红. 从肝论治甲亢浅识. 实用中医内科杂志, 2000, 14（3）: 38.

［46］林红. 史奎钧治疗甲状腺功能亢进症经验. 浙江中医杂志, 2010, 45（2）: 91.

［47］刘娇萍，曹继刚，邹小娟，等.浅议象思维在甲状腺功能亢进症中医证候分型中的应用.湖北中医杂志，2012，34（9）：27–28.

［48］黄蔚，黄江荣，黄祥武.辨证治疗甲状腺机能亢进症86例临床观察.长江大学学报：自然科学版，2014，11（11）：80–82.

［49］陈俊，肖万泽.甲状腺功能亢进症的病机特点及其证治规律初探.湖南中医杂志，2012，28（2）：78–79.

［50］张焱，王文娟，高琦，等.高益民辨治甲状腺功能亢进症经验.河北中医，2013，35（10）：1445–1446.

［51］王景，宣磊.董振华教授治疗甲状腺功能亢进症的经验.环球中医药，2014，7（4）：284–286.

［52］李湘平，尹桃，钟广伟，等.平肝潜阳药物对甲状腺功能亢进症肝阳上亢证患者的临床疗效观察和血淋巴细胞蛋白质表达的影响.中国中药杂志，2011，36（14）：1997–2004.

［53］谢欣颖，朱章志，张莹莹，等."温运阳气"法论治甲亢.中华中医药杂志，2014，29（10）：3066–3068.

［54］刘春倩，武自力，高福顺.李英杰治疗甲亢经验初探.光明中医，2013，28（8）：1561–1562.

［55］赵富民，刘颖哲，栗明，等.运用玄夏消瘿汤加减治疗瘿病经验总结.中医药信息，2012，29（6）：66–67.

［56］王权.张曾譽治疗甲状腺功能亢进经验.中医杂志，2011，52（19）：1638–1639.

［57］刘媛，高嘉良，孟淑华，等.夏枯草—半夏在治疗甲状腺功能亢进症中的应用.北京中医药，2014，33（8）：634–635.

［58］邹连琦，邹峰.消瘿汤治疗甲状腺功能亢进症的疗效观察.深圳中西医结合杂志，2012，2（5）：290–292.

［59］吴安，吴军军，潘丕阆.甲消康贴治疗甲状腺功能亢进症的临床研究.海峡药学，2013，25（8）：135–137.

［60］阳怀来.桂枝甘草龙骨牡蛎汤治疗甲状腺机能亢进症38例.湖南中医杂志，1996，12（S1）：40.

［61］杨红萍.四逆散加味治疗甲状腺机能亢进症21例.实用中医药杂志，1996，12（4）：14.

［62］赵风德.桂枝汤加味治疗甲状腺机能亢进症24例体会.内蒙古中医药，1996，15（8）：12–13.

［63］何太清，乔淑兰.海藻玉壶汤治疗甲状腺机能亢进症46例.光明中医，1997，12（5）：15–16.

［64］傅晓芳.当归芍药汤治疗甲状腺机能亢进症42例.新中医，1999，31（6）：47–48.

［65］胡斌.百合地黄鳖甲汤治疗甲状腺功能亢进症31例.中国中医急症，1997，6（4）：284.

［66］臧仁寿，辛建.辨证治疗甲状腺机能亢进症36例.山东中医杂志，1996，15（3）：107–109.

［67］高章武.消瘿煎治疗甲状腺机能亢进症49例小结.江西中医药，1995，26（1）：25.

［68］贺泽龙.清瘿汤治疗甲状腺机能亢进症26例.湖南中医学院学报，1996，16（4）：14–15.

［69］郑俊煦，刘淑贤.甲亢平汤治疗甲状腺机能亢进症65例临床观察.新中医，1995，27（1）：17–19.

［70］储昌炳，储斌."甲亢方"治疗甲亢63例的疗效观察.中国民族民间医药，1997，（6）：5–6.

［71］孙丰雷.消瘿片治疗甲状腺机能亢进症的临床及实验研究.山东中医药大学学报，1998，23（3）：206–210.

［72］林兰，李鸣镝，刘喜明，等.中药甲亢宁治疗阴虚阳亢型甲亢症的临床研究.中国中西医结合杂志，1999，19（3）：144–147.

［73］钟家宝，杨华.自制瘿瘤糖浆治疗弥漫性甲状腺肿伴功能亢进22例.上海中医药杂志，1996，（3）：20–21.

［74］周来民. 甲亢Ⅰ号治疗甲状腺功能亢进症52例观察. 实用中医药杂志, 1999, 15 (6): 25-26.

［75］徐宝宏. 清亢丸治疗甲状腺机能亢进症120例疗效观察. 中国中医药科技, 1999, 6 (2): 112-113.

［76］郑谊, 蔡万春, 江立富, 等. 甲康Ⅰ号口服液药效学及临床疗效观察. 中国药房, 2002, 13 (3): 147-149.

［77］何金森. 针刺治疗甲状腺机能亢进症的临床研究. 上海针灸杂志, 1983, 14 (1): 44.

［78］葛宝和. 滋阴降火、疏肝补肾针刺法治疗甲状腺功能亢进症的临床观察. 中国中医药科技, 2000, 7 (1): 45-46.

［79］赵立明. 针刺配栀子清肝汤治疗甲亢138例疗效观察. 针灸临床杂志, 1997, 13 (4): 25-26.

［80］张海蒙, 陈汉平. 针药合治疗甲状腺机能亢进症的症状、体征观察. 上海中医药杂志, 1999, (4): 28-29.

［81］傅莉萍, 沈小珩, 宋伟. 针药结合治疗甲状腺机能亢进症临床观察. 上海针灸杂志, 1999, 18 (2): 7-8.

［82］廖小平, 周波, 杨安生. 穴位埋线治疗甲状腺机能亢进症47例. 中国中西医结合杂志, 1998, 18 (5): 272.

［83］曹金梅, 门艳丽, 范军铭. 肝俞、心俞穴埋线为主治疗甲亢262例临床观察. 中国针灸, 2003, 23 (9): 515-517.

［84］田元生, 曹金梅, 杨维乾. 穴位埋线配合中药治疗甲亢138例疗效观察. 中国针灸, 2002, 22 (9): 585-586.

［85］黄柳和. 挑筋割脂埋线疗法治疗甲亢. 中国针灸, 1995, 15 (1): 28.

［86］李洪, 朱红梅. 壮医药线点灸配合消瘿汤治疗甲亢50例疗效观察. 辽宁中医杂志, 2000, 27 (7): 317-318.

［87］袁民, 王瑞华, 傅莉萍. 五十营针刺疗法治疗甲状腺功能亢进症. 中国针灸, 2000, 20 (12): 719-721.

［88］朱红梅. 灯心草灸配合壮药治疗甲状腺功能亢进症30例临床观察. 河北中医, 2001, 23 (9): 653-654.

［89］郭海燕. 耳穴按摩治疗甲状腺功能亢进症32例. 中国针灸, 1999, 19 (11): 672.

［90］王顺, 赵泉林, 周振坤. 声电鍉针的临床应用研究. 中国针灸, 1999, 19 (12): 755-756.

［91］解玉庆, 温福生. 声电鍉针循环感传治疗甲亢疗效分析. 针灸临床杂志, 1996, 12 (5): 54-55.

［92］解玉庆, 温福生. 声电鍉针治疗对甲亢患者白细胞影响的观察. 针灸临床杂志, 1996, 12 (5): 41-42.

［93］姜颖, 赵泉林, 解玉庆, 等. 声电鍉针治疗对甲亢心率影响的观察. 针灸临床杂志, 1996, 12 (11): 55.

［94］解玉庆, 谢晓彬. 声电鍉针治疗对甲亢患者血压影响的观察. 针灸临床杂志, 1997, 13 (4): 36-37.

［95］解玉庆, 秦颖. 声电鍉针治疗对甲亢基础代谢率影响的观察. 针灸临床杂志, 1997, 13 (4): 35.

［96］李以稳. 中西医结合治疗"甲亢"68例. 江苏中医, 2000, 21 (10): 20.

［97］李以稳. 中西医结合治疗"甲亢"58例疗效观察. 江苏中医, 1995, 16 (5): 17.

［98］吴秀毅. 中西医结合治疗甲亢47例疗效观察. 中国中医药科技, 2000, 7 (2): 11.

［99］王翔. 中西医结合治疗甲亢30例临床体会. 江苏临床医学杂志, 1999, 3 (6): 556.

［100］陈玉珠, 胡中梁, 林哲章. 中西医结合治疗甲亢50例临床观察. 福建中医药, 1999, 30 (3): 12-13.

［101］葛爱华, 张秋霞. 中西医结合治疗甲亢100例临床观察. 四川中医, 2004, 22 (3): 51-52.

［102］黄文慧, 王丽杰, 汪天翔. 中西医结合治疗甲亢1269例临床观察. 现代中西医结合杂志, 2002, 11 (3): 232-233.

［103］戴莲仪. 中西医结合治疗甲亢疗效观察. 浙江中西医结合杂志, 2000, 10 (12): 731-732.

［104］黎遵列. 中西医结合治疗甲亢的思路与方法. 中医研究, 2001, 14 (4): 38-39.

［105］陈宇航，郭巧生，王澄亚.夏枯草本草及其入药部位变化的考证.中国中药杂志，2010，2（2）：242-246.

［106］游淑梅，朱玉婷.夏枯草对自发高血压大鼠血压的影响研究.海峡药学，2011，3（3）：37-38.

［107］邓子煜，徐先祥，张小鸿，等.夏枯草药理学研究进展.安徽医学，2012，33（7）：937-939.

［108］梁健钦，熊万娜，罗远，等.夏枯草提取物对大鼠自发性高血压降血压作用研究.中药材，2011，34（1）：99-100.

［109］王玉霞，尹金宝，郭巧生，等.夏枯草不同部位活性成分含量动态研究.中国中药杂志，2011，36（6）：741-745.

［110］秦雯，张兰珍，石任兵.不同产地夏枯草中熊果酸和齐墩果酸的含量比较.北京中医药大学学报，2011，7（7）：478-481.

［111］魏明，熊双丽，金虹，等.夏枯草水溶性酸性多糖的分离及活性分析.食品科学，2010，31（1）：91-94.

［112］盖春艳，孔德云，王曙光.夏枯草化学成分研究.中国医药工业杂志，2010，41（8）：580-582.

［113］余凡，雷迎，任坚忍，等.夏枯草中活性成分的开发利用研究.广东化工，2012，39（1）：15.

［114］张淼，董宝婧，苗芳，等.夏枯草提取物的抗氧化活性.草业科学，2009，9（9）：1477-1481.

［115］席与斌，吴允孚，陈刚.夏枯草多糖的分离及抗氧化活性研究.广东药学院学报，2010，26（6）：594-598.

［116］徐强，桑希生，梁伟.牡蛎汤对四氯化碳所致实验性肝损伤的影响.中医药信息，2007，24（2）：57-58.

［117］李旭，苑隆国，王晓辉.牡蛎提取物对小鼠肝脏保护作用研究.医学研究通讯，2005，34（1）：51-52.

［118］李江滨，侯敢，赖银璇.牡蛎多糖抑制流感病毒增殖的实验研究.时珍国医国药，2009，20（6）：1346-1347.

［119］李萌，杜国威，刘赛.牡蛎糖胺聚糖小鼠体内抗病毒作用的实验研究.中国海洋药物，2008，27（2）：50-52.

［120］李鹏，李祺福，石松林.牡蛎天然活性肽对人胃腺癌 BGC-823 细胞周期与基因表达的调控.中国海洋药物，2007，26（3）：1-8.

［121］张婉虹，谢华.牡蛎肉水提液延缓去卵巢大鼠脑衰老的作用.中国老年学杂志，2007，27（13）：1239-1241.

［122］王世华，于红霞，王淑娥.牡蛎提取物对高血糖小鼠保护作用.中国公共卫生，2006，22（1）：80-81.

［123］王海桃，刘赛.牡蛎糖胺聚糖对损伤的血管内皮细胞功能的影响.海洋水产研究，2007，28（5）：105-109.

［124］苏开鑫，谢华，王宏芬，等.牡蛎肉提取物对类固醇性骨质疏松大鼠骨代谢的影响.中国病毒病杂志，2009，（2）：97-99.

［125］计烨，倪青.从脏腑辨证出发论治甲状腺功能异常——倪青辨治甲状腺功能异常疾病经验.中国当代医药，2016，23（9）：106-109.

［126］计烨，倪青.倪青教授中医治疗甲状腺功能亢进症的经验//中华中医药学会糖尿病分会全国中医药糖尿病大会（第十九次）资料汇编.中华中医药学会（China Association of Chinese Medicine），2018：1.

［127］陈惠.甲状腺功能亢进症证治规律探讨.长春中医药大学学报，2012，28（6）：1023-1025.

［128］杜积慧 . 孙敏从肝论治甲状腺功能亢进症经验 . 山东中医杂志，2008，27（4）：273-275.

［129］陈广滔，高天舒 . 高天舒教授治疗甲状腺功能亢进症经验 . 吉林中医药，2008，28（4）：247-248.

［130］杨树先，王延山 . 甲亢的中医辨证施治 . 中国社区医师，2001，17（12）：27-28.

［131］张文红，王玉荣，冯明 . 傅山女科临证运用 . 太原：山西科学技术出版社，2009.

［132］汤代美，朱晓霞，代芳 . 中西医结合治疗瘿气病临床经验 . 亚太传统医药，2017，13（6）：104-105.

［133］王永福 . "瘿气"与"甲亢" . 安徽中医学院学报，1981：30-32.

第五章　甲状腺功能减退症

第一节　概述

甲状腺功能减退症（简称甲减）是由于各种原因导致的低甲状腺激素血症或甲状腺激素抵抗而引起的全身性低代谢综合征，可引起机体多个系统功能低下及代谢紊乱。

一、按发病年龄分型

1. 先天性甲减

发生在胎儿期或出生 2 个月内新生儿的甲减称为呆小病（又名克汀病），为先天性甲减（congenital hypothyroidism，CH）。先天性甲减分为地方性和散发性两种，表现为严重的智力障碍、聋哑和生长发育障碍。CH 是最常见的新生儿代谢障碍性疾病，每 3000～4000 个新生儿中就有 1 例。先天性甲减的常见症状包括活动性减退、睡眠增加、便秘、长期黄疸伴有黏液性水肿，腹胀伴有脐疝以及张力减退等。但早期临床表现常不明显，甚至部分患儿在出生时并无表现。因此新生儿的 CH 容易被忽视，如果不及时治疗易造成严重的后果，如神经系统发育障碍而造成智力低下等。近年来的研究发现诸多与 CH 相关的发病机制，其中 85%～90% 的患者是由于甲状腺发育不全引起的，主要包括甲状腺发育不全、甲状腺功能缺失、甲状腺异位等。还有 10%～15% 的患者是由于甲状腺内分泌障碍引起的，进而造成碘化物有机化缺陷。这两种机制都可以造成甲状腺激素合成过程中相关酶的缺陷从而导致甲状腺激素合成减少，而出现相应的临床症状。

2. 幼年型甲减

发生在发育前儿童的甲减称为幼年型甲减，除了一般的代谢减低表现外，主要影响儿童的生长发育。获得性甲减（acquired hypothyroidism，AH），通常在出生后 6 个月发病，是由于自身免疫性甲状腺破坏引起。与成人甲减不同的是，儿童或青少年甲减需要尽早做出诊断并及时得到治疗，这对于小于 3 岁的儿童是特别重要的。患儿生长迟缓，牙齿发育延迟，智力差，但较呆小症为轻。2 岁以后发生甲状腺功能减退者，神经系统的症状常轻微。这种类型的患者甲状腺一般无肿大，常有多毛，主要发生于肩、背部、臂和腿的外侧，且有不同程度的智力障碍和生长迟缓。

3. 成年型甲减

发生在成人期的甲减称为成年型甲减，临床以代谢减低为主要表现，是临床最常见的甲减。早期患者的症状一般较隐匿，病情轻的可没有特异症状，而以基础代谢率降低和交感神经兴奋性下降为主要表现，典型患者则有畏寒、乏力、手足肿胀感、嗜睡、记忆力减退、少汗、关节疼痛、体重增加、便秘、女性月经紊乱或月经过多、不孕等表现。可有表情呆滞、反应迟钝，声音嘶哑、听力障碍，面色苍白、颜面和（或）眼睑水肿，唇厚舌大且常有齿痕，皮肤干燥、粗糙、脱皮屑、温度低、水肿、手和脚掌皮肤可呈姜黄色，毛发稀疏、干燥，跟腱反射时间延长，脉率缓慢等体征，累及心脏的甲减患者还可出现心包积液和心力衰竭的症状。甲状腺可见肿大或不肿大。

二、按发病部位分型

1. 原发性甲减（primary hypothyroidism）

原发性甲减是甲状腺腺体本身发生病变导致甲状腺激素合成、储存、分泌障碍所致。占甲减的90% 以上。TT_4 水平降低，在下丘脑 – 垂体 – 甲状腺轴的负反馈调节作用下，TSH 水平升高，这是原发性甲减的特点。

自身免疫性甲状腺炎致甲减，可分为甲状腺肿型甲状腺炎和萎缩型甲状腺炎。自身免疫性甲状腺炎血清甲状腺自身抗体阳性，主要包括甲状腺球蛋白抗体（TGAb）、甲状腺过氧化物酶抗体（TPOAb）阳性。细胞因子 IL-2、TNF-α 治疗可导致一过性自身免疫性甲减，病因可能与 TPOAb 相关。

甲状腺手术、放射性 ^{131}I 治疗和抗甲亢药物是引起医源性甲减的主要原因。甲状腺大部切除术后甲减发生率，毒性/非毒性结节性甲状腺肿患者（15%）低于 Graves 病患者（术后 10 年后高达 40%）；同样，放射性 ^{131}I 治疗后甲减发生率，毒性结节性甲状腺肿（6%～13%）低于 Graves 病患者（治疗后 10 年高达 70%）。因鼻咽癌、喉癌等头颈部肿瘤行外照射治疗引起的甲减发生率为 25%～50%，该比例与放射的时间、剂量、范围及随访年限等因素相关。抗甲亢药物过量导致的甲减一般为可逆性，减量或停药后多可恢复。摄入富碘饮食（如海藻、海带）、含碘药物（如碘化钾、放射性显影剂）过多可引起甲减，原因为碘过多导致 Wolff-Chaikoff 效应"脱逸"不能。另外，锂盐抑制碘转运和甲状腺激素释放，长期锂盐治疗可导致 50% 患者出现甲状腺肿，20% 患者出现甲减。

亚急性甲状腺炎（简称亚急性甲状腺炎）、无痛性甲状腺炎、产后甲状腺炎引起的甲减因多数为自限性病程，又称"一过性甲减"。一般认为，亚急性甲状腺炎的发病与病毒或细菌感染有关，起病前 1～3 周常有病毒性感染的证据，颈前区疼痛或发热为首发症状，典型患者病程可经历甲状腺毒症期、甲减期和恢复期。无痛性甲状腺炎（亚急性淋巴细胞性甲状腺炎）以中青年女性患者较多，分为散发型和产后型两种，其临床表现和实验室检查特点与亚急性甲状腺炎很相似，但甲状腺区无疼痛。该病的病因可能与自身免疫有关，但具体尚不明确，有研究者认为它可能是介于亚急性甲状腺炎与慢性淋巴细胞性甲状腺炎的中间形式。产后甲状腺炎是发生在产后的一种自身免疫性甲状腺炎（产后 1 年内发生率为 4%～6%），与妊娠期母体免疫功能紊乱相关，甲状腺可出现轻中度肿大，但无触痛，病程呈自限性，预后良好。

2. 中枢性甲减（central hypothyroidism）

中枢性甲减是由于下丘脑 – 垂体或其邻近部位病变引起的 TRH 或 TSH 产生和分泌减少所致的甲状腺功能减退，也包括 TSH 生物活性下降引起的甲状腺功能减退。其中由垂体疾病引起的 TSH 分泌减少称为继发性甲减（secondary hypothyroidism），由下丘脑疾病引起的 TRH 分泌减少称为三发性甲减（tertiary hypothyroidism）。其特征是 TSH 分泌受损，其他方面正常的甲状腺得不到足够刺激而导致甲状腺激素分泌减少。患病率为 1 :（80 000 ～ 120 000）。中枢性甲减的发病机制很复杂，包括先天性遗传因素、垂体病变（继发性）、下丘脑病变（三发性）。在某些情况下，中枢性甲减仅存在单一的垂体功能缺陷（TSH 分泌受损），但在大多数情况下，中枢性甲减同时合并其他垂体激素缺乏（combined pituitary hormone deficiencies，CPHDs）。国外于 20 世纪 80 年代末开始，逐渐认识到其临床特点及治疗评估与原发性甲减有很大不同，将其从原发性甲减中区分出来进行诊治及研究。

各种破坏下丘脑－垂体或门脉系统正常结构和（或）损害其功能的病变均可致中枢性甲减，故其病因繁多。以垂体受累为主的病变直接损伤 TSH 分泌细胞致 TSH 缺乏，以下丘脑受累为主的病变则因 TRH 缺乏而致 TSH 分泌障碍或生物活性下降引起中枢性甲减。但二者常同时受累，因而临床上常难区分病因在下丘脑抑或垂体。其主要发病机制有以下几种。① TSH 分泌细胞破坏或萎缩：通常由垂体占位性病变引起，也可能由感染或炎症等导致。② TRH 分泌不足或缺陷：可能与下丘脑－垂体门脉系统的血流中断有关。③先天性遗传因素：TSH 分泌细胞发育或其分泌的 TSH 生物活性的先天缺陷。④TSH 分泌功能缺陷：夜间分泌峰明显降低。此外，有研究指出，大多数特发性中枢性甲减的病例与这些患者出生时为臀位分娩有关，可能是由于产道挤压等外伤因素和（或）产程过长引起新生儿缺氧，部分或者完全破坏了新生儿下丘脑－垂体之间的联系，或者是 TRH 分泌减少，从而导致甲状腺功能减退。此时 TSH 分泌并未受到抑制，血 TSH 水平正常甚至升高。

3. 甲状腺激素抵抗综合征

甲状腺激素抵抗综合征（thyroid hormone resistance syndrome，RTH），是由甲状腺激素受体基因突变所致甲状腺激素作用的靶组织对甲状腺激素反应低下为特征的常染色体显性遗传性疾病，为一罕见疾病。甲状腺激素抵抗综合征的临床表现极不均一，可从无任何临床症状到症状极为严重。RTH 有家族遗传倾向，少数为散发性。发病年龄多从婴儿期开始，但也有症状轻者到老年才获得诊断。其临床共同特点是血甲状腺激素明显升高，且与临床表现不一致。根据对甲状腺激素不敏感的组织分布可分为全身性甲状腺激素抵抗、垂体性甲状腺激素抵抗、外周组织性甲状腺激素抵抗。

（1）全身性甲状腺激素抵抗综合征（generalized resistance to thyroid hormone，GRTH）：共同的临床表现是甲状腺弥漫性肿大、聋哑、骨骼发育延迟，临床上无甲亢，TSH 正常或升高。临床表现可从无症状到严重甲减。有的患者有智力低下，还可有其他躯体畸形，如脊柱畸形、公牛眼、鸽胸、先天性鱼鳞癣、眼球震颤等。

（2）垂体甲状腺激素抵抗综合征（pituitary resistance to thyroid hormone，PRTH）：甲状腺激素对垂体释放的 TSH 负反馈作用减弱或消失，从而 TSH 过度释放，导致甲状腺增生肿大，甲状腺激素合成增加。临床表现为血 TSH 明显升高，甲状腺激素水平升高，甲状腺肿大，无甲亢表现。

（3）外周组织性甲状腺激素抵抗综合征（peripheral tissue resistance to thyroid hormone，PTRTH）：此型极为少见，患者多数有家族史，检查可见甲状腺肿大（多发性结节性甲状腺肿）、血甲状腺激素增高，但临床却表现为甲减，血清总 T_3、T_4、FT_3、FT_4 升高，TSH 多在正常范围。此型患者最具特征的表现是：即使应用很大剂量的甲状腺激素，T_3、T_4 明显升高，但临床上也无甲亢表现。

三、按甲状腺功能减低的程度分型

1. 临床甲减（overt hypothyroidism）

该型患者具有不同程度的症状和体征，血清甲状腺激素水平降低。临床型甲减可分为重型和轻型，前者症状明显，累及系统广泛，常呈黏液性水肿表现，后者症状较轻或不典型。

2. 亚临床型甲减（subclinical hypothyroidism）

该型患者临床上无明显症状和体征，实验室检查提示血清甲状腺激素（TT_3、TT_4、FT_3、FT_4）正常而 TSH 升高。

第二节　流行病学

甲减是常见的内分泌疾病，可以发生于各个年龄。非缺碘地区甲减患病率为 0.3% ～ 1.0%，60 岁以上可达 2%。甲减发病以女性多见［男女比例为 1 :（4 ～ 5）］，随着年龄的增长，发病率逐渐增加。临床甲减患病率男性为 0.1%，女性为 1.9%。英国一项大型流行病学调查发现，自发性甲减每年发病率女性为 3.5/1000 人年，男性 0.8/1000 人年。

一、先天性甲减

先天性甲减（congenital hypothyroidism，CH）是常见的儿科内分泌疾病，如果在婴儿早期不加以治疗，将导致永久性智力低下，因此早期确诊并进行及时有效的治疗尤为重要。在碘充足区域，新生儿中 CH 散发率为 1 :（3000 ～ 4000）。在碘缺乏区 CH 发生率增高。近年来由于新生儿筛查项目的实施，CH 的患病率在世界范围内有所上升。我国自 1981 年在上海开展新生儿筛查以来，现已覆盖大部分地区，2014 年报道我国从 1991 年到 2011 年期间，共有 55 619 114 例新生儿进行了 CH 筛查，检出 CH 患者 26 494 例，平均发病率为 1/2099，与欧美国家相比较高。此外国内各地发病率也大不相同：云南省 2015 年部分地区的发病率为 1/3579，广西 2014 年的发病率为 1/2116，海南省 2010—2011 年的 CH 发病率为 1/3170，四川省发病率为 1/2542，中山市 2008—2013 年的发病率为 1/2037，北京 1994—2011 年 18 年间的 CH 平均发病率为 1/3144，且北京各区县的发病率也不相同，还需进一步调查。有研究表明，CH 的发生与基因背景及环境的双重作用有关。日本 Osaka 地区的研究发现，CH 的发病受某些环境因素的影响。有研究显示，浙江省的 10 个地市内，不同地域发病率与季节和温度差异存在相关性，安徽省各地区 CH 发病率冬季高于暖季，辽宁省鞍山市 CH 发病也是冬春季高于夏秋季，江苏省苏州市 CH 发病率最高是 5 月份，日本大阪地区 1989—2002 年 10—12 月发病率最高。总之，不同国家地区之间以及季节与 CH 发病率的关系有待进一步研究。除环境、地域、季节等因素外，相关研究发现仍有许多潜在危险因素可导致 CH 的发生。有学者采用倾向评分及多因素 logistic 回归两种方法分析发现双胞胎、出生季节、孕周、出生体重、母亲年龄、母亲贫血及甲状腺肿大、出生后有无黄疸、胎龄、分娩方式、父亲教育和吸烟水平及父母血缘关系是 CH 发生的潜在危险因素，研究还发现出生缺陷、女性、胎龄及妊娠期糖尿病也是 CH 发生的危险因素。有研究通过问卷调查我国北京地区 CH 患儿母亲既往的疾病情况，如孕期的疾病史、药物和化学品接触史、辐射接触史、家族史等情况，发现母亲在妊娠早期用药和接触化学品是导致子代发生 CH 的危险因素。有学者分析上海地区 CH 危险因素时发现甲状腺疾病的家族史及孕期食用海产品的程度是发生 CH 的高危因素。

二、获得性甲减

获得性甲减（acquired hypothyroidism，AH）在青少年中发生率为 1% ～ 2%，AH 多发生在 10 岁以上，婴儿期很少发生，女性比男性多发。

三、老年型甲减

国外报道临床老年甲减患病率约为 1%，发病率女性为 5% ～ 20%，男性为 3% ～ 8%；我国学者报道临床老年甲减患病率为 2.36%，由于调查对象和分析方法不同而存在差异，如非甲状腺疾病住院的老年患者中甲减发病率明显高于社区老年人群中的发病率。与临床甲减相比，老年人亚临床甲减的患病率更高。尤其明显的是，老年女性亚临床甲减的患病率达到 14.77%。由于我国老年人口基数大，以上述统计的患病率计算，我国可能有高达上千万老年人患有甲减。有学者认为亚临床甲减是缺血性心脏病的独立危险因素之一，且这部分患者最终可能进展为临床甲减。

四、亚临床甲减

世界各地对亚临床甲减在普通人群中的患病率的报道不一，在 1.1%～9.0%，随年龄增长而逐渐上升，女性多于男性，男女比例约为 1 ：2，其中老年女性最多见。在老年人群中发病率为 5.0%～10.0%，而在 60 岁以上女性中发病率最高，可达 20.0%，大于 74 岁的男性发病率约为 16%，而同龄组女性发病率则约为 21%。在所有亚临床甲减患者中，TSH < 10 mIU/L 者占 75.0%，甲状腺自身抗体阳性者占 50.0%～80.0%，即大部分亚临床甲减患者自身抗体阳性而且其 TSH 水平仅轻度升高。随着高敏感、高特异的血清促甲状腺激素测定方法的不断改进，亚临床甲减的诊断率越来越高。其发病率世界各国所报道的不尽相同，大致在 1%～30%，与人种、性别、年龄、碘摄入量及甲状腺疾病遗传背景等因素有关，在西方国家亚临床甲减白色人种高于黑色人种。我国发病率为 0.91%～6.05%，患病率随年龄增长而增高，碘过量地区患病率高。年龄、性别、种族、吸烟等是影响患病的因素。女性多见，在超过 60 岁的妇女中患病率可以达到 20% 左右。如果不及时治疗，每年会有大约 5.0% 的患者发展成临床甲减，在老年人（65 岁以上）中更有临床预测意义，其中约 80.0% 患者在 4 年内会发展为临床甲减，从而导致各系统功能的失常。有研究发现当患者的 TSH 值分别大于 6.0 mIU/L、7.0 mIU/L 和 9.0 mIU/L 时，进展为甲减的百分率为 36%、48% 和 67%。每年有 2%～5% 的亚临床甲减进展为临床甲减。有学者对 154 例女性患者进行了 10 年的随访研究，发现 34% 进展为临床甲减，9% 恢复正常，57% 仍为亚临床甲减状态。英国有学者对 200 例亚临床甲减患者随访 22 年，发现单纯血清 TSH 增高者 27% 发展为临床甲减；单纯血清甲状腺自身抗体阳性者 33% 发展为临床甲减；TSH 增高伴自身抗体阳性者 55% 发展为临床甲减。从上述研究可以看出老年、女性、TSH 值升高明显（大于 10 mIU/L）、甲状腺自身抗体阳性等是亚临床甲减向临床甲减发展的危险因素，TSH 值升高明显和甲状腺自身抗体阳性两因素在亚临床甲减向临床甲减进展上有叠加效应。

第三节　诊断与鉴别诊断

一、西医诊断

（一）成人型甲减

1. 临床症状

甲状腺激素减少引起机体各系统功能减低及代谢减慢，病情较严重时，出现下述典型临床症状。

（1）一般表现：畏寒、软弱无力、少汗、疲乏少言、嗜睡、智力减退。

（2）全身各系统表现：成年型甲减全身各系统的典型症状如下。

1）神经系统：常见智力减退，记忆力、注意力、理解力和计算力均减弱，听力下降，感觉灵敏度降低，有些患者有感觉异常、麻木，嗜睡，严重者出现昏迷。

2）循环系统：病重者常觉心悸、气短，下肢水肿，多为非凹陷性，有时伴有心包、胸腔甚或腹腔等多浆膜腔积液。一些患者的血压可升高。

3）消化系统：食欲减退，胃酸分泌减少，肠蠕动减弱，出现顽固性便秘。

4）生殖系统：性欲减退，男性患者常有阳痿，女性患者可有月经不调，不易怀孕；部分患者可有溢乳，但血中的泌乳素水平不一定升高。

5）肌肉、关节：肌肉有疼痛、强直、痉挛、无力、水肿及肥大等表现；关节可表现为非炎性黏性渗出、软骨钙质沉着、关节破坏及屈肌腱鞘炎等；部分患者由于腕管中黏蛋白物质在神经外堆积，引起手指疼痛，或感觉异常出现腕管综合征。

2. 体征

（1）生命体征：体温常偏低，肢体凉；脉搏常缓慢、血压偏低（有动脉硬化者血压也可偏高），心界可全面扩大，心音低钝、偶有心律不齐，发生心力衰竭、心绞痛者少见。

（2）外观

1）表情淡漠，精神萎靡、反应迟钝，动作缓慢，重者呈鸭步行走，懒言少语。

2）皮肤干燥粗厚、脱屑，毛发干、稀、缺乏光泽，少数患者指甲脆、厚、有条纹，手掌足底常呈姜黄色。

3）面部呈姜黄色或苍白、浮肿，但压之无凹陷，以双颊及眼眶周围明显，眉毛脱落稀少，尤以外侧 1/3 为明显，鼻宽、唇厚、舌肥大，语言不清，声音低沉。

4）幼年发病者呈发育不良，矮小侏儒体型，上半身长度超过下半身，身高超过指距，智力低下或呈痴呆状。

5）呆小症婴儿随年龄增长可见上述表现外，头颅较大，额宽而发际低，鼻梁塌陷，舌大常突出口外，前囟、后囟相对较大（由于闭合延迟），出牙、换牙迟，齿龄与实际年龄不符，颈短，腹部松弛膨隆或有脐疝，行走时蹒跚呈鸭步。

（3）触诊甲状腺：甲状腺多数扪不到，少数可肿大明显，质地、硬度视病情而定。

（4）腹部体征：腹部膨隆胀气或有鼓肠，严重者可出现麻痹性肠梗阻或黏液性水肿巨结肠，也可有少量或大量腹水。

（5）四肢体征：四肢可有非凹陷性水肿，当有严重贫血、心力衰竭、肾功能不全时，也可出现凹陷性水肿；肌力正常或减退，少数可有肌僵硬，也可有关节腔积液。

（6）生理反射：腱反射及松弛时间延长。脑电图示 α 波活动及幅度减低，曲线平坦。当病情严重时，由于垂体增大，可见蝶鞍增大。严重甲减可出现昏迷、反射消失，体温可低至 35℃ 以下，呼吸浅慢，脉缓无力，血压明显降低。

3. 实验室检查

（1）甲状腺激素测定：血清 TSH 和 TT_4、FT_4 是诊断甲减的第一线指标。原发性甲减血清 TSH 增高，TT_4 和 FT_4 均降低。TSH 升高，TT_4 和 FT_4 降低的水平与病情程度相关。血清 TT_3、FT_3 早期正常，晚期减低。因为 T_3 主要来源于外周组织 T_4 的转换，所以不作为诊断原发性甲减的必备指标。亚临床甲减仅有 TSH 增高，TT_4 和 FT_4 正常。甲状腺激素抵抗综合征时，血清 TSH 升高，血清 FT_4 升高，需排除垂体腺瘤。

具体如下。①血清 TT_4 和 TT_3：甲减患者 TT_4 常小于 4 μg/dL。较重甲减患者的血清 TT_3 和 TT_4 均降低，而轻型甲减、中枢性甲减的 TT_3 不一定下降，故诊断轻型甲减、亚临床甲减和中枢性甲减时 TT_4 较 TT_3 敏感。②血清 FT_4 和 FT_3：原发性甲减患者一般两者均下降，轻型甲减、甲减初期多以 FT_4 下降为主。中枢性甲减 FT_3 一般在正常水平，FT_4 对诊断中枢性甲减准确性最高，其他指标缺乏足够的敏感性或特异性。③血清 TSH：原发性甲减 TSH 和甲状腺激素有着非常好的负相关关系，它比 FT_4 更能敏感地反映甲状腺的储备功能，血清敏感 TSH（sTSH）和超敏 TSH（uTSH）测定是诊断甲减的重要指标。中枢性甲减 TSH 约 35% 患者不能测得，41% 属正常，25% 轻度增高。尽管 TSH 水平往往正常，有时甚至高于正常，但其生物活性减低，这一改变可能源于 TRH 缺乏所致的 TSH 结构异常。

（2）抗体测定：甲状腺过氧化物酶抗体（TPOAb）、甲状腺球蛋白抗体（TGAb）是确定原发性甲减病因的重要指标和诊断自身免疫甲状腺炎（包括桥本甲状腺炎、萎缩性甲状腺炎）的主要指标。在自身免疫性甲状腺炎中，两种抗体的滴度很高，阳性率几乎达 100%。亚临床型甲减患者存在高滴度的 TGAb 和 TPOAb，预示为自身免疫性甲状腺病（AITD），进展为临床型甲减的可能性大；50%～90% 的 Graves 病患者也伴有滴度不等的 TGAb 和 TPOAb。同样，持续高滴度的 TGAb 和 TPOAb 常预示日后发生自发性甲减的可能性大。

（3）TRH 刺激试验：主要用于原发性甲减和中枢性甲减的鉴别。中枢性甲减时，血清 TSH 正常或减低，FT_4 降低，TRH 刺激试验 TSH 无反应者为垂体性甲减；TRH 刺激试验 TSH 升高且高峰延迟者为下丘脑性甲减；TRH 刺激试验 TSH 在增高的基值上进一步增高者为原发性甲减。

4.其他相关辅助检查

（1）一般检查

1）血红蛋白和红细胞：由于甲状腺激素不足，影响促红细胞生成素（EPO）的合成而骨髓造血功能减低，可致轻、中度正常细胞型正常色素性贫血；由于月经量多而致失血及铁缺乏可引起小细胞低色素性贫血；少数由于胃酸减少，缺乏内因子和维生素 B_{12} 或叶酸可致大细胞性贫血。

2）生化指标：甲减患者血总胆固醇、三酯甘油和 LDL-C 升高，β- 脂蛋白增高，HDL-C 降低。同型半胱氨酸增高，血清 CK、LDH 增高。

3）其他：基础代谢率降低，常在 30%～45% 以下；血中胡萝卜素增高；尿 17- 酮类固醇、17- 羟皮质类固醇降低；糖耐量试验呈低平曲线，胰岛素释放反应延迟。

（2）动态试验

1）TRH 兴奋试验：原发性甲减时血清 T_4 降低，TSH 基础值升高，对 TRH 的刺激反应增强。继发性甲减者的反应不一致，如病变在垂体，多无反应（呈现一条低平曲线，增高＜2 倍或者增加≤4.0 mIU/L）；如病变来源于下丘脑，则多呈延迟反应（出现在注射后 60～90 分钟，并持续高分泌状态至 120 分钟）。然而，二者的区别可能只是在理论上存在，实际上这两个部位往往同时受到影响，因此作为鉴别诊断价值不大。除了用于甲减病因的鉴别诊断，TRH 兴奋试验也可用于甲减或轻度临界性甲减患者的病情追踪观察。

2）垂体分泌功能检测：中枢性甲减者极少不伴有性腺轴功能障碍，因此促黄体激素释放激素（LHRH）兴奋试验和血浆性激素水平测定可作为本病的辅助诊断指标，但对青春期前患儿意义不大。必要时宜进行生长激素、抗利尿激素和泌乳素的测定。

3）过氯酸钾排泌试验：此试验适用于诊断酪氨酸碘化受阻的某些甲状腺疾病，阳性见于甲状腺过氧化物酶（TPO）缺陷所致甲减或 Pendred 综合征。

（3）心电图改变：心电图示低电压，窦性心动过缓，T 波低平或倒置，偶有 P-R 间期延长（A-V 传导阻滞）及 QRS 波群时限增加。有时可出现房室分离节律、Q-T 间期延长等异常。

（4）影像学检查：头颅平片、CT、磁共振或脑室造影有助于鉴别垂体肿瘤、下丘脑肿瘤或其他引起甲减症的颅内肿瘤。甲状腺核素扫描检查是发现和诊断异位甲状腺（舌骨后、胸骨后、纵隔内甲状腺、卵巢甲状腺等）的最佳方法；先天性一叶甲状腺缺如患者的对侧甲状腺因代偿而显像增强。

（5）脑电图检查：轻度甲减患者即可有中枢神经系统的功能改变。35% 的患者有脑电图改变，以弥散性背景性电波活动为最常见。甲减患者的睡眠异常主要表现在慢波的减少，发生黏液性水肿性昏迷时可出现三相波，经替代治疗后可恢复正常。

5. 诊断

甲减要依据症状、体征及实验室检查进行诊断。可参考 2017 年中华医学会内分泌学分会（CSE）制定的《成人甲状腺功能减退症诊治指南》，推荐要点包括：①血清促甲状腺激素（TSH）和游离四碘甲状腺原氨酸（FT_4）、总四碘甲状腺原氨酸（TT_4）是诊断原发性甲状腺功能减退（甲减）的第一线指标；血清 TSH 水平是诊断甲减的最有用的检测指标，对甲减诊断有极其重要的意义。不管何种类型甲减，血清甲状腺素和游离甲状腺素水平降低都是临床甲减诊断的必备条件。② TPOAb 和 TGAb 检测是确定原发性甲减发病原因的重要指标和诊断自身免疫性甲状腺炎的主要指标。

在确诊甲减及明确定位的基础上，应尽可能地做出病因诊断。具体措施有：①详细询问病史，如近期生育史，是否暴露于碘过多环境，有无自身免疫性甲状腺病家族史、服用抗甲状腺药物史、甲状腺手术史或 [131]I 治疗史等，中枢性甲减要有下丘脑 – 垂体部位的肿瘤或其他病变史，以及出血、手术、放疗史（罕见的特发性者除外）。②全面体格检查，如体温、皮肤黏膜色泽、毛发分布、甲状腺触诊、心肺听诊、神经反射等对甲减病因的判断非常重要。③结合辅助检查，如血清 TPOAb 阳性提示慢性自身免疫性甲状腺炎，有时下丘脑和垂体性甲减的鉴别十分困难，可以借助头颅 CT、MRI 或 SPECT 检查以及做 Pit-1 基因突变分析提供依据。异位甲状腺可以通过甲状腺核素扫描检查发现。

有关原发性甲状腺功能减退症的许多指南都推荐以下情况需确诊是否存在甲减：①合并有自身免疫性疾病和染色体异常的疾病，如 1 型糖尿病、Addison 病、类风湿性关节炎、Down 综合征、Turner 综合征等；②恶性贫血者；③一级亲属中有 AITD 病史者；④有颈部照射史者包括甲亢 [131]I 治疗和头颈部肿瘤照射史患者；⑤既往甲状腺手术史或甲功异常史；⑥甲状腺检查异常者；⑦精神异常者；⑧口服胺碘酮、锂剂药物者；⑨药物难以控制的高血压、高脂血症者；⑩不明原因的体重增加、乏力、便秘等。血清 TSH 是筛查原发性甲减最简单有效的方法。

中枢性甲状腺功能减退症即由促甲状腺激素（TSH）缺乏所致的甲状腺功能减退症。多见于垂体或下丘脑的肿瘤（包括颅咽管瘤）、炎症（淋巴细胞性或肉芽肿性垂体炎）或者浸润性疾病，出血坏死（Sheehan 综合征）和垂体或下丘脑的手术、照射治疗等。存在上述垂体或下丘脑异常的患者应常规筛查甲状腺功能。要评价住院患者的甲状腺功能或判断是否存在中枢性甲减时仅测定 TSH 是不够的，要同时注意 FT_4 的变化。

（二）先天性甲减

1. 新生儿筛查（newborn screening）

CH 早期临床表现隐匿，目前首选的早期发现 CH 的方法就是新生儿筛查。筛查方案多为在滤纸片上采集新生儿足跟血，检测干血斑的 TSH 和（或）FT_4 浓度，大多数国家将 TSH 作为主要指标，这种基于 TSH 量值的方法对原发性 CH 的检出非常敏感，一些较轻微的病例（如 TSH 升高但 T_4 正常，因 FT_4 与 TSH 之间存在对数关系，FT_4 轻微下降就可以导致 TSH 显著升高）也能被早期筛出，但是对于中枢性 CH 敏感度则大大降低，同时也可能会遗漏 TBG 缺乏及 TSH 延迟升高的患儿。目前各国多将 TSH 浓度的初筛阈值设定为 10～40 mIU/L，但新生儿出生后 TSH 及 FT_4 可出现生理性升高，而后 1～7 天内可逐渐下降，故现对于筛查 TSH 的阈值仍然存在较大的不确定。有研究者认为筛查 TSH 值在 17～19.9 mIU/L 时，约有 23.9%（阳性预测值，positive predictive values，PPV，即确诊 CH 患者总数除以初筛阳性召回者总数）的新生儿最终被确诊为 CH，筛查 TSH 值为 20～29.9 mIU/L 时 PPV 增加至 39%，筛查 TSH 为 30～39.9 mIU/L 时 PPV 约为 76.5%，筛查 TSH 值超过 40 mIU/L 时，约有 97.2% 的 CH 可被筛出。也有学者认为，应当降低初筛 TSH 的阈值。有研究报道，2007—2016 年筛查 TSH 值在 8～9.9 mIU/L 的新生儿中有 7.8% 后期需要左甲状腺素治疗，其中有一半为永久性 CH，也有学者认为，应该根据不同日龄来划分不同 TSH 阈值，以更准确地识别有 CH 风险的新生儿，并减少非 CH 新生儿不必要的过度检查。最新研究结果表明，对于生后 5 天的新生儿，最佳 TSH 阈值可能为 8 mIU/L。但目前对于 TSH 的最佳初筛阈值尚没有定论。有研究者建议早产儿 CH 筛查应在生后第 3～5 天、第 1 周、第 2 周、第 4 周和胎龄矫正至足月时各进行一次。而是否有必要进行后续的筛查以及进行后续筛查的最佳时机仍然存在争议。

2. 甲状腺功能检查（thyroid function tests，TFTs）

CH 的确诊有赖于静脉血血清 TSH 浓度（TSH > 10 mIU/L）和 TT_4（TT_4 低于正常值）和（或）FT_4（FT_4 < 6.5 μg/dL）。若新生儿筛查阳性，应尽快召回并复查静脉血 TFTs 指标。原发性 CH 者血清 TSH 升高是最早能检测到的指标，当甲状腺功能严重低下时，FT_4 才会下降，继发性 CH 多表现为 FT_4 降低而血清 TSH 降低或正常。但 TFTs 也易受到多种因素影响（早产、药物、新生儿疾病、母亲甲状腺疾病等），增加了临床上解读 TFTs 的难度。目前对于 CH 确诊时血清 TSH 的参考范围研究较少。

3. 其他实验室检查

根据新生儿筛查及复查 TFTs 确诊 CH 后，需进一步检查以明确病因，如原发性 CH 可完善血清 TBG 和甲状腺阻断抗体等测定；中枢性 CH 需完善 TSHβ 基因分析、TRH 受体基因分析、垂体其他激素测定等。虽然确定病因不会改变初始治疗方案，但可能对预后提供一定的预测。

4. 影像学检查

甲状腺超声可评估患儿甲状腺的解剖结构，且可避免不必要的辐射，成为原发性 CH 首选的影像学检查手段，也是治疗后随访的重要检查。但此检查也有其局限性，如不易发现新生儿非常小的异位/原位甲状腺组织、不能评估患儿的甲状腺功能、超声影像结果的判读与操作者的经验及知识储备有很大相关性等。

先天性甲减可致患儿骨骼发育异常，而骨龄（bone age，BA）的检查不仅可以评估 CH 患儿的治疗效果并指导进一步治疗，还可以评估 CH 患儿的预后。有学者建议，CH 患儿在开始治疗前拍摄膝关节骨龄片最有价值。

放射性核素闪烁扫描（radionuclide scintigraphy，RS）是检查甲状腺功能的金标准，可弥补甲状腺超声的盲目性，有研究认为，为避免因治疗时 TSH 受到抑制而影响同位素的摄取，可在 CH 患儿接受治疗的第 1 周内进行 RS。相比 RS，检查时间更短、空间结构表现力更强的增强 CT 也可作为异位甲状腺的诊断的方法之一，且无须像 MR 那样需要对小儿进行长时间的镇静。

CH 一旦确诊，及早（生后 1～2 个月内开始）用左甲状腺素钠片替代治疗，几乎不会对患儿的智力、体格发育造成影响，甚至可改善生长结果。对于治疗而言，最重要的问题是治疗剂量和治疗疗程。

（三）获得性甲减

获得性甲减（AH）的诊断程序包括甲状腺功能试验及 TPO 和 TGAb 测定，以确定是否为自身免疫性甲状腺炎。因为 T_4 受 TPO 水平的影响，故优先测定 FT_4。也应该检查颈部情况了解甲状腺大小，检查线性生长及生长速度，了解甲减的症状和体征，了解甲状腺病家族史情况。另外，对于青春期延迟出现或担心中枢性甲减的患者，应该测定促性腺激素、清晨皮质醇、泌乳素水平。骨龄通常延迟，这也是 AH 发病的一种标记。脑磁共振检查可见鞍区扩大，可能由促甲状腺细胞肥大所致。

（四）亚临床甲减

亚临床甲减的发病与很多因素有关，主要是自身免疫性甲状腺炎及临床甲减治疗不足。另外，还有甲亢治疗后或颈部有外照射史、服用含碘药物（如胺碘酮等）、服用免疫调节剂、患有其他自身免疫病（如 1 型糖尿病）、产后甲状腺炎等，但大多数无明显的危险因素。

一些学者依据发病原因的不同将亚临床甲减分为五类：①轻度未发现的甲状腺功能减退（慢性自身免疫性甲状腺炎，颈部外照射，其他原因）；②临床甲减治疗不足；③甲亢治疗过度；④短暂的甲状腺功能紊乱；⑤确定 TSH 在正常参考范围内时，被排除在上限之外的甲状腺正常者。同时还将功能减退的全过程分为四期：第一期 TRH 兴奋实验阳性，TSH 位于正常上限，FT_4 正常；第二期 TSH 在 $5\sim10$ mIU/L；第三期 TSH 明显增高，超过 10 mIU/L；第四期明显甲减（TSH 升高，FT_4 下降）。显然，目前公认的亚临床甲减患者指第二、三期甲状腺功能减退。

符合血清 TSH 升高而 FT_4 正常，就可以诊断为亚临床甲减，因 FT_3 的下降比 FT_4 晚，所以可不考虑在内。但必须排除非亚临床甲减所致 TSH 升高的情况，如临床甲状腺功能减退患者 LT_4 替代剂量不足、严重疾病恢复期患者暂时性 TSH 升高、破坏性甲状腺炎恢复期、未经治疗的原发性肾上腺皮质功能不全、注射 TSH 者、慢性肾病、循环 TSH 抗体存在及 TSH 受体突变而失去活性等。

二、中医诊断

对于甲减的中医诊断一般从症状入手（临床表现见前），采取辨症与证相结合的方式。甲减的辨证论治规律是"辨虚为主，从虚论治"，肾阳虚、脾阳虚、心阳虚是基本证型，在此基础上可加用其他多种辨证方法，以反映本病的复杂情况。此外，该病常伴有痰浊、湿浊、瘀血等病理因素。常见的一些症状如下。

1. 肾阳虚

主症：①畏寒；②腰膝酸冷。

次症：①小便清长或遗尿；②水肿以腰以下为甚；③男子阳痿滑精；④女子带下清冷，宫寒不孕；⑤面色苍白；⑥舌淡苔白；⑦尺脉沉细或沉迟。

证候确定：具备全部主症和一项上述次症即可诊断。

2. 脾肾阳虚

主症：①畏寒；②腰膝酸冷；③纳呆腹胀。

次症：①神疲乏力；②嗜睡倦怠；③记忆力减退；④头晕目眩；⑤耳鸣耳聋；⑥面色苍白；⑦便

秘；⑧男子可见遗精、阳痿，女子月经量少；⑨舌淡胖有齿痕、苔白；⑩脉弱沉迟。

证候确定：具备全部主症和一项上述次症即可诊断。

3. 心肾阳虚

主症：①腰膝酸冷；②心悸。

次症：①气短、胸闷；②怕冷；③汗少；④身倦欲寐；⑤表情淡漠；⑥女性月经不调，男性阳痿；⑦舌质淡暗或青紫，苔白；⑧脉迟缓微沉。

证候确定：具备全部主症和一项上述次症即可诊断。

4. 阳虚湿盛

主症：①周身浮肿；②小便量少。

次症：①面色白；②周身沉重；③浮肿以下肢为甚；④胸腹满闷；⑤纳呆；⑥畏寒肢冷；⑦舌体胖大而淡嫩，苔白腻；⑧脉沉迟无力。

证候确定：具备全部主症和一项上述次症即可诊断。

5. 阴阳两虚

主症：①畏寒蜷卧；②腰膝酸冷；③口干咽燥，但喜热饮。

次症：①小便清长或遗尿；②大便干结；③眩晕耳鸣，视物模糊；④男子阳痿，遗精滑精；⑤女子不孕，带下量多；⑥舌质淡红，舌体胖大，舌苔薄白，尺脉弱。

证候确定：具备全部主症和一项上述次症即可诊断。

6. 兼夹证

（1）夹瘀：甲状腺质硬，唇甲青紫，面色晦暗，舌暗，脉沉涩。

（2）夹痰湿：头身困重，舌苔腻或黄腻，脉滑。

（3）夹水：头面肢体浮肿，舌苔白滑，脉弦滑。

7. 其他

甲减可表现为少汗、乏力、畏寒、体温偏低、少言懒动、食欲减退而体重不减或增加；肌肉软弱乏力，可有暂时性肌强直、痉挛、疼痛；厌食、腹胀、便秘、性欲减退、窦性心动过缓；记忆力减退、智力低下、反应迟钝、精神抑郁；面部表情呆滞、眼眶周围水肿、眼睑肿胀并下垂；下肢非凹陷性黏液性水肿、重症者可出现昏迷。由于亚临床甲减通常无症状，易发生漏诊或误诊为其他疾病的情况。妊娠早期亚临床甲减引起先兆流产的临床症状为阴道流血、下腹隐痛坠痛或下腹坠痛不适等。

三、鉴别诊断

（一）现代医学鉴别诊断

1. 中枢性甲减与原发性甲减

根据基础 TSH 水平即可鉴别。中枢性甲减时 TSH 降低，而原发性甲减时 TSH 升高。当中枢性甲减表现为 TSH 正常或轻度升高时，需要做 TRH 兴奋试验鉴别。

2. 贫血

贫血可由各种原因所引起。由血液系统疾病引起者，如再生障碍性贫血表现为三系减少；缺铁性贫血具有一定的病因，表现为小细胞、低血红蛋白性贫血。而甲减引起的贫血仅有血红蛋白降低，而无粒细胞、血小板减少，同时还有甲减的表现，可鉴别。

3. 慢性肾炎

该病表现为蛋白尿，尿中可有颗粒管型，伴有高血压、肾性贫血，水肿呈凹陷性，由低蛋白血症所致。而甲减一般无蛋白尿及高血压，呈黏液性水肿。

4. 肥胖症

患者多有肥胖、高血压、糖尿病等家族遗传史，呈单纯性肥胖，而无水肿及贫血等表现。

5. 特发性水肿

无明显病因可寻，水肿但不伴有高血压、贫血、蛋白尿等表现，查血浆蛋白、甲状腺功能均正常。

6. 正常甲状腺病态综合征（euthyroid sick syndrome，ESS）

ESS 又称低 T_3 综合征。指非甲状腺疾病原因引起的低 T_3 血症和低 T_3/T_4 血症。严重的全身性疾病、创伤和心理疾病等都可导致甲状腺激素水平的改变，它反映了机体内分泌系统对疾病的反应。主要表现为血清 TT_3、FT_3 水平减低，血清 rT_3 增高，血清 TT_4、FT_4、TSH 水平正常。疾病的严重程度一般与 T_3 降低的程度相关，疾病危重时也可出现 T_4 水平降低。ESS 的发生是由于：① 5'-脱碘酶的活性被抑制，在外周组织中 T_4 向 T_3 转换减少；② T_4 的内环脱碘酶被激活，T_4 转换为 rT_3 增加。

7. 药物或术后

在由 ^{131}I、手术或者抗甲状腺药物等所造成的甲亢后甲减的早期阶段，即使此时出现了甲减，因为血清 TSH 水平一直处于被抑制状态，致使血清 TSH 水平并未能升高。

8. 桥本甲状腺炎

在 TSH 水平升高，FT_4 降低的患者中，应该明确 TPOAb 是阳性还是阴性。一方面，TPOAb 阳性通常是甲状腺自身免疫病（桥本甲状腺炎）和甲减的原因；另一方面，虽然有将近 10% 的桥本甲状腺炎患者不能监测到 TPOAb，但是当 TPOAb 是阴性时需要查看一些少见的引起甲减的原因，如暂时性甲减、浸润性甲状腺疾病及外源性放射等。

9. 唐氏综合征

呆小病的特殊面容应注意与唐氏综合征的鉴别。呆小病的早期诊断极为重要，TSH 应列为新生儿常规检测项目。为了避免或尽可能减轻永久性智力发育缺陷，治疗应尽早开始，因此必须争取早日确诊。婴儿期诊断本病较困难，应仔细观察婴幼儿生长、发育、面貌、皮肤、饮食、睡眠、大便等各方面情况，必要时做有关实验室检查，对疑似而不能确诊的病例，实验室条件有限者，可行试验治疗。

（二）中医鉴别诊断

1. 与肺痨相鉴别

在唐代以前，尚未将这两种病证加以区分，一般都统括在虚劳之内。宋代以后，即对虚劳与肺痨的区别有了明确的认识。两者鉴别的要点：肺痨系正气不足而被痨虫侵袭所致，主要病位在肺，具有传染性，以阴虚火旺为其病理特点，以咳嗽、咳痰、咯血、潮热、盗汗、消瘦为主要临床症状，治疗以养阴清热、补肺杀虫（抗结核）为主要治则；而虚劳则由多种原因所导致，久虚不复，病程较长，无传染性，以脏腑气、血、阴、阳亏虚为其基本病机，分别出现五脏气、血、阴、阳亏虚的多种症状，以补虚扶正为基本治则，根据病情的不同而采用益气、养血、滋阴、温阳等法。

2. 与其他病证中的虚证类型相鉴别

虚劳与内科其他病证中的虚证在临床表现、治疗方选方面有类似之处，但两者是有区别的。其主要区别有二：①虚劳的各种证候，均以精气亏虚的症状为特征，而其他病证的虚证则各以其病证的主要症状为突出表现。例如，眩晕一证的气血亏虚型，虽有气血亏虚的症状，但以眩晕为最突出、最基本的表现；水肿一证的脾阳不振型，虽有脾阳亏虚的症状，但以水肿为最突出、最基本的表现。②虚劳一般病程较长，病势缠绵。其他病证中的虚证类型虽然也以久病属虚者为多，但亦有病程较短而呈现虚证者。例如，泄泻一证的脾胃虚弱型，以泄泻伴有脾胃亏虚的症状为主要表现，临床病例中有病程长者，但亦有病程短者。

第四节　中医认识与治疗

一、中医认识

中医文献中并无甲减病名，临床依据症状归入"瘿病""虚劳""水肿""劳瘿"等范畴。中医学认为，甲减多因先天不足，后天失养，以致脾肾阳虚；或因手术、药物损伤，机体阳气受损，导致脾气阳虚而发病。

中医学早在《黄帝内经》中对甲状腺肿物统称为"瘿"。甲减由桥本甲状腺炎等所致者，可以称为"瘿病——虚损证"；由痛性亚急性甲状腺炎所致者，可以称为"瘿痛——虚损证"；由甲状腺癌所致者，可以称为"石瘿·虚损证"。《金匮要略·血痹虚劳病脉证并治》则首先提出了虚劳的病名。《诸病源候论·虚劳病诸候》比较详细地论述了虚劳的原因及各类症状，对五劳、六极、七伤的具体内容做了说明。金元以后，诸多医家对虚劳的理论认识及临床治疗都有了较大的发展。比如李东垣重视脾胃，长于甘温补中。而朱丹溪重视肝肾，善用滋阴降火。明代张景岳对阴阳互根的理论做了深刻的阐述，在治疗肾阴虚、肾阳虚的理论及方药方面都有新的发展。李中梓在《医宗必读》中强调脾、肾在虚劳中的重要性。汪绮石的《理虚元鉴》为虚劳专书，对虚劳的病因、病机、治疗、预防和护理都有较好的论述。清代的《不居集》则对虚劳的资料做了比较系统的汇集整理。

根据历代研究对甲减的认识，其中医病名目前有三种观点。第一，根据甲减临床表现复杂多样的特点，归类相似或相近的主证进行命名，如以疲乏易倦、语声低微等症状为主要表现的归为"虚劳""虚损"；以失眠多梦、记忆力减退、构词障碍、思维迟钝症状为主要临床表现的归为"失眠""痴呆"；以胸闷、心悸、心前区不适为主要表现的归为"胸痹""心悸"；以面浮肢肿为主要临床表现的归为"水肿"等。第二，则根据中医古籍中提到有关甲状腺疾病的描述，尤其是其病因病机的记录进行命名，如《黄帝内经·痈疽篇》记载"其痈坚而不溃者，为马刀侠瘿……马刀亦谓痈不脓者是也，颈前曰婴也"，最早将颈前肿物（坚而不溃，不化脓者）统称为"瘿"；《诸病源候论·瘿候》提到"瘿者，由忧恚气结所生"，又如《济生方·瘿瘤论》说"夫瘿病者，多由喜怒不节，忧思过度，而成斯疾焉"均将其归为"瘿病"；《医宗金鉴》中"瘿瘤二证，发于皮肤血肉筋骨之处"，将其归为"瘿瘤"，并分别类出"瘿"与"瘤"。第三，根据《备急千金要方》提出"石瘿、气瘿、昔瘿、土瘿、忧瘿五瘿"的名称，总结归纳出"瘿劳"或者"劳瘿"。

历代医籍中并没有"亚临床甲减"的病名，根据其临床表现可归为"虚损""虚劳"范畴。近代中医专家根据古籍及临床经验认为亚临床甲减发病的相关因素包括以下几种。①肾阳虚：隋代医家巢元方《诸病源候论》中《虚劳病诸候·虚劳浮肿候》提到"肾主水，脾主土。若脾虚则不能克制于水，肾虚则水气流溢，散于皮肤，故令身体浮肿"。肾为先天之本，主生长发育，肾阳是人体生命活动动力的源泉，因此，甲状腺的发育与功能活动亦有赖于肾阳的推动和促进。此外，足少阴肾经"入肺，沿喉咙，到舌根两旁"，从其循行部位来说亦与甲状腺相关。有学者认为亚临床甲减的患者多是肾阳虚体质，都是在肾阳虚基础上发展而来。②肝气郁结：甲状腺所在部位属于足厥阴肝经，情志失调，容易导致甲状腺疾病发生，肝气郁结是亚临床甲减初期的重要病机；有学者认为现代社会生活压力、生活方式不健康等诱因均扰乱了人体阳气的正常运行规律。③痰、湿、瘀的产生：亚临床甲减其中气必先郁，后形成湿、痰、血、热、食郁。亚临床甲减肝阳虚则不温、不疏、不升导致不振、不荣、不通。有学者认为亚临床甲减病机主要是脾肾阳虚，加之虚体受邪，正气受损无力驱邪外出，内生水湿、痰饮、癥瘕血等病理产物阻滞机体。

二、病因病机

（一）中医病因病机

导致甲减的原因很多，有先天之因，有后天之因，有外感之因，有医药之因等，各种原因作用于人体，引起脏腑气血阴阳的亏虚，日久不复，均可发展为甲减。

（1）先天不足：《订补明医指掌·虚损》曰："小儿之劳，得于母胎。"在胎儿期，因母体体弱多病，气血亏虚，胎儿失养；或其母进食有毒食物，影响了胎儿的发育，以致先天肾气不足，故出生后发生呆小症，导致生长发育迟缓。

（2）饮食不当：由于饮食不当，损伤脾胃，脾胃运化失常，不能化生水谷精微，气血来源不足；另运化不及则痰饮内生，痰湿壅盛，阻碍气机，损伤脾阳。脾为后天之本，脾阳虚弱，后天不足以养先天，久则肾失滋养，以致脾肾双亏，而见疲倦乏力、食欲不振、畏寒肢冷、嗜睡懒动、全身水肿等症状。

（3）情志失调：由于长期的烦躁易怒，致肝气郁结，肝气乘脾，肝郁脾虚，运化失常；或长期忧思焦虑，致心脾两伤，久则气血亏虚；又气虚无力帅血，易致气虚血瘀，痰瘀互结，经隧被阻，血不利则为水，故常见精神抑郁、心烦、懒言、水肿、闭经等症状。

（4）外邪侵袭：多见风热毒邪，从口鼻入侵，毒邪结聚于颈前，则见咽部及颈前肿痛。若治疗不及时或过用寒凉之品，内伤阳气，虽颈部热毒祛除，疼痛消失，但可见发音低沉、怕冷，甚则水肿等症。

（5）手术创伤或药物影响：由于施行瘿肿切除手术或服用某些药物，损伤人体正气，致脏腑失养，功能衰退，可表现为一派虚损证候。

中医对甲减病机的研究认为，脾主运化（包括运化水谷，运化水湿）；脾主生血、统血（化生为血，血不乱行，循经而行）；脾主升清（运化精微，保持内脏位置恒定）。而肾为先天之本，若肾的功能失调，则阴阳失调、气血津液不足而发病。甲减，其主要病机是脾肾阳虚，脏腑功能衰弱。现代医家大多认为阳气亏虚是导致甲减的主要病机，尤其以脾肾阳虚为主；病位在脾、肾，涉及肝、心，在疾病发生过程中常常兼有气滞、食滞、水停、痰阻、血瘀等病理因素，使疾病变化复杂，治疗棘手，最终形成阴阳两虚、虚实夹杂、精气俱损等结果；治疗当根据主证加兼证，主次同治，治疗方法多为温肾助阳、健脾益气、化痰利水、活血化瘀。部分学者认为肝郁是甲减发生的重要病机，情绪是甲减发生的重要诱因，治疗则以疏肝健脾为大法。

（二）中医病因病机各家学说

1. 甲减形成之"精气"说

肾藏精，精的生成由禀受于父母的先天之精和后天获得的水谷之精构成。先天之精为人之本，也是作为给予后代的遗传物质，但也需要后天之精的充养，二者相辅相成，使肾精逐渐充实，肾气的化生逐渐充盛。无论是先天之精还是后天之精的匮乏，均可出现精虚不足的病理变化。对于父母患有相关甲状腺疾病的胎儿，说明其本身先天禀赋不足，易罹患相关疾病。肾精不足以充养身体，阻碍生长发育生殖，影响身体器官功能的正常发挥，而甲状腺作为内分泌重要的器官，它的功能和作用也会受到抑制，这是因为肝与肾关系密切，肾为肝之母，肝为肾之子，又因为肝经循行过颈，故肾气、肾精、肾阳、肾阴的盛衰，都会连及其子，影响到肝，从而影响到甲状腺。若肾阳虚衰，影响下丘脑-甲状腺轴，使甲状腺激素合成和分泌不足，可阻碍幼儿生长生殖发育，可致呆小症、侏儒症；肾阳为人一身阳气之根本，若肾阳虚衰，温煦、推动功能减退，机体新陈代谢减慢，产热不足，发为虚寒型病证，则出现怕冷、乏力等症状。若后天饮食失调，嗜食肥甘厚味或喜食寒凉之物，后天水谷化生不足，或为痰湿中阻，或为血瘀凝结，或为气机阻滞，影响甲状腺功能的发挥。所以在导致甲减发生的病因病机中，既要考虑到先天之精对于疾病的影响，又要考虑到后天之精的不足与旺盛所导致的病理因素丛生。在治疗过程中，不仅要注意培补先天之本，也要重视后天水谷之精，临床可加用补阳和健脾药物。

2. 甲减形成之"气血水痰"说

甲减病理性质总属本虚标实，虚实兼杂，本虚以脾肾阳虚为主，标实实为运化不及的产物，或脾肾阳虚，行水无力而水湿中阻；或情绪不宁，忧思恼怒而气机郁滞；或阳虚气血运行不利，阴虚则煎熬津液，而致津液失去常道成痰；抑或气虚推动无力而致瘀血。现代人生活节奏加快，压力大，常常情绪低落、悲伤和抑郁，上述病理因素均可见于患者身上，而气滞血瘀也是甲减常见的一种证型。在治疗过程中，除了补阳外，还要注意理气化瘀消痰饮，加用理气药、活血化瘀药等中药。张仲景治疗虚劳也同样证明到兼顾病理因素的重要性，《金匮要略》中提到："虚劳则以补阳为主，兼有祛除外邪。"在文中使用薯蓣丸治疗虚劳，薯蓣丸包括四君子汤、四物汤，共奏气血双补、补虚益肾的功效。气为血之帅，血为气之母，二者相互促进、相辅相成，使气血俱补效果显著。甲减主要表现为一系列低代谢和交感神经兴奋性下降的临床表现，如怕冷、水肿、脱发、记忆力减退、面色白、气短、心悸、神疲乏力等症，这些均是气血不足的表现。又如"虚劳诸不足，薯预丸主之"，故治疗甲减，可使用气血双补的薯蓣丸。在治本同时，兼顾标实，才能收其效。

3. 甲减形成之"津液"说

津液具有滋润濡养、充养血脉的作用。如若津液不足，失去濡养作用，则会使皮肤、肌肉、孔窍、关节、脏腑等生理活动和组织机构受限。《黄帝内经》曰："津液各走其道，故三焦出气，以温肌肉，充皮肤，为其津；其流而不行者，为液。"津液代谢障碍，则肌肉、皮肤干燥，肌肤苍白。甲减也会出现皮肤干燥等表现，这是由于甲状腺激素缺乏导致有关皮下胡萝卜素转化为维生素 A，以及维生素 A 生成视黄醛的功能减弱，因而皮肤粗糙少光泽，指甲生长缓慢、厚脆且出现裂纹，这也说明甲减和"津液"有着密切的关系。肾主水，对脏腑的水液代谢具有促进作用，其中与水液代谢相关的脏腑还有肺、脾两脏。若肺失通调，脾失转输，肾失开阖，则致眼睑水肿或下肢水肿，抑或是一身悉肿。临床有津液相关疾病的时候，就主要从肺、脾、肾三脏入手，尚与心有很大的关系，仲景多用桂枝、附子、生姜来温心阳，历代医家认为此三药既可以温脾肾之阳，又可以温心阳而利水。可见，脏腑功能失调，导致水液代谢障碍，发生甲减相关症状。在治疗时，应顾护脏腑之津液的足否，保证津液充足，使阴阳相对平衡。

（三）经典病因病机观

《伤寒论》以六经辨证为主，其中所论少阴和厥阴病，可从肾阳虚、心阳虚及寒证去把握甲减病因病机。甲减会有嗜睡、犯困、乏力、疲倦等兴奋性降低的表现，有如"脉微细，但欲寐"的少阴病，盖因少阴为病，病涉心肾，一为君主之官，一为先天之本，故甲减治疗也应将心肾放在首位；也有如"手足厥寒，脉细欲绝者"的厥阴病，治疗当以四逆汤养血散寒，温经通脉。

甲减病机以阳虚为主，在疾病治疗的过程中易发生病情变化，并影响到各个系统，最终可致阴阳两虚。《金匮要略》中提到虚劳，其论及的脉证影响深远。它的病机有阴虚、阳虚和阴阳俱虚三种，并指出气血亏虚、脾肾阳虚会导致虚劳发生。文中提到的"小便不利""少腹弦急，阴头寒，目眩，发落""五劳虚极羸瘦""脉极虚芤迟""脉沉小迟""脉浮弱而涩"等相关论述，与临床上甲减出现的各种证候相类似，如畏寒肢冷、腰膝酸软、神疲乏力、面浮肢肿、肌肤甲错、纳呆腹胀、夜尿频多、性欲减退、男子阳痿、女子月经不调、脉沉细等。由上我们推断，甲减在《金匮要略》中可以通过虚劳病进行辨证论治。

三、辨证论治

（一）中医辨证方法

甲减起病缓慢，病程冗长，病情错综复杂，病程中又有诸多变化，对甲减的证候分型看法不一。

1. 八纲辨证

甲减以虚证、寒证居多，除非合并感染，多无单纯实证。辨证分型上有分3型者：脾阳虚、肾气虚和脾肾阳虚。有分4型者：肾阳虚、心肾阳虚、脾肾阳虚、阴阳两虚。有分5型者：脾肾阳虚、心肾阳虚、气血两虚、阳虚水泛、阳气衰竭。另外，有学者将甲减之本虚证型分为肾阳虚衰、脾阳不足、心阳不足、阴阳两虚，标实证型分为肝气郁结、痰湿中阻、痰阻血瘀等。

2. 分期辨证

极具代表性的是高天舒的三期辨证。高教授将甲减分为肝郁、脾虚、肾虚三期辨证，提出肝郁及脾，相当于甲减初期；脾阳虚弱、气血不足，相当于甲减中期；肾阳虚衰、水湿内停，相当于甲减后期。

3. 根据病程发展分型

程汉桥等人认为甲减初期多为心脾两虚，若失治误治可出现脾肾两虚之证；病程进一步发展可成心肾阳虚证；病情缠绵形成痰瘀互结之证；长期迁延不愈渐见危象，出现阳气衰竭证。

4. 根据患者体质、病因分型

胡元奎认为女性甲减患者，平素情志失调，思虑过度者多见气血两虚证，年老体弱、起居失调、劳累过度者多见脾肾阳虚证，先天禀赋不足，因劳倦内伤或情志因素发病者多为肝肾阴虚证。

5. 根据西医辨病分型指导中医辨证分型

有学者将甲减中医辨证分型与西医临床分型结合后提出以下分型。①原发性/暂时性甲减：因桥本甲状腺炎所致者对应中医气虚血瘀证。②继发性甲减：因抗甲状腺药物治疗所致者对应中医气血两亏证。③亚临床甲减：无明显病因发生类似甲减的临床表现或甲状腺功能异常者对应中医脾肾阳虚证。

6. 其他分型

有学者临床上通过东垣清暑益气汤治疗甲减获得成效，以方测证，提出了甲减脾虚夹湿的证型。

（二）中医论治

甲减中医证候错综复杂，许多学者皆是根据自己的临床经验进行证候分型，有着较大的主观性。甲减病因病机复杂，病情迁延，病程较长，症状多变，故临床上对甲减的中医辨证分型不甚明确，基本从以下几个方面论治。

1. 阳虚论治甲减

因大多数学者认为甲减为病，均为阳虚而致，故从阳虚论治甲减为最多。

（1）根据病证结合划分：根据病证结合的方法进行辨证论治，将辨病与辨证二者相结合，注重诊断和预后；将养生和药物相结合，主要采用温阳健脾利水、理气化痰祛湿法治疗甲减常见证型——脾肾阳虚、水湿泛滥证和痰湿中阻、气滞饮停证；方以霍朴夏苓汤和自拟温阳健脾利水方化裁，灵活使用药物。

（2）根据临床表现和病机划分：有学者强调临床表现的重要性，认为在治疗甲减的时候，尽管情志不舒是最常见的诱因，但临床用药灵活，根据辨证，常用温肾、补阳、利水、益气等方法，辅以疏肝理气来缓解症状。同时有学者强调治疗疾病，当属病机为要，认为甲减的病机以阳虚为主，部位以脾肾为主，又因五行相生相克，五脏互为影响，故肾气亏损直接影响到其他脏腑，兼杂标实（痰浊瘀血为患）从而产生病变，若治疗不及时，则损伤阴阳，产生消极的效果，而治以温阳补肾、活血化瘀、益气健脾、利水消肿为主，以收其效。

（3）根据发生发展阶段划分：还有学者认为甲减常见于女性，女性心思细腻，易伤肝，失于疏泄而肝气郁结；肝阳虚，失于调达而变生六郁，终致气结、食滞、水停、痰阻、血瘀。同时强调脾在本病发生过程中的重要作用，在气的生成过程中，脾的运化尤其重要，按照疾病的发生发展阶段，初期多因情志不畅，肝气郁滞，夹痰、夹瘀，临床辨证为肝郁痰凝证。中期时，因久病耗损阳气致肾阳虚衰证；先天肾阳不足，温煦、推动能力减弱，脾气亏虚，生化不足致脾肾阳虚证；肾阳不能蒸腾，心阳鼓动无力致心肾阳虚证。若未及时治疗，疾病发展至后期，可出现阴阳两虚证，治疗时应兼顾阴阳，以温润滋阴、助阳益气为法。

2. 病位论治甲减

（1）从肝脾论治甲减：除了从病证结合、临床表现和疾病的发生发展阶段论治外，还可以从病位入手。此病多常见于女性，女性心思细腻，易伤肝，肝易影响致脾，如《黄帝内经》云"见肝之病，知肝传脾"，说明肝脾关系密切，在治疗肝的同时不应该忽视脾的重要性，故可从脾、肝调治甲减，以健脾疏肝为大法，辅以温肾阳、利水祛湿、益气滋阴，方药可根据辨证选常用方剂加减。也有学者以肝脾论治结合其发生发展阶段分为初期、中期和后期，证型以肝郁脾虚、痰气交阻证，阳气不足、脾气虚衰证，阳气不足、肾气虚衰证为主，根据证型选方用药。初期常用半夏厚朴汤、四逆散、逍遥散等疏肝健脾化痰法治疗，中期常用以补虚为主的补中益气汤合四逆散等治疗，后期常用右归丸加减或桂附地黄汤合真武汤治疗，发挥肾先天之本的特性。

（2）从脾论治甲减：李杲曰："内伤脾胃，百病由生"。强调脾胃属中焦，脾气虚，则邪气侵袭。所以有专家认为将病与证相结合，从脾入手，自拟加味补中益气汤温补中阳，使中宫运化有责，以此来治疗以"脾气亏虚、中阳不足"为主要病机的甲减疾病。同时灵活加减用药，主次兼顾，达到"观其脉证，知犯何逆，随证治之"，每获奇效。

（3）从肝论治甲减：在治疗甲状腺疾病的时候，可从西医学的解剖学进行探讨。临床治疗甲减时，西医中甲状腺的解剖位置、甲状腺素的生理作用都对中医的治疗起着引导作用。具体来说，甲状腺位于颈部两侧，且肝经循行经过此处，内经提到"东风生于春，病在肝，俞在颈项"，故说明甲状腺疾病与肝有着很大的关系；且西医学解释甲状腺素的作用时，众所周知谈到了对生长发育和代谢的影响，而肝的疏泄作用和升发作用恰好与西医所说的一致，故总结为甲减病机为肝失疏泄，木郁土壅，而致阳气不达，以疏肝解郁、通阳化饮为法。

3. 临床治疗

根据病情的发展及临床表现的不同，国医大师路志正强调首当详辨机体阴阳虚损之轻重与主次。谨记张景岳"阴阳互济说"之要旨——"善补阳者必于阴中求阳，则阳得阴助而生化无穷；善补阴者必于阳中求阴，则阴得阳升而泉源不竭"，恰当地贯彻到本病阴阳精气水火不足证的立法组方中，使之与临证实践密切联系，甚至是"阳失阴而离者……水失火而败者"之重症，详辨阴阳更可效如桴鼓。其次必辨虚实夹杂与寒热真假，分清"标本缓急"，重视以肾为本，但与心、肝、脾等五脏相关的整体观念。

国医大师路志正认为，因肾为一身之本，肾阳是人体诸阳之本，生命活动的源泉，五脏之阳皆取诸于肾以正常发挥各自功能，因此本病关键脏腑当以肾为本，但肝郁不疏常是起因和源头，情志失调亦加重病情；而后天之本脾胃功能最赖肾阳温煦和鼓动，脾虚水湿最易相兼；心为君主之官，属火，心肾相交，水火相济则心君方宁，如肾虚下元不足，则心神难定。用药轻灵巧变，不倡大方过剂。一般来说本病属慢性疾病，起病隐匿，进展缓慢，虽可急性加重，但大体上治疗用药不可操之过急，尤其是老年人和有心脏疾病者，最宜稳中取效，缓缓图之，否则病情变化可迅速反向发展，主张本病治宜"平、和、温、柔"之品，即药性平、药力和、药味温、药势柔，绝不主张大辛大热、温补峻剂的长期过量使用，否则最常见劫阴损阳、蕴毒伤正之流弊。

全国名中医林兰教授认为甲减病位主要在肾，与肝、心、脾密切相关甲减病机总属本虚标实，虚实夹杂，以肾阳虚为病之本，多兼见脾肾阳虚、心肾阳虚和肝气郁结，气滞、痰饮、瘀血为病之标。治疗应主次兼顾，整体把握：①温阳为要，阴中求阳。遵《黄帝内经》"寒者热之"的治疗原则，温阳为其正治之法。林兰教授根据心、脾、肾阳气亏损偏重以及程度，确立了温阳散寒、温补脾肾、温补心肾、温肾回阳等治法，避免药性偏颇，将温补建立在"阴平阳秘"的基础上。②以补为主，补中有行。甲减为内分泌代谢系统疾病，临证需要着眼于整个机体代谢的动态过程，在温补的同时做到补而不滞，正所谓"流水不腐，户枢不蠹"。甲减早期主要表现为虚证，中后期由于脏腑功能虚损，推动化生能力不足，派生痰湿、瘀血等病理产物，阻滞气机，从而因虚致实，逐渐发展为虚实夹杂。在扶正时要注意祛邪，补中有行。③以肾为本，兼顾他脏。"五脏一体观"是中医整体观念的核心内容，临证时也要着眼于五脏在生理和病理上的相互关联。同时注重擅用血肉有情之品。甲减是由于各种因素长期作用导致的脏腑整体功能下降，肾阳虚为其病机根本，血肉有情之品可改善人体虚损状态，增强机体功能，对补养人身之精血有独特疗效，在治疗甲减遣方用药时应用广泛。衷中参西，随证加减，重视全程，综合调理。

白长川教授指出治疗甲减的难点在于，应用替代疗法的同时，如何提高甲减患者自身的甲状腺分泌功能。基于这一现实，从中医药角度寻找的治疗途径日趋增多，有其一定的优势，肯定的疗效，且无明显不良作用。根据最新研究表明，中药作为生物活性物质，可直接作用于甲状腺这个特定的靶器官，从根本上改善甲状腺本身的生理分泌功能，提高体内甲状腺激素的水平。中药治疗甲减又可通过调整机体各脏腑的整体功能，纠正甲状腺素片在体内摄取含量的改变，平衡体内甲状腺激素的动态水平，并减弱激素药物的不良作用。中西合用，补偏救弊，并在保证机体正常所需甲状腺激素含量的情况下逐步递减甲状腺素片的服用量，甚至早期患者可完全停药，达到最终的治愈，而非临床治愈，这乃是正治之法。

（三）分证论治

1. 肾阳亏虚证

临床表现：倦怠乏力，面色苍白，耳鸣耳聋，畏寒肢冷，记忆力减退，男子阳痿，女子经行量少，或崩漏，或闭经，舌质淡胖，边有齿痕，苔薄白，脉沉迟无力。

治法：温补肾阳。

方药：金匮肾气汤加减。肉桂、制附片、熟地、山萸肉、淮山药、云茯苓、丹皮、泽泻、当归、川芎。

伴有瘿瘤者，加夏枯草、浙贝、瓜蒌皮、蛇舌草、炒莪术、穿山龙等；形寒肢冷者，可加仙茅、淫羊藿等；水邪凌心者，加桂枝、白术、甘草、干姜；胸闷者，可加瓜蒌、薤白、枳壳等；腰膝酸软者，可加续断、杜仲、桑寄生、牛膝等；性功能减退者，加淫羊藿、阳起石等；水肿明显者，加泽泻；大便秘结者，加肉苁蓉、黄精、麻仁等。

2. 脾肾阳虚证

临床表现：神疲乏力，嗜睡，畏寒肢冷，肤干发稀，头晕耳鸣，腰膝酸软，食少纳呆，腹胀便秘，全身水肿，男子阳痿，女子月经不调，舌淡胖有齿痕，舌苔白润或腻苔，脉沉细弱或沉迟。

治法：温补脾肾。

方药：右归丸合四君子汤加减。熟地黄、山药、菟丝子、山萸肉、当归、鹿角胶、肉桂、炮附子、枸杞子、杜仲、人参、茯苓、白术。

腹胀食滞纳呆者，加大腹皮、鸡内金、山楂、广木香等；头晕目眩耳鸣者，加川芎、黄精、枸杞、制首乌等；形寒肢冷者，可加仙茅、淫羊藿等；气血亏虚者，可加熟地、阿胶、黄芪、川芎、白芍、人参等；属血瘀者，加桃仁、红花、赤芍、牛膝、川芎等；偏于脾阳虚者，加高良姜、山药、豆蔻、陈皮等；全身水肿者，加泽泻、益母草、猪苓等；腰膝酸软者，可加续断、杜仲、桑寄生、牛膝等；若大便秘结者，加肉苁蓉、麻子仁、郁李仁等；溏泄者，可加山药、泽泻、白扁豆、罂粟壳等。

3. 心肾阳虚证

临床表现：形寒怕冷，胸闷心悸气短，身倦欲寐，尿少水肿，女子月经不调，男子阳痿，舌质淡暗或青紫，苔白，脉迟缓微沉。

治法：温补心肾。

方药：真武汤合苓桂术甘汤加减。黄芪、人参、炙甘草、肉桂、茯苓、芍药、白术、附子、当归、川芎、生姜、桂枝等。

若心动过缓者，可酌加麻黄、细辛等；胸闷胸痛者，加苏梗、薤白、瓜蒌、三七、郁金、石菖蒲、玄胡等；畏冷肢凉甚者，加淫羊藿、仙茅、桂枝等；喘促短气者，加五味子、蛤蚧；腰膝酸软者，加续断、桑寄生、杜仲、怀牛膝等；头昏肢软者，可加升麻、柴胡、桂枝等；经少或经闭者，加益母草、丹参。

4.阳虚湿盛证

临床表现：神疲乏力，头晕气短，肢体水肿，酸软沉重，以双下肢为甚，小便量少，痰多腹胀，食少纳呆，舌质淡胖，边有齿痕，苔白腻，脉沉或迟而无力。

治法：温阳益气，化气行水。

方药：真武汤加实脾饮加减。茯苓、白芍、白术、附子、生姜、木瓜、木香、槟榔、草果、厚朴等。

恶心、呕吐、纳差者，加制半夏、生姜汁、砂仁、鸡内金等；面色黧黑者，加熟地、红花、益母草、泽兰等；大便溏泄者，加山药、白豆蔻、白扁豆、五味子、罂粟壳等；气血亏虚者，加黄芪、党参、白术、熟地、当归、川芎、大枣等；形体肥胖者，加山楂、荷叶、茯苓、陈皮等。

5.阴阳两虚型

临床表现：畏寒肢冷，腰膝酸软，小便清长或遗尿，寒温难适，口干咽燥，但喜热饮，纳呆便结，全身水肿较甚，眩晕耳鸣，男子阳痿，遗精滑精，女子不孕，带下量多，舌质淡红，舌体胖大，苔根部色白，尺脉细弱。

治法：温肾滋阴，调补阴阳。

方药：四逆汤合右归饮加减。附子、干姜、甘草、人参、肉桂、麦冬、白芍、山药、熟地黄、山茱萸、桃仁、红花、当归、鳖甲等。

水肿甚者，加猪苓、泽泻、车前子等；口干咽燥者，加墨旱莲、女贞子、生地、天冬、枸杞子等；大便干结者，加细生地、生甘草、人参、生地黄、麦冬等；性功能减退者，加淫羊藿、阳起石、紫河车、肉苁蓉等；五更泻者，加补骨脂、吴茱萸、肉豆蔻、五味子等；小便清长或遗尿者，加山药、益智仁、乌药等。

6.兼证

（1）气血亏虚证

临床表现：面色苍白，或萎黄虚浮，四肢不温，神疲乏力，少气懒言，反应迟钝，纳呆便溏，头晕目眩，女子月经量少或闭经，舌淡苔薄，脉细弱。

治法：益气养血。

方药：十全大补汤加减。党参、黄芪、黄精、白术、茯苓、熟地、当归、白芍、何首乌、川芎、山药、枸杞子、肉桂、熟附子、陈皮、砂仁、炙甘草。

（2）痰瘀互结证

临床表现：肌肤粗糙，肢体麻木或疼痛，面色黧黑，口唇青紫，女子闭经，周身水肿，舌胖大紫黯，或有瘀斑，苔厚腻，脉沉迟涩结。

治法：温阳行水，益气活血。

方药：济生肾气丸合血府逐瘀汤加减。黄芪、白术、茯苓、桂枝、山茱萸、熟地、当归、莪术、川芎、香附、桃仁、红花、制半夏等。

（3）阳微欲脱，气阴两竭（甲减危象）

临床表现：体温骤降，畏寒怕冷，四肢厥逆，昏睡不醒，呼吸低微，冷汗自出，脉微欲绝。

治法：回阳救逆，益气固脱。

方药：参附汤合桂枝甘草汤加减。熟附子、人参、桂枝、干姜、炙甘草、五味子。

以上为基本证型，临床则可按其舌脉，分别主次，随证治之。

四、常用方剂

（一）二仙汤

【出处】现代·《中医方剂临床手册》（上海人民出版社 1973 年）。

【组成】仙茅 15 g，淫羊藿 15 g，巴戟天 9 g，黄柏 9 g，知母 9 g，当归 9 g。

【方解】二仙汤是温肾阳、补肾精、泻相火、调冲任的经典方剂。方中仙茅、淫羊藿、巴戟天为君药，可温肾阳、补肾精；当归活血化瘀，为臣药；黄柏、知母可泻肾火、滋肾阴，为佐药。诸药合用，可温补脾肾，养血活血，取到标本兼治的效果。

【现代药理】自身免疫病患者多伴有机体免疫系统异常，甲状腺上皮细胞在机体免疫应答中具有重要角色，其可通过组织特异性的方式将自身抗原提呈至 T 淋巴细胞，继而引发机体全身性免疫应答。机体的细胞免疫应答主要是依靠 T 淋巴细胞主要参与实现的，其中 CD4[+] 有增强免疫应答的作用，CD8[+] 抑制 B 细胞产生的免疫球蛋白，抑制同种抗原 T 淋巴细胞的增殖，减轻炎性反应。CD16[+] 是自然杀伤细胞（NK 细胞）的表明识别抗原，CD16[+] 升高能激活巨噬细胞、单核细胞的活性及趋化作用，使炎性细胞向病灶聚集，进一步加重炎性反应。药理研究证实，仙茅多糖可调节小鼠 S180 实体瘤模型机体免疫力，对顺铂化疗有增效减毒作用；当归提取物能够降低不可预知性应激抑郁模型大鼠海马及前额叶皮质 IL-6、TNF-α 等炎性因子的表达。临床研究中，研究认为，加味二仙汤可增加中老年女性尿路感染患者免疫球蛋白（Ig A、Ig G、Ig M）水平，龟鹿二仙汤可调节非小细胞肺癌化疗患者 CD4[+]、CD8[+] 表达，以上研究均说明二仙汤可改善不同患者体液免疫和细胞免疫功能，抵制自身免疫反应过度激活的炎性反应。

【临床研究】研究者选取 2013 年 6 月至 2015 年 6 月期间海淀区中医院收治甲减患者 148 例，将其随机分为对照组（$n=74$）和观察组（$n=74$）。观察组男 21 例，女 53 例；年龄 51～75 岁，平均年龄（61.25±4.39）岁；病程 1～5 年，平均病程（3.12±0.45）年；临床症状；畏寒、乏力 34 例，食欲减退 30 例，便秘 25 例，腰膝酸软 20 例；促甲状腺素（TSH）（20.75±3.12）μIU/mL，总甲状腺素（TT$_4$）（0.80±0.12）nmol/L，游离甲状腺素（FT$_4$）（1.83±0.42）pmol/L。对照组男 19 例，女 55 例，年龄 50～75 岁；平均年龄（60.62±4.41）岁；病程 1～5 年，平均病程（3.10±0.43）年；临床症状；畏寒、乏力 32 例，食欲减退 28 例，便秘 23 例，腰膝酸软 21 例；促甲状腺素（TSH）（20.70±3.21）μIU/mL；总甲状腺素（TT$_4$）（0.78±0.14）nmol/L，游离甲状腺素（FT$_4$）（1.813±0.36）pmol/L。2 组患者临床基线资料比较，差异无统计学意义（$P>0.05$），具有可比性。纳入标准：①西医诊断符合《中国甲状腺疾病诊治指南》老年原发性甲状腺功能减退症相关诊断标准；② 中医诊断符合《中药新药临床研究指导原则》脾肾亏虚型诊断标准；③年龄 50～75 岁；④ 治疗前 4 周未进食含碘或高碘食物。排除标准：①严重的心、肝、肾功能不全者；②神经和精神障碍者；③其他原因所致的甲状腺功能减退等。2组均给予左甲状腺素钠片（LT$_4$）口服治疗起始剂量25～50 μg/d，连续服用1周，随后每周增加12.5～25.0 μg/d。从第4周起，每4周复查甲状腺功能，甲状腺功能达到正常后，按50～125 μg/d剂量维持口服，服用至第8周。8周为1个疗程，连续治疗2个疗程。观察组在口服左甲状腺素钠片的基础上加用中药二仙汤煎服。汤方组成：仙茅10 g，淫羊藿15 g，黄柏6 g，知母6 g，黄芪15 g，党参15 g，当归6 g，茯苓6 g，陈皮6 g，半夏6 g，水煎取汁400 mL，分早晚2次温服，每日1剂，8周为1个疗程，连续治疗2个疗程。参照《中药新药临床研究指导原则》，以主要症状、实验室指标增加或降低率拟定疗效判断标准。显效：主要症状积分减分率≥70%，FSH降低≥30%或TT$_4$、FT$_4$增加≥30%；有效：主要症状积分减分率≥30%且<70%，FSH降低≥10%且<30%或TT$_4$、FT$_4$增加≥10%且<30%；无效：主要症状、实验室指标增加或降低未达到上述标准。主要症状包括畏寒肢冷、神疲倦怠、颜面或眼睑水肿、腰膝酸软。观察组治疗有效率高达97.30%（72/74），较对照组的87.84%（65/74）显著升高（$P < 0.05$）。2组治疗前后血清炎性因子比较：治疗前，2组患者血清TNF-α等比较$P > 0.05$；治疗4周后，2组血清TNF-α等均明显低于同组治疗前，观察组血清TNF-α等均明显低于对照组（$P < 0.05$）。2组治疗前后细胞免疫功能指标比较：治疗前，2组T淋巴细胞亚群比例差异无统计学意义（$P > 0.05$）；治疗4周后，观察组CD3$^+$、CD4$^+$T细胞比例及CD4$^+$/CD8$^+$比值较对照组升高，而CD8$^+$、CD16$^+$T细胞比例较对照组降低（$P < 0.05$）。研究结果表明，二仙汤联合左甲状腺素钠片有助于降低甲状腺激素减退患者血清炎性因子水平，改善免疫功能，提高临床疗效。

（二）补中益气汤

【出处】《内外伤辨惑论》（元·李东垣）。

【组成】黄芪18 g、甘草9 g、人参9 g、升麻6 g、柴胡6 g、当归3 g、白术9 g、陈皮6 g。

【方解】方中黄芪味甘微温，入脾肺经，补中益气，升阳固表，故为君药。配伍人参、炙甘草、白术，补气健脾，为臣药。当归养血和营，协人参、黄芪补气养血；陈皮理气和胃，使诸药补而不滞，共为佐药。少量升麻、柴胡升阳举陷，协助君药以升提下陷之中气，共为佐使。炙甘草调和诸药为使药。

【现代药理】临床应用和实验研究均表明，经典名方补中益气汤具有改善甲减患者临床症状、体征，减少西药用量，提高患者生活质量等作用。补中益气法在甲减患者心肌损伤的修复中起着重要作用，其机制与其提高心肌α-MHC mRNA的表达、降低β-MHC mRNA的表达有关，并能通过下调Fas、FasL及Caspase-3的表达，降低心肌细胞凋亡指数，对甲减患者的心肌损伤有保护作用。在甲减肾损害动物模型中，补中益气汤能够促进VEGF分泌，VEGF升高对甲减肾损害具有保护作用。自身免疫甲状腺炎是引起甲减的原因之一，补中益气汤可能通过抑制miR-155/SOCS1/STAT3信号通路减少炎症因子释放，从而有效改善自身免疫甲状腺炎免疫失常状态，对甲状腺组织具有保护作用。

借助整合药理学平台，分析补中益气汤治疗甲状腺功能减退症的物质基础及其分子机制，从方中筛选出517个候选成分，预测到1466个作用靶点，其中36个化学成分与63个靶点可能通过线粒体氧化应激、嘌呤代谢、雌激素信号通路、能量代谢内分泌系统等多种代谢途径和信号通路参与了补中益气汤治疗甲减。这些分析结果为进一步研究补中益气汤治疗甲减提供了研究方向也为临床治疗提供了借鉴与参考。整合药理学平台显示补中益气汤可能通过干预STAT5A从而对甲减起到干预作用，而研究表明补中益气汤可以通过调控JAK/STAT信号通路从而保护甲状腺组织，与预测结果相符合。这也提示了重视中药的免疫调节作用可能是治疗甲减的一种思路。

（三）真武汤

【出处】《伤寒论》。

【组成】茯苓9g、白芍9g、生姜9g、附子9g、白术6g。

【方解】方以附子为君药，本品辛甘性热，用之温肾助阳，以化气行水，兼暖脾土，以温运水湿。臣以茯苓利水渗湿，使水邪从小便去；白术健脾燥湿。佐以生姜之温散，既助附子温阳散寒，又合苓、术宣散水湿。白芍亦为佐药，其义有四：一者利小便以行水气，《本经》言其能"利小便"，《名医别录》亦谓之"去水气，利膀胱"；二者柔肝缓急以止腹痛；三者敛阴舒筋以解筋肉瞤动；四者可防止附子燥热伤阴，以利于久服缓治。

【现代药理】真武汤有强心、促进肾上腺皮质醇分泌、温阳利水、消除水肿、改善肾功能、调节下丘脑垂体功能状态等作用。方中附子强心扩冠，茯苓利尿、有助于恢复肾功能，白术利尿、可调节人体免疫功能，白芍抑制致炎因子的合成，生姜通过阻断5-HT受体起到抗炎作用。梁华龙等人对真武汤的温阳机制进行了实验研究，发现肾阳虚的病理本质是多靶腺功能紊乱，其中包括了下丘脑-垂体-甲状腺轴，而采用真武汤温补肾阳后各轴功能均有一定程度恢复。鞠静等人的临床研究表明真武汤可参与调节下丘脑-垂体-甲状腺轴，还可通过调节水通道蛋白、渗透压调定点，平衡水液代谢达到消除水肿的目的，其温阳利水的作用是通过多途径、多靶点实现的。

【临床研究】研究者选取2017年9月至2018年9月于黑龙江中医药大学附属第一医院内分泌科门诊就诊的符合中医脾肾阳虚型及符合西医原发性甲状腺功能减退症诊断标准并已出现黏液性水肿的60例患者作为观察对象，其中女38例，男22例，采用随机数表法将患者分成治疗组和对照组，每组各30例。两组患者年龄与性别方面比较，均无显著性差异（$P > 0.05$），具有可比性。参考《中国甲状腺疾病诊治指南》及《实用内科学》中甲状腺功能减退症相关内容拟定。①病史：详细询问患者甲状腺疾病史。②临床表现：患者畏寒怕冷，汗出减少或无汗；消化功能下降甚至厌食；肌肉僵硬疼痛，易于疲乏和痉挛；男性患者易出现阳痿、性欲下降，女性患者月经量增多，经期延长；多数患者可见非凹陷性水肿，即黏液性水肿。③体格检查：患者皮肤变白或发绀，干燥易脱屑；表情呆滞，重者可呈木僵状态；颜面或四肢黏液性水肿；心率减低。④实验室检查：血清TSH增高和FT_3、FT_4减低。

参考2002版《中药新药临床研究指导原则（试行）》及《实用中医内科学》脾肾阳虚型的辨证标准，结合临床辨证拟定。主症：神疲乏力，腰膝酸软，畏寒肢冷，肢体水肿，嗜睡倦怠。次症：皮肤干燥脱屑，纳减腹胀，记忆力减退，月经不调或性欲减退。舌脉：舌质淡胖，舌边有齿痕，舌苔淡白滑，脉沉细或沉迟。凡具备主症3项或以上及次症1项或以上并参照舌、脉即可纳入。对照组给予左甲状腺素钠片，根据患者的甲状腺激素指标给予合适剂量，25～100μg，每日1次，早餐前1小时空腹服用，疗程3个月。治疗组在对照组的治疗基础上，给予真武汤口服。组方：茯苓15g，白芍15g，白术10g，生姜15g，附子15g。每日1剂，水煎2次，共取药汁300mL，早晚两次空腹温服各150mL，疗程3个月。结果表明，治疗组疾病综合总有效率为96.67%，对照组疾病综合总有效率为93.33%，差异无统计学意义（$P > 0.05$）。中医证候有效率治疗组为96.67%，对照组为50%，差异具有显著统计学意义（$P < 0.01$）。治疗后两组患者的各单项积分、中医证候总积分均有改善，其中中医证候总积分、肢体水肿纳减肿胀单项积分改善情况治疗组与对照组相比较，差异具有显著统计学意义（$P < 0.01$，$P < 0.05$）。两组患者治疗后的甲状腺激素水平比其治疗前均有明显改善，差异具有统计学意义（$P < 0.05$），两组患者治疗后甲状腺激素水平无明显差异，差异无统计学意义（$P > 0.05$）。由此说明，比起单一的西医治疗，真武汤联合左甲状腺素钠片针对中医证候有更好的治疗效果。综上，应用真武汤治疗脾肾阳虚型原发性甲减能够有效改善患者的临床症状，尤其对黏液性水肿疗效显著。

（四）温阳健脾甲减方

【出处】中国中医科学院广安门医院内分泌科倪青教授经验方。

【组成】党参15 g，苍术15 g，炒白术15 g，猪苓30 g，茯苓30 g，泽兰10 g，狗脊10 g，盐补骨脂15 g，生杜仲15 g，川牛膝15 g，车前子30 g。

【方解】方中党参有补中益气、健脾之功效，《本草正义》记载该药可"健运中气"；炒白术性温，有补气健脾、燥湿利水的作用，与党参配伍使用可增强补气健脾的功效。苍术味甘、苦，性温，归脾、肾、肝经，具有燥湿健脾、祛风散寒、明目的功效。补骨脂性温、味辛，具有温肾助阳、固精缩尿、温脾止泻、纳气平喘之功效；狗脊、生杜仲补脾肾、强腰膝、通经络，与补骨脂合用，共补后天之本，温脾肾之阳气。车前子、猪苓、茯苓、泽兰利水渗湿、健脾化瘀，与白术合用，驱邪而不伤正。川牛膝性平，味甘、微苦，可引气血下行，逐瘀通经、利尿通淋又可补益肝肾。诸药合用共奏温阳健脾利水之功。

【现代药理】现代药理研究表明，苍术对消化系统有多种作用，而且有保肝、降血糖、抗菌、抗病毒等作用。有研究表明，补骨脂提取物有显著增强机体免疫功能的作用。现代医学认为，甲减是由全身细胞能量代谢水平下降引起，治疗方法为口服甲状腺片的替代疗法，但疗程长，药物维持量大，部分患者在使用较大剂量时易产生心悸、烦躁等不良反应而转变为甲亢，使治疗更加复杂化。倪青主任采用温阳健脾甲减方结合西药左甲状腺素钠片治疗甲减脾肾阳虚证，与单纯使用西医治疗法相比，总有效率达100%，高于其他医者的研究结果。

【临床研究】研究者选用2010年6月至2012年12月中国中医科学院广安门医院内分泌科倪青教授专家门诊患者。所选取患者所在生活区域均不是地方性甲状腺肿流行区。将80例甲减患者按就诊顺序随机分为治疗组和对照组各40例。其中治疗组女25例，男15例；年龄25～60岁，平均（42.6±16.8）岁；病程1～6年，平均（4.5±1.3）年。对照组女26例，男14例；年龄26～60岁，平均（43.4±16.3）岁；病程1～7年，平均（4.8±1.4）年。2组患者性别、年龄、病程等比较差异均无统计学意义（$P > 0.05$），具有可比性。参照《实用内科学》中甲减的相关标准，具备典型病史、临床症状和体征；甲状腺功能检查显示T_3、T_4值降低，TSH水平显著升高。参照《中药新药临床研究指导原则》，符合脾肾阳虚证：症见神疲乏力、嗜睡倦怠、记忆力减退、头晕目眩、耳鸣耳聋、腰膝酸软、畏寒肢冷、皮肤干燥脱屑、毛发枯脆易落、纳呆腹胀、面浮肢肿、神情淡漠、大便稀溏，男子阳痿、女子月经不调。舌淡胖，边有齿痕，苔白滑，脉沉细。纳入年龄25～65岁，符合甲减的诊断标准，中医辨证属于脾肾阳虚证，发病前未服用抗甲状腺药物，无药物^{131}I治疗史，无甲状腺手术史。所有纳入患者均签署知情同意书。排除不符合上述纳入标准者，妊娠或哺乳期妇女，精神病患者，合并有其他严重疾病患者，对本药物过敏者，未按规定用药者。以温阳健脾甲减方为基础方，随证加减：水肿者，加冬瓜皮、冬瓜仁；纳差、脘腹胀满者，加焦三仙、鸡内金；嗜睡者，加远志、石菖蒲；记忆力减退者，加益智仁；甲状腺结节、甲状腺肿大者，加夏枯草、猫爪草；女性患者伴有月经不调者，加当归、益母草等。同时口服左甲状腺素钠片（25 μg/片），从25 μg每日1次开始服用，根据患者甲状腺功能检测指标，每4周调整1次剂量。对照组单纯口服左甲状腺素钠片，服法和剂量调整同治疗组。2组均以12周为1个疗程，参与观察的患者均为自愿参与研究者，门诊病历由笔者统一管理。于治疗前和治疗第4、第8、第 12 周分别统计患者临床症状积分，比较治疗前与治疗结束后 FT_3、FT_4 及 TSH 值的变化。治疗组 40 例患者中显效 22 例，有效 18 例，无效 0 例，有效率为 100%；对照组显效 12 例，有效 20 例，无效 8 例，有效率为 80%。2 组有效率比较，差异有统计学意义（$P < 0.05$）。治疗 4、8、12 周时，治疗组中医证候积分较治疗前均有下降，差异具有统计学意义（$P < 0.05$），对照组则无明显差异。治疗第 8、12 周时 2 组间中医证候积分比较，差异有统计学意义（$P < 0.01$）。治疗组甲状腺功能各项指标改善疗效均优于对照组，差异有统计学意义（$P < 0.01$）。同时注重患者的个体差异和主观感受，主张在治疗的同时对患者的日常生活习惯、饮食起居给予合理指导，灵活辨证施治，不仅有助于提高疗效，而且患者易于接受。

（五）参芪温元汤

【出处】黑龙江省中医药大学附属第二医院。

【组成】红参 15 g，黄芪 30 g，淫羊藿 15 g，肉桂 10 g，茯苓 20 g，白术 15 g，山药 15 g，陈皮 10 g，山茱萸 15 g，枸杞 15 g，当归 15 g，丹皮 15 g，甘草 10 g。

【方解】韩晶经过丰富的临床实验研究，总结经验，以甲减的基本病机为依据，从脾、肾两脏入手，应用中医虚则补之的原则，通过参芪温元汤联合小剂量西药治疗脾肾阳虚型甲减患者，可对甲减患者病情起到显著的改善作用，并使患者的免疫状态趋向正常，从而达到理想临床疗效。组方中红参、黄芪为君药。红参性温，归脾、肺二经，是白参的熟制品，具有温养脾肺、固脱生津、大补元气、益气摄血、安神的作用。与白参相较其特点为火大劲足，于阳虚之证有较好疗效，善于回阳救逆。红参善治阳气不足、气血亏虚之症，凡症见畏寒肢冷、倦怠乏力、喘促短气、膝腹冷痛等症，运用红参治疗均可取得良好巧效。《药性论》云其可主五脏气之不足，补五脏六腑。黄芪甘温纯阳，归肺、脾经，其益元气、壮脾胃，长于补中益气。张山雷于《本草正义》提到"（黄芪）补益中土，温养脾胃"。参芪均是补气良药，参大补元气，补脾益肺，芪补中益气。阳虚多由气虚所致，气虚是其基础，且阳虚患者多兼见气虚。复阳必先益气，气生则阳复，参芪二药虽入脾肺经，为补气药物，但具有补肾复阳之功，二者共奏甘温复阳之效，是为君药，主振奋阳气，消除改善畏寒肢冷和神疲倦怠等症。淫羊藿味辛、甘，性温燥烈，归肝、肾经，为补肾盗精、强筋壮骨之要药，长于补命口、壮肾阳。《中国药典》记载淫羊藿温肾壮阳，祛风除湿，主治肾阳虚、脾肾阳虚诸症，如由肾阳虚衰所致的腰膝冷痛、阳痿遗精、肢软无力及寒湿痹痛，以及由脾肾阳虚所致的小腹冷痛、食少泄泻等。肉桂味辛、甘，性大热，归肾、脾、肝经，药性甘热，能助阳补火，温经通脉散寒，善治命口火衰诸证。《药性类明》载肉桂"辛热助气上行阳道"。《本草纲目》中"肉桂下行，益火之源"，提出肉桂具有补元阳、除积冷、暖脾胃、通血脉之功效。淫羊藿、肉桂合用可补肾阳、助脾阳、温阳通气。配合君药共奏温补肾阳，健脾益气之功，共为臣药。白术味苦、甘，性温，归脾、胃经，主健脾、燥湿、益气、利水。《长沙药解》载其"补中燥湿""最益脾精"。白术苦温能补脾燥湿，甘能健脾补中，可健脾益气生血，燥湿和中消滞。茯苓，甘淡，性平，归心、肺、脾、肾经，能利水渗湿，健脾宁心。二药配伍，运利相合，相须为用，健脾兼利水，燥湿与渗湿相结合，使脾气健、水湿除，则饮可化、肿可消、湿可除。《本草纲目》认为山药能"益肾气、健脾胃"。白术、茯苓、山药均首载于《本经》，位列"上品"。三药配伍相须为用，补脾经而实肾精。陈皮味苦、辛，性温，归肺、脾经。功效理气健脾，燥湿化褒。其理气兼燥湿之效，能通调五脏之气使之得以畅达，使百病得消。以上四药不仅补脾益肾，还可促进运化，促进消化吸收，使补虚药能充分发挥作用。枸杞味甘，性平，归肝、肾经，滋养肝肾、益精填髓、明目，常与肉桂、淫羊藿同用治肾阳不足、阳痿遗精之证。山茱萸味酸、涩，性微温，归肝肾经，其酸涩主收、温能助阳。主补益肝肾，固脱止汗。当归味甘、辛，性温，功效补血活血，调经止痛，润肠通便。《本草正义》载其为"血中之圣药"，既能补血，且能行血，能"补气生精，安五脏，强形体，益神志"，并提出只要是机体虚损之证，皆适宜之。《景岳全书》有"善补阳者，必于阴中求阳"之说，无阴则阳无以生，故用枸杞、当归、山茱萸滋肾精用以复阳，则阳得阴助，阴阳双补，生化无穷。丹皮味苦、辛，性微寒，入心、肝、肾经。功效清热凉血，活血化瘀。丹皮为血中之气药，于一众温补药中配伍少量补血生血药，可防燥热太过而伤阴，且补充机体消耗的精血之亏损，使精血津液亏虚之症得以改善及消除。以上药物，共为佐药，补充君药臣药之不足，增强君臣药物之疗效。炙甘草味甘，性平。归心、肺、脾、胃经。不仅能调和诸药，且能健脾和胃，是为使药。

【现代药理】本方能有效地改善患者的甲状腺功能，其作用原理可能与方中所含的温阳中药有关。方中温阳药物可直接于机体的甲状腺组织或下丘脑－垂体－甲状腺轴发挥作用，调整甲状腺激素的合成分泌及释放。本方还可有效调节患者的免疫功能。参芪温元汤中肉桂、山茱萸等多味中药可对免疫进行双向调节。本方也可有效改善脂代谢紊乱，方中当归、丹皮等中药能起到行气活血、降脂的作用。

（六）温阳益气活血方

【出处】河南中医药大学第一附属医院。

【组成】黄芪 30 g，熟地 24 g，丹参 18 g，白术 15 g，山药 15 g，川芎 15 g，茯苓 15 g，淫羊藿 15 g，熟附子 12 g，肉苁蓉 12 g，枸杞 12 g，炙甘草 6 g。

【方解】黄芪：补中益气之药，可健脾补中、益卫固表、利尿。附子：味辛，补火助阳，入心、肾及脾经。淫羊藿：味辛、甘，性温，具有补肾壮阳、益精气、祛风除湿、利小便功效。白术：具有健脾益气、燥湿利水之功效。熟地：味甘，性温，归肝、肾经，具有补血养阴、添精益髓功效。茯苓：性平，具有利水渗湿、健脾安神功效。山药：味甘，性平，可补脾养胃，生津益肺，补肾摄精。川芎：具有活血化瘀、行气止痛功效。丹参：善入心、心包及肝经，具有活血祛瘀及调经止痛功效。肉苁蓉：具有补肾壮阳、益精血、润肠通便效果。炙甘草：补脾益气，常用于调和诸药。该组方中黄芪补脾气，附子温补肾阳，共为君药；淫羊藿可助附子温肾壮阳，熟地及山药、枸杞具有滋阴益肾、添精益髓功效，白术与山药可健脾益气、助气血生化之源，补养先天，共为臣药。方剂中再佐以茯苓利水渗湿、健脾安神，肉苁蓉温肾益精、养血润肠，川芎与丹参行血活血；同时以炙甘草为使，调和诸药，助黄芪补脾益气。诸药共伍，温而不燥、滋而不腻，可补阴助阳、活血行气，温肾阳以活血化水，健脾健运，气化血运恢复正常，根除患者疾病。

【现代药理】现代药理研究该组方发现，方中中药有效成分可很好地调节患者机体免疫，并参与调节神经内分泌，还能影响胆固醇代谢与机体造血，改善微循环等从而消除病症达到治疗目的。

【临床研究】研究者将医院内分泌科 2013 年 5 月至 2016 年 5 月收治的 182 例原发性甲减患者纳入研究，采取随机数字表法将所有患者分为观察组与对照组，每组 91 例。对照组：男 39 例，女 52 例，年龄 38～66 岁，平均年龄（51.23±6.34）岁，最短病程 24 天，最长病程 6.6 年，平均病程（2.46±0.78）年。发病原因：桥本甲状腺炎 25 例，甲状腺结术后减退 29 例，甲亢术后减退 26 例，甲状腺癌术后减退 11 例。观察组：男 40 例，女 51 例，年龄 36～68 岁，平均年龄（51.20±6.31）岁，最短病程 28

天，最长病程 6.9 年，平均病程（2.48±0.79）年。发病原因：桥本甲状腺炎 24 例，甲状腺结节术后减退 30 例，甲亢术后减退 27 例，甲状腺癌术后减退 10 例。两组患者一般资料相当（$P > 0.05$），分组可比。

参照《中国甲状腺疾病诊治指南》中关于甲减的诊断标准：①既往甲状腺手术、甲亢、桥本甲状腺炎、家族病史等。②患者临床表现为反应迟钝、嗜睡、便秘、怕冷、腹胀、声音嘶哑、听力障碍、表情呆滞、面色苍白、皮肤干燥、心动过缓、心包积液等。③实验组检查：患者血清 TSH 增高，早期患者血清 T_3 与游离 T_3 正常，晚期减低。参考《中医临床诊疗术语》，结合临床诊断标准如下，主症：性欲减退，神疲乏力，畏寒肢冷，面浮肢肿，腰膝酸软，纳呆腹胀。次症：夜尿频多，神情淡漠，便秘，少气懒言，女子月经不调，男子阳痿。舌脉：舌质淡胖、舌苔白滑；脉沉迟。具有以上 3 项主症、2 项次症，并结合舌脉可确诊。纳入患者均符合：①患者均符合原发性甲状腺功能减退症诊断标准；②所有患者均自愿参与实验，并签署协议书；③本次研究经伦理会批准进行；④患者年龄 30～70 岁；⑤患者对本次治疗所使用药物无过敏现象；⑥研究前 1 个月及配合研究期间患者需避免进食高碘食物及含碘药物。并且排除：①不符合原发性甲状腺功能减退症诊断标准患者；②非自愿参与实验的患者；③长期服用其他药物治疗不能够停用患者；④妊娠、哺乳期妇女；⑤合并严重心血管疾病、肝肾疾病、造血系统疾病、精神疾病患者；⑥不能配合治疗及数据研究的患者。

患者入院后给予心电图、肌电图、心动图等常规检查，给予对照组患者左甲状腺素钠片治疗，初始剂量为 25～50 μg/d，最大剂量 < 100 μg，间隔时间 15 d，增加 20～50 μg/d，每日剂量维持在 50～200 μg/d。观察组患者在对照组治疗基础上联合温阳益气活血法及中医辅助治疗。温阳益气活血法：组方包括黄芪 30 g，熟地 24 g，丹参 18 g，白术 15 g，山药 15 g，川芎 15 g，茯苓 15 g，淫羊藿 15 g，熟附子 12 g，肉苁蓉 12 g，枸杞 12 g，炙甘草 6 g。水煎服，2 次/天，早晚饭后半小时温服，连续治疗 2 个月后观察疗效。中医辅助治疗如下。①针灸：患者保持安全仰卧床上，常规消毒皮肤后取穴天突、百会、关元、廉泉、太溪、足三里、三阴交等，进针快速，得气后于患者关元穴针柄上套置长约 2.0 cm 艾条点燃。待廉泉穴得气后取针，余穴留针 20 分钟。进针天突穴时针尖不能斜向两侧，刺入患者皮下 0.2 寸后沿着胸骨柄后斜向下方，以防止伤及患者气管。针刺完成后患者换位俯卧位，常规局部皮肤消毒，针刺肾俞、脾俞、命门，待得气后于针柄上套置长约 2.0 cm 艾条点燃，留针 20 分钟，当艾条燃尽针柄冷却后拔出留针。1 次/天，连续治疗 1 个月。②药膳：患者可通过食疗在一定程度上改善症状，如多吃蜂蜜、芹菜、蛋黄、乳制品等富含钙质、铁质、蛋白质、维生素 B 和维生素 C 的食物，同时配合茴香、肉苁蓉、高良姜、肉桂等。观察对比两组患者疗效、治疗前后中医证候积分及患者血液流变学指标、治疗后两组患者甲状腺激素水平、血脂测定情况及血清甲状腺相关抗体情况、不良反应及治疗满意度。中医证候积分：积分症状包括畏寒肢冷、倦怠乏力、神情淡漠、面浮肢肿、纳呆腹胀、腰膝酸软，症状轻积 2 分，中等症状积 4 分，重度积 6 分。血液流变学指标：全血黏度（低切、中切、高切）及血浆黏度。甲状腺激素水平：FT_4、FT_3、促甲状腺素（TSH）水平。血脂测定：总胆固醇（TC）、甘油三酯（TG）。血清甲状腺相关抗体：TGAb、TPOAb。疗效参考《中药新药临床研究指导原则》：显效，患者中医症状及体征显著改善，证候积分减少 ≥ 70.00%；有效，患者中医症状及体征好转，证候积分减少 30.00%～70.00%；无效，患者症状无改善，甚至加重，证候积分减少 30.00%；总有效率＝显效率＋有效率。研究采取随机分组进行，对照组患者单纯使用左甲状腺素钠片治疗，而观察组则在左甲状腺素钠片治疗基础上联合温阳益气活血法及中医辅助治疗，经不同治疗后两组数据提

示：观察组患者治疗总有效率高达 100.00%，显著高于对照组 92.31%，$P < 0.05$，左甲状腺素钠片联合温阳益气活血法及中医辅助治疗原发性甲状腺功能减退症疗效佳，显著优于单纯左甲状腺素钠片治疗；两组经治疗后中医证候积分均改善，观察组优于对照组，$P < 0.05$，提示左甲状腺素钠片联合温阳益气活血法及中医辅助治疗原发性甲状腺功能减退症可显著改善患者症状，促进患者康复；观察组患者经治疗后 TC、Tg、FT_4、FT_3、TSH、TGAb、TPOAb 水平改善程度均显著优于对照组，提示左甲状腺素钠片联合温阳益气活血法及中医辅助治疗原发性甲状腺功能减退症可显著改善患者甲状腺功能；治疗后两组患者全血黏度与血浆黏度均降低，$P < 0.05$，两组患者全血黏度与血浆黏度无差异，$P > 0.05$，提示两组治疗后患者血运均有所改善，但并无显著性差异；观察组总不良反应率为 1.10%，与对照组相当 2.20%，$P < 0.05$，而治疗满意率为 98.90%，显著高于对照组 90.11%，$P < 0.05$，提示左甲状腺素钠片联合温阳益气活血法及中医辅助治疗原发性甲状腺功能减退症不良反应少，安全性高，患者高度认可。

（七）益甲汤

【出处】青海省中医院内分泌科。

【组成】熟附子、枸杞各 10 g，黄芪 20 g，干姜 5 g，白术、山茱萸、熟地、山药各 12 g，党参、肉苁蓉、菟丝子、茯苓各 15 g，肉桂 3 g。

【方解】益甲汤以温肾健脾为主，辅以益气之品，充盈阳气，方中党参、黄芪、白术、茯苓具有益气健脾之功，以助化生之源；肉桂、干姜及熟附子温补肾阳；肉苁蓉、山茱萸、菟丝子有补益肾气之效；山药、枸杞、熟地具有滋阴助阳之功。诸药同用，脾肾双补、阴阳共济，以达健脾、温阳、利水之功。研究表明，健脾益气、温肾壮阳药能有效治疗甲减。益甲汤方加用桑寄生等可逐瘀经络，强腰膝，利水通淋；加用泽泻等可健脾化虚，利水渗湿，与白术同用，祛邪不伤正；加用夏枯草等可清热解毒，散结消肿；加用远志等可安神益智。

【临床研究】研究者将其院 2015 年 6 月至 2016 年 6 月收治的 80 例甲减患者作为研究对象，随机分为两组，各 40 例。对照组：男 17 例，女 23 例；年龄 21～66 岁，平均年龄（44.2±3.8）岁；病程 1～6 年，平均病程（3.6±1.7）年。观察组：男 19 例，女 21 例；年龄 22～65 岁，平均年龄（45.3±3.1）岁；病程 1～7 年，平均病程（3.4±1.8）年。两组患者就性别、年龄、病程等方面进行比较，均呈显著性差异（$P > 0.05$），可以比较。西医诊断符合《实用内科学》中对甲减标准的表述，两次甲状腺功能检查中均有 T_4、T_3 降低及 TSH 升高，并有黏液性水肿表现：记忆力减退、反应迟钝、面色苍白、怕冷嗜睡、食欲不振、皮肤干燥及水肿等。中医诊断符合《内分泌代谢学》中脾肾阳虚型甲减标准，主症：全身水肿、畏寒肢冷、倦怠乏力、智力减退、纳呆身重、嗜卧、面色萎黄、皮肤粗糙等，舌胖淡，苔白，脉沉迟或沉细。对照组采用常规治疗，应用小剂量左甲状腺素钠片（批准文号 H20100523）进行治疗，开始剂量为 25～40 μg/d，依据患者实际激素水平，1 次/4 周调整给药剂量。观察组在常规治疗上加减应用益甲汤，药方：熟附子、枸杞各 10 g，黄芪 20 g，干姜 5 g，白术、山茱萸、熟地、山药各 12 g，党参、肉苁蓉、菟丝子、茯苓各 15 g，肉桂 3 g。加减：腰膝酸软者，加桑寄生、怀牛膝、杜仲各 15 g；面部、四肢明显肿胀者，加泽泻、车前子、猪苓各 15 g；甲状腺肿大者，加夏枯草 15 g，浙贝、甲珠粉各 10 g；智力减退、神情淡漠者，加远志 5 g，菖蒲 10 g。水煎，分早晚两次服用，1 剂/天，连用 3 个月。从收集的情况来看，治疗前两组的各甲状腺功能指标差异无统计学意义（P 均 > 0.05）；经治疗，两组各项甲状腺功能指标均有不同程度改变，具体的组间各项指标均存在统计学差异。观察组治疗的总有效率是 90.00%，对照组治疗的总有效率是 77.50%，两者间有显著性差异（$P < 0.05$）。研究中，观察组可显著提高患者的甲状腺功能指标，且有效率明显高于对照组。

（八）甲减平合剂

【出处】宁夏银川市中医院。

【组成】淫羊藿、补骨脂、枸杞子、黄芪、山茱萸、杜仲、续断、当归、党参、怀牛膝、泽泻、车前子、浙贝母、夏枯草、茯苓、肉桂。

【方解】甲减平合剂主要药物组成：淫羊藿为君药补肾壮阳，臣以补骨脂、杜仲、续断加强补肾助阳之功，怀牛膝强肾益精，引血下行；茯苓、党参、黄芪补气健脾，当归活血补血，肉桂补火助阳，引火归元，泽泻、车前子利水消肿，浙贝母、夏枯草消肿散结；山茱萸补益肝肾，涩精止遗。诸药配伍，温补脾肾，温阳驱寒（益火消阴），佐以少量消除湿浊之药物，使患者甲状腺激素水平及临床症状明显改善。

【临床研究】研究者在银川市中医院中选取 2014 年 9 月至 2016 年 2 月就诊的内分泌科患者，依据中西医的诊断标准，总共纳入 60 例甲减患者，通过随机单盲法将患者平分成 2 组，分别为治疗组 30 例和对照组 30 例。其中女 42 例，男 18 例，年龄在 18～74 岁，患病时间为 2 个月至 6 年；2 组的患者在年龄、患病时间、性别上均无显著性差异（$P > 0.05$），具有可比性。2008 版《中国甲状腺疾病诊治指南》甲状腺功能减退症相关内容如下。①病史：如甲状腺疾病史和家族史等。②临床表现：病情轻的早期患者可以没有特异症状。典型症状畏寒肢冷、嗜睡乏力、手足肿胀、记忆力减退、关节疼痛、面色苍白、体重增加、便秘等。③体格检查：典型患者可有表情呆滞，反应迟钝，声音嘶哑，听力障碍，面色苍白，颜面水肿，唇厚舌大，毛发、皮肤干燥、粗糙，肤温减低，四肢末端肤色姜黄、非凹陷性水肿，跟腱反射时间延长，脉率缓慢。部分病例可出现胫前黏液性水肿甚或发生黏液性水肿昏迷。④激素水平检查：血清 TSH 增高和 FT_4、FT_4 减低作为诊断甲减的首要指标，血清 TSH 增高，T_4、FT_4 降低，或伴有 T_3 降低。参考 2002 年中华人民共和国卫生部制定发布的《中药新药临床研究指导原则》（试行版）及高等医药院校《中医诊断学》第五版教材有关内容：①有甲状腺疾病史。②主症：神疲乏力，嗜睡倦怠，记忆力减退，头晕目眩，耳鸣耳聋，腰膝酸软，畏寒肢冷。③次症：皮肤干燥脱屑，毛发枯脆易落，纳减便秘，全身水肿，男子阳痿，女子月经不调。舌脉：舌质淡胖有齿痕，苔白滑或薄腻，脉沉细或沉迟。凡具备上述主症 3 项或 3 项以上及次症 1 项或 1 项以上，并参照舌、脉即可纳入。基础治疗：全部受试者均按照甲状腺功能减退的治疗原则综合治疗，包括饮食及药物治疗。避免使用对试验结果可能造成影响的药物，如其他促甲状腺分泌药、中成药等。治疗组给予口服甲减平合剂，具体方药组成如下：淫羊藿、补骨脂、枸杞子、黄芪、山茱萸、杜仲、续断、当归、党参、怀牛膝、泽泻、车前子、浙贝母、夏枯草、茯苓、肉桂为主。每次 30 mL，每日 3 次，饭后服用，疗程为 3 个月，对照组给予西药治疗用左甲状腺素钠片，每日 25～75 µg，每日 1 次，饭后服用，疗程 3 个月。治疗前后 TSH、FT_3、FT_4 情况比较：2 组患者血清 FT_3，FT_4 水平升高，TSH 均下降，表现出显著性差异（$P < 0.05$）。2 组治疗后血清 FT_3，FT_4 水平升高，TSH 相比较差异无统计学意义（$P > 0.05$）。

五、中成药治疗

（一）金匮肾气丸

金匮肾气丸温补肾阳，化气行水，用于肾虚水肿，腰膝酸软，小便不利，畏寒肢冷。药物组成：地黄、山药、山茱萸（酒炙）、茯苓、牡丹皮、泽泻、桂枝、附子（制）、牛膝（去头）、车前子（盐炙）。辅料为蜂蜜。

肾气丸首次记载于张仲景之伤寒杂病论，为温补肾阳、化气行水的常用药方，主要功效为肾虚水肿、虚劳腰痛、少腹拘急等。多年来肾气丸被不断传承发展，金匮肾气丸即在肾气丸的基础上结合临床发展而来，在肾气丸的基础上加入牛膝、车前子，功效仍以补肾助阳为主，同时增强了化气利水之效。附子、地黄、山茱萸、桂枝具有增强免疫力、改善能量代谢的作用。山药及泽泻具有利尿、抗氧化、抗衰老、降血糖、血脂的作用。茯苓能够保护免疫器官，增强机体免疫功能，起到抗肿瘤的作用。牡丹皮具有抗肿瘤、抗菌、抗氧化等作用。鉴于此，金匮肾气丸在多个系统的疾病均有一定的疗效，且不良反应的发生率低，故目前被广泛应用于临床，最早应用于泌尿系统疾病，如慢性肾炎、慢性肾衰竭等，充分发挥了其温补肾阳、化气行水的功效能，明显减轻患者的水肿症状，减少尿蛋白的排泄，改善患者的生活质量。此外，金匮肾气丸还被应用于治疗支气管哮喘的缓解期，可以明显减少哮喘的发作次数，主要原理是促进了 T、B 淋巴细胞增殖，从而增强了机体的免疫能力。在内分泌疾病方面，金匮肾气丸较多应用于 2 型糖尿病的治疗，其能有效地控制糖尿病患者空腹及餐后 2 小时血糖，取得良好的临床疗效。对于糖尿病肾病患者，金匮肾气丸的疗效更为显著，主要由于其具有温肾化气、利水消肿、活血化瘀之功效。有学者应用肾气丸联合四君子汤治疗原发性甲状腺功能减退，发现该配伍中药能明显改善脾肾阳虚型甲减的中医证候，对甲状腺功能也有明显的改善。

（二）右归丸

右归丸为补益剂，具有温补肾阳、填精止遗之功效，用于肾阳不足，命门火衰，腰膝酸冷，精神不振，怯寒畏冷，阳痿遗精，大便溏薄，尿频而清。组成：熟地黄、附子（炮附片）、肉桂、山药、山茱萸（酒炙）、菟丝子、鹿角胶、枸杞子、当归、杜仲（盐炒）。

右归丸最早出现于《景岳全书》中，方中附子温补肾阳，熟地黄、菟丝子补肾填精，山茱萸固涩精气，山药补脾理气，当归补血养血，杜仲强腰健膝，鹿角胶、肉桂温补精血、壮阳滋阴，枸杞子健脾益气。诸药合用，共奏温阳益气、补脾健肾之功效。研究探讨右归丸与左甲状腺素钠联合治疗甲减的临床疗效，结果显示，观察组显效率与总有效率分别为 60.32% 和 90.48%，高于对照组的 38.09% 和 74.60%；治疗后两组 TSH 均明显降低，FT_3、FT_4 均明显增高，且观察组 3 种激素水平的改善情况明显优于对照组。这提示左甲状腺素钠片联合右归丸，不仅能有效补充甲状腺激素，还能通过整体调理及多种机制有效改善临床症状、体征，增强甲状腺功能，提高疗效。另外，探讨临床疗效，不仅需要关注甲状腺激素水平，更重要的是要了解机体代谢情况是否改善，而机体代谢情况可通过血脂代谢得到有效体现。甲状腺激素分泌不足或效应不足可降低肝脏脂蛋白酯酶活性，导致 TG 分解率下降，血浆 TG 水平增高。本研究结果显示，治疗后两组 TC、TG 较治疗前均明显降低，且观察组低于对照组，差异有统计学意义。说明左甲状腺素钠联合右归丸可改善血脂代谢，降低 TC、TG 水平，提高疗效。右归丸联合左甲状腺素钠片治疗甲减疗效显著，能够有效改善甲状腺功能及血脂代谢，提高甲状腺激素水平，值得临床推广。

（三）百令胶囊

百令胶囊为补益剂，具有补肺肾，益精气之功效，用于肺肾两虚引起的咳嗽、气喘、咯血、腰背酸痛，以及慢性支气管炎的辅助治疗。临床研究广泛应用于肾脏疾病、2型糖尿病伴微白蛋白尿、反复发作性尿路感染、肝脏疾病、呼吸系统疾病及辅助治疗肿瘤等。方中发酵虫草粉，功能补肺益肾，益精填髓。

甲减是常见甲状腺疾病，原发性甲减是最常见类型，一般认为是自身免疫性疾病，主要由桥本甲状腺炎引起，常伴有甲状腺肿大，临床治疗多选择口服左甲状腺素钠片。百令胶囊补肾肺，益精气，主要成分为发酵冬虫夏草菌粉，可增强机体免疫功能，双向调节免疫系统。李晓雯等人对百令胶囊口服联合曲安奈德局部注射治疗桥本甲状腺炎的疗效进行观察，结果显示百令胶囊口服联合曲安奈德局部注射治疗桥本甲状腺炎疗效肯定，无明显不良反应。本次研究在左甲状腺素钠片替代治疗基础上加用百令胶囊，结果显示观察组治疗后较治疗前 FT_4、FT_3、$CD4^+$ 水平升高幅度显著大于对照组，TSH、$CD8^+$ 水平降低幅度显著大于对照组，差异均有统计学意义（$P < 0.05$），表明百令胶囊联合左甲状腺素钠片可以更为有效地改善甲状腺激素水平和免疫功能。两组不良反应发生率无显著差异，表明百令胶囊是相对安全的。

（四）心脑血脉宁

天津市名老中医张曾譻主任通过大量的临床实践和基础研究研制出"心脑血脉宁"治疗甲减，心脑血脉宁由黄芪、丹参、茺蔚子、当归、川芎、赤芍、水蛭等组成。

张曾譻主任经过多年临床实践，突破了传统中医学"气血不足，脾肾阳虚"的认识，开创了"甲减之本在于脑"的认识先河。张主任认为本病病原在脑，波及脏腑，这与现代医学皮质－内脏疾病认识吻合（皮质－下丘脑－垂体－甲状腺）。研制出了以健脑宁心、益气养血通络为法则的纯中药制剂"心脑血脉宁"，该验方在前期经动物实验及临床观察已经证实可以稳定斑块，改善心脑供血，调节血压，促进脑神经的康复。"心脑血脉宁"处方主要由黄芪、丹参、茺蔚子、当归、川芎、赤芍、水蛭等组成，方中黄芪大补脾胃之元气，使气旺以促血行，茺蔚子能益气行气、活血养肝，二者为君药；当归有养血活血、祛瘀而不伤好血之妙，为臣药；川芎、赤芍、水蛭助当归活血祛瘀、通经活络，为佐使药。全方组方严谨，配伍得当。经临床观察，"心脑血脉宁"治疗甲减疗效确切，尤其在改善临床症状、疗效方面明显优于西药，缓解了患者的痛苦，提高了生活的质量。

（五）十全大补丸

十全大补丸为气血双补剂，具有温补气血的功效，用于气血两虚，面色苍白，气短心悸，头晕自汗，体倦乏力，四肢不温，月经量多。组成：党参、白术（炒）、茯苓、炙甘草、当归、川芎、白芍（酒炒）、熟地黄、炙黄芪、肉桂。

甲减气血两虚证型主要表现为神疲乏力，气短懒言，面色苍白，头晕心悸，五心烦热，表情呆板，动作或语言迟缓；舌淡苔薄，脉沉细。宜选用：十全大补丸（浓缩丸、水蜜丸），每次1丸，每日2～3次；浓缩丸每次8～10丸，每日3次；水蜜丸每次6 g，每日2～3次。十全大补丸温补气血，用于气血两虚，面色苍白，气短心悸，头晕自汗，体倦乏力，四肢不温，月经量多。对本品过敏者及妊娠妇女禁用，过敏体质者慎用；本品含肉桂，属温热药，实热及感冒发热患者不宜服用；合并高血压、冠心病、肝病、糖尿病、肾病等慢性病严重者，以及儿童、哺乳期妇女应在医师指导下服用；本药不宜与藜芦、赤石脂或其制剂，以及感冒类药物同时服用；服药4周症状无缓解，或出现口干、便干、舌红、苔黄等症状应立即停药，并去医院就诊；本品宜饭前或进食时服用；服药期间忌生冷、油腻及不易消化食物。

（六）生脉饮

生脉饮为补益剂，具有益气复脉，养阴生津之功效，用于气阴两亏，心悸气短，脉微自汗。组成：红参、麦冬、五味子。

甲减心肾阳虚证型主要表现为形寒肢冷，心悸怔忡，面虚浮，动作懒散，头晕目眩，耳鸣重听，肢软无力，嗜睡息短，或有胸闷胸痛；舌质暗淡，苔薄白，脉沉迟细弱，或见结代。宜选用：①金匮肾气丸（片），每次1丸，每日2次；片剂每次4片，每日2次。②生脉饮口服液（片），每次1支，每日3次；片剂每次8片，每日3次。生脉饮益气复脉，养阴生津。用于气阴两亏，心悸气短，脉微自汗。对本品过敏者禁用，过敏体质者及脾胃虚弱、呕吐泄泻、腹胀便溏、咳嗽痰多者慎用；感冒患者不宜服用；小儿、妊娠妇女及高血压、糖尿病患者应在医师指导下服用；宜饭前服用；如正在使用其他药品，使用本药前应咨询医师或药师；服药2周或服药期间症状加重，或出现新的严重症状应立即停药，并去医院就诊；服药期间忌油腻食物。

（七）左归丸

左归丸主治真阴肾水不足，不能滋养营卫，渐至衰弱，或虚热往来，自汗盗汗；或神不守舍，血不归原；或虚损伤阴；或遗淋不禁；或气虚昏运；或眼花耳聋；或口燥舌干；或腰酸腿软，凡精髓内亏，津液枯涸之证。组成：熟地黄、山药、枸杞、山茱萸肉、川牛膝、菟丝子、鹿胶、龟胶。

甲减阴阳两虚证型主要表现为神疲嗜寐，表情淡漠，口干舌燥，毛发干枯，肢凉怕冷，皮肤粗糙，头晕耳鸣，周身肿胀，腹胀纳呆；舌暗体胖，苔薄或少，脉沉细或沉缓。宜选用：左归丸（水蜜丸），每次1丸，每日2次；水蜜丸每次9g，每日2次；饭前服。左归丸滋肾补阴，用于真阴不足、腰膝酸软、盗汗、神疲口燥。对本药过敏者及妊娠妇女、儿童禁用，过敏体质者慎用；感冒患者不宜服用；如正在使用其他药品，使用本品前应咨询医师或药师；服药2周症状无改善或加重，或出现新的严重症状应立即停药，并去医院就诊。服药期间忌油腻食物。

六、单味中药

（一）仙茅

仙茅药用部位是根茎，味辛，性热，有毒，具有温肾壮阳、祛寒除湿的作用。《海药本草》中提到：仙茅，主风，补暖腰脚，清安五脏，强筋骨，消食，益阳。药理作用研究显示仙茅具有清除氧自由基、增强免疫功能、延缓生殖系统老化、抗骨质疏松等作用。甲减为病，常常出现怕冷、记忆力减退、脱发等阳虚症状，使用仙茅可以温肾助阳，延缓老化，兴奋垂体。在动物实验研究过程中发现仙茅正丁醇部位能使去势雄性小鼠附性器官的重量明显增加，说明仙茅的确有补肾壮阳的作用，同时其发挥作用的有效成分可能是仙茅素 A。

（二）仙灵脾

二仙汤中的另一味中药——仙灵脾，同样在甲减治疗中广泛使用，作用同仙茅，又称为"刚草""淫羊藿"，味辛、甘，性温，李时珍说："淫羊藿味甘气香，性温不寒，能益精气……真阳不足者宜之。"它能够调节"下丘脑 – 垂体 – 性腺轴"或"下丘脑 – 垂体 – 肾上腺皮质"等相关内分泌功能，增加兴奋性和促进代谢循环，从而能刺激甲状腺激素的释放，缓解阳虚症状，从整体上调节内分泌系统，这也体现了中医辨治的"整体观念"。

（三）锁阳

锁阳味甘，性温，归肝、肾、大肠经，具有补肾阳、益精血、润肠通便的功效。锁阳又称为"不老药"，具有丰富的生物活性物质，正向调节丘脑 – 垂体 – 性腺系统，具有清除自由基、抗氧化、耐缺氧、抗应激、抵抗疲劳、保肝护肝和抗骨质疏松等多种药理作用。

（四）菟丝子

菟丝子味甘，性温，入肝、肾、脾经，具有滋补肝脾肾的作用。现代药理学研究显示其功效与归经有相关性，分析发现菟丝子能够发挥其作用是性味与归经共同作用的结果。甲减患者长期甲状腺激素分泌不足导致皮肤干燥，疲劳乏力，后期则有脾肾阳虚的临床表现，出现痴呆、记忆力减退等衰老状态。《本经》曰："久服轻身延年。"因其入肾经，肾主生长发育和藏精的生理功能增强，起到延缓衰老、增加免疫力和具有性激素样作用。菟丝子中含有的多糖也能够起到上述作用。因其入肝经，可保护肝脏，防止肝损伤的发生；又其入脾经，脾气健运，痰无所生，保持糖脂代谢的正常。

（五）茯苓

茯苓是多孔菌科真菌茯苓的干燥菌核，味甘、淡，性平，具有利水渗湿、健脾宁心的作用，是利水消肿的要药。其中茯苓多糖具有增强免疫功能和护肝的作用，在此病出现水肿症状及肝损伤时，茯苓均能够起到抑制作用。古籍《世补斋医书》云："茯苓一味，为治痰主药，痰之本，水也，茯苓可以行水。痰之动，湿也，茯苓又可以行湿。"

（六）车前子

车前子药用部位是干燥成熟种子，味甘，性微寒，具有利尿通淋、渗湿止泻、明目的作用。本品的利尿作用显著，有助于缓解甲减水肿症状。相似的药物还有泽泻、猪苓、玉米须等，可根据临床具体情况选用作用效果最好的利尿药。

（七）红参

通过现代实验研究发现，红参的主要化学成分为皂苷及挥发油。总结红参的药理作用，发现红参其生物效应能刺激外周血液循环，并可调节糖代谢，且能调节下丘脑 – 垂体 – 肾上腺皮质功能，增加机体的抵抗力。红参是人参经炮制而成，其中含有人参苷元可使垂体、甲状腺兴奋，促使甲状腺激素的合成。

（八）肉桂

肉桂的生物活性成分包含肉桂酸、肉桂酸、挥发油、多糖类、无机物等。肉桂中重要化学成分肉桂多酚有降糖、抗肿瘤、抗炎等作用。肉桂的药理作用体现在体内多系统，尤其对心血管、免疫、消化系统等有显著影响。肉桂可扩张血管，尤其可持续扩张末梢血管，在心脑血管系统的总体影响下达到肉桂助心阳的效果。

（九）白术

白术中含多糖、挥发油、氨基酸等物质。根据白术在临床治疗中的应用总结其疗效经验，并依据其药理特性为基础，发现白术作用于消化系统，可加强回肠平滑肌收缩功能，可调节细胞免疫功能，并有降血糖、降低心率、抑菌、抗凝血、抗衰老、利尿等作用。有研究发现白术多糖是提高免疫力的主要成分，健脾运脾的主要成分是白术内酯I。

（十）蛇床子

蛇床子性温，味苦，具有温肾壮阳、燥湿祛风杀虫的作用。蛇床子中的香豆素成分，尤其是蛇床子素是补肾壮阳的有效成分。《别录》载蛇床子"温中下气，令妇人子脏热，男子阴强，令人有子。"现代药理研究发现蛇床子素有利于生殖内分泌功能的修复。

（十一）肉苁蓉

肉苁蓉为列当科植物肉苁蓉的带鳞叶的肉质茎，味甘、咸，性温，归肾，大肠经，具有补肾壮阳、润肠通便的作用。肉苁蓉对阳虚动物的肝脾核酸含量下降和升高具有调整作用，能提高垂体对促黄体素释放激素的反应性，而不影响自然生殖周期的内分泌平衡。

（十二）黄芪

黄芪为豆科植物蒙古黄芪或膜荚黄芪的根，味甘，性微温，归肺、脾经，具有补气健脾、升阳举陷、益卫固表、利尿消肿、脱毒生肌的作用。黄芪主要成分为苷类、多糖、黄酮、氨基酸、微量元素等。黄芪能促进机体代谢，抗疲劳，促进血清和肝脏蛋白质的更新，有明显的利尿作用，能消除实验性肾炎蛋白尿，能改善动物贫血现象，能升高低血糖、降低高血糖，能兴奋呼吸，能增强和调节机体免疫，对干扰素系统有促进作用，可提高机体的抗病力，对流感病毒等多种病毒所致细胞病变有轻度抑制作用，有广泛的抗菌作用。黄芪在细胞培养中可使细胞数量明显增多，细胞生长旺盛，寿命延长，增强心肌收缩力，保护心血管系统，抗心律失常，扩张冠状动脉和外周血管，降低血压，降低血小板黏附力，减少血栓形成，还有降血脂、抗衰老、抗缺氧、抗辐射、保肝等作用。

（十三）冬虫夏草

冬虫夏草为麦角菌科植物冬虫夏草菌寄生在蝙蝠蛾科昆虫幼虫子座及幼虫尸体上的复合体，味甘，性温，归肾、肺经，具有补肾益肺、止血化痰的功效。本品含有游离氨基酸，其中多种为人体必需氨基酸，还含有糖、维生素及钙、钾、铬、镍、锰、铁、铜、锌等元素。其对中枢神经系统有镇静、抗惊厥、降温等作用，对体液免疫功能有增强作用，虫草的水或醇提取物可明显抑制小鼠肉瘤等肿瘤的成长，虫草菌发酵液可对抗家兔心肌缺血的ST段改变，虫草菌对大鼠应激性心肌梗死也有一定的保护作用，虫草提取液对大鼠急性肾衰竭有明显的保护作用。

（十四）熟地黄

熟地黄为玄参科植物地黄的块根，味甘，性微温，归肝、肾经，具有补血养阴、填精益髓的作用。本品含梓醇、地黄素、甘露醇、维生素 A 类物质、糖类及氨基酸等。地黄煎剂能对抗连续服用地塞米松后血浆皮质酮浓度的下降，并能防止肾上腺皮质的萎缩，地黄煎剂灌胃能显著降低大白鼠肾上腺维生素 C 的含量，可见地黄具有对抗地塞米松度垂体肾上腺皮质系统的抑制作用，并能促进肾上腺皮质激素的合成。

（十五）山药

山药多糖为山药的主要活性成分，现代药理研究表明山药可提高胸腺、脾脏指数，改善免疫器官形态结构，延缓免疫器官衰老，改善脂质过氧化状态，从而起到调节免疫、延缓衰老的作用，山药浸提物能够提高青春双歧杆菌的残存率，从而调节胃肠功能。此外，其还有保肝、降血糖等多种药理作用。

（十六）党参

现代药理研究显示党参含有多种氨基酸、党参多糖、生物碱及多种微量元素等化学成分，能调节胃肠运动、抗溃疡，并通过使巨噬细胞数量增加、体积增大、吞噬能力增强、细胞内的酶活性增强，从而提高机体免疫能力。另有研究显示党参还有延缓衰老、升高红细胞、耐缺氧、抗辐射等作用。

（十七）柴胡

柴胡中的主要活性成分是柴胡皂苷，其具有极强的促酶分泌作用。有研究显示柴胡皂苷能显著促进大鼠胰腺消化酶的分泌，提高消化功能。柴胡能够显著增加巨噬细胞、天然杀伤细胞等免疫细胞的活性，增加淋巴细胞转化率和皮肤迟发超敏反应，使机体免疫功能得以恢复和提高。

（十八）郁金

药理研究显示郁金通过调节免疫、抑制细胞因子表达以及抗凋亡，达到抗四氯化碳所致急性肝损伤的目的，从而起到保肝、促进肝细胞再生的作用。此外，郁金还有降血脂、降低血黏度、促进胆汁分泌的作用。

（十九）浙贝母

浙贝母可降低全血黏度，抑制红细胞聚集，提高红细胞变形，且能轻度延长凝血时间和部分凝血活酶时间。浙贝还有镇痛、镇咳、解痉的功效。

（二十）夏枯草

夏枯草多糖有很好的调节免疫、抗氧化的作用，夏枯草提取物熊果酸对血脂高的治疗效果显著，与黄连或决明子等中药联合应用，可调节血脂比例，降低 TG、TC 和 HDL-C 等的指数，达到降低血脂的目的，很好地预防动脉粥样硬化。

七、中医外治法

（一）针灸

针灸为中医特有的疾病治疗手段，其"内病外治"，通过经络与腧穴的传导作用，应用一定操作法，以治疗患者全身疾病。有研究显示，针灸治疗可有效改善原发性甲减患者的甲状腺功能，双向调节下丘脑–垂体–甲状腺轴功能，影响全身内分泌系统，使得甲减涉及全身系统异常症状改善。中医学认为原发性甲减发病基本病机为脾肾阳虚，发病部位涉及心、肝、肾、脾，以脾、肾为主，因而取穴百会、天突、关元、廉泉、足三里与三阴交、命门、太溪、脾俞、肾俞。百会具有调节中枢神经系统，改善脑血管循环的作用；关元为真元之根，补益元气，调整冲任，为保健强壮必取穴位；命门、三阴交可提升机体免疫功能；脾俞、肾俞为脾肾之气所输注之处，可健脾温肾，扶正培元，且肾俞与关元、命门及太溪合用也可补肾助阳、补益元气；足三里影响甲状腺激素合成与分泌，可促进甲状腺激素生成；廉泉与天突为甲状腺近部取穴，具有近治作用，可调理患者气血，疏通经络。故而针灸治疗甲状腺疾病的同时注重整体调节，标本兼治，共行扶正祛邪、温阳益气、补肾健脾、疏通经络、调理气血功效。

（二）揿针

揿针是一种将特制小型针具在皮内或皮下进行较长时间埋藏的一种方法，为留针法的发展。该法通过长时间刺激皮部及腧穴，以调节经络、脏腑功能，达到疏通经络气血、调节脏腑阴阳的目的。揿针疗法操作简单，起效迅速，患者疼痛轻，适应面广。耳与经络密切相关，《灵枢·口问》有载"耳者，宗脉之所聚也"。手太阳小肠、手足少阳、手阳明等经脉、经别都入于耳中；足阳明、足太阳经脉分别上耳前至耳上角；六阴经虽不直接入耳，但经过经别和阳经相合，皆与耳相联系；奇经八脉中阴跷、阳跷脉并入耳后，阳维脉循头入耳。耳与脏腑的关系则表现为人体内脏或躯体发病时，往往在耳郭相应部位出现压痛等反应，刺激这些部位也可以防治疾病。本研究根据敏感点、脏腑经络辨证选取耳穴三焦、脾、肾三穴进行揿针留针持续刺激。肾、脾分别为先天之本和后天之本，取其对应耳穴刺激，能培元固本，补脾温肾；三焦为决渎之官，为调节内分泌之效穴，能化生脏腑精气，调节全身气机，使气血循环流注。督脉为"阳脉之海"，对全身阳经气血起溢蓄、渗灌和调节作用。督脉之大椎位于第7颈椎棘突下，为"诸阳之会"，取之可振奋阳气；督脉之至阳位于第2腰椎棘突下，为近心之所，心为阳中之阳，刺激可激发督脉经气，使阳气来复；督脉之命门位于第2腰椎棘突下，两肾俞穴的中点，刺激可通督扶阳。

（三）隔药灸脐法

在我国使用隔药灸脐法疗疾已有两千多年的历史了，此治疗方法在历史的年轮中不但经久不衰，还熠熠生辉。脐疗治疗原发性甲减是通过"蝴蝶效应"以获取疗效的。根据"蝴蝶效应"理论，隔药灸脐法发挥治病作用是凭借触发中介机制而引发显著的目标反应，而这个中介机制是人体的自我调节能力及抗病机制，即中医里所说的元气。元气的大本营恰恰是位于肚脐深部，历三焦以达全身。这与清朝医家王三尊《医权初编》里的观点不谋而合，"夫药者，所以治病也，其所以使药之治病者，元气也"。《医学衷中参西录》中云："盖人之元气根基于肾，萌芽于肝，培养于脾，积贮于胸中为大气以翰旋全身。"可见元气与肝、脾密切相关。脐疗通过对原发性甲减患者进行舒肝气、养中土的治疗来资助并调动人体的元气，从而使患者达"阴平阳秘"之境界。

1. 药物

使用的药物主要有党参、白术、茯苓、白芍、柴胡、香附、三棱、莪术、附子、冰片等。药物对原发性甲减的治疗作用，可从以下两方面论述。①药物功效方面：党参主补五脏、固生气，乃培元气之本，研究表明它在兴奋垂体、甲状腺的同时还可调节、恢复其功能；白术色黄气香，利腰脐，乃益气健脾、后天资生之要药，《黄帝内经》又有"厥阴不治，求之阳明"的记载，故实脾即理肝；茯苓健脾除湿宁心，药理研究发现它能促进细胞及体液免疫；白芍味酸，能入肝以生肝血，调和气血之力独优；柴胡是足少阳主药且兼治足厥阴，具疏肝解郁、推陈致新之功；香附开郁、通气；三棱、莪术性近平和，与党参、白术等药并用，能开胃进食，调血和血；附子能补元阳、温中，其力能升能降、能内达能外散，于温通之中又具收敛之力；冰片可促进药物透皮吸收。诸药合用，共奏中宫气化敦厚而肝气自理之功，真乃"见肝之病，当先实脾"也。②"药气"方面：药气直接作用于神阙穴，借气化作用将药气通达全身，从而可直达病，所以产生显著的治疗效应。

2. 面圈

面圈置于肚脐周围一圈，将肝、脾、胃等脏腑全部覆盖。加之面圈用小麦粉做成，小麦有补虚之功用。故经过艾灸的热效应作用后，面圈产生的水气与药气相结合，协同艾灸的热辐射，共同刺激肝、脾等脏腑以更好地发挥疗效。

（四）"冬病夏治"穴位贴敷

夏季三伏天阳气隆盛，是治疗阳气不足、虚寒内生病证的最佳时机。冬病夏治穴位贴敷的"三伏贴"源于中医学整体观。首先，药物气味入于皮腠、腧穴，继之于孙脉、络脉，进而进入经脉，随气血运行，内达于脏腑，散布于全身，从而发挥药物的治疗作用。其次，通过腧穴、经络的调节作用而发挥效果。再次，药入皮腠者，必受体表卫气功能的影响，卫气散循于脉外，周身无处不到，药物随其作用于全身上下而发挥效果。本病以心、脾、肾三脏虚损为根本，血瘀、痰湿为标。选取阴陵泉、三阴交、关元可以利水消肿，三阴交乃治疗妇科病要穴，加用脾俞、足三里可以健脾调冲任；选取阳陵泉可以疏通经络，化瘀止痛；选取三焦俞、肝俞、阳陵泉可疏肝解郁；选取肾俞可以益精固肾，提高生殖系统功能；选取气海以温补肾阳。

据现代研究认为，运用活血化瘀、温经通阳之药物，配合穴位敷贴治疗，可以改善甲减患者残存甲状腺组织的分泌功能，使其分泌量增加；改善甲状腺本身的功能，提高基础代谢率来调整阴阳平衡，补益精髓气血，促进和调节机体的内分泌功能，从而起到改善临床症状的作用。

（五）推拿治疗

推拿手法借助神经系统来实现对内分泌系统的调节，通过调节下丘脑–垂体–甲状腺轴，从而增加甲状腺激素的生成和释放；通过增强机体的免疫功能而治疗甲减。推拿手法行气活血改善血液循环，在某种程度上可能起到维持血钙正常水平、减少低钙血症引起的肢体痉挛的作用，继而缓解肌张力增加引起的疼痛及躯体四肢的板滞僵硬。推拿阳性反应物还可能增加甲状腺过氧化物酶抗体活性，增加甲状腺钠碘转运蛋白表达。推拿运用手法刺激相应阳性反应点，产生局部经络反应，激发和调整经气作用，影响所连属的脏腑、组织、肢节的功能活动和脏腑投影局部的物理刺激等途径，改善机体内环境的平衡与稳定，提高自我修复，从而达到升高血清甲状腺激素的目的。在多因素共同作用下，推拿治疗某种程度上延缓或者抑制了甲状腺功能减退的进一步发生。

第五节　调护

一、预防

主要从以下方面进行预防。

（1）在地方性甲状腺肿流行区应坚持食用碘化盐，对孕妇尤需供应足量的碘化物。

（2）开展新生儿甲减的筛选工作，并及时进行治疗。

（3）对成人甲亢患者治疗时，必须掌握抗甲状腺药物的剂量和疗程，以免药物过量。

（4）应用放射性^{131}I治疗甲亢时，应恰当掌握剂量。

（5）施行甲状腺切除手术时，应慎重考虑适应证及其切除范围。

（6）及时诊治具有甲减倾向的慢性淋巴细胞性甲状腺炎。

（7）确诊本病后，除积极治疗外，还应注意调整精神、饮食、起居。

二、饮食调摄

药膳辅助治疗原发性甲减效果不可小觑，选择羊肉、狗肉及鹿肉等温热血肉有情之品，以及富含丰富蛋白质及铁、钙、维生素的蜂蜜、蛋黄、芹菜、乳制品等，配合以肉苁蓉、茴香、高良姜、肉桂等药用价值较高且美味的食品，对改善患者症状具有极好效果。

（1）六味地黄粥：六味地黄丸100 g、粳米60 g共煮粥，早、晚餐服食。主治甲减伴贫血者。

（2）甘草人参汤：生甘草10 g，人参8 g，加水适量煎汤，每日服300 mL，15日为1个疗程。功能：温肾益气、健脾助运。

（3）当归羊肉汤：精羊肉90～120 g，当归10～15 g，生姜3片，同煮。食肉喝汤，1次/日。主治甲减症见腰膝酸软、畏寒肢冷。

（4）羊骨粥：羊骨1副，陈皮、高良姜各6 g，草果2个，生姜30 g，盐少许，加水3000 mL慢火熬成汁，滤出澄清，如常法做粥。早、晚餐饮服，1个月为1个疗程，功能脾肾双补。

三、生活调护

患者可通过睡眠、情绪、饮食、运动等方法辅助机体正气调和阴阳平衡以促进康复。如气郁质患者起居环境宜安静，睡眠规律，适当增加户外活动；气虚质患者生活起居应规律，顺应四时寒温，劳逸适度，运动宜柔缓，循序渐进、持之以恒；阳虚质患者宜注重防寒保暖；阴虚质患者忌熬夜，勿大汗出，适合进行太极拳、气功等动静结合的传统健身项目；痰湿或湿热质患者居住环境宜干燥通风，饮食宜清淡，避免甘温滋腻及烹炸、烧烤等辛温助热的食物。

1.避风寒，适寒温

虚劳过程中，感受外邪，耗伤正气，通常是病情恶化的重要原因；而虚劳患者由于正气不足，卫外不固，又容易招致外邪入侵，故应注意冷暖，避风寒，适寒温，尽量减少伤风感冒。

2.调饮食，戒烟酒

人体气血全赖水谷以资生，故调理饮食对虚劳至关重要。一般以富于营养、易于消化、不伤脾胃为原则。对辛辣厚味及过分滋腻、生冷之物，则应少食甚至禁食。吸烟嗜酒有损正气，应该戒除。

（1）甲减忌食食物：忌食各种容易引起甲状腺肿大的食物，如木薯、卷心菜、白菜、油菜、核桃等；忌食富含胆固醇的食物，如奶油、动物内脏等。

（2）甲减宜选食物：因缺碘引起的甲减，可选紫菜、海带、碘盐等，炒菜时需要注意，碘盐不宜加入沸油中，以免碘挥发而降低碘浓度；蛋白质可选用蛋类、乳类、各种肉类、鱼肉等，植物蛋白可互补，如各种豆制品、黄豆等。

3.慎起居，适劳逸

生活起居要有规律，做到动静结合，劳逸适度。根据自己体力的情况，可适当参加户外散步、气功锻炼、打太极拳等活动。病情轻者，可适当安排工作和学习。适当节制房事。

4.舒情志，少烦忧

过分的情志刺激，易使气阴伤耗，是使病情加重的重要原因之一。保持情绪稳定、舒畅乐观，则有利于虚劳的康复。

参考文献

［1］成利花，蔡成.新生儿先天性甲状腺功能减退症的诊治进展.中国优生与遗传杂志，2019，27（11）：1286-1288，1293.

［2］白耀.甲状腺病学基础与临床.北京：科学技术文献出版社，2003：139-152.

［3］张晨曦，朱建明，贡联兵.甲状腺功能减退症中成药的合理应用.人民军医，2018，61（8）：756-757.

［4］王震，万静，陈艳.二仙汤联合优甲乐对甲状腺功能减退患者血清炎性因子和免疫功能的影响.世界中医药，2017，12（12）：3006-3008，3012.

［5］柏力萏，魏璠，魏军平.基于中药整合药理学平台探讨补中益气汤治疗甲状腺功能减退症的作用机制研究.世界科学技术——中医药现代化，2019，21（2）：254-259.

［6］高悦，刘春燕，赵娜，等.真武汤治疗脾肾阳虚型原发性甲减所致黏液性水肿30例临床疗效观察.中医药信息，2019，36（6）：111-115.

［7］刘瑜，倪青.中西医结合治疗甲状腺功能减退症40例临床观察.北京中医药，2013，32（8）：598-600.

［8］高禄.参芪温元汤治疗脾肾阳虚型甲状腺功能减退症的临床观察.黑龙江中医药大学，2016.

［9］张跃红，冯志海.优甲乐结合温阳益气活血法及中医辅助治疗原发性甲状腺功能减退症的临床价值研讨.中华中医药学刊，2017，35（6）：1620-1624.

［10］李志悦，刘香春，蒲蔚荣，等.益甲汤治疗甲状腺功能减退症脾肾阳虚证40例.陕西中医，2017，38（6）：778-779.

［11］蔡兰英，田强，党毓起，等.甲减平合剂治疗原发性甲状腺功能减退症（脾肾阳虚型）30例临床疗效观察.云南中医中药杂志，2016，37（3）：33-35.

［12］尹冬，惠媛.金匮肾气丸联合左甲状腺素片治疗桥本甲状腺炎甲减的临床观察.中华中医药学刊，

2018，36（3）：756-758.

［13］时树强，杜战国.右归丸加减联合左甲状腺素钠治疗甲状腺功能减退症的临床效果研究.中国合理用药探索，2018，15（11）：23-26.

［14］张强.百令胶囊联合优甲乐对甲状腺功能减退患者甲状腺功能及免疫力的影响.北方药学，2018，15（3）：2.

［15］刘竹林，李淑彦.揿针联合补脾温肾膏方治疗亚临床甲状腺功能减退症疗效观察及对患者甲状腺功能和血脂的影响.河北中医，2017，39（9）：5.

［16］纪君平.隔药灸脐法对原发性甲状腺功能减退症患者失眠及甲状腺抗体的影响观察.山东中医药大学，2018.

［17］冯文煦."冬病夏治"穴位贴敷疗法治疗脾肾阳虚型甲状腺功能减退症60例临床观察.光明中医，2015，30（1）：106-107.

［18］刘晓春，漆淑娴，曾旺庭，等.推拿治疗成人型甲减1例.光明中医，2018，33（6）：832-834.

［19］陈晓宇，秦晓松，刘建华，等.先天性甲状腺减低症相关基因的研究进展.中国免疫学杂志，2017，33（8）：1277-1281.

［20］张美珍.甲状腺功能减退症中医诊疗规律及PRO量表研制.中国中医科学院，2019.

［21］龚敏，周里钢.甲状腺功能减退症的诊断与治疗.上海医药，2015，36（7）：12-15，22.

［22］孔艳华.甲状腺激素抵抗综合征诊疗进展.临床与病理杂志，2016，36（8）：1229-1233.

［23］蔡大勇.中枢性甲状腺机能减退临床分析并诊断探讨.第二军医大学，2011.

［24］高苗苗.先天性甲状腺功能减退症流行病学特征及其预后影响因素探讨.山西医科大学，2019.

［25］王秋虹.亚临床甲状腺功能减退症中医体质特征及与证型相关性研究.中国中医科学院，2013.

［26］倪青，王祥生.内分泌代谢病中医循证治疗学.北京：科学技术文献出版社，2016.

［27］倪青，庞国明，陈世波.内分泌病诊疗全书.北京：中国中医药出版社，2016.

［28］李全生.原发性甲状腺功能减退症的中医证候学研究.辽宁中医药大学，2012.

［29］刘淑敏.扶脾调肝法治疗老年甲状腺功能减退的临床疗效观察.山东中医药大学，2015.

［30］周阳.甲状腺功能减退症的中医诊疗进展.江苏中医药，2005，26（3）：59-61.

［31］白平，陈萱林.33例甲状腺功能减退症不同治疗方案的分析.福建中医学院报，2002，12（1）：6-7.

［32］卢秀鸾.曲竹秋教授辨证论治甲状腺功能减退症.天津中医学院学报，2000，19（2）：5-6.

［33］徐蓉娟，葛芳芳，李红.中医辨治甲状腺功能减退.上海中医药大学学报，2007，21（6）：42-43.

［34］程汉桥，高蕊.成人甲状腺功能减退症的辨治体会.甘肃中医，1999，12（5）：39-40.

［35］胡元奎.中医辨证治"甲减".医药与保健，2002，10：56-57.

［36］范冠杰，邓兆智，等.内分泌科专病与风湿病中医临床诊治.北京：人民卫生出版社，2013.

［37］魏华，路洁，殷翠儿.国医大师路志正教授临证辨治成人甲状腺功能减退症经验浅析.中华中医药杂志，2012，27（12）：3132-3134.

［38］王泽，林兰.林兰治疗甲状腺功能减退症经验.中医杂志，2018，59（21）：1815-1818.

［39］闫若庸，白长川.白长川教授治疗甲状腺功能减退症经验撷菁.光明中医，2015，30（6）：1167-1169.

第六章　甲状腺肿

　　甲状腺肿是指甲状腺形态和体积增大。甲状腺肿患病率的高低，受检查方法和评价标准的影响。判断标准各国之间略有差异。我国规定甲状腺重量超过 30 g，视诊和扪诊均可及甲状腺时，即为甲状腺肿。近年来人们采用超声检查测量甲状腺大小，规定甲状腺大小为正常 2 倍以上时即为甲状腺肿。多种甲状腺疾病可导致甲状腺肿。

　　根据甲状腺的功能状态可将甲状腺肿分为 Graves 病、毒性结节性甲状腺肿及非毒性甲状腺肿。非毒性甲状腺肿是指甲状腺呈弥漫性或结节性肿大，无甲状腺功能亢进症（甲亢）或甲状腺功能减退症（甲减）。非毒性甲状腺肿又可分为地方性甲状腺肿和散发性甲状腺肿。地方性甲状腺肿是指环境缺碘引起的甲状腺肿，分布有明显的地区性；散发性甲状腺肿是指发生在地方性甲状腺肿非流行区的甲状腺肿。散发性甲状腺肿也叫单纯性甲状腺肿，其甲状腺呈弥漫性或结节性肿大，不伴有甲状腺功能改变（甲亢或甲减），发生在地方性甲状腺肿非流行区，不为肿瘤或炎症所致。以往将甲状腺肿分为弥漫性甲状腺肿和结节性甲状腺肿，近年来发现弥漫性甲状腺肿和结节性甲状腺肿只是同一疾病不同时期的表现而已，弥漫性甲状腺肿最终会发展形成结节，转变为结节性甲状腺肿，故不再分别论述。

第一节　流行病学

　　甲状腺肿的患病率受检查方法的影响。采用超声检查法测量甲状腺大小及结节发生情况，结果发现超声检查甲状腺肿患病率显著高于物理检查甲状腺肿患病率，结节存在率也明显增加。不同地区甲状腺肿患病率也不相同。美国非毒性甲状腺肿患病率约为人群的 5%，这种疾病有望在未来 10 年内下降。尽管在美国碘供应充足，甲状腺肿发生率仍在 4.6%～6%，说明碘缺乏不是甲状腺肿形成的唯一原因。女性发生非毒性甲状腺肿的风险明显高于男性，英国的一项人群研究显示，触诊的甲状腺肿在女性发生率为 10%，而在男性为 2%。在碘充足的地区，甲状腺肿通常发生在成年人；在碘缺乏区域，甲状腺肿通常发生在青春期前儿童。目前没有流行病学证据显示种族与甲状腺肿发生有关。绝经期前甲状腺肿患病率达到最高，之后随着年龄的增长，弥漫性甲状腺肿逐步减少。Whickman 等人调查发现，甲状腺肿人群中患病率为 16%。在女性多见，女性与男性之比大于 4∶1，女性的患病率为 26%，绝经期前患病率达到高峰，之后随着年龄增长，弥漫性甲状腺肿的患病率逐年下降，年龄大于 75 岁的男性未发现有甲状腺肿。另一研究中，女性甲状腺肿患病率为 26%。年龄小于 45 岁，甲状腺肿患病率 31%；年龄超过 70 岁，甲状腺肿患病率下降为 12%。男性，年龄小于 25 岁，甲状腺肿的患病率 7%，年龄 65～70 岁，甲状腺肿患病率 4%，年龄超过 75 岁，无一例甲状腺肿。再有一项历时 20 年之久的纵向研究也发现，研究最初时期，男女甲状腺肿患病率分别为 5% 和 23%，20 年后，甲状腺肿患病率分别下降 2% 和 10%。还有研究对 11～18 岁弥漫性甲状腺肿患者随诊到 30 岁，发现其中有 60% 的患者甲状腺肿可自发消退。

　　与弥漫性甲状腺肿相比，甲状腺单结节或多发结节的发生率以及抗甲状腺抗体的阳性检出率随年龄增长而逐渐增加。两者之间形成一种交叉现象。

　　近10年来，结节性甲状腺肿的患者数量在全球范围内有了明显增加，在甲状腺疾病中属发病率最高的疾病，约60%，其中有4%～17%的患者出现了甲状腺恶性肿瘤，已经严重威胁到人类的健康。此外，据相关文献可知，在碘充足的地区对体检人群进行触诊发现，女性的发病率约为男性的5倍。罗杰等人对华东2278名老干部进行甲状腺肿结节抽样调查分析，发病率女性为42.0%，远超过了男性的35.1%（$P < 0.05$），且其患病率与地域差异、性别等多种因素有关。于晓会等学者随机抽取轻度碘缺乏区、碘超足量区、碘过量区共3385人实施甲状腺疾病调查发现，其结节性甲状腺肿的患病率依次为5.0%、2.4%、0.8%，碘缺乏人群的患病率最高（$P < 0.05$）。

　　叶梅妹等人收集海南省2010年到2015年间1200例地方性甲状腺肿患者以此调查海南省2010年到2015年间地方性甲状腺肿流行病学特征、发病趋势、临床检查特征及分布特点等。临床基本特征：男性500例（比例41.7%），女性700例（58.3%）。年龄为16～77岁，平均（45.2±4.7）岁。病变部位：单侧甲状腺肿624例（比例52.0%），双侧甲状腺肿576例（比例48.0%）。男性地方性甲状腺肿发病率明显低于女性，数据比较差异有统计学意义（$P < 0.05$）。单侧地方性甲状腺肿发病率与双侧地方性甲状腺肿发病率比较无统计学意义（$P > 0.05$）。年龄分布：地方性甲状腺肿患者的年龄分布比较广泛，且随着年龄的增长，其发病率也在不断增加。临床发病趋势：通过对1200例地方性甲状腺肿的临床资料进行分析发现，地方性甲状腺肿的发病率每年均在下降，呈现下降的趋势。临床分型：通过对1200例甲状腺肿的B超检查进行分析，分型主要为弥漫性肿、结节性肿、甲状腺瘤、胶质性肿和甲状腺癌。临床分度：地方性甲状腺肿临床分度表现为Ⅰ度、Ⅱ度、Ⅲ度、Ⅳ度。饮用水碘含量：对1200例患者的饮用水含碘量进行测定分析，发现其范围为86～1895μg/L。其分布特点以乡镇地区、县级地区、市级地区为主，且市级地区饮用水含碘量明显低于乡镇地区、县级地区饮用水含碘量，数据比较差异有统计学意义。本次研究重点对海南省地方性甲状腺肿的流行病学特点进行调查，并依据流行病学特点进行干预。调查研究发现，海南省地区的女性较男性更容易发生地方性甲状腺肿，而且不同的年龄段其分布特点也存在差异，随着患者的年龄增长，其发生地方性甲状腺肿的概率也在不断地增加。通过2010年到2015年间的流行病发病趋势调查发现，近六年来，地方性甲状腺肿的发病率在不断地下降，说明该地区控制措施初见成效。B超检查发现，地方性甲状腺肿主要以弥漫性、结节性为主，比例分别达到54.3%、30.1%。部分患者检查为甲状腺瘤、胶质性肿和甲状腺癌，而临床分度以Ⅰ度为主，比例达到91.3%。由此说明，该地区地方性甲状腺肿的发病特征明显。另外，不同地区的人群其饮用水的含碘量也存在差异，其中市级地区饮用水含碘量明显的低于乡镇地区、县级地区饮用水含碘量。由此说明，海南省地方性甲状腺肿的发生与患者日常的生活有着紧密的联系，尤其饮用水中含碘量过高会增加地方性甲状腺肿的发生。

　　曾华选取2012年1月至2013年12月进行甲状腺触诊的3128名长春市某区城镇居民为研究对象，对地方性甲状腺肿流行病学进行调查分析。其中成人2703人，男性成人1376人，女性成人1327人，年龄18～75岁，平均年龄（49.5±4.7）岁；儿童425人，男性儿童218人，女性儿童207人，年龄6～12岁，平均年龄（10.7±1.5）岁。触诊结果显示，人群中居民甲状腺肿的人数为379人，肿大率为12.12%，患病215人，患病率为6.87%。其中女性甲状腺肿人数为237人，肿大率为7.58%，患病125人，患病率3.99%；男性甲状腺肿大人数为142人，肿大率为4.54%，患病112人，患病率2.88%，女性甲状腺肿大率与患病率显著高于男性（$P < 0.05$）。在随机抽选的 500 份尿液样品中，尿碘中位数为 219.7 μg/L，四分位距 196～430 μg/L，其中尿碘值高于 200 μg/L 的有 17.21%，而尿碘值低于 100 μg/L 的仅有 5.43%。通过对居民饮用水碘检测结果可知该区水碘含量均值为 8.57 μg/L。对该区群众盐碘及饮食进行调查，结果发现，该区群众盐碘符合国家标准，然而居民每天食盐摄入量较大。B 超检测结果显示，居民甲状腺肿大类型分别为甲状腺瘤、胶质性甲状腺肿、弥漫性甲状腺肿、结节性甲状腺肿及甲状腺癌，其中男性的患病率均显著低于女性。碘是甲状腺激素合成的必要因素之一，人体碘摄取量过多或过少均会导致甲状腺疾病的发生，而人体绝大部分碘的排泄器官为肾脏，因此尿碘可间接的反映人体碘营养状况，国际 WHO 组织提出的碘营养状态的流行病学标准认为，当人体尿碘中位数介于 100～199 μg/L 时，人体呈碘摄取适量，而尿碘介于 200～300 μg/L 时，碘摄取超足量，尿碘大于 300 μg/L 则为碘摄取过量。该文研究结果显示，该区居民尿碘中位数为 219.7 μg/L，碘呈摄取超足量状态，此外，居民饮用水碘含量检测结果也已辅助证明该地区甲状腺肿的流行是碘摄取过量造成的。

第二节　诊断与鉴别诊断

一、西医诊断

根据临床症状和体征，结合实验室检查的结果不难做出诊断。

【病史和体格检查】

患者有典型的弥漫性或多结节性甲状腺肿大。对这种患者要进行细致的病史询问和体格检查。

1. 病史

询问病史时应重点了解甲状腺肿的病程，以及近期甲状腺肿大小、形态的变化或新的疼痛发生情况。如果结节快速增大或疼痛，应该怀疑恶变或出血。大多数患者无明显症状；但由于增大的甲状腺肿能压迫气管，应该询问患者是否有梗阻症状，如呼吸困难、喘鸣、固体食物或药丸吞咽困难及声带功能失常，这些症状通常发生在夜间或与体位有关；也应该询问患者饮食或营养品中是否有过多碘摄入情况，以及甲状腺疾病的家族史。头颈部的放射史，尤其在儿童时期的头颈部的放射情况要特别注意。

2. 体格检查

体格检查时要对颈部和上胸部进行检查和触诊，了解甲状腺肿的大小、形状、对称性、一致性及任何同时发生的淋巴结病变。一般情况下，结节 > 1 cm 者能触及。如果甲状腺位置低不能触及，应考虑甲状腺胸腔内延伸的可能，此时嘱患者头尽力后仰，这样可抬高甲状腺下部的位置。认识甲状腺胸腔内延伸是非常重要的，因为在疾病早期就可表现为胸腔上口阻塞症状。症状和体征通常是由于位于胸腔上口的食管、气管、血管等结构与周围的骨性结构产生压迫所致。气管狭窄的症状一般缓慢出现并加重。由于结节和囊肿内出血或上呼吸道感染引起急性进行性梗阻时需要气管支架或气管造口术治疗。由于食管位于气管后方，因此食管压迫比气管压迫少见。当一侧或两侧喉返神经受压迫时可表现为声嘶或声带麻痹。当压迫颈交感神经链时可出现 Horner 综合征。

颈静脉或锁骨下静脉或上腔静脉压迫或血栓可引起面部肿胀（多血症）和颈部及上胸腔静脉扩张。

可以采用 Pemberton maneuver 法激发静脉阻塞引起的症状和体征，具体做法是举起双臂，一分钟后面部充血、青紫，最后变得非常明显。胸骨后甲状腺肿患者静脉阻塞发生率不高，有报道颈部和胸腔静脉扩张的发生率为 8%～18%。

非毒性甲状腺肿恶性病变的鉴别要点见表 6-1。

表 6-1　恶性病变的鉴别要点

怀疑程度	鉴别要点
高度怀疑	①髓样癌或多发内分泌腺瘤家族史 ②肿瘤快速增长 ③结节非常坚硬 ④与邻近结构固定 ⑤声带麻痹 ⑥局部淋巴结病变 ⑦远处转移
中度怀疑	①＜20 岁或＞60 岁 ②男性 ③孤立结节 ④头颈部放射史 ⑤质地坚硬，也可能固定 ⑥结节直径＞4 cm，部分囊性病变 ⑦压迫症状

【实验室检查】

对甲状腺肿患者，首先应该测定血清 TSH 水平。TSH 水平升高提示慢性自身免疫性甲状腺炎或摄入抗甲状腺药物如锂盐导致甲减。如果血清 TSH 水平低，则需测定 FT_4 水平以排除亚临床和临床甲亢。如果患者血清 TSH 水平低和 FT_4 水平正常，则需测定 FT_3 水平以排除 T_3 型毒症。为了全面的实验室评估，通常需要监测甲状腺自身抗体情况，包括抗甲状腺抗体、抗甲状腺球蛋白抗体和抗微粒体抗体。大多数非毒性甲状腺肿患者甲状腺功能正常且甲状腺自身抗体阴性或滴度低。

【影像学检查】

过去，超声或横断面影像检查对非毒性甲状腺肿并不是首选的方法。颈部和甲状腺触诊一直被认为是可以粗略评估甲状腺形态和大小的方法。对非毒性甲状腺肿患者，推荐的影像学检查方法包括超声、CT 和 MRI。为了减轻患者的痛苦、给患者带来方便、减轻经济负担。超声被作为一线影像检查方法。超声波检查能够比较清晰地了解结节的特征，评估结节大小和甲状腺肿的程度。有研究报道，超声波检查比触诊法对结节的检出率高 5 倍，当结节＞5 cm 时超声检出率比触诊仍高 2 倍。然而，超声波检查不能有效地评估对气管、食管、神经和血管等结构的压迫。在这种情况下，CT 和 MRI 虽然比较昂贵，但是能够提供更加敏感的横断面影像，可以很好地探测气管受压情况和甲状腺肿向胸腔内延伸情况，从而指导外科干预治疗。值得注意的是，当使用 CT 检查时，不能给予碘造影剂，因为碘造影剂可诱发甲状腺毒症。对于在临床上必须使用碘造影剂者应该预先给予抗甲状腺药物。良、恶性甲状腺结节超声特点见表 6-2。

表 6-2　良、恶性甲状腺结节超声特点

病变性质	超声特点
良性	①正常回声或高回声 ②粗糙钙化 ③薄而清晰的晕圈 ④边缘规则 ⑤无浸润性生长 ⑥无局部淋巴结病变 ⑦多普勒示结节内血流减少
恶性	①低回声 ②微钙化 ③厚而不规则的晕圈或无晕圈 ④边缘不规则 ⑤浸润性生长 ⑥局部淋巴结病变 ⑦多普勒示结节内血流多

应该采用肺功能试验评估功能性气管阻塞。有研究证实，在中度甲状腺肿患者中，采用肺功能试验发现 1/3 患者存在上气道堵塞，而且与症状没有明显关系。如果患者有吞咽困难，食管吞钡试验可发现外物对食管的压迫征象。

一般不推荐使用放射性核素甲状腺扫描进行常规甲状腺肿大小的评估，但是当怀疑恶性病变如结节快速增大时，应该考虑进行放射性核素甲状腺扫描。放射性核素甲状腺扫描仅显示功能性甲状腺组织。对于非毒性甲状腺肿患者，在多数情况下，放射性核素甲状腺扫描显示在多数甲状腺肿区域核素吸收是不均匀的，而不是弥漫性均匀吸收或单一结节。在为了治疗和缩小甲状腺而拟进行放射性碘治疗时，放射性核素甲状腺扫描也可以评判对碘的吸收情况及预测治疗的有效性。

【细针穿刺活检】

一般情况下，对于非毒性甲状腺肿患者不推荐进行细针穿刺活检（FNAB），而以下情况需要进行 FNAB 检查，如甲状腺肿不对称，结节快速增大，与甲状腺内其他结节相比形成主结节或结节质地不一，或放射性核素甲状腺扫描时有冷结节形成。对 61 例患者的研究发现，多结节非毒性甲状腺肿总体恶变率为 5%。

二、中医诊断

（1）以颈前喉结两旁结块肿大为特征，肿块可随吞咽上下移动。初期如樱桃或指头大小，一般生长缓慢。大小程度不一，大者可如囊袋，触之多柔软、光滑，病程日久则质地较硬，或可扪及结节、多无明显的伴随症状。

（2）多发于女性，常有饮食不节、情志不舒的病史，或发病有一定的地区性。

三、鉴别诊断

（一）西医鉴别诊断

1. 非甲状腺疾病致颈部肿大

在颈部增粗中，甲状腺肿大所致最常见，检查时肿大的甲状腺随吞咽上下移动。但其他疾病如肥胖、胸锁乳突肌肥大、甲状舌骨囊肿、鳃裂囊肿和水囊状淋巴管瘤等，也可导致颈部增粗。除临床查体外，行颈部超声和（或）甲状腺核素显像检查，可协助明确诊断。

2. 甲状腺肿伴甲状腺功能状态异常

引起甲亢和甲减的多种疾病，可同时造成不同程度的甲状腺肿。诊断非毒性甲状腺肿必须进行甲状腺功能检查，除外甲状腺肿伴有甲状腺功能亢进或减退的各种疾病。

3. 其他原因导致甲状腺肿

甲状腺的各种炎症、肿瘤也可引起不同程度的甲状腺肿。诊断单纯性甲状腺肿应行甲状腺自身抗体检测及 FNAB，除外急性、亚急性、慢性淋巴细胞性炎和甲状腺各种肿瘤导致的甲状腺肿之后，方能诊断单纯性甲状腺肿。

（二）中医鉴别诊断

本病需与瘰疬相鉴别。瘰疬的病变部位在颈部两侧或颌下，肿块一般较小，每个约黄豆大，个数多少不等；本病肿块在颈部正前方，肿块一般较大。

第三节　中医认识与治疗

一、中医认识

甲状腺肿即为中医的"瘿病"。瘿，广义上泛指颈前部的肿块，狭义上则指颈部肿块。以颈前喉结两旁结块肿大为临床特征，可随吞咽动作而上下移动。开始如樱桃或指头大小，一般生长缓慢。大小程度不一，大者可如囊如袋，触之多柔软、光滑，病程久者则质地较硬，或可扪及结节。非毒性甲状腺肿主要相当于气瘿和肉瘿。早在公元前 3 世纪，我国已有关于瘿病的记载。春秋战国时期，记载了瘿病病名及其颈部肿大的症状。《庄子内篇·德充符第五》中有"瓮盎大瘿说齐桓公，桓公说之，而视全人，其脰肩肩"，记录了脖子粗大的表现并称之为瘿。秦代提出了瘿病发病与水质有关，饮用"轻水"可引发瘿病。《吕氏春秋·尽数篇》中有"轻水多秃与瘿人"，记载了瘿病的存在，而且观察到瘿的发病与地理环境密切相关。汉代开始使用海藻、昆布治疗瘿病。《神农本草经》言"海藻苦寒，主瘿瘤气，颈下核"。古人从医疗实践中得知，海藻、昆布可以消瘿，这与现代西医用碘剂治疗是不谋而合的。晋代认识到山区多发瘿病，恼怒忧愤亦为瘿病的主要病因。《养生方》中有："诸山水黑土中，出泉流者，不可久居，常食令人作瘿"，认同了瘿的发病与水土有关。《肘后备急方》也记载了 10 个疗瘿方，其中 9 个以海藻为君药，1 个以昆布为臣药。唐代出现了新的分类方法，扩大了用药范围，《千金要方》根据病因及瘿的形态，将瘿分为石瘿、气瘿、劳瘿、土瘿、忧瘿 5 类，并收集治瘿方 20 余种，方中广泛采用了昆布、海藻等海产品，并配伍清热、化痰、活血、散结、软坚等药物。宋代重新将瘿分为石瘿、肉瘿、筋瘿、血瘿、气瘿 5 类，强调不可妄施手术。明代认为瘿与瘤为同一种疾病，病机上强调痰凝与血瘀。《外科正宗》认为瘿瘤之证"乃五脏瘀血、浊气、痰滞而成"，创立了负有盛名的治瘿方海藻玉壶汤。清代《杂病源流犀烛·瘿瘤》中指出："瘿瘤者，气血瘀滞，年数深远，渐长大之症。"从上述发展过程可以看出，汉代先贤已认识到水土因素对发病有独特的作用，开始用含碘草药进行治疗；至宋代已形成较完善的理论，并积累了丰富的治疗方药。

二、病因病机

中医认为本病是由情志内伤、饮食水土失宜及体质因素等引起，以气滞、痰凝、血瘀壅结颈前为基本病机的一类疾病。现代中医学者对本病之病因、病机的认识，均继承了古代医家的学术观点。有学者认为本病为情志内伤，饮食及水土失宜，但也与体质因素有密切关系，基本病机是气滞、痰凝、血瘀壅结颈前。也有学者认为本病多因情志抑郁、肝失条达、脾失健运、湿聚成痰、气血壅滞，结而成形，总病机为气滞痰凝。许芝银认为本病早期多以心肝火旺，灼伤阴液为主，病久多致气阴两伤，虽病情杂，其病机当为本虚标实，本虚以阴虚为主，标实为郁火、痰浊与血瘀。戴芳芳等认为热毒是本病发病的始动因素。王晓强认为"心肝火旺、血分热盛"是 Graves 病的主要病机。陈惠等认为本病的基本病机为阴虚阳亢，甲亢初期，阴虚气滞痰凝兼见；甲亢中期，虚实夹杂阳亢为本；甲亢后期，气阴两虚夹湿痰瘀。李英杰认为本病肝郁肝火只是甲亢的一过性表现，阴虚火旺才是甲亢的本质。刘臣等认为甲状腺肿物属中医瘿瘤之肉瘿范畴，因肝气郁滞、气机失常、气不布津或忧思郁虑、情志不和、气血亏虚、体虚受邪导致痰凝塞结、瘀血阻滞而引起。而其根本原因是肝郁气滞、痰瘀凝结。张洪海等提出本病当属"瘿病"范畴，疾病早期以气滞痰凝为主；日久瘿络瘀阻，气、痰、瘀化热伤阴。诸位学者对本病的病因病机认识均未出古人左右，即强调了气滞、瘀血、痰浊为基本病机，只是各有所侧重。包括以下诸型：

1. 情志内伤

由于长期气郁愤慨或多思多虑，这种不良的习性一旦形成规律，常常会引起气机不畅、肝失疏泄、痰瘀阻滞，以致形成瘿病。《济生方·瘿瘤论治》也认为主要是因为人的喜怒情感没有很好地调节，再加上忧虑太多才造成了这种疾病的衍生。从这些典籍来看，它的发病原因和人的情感是紧密相连的。甚至可以说，人的情志是此病出现的重要原因。

2. 饮食失调

一方面脾胃运化受到感染，化湿效用失常，积聚成痰；另一方面引起气机失常，气不行则痰阻，痰邪凝于颈前结成瘿。《圣济总录》里所载的"泥瘿"就是由此所致。

3. 水土失宜

《养生方》载："诸山水黑土中出泉流者，不可久居，常食令人作瘿病，动气增患。"长期停留于地势较高的地方，山岚瘴气可轻易侵入人体，或者因为长时间饮用沙水，使得瘴气及沙水进入脉中，搏结颈前而成瘿瘤。

4. 体质因素

各人的体质不同也会对这种症状有不同的反应。"瘿病多发于女性，女性以肝为先天，肝以调达为顺，但就女性生理特性而言，其较男性更容易受情志影响，肝气怫郁，气郁痰阻，瘀血阻络而为病。"

随着年龄增长，其发病率升高，这可能是由于老年人正气逐渐衰败，无法阻挡病邪的侵袭，邪气停留于体内，影响了气血运行，最终形成了瘿病。

三、辨证论治

中医历史悠久，善于用中药辨证论治，标本兼治，为我国特有的疾病治疗手段。但目前，对瘿瘤的辨证分型比较多，各有侧重，却都未偏离"气滞、痰凝、血瘀"的病理基础。临床用中医药治疗甲状腺肿则主要以理气化痰、活血化瘀、软坚散结为主，总结临床病症主要分为以下几种常见证型。

1.肝郁脾虚证

临床症状为颈部弥漫性肿大，伴四肢困乏、善太息、气短、纳呆、体瘦、面色白、苔薄、脉弱无力。肝郁脾虚，治以疏肝行气，健脾化湿。中医认为肝主疏泄，脾主运化，肝气郁结，木郁疏土，脾气自虚，则水运失常，脾失健运，痰结而生瘿。赵荣华的柴疏四君子汤（包括健脾方四君子汤和疏肝方柴胡疏肝散两方的全部药味）对肝郁脾虚证模型甲状腺肿中的下丘脑抑制有一定的促修复作用。张海丰等通过临床观察及探讨其理论依据，来评定小柴胡汤合当归芍药散对肝郁脾虚型桥本甲状腺炎的治疗效果及安全性，效果明确。中西医结合治疗，能更好地改善症候积分，显著降低甲状腺过氧化物酶抗体滴度。

2.肝郁肾虚证

临床症状为颈部肿块皮宽质软，伴有神情呆滞、倦怠畏寒、行动迟缓、肢冷、性欲下降、舌淡、脉沉细。刘岗等认为肾为元气之本，主生殖藏精，精能生血，血能养精，即肝肾同源、精血互生之意。女性以血为本，以肝为先天。并用结甲1号方治疗肝郁肾虚型甲状腺肿，能显著减少肝郁肾虚型甲状腺肿患者结节数目和最大直径，改善临床症状。

3.痰瘀互结证

临床症状为颈前肿大结节、肿块质地稍硬、颈部憋闷疼痛、舌脉粗张、舌体有瘀点、瘀斑，或舌暗紫、苔白、脉涩、月经血块。以化痰散结，活血消瘿为治疗原则。杜丽坤教授就是根据气滞则痰凝、气顺则痰消，活血行气、软坚散结的病理原则，使用中药复方贝牡蒌消丸对血瘀痰凝型甲状腺肿进行临床治疗，具有较好的中医临床疗效。

4.气郁痰阻证

临床症状是颈部肿大，自觉胀满，质地柔软，无压痛；时有胸闷，喜太息，病情的波动常与情志因素有关；舌红，苔白腻，脉弦。名医胡思荣用经典复方——海藻玉壶汤加减方海藻消瘤胶囊重于安神开郁定志，化痰散结，可谓另辟蹊跷扶正固本。安艳芳等人认为气郁痰阻型甲状腺肿多由饮食不节、情志不舒诸因素所致，以气滞痰凝血瘀为主要病机，故而用夏枯草口服液疏肝解郁、软坚散结、活血化瘀，疗效确切。

5.肝郁气滞证

临床症状为心悸胸闷、烦躁易怒、头晕头痛、善叹息、口干口苦、失眠多梦、舌红、苔黄、脉弦数。颈前肿物可随吞咽上下移，无红肿热痛，伴憋气不适感。其上可扪及两个以上结节，质韧、边界清楚、无压痛、无震颤、无血管杂音。治宜疏肝理气，解郁消肿，方以四海舒郁丸《疡医大全》加减。艾儒棣教授用疏肝散结方以从痰论治，顺气为先的理论，治疗肝郁气结型甲状腺肿。艾教授认为本病由于情志内伤，肝气疏泄失司，郁结不化，脾气随之受累，运化失司，津液失去布敷，凝聚成痰，痰凝与气郁相互搏结，交阻于颈，遂成瘿瘤，日久累及于血，血行不畅，瘀阻经络，积久则痰瘀交凝，瘿肿更趋坚硬，应以疏肝散结以治之。

6.气阴两虚证

临床症状为颈前肿大结节，扪之可及、神疲乏力、气短懒言、失眠、虚烦潮热、出汗、口干、大便干结、心慌心悸、易怒、舌红或舌淡、苔少、脉细数；或手足心热、头昏耳鸣。治以益气养阴，消散瘿气法。高上林用复方生脉散加味治疗气郁痰结热壅，伤阴耗气，而出现气阴两虚之证。又常加小柴胡以疏肝清热，益气养阴。叶育成等认为气阴两虚型甲状腺肿以本虚标实为主要病机，本虚主要分为气虚、阴虚，其因主要归咎于先天禀赋，情志不舒，郁久则化热，从而耗气伤阴。而标实主要分为气郁、痰凝、血瘀。故而用益气养阴加味生脉散治疗气阴两虚型甲状腺肿，结果安全有效，益气生阴。

另有崔秋环等将本病分为2种证型论治。①肝火旺盛型：治以清肝泻火、消瘿散结，药用龙胆草、夏枯草、栀子、丹皮、柴胡、白芍、当归、牛蒡子、射干、龙骨、牡蛎、浙贝、白芥子、玄参、甘草。②心肝阴虚型：治以滋阴降火、宁心柔肝，药用生地、沙参、玄参、麦冬、天冬、人参、茯苓、当归、枸杞、丹参、炒枣仁、五味子、远志、川楝子。

谢春光认为本病临床常见有以下3种证型。①肝郁气滞证：颈前喉结两旁结块肿大，表面平滑，质软不痛，常有情志不舒病史，或情志忧郁，或急躁易怒，胸闷，善太息，或胸胁窜痛、经前乳房胀痛，病情常随情志波动，苔薄白，脉弦。②痰气郁结证：颈前喉结两旁结块肿大，表面平滑，质软或硬，或扪之有结节，按之不痛，胸闷气促，纳差，咳嗽有痰，苔腻，脉弦滑。③气血瘀结证：颈前喉结两旁结块明显肿大，按之较硬或青筋暴露，胸闷气促，或声音嘶哑，吞咽困难，舌质暗或舌下脉络迂曲，脉沉涩。根据四诊合参，辨证施治，以理气化痰、消瘿散结为基本治法，对于结块质地较硬，瘀血阻络明显者，配合活血软坚之法。谢春光在多年的临床经验中，总结出以半夏厚朴汤为基础方加减治疗本病，取得较好的疗效。半夏厚朴汤出自《金匮要略》，由半夏、厚朴、茯苓、生姜、苏叶等药物组成，功效行气散结，降逆化痰。方中半夏辛温，化痰散结，和胃降逆，为君药；厚朴苦辛，降气除满，助半夏散结降逆，为臣药；茯苓甘淡，渗湿健脾，助半夏化痰；生姜辛温散结，温胃止呕，且可制半夏之毒；苏叶芳香行气，助厚朴行气宽中，共为佐药。全方辛苦合用，行气散结，燥湿化痰。此方原为主治妇人梅核气的代表方，谢春光在此方基础之上加减化裁，组成理气化痰、消瘿散结之验方：法半夏15g，厚朴15g，茯苓15g，苏梗15g，黄芩15g，栀子15g，香附15g，白芥子15g，浙贝15g，王不留行20g，橘核20g，红花10g，川芎15g。方中去生姜之辛温，加以黄芩、栀子清泄肝火；香附、苏梗疏肝理气；白芥子、浙贝祛痰止咳；王不留行行血活血、消肿止痛；橘核理气散结；红花、川芎活血化瘀。诸药合用，共奏理气化痰、消瘿散结之功效。

吴旻将本病分为8种证型治疗。①肝郁气滞证：治宜疏肝解郁、理气消瘿，方用柴胡疏肝散合小柴胡汤或消瘰散加减。②气滞痰凝证：治宜理气化痰、消瘿散结，方用四海玉舒丸或海藻玉壶汤加减。③瘀血内结证：治宜理气活血、化痰消瘿，方用消瘰丸合海藻玉壶汤加减，若为寒痰气滞，可用半夏厚朴汤加减；若为热痰气滞，则改为小陷胸汤加减。④肝火亢盛证：治宜清肝泻火、散结消瘿，方用龙胆泻肝汤或珍珠母汤加减。⑤心肝阴虚证：治宜滋阴清热、养心柔肝，方用天王补心丹或一贯煎加减。⑥肝肾阴虚证：治宜滋补肝肾、养阴散结，方用生脉散合六味地黄丸加减。⑦肝阴虚阳亢生风证：治宜平肝熄风、滋阴潜阳，方用天王补心丹加天麻钩藤饮或大定风珠加减。⑧胃热亢盛证：治宜清胃除热、益气养阴，方用白虎加人参汤合麦门冬汤或白虎加人参汤合四逆散加减。高益民将本病分为气郁痰阻型、肝胆湿热型、肝肾阴虚型、气阴两虚型，治宜理气化痰、清利湿热、滋养肝肾、益气养阴，分别予以疏肝化痰汤、茵陈蒿汤、二至丸、增液汤化裁。

四、单验方

（一）小柴胡汤加味

李为亮应用小柴胡汤加味治疗单纯性甲状腺肿。组方为柴胡、黄芩、半夏、龙骨、牡蛎各 15 g，党参、炙甘草、牡丹皮各 10 g，夏枯草 20 g。咽干口渴者，加麦门冬、生地黄；心烦少寐者，加酸枣仁、夜交藤。药后患者临床症状显著改善，甲状腺彩超显示最大结节缩小≥ 60%。

（二）活血消瘿方

黄剑运用活血消瘿方治疗结节性甲状腺肿。组方为茯苓 20 g、白花蛇舌草 15 g、王不留行 15 g、桃仁 15 g、京三棱 15 g、广郁金 15 g、皂角刺 15 g、莪术 15 g、猫爪草 10 g、土鳖虫 10 g、柴胡 10 g、蜣螂虫 10 g等。患者需要通过文火水煎后服用，每天需要服用 1 剂，每剂可以服用 2 次。药后患者临床症状减轻，甲状腺肿大较前减轻。

（三）温阳解毒消瘿方

高福兰自拟温阳解毒消瘿方治疗结节性甲状腺肿。组方为黄芪 50 g、鹿角霜 12 g、青蒿 15 g、鳖甲 10 g、浙贝母 15 g、枳实 20 g、穿心莲 12 g、白花蛇舌草 15 g、夏枯草 15 g、郁金 15 g、香附 12 g、桔梗 12 g、甘草 6 g；对失眠患者适量加用远志、酸枣仁，急躁者适度加用胆草、焦栀子。1 剂/天，水煎服，早、晚餐后各服 1 次。本方采用的温阳解毒消瘿方中鹿角霜、黄芪为君药，有温阳益气之效，其中黄芪可调节免疫功能；青蒿、鳖甲为臣药，有疏肝散结之功；枳实可化痰散结，穿心莲、白花蛇舌草可解毒散结，夏枯草、郁金、香附行气活血，桔梗宣肺利咽、理气活血，甘草清热解毒、调和诸药；诸药合用共奏理气解毒、活血散瘀之功。药后患者咽部异物感、乏力、睡眠不足等临床症状有所改善，甲状腺彩超显示最大结节缩小 30%～60%。

（四）消瘿汤（王丽娜自拟方）

王丽娜自拟消瘿汤治疗痰凝血瘀型结节性甲状腺肿。组方为当归 15 g、川芎 15 g、浙贝母 10 g、胖大海 15 g、海藻 15 g、昆布 15 g、夏枯草 15 g、香附 15 g。水煎服，1 剂/天，早、晚各服 1 次，饭后服用，治疗 30 天。方中当归、川芎为君药，当归有补血调经、活血止痛、润肠止痛的功效，辛行温通，为活血行瘀之要药，在治疗血瘀之积聚时常与川芎配伍共奏活血之功，以达病所。川芎为血中气药，味辛，善走窜，具有活血行气、祛风止痛的功效，不仅能够活血散瘀，又能够行气止痛，在治疗积聚结块时，常与活血化瘀药物同用。方中的浙贝母为臣药，浙贝具有清热化痰止咳、解毒散结消痈的作用，能够清解火热之毒，并能化痰，所以善治痰火相结的瘰疬。治瘿瘤时，常配海藻、昆布等。海藻可软坚、消痰、利水、退肿，散结气痈肿。《神农本草经》中记载，海藻可主瘿瘤气，颈下核，破散结气。昆布有软坚散结，消痰，利水之功能。现代药理研究证实，昆布可用来纠正由缺碘而引起的甲状腺功能不足，同时也可以暂时抑制甲亢的新陈代谢率而减轻症状。夏枯草能清热泻火，散结消瘿，消除肝经气郁化火所致的各种症状。胖大海可清热润肺，利咽开音，润肠通便。方中的香附为佐药，香附可理气解郁、调经止痛。上述中药合用，可共奏活血化瘀、理气化痰、消瘿散结之功，治疗此病证效果卓异。药后患者咽部异物感、乏力、睡眠不足等临床症状有所改善，最大结节直径较治疗前缩小30%～59%。

（五）消瘿汤（郝成诗方）

郝成诗应用中药消瘿汤治疗结节性甲状腺肿。组方为黄药子10 g、生牡蛎30 g、海藻30 g、海马10 g、昆布30 g、川芎10 g、柴胡12 g、夏枯草15 g、制香附10 g、制半夏12 g、莪术10 g。加入400 mL水煎熬，每天早晚服用，1天服用1剂，以3个月为1个疗程。方中黄药子具有散结消瘿、清热解毒、凉血止血的功效，生牡蛎具有益阴潜阳、软坚散结、固涩的功效，海藻主要功能是软坚、治瘿瘤等，海马具有强身健体、补肾壮阳、舒筋活络、止咳平瑞、暖小腹的作用，昆布主要功能是软坚、行水，川芎具有止痛、抗癌的功效，柴胡可疏肝解郁、解表退热、升发清阳、升提中气；夏枯草具有降血压、解毒、利尿、明目、清肝、散结、消肿的功效，制香附具有疏肝理气、调经止痛的功效，制半夏主要功能是燥湿化痰，莪术能治行气止痛、积散结、破血祛瘀，对结节性甲状腺肿疾病具有临床上的治疗疗效。药后患者临床症状显著改善，甲状腺肿大较前减轻。

（六）消瘿汤（卢永洪方）

卢永洪运用中药消瘿汤治疗结节性甲状腺肿。组方为海藻30 g、昆布30 g、黄药子10 g、海马10 g、生牡蛎30 g、夏枯草15 g、川芎10 g、莪术10 g、制半夏12 g、制香附10 g、柴胡12 g。每日1剂，加水煎至400 mL，分早、晚2次分服。卢永洪认为本病由肝气郁结引起，肝气横逆于脾，脾失健运，聚湿为痰，气为血帅、血为气母，气滞则血行不畅瘀阻经络。气滞、痰凝、血瘀为其病理基础，故采用理气、化痰、祛瘀，软坚散结的方法。方中柴胡、香附理气解郁，半夏化痰，莪术、川芎活血祛瘀消肿，海藻、昆布、黄药子、海马、牡蛎、夏枯草软坚散结。黄药子味苦、性平，有小毒，其对0.1%硫氰酸钾造成的轻度甲状腺肿有一定的治疗作用。自古以来，用黄药子治疗瘿病确有疗效。药后患者促甲状腺激素水平平稳降低，甲状腺结节缩小，以颈部压迫为主的临床症状得到改善。

（七）瘿瘤方（唐汉钧方）

唐汉钧运用瘿瘤方加减治疗甲状腺肿。组方为柴胡9 g、香附9 g、广郁金9 g、夏枯草9 g、当归9 g、白术9 g、青皮9 g、生地黄9 g、象贝母9 g、白芍药9 g、连翘6 g、茯苓9 g、甘草6 g。随症加减：颈部胀闷不适、晨起喉间痰多者，加姜半夏、厚朴、莱菔子；舌红、脉细小数，气阴不足者，加南沙参、天冬；体质虚弱，易于外感者，加黄芪、党参、荆芥、牛蒡子。每日1剂，水煎煮沸45分钟后取药液，分别于早、晚饭后温服，疗程为2个月。方中柴胡、香附疏肝解郁，使郁滞气机调达；广郁金、夏枯草一司开郁散结消肿，一司清火散结消肿；连翘、象贝母增强开郁清火散结之功，防止郁火互化；白术健运中焦，得当归、芍药之助和调气血，内补气血，以助开郁散结；茯苓健脾化痰，甘草清热解毒，一解痰邪，一解毒邪，共助散结。临床研究表明，用瘿瘤方加减治疗本病，总有效率为75.90%；治疗后颈前不适、夜寐欠安、疲乏腰酸等主要症状均明显减轻。

（八）活血消肿散结汤

焦国平运用活血消肿散结汤治疗结节性甲状腺肿。组方为黄芪20 g、夏枯草20 g、半夏15 g、厚朴 20 g、枳壳 15 g、浙贝母 15 g、连翘 15 g、青皮 15 g、陈皮 15 g、牡蛎 15 g、郁金 15 g、莪术 10 g、三七 10 g、甘草 6 g。此外，烦躁者，加麦冬 15 g、远志 15 g、龙胆草 15 g；心悸者，加丹参 15 g、龙骨 10 g；失眠多梦者，加知母 15 g、酸枣仁 15 g、柏子仁 15 g；汗多者，加浮小麦 15 g、地骨皮 15 g、五味子 15 g。每日 1 剂，水煎取 400 mL，分 2 次温服，共服用 2 个月。方中以黄芪为君，温阳益气，气行则血行；夏枯草为臣，入肝肺经，善清痰泻火、散结消肿；半夏、厚朴、枳壳、浙贝母、青皮、陈皮理气化痰、消肿散结，连翘清热解毒消肿，郁金行气解郁散结，牡蛎化痰软坚，莪术、三七破血化瘀，共为佐药；甘草为使，和药解毒。诸药联合应用可充分发挥理气活血、化痰散结的功效。药后患者颈前不适、夜寐欠安、疲乏腰酸等主要症状均明显减轻。

（九）理气活血消瘿汤

蔡赛君运用理气活血消瘿汤治疗结节性甲状腺肿。组方为夏枯草、浙贝母、白花蛇舌草各 15 g，桃仁、王不留行各 12 g，柴胡、郁金、川楝子、枳壳、莪术各 10 g，土鳖虫、水蛭各 6 g，蜈蚣 3 g。每日早、晚分服，3 个月为 1 个疗程。自拟理气活血消瘿汤中，夏枯草清痰火、散郁结、舒畅气机；白花蛇舌草清热解毒，散结消肿；柴胡、郁金、川楝子疏肝理气，抑制肝火；土鳖虫、蜈蚣、水蛭 3 种虫药活血散瘀，消瘿化结；枳壳质轻上行，理气散结；莪术破气活血散结；浙贝母消炎散结，化痰软坚；王不留行活血通络，消肿止痛；桃仁活血祛痰，润肠通便。诸药合用，共奏理气散结、活血化瘀之功。药后患者咽部异物感、乏力、睡眠不足等临床症状有所改善，最大结节直径较治疗前缩小 30% ～ 59%。

（十）温阳解毒消瘿方

邓晓辉运用温阳解毒消瘿方治疗高碘地区结节性甲状腺肿。组方为黄芪 50 g，香附、桔梗及鹿角霜和穿心莲各 12 g，鳖甲 10 g，青蒿、白花蛇舌草及夏枯草和郁金各 15 g，浙贝母 9 g，甘草 6 g，枳实 20 g。常规水煎后取 400 mL，早、晚饭后各服 200 mL，并依据病症改变加减药量。性情急躁者辨证加用焦栀子及胆草；失眠及多梦者辨证加用酸枣仁、远志及柏子仁；多汗者辨证加用生龙牡及五味子等，以 30 天为 1 个疗程。方中鹿角霜、黄芪为君，温阳益气，味辛甘，方可寒凝得散及气血得行，以达治其本。本方以青蒿为臣，疏肝理气解毒散结，味辛苦，臣以鳖甲能活血散结，两味中药共辅君药实现消散结节；枳实、浙贝母为佐药，化痰散结，白花蛇舌草、穿心莲解毒散结，郁金及夏枯草和香附药行气与活血散结，共助臣药实现理气活血、解毒化痰散结，达治其标；以桔梗、甘草为使，载药上行至咽喉，和药解毒。诸药共奏活血化痰、温阳理气、解毒散结的功效，以达到标本兼治。药后患者咽部异物感、乏力、睡眠不足等临床症状有所改善，并能有效改善甲状腺相关抗体及激素水平。

（十一）消瘿化瘤方

叟卫清运用消瘿化瘤方治疗结节性甲状腺肿。组方为浙贝母 15 g、法半夏 15 g、牡蛎 15 g、玄参 15 g、柴胡 15 g、郁金 10 g、香附 10 g、橘核 10 g、莪术 10 g、穿山甲 10 g、山慈菇 10 g、甘草 10 g。水煎服，每日 2 次，早晚各 1 次。叟卫清认为结节性甲状腺肿属中医学中"瘿瘤"范畴，其病机多为肝郁气滞，津液失于敷布，凝聚成痰；或肝郁气结化火，灼津为痰，阻滞经络，导致气滞、痰凝，结于颈部，日久成瘿，故治疗则应化痰散结、疏肝理气。消瘿化瘤方中浙贝母清热化痰，现代研究浙贝母具有抑制血管通透性的作用，可抑制成纤维细胞增殖；法半夏燥湿化痰、消痞散结，张彩群等人实验证明半夏中提取的多糖能增强网状内皮系统吞噬功能和分泌作用，从而发挥抗肿瘤作用；牡蛎软坚散结，杨丽等人研究发现牡蛎具有人体所必需的8种氨基酸和微量元素，可提高机体细胞的免疫功能；玄参化痰散结；柴胡为疏肝之代表药，理气解郁，现代药理研究表明柴胡有调节免疫、抗肿瘤、保肝等作用；香附利三焦、解六郁；橘核疏肝理气；郁金疏肝理气、行气解郁、散结止痛；郁金中含有挥发油、姜黄素、多糖、少量微量元素等成分，具有免疫抑制、抗肿瘤的作用；莪术破气活血散结，现代研究莪术具有抗血栓、抗炎、抗肿瘤、保肝、抗纤维组织增生等作用，可收缩小鼠肠系膜微动脉，减轻管径收缩程度，改善微循环；穿山甲软坚散结通络，现代研究穿山甲具有抗炎、抗肿瘤、扩张血管、促进血液循环等作用；山慈菇解毒消肿，严玉玲等研究发现山慈菇可提高机体自身的免疫能力，能够降低肿瘤侵袭力能力，抑制肿瘤细胞增殖以及瘤细胞的转移和黏附。药后患者的甲状腺结节大小缩小，结节数量减少，FT_3、FT_4和TSH改善。

（十二）自拟消瘿方

王国霞自拟消瘿方治疗结节性甲状腺肿。组方为柴胡12 g、郁金10 g、川楝子10 g、连翘12 g、夏枯草20 g、鳖甲12 g、青皮10 g、陈皮10 g、茯苓15 g、炙黄芪10 g、浙贝母15 g、三七10 g、牡蛎12 g、枳壳10 g、莪术10 g、桔梗10 g。疼痛明显，加延胡索20 g；腰膝酸软，疲乏无力，加墨旱莲20 g、女贞子20 g、牛膝10 g；心悸，失眠健忘，加降香6 g、磁石10 g、柏子仁20 g；腹胀，加白术10 g、厚朴10 g；囊内出血，去莪术，加生蒲黄10 g、仙鹤草15 g。每日1剂，水煎取汁300 mL，分早、晚2次温服。王国霞认为结节性甲状腺肿属中医学"瘿瘤"中"肉瘿"范畴。瘿瘤系因由于长期情志失调，气机郁滞，肝失条达，津液凝聚成痰，气滞痰凝，结于颈前；或饮食失调，脾胃失调，脾失健运，水湿内生，聚而生痰而致。故瘿瘤消散汤立法于疏肝健脾，软坚散结，方中夏枯草辛苦性寒，入肝、胆经，有清肝、消肿、散结之功效；柴胡、郁金、川楝子疏肝理气，抑制肝火；枳壳质轻上行，理气散结；连翘清热解毒，消肿散结；浙贝母、鳖甲、牡蛎化痰软坚散结，助夏枯草消肿散结；黄芪、茯苓健脾化湿，治生痰之源；莪术破气活血散结；三七活血止血，化瘀生新，以消痰瘀互结；青皮、陈皮疏肝理气；桔梗化痰利咽，引药入经。诸药合用，起到消散甲状腺结节的作用。药后患者促甲状腺激素水平平稳降低，甲状腺结节缩小，以颈部压迫为主的临床症状得到改善。

（十三）消瘿散结方

刘冬梅运用消瘿散结方治疗结节性甲状腺肿。组方为生地黄10 g、熟地黄10 g、山茱萸15 g、土鳖虫6 g、蜈蚣3 g、水蛭6 g、半夏15 g、浙贝母10 g、竹茹10 g、白芥子10 g、夏枯草10 g、牡蛎20 g、柴胡12 g、陈皮10 g、枳壳10 g、生甘草6 g。刘冬梅认为结节性甲状腺肿为中医"瘿病"，以颈部为病灶，病因基本上为水土失宜、情志不畅及体质因素等，血瘀、气滞以及痰凝等为形成结节的主要病机。很多医学家表示，结节性甲状腺肿的病理性质主要是实证，病久由实致虚，疾病晚期则会表现虚证或者虚实夹杂。本研究认为，尽管结节性甲状腺肿早期主要为实证，然而本虚标实则为其实质，发病的核心在于体质阴虚。瘿病主要发病位置在颈前区的结喉两侧，任脉、肝经与肾经交接在此处。情志失调或精神抑郁，导致气机郁滞，久而久之会耗损人体阴液，进而产生血瘀、气滞及痰浊等病理性产物，彼此交结且结于颈部。肝阴耗竭日久，肾阴亏虚，最终导致肝肾俱损。故治疗上以补益肝肾、活血化瘀、消瘿散结为法。消瘿散结方由生地黄、熟地黄、山茱萸、土鳖虫、蜈蚣、水蛭、半夏、贝母、竹茹、白芥子、夏枯草、牡蛎、柴胡、陈皮、枳壳、生甘草组成。生地黄与熟地黄同用，滋阴补肾力专；山茱萸酸温，酸敛收涩，有助于收少阴旺盛之虚火，水能涵木，通过滋厥阴之液而达到"壮水之主以制阳光"的目的；土鳖虫、蜈蚣、水蛭3种虫药活血散瘀，消瘿化结；贝母、半夏、竹茹及白芥子消痰饮郁结；夏枯草与牡蛎可开郁结，陈皮、柴胡及枳壳畅通气机；生甘草调和诸药。合方共用，滋补肝肾、活血化瘀、消瘿散结。药后患者咽部异物感、乏力、睡眠不足等临床症状有所改善，甲状腺彩超显示最大结节缩小30%～60%。

（十四）贝牡莪消丸

杜丽坤运用贝牡莪消丸治疗结节性甲状腺肿。贝牡莪消丸由浙贝母、莪术、牡蛎、夏枯草、玄参组成。杜丽坤认为在中医学中，结节性甲状腺肿属于"瘿瘤"范畴，其病因病机主要可归纳为气滞、痰凝、血瘀三大方面。宋·严用和《济生方·瘿瘤论治》中指出："夫瘿瘤者多由喜怒不节，忧思过度，而成斯疾也。"长期的忿郁恼怒或忧思郁虑，使得肝气失于条达，气机不畅而郁滞，津液流行不利，气滞而津停，津液凝聚，聚而成痰。气滞痰凝，壅结于颈前，形成瘿肿，质较软，其消长常与情志相关。痰可阻滞气机，二者相互影响，故而形成了痰凝气结或气滞痰凝的病理变化。甲状腺肿大日久，可形成血瘀，并起至关重要的作用。《杂病源流犀烛·颈项病源流》指出"瘿瘤者，气血凝滞、年数深远、渐长渐大之症"。《外科正宗》指出"瘿瘤之证，非阴阳正气结肿，乃五脏瘀血浊气痰浊而成"。甲状腺肿大血瘀的形成多与气滞痰凝有关。气可行血，气行则血行，气滞则血瘀。痰瘀互结于颈前，形成瘿肿，且质较硬或有结节，进展形成顽痰瘤结时，甲状腺质可坚硬如石。经过几代中医医家对瘿瘤的研究和实践，对本病的治疗已有一定的共识，即以"理气化痰，活血化瘀"为基本治疗原则，针对患者自身情况施以辨证论治。中医对本病的治疗方法主要包括内治法和外治法，内治法以辨证论治、经验方为主，外治法包括针灸及药物敷贴法。本研究针对其病因病机，创立复方中药制剂贝牡莪消丸，以活血行气、软坚散结为根本大法，标本兼治，其中浙贝母、莪术共为君药以清热化痰，开郁散结，破血行气；臣药牡蛎与夏枯草清肝火，软坚散结，收敛固涩；佐以玄参清热凉血，滋阴解毒；诸药合用，四诊合参，以达消瘿之效。药后患者临床诸症减轻，甲状腺结节减小。

（十五）行气活血消瘿汤

刘学兰运用行气活血消瘿汤治疗单纯性甲状腺肿。组方为海藻、昆布、浙贝、夏枯草各15 g，桃仁、赤芍、当归各10 g，青皮、郁金、瓜壳、半夏各15 g。每日1剂，水煎服，1日2次口服，30天为1个疗程。刘学兰认为单纯性甲状腺肿属中医瘿病范畴，当以痰瘀气同治，拟行气活血消瘿汤。方中当归、桃仁、赤芍活血化瘀通经络之郁气，浙贝、半夏散结且除停聚之痰，更以海藻、昆布、夏枯草消瘿散瘤，青皮、郁金、瓜壳行气解郁。诸药合用，具有活血化瘀、行气化痰、消瘿散结的作用，从而取得治疗单纯性甲状腺肿较理想的疗效。

五、中成药治疗

（一）消瘿五海丸

【组成】夏枯草、海藻、海带、煅海螺、昆布、煅蛤壳、木香、川芎。

【方解】夏枯草可清热泻火，散结消肿；海藻具有软坚消痰、利水消肿之功，《神农本草经》曰："主瘿瘤气，颈下核，破散结气，痈肿，症瘕坚气。"海带咸、寒，归肝、胃、肾经，具有软坚散结、消痰、利水之功。煅海螺具有化痰软坚之功。昆布消痰软坚、利水退肿，《别录》云"主十二种水肿，瘿瘤聚结气，瘘疮"。煅蛤壳，苦、咸、寒，具有清热化痰、软坚散结之功；木香具有行气止痛、调和诸药之功效，《药品化义》曰"木香，香能通气，和合五脏，为调诸气要药"。川芎可活血止痛、行气开郁。全方共奏消瘿软坚、破瘀散结之功效。

【功效】散结消瘿，活血化瘀。

【适应证】瘿瘤初起、淋巴结结核、甲状腺肿大。

【用法用量】口服，一次 1 丸，一日 2 次，小儿酌减。

【注意事项】孕妇忌用，忌与甘草同用。

【临床研究】刘艳等运用消瘿五海丸联合甲巯咪唑片治疗 Graves 病，选取 60 例 Graves 病患者为研究对象，按照随机数字表法分为实验组和对照组各 30 例。实验组男 8 例，女 22 例；年龄 20～60 岁，平均为（45.61±4.64）岁；初次发病 16 例，复发 14 例。对照组男 9 例，女 21 例；年龄 20～60 岁，平均为（44.94±5.61）岁；初次发病 15 例，复发 15 例。2 组一般资料比较，差异无统计学意义（$P >$ 0.05），具有可比性。对照组采用甲巯咪唑片（规格：每片 5 mg）治疗，开始用量为每日 3 次，每次 30 mg；病情控制后逐渐减量，按病情复查情况维持每日 5～15 mg。实验组在对照组治疗基础上服用消瘿五海丸（规格：每丸 10 g），每日 2 次，每次 1 丸。2 组均治疗 4 周后进行疗效评价。治疗后实验组总有效率与对照组相当；与治疗前比较，对照组患者甲状腺肿无明显改善，实验组甲状腺肿有改善；2 组治疗后 TT_3、TT_4、FT_3、FT_4 水平均下降，促甲状腺激素水平均上升，但实验组的甲状腺功能各项指标上升或下降均更明显。表明采用消瘿五海丸联合甲巯咪唑片治疗 Graves 病，可显著改善患者的症状体征，提高临床疗效。

（二）小金胶囊

【组成】人工麝香、制草乌、木鳖子、枫香脂、乳香、没药、当归、五灵脂、地龙及香墨十味药以一定比例配伍而成。

【方解】小金胶囊起源于清代乾隆年间，具有散结消肿、化瘀镇痛等功效。其中人工麝香活血散结、消肿止痛、开窍醒脑，是为君药；制草乌祛风除湿、温经止痛；枫香脂祛风活血、解毒止痛；木鳖子散结消肿、解毒疗疮；五灵脂活血止痛、化瘀止血；地龙清热息风、通络、平喘、利尿，此五味药合为臣药；当归补血、活血、调经止痛、润肠；乳香行气活血、消肿止痛；没药活血生肌，以上三味药合为佐药；香墨收敛止血、清热解毒，是为使药。整方以人工麝香、乳香、枫香脂，攻定血脉，透达经络，疏肝解郁；当归、香墨、没药、木鳖子行气止痛、消肿、散结，草乌温散寒湿，地龙破血祛瘀，而达到散结消肿、化瘀止痛之功效。

【功效】散结消肿，化瘀镇痛。

【适应证】阴疽初起，肤色不变，肿硬作痛，多发性脓肿，瘿瘤、瘰疬、乳岩、乳癖。

【用法用量】口服。一次 4～10 粒，一日 2 次，小儿酌减。

【注意事项】孕妇禁用；不可与人参制剂同服。运动员慎用。偶有皮肤红肿、瘙痒等过敏反应，停药后上述症状自行消失。过敏体质者慎用。

【现代药理】①抗炎作用：能抑制大鼠蛋清性足跖水肿，抗大鼠巴豆油所致炎性渗出和肉芽增生。

②镇痛作用：能缓解小鼠足痛和化学热刺激所致小鼠腹痛。③活血化瘀作用：能扩张小鼠肠系膜微动脉、微静脉、增加毛细血管开放数。④抗肿瘤作用：对 BALB/C 小鼠移植性乳腺癌 SCC891 和裸鼠人胃癌 GA Ⅱ有一定的抑制作用。

【临床研究】张辉等人运用小金胶囊联合左甲状腺素钠片治疗结节性甲状腺肿及进行疗效评价，选取 100 例患者，随机分到对照组与治疗组各 50 例。治疗组男 17 例，女 33 例；年龄 26～66 岁，平均为（43.5±13.2）岁；病程 3～24 个月，平均为（7.4±1.5）个月；结节最大直径 1.1～2.0 cm，平均为（1.41±0.6）cm。对照组男 16 例，女 34 例；年龄 26～67 岁，平均为（44.5±13.7）岁；病程 3～24 个月，平均为（7.6±1.4）个月；结节最大直径 0.9～2.0 cm，平均为（1.35±0.7）cm。2 组性别、年龄、病程等一般基本资料与结节最大径进行比较，差异无统计学意义（$P > 0.05$），具有可比性。对照组采用左甲状腺素钠片（规格：50 μg×100 片）口服治疗，前 4 周每次 1 片，每日 1 次；第 5 周开始，每次 2 片，每日 1 次，共治疗 3 个月。2 治疗组在对照组治疗基础上给予小金胶囊（规格：0.30 g×16 粒）口服治疗，每次 4 粒，早晚各 1 次，连续治疗 3 个月，结果显示治疗后，2 组患者结节最大径均较之前缩小，但与对照组相比，治疗组结节最大径缩小更多，差异有统计学意义（$P < 0.05$）；与对照组相比，治疗组治疗后高敏促甲状腺激素水平降低幅度更小，差异有统计学意义（$P < 0.05$）；治疗前后 2 组 FT_3、FT_4 比较，差异无统计学意义（$P > 0.05$）；与对照组比较，治疗组总体疗效更好，安全性更好，差异有统计学意义（$P < 0.05$）。可见，在传统服用左甲状腺素钠片基础上给予小金胶囊联合治疗结节性甲状腺肿，可更加有效地控制促甲状腺素的过度降低，减小结节直径，更有效保护患者的甲状腺功能，且在更好的用药安全情况下增加治疗有效率，表明小金胶囊联合左甲状腺素钠片治疗结节性甲状腺肿更加安全有效，能够很好地改善患者临床症状与甲状腺功能。

多发小结节甲状腺肿患者，临床上暂无规范的治疗方法，手术难以清除干净且易复发，而西药治疗结节性甲状腺肿不良反应大，依从性差。张丹等将 280 例甲状腺功能正常的多发小结节性甲状腺肿患者随机分为 3 组，A 组 120 例予小金丸治疗，B 组 120 例予左甲状腺素钠片治疗，C 组 40 例予安慰剂治疗，比较 3 组临床疗效、甲状腺功能及不良反应情况，结论左甲状腺素钠片和小金丸对多发小结节性甲状腺肿均有一定疗效，相对而言小金丸不良反应少，应用更为安全可靠，同样印证了江雅薇等对甲状腺结节的临床研究成果。而刘现栋采用对照组小剂量口服左甲状腺素片，观察组在小剂量左甲状腺素钠片治疗的基础上给予小金胶囊联合给药的方法治疗甲状腺结节患者；邵纯等人也采用对照组给予左甲状腺素钠片治疗，每次 50～100 μg，1 次/天，口服；观察组在对照组用药的基础上给予小金胶囊：左甲状腺素钠片，每次 25～50 μg，1 次/天，口服；小金胶囊，4 粒，口服，2 次/天，观察组不良反应发生率显著低于对照组（$P < 0.05$）。两个研究取得了相同的意义（$P < 0.01$）。2 组治疗前后不同时间段疼痛程度比较：治疗前，2 组视觉模拟评定法（VAS）疼痛评分对比差异无统计学意义（$P > 0.05$）；治疗后 1 周、4 周，治疗组 VAS 疼痛评分均明显低于对照组（$P < 0.05$）。

段凯敏运用小金丸联合左甲状腺素钠片治疗结节性甲状腺肿并进行疗效观察，选取结节性甲状腺肿患者 86 例，以随机数表法分为两组。研究组 43 例，女性 27 例，男性 16 例；年龄 29～66 岁，平均年龄（43.75±6.59）岁；病程 4～27 个月，平均病程（15.38±4.67）个月；疾病类型：多发结节 37 例，单发结节 6 例。对照组 43 例，女性 29 例，男性 14 例；年龄 27～65 岁，平均年龄（43.49±6.38）岁；病程 3～28 个月，平均病程（15.14±4.56）个月；疾病类型：多发结节 39 例，单发结节 4 例。两组临床资料差异无统计学意义（$P > 0.05$），有可比性。两组治疗前均行全面评估，综合考虑病情后给予基础对症治疗，在此基础上，给予对照组左甲状腺素钠片治疗，口服 25 μg/次，2 次/天。研究组于对照组治疗基础上联合小金丸治疗，口服 1.2 g/次，2 次/天。两组均以 1 个月为 1 个疗程，持续治疗 6 个疗程。结果显示，治疗后，研究组总有效率为 83.72% 明显高于对照组的 62.79%，研究组甲状腺肿最大直径低于对照组（$P < 0.05$），两组不良反应总发生率比较无显著差异（$P > 0.05$）。可见，小金丸联合左甲状腺素钠片能显著提高治疗效果，改善甲状腺肿大症状，且未增加用药不良反应，具有一定安全性。

徐岳运用小金胶囊治疗结节性甲状腺肿并观察临床疗效，收集结节性甲状腺肿患者 88 例，均经临床症状、特征、实验室检查及影像学等相关检查确诊，均为首次治疗患者。按照随机数字表法将患者分为试验组和对照组各 44 例。试验组中男 18 例，女 30 例，年龄 24～62 岁，平均为（44.52±6.37）岁；病程 2～23 个月，平均为（9.64±1.32）个月；肿块最大直径 1.4～4.0 cm，平均为（2.34±0.36）cm；单发结节 14 例，多发结节 30 例。对照组中男 13 例，女 31 例，年龄 26～63 岁，平均为（45.13±6.17）岁；病程 3～24 个月，平均为（10.05±1.57）个月；肿块最大直径 1.5～4.0 cm，平均为（2.37±0.40）cm；单发结节 12 例，多发结节 32 例。两组临床一般资料比较差异无统计学意义（$P > 0.05$）。对照组口服左甲状腺素钠片 50 μg/次，1 次/天，根据患者病情调整剂量。试验组口服小剂量（25 μg/次，1 次/天）左甲状腺素钠片和小金胶囊 4 粒/次，2 次/天。采用放射免疫法检测两组患者治疗前后的高敏促甲状腺激素水平，B 超检测并记录患者治疗前后的肿块最大直径变化情况。两组均于治疗 3 个月后评估临床疗效和不良反应发生率。研究结果显示，试验组治疗有效率、不良反应发生率、高敏促甲状腺激素下降程度和肿块最大直径下降程度均优于对照组，提示左甲状腺素虽能在一定程度上控制结节性甲状腺肿，但疗效不够稳定，剂量越大不良反应发生率越高，且可能造成甲状腺激素分泌异常，对甲状腺正常生理功能产生影响，而小剂量左甲状腺素联合小金胶囊，两者作用机制互补，有利于提高治疗效果，减少左甲状腺素钠片剂量，同时有利于降低患者不良反应发生率，安全性高。

任意等运用小金胶囊联合小剂量左甲状腺素钠片治疗结节性甲状腺肿对患者甲状腺功能的影响。选取 64 例结节性甲状腺肿患者，其中，男 37 例，女 27 例，年龄在 22～47 岁，平均为（33.2±0.5）岁，病程在 1.3～3 年，平均为（2.0±0.5）年。按照随意抽取方法将 64 例患者分为观察组（32 例）和对照组（32 例），两组患者在性别、病程、年龄等方面无较大差异，有可比性。予以对照组患者左甲状腺素钠片治疗，一天 50 pg，一天一次，并根据 FT_3、FT_4、TSH 水平进行剂量调整，使其控制在正常参考值范围内。治疗 3 个月；观察组患者在参照组的基础上加用小金胶囊治疗，治疗方法：口服，小金胶囊（规格：0.35 g×12 粒/盒），2 次/天，1 粒/次。研究发现，观察组患者 TSH、FT_3、FT_4 水平数值显著优于对照组（$P < 0.05$）；观察组患者治疗有效性显著高于对照组（$P < 0.05$）。由此看出，与单纯使用小剂量左甲状腺素钠片治疗相比较，联合用药更受患者的信赖。综上所述，小金胶囊联合小剂量左甲状腺素钠片治疗结节性甲状腺肿患者的效果明显，且有利于改善患者甲状腺功能，对患者的预后具有重要意义。

林未等人评价应用小金片联合小剂量左甲状腺素钠片治疗结节性甲状腺肿的疗效及对甲状腺功能的影响。选取结节性甲状腺肿患者 189 例，均符合结节性甲状腺肿的临床诊断标准，结节直径 0.3～2.0 cm，单发或多发，且甲状腺功能正常。采用随机数字法将患者分为对照组、联合正常剂量组和联合小剂量组，各 63 例。对照组：男性 17 例，女性 46 例；年龄 25～62 岁，平均年龄（42.8±11.0）岁；病程 3～24 个月，平均病程（6.8±2.5）个月；单发结节 30 例，多发结节 33 例。联合正常剂量组：男性 20 例，女性 43 例；年龄 24～65 岁，平均年龄（43.2±12.3）岁；病程 3～24 个月，平均病程（6.7±2.6）个月；单发结节 29 例，多发结节 34 例。联合小剂量组：男性 18 例，女性 45 例；年龄 24～65 岁，平均年龄（44.0±13.1）岁；病程 4～24 个月，平均病程（6.7±2.8）个月；单发结节 28 例，多发结节 35 例。三组患者的一般临床资料差异较小（$P > 0.05$），可用于结果数据比对。对照组：给予患者正常剂量左甲状腺素钠片进行治疗，50～100 μg/次，1 次/天。联合正常剂量组：患者给予正常剂量左甲状腺素钠片联合小金片进行治疗，左甲状腺素钠片 50～100 μg/次，1 次/天，小金片 3 片/次，2 次/天。联合小剂量组：患者给予小剂量左甲状腺素钠片联合小金片进行治疗，左甲状腺素钠片 25～50 μg/次，1 次/天，小金片 3 片/次，2 次/天。三组患者的治疗疗程均持续 6 个月。小金片主要由人工麝香、木鳖子（去壳去油）、制草乌、枫香脂、制没药、制乳香、地龙、五灵脂（醋炒）、酒当归、地龙及香墨十几味药物组成。上述诸药合用可达到散结消肿、化瘀止痛的功效。既往小金片治疗结节性甲状腺肿的研究表明，小金片在临床疗效优于左甲状腺素钠片的同时，不良反应发生率明显降低。本研究中联合正常剂量组与联合小剂量组患者治疗的总有效率无明显差异，但明显高于对照组，证实小金片联合左甲状腺素钠片可提高治疗效果。既往研究表明，小金片与小剂量的左甲状腺素钠片联合使用时，可适当减少左甲状腺素钠片的剂量，从而降低不良反应的发生率。本研究治疗期间，联合小剂量组患者的不良反应发生率明显低于对照组与联合正常剂量组，证实了左甲状腺素钠片剂量的降低使得不良反应发生率降低，可见小金片安全性较高。对照组与联合正常剂量组患者的 FT_3、FT_4 水平略有升高，但仍在正常范围内，而 TSH 水平较治疗前明显降低，可见机体的甲状腺功能因外源性甲状腺激素改变，使得甲状腺激素分泌异常，影响机体甲状腺的正常生理功能。联合小剂量组患者使用了低剂量的左甲状腺素钠片，治疗后 FT_3、FT_4 和 TSH 水平较治疗前均无明显变化，对机体甲状腺功能影响相对较小。

（三）夏枯草胶囊

【组成】以夏枯草为主要成分的中药制剂。

【方解】夏枯草具有散结消肿、清火明目的功效。

【功效】清火，散结，消肿。

【适应证】火热内蕴所致的头痛、眩晕、瘰疬、瘿瘤、乳痈肿痛，以及甲状腺肿大、淋巴结核、乳腺增生病、高血压病见上述证候者。

【用法用量】每次 10～20 g，一日 2 次，温开水送服。

【注意事项】感冒后暂停服用；体虚者慎用；另需注意过敏反应。

【现代药理】实验证实本品有降血压、降血糖、降血脂、抗炎、免疫调节、抗肿瘤、抗病原微生物的作用。①降压作用：现代研究发现夏枯草具有显著的降压作用，何晓燕研究发现，夏枯草对家兔有降低血压作用，家兔静注夏枯草煎剂后可明显降低血压。研究同时发现夏枯草能够预防动脉粥样硬化。孙旭丽等人研究发现，夏枯草醇提取物能抑制大鼠离体胸主动脉条收缩。梁建钦等研究发现，针对大鼠自发性高血压，夏枯草提取物可以通过调整血管紧张素 Ⅱ 和一氧化碳的含量实现降低血压的作用。夏伯候等研究发现夏枯草水提液与水提醇沉上清液对大鼠收缩压、舒张压均有持久的降低作用。②降糖作用：刘保林等人研究发现夏枯草醇提取物可抑制四氧嘧啶糖尿病模型组小鼠的血糖水平，同时可以改善糖耐量。国外学者研究发现夏枯草可降低血糖水平，可增加血清胰岛素量，改善体内氧化应激。庄玲玲等研究发现夏枯草提取物可抑制猪胰 α- 淀粉酶的生成，抑制单糖的吸收。吴慧平等研究发现夏枯草水提物对正常 ICR 小鼠可延缓其水解碳水化合物的速度，同时延缓其吸收单糖，其机制可能与夏枯草对肠道 α- 糖苷酶有抑制作用有关。郭英等人研究发现夏枯草水提物对 α- 葡萄糖苷酶和 α- 淀粉酶有抑制作用，同时发现一次性给药后，可降低餐后血糖水平，提高淀粉的耐受量。③抗炎、免疫调节作用：杨力等人研究发现夏枯草提取物具有广谱抗菌活性，夏枯草的醋酸乙酯提取物可显著抑制金黄色葡萄球菌、大肠杆菌等细菌的活性。严东等人研究发现夏枯草茎叶和果穗的水提物有抗炎作用，均能显著抑制大鼠足趾肿胀，同时明显降低肿瘤坏死因子 -α 的含量。解丹等人研究发现夏枯草总三萜可有效抑制细胞分泌炎症因子，调节细胞炎症因子的平衡。李海峰等人发现复方白毛夏枯草可以降低血清白介素 -1β 和 TNF-α 的含量。郑昱等人研究表明夏枯草胶囊可以上调外周血淋巴细胞亚群值。盛丽等研究发现夏枯草可抑制部分细菌的生长，可显著抑制结合杆菌。王文佳等人研究发现复方白毛夏枯草增强了实验小鼠的免疫功能。姜玲海等人研究发现夏枯草多糖可以促进淋巴细胞转化增殖、诱生干扰素。④抗氧化作用：王锐等人研究发现夏枯草化学成分中多酚类化合物能明显降低小鼠的血液中还原型谷胱甘肽的水平。Zhang G 等研究发现夏枯草黄酮类化合物可显著清除 DPPH 自由基和羟基自由基，同时具有铁离子还原能力和总抗氧化能力。魏明等人研究发现夏枯草水溶性酸性多糖对 DPPH 自由基和羟基自由基也具有明显清除能力。⑤抗菌抗病毒作用：胡冬斐等人研究发现夏枯草提取物主要通过改变受试菌细胞壁及细胞膜的渗透性对痤疮致病菌起到抑制作用。孟胜男等人研究表明夏枯草提取物对单纯疱疹病毒性角膜炎有明显改善作用。黄波等人研究表明夏枯草提取物对部分临床耐药菌株有一定的抗菌活性，其超声波提取物可表现出更明显的抗菌作用。⑥抗肿瘤作用：近年来对于夏枯草抗肿瘤作用方面的研究愈加增多并深入。张明智等人研究发现夏枯草可导致 Raji 细胞蛋白质组改变并且诱导细胞凋亡等。周荣耀等人表明夏枯草注射液治疗肺癌胸腔积液有起到显著作用。徐中伟等人研究发现夏枯草注射液通过胸腔内注射可有效促进胸腔纤维化的形成。FengL 等人研究发现夏枯草中齐墩果酸可显著抑制肺腺癌 SPC-A-1 细胞的生长。周亚敏等人研究表明夏枯草极性部位提取分离出的部分化合物有一定的抗乳腺癌活性。张可杰等人研究发现夏枯草注射液可显著抑制细胞增殖，其机制可能与诱导 K562 细胞凋亡有关。蒙雯雯等人发现夏枯草联合山慈菇对甲状腺癌细胞的抗增殖作用显著。朱劲华等人研究发现夏枯草乙醇提取物可体外诱导 A594 细胞凋亡。陈长英等人发现夏枯草提取物可通过诱导细胞凋亡抑制小鼠 T 细胞淋巴瘤 EL-4 细胞。杜宏道等人研究发现夏枯草可诱导人甲状腺癌细胞系 SW579 凋亡。殷德涛等人研究发现夏枯草可显著抑制甲状腺乳头状癌细胞增殖。⑦其他作用：赵江丽等人研究发现夏枯草醇提物可镇定、催眠，抑制小鼠的自主活动，合用戊巴比妥钠能增多小鼠入睡的数量，延长小鼠睡眠时间。陈文梅等人研究发现夏枯草能显著延长寒凝气滞急性血瘀模型大鼠的凝血酶原时间，可改善部分血液流变学指标。许丽等人研究发现以夏枯草配伍可治疗多种小儿疾病，如小儿皮肤疾病、呼吸系统疾病等。

【临床研究】王路运用夏枯草胶囊联合左甲状腺素钠片治疗结节性甲状腺肿的疗效观察。选取 136 例结节性甲状腺肿患者为研究对象，其中男性 72 例，女性 64 例；年龄 18～75 岁，平均年龄（43.92±6.73）岁。病程 1～41 个月，平均病程（18.86±8.55）个月。依据随机数字表法将所有患者分为对照组和治疗组，每组各 68 例。对照组中男性 35 例，女性 33 例；年龄 19～75 岁，平均年龄（44.20±6.68）岁；病程 2～39 个月，平均病程（17.84±8.79）个月。治疗组中男性 37 例，女性 31 例；年龄 18～75 岁，平均年龄（43.57±6.95）岁；病程 1～41 个月，平均病程（19.37±8.33）个月。两组患者的年龄、性别组成、病程比较差异无统计学意义，具有可比性。对照组患者口服左甲状腺素钠片，每次 100 μg，1 次 / 天。治疗组患者在对照组治疗基础上口服夏枯草胶囊，2 粒 / 次，2 次 / 天。两组均连续治疗 30 天。采用中西药相结合的方式，以西药快速改善临床病症，中药调节免疫功能，进而快速改善病情，达到较好的临床疗效。夏枯草是中医临床治疗瘿病的有效中药，由夏枯草和红糖制成的中药制剂，具有清肝火、解毒、散结、明目、消炎镇痛、免疫调节之功效，能够发挥免疫调节作用对淋巴滤泡增殖和淋巴细胞浸润过程产生抑制，减少甲状腺自身抗体的生成和甲状腺滤泡细胞的破坏。此外，夏枯草胶囊自身具有消炎散结的作用，因而能缩小肿大的甲状腺腺体，使患者临床症状缓解甚至消失，预防甲状腺功能异常，具有较好的临床疗效。此研究将夏枯草胶囊用于治疗结节性甲状腺肿患者，同时考虑中药治疗起效较慢，因而联合使用左甲状腺素钠片对患者进行治疗，并取得了较好的临床疗效。研究结果显示，治疗后两组患者的甲状腺和甲状腺结节最大直径均较治疗前显著缩小，FT_3、FT_4 均降低，TSH 均升高，且治疗组的甲状腺和甲状腺结节最大直径、游离三碘甲腺原氨酸、游离甲状腺素低于对照组，促甲状腺激素高于对照组，两组比较差异具有统计学意义（$P < 0.05$）。治疗组与对照组患者的临床总有效率分别为 94.12% 和 83.82%，治疗组高于对照组，差异具有统计学意义（$P < 0.05$）。这是由于治疗组患者联合使用夏枯草胶囊，现代药理学研究发现夏枯草具有抗肿瘤、抗菌、抗炎、抗病毒、降血糖、降脂、降血压、保肝、调节免疫、镇咳祛痰等功效。且本文研究结果显示，治疗组和对照组患者的不良反应总发生率分别为 7.35% 和 20.59%，治疗组低于对照组，差异具有统计学意义（$P < 0.05$）。说明夏枯草胶囊联合左甲状腺素钠片治疗具有较好的安全性，治疗组患者联合使用夏枯草胶囊，能够有效提高机体免疫力，进而降低了不良反应的发生率。

六、单味中药

（一）黄药子

黄药子是薯蓣科薯蓣属植物黄独的块茎，又名黄独、金线吊蛤蟆、零余子、黄狗子等，主要分布在河南、安徽、江苏、浙江、福建、台湾、湖南、湖北、广东、广西、四川、云南等地，另外在山东、河北也有种植。

黄药子性凉，味苦，具有散结消瘿、清热解毒、凉血止血的功效，在历代本草中均有述及。

【药理研究】①对甲状腺的作用：吴宁等人通过实验发现，用黄药子治疗 28 天，对碘缺乏致甲状腺肿大鼠的甲状腺功能和形态无明显作用，说明黄药子单味药对碘缺乏性甲状腺肿无治疗作用。但是，李国进通过临床试验发现黄药子治疗亚急性甲状腺炎取得了较好效果。因此，黄药子对甲状腺的作用有待研究。加大剂量或延长治疗时间是否有治疗作用，还需进一步研究。②抗炎作用：李万等人通过实验研究表明，黄药子的甲醇提取物及其氯仿部位能显著抑制二甲苯引起的小鼠耳肿胀及蛋清和卡拉胶所致的大鼠足跖肿胀。谭兴起等人通过临床药理实验，发现黄药子中的黄独乙素是抗炎活性成分，对急性、亚急性炎症均有抑制效果。③抗菌作用：胡峻峰等人通过实验研究发现黄药子的水煎液对金黄色葡萄球菌、柠檬色葡萄球菌、大肠杆菌、白色念珠菌、猪肺炎链球菌的抑制作用较好；黄药子的有机溶剂提取液的抑菌作用优于水煎液，且抑菌范围广。④抗病毒作用：徐以珍等人研究表明，黄药子的乙醇浸膏在 0.017～0.034 mg/mL 不仅能抑制 DNA 病毒，还能抑制 RNA 病毒的转录，灭活病毒后的细胞或药物对照细胞仍旧能够继续分裂传代。黄药子的水浸剂对各种类型的病毒均无抑制作用。⑤抗肿瘤作用：黄药子在治疗肿瘤方面应用广泛。目前，对黄药子的抗肿瘤研究主要为体外研究，实验结果表明黄药子能明显抑制肿瘤的生长。赵艳通过体外活性筛选实验来证实黄药子提取物的抗肿瘤活性作用。结果表明黄药子提取物对 3 种人源癌细胞（宫颈癌细胞株 Siha、HeLa，肝癌细胞株

Hep）的生长均有明显的抑制作用，在设置的浓度范围内具有明显的剂量和时间依赖性，并具有一定的特异性。索晴等人研究发现黄药子配伍当归后可以通过降低 P- 糖蛋白的表达增强黄药子的抗肿瘤作用。李建恒等人通过小鼠腹水型肿瘤模型与体外抑瘤实验研究发现，用石油醚、乙醚、乙醇、水分别提取的黄药子药液都能够明显地抑制肿瘤细胞的生长，且对肝肿瘤细胞的作用最好，其中乙醚提取物的抗瘤谱较宽。

黄药子的毒性主要是对肝肾组织的损害，表现为胃纳减退、乏力、上腹部饱胀、恶心及肝脾肿大和黄疸等，严重者会出现肝肾衰竭甚至死亡。①毒性作用机制：王新华等人采用体外实验法研究发现黄药子对正常大鼠肝细胞有明显细胞毒性，主要表现为引起肝细胞的存活率下降；引起细胞内乳酸脱氢酶（LDH）、谷丙转氨酶（GPT）、谷草转氨酶（GOT）泄漏，GPT 和 GOT 为肝细胞受损的特征性酶谱，LDH 活性的升高提示细胞膜完整性受损。李玉洁等对黄药子肝毒性机制的研究发现，其毒性产生的机制与抑制肝微粒体中抗氧化酶和药物代谢酶的活性有关。黄药子可抑制肝微粒谷胱甘肽巯基转移酶（GST）、谷胱甘肽过氧化物酶（GSH-Px）及超氧化物歧化酶（SOD）的活性。同样的，李伟等人通过黄药子的毒性作用机制分析发现黄药子的肝毒性与自由基损伤有关。王加志等人也猜测黄药子的肝毒性机制可能与线粒体的氧化损伤有关。黄药子对肾脏的损害需要较长时间才能表现出来，中毒肾脏病变主要为肾小管上皮细胞肿胀、管腔狭窄、蛋白管型。②毒性作用成分：蒋永福等人研究黄药子的肝脏毒性成分，发现主要是一些黄酮类和皂苷类化合物，具体不详。但是，王加志等的实验证明黄药子中的二萜内酯类成分具有肝细胞毒性。同样，谭兴起等人也认为黄药子的毒性成分主要是弱极性呋喃去甲基二萜类化合物。③减毒方法：刘树民等人研究发现，黄药子配伍当归后，当归对黄药子引起的 SOD、GST 活性的抑制有对抗作用，能显著提高肝微粒体中药物代谢酶和生物氧化酶的活性，从而起到减毒的作用。

【临床应用】①治疗甲状腺疾病：中医理论认为甲状腺肿属于瘿瘤证范畴，黄药子能化痰消瘿散结，治瘿痛结块，使用黄药子治疗瘿瘤是历代医者的首选，临床实践证明疗效确切。②治疗肿瘤：黄药子可凉血解毒、降火消瘿，被历代医者广泛应用于各种肿瘤的治疗。目前临床应用的含黄药子成分的抗肿瘤制剂包括金蒲胶囊、增生平、参灵抗癌胶囊、肺积胶囊、克瘤胶囊、爱德胶囊、通道宁合剂、五黄寿命散、昆药散胶囊、乳康合剂等。③治疗尖锐湿疣：用黄药子凝胶剂治疗阴道尖锐湿疣，疗效好，不良反应少，具有临床应用价值。④其他作用：治疗吐血不止、鼻衄不止、胃痛、扭伤、腹泻、疝气、百日咳等。

（二）夏枯草

夏枯草是唇形科夏枯草的干燥果穗，因其在夏季结束后枯萎而得名，在世界各地都有分布。夏枯草具有清肝泻火、明目、散结消肿的功效，是广东民间暑夏时入汤入药常用药材。

【化学成分】夏枯草中的化学成分主要包括三萜、甾体、黄酮、香豆素、有机酸等多类成分。目前，夏枯草共分离出 28 种三萜类化合物，其中齐墩果酸、熊果酸含量最高。夏枯草提取液的甲基化产物中可提取出山楂酸酯类、齐墩果酸酯类和熊果酸酯类等成分，有研究人员在夏枯草中分离得到夏枯草皂苷 A 和夏枯草皂苷 B。夏枯草中的甾体类化合物主要有豆甾醇、β- 谷甾醇和 α- 菠甾醇。除此之外，还含有胡萝卜苷、葡萄糖苷、咖啡醇及豆甾 -7，22- 二烯 -3- 酮等化合物。夏枯草所含黄酮类化合物主要是芸香苷、芦丁、金丝桃苷，苏联学者还在夏枯草中分离得到木樨草素、木樨草苷和异荭草素 3 个黄酮类化合物。夏枯草中香豆素类成分含量很少，主要是伞形酮、莨菪亭和七叶亭。所含有机酸类化合物主要是苯丙素类和长链脂肪酸类。苯丙素成分除顺式和反式咖啡酸外，还有迷迭香酸、甲基迷迭香宁、乙基迷迭香宁及丁基迷迭香宁等。长链脂肪酸主要为油酸、亚油酸、月桂酸、花生油酸、十四烷酸、肉豆蔻酸等。夏枯草中挥发油类化合物主要有月桂烯、芳樟醇、1，8-桉油精及β-蒎烯。1，8-桉油精和β-蒎烯的含量占挥发油总量的60%以上。夏枯草中含有游离的单糖、双糖及多糖。双糖主要有蔗糖、果糖，单糖主要为鼠李糖、葡萄糖、木糖、阿拉伯糖、甘露糖、半乳糖等。夏枯草还含有少量生物碱、无机盐、维生素、树脂、苦味质、鞣质等成分。

【药理研究】夏枯草的抗肿瘤研究由来已久，且研究较多。夏枯草具有较好的抗淋巴瘤作用，张明智等人研究发现其作用机制可能与其导致Raji细胞蛋白质组、Jurkat细胞蛋白质组改变及诱导凋亡等有关。夏枯草的抗甲状腺癌作用与其促进甲状腺癌细胞系SW579的凋亡有关。此外，夏枯草对膀胱癌、结肠癌、胰腺癌、口腔癌、肝癌、肺癌等均有一定作用。

【临床应用】用于甲状腺功能疾病，大量研究表明，夏枯草用于治疗甲状腺炎、甲状腺肿大均有显著疗效。杨坤等人研究发现用夏枯草治疗甲状腺疾病，在退热、止痛、消肿等方面均优于西药对照组。若用经典疗法联合应用夏枯草口服液，其治疗效果更为明显。商建华等人用夏枯草口服液、泼尼松片、左甲状腺素钠片联合治疗中老年亚急性甲状腺炎效果明显优于对照组。

七、中医外治法

（一）针灸治疗

针灸是中医的传统治疗手段，针刺治疗瘿病，第一次出现在晋代《针灸甲乙经》，皇甫谧提出使用局部、邻近、远距离取穴法。而近现代多位医家在此基础上进行了深入研究，取得了较为理想的结论。针刺治疗瘿病在临床上也已经被广泛使用，临床疗效明确，具有价格低廉、复发率低、副作用少的优势。由于患者对于手术的惧怕及术后可能出现的并发症，使得越来越多的医生和患者更倾向于采用传统中医治疗手段，而中医治疗充分发挥了自己的长处，在一定范围内弥补了西医治疗的缺陷。

桂树虹等人运用针灸治疗海南省高碘饮食所致结节性甲状腺肿。患者取坐位，针刺部位周围5 cm 75%酒精消毒，持针者左拇指固定结节，右手持针，视结节大小围刺3～6针（捻转进针），结节中心直刺1针，进针深度均为30 mm，针尖朝向结节中心。每刺入1针，小幅度提插泻法持续1分钟。患者换取仰卧位，留针20分钟后，行针孔按压。结节性甲状腺肿大是甲状腺肿自然发展到晚期的一种表现，以结节和甲状腺肿大为主要表现，其发病机制临床尚不明确，可能与内分泌变化、细胞因子刺激、化学物质刺激、遗传因素、免疫或含碘量等有关。针灸疗法采用了围刺之法，因为针刺结节能够直接作用于病灶，改善病灶血运，从而达到治疗疾病的目的。其间提插泻法与捻转法的使用能让持针者根据患者实际情况及不同症状施以不同程度的刺激，增强局部治疗效果。

曹仰华运用针灸治疗地方性甲状腺肿。取穴合谷、人迎、三阴交、昆仑，双侧取穴，每日1次，每次30分钟，间隔5分钟行针一次。7天为1个疗程，疗程间休息3天。治疗期间，建议患者多吃含碘多的海产品，如海带、紫菜或海蜇等，炒菜时碘盐后放。曹仰华认为地方性甲状腺肿是世界上流行最广泛的一种化学性地方病，主要病因为环境缺碘。碘是人体合成甲状腺素的必需微量元素，缺碘可促使甲状腺滤泡明显增生，结果使甲状腺代偿性肿大。甲状腺肿大，中医学称之为"瘿气"，认为痰气相结而成。取穴太阳之经穴昆仑，配合局部阳明经之人迎，可以疏通肝气，使痰气散开；取四总穴之一合谷穴，取足三阴交可调和阴阳气血，使气血运行通畅，经络疏通，从而使"颈项肿大"之症状消除。中药配合针灸治疗该病，方法简单，经济有效，人们易于接受。

康维莲针灸治疗结节性甲状腺肿，针刺时在结节中心垂直针刺1针，视结节节大小围刺2～4针，进针深度控制在0.5～1寸，针尖方向朝结节中心，每刺入1针，小幅度提插泻法持续1分钟，切勿太过深入伤及颈总动脉及喉返神经。天突穴选择1.5寸针灸针，先直刺0.2～0.3寸，将针尖朝下，贴着胸骨柄后方刺入1～1.5寸。足三里、三阴交、丰隆、阴陵泉、太冲选择1.5寸针灸针，垂直穴位进针，进针深度1～1.5寸。治疗时间：每次留针30分钟。疗程：隔天针刺1次，10天为1个疗程，连续治疗2个月。选穴理论如下。①天突：所谓"腧穴所在，主治所及"，天突位于颈项部，选取天突可以疏泄病变局部的气体，促进气血运行，实现消肿散结的功效。且天突为特定穴，任脉、阴维脉在此交汇，任脉入咽喉，阴维脉调节诸阴经经气，针刺天突可通泄局部和经络所行之处的气血，有宣肺止咳、降逆止呕、化痰散结的功效，是治疗瘿病的要穴，再配以阿是穴加强疏通气血、消肿散结的作用。②阴陵泉：阴陵泉是足太阴脾经之合穴，合，顾名思义即会合之意，即指脾经气血物质中的脾土微粒会合场所。经脉所过，主治所及，脾经循行过咽部，针刺该穴可以疏导经络气血，有健脾化湿、通经活络的效果。③三阴交：该穴为"足三阴经"的交会穴，足太阴脾经入咽喉，疏导咽部气血，故可消除局部痰瘀。《针灸大成》载有"三阴交主……癥瘕……如经脉塞闭不通，泻之立通。"说明三阴交可治气血不通相关病证，达到疏通气血的目的。且《针灸大成》里还表明治疗时取三阴交可以疏肝理气、消肿散结。④足三里：该穴为足阳明胃经的合穴，经气在此充盛并合入脏腑。阳明经"循喉咙，入缺盆"，长于疏通循行部位的气血，因此能加强缩小颈部肿块的作用。足三里可配伍丰隆达到通经散结、化痰消瘀之效。⑤丰隆：丰，丰满；隆，隆盛。该穴为胃经的络穴，从此别走脾经，且该处肌肉丰满充隆，所以称之为丰隆。该穴为治痰经典要穴，可配伍足三里通经散结、化痰消瘀。⑥太冲：太，大；冲，重要位置。穴在足背，脉气盛大。肝在志为怒，若肝气郁结，则在情志上即表达出了怒的特性。太冲既是肝经的输穴又是该经的原穴，能够疏调肝气，改善情绪。且肝经"循喉咙之后"，针刺太冲可通调颈部气血，达到疏肝理气、消肿散结的作用。以上诸穴合用，共奏理气化痰、化瘀散结之效。

罗开涛运用施氏温针治疗甲状腺肿。其认为举凡一切经络壅滞、气血痹闭等证，不论其气盛、气滞，属虚、属热，皆可温针治疗。温针之温也，犹春日和煦，人人可近。故虚者得之有助，实者得之能散，寒者得以温，热者得以泄。温之得宜，则温针之法可得心应手，运用自如也。罗氏总结前人经验，指出中医治疗疾病关键在于辨证，法随证立，方随法出，针灸治疗疾病亦应遵循此论。瘿病之病因主要是情志内伤、饮食及水土失宜，同时也与个人体质相关，基本病机为气滞、痰凝、血瘀壅结颈前。《诸病源候论·瘿候》有言"瘿者，由忧恚气结所生"，《重订严氏济生方·瘿瘤论治》曰"夫瘿瘤者，多有喜怒不节，忧思过度而成斯疾焉"，由此看出，气滞对本病影响较大。肝主气，肝郁而气滞，气滞则津停，凝结成痰，结于颈前，日久致血脉瘀阻，气、痰、瘀三合为患，故瘿病治疗理应以理气化痰、消瘿散结为主，《外科正宗·瘿瘤论》采用的主要治法就是"行散气血""行痰顺气""活血散坚"，名方"海藻玉壶汤"至今仍为临床所应用。但针灸讲究"经脉所过，主治所及"，结合江浙特色的温针疗法，罗氏在治疗瘿病方面总结出特色方案。①取穴：局部根据结节大小，刺5～7针；远端取合谷、曲池、丰隆、足三里、太冲，均取右侧。②手法及操作：结节局部用温针围刺法，即患者取坐位，医者正对站其右侧，左手拇指寻摸并固定结节正中，右手持针直刺，余针以第一针为中心围刺，刚穿透结节基底部为度，嘱患者下颌微仰；余肢体穴均常规手法进针，捻转得气后取颈部三针及肢体针，于针柄置艾绒，颈前搁纸片防止艾灰掉落烫伤，留针30分钟起针，按压针孔。《太平圣惠方》有言"瘿有三种，有血瘿，可破之；有息肉瘿，可割之；有气瘿，可针之"，故以针灸治疗本病自古有之，其中围刺法首见于《灵枢·官针》，常取结节最高处直刺，后在病变肿物边缘多针包围围刺，源于"扬刺法"，取其疏经通络散结之功。《备急千金要方》曰"诸瘿，灸肩锅""灸风池百壮，侠颈两边"，为结节性疾病治疗指明新的方向，且"实者灸之，使实邪随火气而发散也"，结合针刺，可使灸火作用直达局部病所，作用直接。阳明经"循喉咙""从缺盆上颈"，从经络循行分析，颈部乃阳明经分野，"宁失其穴，勿失其经"，故针灸配方着眼于经络治疗，远端穴"以右治左"，曲池、合谷、足三里疏通经络，调理阳明气血，丰隆乃祛痰要穴，太冲为肝经原穴，理气疏肝。五穴配合局部穴宣散邪气，起到"有余损之"，最终达到调整阴阳、温通气血、消散瘿肿之功。

陈国瑞运用针灸围刺法治疗甲状腺肿。针灸选穴如下。主穴：结节处围刺。配穴：丰隆、血海、太冲泻法、天突、中脘、曲池、三阴交、阴陵泉平补平泻，上巨虚（温针灸）配合每周艾灸结节处、石门和上巨虚，每个部位15分钟，隔日1次。具体操作：准备5支1.5寸毫针，针刺前将肿大甲状腺的局部皮肤进行常规消毒。首先将其中4支分别从结节周围向中心刺入，然后在病变中心处再直刺一针。进针1.2寸，泻法，留针30分钟，每10分钟行针1次。1周3次，10次为1个疗程，共治疗4个疗程。孙思邈《备急千金要方》曰："凡病皆由血气瘀滞不得宣通，针以开导之。"针灸围刺法首见于《灵枢·官针》，由古代"扬刺法"发展而来。其中记载针灸围刺法能调和阴阳、疏通经络、行气活血、消瘀散结，从而消除结节，恢复机体正常功能，因此针刺治疗对与气血功能失调相关的疾病均具有很好的疗效。针刺治疗可免除手术风险，与西医相比机体受到的损伤较小、简单快捷、不留瘢痕，从而使患者具有良好的依从性。

刘飞运用针刺配合雷火神针治疗甲状腺肿。取主穴膻中、天突，辅助穴选用甲状腺局部针刺点，用捻转泻法。具体临床操作：嘱患者平躺，暴露出颈部，穴位处皮肤进行常规消毒。膻中穴选用0.25 mm×75 mm规格的针灸针向下平刺，进针2.5寸；天突穴选用0.25 mm×40 mm规格的针灸针浅刺（进皮即可）；甲状腺局部选用0.25 mm×40 mm规格的针灸针在其两侧分别取对称的三点浅刺；针刺要求各针刺点均有针感，但不要求强刺激，各针刺点得气后，实施捻转泻法，待针留至后再起，期间每隔1分钟捻转1次，每日针刺1次，7天为1个疗程，休息1天后开始下个疗程，需连续治疗2个疗程。针刺结束后，选用恒升阳牌雷火神针在甲状腺结节周围进行实按灸。具体操作如下：在雷火神针一端蘸上一层桐油，用酒精棉球点燃，待燃烧30秒后将火焰吹灭，立即用实按灸专用包裹纸（三层）将燃烧端包裹起来，利用雷火神针的热度在甲状腺结节局部进行快速的点按，待患者自述温度不烫后取下一层包裹纸在局部进行缓慢的点按。待患者感觉不到热度后可重复上述操作，再点燃进行实按，每日实按灸1次，每次30分钟，疗程同针刺。嘱患者在整个疗程期间忌食生冷、凉辣以及海鲜等发物，尽量保持心情愉快，避免发怒、生闷气。针刺配合雷火神针汇聚了针刺和实按灸的双重功效，具有操作简单、安全有效、绿色健康等优点。本病的主要病因病机是肝郁气滞，相应的治则是解郁、理气、散结，因此选用针刺气会膻中，可疏肝解郁理气，天突及甲状腺局部浅刺，可疏通局部气血，加之实按灸的温热散结作用，达到了标本兼治的目的，故收效迅速。

（二）外敷治疗

胡方林运用自制药膏治疗甲状腺肿。外用药膏组方为蒲公英、雷公藤、夏枯草、玄参、浙贝母、黄药子、莪术等。膏方以黄药子凉血降火、消瘿解毒，《开宝本草》言其"苦，平，无毒，主诸恶肿疮瘘、喉痹、蛇犬咬毒"；《本草纲目》引《斗门方》言"项下瘿气，黄药子一斤，洗锉，酒二斗浸之，每日早晚当服一盏，忌一切毒物及戒怒，仍以线逐日度之，乃知其效也"，首次提及"消瘿作用"，并提出观察疗效的方法；《本草汇言》称"黄药子解毒凉血最验，古人用于外科血证两方尝用，今人不复用者，因久服有脱发之虞，故其为凉血散血明矣"，这可看作古代医家对黄药子隐含毒性的初步认识。雷公藤味苦、辛，性寒，归肝、脾、肾经，功能祛风燥湿、消肿止痛、通经活络、清热解毒。现代医学研究表明，雷公藤有显著的抗炎、镇痛、免疫抑制等作用，在临床上得到了广泛的应用。夏枯草味苦辛，性寒，归肝、胆经，既清火散结，又清肝明目。浙贝母味苦性寒，归肝、心经，功能清热化痰散结。蒲公英味苦、甘，性寒，归肝、胃经，有清热解毒、消肿散结之功。玄参味甘、苦、咸，性寒，善于滋阴降火、软坚散结，能消瘿瘤。莪术味苦、辛，性温，具有行气破血、消积止痛的功效，性虽辛温，与诸寒凉药相伍，既无助热之弊，又增消瘿散结、活血祛瘀之力。全方共奏清热活血、化痰散结之功。但因方中黄药子和雷公藤均有毒性，久服易对人体肝、肾功能造成损害，故改成外用。其药物成分通过透皮吸收直接作用于甲状腺并通过甲状腺丰富的血液循环作用于全身。另外，膏药颈部外敷可以刺激相应的穴位，通过经络系统之间的相互作用，使气血运行通畅，从而消除了导致本病的基本病理因素，达到治疗的目的。

张太华自拟消瘿膏治疗甲状腺肿。其膏药组方为生大黄 10 g、栀子 10 g、青黛 50 g、大贝 10 g、山慈菇 50 g、黄药子 50 g、冰片 20 g。上 7 味共为细末。另用夏枯草 50 g，水煎 3 次，浓缩滤液至 40 mL，加 95% 酒精 130 mL，调制夏枯草酒液，然后和上药面共调成软膏状，贮于密闭容器中，置凉暗处，备用。每次用甲亢膏适量敷于肿大的甲状腺体处，外用油纸等固定，每晚睡前敷上，次日晨起取下，每日夜敷 1 次，连用 50 天。药中大黄、栀子、夏枯草、青黛既可直折火势，又善活血；黄药子消肿散结为治应病之专药；山慈菇化痰散结；冰片芳香透窍与行气活血之酒水结合，使诸药能迅速透达皮窍，直趋病所，全方共奏清热活血散痰、化痰散结之功，故散肿消结，收效甚捷。因甲状腺位于颈部皮下，位置表浅，膏药直接敷于病灶皮肤，其有效成分可迅速渗透到充血肿大的腺体，可能使甲状腺素的合成减少，以至于恢复正常水平，从而清除或减轻患者的临床症状和体征。

蒋红玉运用化瘤膏外敷治疗甲状腺肿。化瘤膏由冰片、炮甲珠、半夏及莪术等活血化瘀药组成，具有软坚散结、化痰祛瘀的功效。冰片味苦、辛，性凉，归心、脾、肺经，有开窍醒神、清热止痛、生肌之功。现代医学研究表明冰片具有抗菌、抗炎、止痛的功效，并具有促进其他药物透皮吸收的作用；半夏具有抗肿瘤作用。大部分活血化瘀药对免疫功能呈双重影响：既有免疫抑制作用，又有免疫增强作用。化瘤膏外敷治疗本病的机制首先是颈部皮肤角质层较薄，毛孔较多，皮下脂肪组织较少，加之皮肤的水合作用及药物本身的渗透作用，化瘤膏的药物成分经颈部皮肤直接作用于甲状腺；同时还可以通过血液循环调节机体的免疫功能，机体免疫力的增强，可以加快病情的好转。另外，中医认为甲状腺良性结节的基本病理是肝气郁滞、痰瘀凝结，而"气、痰、瘀"又是贯穿整个疾病全过程的基本病理因素。根据中医经络学说的理论，颈前有任脉，手足阳明经，有人迎、水突、扶突等穴位，化瘤膏颈部外敷可以刺激相应的穴位，通过经络系统之间的相互作用，使气血运行流畅，从而消除了导致本病的基本病理因素。

洪兵运用夏银散膏局部外敷治疗甲状腺肿。药物组成：夏枯草、金银花、连翘、牡蛎、三棱、莪术、冰片（剂量比例为 3：2：2：2：1：1：2），上述药研末后，用醋调和成糊状。用法：将药涂于敷料上，厚约 5 mm，大小超出肿块边缘 2 cm，用胶布固定，每日换药 1 次，共外敷 2 周。挟痰热毒蕴结于颈前，以致甲状腺局部气血痰浊热毒壅盛凝滞，则局部发热肿大痛甚。依据清代医学家吴安业"外治之理，即内治之理，外治之药，亦即内治之药，所异者法耳……外治必如内治者，先求其本……"

及中医"气滞则血瘀，气行则血行"的理论，本研究在采用小剂量泼尼松口服的基础上加用中药复方夏银散膏外敷甲状腺处，夏银散膏中夏枯草为君药，味苦、辛，性寒，归肝、胆经，疏肝解郁，散结消肿；金银花、连翘为臣药，疏散风热，清热解毒；三棱、牡蛎、莪术、冰片为佐使药，软坚散结，活血化瘀，消肿止痛。诸药合用，共奏疏肝解郁、理气化瘀、活血止痛、解毒散结之功。现代药理研究表明，夏枯草具有抗菌、抗病毒、抗炎、抗肿瘤及抑制免疫等功效；金银花、连翘具有广谱抗菌、抗病毒作用，同时可促进白细胞的吞噬作用，增加机体免疫功能。研究证实，局部药物治疗通过皮肤吸收，对炎症组织具有导向性，使炎症局部药物浓度高，使其治疗作用更强，从而明显抑制甲状腺局部的免疫反应，抑制甲状腺激素释放，改善高代谢综合征，缩小肿大的甲状腺。

于文晓运用中药散瘿膏外敷甲状腺肿。主要药物组成：姜黄、黄柏、大黄、土茯苓、延胡索。用法：将上述药物按 2:1:1:1:1 比例打粉后，取 20 g，用蜂蜜适量调匀，将调好后的药膏均匀涂抹在外用敷料上（贴敷大小超过病变范围 3 cm），药膏厚度为 5~6 mm，医用胶布固定后贴敷于甲状腺部位。每日 1 次，每次贴敷 4 小时。7 天后改为隔日 1 次。中药外敷方法不仅透皮性好，易于吸收，作用快而持久，并且价格便宜。本研究所用的消瘿止痛膏，其中主要组成为姜黄、黄柏、大黄、土茯苓、延胡索。诸药合用，共同起到清热止痛、消肿散结的功效。方中重用姜黄，以达到破血、止痛、行气、通经之功效；黄柏、大黄可起到清热泻火、凉血解毒之功效；土茯苓有助清热凉血、散瘀止痛之功；延胡索活血、行气、止痛，增强活血止痛之功；蜂蜜调之诸药，能起到保护皮肤、滋润局部组织、减轻药物对皮肤的刺激性的作用。现代药理研究发现，姜黄具有明显的抗炎、止痛的效果，已经被广泛应用于多种炎性疾病中，姜黄中姜黄素有明显的防御功效，能降低易产生活性氧簇的酶类的敏感性。黄柏具有消炎、解热、抗菌的功效。研究表明，黄柏针对大肠杆菌、金黄色葡萄球菌、表皮葡萄球菌等多种致病菌均有不同程度的抑制作用。大黄具有消炎、抑菌的效果，大黄中大黄素能够抑制细菌的生长，临床报道大黄同时具有抗心肌炎病毒和柯萨奇病毒的功效，大黄的抑菌效果与其剂量成正比。土茯苓具有促进白细胞吞噬作用的功效，因此具有较强的抗炎及免疫功效。延胡索的主要化学成分为四氢帕马丁，其具有明显的止痛、催眠、镇静、安定的功效。

李亚娟用中药外敷法治疗甲状腺肿。药物组成和用法：黄芩 15 g、夏枯草 15 g、浙贝母 15 g、玄参 15 g、板蓝根 30 g、连翘 15 g、醋柴胡 10 g、郁金 10 g、青皮 6 g、丹参 20 g，与冰片、青黛、大青叶制成膏剂，并使用此膏剂对患者的患处进行外敷，每天敷 2 次，每次敷 60 分钟，应连续用药 8 周。方中的黄芩具有泻火消肿、清热利咽的功效，夏枯草具有散结消肿、清热泻火的功效，浙贝母具有散结解毒、清热化痰的功效，玄参具有解毒散结、滋阴降火和清热凉血的功效，板蓝根具有抗菌、抗病毒和提升免疫力的功效，连翘具有散结消肿、清热解毒的功效，青皮具有理气止痛的功效，醋柴胡和郁金具有清热利湿、疏肝解郁的功效，丹参具有活血化瘀的功效。此外，大青叶、青黛和冰片具有清热解毒、凉血止痛的功效。诸药合用可共奏化瘀、解毒、凉血、消肿和止痛的功效。

崔鹏运用甲肿一号方外敷配合中药（瘿肿宁）内服治疗甲状腺肿。甲肿一号由苏子、厚朴、香附、郁金、生牡蛎、鳖甲、麝香等中药组成。将上述各种药物粉碎成细粉备用，将薄荷脑、冰片研细，与上述细粉混匀。将香油、蜂蜡炼至 200 ℃，放凉后加入上述细粉及青黛混匀即得。外敷于甲状腺（人迎、水突穴）部位。每日 1 次贴敷，1 周为 1 个疗程，可连用 4 个疗程。瘿肿宁由苏子、柴胡、夏枯草、郁金、生牡蛎、法半夏、陈皮、浙贝母、制鳖甲、莪术等中药组成。每日 1 剂，水煎分 3 次温服。

中医在治疗瘿肿疾病上积累了丰富的临床经验，多选用海藻、昆布一类的软坚散结药物，有人认为：海藻、昆布可改善血液循环，促进 T_4 脱碘转化为生物活性强的 T_3，负反馈抑制促甲状腺激素，使肿大的甲状腺缩小。但此类药物为富碘中药，经长期观察，疗效并不理想，后经诸多现代中医医家对其进行药理学研究，发现同时大量碘摄入，甲状腺激素的合成增加，释放减少，引起体内蓄积，势必影响疗效，延长病程，故目前不主张应用含碘药物或食品治疗。另外，也有人主张应用黄药子，黄药子凉血降火、消瘿解毒，《开宝本草》言其"苦，平，无毒，主诸恶肿疮瘘、喉痹、蛇犬咬毒"；《本草纲目》引《斗门方》言"项下瘿气，黄药子一斤，洗锉，酒二斗浸之，每日早晚当服一盏，忌一切毒物及戒怒，仍以线逐日度之，乃知其效也"，首次提及"消瘿作用"，并提出观察疗效的方法；《本草汇言》称"黄药子解毒凉血最验，古人用于外科血证两方尝用，今人不复用者，因久服有脱发之虞，故其为凉血散血明矣"，这可看作古代医家对黄药子隐含毒性的初步认识，故亦不主张应用黄药子。据《华佗外科》记载，华佗曾以中药外贴，使很多瘿瘤消失。医学研究也证实，中药中有一些药物有软坚散结、活血化瘀、疏肝解郁、理气化痰的作用，能从根本上整体调理治疗，标本兼治，能治疗甲状腺肿，甚至愈后不易复发。不过，目前尚无一种有效治疗甲状腺肿的外用药物，临床医师和甲状腺肿患者迫切需要采用疗效高、副作用小，且能够明显减轻痛苦，控制病情的有效治疗方法。瘿肿宁方中苏子辛温归肺经，降气消痰，用于痰壅气逆。柴胡苦微寒，归肝胆经，与郁金同奏疏肝理气之功，长于肝阳上亢，肝风内动之手颤，陈皮入脾肺经，长于健脾行气，燥湿化痰，半夏在《御药院方》中有述："法制半夏，清气化饮，壮脾顺气。"《药性论》中"新生者摩涂痈肿不消，能除瘿瘤"，主治瘿瘤痰核。莪术理气活血化瘀，破血行气，用于气滞血瘀而致瘿肿。夏枯草味苦、辛，性寒，是清肝火散郁结的要药，用于痰火所致瘿瘤肿痛，由肝气郁结，久而化火，痰火郁结而成。常与浙贝母、生牡蛎同用。生牡蛎与制鳖甲敛阴潜阳，软坚散结，散结消痞。浙贝母味偏苦，有"泄、消"的意味，多用于散结消痈。诸药相合，共奏软坚散结、疏肝理气之效。外敷甲肿一号方已获国家发明专利，该方具有清肝泻火、消瘿散结的功效，在颈部外敷可以刺激相应的穴位，通过经络系统之间的相互作用，使气血运行通畅，从而消除了导致本病的基本病理因素，达到治疗的目的，能够在较短的时间内控制病情，减轻甲状腺肿，疗效确切，患者依从性好，使用简单，携带方便，不影响患者的正常学习、工作和生活。

郭凤运用中药外敷治疗单纯性甲状腺肿。外敷药物成分：制马钱子 100 g、甘遂 85 g、大戟 85 g。每次取 3 g 外敷药物，在患处及周围涂布均匀，每次用药 4～5 小时，每天换药 1 次。作为经过皮肤吸收给药的载体，具有透皮性好、对皮肤刺激小、毒副作用小等特点。①方中用制马钱子，别名苦实，又名番木鳖、马前子、乌鸦眼、大方八、牛银等，始载于《本草纲目》，是马钱科植物马钱子的干燥成熟种子，味苦，性温，有大毒，入肝、脾经，有通络止痛、消肿散结之功。张锡纯在《医学衷中参西录》中指出其"开通经络，透达关节之力，实远胜于他药也"，但由于其剧烈的毒性严重限制了该药材在临床中的应用。《外科全生集》谓其能"搜筋骨入新之风湿，巧皮里膜外凝结之疲毒"。对马钱子的研究无论是在药理、药动学还是临床方面，都有较多的文献报道，人们已经能从细胞水平、分子水平或离子通道等方面研究马钱子的药理作用，为中医理论认为马钱子具有通络止痛、散结消肿功效的认识提供了客观的依据。②甘遂为大戟科植物甘遂的干燥块根。药用记载可追溯到两千年前的《神农本草经》，味苦，性寒，有毒，归肾、肺、大肠经，具有消水逐饮、消肿散结的功能，主治身面水肿，大腹肿满，胸胁积液，痈肿疮毒，功用泄水逐饮，消肿散结、缓急止痛。正如《本草备要》中记载其"能泻经隧水湿，直达水气所结之处，以攻决为用，为下水之圣药。"甘遂因其具有一定的毒性，经醋制后可降低其毒副作用，所以临床上多用醋制，且外用安全。③大戟始载于《神农本草经》，其往寒，味苦，有毒，归肺、脾、肾经。其消肿散结功效显著，李时珍在《本草纲目》中解释"其根辛苦，戟人咽喉。"说明其药性峻猛，善于攻散变瘤。因本方制马钱子、甘遂、大戟皆有毒性，且药性过于峻猛，所以用醋制法和缓毒性，加用蜂蜜，干而和平，解毒止痛，调和诸药。根据"内病外治"理论，运用"内病外治法"，其基本原理是"刺激感应"，即从体表局部给药，通过肌肤和经络感传，并使机体充分吸收。

陆雪松运用中药贴敷治疗甲状腺肿。中药贴敷成分：陈皮 9 g、川芎 9 g、夏枯草 9 g、莪术 9 g。制作方法：将以上中药颗粒用凡士林调和制作成黏稠状药膏，置于贴敷胶布中央，贴敷于双侧甲状腺处，左右各一，睡前贴敷，次日晨起后去除胶布及药膏，1 次/天，疗程为 3 个月。研究显示，快节奏的工作环境，持续的生活压力，易引起人们体内环境紊乱，导致免疫平衡失调，脾肾不足，脾胃失于健运，肝气郁滞，进而形成气滞、血瘀、痰浊等病理产物，结于颈前形成结节。本病主要以肝、脾、肾三脏功能失调为主。诚如《诸病源候论》所说"瘿者，由忧恚气结所生，亦曰饮沙水，沙随气入于脉，搏颈下而成"，《外科正宗》亦曰"夫人生瘿瘤之症，非阴阳正气肿，乃五脏瘀血、浊气、痰滞而成。"根据其病机，中医治疗以理气化痰活血为主。中医外治疗效独特、作用迅速、历史悠久，具有简、便、验、廉之特点，与内治法相比，具有"殊途同归，异曲同工"之妙，有"良丁不废外治"之说。本研究采用中药外敷治疗良性甲状腺肿患者，药物直达病所。方中陈皮理气健脾、燥湿化痰，川芎活血行气，夏枯草散结消肿，莪术破血行气消积，全方共奏理气化痰活血之效。结果显示，治疗组的总有效率明显高于对照组，且结节最大直径治疗后缩小明显优于对照组，提示在适当时期合理使用中草药对于良性甲状腺肿有控制和治疗作用，相对于西医的常规治疗方法具有较好的依从性和临床应用前景。

第四节　调护

一、饮食调摄

为了保持正常的甲状腺功能，每人每日最低碘需要量约为 100 μg。例如，陕西省风水县及太白县过去是地方性甲状腺肿的高发地区，在普及食用碘盐后，当地的甲状腺肿发病率由 30%～40% 降至 5% 左右。摄取适量的碘是必要的，我国广大农村地区、特别是老少边穷地区，受生活水平、文化普及程度、饮食结构及生活习惯的限制，获取碘的途径以食用碘盐为主，尚无碘过量摄取的可能性。在广大农村地区要普及保存和使用碘盐的方法，碘具有挥发性，避免碘盐中碘含量降低的有效方法就是保存碘盐于密闭的容器内，不宜长期暴露于空气中。高温能加速碘的挥发，炒菜或炖菜于出锅前加盐，可以有效降低碘的损失，提高碘的利用率。我国东北地区的冬储菜以萝卜、白菜为主，其内含有硫脲等引起甲状腺肿的物质。提倡蔬菜的多样性、增加富含碘的海产品的摄入量、合理膳食是必要的，如用海藻、海带等制作凉拌菜和汤菜，也可以生食为主，但要避免长时间煮炖。摄碘要适度，过多食碘会出现相反效果，如日本北海道地区的人们常以海带为食，有报告证实很多人患了巨大甲状腺肿，即临床上所说的高碘性甲状腺肿，其中一部分人还伴有甲亢。

甲状腺肿患者摄入的各种营养素都应保持相对平衡，除了要补充大量的优质蛋白质外，还要少吃高脂肪的食物，以及保证适量的糖类和丰富的维生素的供给。甲状腺肿者在饮食方面宜多吃：①花果、香菇、海参、茯苓、山慈菇、山药、猴头菇、萝卜、菱、杏及羊肉、牛肉、鹿肉等具有抗甲状腺肿作用的食物；②芦笋、乌龟、甜杏仁、蘑菇、柿饼、甲鱼、薏米等具有增强免疫力作用的食物；③青鱼、黑大豆、鹌鹑蛋、魔芋、淡菜、雀肉、桑葚、石榴、韭菜、虾、荔枝、扁豆、核桃、梅子等具有健脾利水作用的食物。甲状腺肿患者应戒烟禁酒，应禁食花椒、桂皮、蒜、葱、辣椒等辛辣刺激性食物以及油煎、肥腻的食物。甲状腺肿患者在饮食方面还要注意：①食谱结构要合理，品种要多样化，食品要新鲜，在制作食谱的时候要坚持富含维生素与质软易消化相结合、清淡与高营养有质量相结合、食物寒热温平味与食物新鲜相结合等饮食原则；②从每天摄取的总热量来看，甲状腺肿患者每日摄取的总热量不能比正常人低，也就是说，每天至少要摄取 10 kJ 热量，且每天应至少摄取 1.6 g 蛋白质。

二、生活调护

甲状腺肿患者在日常生活中要进行中医养生保健，要起居有节，情志疏宜，要"不妄作劳""形与神俱"。

（一）顺四时而适寒暑，和喜怒而安居处

《素问·宝命全形论》言"人应天地之气生，四时之法成"，认为人存在于自然界中，是自然界中的一部分，并受自然环境的影响和制约。《灵枢·岁露论》曰"人与天地相参也，与日月相应也"，指出人应该根据自然界四时的变化，与天地阴阳保持协调平衡，能动地调整机体，以适应自然环境的变化，达到人体内外环境的和谐统一，即要顺四时、适环境、调阴阳，以增强适应自然气候变化的能力。要用自然界四时阴阳来调整充实人体之阴阳，使之恢复阴阳的动态平衡。要注意调节情绪，不过分喜怒波动，要安心于平淡的日常生活。性格上努力做到平和，既不刚愎自用，也不优柔寡断，刚柔自如，没有偏颇固执。只有这样才会五脏神安，六腑气调，经脉通畅，致病之邪气才无从侵入，从而使生长壮老死的过程和谐圆满。

（二）虚邪贼风，避之有时

常规变换的天气违反四时之气时，"虚邪贼风"就会乘人体虚弱不知不觉地侵入人体，危害健康。所以，一切与时令节气相反的气候环境变化都要适时规避，减少外在致病因素的侵害。另外，如前所述，心情保持清净、纯洁、安闲而没有世俗杂念，如此真气就会顺畅，精神也会寄持体内。正所谓"正气内存，邪不可干""邪之所凑，其气必虚"。

（三）美其食，任其服，乐其俗

本意解释为不管什么样的食物都觉得味道甘美，不管什么样的衣服都觉得合适满意，以喜爱和遵守自己的习俗感到快乐。上古之人之所以能活过百岁而动作却不显衰老，就是因为他们这种厚朴的德行没有受到玷污而保持了纯真本色。

（四）形与神俱

心主神志，心神足则神机身在，心神灭则机体灭，因此养神必要养心，贵在养心。《黄帝内经》所倡导的"恬淡虚无，真气从之""乐其俗""精神内守，病安从来"，都强调养神、养心的重要性。如何养心神呢？养心神重在"静定"二字，静定则安。道家讲静心，就是要使心中安定宁静。生活中常

说静下心来，才能干好一件事。心定则气和，气和则血顺，血顺则精足而神旺，精足神旺，人体的免疫系统才能正常工作，才能对疾病有抵抗力。心不定，心神不安，如喜、怒、忧、思、悲、恐、惊种种情绪都能导致气血逆乱或气机郁滞引发种种疾病。因此，养病需要静养。恬淡虚无，减少欲望，尤其是禁贪欲，找到适合自己的静养方法，或阅读，或听音乐，或练习书法，或舞蹈，或收藏，都能使人精神安定。养心也要意念与自然相适应，所谓日有晨昏定省，月有晦朔弦望，春夏秋冬，无不遵守生、长、化、收、藏之理。养性重在子午酉时，务必精神安定。养生在动，养心在静，立德之本莫尚乎正心。

（五）重视"春夏养阳，秋冬养阴"

《素问·四气调神论》曰："夫四时阴阳者，万物之根本也。所以圣人春夏养阳，秋冬养阴，以从其根；故与万物沉浮于生长之门。逆其根则伐其本，坏其真矣。故阴阳四时者，万物之终始也，死生之道也。逆之则灾害生，从之则苛疾不起，是谓得道。道者，圣人行之，愚者佩之。从阴阳则生，逆之则死，从之则治，逆之则乱，反顺为逆，是谓内格。"这段文字说明"四时阴阳，万物之根本"，既是《黄帝内经》"天人相应"整体观的理论基础，又是中医养生治病理论支柱。而"春夏养阳，秋冬养阴，以从其根"，是讲顺应四时季节，而春夏应顺应生长之气即养阳，秋冬顺其收藏之气即养阴。北京中医药大学王洪图教授讲："春季阳气展放，夏季阳气上升，这是阳气的阳性运动。人体也要顺应自然界阳气的阳性运动特征，来使自己的阳气在春夏季能够展放，在夏季能够上升，这就叫春夏养阳。"秋季阳气内敛，冬季阳气下降，这是阳气的阴性运动。人体也要顺应自然界阳气的阴性运动特征，使自己的阳气在秋季节内敛，在冬季能潜降，这就是"秋冬养阴"。历代医家继承了"春夏养阳，秋冬养阴"这一原则，并在实践中不断创新，扩大了这一养生原则的应用。如近十几年全国各地中医院广泛开展的"冬病夏治"穴位贴敷，就是根据"春夏养阳"这一原则，结合天灸疗法，在人体穴位上进行药物敷贴以鼓正气，增强抗病能力，从而达到防治疾病的目的。而冬季进补膏方，则是根据"秋冬养阴"这一原则，应用膏滋方在冬季补虚扶阳，抗衰延年，纠正"亚健康"，防病治病。

按照年龄的不同和体质的不同选用不同的保健方式。现代社会异彩纷呈，诱惑太多，压力较大，现代精神疾病的高发应引起重视，重读《黄帝内经》，遵从古人养生之道，对现代人大有益处。《黄帝内经》探讨生命哲学，将天地万物以及自然天象运行的客观规律与生命进程相联系，对于养生给出了"顺应自然、形神共养"的核心指导方向，为后世甲状腺肿患者养生保健的各个方面给出了非常具体的路径。

参考文献

［1］刘鹏，苏晓辉，申红梅，等.2011年全国碘缺乏病病情监测结果分析.中华地方病学杂志，2015，34（3）：181-185.

［2］郑合明，李小烽，杨金，等.2011年河南省碘缺乏病病情现况调查.中华地方病学杂志，2013，322（5）：526-528.

［3］钟文，刘礼平，杨通，等.2011年广东省碘缺乏病监测结果分析.中华地方病学杂志，2013，32（6）：677-681.

［4］邓凌艳，晋云，高建萍，等 .2011 年云南省曲靖市碘缺乏病病情监测调查分析 .中华地方病学杂志，2013，32（2）：229.

［5］宓铭，宋峻，邹淑蓉，等 .上海市居民碘缺乏病知识电话调查结果分析 .中华地方病学杂志，2013，32（3）：300-302.

［6］叶梅妹，俞诗娃，韩浪霞，等 .海南省地方性甲状腺肿流行病学调查及干预措施分析 .中国地方病防治杂志，2016，31（2）：182-184.

［7］王笑梅，罗开涛 .施氏温针围刺法治疗瘿病经验管窥 .浙江中医杂志，2018，53（2）：136.

［8］曾华 .长春市某区地方性甲状腺肿流行病学调查分析 .中国卫生产业，2015，12（5）：22-23.

［9］谢敏，龚甜，赵勇，等 .黄药子及其组方在甲状腺疾病中的应用 .江西中医药，2018，49（11）：74-77.

［10］梁伟 .辨证论治结节性甲状腺肿的中医药研究进展 .中国商品学会 .中国商品学会第五届全国中药商品学术大会论文集 .中国商品学会：中国商品学会，2017：305-310.

［11］孙宇，马建，徐洪涛，等 .杜丽坤教授治疗结节性甲状腺肿 .吉林中医药，2015，35（4）：342-343.

［12］裴瑞霞，汪德芬，白小林，等 .高上林治疗甲状腺结节经验 .陕西中医，2012，33（10）：1378-1379.

［13］刘学兰 .行气活血消瘿汤治疗单纯性甲状腺肿 48 例 .四川中医，2001（4）：41.

［14］王聪，卞卫和，姚昶 .许芝银教授治疗结节性甲状腺肿经验 .南京中医药大学学报，2018，34（2）：202-204.

［15］段凯敏 .小金丸联合左甲状腺素钠片治疗 43 例结节性甲状腺肿的疗效观察 .北方药学，2019，16（4）：60-61.

第七章　慢性淋巴细胞性甲状腺炎

慢性淋巴细胞性甲状腺炎又称自身免疫性甲状腺炎，是一种以自身甲状腺组织为抗原的慢性炎症性自身免疫性疾病，包括两种类型：一种为甲状腺肿型，即桥本甲状腺炎；另一种为甲状腺萎缩型，即萎缩性甲状腺炎。临床以桥本甲状腺炎为多见。慢性淋巴细胞性甲状腺炎病因目前尚不清楚，一般认为本病的发病是由多方面因素引起的。

（一）遗传因素

慢性淋巴细胞性甲状腺炎具有一定的遗传倾向，10%～15%慢性淋巴细胞性甲状腺炎患者具有家族史，目前肯定的遗传易感基因包括人类白细胞抗原和细胞毒性T淋巴细胞相关抗原 -4。

（二）自身免疫因素

本病是公认的器官特异性自身免疫病，特征是存在甲状腺过氧化物抗体和甲状腺球蛋白抗体。甲状腺过氧化物抗体通过抗体介导的细胞毒作用和补体介导的细胞毒作用影响甲状腺激素的合成。慢性淋巴细胞性甲状腺炎患者中甲状腺球蛋白抗体 IgG 亚群的分布以 IgG1、IgG2、IgG4 为主，高滴度 IgG1、IgG2 的存在提示有亚临床甲减发展至临床甲减的可能。促甲状腺激素受体刺激阻断性抗体占据促甲状腺激素受体，亦是甲状腺萎缩和功能低下的原因。

（三）环境因素

1. 高碘

长期摄入高碘可导致甲状腺球蛋白的碘化增加，致使其抗原性增加而诱发免疫反应。

2. 硒缺乏

硒在甲状腺抗氧化系统和免疫系统以及甲状腺激素的合成、活化、代谢过程中发挥重要的作用，硒缺乏可降低谷胱甘肽过氧化物酶的活性，导致过氧化氢浓度升高而诱发炎症反应。

3. 感染

感染可导致自身抗原表达。受感染的病毒或细菌因含有同甲状腺抗原类似的氨基酸序列，可通过"分子模拟"激活特异性细胞毒性 T 淋巴细胞相关抗原 -4 淋巴细胞，该细胞促使细胞毒性 T 淋巴细胞相关抗原 -8 淋巴细胞及 B 淋巴细胞浸润甲状腺，细胞毒性 T 淋巴细胞相关抗原 -8 淋巴细胞可直接杀伤甲状腺细胞，B 细胞则产生抗甲状腺抗体导致甲状腺细胞的破坏。

4. 其他

应用胺碘酮、ITN-a、锂盐治疗，以及吸烟等都与本病的发展相关。

（四）凋亡

有研究表明，慢性淋巴细胞性甲状腺炎甲状腺细胞的破坏可能是浸润性淋巴细胞局部释放的细胞因子所诱导的 Fas 死亡路径分子的不恰当表达和凋亡控制蛋白 Bcl-2 下调所致细胞凋亡的结果。

本病临床表现多种多样，可以表现为甲状腺功能正常，也可以表现为甲状腺功能减退症（甲减）、甲状腺功能亢进症（甲亢）与发热类似的亚急性甲状腺炎症的表现、有临床表现但甲状腺功能正常的假性甲亢或假性甲减、亚临床甲减、甲状腺弥漫性肿大、结节性肿大或只见甲状腺单个结节等多种类型。

第一节　流行病学

近年来慢性淋巴细胞性甲状腺炎发病有增多趋势，在人群中发病率可高达（22.5～40.7）/10 万，西方国家慢性淋巴细胞性甲状腺炎占甲状腺疾病的 10%，我国所占比例为 3% 左右。各年龄段均可发病，但以 30～50 岁多见，90% 发生于女性，且有家族多发倾向。

第二节　诊断与鉴别诊断

一、西医诊断

【诊断】

目前对慢性淋巴细胞性甲状腺炎的诊断标准尚未统一，应用最多的还是 1975 年 Fisher 提出的 5 项诊断标准：①甲状腺弥漫性肿大，质坚韧，表面不平或有结节；②甲状腺过氧化物抗体、甲状腺球蛋白抗体阳性；③血促甲状腺激素升高（正常者 < 10 ng/dL）；④甲状腺扫描有不规则浓聚或稀疏；⑤过氯酸钾排泌试验阳性。上述 5 项中有 2 项可拟诊，具有 4 项可确诊。这个标准在多数情况下是适用的，诊断正确率为 70%～90%。

一般在临床中只要具有典型慢性淋巴细胞性甲状腺炎临床表现，血清甲状腺过氧化物抗体、甲状腺球蛋白抗体阳性即可临床诊断为慢性淋巴细胞性甲状腺炎，但具有典型表现者较少，非典型病例常被误诊为甲状腺其他疾病。据统计，手术治疗的慢性淋巴细胞性甲状腺炎术前误诊率可达 75%～100%，因此对于临床表现不典型者，需要有高滴度的甲状腺抗体测定方案才能诊断。对这些患者如血清 TPOAb、甲状腺球蛋白抗体为阳性，应进行必要的影像学检查协助诊断，并给予甲状腺素诊断性治疗，必要时应以 FNAB 或冷冻切片组织学检查确诊。

二、中医诊断

【临床表现】

早期多无明显的临床表现。中期可见善太息、易疲劳、胸胁胀满、纳呆腹胀、舌苔薄白腻、脉滑或涩。后期周身乏力、畏寒肢冷、腹胀纳呆、腰膝酸软、表情淡漠、面色萎黄、舌淡体胖、苔白腻、脉沉迟。

【体征】

甲状腺弥漫性肿大，质坚韧，表面不平或有结节。

【辅助检查】

甲状腺过氧化物抗体、甲状腺球蛋白抗体阳性，血促甲状腺激素升高（正常者＜10 ng/dL），甲状腺扫描有不规则浓聚或稀疏，过氯酸钾排泌试验阳性。

三、鉴别诊断

1. Riedel 甲状腺炎

本病又称慢性纤维性甲状腺炎，可有不同程度的甲状腺肿大，甲状腺结构破坏被大量纤维组织取代。病变常超出甲状腺，侵袭周围组织，产生压迫症状，如吞咽困难、呼吸困难、声嘶、喉鸣等。压迫症状与甲状腺肿大程度不成正比。T_3、T_4、TSH、^{131}I摄取率大多正常。当病变侵犯甲状腺两叶时，T_3、T_4、TSH、^{131}I摄取率低于正常。确诊主要依赖于病理检查。

2.Graves 病

桥本甲亢与 Graves 病临床均可见代谢亢进等表现，桥本甲亢的临床症状较轻微，不伴或较少出现突眼和胫前黏液性水肿。桥本甲亢患者可检出高效价的甲状腺过氧化物抗体和甲状腺球蛋白抗体，T_3、T_4轻度升高；Graves 病亦可检出甲状腺过氧化物抗体和甲状腺球蛋白抗体，但滴度较低，T_3、T_4明显升高。放射性核素显像桥本甲亢时甲状腺显影密度不均，呈不规则的浓聚和稀疏；Graves 病甲状腺呈均匀的放射性浓集区。桥本甲亢患者的甲状腺摄碘率正常或增高，但可被 T_3 抑制；而 Graves 病患者的摄碘率明显升高，且不能被 T_3 抑制。

3. 甲状腺癌

慢性淋巴细胞性甲状腺炎中甲状腺癌的发生率为 5%～17%，比普通人高 3 倍。二者均可有甲状腺结节样改变，但甲状腺癌结节质地硬、固定，肿大的甲状腺或甲状腺结节在近期内显著增大，压迫喉返神经、声音嘶哑是甲状腺癌的晚期特征。甲状腺癌核素显像显示局部改变，而慢性淋巴细胞性甲状腺炎核素显像的改变呈弥漫性。

4. 甲状腺恶性淋巴瘤

病理学家观察几乎所有恶性淋巴瘤患者甲状腺组织都存在不同程度的桥本甲状腺炎表现，也有人认为重度慢性淋巴细胞性甲状腺炎可向恶性淋巴瘤转变。多数甲状腺恶性淋巴瘤的肿块增大迅速，颈淋巴结肿大，很快出现压迫症状，甲状腺扫描为冷结节，两者鉴别并不困难。然而桥本甲状腺炎合并恶性淋巴瘤，尤其是无肿块的甲状腺恶性淋巴瘤的鉴别较难，需做病理学检测。

第三节 中医认识与治疗

一、中医认识

中医文献中并没有"慢性淋巴细胞性甲状腺炎"病名，桥本甲状腺炎在慢性淋巴细胞性甲状腺炎较常见。《释名·释疾病》记载"颈婴喉也"与桥本甲状腺炎的病位一致，故将其归属于中医"瘿病"

范畴。桥本甲状腺炎属于自身免疫性疾病，有着病程长、变证多的特点，所以按照临床表现及病理特征归纳出对症命名。如宋代陈无择在《三因极一病证方论·瘿瘤证治》中将瘿病分为"石瘿、肉瘿、筋瘿、血瘿、气瘿"，就是对症命名的代表。但古代医学对疾病的认识已不能满足现代医学的需要，如何准确规范地对桥本甲状腺炎变证命名，需要当代中医学者深入探究发掘。由于甲状腺被自身抗体不断破坏，甲状腺激素水平下降而出现的自身功能性降低导致甲状腺功能减退，患者会出现乏力、怕冷、记忆力低下，女性患者还会出现月经失调等，属于"虚劳"范畴，根据以上特点可以规范桥本甲状腺炎甲减的中医病名为"瘿病·虚劳"。由于免疫因素使甲状腺遭到破坏，出现腺体组织中淋巴细胞间质纤维化浸润，甲状腺滤泡逐渐被破坏并刺激兴奋甲状腺受体抗体，使释放入血的甲状腺激素增加，患者出现甲状腺肿大、急躁易怒、消瘦多食、手颤等甲亢症状。这与"瘿气"属同一范畴，是中医对甲亢的命名。综上所述，中医命名由桥本甲状腺炎引起的并发症可根据症状定名为"瘿病·症状"，如桥本脑病以意识认知不清为主的可称为"瘿病·神昏"；对于桥本甲状腺炎合并他病的可命名为"瘿病·病名"，如"瘿病·郁证"。中医的辨证论治体系在西医的临床诊断规范下能够对疾病有更加明确的分析归纳，对临床的辨证施治起到了主次分明、提纲挈领的作用。

二、病因病机

《说文解字》注曰："瘿，颈瘤也""瘤，肿也。从疒，留声"，意为颈部有瘀血、痰饮、浊气等病理性产物留结导致颈部肿大，通常为良性赘生物。《外科正宗·瘿瘤论》中亦载"夫人生瘿瘤之症，非阴阳正气结肿，乃五脏瘀血、浊气、痰滞而成"，说明瘿病主要以气滞、痰浊、瘀血壅结颈前为其基本病机。《诸病源候论》记载颈前方出现状如樱桃之肿块是为"瘿"，故称之为"瘿瘤"，"瘿者，由忧恚气结所生""动气增患"，说明瘿病是由长期情志不舒，肝气郁结，气滞血瘀，津液输布失常，聚湿生痰，结于颈前所致。《吕氏春秋·季春纪》载"轻水所，多秃与瘿人"，《诸病源候论·瘿候》谓"饮沙水""诸山水黑土中"容易发生瘿病，阐明瘿病的发病与饮食、地理环境皆有密切的关联。《圣济总录·瘿瘤门》载有"妇人多有之，缘忧恚有甚于男子也"，女子以肝为先天，妇女的"经带胎产"等生理特点易致肝血不足，气血生化乏源，遇有情志、饮食等致病因素，引起肝气郁滞，终致气郁、痰结、血瘀等病理变化而成瘿，故女子较男子更易患此病。

（一）情志因素

明代《普济方》一书中提到"夫瘿瘤者，多由喜怒不节，忧思过度，而成斯病焉"，说明瘿病主要由情志不节、思虑过度，导致气蕴结而成，现今在临床中仍然以书中所载海藻溃坚等方的方义及药物对瘿病辨证治疗。

（二）环境因素

《吕氏春秋》中就记载了瘿病的发生与地理环境密切相关，"轻水所，多秃与瘿人。"《扁鹊心书》记载久居山林，常饮溪涧之水，若有姜理石者可令人生瘿瘤，提示了环境因素对甲状腺的影响。

（三）体质因素

此病多与气血相关。《寿世保元》中提到气血所伤多得瘿瘤疾证，气血循行正常，则无滞瘿瘤之患。

女性因其生理特点往往会出现气血相关的疾病，易致气郁痰凝、气滞血瘀等病理变化，罹患瘿病。此外，有家族病史、先天性甲状腺功能异常的人群发生此病的概率比正常人要高。可见本病病因主要包括情志内伤、饮食、水土失宜及体质等因素，病机为气滞、痰凝、血瘀壅结颈前。病之初期为忿郁忧怒及思虑过度，使气机郁滞，津凝痰聚，痰气搏结颈前所致，日久引起血脉瘀阻。瘿病本质为本虚标实，以肝失条达、脾失健运、肾失气化为本，气滞、痰凝、血瘀蕴结于颈部为标。其病位主要在肝、脾、肾，另与心相关。肝郁则气滞，脾伤则气结，气滞则津停，脾虚则酿生痰湿，痰气交阻，血行不畅，则气、血、痰壅结而成瘿病。肾气为人体一身之气的根本，久病及肾则肾气的温煦、推动作用不足，导致下焦虚寒，从而出现神疲乏力、畏寒等"虚劳"之象。在历代医家思想的基础上，现代学者对桥本甲状腺炎的病因病机有了新的发挥和补充。林兰教授根据前人经验及五十载切身临床实践首次提出甲状腺为"奇恒之府"，具有"助肝疏泄，助肾升阳"的生理功能，郁、热、痰、瘀、虚是甲状腺疾病的主要病机，并认为桥本甲状腺炎的主要病机特点为肝郁脾虚和脾肾阳虚。程益春认为本病多起于情志内伤，加之温邪侵袭，邪正相搏，导致气血失和，阴阳失调，肝失调达，肝郁气滞，郁而化火，发为本病。杜丽坤等人认为桥本甲状腺炎的发生与体质关系密切，气郁质、痰湿质、血瘀质的人易患此病，初期病位在肝，后期病位在脾肾。

三、辨证论治

（一）分期辨证

1. 早期多疏肝行气、清热解毒

桥本甲状腺炎起病隐匿，患者早期多无明显的临床表现，或仅有甲状腺弥漫性肿大或肝郁不舒的情况。此期正气尚能耐受攻伐，治疗当以肝经病变为主，提倡以疏肝行气、清热解毒为治疗大法，基本方由小柴胡汤化裁而成。药物组成：柴胡、黄芩、郁金、金银花、连翘、白花蛇舌草、夏枯草、甘草。方中柴胡、黄芩疏肝清热，能解半表半里之邪；郁金行气解郁；金银花、连翘疏风清热解毒；白花蛇舌草清热解毒散结；夏枯草清肝火，散结消肿；甘草调和诸药。随证加减：肝郁重者，加香附、川芎；咽喉不利者，加牛蒡子、板蓝根；阴虚火旺者，加生地黄、玄参、地骨皮等。程益春在治疗此期病变时常少佐太子参、党参、黄芪之类，从中择其一二味，健脾益气，祛邪而不伤正，也正体现了"治未病""见肝之病，知肝传脾，当先实脾"的思想。诸药合用，使肝气舒，郁热散，毒邪去。对于部分早期表现为甲状腺功能亢进者，因病变早期肝木疏泄太过，导致肝阳上亢，甚或母病及子，引起心火亢盛，或肝病及胃，表现为机体代谢亢进，产生心悸、怕热、易出汗、乏力、手颤、心烦易怒、消谷善饥等一系列症状，即桥本甲亢。桥本甲亢多为一过性，根据其证候特点，治以益气养阴、扶正消瘿之法。临床常选用生脉散加清热散结药物：太子参、麦冬、五味子、黄芪、柴胡、夏枯草、连翘、浙贝母。方中太子参、麦冬、五味子益气养阴，黄芪益气健脾扶正，柴胡疏肝清热，夏枯草、连翘、浙贝母清热散结。随证加减：心悸汗多者，常合用牡蛎散；手颤者，加石决明、钩藤；能食善饥者，加生石膏、知母；大便稀者，加炒白术、炒山药；阴虚者，加女贞子、制何首乌等。

2. 中期宜健脾疏肝、化痰消瘿

病至中期，病位在肝脾，临床多表现为甲状腺肿大、善太息、易疲劳、胸胁胀满、纳呆腹胀、舌

苔薄白腻、脉滑或涩。本期病变虚实夹杂，痰气交阻于颈前，病机多属肝郁脾虚。张介宾《景岳全书》指出："夫人之多痰，皆由中虚使然。"脾为后天之本，脾健则气血生化有源。故提出本病中期以健脾疏肝、化痰消瘿为治疗大法。自拟桥本消瘿汤加减。常用药物有黄芪、太子参、柴胡、香附、夏枯草、浙贝母、白芥子、丹参、甘草。方中黄芪、太子参益气健脾，柴胡、香附疏肝解郁，夏枯草、浙贝母清热化痰消瘿，白芥子祛痰散结，丹参活血消瘿，甘草调和诸药。随证加减：兼有气阴两虚者，加生脉散；血虚者，加当归、鸡血藤；烦躁失眠者，加炒酸枣仁、合欢皮；纳差者，加砂仁、鸡内金、焦山楂、焦神曲、焦麦芽。诸药合用，使脾气健运，痰化瘿消。

3. 后期当温补脾肾、软坚散结

本病后期常伴有甲状腺功能减退的情况，也是桥本甲状腺炎患者临床中最常见的一种类型。临床多表现为精、气、神的虚衰，故此期又可归于虚劳范畴。本期病机特点以脾肾阳虚为本，局部痰瘀互结为标。主要临床表现有周身乏力、畏寒肢冷、腹胀纳呆、腰膝酸软、表情淡漠、面色萎黄、舌淡体胖、苔白腻、脉沉迟等。《黄帝内经》云："益其不足，损其有余。"故本期以温补脾肾、软坚散结为主要治则，常取桂附地黄汤加软坚散结药治之。药物：熟附子、肉桂、熟地黄、山茱萸、淫羊藿、黄芪、白术、白芥子、浙贝母、牡蛎。方中以熟附子、肉桂益火之源，熟地黄、山茱萸培补肾精，淫羊藿补肾中之阳气，黄芪、白术益气健脾，白芥子、浙贝母、牡蛎化痰软坚散结。随证加减：甲状腺质地较韧伴有结节者，加三棱、莪术破血逐瘀散结；水肿者，加猪苓、车前草利水消肿；气血虚者，加太子参、当归、制何首乌等。

（二）分证论治

1. 以气血津液辨证为主论治

（1）阴虚火旺证。主症：患者颈前肿大，怕热多汗，易劳累，气短，胸闷心悸，焦虑不安，失眠多梦，急躁易怒，手指颤抖，喜太息，善饥，略消瘦，颧红，眼突目涩，大便频数，舌红、苔少，脉弦细或细数。治以疏肝解郁，益气养阴，清热散结。方选生脉散合柴胡疏肝散加减。药用：太子参、麦冬、五味子、桑叶、金银花、连翘、柴胡、香附、川芎、芍药、枳壳。其中生脉散益气养阴；金银花、连翘、桑叶清解郁热之邪；柴胡疏肝散疏肝解郁。诸药合用清补结合，益气生津，清热敛阴止汗；患者郁热得清，肝阴得养，气行郁解，结块可散。

（2）痰凝血瘀证。主症：患者除甲状腺肿大如马蹄形，质地坚韧，按之如橡皮状外，全身症状多不典型。治以补养气血，清热解毒，化痰散结。方选当归补血汤加清热散结药。药用：生黄芪、当归、鳖甲、浙贝母、夏枯草、金银花、连翘。其中当归补血汤补养气血，调补阴阳；金银花、连翘清热解毒；鳖甲、浙贝母、夏枯草养阴化痰散结。若见神疲气短，胸闷心慌，易劳累，善太息，情志抑郁，易怒，舌淡红、苔薄白，脉沉弦等气滞症状明显者，加用柴胡、郁金、川楝子、香附等行气解郁；伴见皮下青紫，牙龈易出血，女性月经不调，经中血块，舌紫黯、苔薄白，脉细涩等血瘀症状明显者，加用桃仁、红花、鸡血藤、莪术、三棱、全蝎等活血化瘀；伴见下肢非凹陷性水肿，或有关节酸痛，表情淡漠，舌淡胖、边有齿痕、苔薄白腻，脉沉滑等痰凝症状明显者，加用海藻、昆布、白芥子、穿山甲等化痰散结；另酌加山栀、白花蛇舌草、猫眼草等以清热解毒散结。患者气血调和，痰消瘀化，肿块可消。

（3）脾肾阳虚证。主症：患者甲状腺呈弥漫性或结节性肿大，质地坚韧或坚硬，可伴有疼痛，伴见面色苍白，形寒肢冷，腰膝酸软，头晕目眩，男子阳痿，女子闭经，纳少懒言，颜面四肢水肿，舌质淡、苔白，脉沉细。宜温补脾肾之阳以治本，化痰活血以治标。方选肾气丸加软坚散结药。药用：熟附子、肉桂、淫羊藿、益智仁、熟地黄、山茱萸、白术、白芥子、浙贝母、牡蛎、鳖甲、三棱、莪术、甘草。其中肾气丸补阳之中配伍大量滋阴之品，阴中求阳，旨在微微生火，少火生气，补肾助阳；白术健脾燥湿，如此则阳气复，脾气健，津液布散有节，痰不内生，此培本之策也；白芥子去皮里膜外之痰；浙贝母、牡蛎化痰软坚散结；鳖甲滋阴软坚；三棱、莪术活血化瘀软坚，如此则痰消结散。

2. 以脏腑辨证为主论治

（1）肝郁脾虚证：《类经·疾病类》所说："气之在人，和则为正气，不和则为邪气，凡表里虚实，顺逆缓急，无不因气而生，故百病皆生于气。"气机郁滞多由情志不遂而肝气不舒所致，现代人生活节奏快、压力大，若情绪不能得到及时宣泄，日久则可"发愤生瘿"，郁怒伤肝，肝失调达，横乘脾土。此证型患者常表现为抑郁或焦虑，乏力，易疲劳，颈前胀满，舌红，苔薄白，脉弦细。以疏肝健脾、解毒散结为基本原则，方选逍遥散加减，以助肝之疏泄，使气机条达，遏制诸郁之渐。

（2）心肝火旺证：《临症指南医案·肝风》有肝"体阴而用阳"之说。肝为刚脏，内寄相火，性喜条达，主动主升，若肝疏泄失职，肝气郁滞，郁而化火，内炽于心，扰于肝，气火上逆。此证型患者表现为口干口苦，心烦易怒，怕热多汗，乏力心慌，颈前胀满，与情志有关，纳多便频，舌红，苔薄黄，脉弦。治以清肝泻火，解毒散结，方药选用丹栀逍遥散加减。常用药物有黄芪、麦冬、五味子、柴胡、夏枯草、浙贝、玄参、牡蛎、鳖甲、丹皮、栀子、茯苓、白术等。并辅以中成药消瘿片、清热抗甲片、散结片、扶正抗甲片治疗。

（3）脾肾阳虚证："善补阳者，必于阴中求阳，则阳得阴助而生化无穷。"先天不足加之郁热伤阴，阴损及阳，渐显脾肾阳虚之象。此证型患者常表现乏力，怕冷，颈前胀满，腰膝酸软，面目水肿，手足肿胀，舌淡胖，苔白，脉沉。以温补脾肾为基本原则，方药选肾气丸加减，常用药物有黄芪、白术、茯苓皮、桑白皮、大腹皮、仙灵脾、生地黄、丹皮、泽泻、肉桂等，辅以中成药右归胶囊、桂附地黄丸，在此阶段常结合甲状腺素片治疗。

（4）痰凝血瘀证：肝郁日久，横乘脾土，故病位在脾；脾主运化，人体津液的上腾下达，均赖于脾气的枢转，"津凝则为痰，血滞则成瘀"，脾气亏虚，运化失司，则体内津液停聚，酿生痰浊，气滞痰凝，深入血分，则血行不畅，最终形成痰凝血瘀之候。此时患者多表现为颈前饱满或粗肿，咽中有异物感，胸闷，纳差，舌质暗或有瘀点，苔白腻，脉弦涩等。以化痰活血、解毒散结为基本原则。方药以消瘿丸加减。《金匮要略》有云"病痰饮者，当以温药和之"，可同时配伍山药、黄芪、白术等益气健脾，以杜"生痰之源"。

四、常用方剂

（一）当归六黄汤

当归六黄汤是金元四大家之一李东垣收于其所著的《兰室秘藏》中一首方剂，主治盗汗，李东垣称为"治盗汗之圣药"。吴谦解之曰："用当归以养液，二地以滋阴，令阴液得其养也。用黄芩泻上焦火，黄连泻中焦火，黄柏泻下焦火，令三火得其平也。又于诸寒药中……故倍加黄芪者，一以完已虚之表，一以固未定之阴。"

钱秋海临床治疗本病多从肝、脾、肾三脏论治。早期从肝从实论治，末期从脾从肾从虚论治。由于本病发展过程缓慢而漫长，气血阴阳虚实夹杂，气滞、痰凝、血瘀等病理产物遇阻日久化火，耗气伤阴，致使气阴不足，患者临床表现为倦怠乏力，烦躁易怒，失眠多梦，自汗盗汗，口干口渴，舌质红苔薄黄，脉沉细等，辨为气阴两虚证。钱秋海运用当归六黄汤，重用生炙黄芪各半为君，汪昂在《本草备要》中指出黄芪，"生用固表，无汗能发，有汗能止温分肉，实腠理，泻阴火，解肌热。炙用补中，益元气，温三焦，壮脾胃。生血生肌……"突出益卫固表、温补脾胃、益气养血之功，取其"阳生阴长，阴复火平"之义，使阴复火降，气阴得复。当归养血活血，生地黄滋阴凉血清热，阴血充则水能制火。黄连、黄芩、黄柏清泻三焦之火，坚阴除烦。钱秋海运用当归六黄汤治疗桥本甲状腺炎，不限于桥本甲状腺炎之甲状腺功能分期、甲状腺肿大与否，但凡患者临床表现有气阴两虚之证者即可选用，临床多获良效。

（二）五味消毒饮

五味消毒饮出自《医宗金鉴》，此方具有良好的清热解毒之功，临床以此方化载，治疗多种痰热瘀结之症。

桥本甲状腺炎归属于中医瘿瘤、瘿痈、瘿肿范畴，中医认为其发生与情志内伤、感受外邪、损伤肝气及体质等因素有关。长期忧思抑郁或恼怒气结，既影响肝之疏泄而致气机不畅，又损伤脾之运化，使气机郁滞、凝聚成痰、壅结于颈前，气不行津，则成瘿病。久之血行受滞，瘿肿加甚，并可随情绪消长。病久甚则损气伤阳，出现肝郁气虚、脾肾亏损之象。素体阴虚之人，或产后气阴俱亏，或女子发育、哺乳期间，尤易耗伤肝经阴血，故本病以青年、中年女性较易患。由此可见本病主要由于素体因素及内伤七情，致使肝气郁结、气滞、痰凝、条达不畅，血瘀交阻于颈部，而成斯疾。若肝木疏泄太过，则致肝火、肝阳过亢，甚至有的心火也亢，表现为机体代谢功能亢进，产生心悸、手颤、心烦易怒、消谷善饥、消瘦等一系列证候。若肝木疏泄不及，可致脾肾功能减弱，甚至脾肾亏虚，产生机体代谢功能减低，表现为机体肿胀、面色萎黄、肢体寒冷等一系列症状，肝郁气滞、血行不畅可致血瘀；脾肾不足、水湿运化失常可形成痰湿。人生天地间，郁于肝脾，有无名疫毒由表入里，气血运行不畅，郁结颈前则发病，久则脾气虚弱，肾气亦亏损，致虚劳之疾。陈实功《外科正宗》云："夫人生瘿瘤之症……乃至五脏瘀血、浊气、痰滞而成。"总之，病机上无外乎"气""痰""瘀"三个方面。根据桥本甲状腺炎临床特点，运用五味消毒饮加减（金银花20 g、菊花30 g、蒲公英30 g、地丁30 g、天葵子30 g、桔梗20 g、夏枯草30 g、赤芍15 g、浙贝母15 g、半夏15 g、海藻15 g、昆布15 g、柴胡15 g、香附15 g、郁金15 g、夏枯草30 g）。

现代药理研究证明，本方具有较强的广谱抗菌、消炎、抗病毒作用，能改善局部血液循环，促进炎症消退，使肿大的腺体逐渐平复，消除腺体肿痛，促进甲状腺功能恢复，能提高机体的防御功能，抑制自身免疫反应，使机体内环境和免疫功能相对稳定，从而达到标本兼治的目的。因此，中医药治疗桥本甲状腺炎疗效显著、复发率低，而且应用越早，效果越好。

（三）加味舒肝散

方剂由柴胡疏肝散加味而成，加味柴胡疏肝散基本方药如下：黄芩10 g、牡丹皮10 g、柴胡10 g、白芍20 g、枳壳10 g、当归10 g、白术10 g、茯苓10 g、浙贝母10 g、三棱6 g、桃仁6 g、甘草6 g。气滞甚者，加郁金10 g、青皮10 g、香附10 g；邪热甚者，加夏枯草6 g、龙胆草6 g；痰凝甚者，加全瓜蒌30 g、山慈菇10 g；血瘀甚者，加赤芍15 g、丹皮15 g；阴虚甚者，加生地15 g、北沙参

15 g。每日 1 剂，水煎 200 mL，分早、晚两次口服。方中柴胡、黄芩疏肝清热，能解半表半里之邪；白芍养血柔肝，与柴胡相伍一散一收，助柴胡疏肝，且避免其生发阳气太过；当归活血养血；牡丹皮清热凉血；浙贝母清热化痰散结；三棱、桃仁破瘀活血散结；白术、茯苓健脾化湿；甘草调和诸药。诸药合用并随证加减，使得肝气疏、脾运健、瘀血散、痰凝消。研究表明，加味柴胡疏肝散治疗桥本甲状腺炎不但临床疗效显著，还能明显降低 TGAb 和 TPOAb 水平，作用优于单纯西药治疗，值得进一步研究。

（四）二仙汤加芪海消瘿汤

陈琼科等人总结多年治疗该病的经验，认为桥本甲状腺炎病机关键是脾肾阳虚、痰瘀互结。故治以温补脾肾、活血散结，拟定了经验方剂：二仙汤与芪海消瘿汤加减。其治疗机制在于方中仙茅、仙灵脾补脾肾之阳。《本草新编》中记载，仙茅之性，与附子、肉桂迥异，仙茅虽温而无发扬之气，长于闭精而短于动火。现代研究证明，仙茅、仙灵脾等温补脾肾药能促进全身组织细胞代谢功能，改善垂体 - 甲状腺轴的功能，可增加胸腺等免疫器官的内分泌活性等机制，促进甲状腺自身的分泌。对于伴甲减的慢性淋巴细胞性甲状腺炎患者经二仙汤加芪海消瘿汤治疗后，不仅精神得到很大改善，怕冷、面部水肿及双下肢水肿明显减轻，同时减少了左甲状腺素钠片用量，缩小了肿大的甲状腺，并使其特异性抗体 TGAb、TPOAb 下降。一般认为，甲状腺抗体水平在体内可以多年保持稳定，不受外源性补充甲状腺素的影响；国外多数研究也认为甲状腺素补充对抗体影响不显著，本研究也证实了这一点，对照组抗体水平改变不大。本研究观察到治疗组 TGAb、TPOAb 下降，与中医的作用密不可分。抗体下降，引起抗体依赖性淋巴细胞毒作用减轻，对甲状腺的损伤减少，还可修复损伤的甲状腺细胞，保护残存的甲状腺细胞功能，从而促进甲状腺分泌甲状腺素的能力恢复，减少左甲状腺素钠片用量，减少其不良反应。中医治疗免疫性疾病以维护机体免疫功能的动态平衡为主，即调节全身阴阳气血平衡。现代研究表明，方中党参、黄芪皆能调节机体免疫功能，而达到"调节阴阳，以平为期"，以降低抗体水平，阻止甲状腺的进一步破坏，修复受损的甲状腺细胞，减少纤维生成的作用；还能兴奋下丘脑 - 垂体 - 甲状腺轴，通过下丘脑产生促甲状腺素释放激素，刺激垂体产生促甲状腺素，并刺激甲状腺滤泡合成甲状腺激素，从而对本病起治疗作用。浙贝、夏枯草、海蛤壳、牡蛎、丹参等软坚散结活血，缩小肿大的甲状腺。现代研究表明，夏枯草可使肿大的甲状腺缩小。海藻能使 TGAb、甲状腺微粒体抗体（TMAb）降低，从而减轻抗体对甲状腺细胞的破坏。活血化瘀药丹参能改善甲状腺局部微循环和血供，从而修复受损的甲状腺细胞，并能抗纤维化、活血散结，起到缩小甲状腺的作用。因此，用二仙汤加芪海消瘿汤治疗慢性淋巴细胞性甲状腺炎可以干预其发展为甲减的进程。

（五）阳和汤

桥本甲状腺炎约占甲状腺疾病的 22.5%，是最常见的甲状腺炎性疾病。现代医学研究认为桥本甲状腺炎属于 T 细胞介导的器官特异性自身免疫性疾病，由于辅助性 T 淋巴细胞（Th）功能相对活跃，抑制性 T 淋巴细胞（Ts）减少甚至功能缺陷，辅助性 T 淋巴细胞与特异抗原相作用直接抵抗甲状腺细胞，导致甲状腺的免疫功能紊乱。本病起病缓慢，病程较长，西医治疗主要以抑制或补充甲状腺素、免疫抑制等疗法为主，效果局限，副作用明显。中医根据临床表现认为桥本甲状腺炎属于"瘿瘤、肉瘿"范畴。《济生方·瘿瘤论治》载："夫瘿瘤者，多由喜怒不节，忧思过度，而成斯疾焉。大抵人之气血，循环一身，常欲无留滞之患，调摄失宜，气血凝滞，为瘿为瘤。"《外科正宗》引薛立斋云："筋骨呈露曰筋瘿，赤脉交结曰血瘿，皮色不变曰肉瘿，随忧喜消长曰气瘿，坚硬不可移曰石瘿，此瘿之五名也。"许芝银教授认为桥本甲状腺炎可分为早、中、晚三期分别进行辨证论治，初起为情志内伤，肝气郁结，久而郁热伤阴，此期病程较短，多为一过性；中期虽分气滞、血瘀、痰凝，但常互相掺杂，应根据辨证分析来决定治疗方案，不可拘泥；后期证属脾肾阳虚。临床以脾肾阳虚最为多见。本方以阳和汤为基本方加减，方中用熟地滋补阴血、填精益髓，此为"阴中求阳"之法，使阳气生化有充足的物质基础；配用鹿角片补肾助阳、强壮筋骨，两药合用为君药，养血助阳，以治其本。用肉桂、附片温阳散寒通血脉，以治其标为臣。麻黄开腠理，以宣散体表之寒凝，白芥子祛痰除湿，宣通气血，可除皮里膜外之痰，两药合用，既宣通气血，又令熟地黄、鹿角胶补而不滞；海藻、昆布、皂角刺化痰散结；雷公藤祛风除湿、活血通络；黄芪、党参益气健脾，以上诸药共佐君臣；甘草为使具有解毒、调和诸药之功。也有研究表明，麻黄、雷公藤、肉桂等药物可以抑制 EAT 小鼠脾淋巴细胞增生；调节其外周血 T 淋巴细胞亚群 CD4$^+$/CD8$^+$；降低其甲状腺激素（T$_3$、T$_4$）及甲状腺自身抗体水平；减轻其甲状腺腺体扩张、破坏及淋巴细胞浸润。研究结果显示治疗组患者的总有效率明显优于对照组，充分证明中医辨病与辨证相结合的思路更适用于桥本甲状腺炎的诊治，本方以温补脾肾同时兼顾化痰、散结、消瘀的方法治疗桥本甲状腺炎脾肾阳虚证疗效确切。

（六）温阳消瘿汤

慢性淋巴细胞性甲状腺炎属"瘿瘤"范畴，其发病是由于情志内伤、饮食及水土失宜，致气滞血瘀，壅结颈前。有些患者在本病早、中期常并发甲亢，表现为气阴两虚之证，病久多转化为甲状腺功能减退，表现以脾肾阳虚为主，如面色㿠白、手足清冷、精神萎靡、面目周身水肿、腰膝酸软、小便清长等，因此抓住脾肾阳虚、气滞血瘀进行标本同治，对改善病情至关重要。根据本病的临床表现，治宜温阳益肾、消瘿散结，自拟温阳消瘿汤，药用党参、黄芪、当归、仙灵脾、仙茅、制附片、丹参、郁金、香附、甘草等，临证用药可灵活加减。方中党参、黄芪益气健脾，脾为后天之本，脾健则生化有源；仙灵脾、仙茅、制附片温阳益肾，肾为先天之本，肾阳充足则可温煦脾阳，二者相互促进；当归、丹参、郁金、香附活血行气散结；甘草调和诸药。诸药合用，具有益气温阳、散结消瘿之效。现代药理学研究显示：党参、黄芪有增强和调节免疫作用，对细胞免疫、T 细胞、B 细胞均有促进提高作用；仙茅、附子亦有增强免疫作用；丹参有抗纤维化作用，当归多糖对 T 淋巴细胞有较强的活化作用。各药合用有调节免疫和抗炎作用，可改善甲状腺循环，抑制甲状腺纤维组织增生，对甲状腺功能起到一定的调节和恢复作用。

（七）舒和方

龚燕冰等人认为肝郁贯穿桥本甲状腺炎全程，在治疗中当以疏肝解郁为基本治疗原则，根据病情演变辨证论治，调整药方。桥本甲状腺炎病程迁延难愈且易反复。早期大致表现为甲亢症状，多为一过性；随着病情的发展，后期临床表现多为甲减症状。无论何种时期，都应以疏肝解郁为总治则，佐以活血行气化瘀，健脾益气补肾，同时调控情绪，改善生活方式。自拟舒和方，由柴胡、白芍、枳实、炙甘草、当归、茯苓、白术、薄荷、夏枯草、浙贝母和连翘组成。此方配伍既疏肝郁，又助肝用，气血兼顾，为肝脾共济、表里兼顾之妙方。其中，柴胡被证实通过调节信号通路，可达到抗肝损伤作用，也可达到抗抑郁作用；当归具有调节免疫系统作用；白芍可以保肝；夏枯草能调节细胞体液免疫反应，其注射液可使胸腺、脾脏明显萎缩。若早期表现有烦躁忧思、潮热盗汗、手足颤动、五心烦热等，此为阴不敛阳，肝阳上亢，治宜滋阴平肝潜阳，常用药物为牡蛎、代赭石、山药，代表方剂为六味地黄丸、平肝潜阳汤；若有急躁易怒、面红目赤，此为肝失疏泄，日久化火，治宜疏肝泻火，常用药有栀子、黄芩、泽泻、黄柏等，代表方剂丹栀逍遥丸、龙胆泻肝汤。若有口唇色暗，女子月经不调、有血块、痛经、乳房胀痛，甚则闭经，舌下脉络瘀紫，此为肝郁气滞、气机郁滞、血流凝滞，宜活血祛瘀，常用药物有桃仁、红花、益母草等，常用方剂桃红四物汤；若颈前肿大，考虑痰饮留滞颈前，予夏枯草、胆南星、瓦楞子等药物，可选夏枯草汤、二陈汤。随着病情的发展，肝郁及脾，脾失健运，加之饮食不当、水土不宜，耗伤脾胃，导致水谷运化不利，临床可出现食少纳差、腹胀肠鸣、大便溏稀等，治宜健脾利湿，常用药物有茯苓、苍术、白术等，代表方为参苓白术散、苓桂术甘汤。若临床表现周身怕冷乏力，面色无光，男性阳痿、早泄，女性闭经、不孕，此因先天不足，加之久病耗伤，应当温补脾肾，常用淫羊藿、肉苁蓉、附子等药物，代表方为附子理中丸、右归丸；若临床兼有手、足、面部水肿，此为肾阳不足、水液运行障碍，治宜温阳利水，常用药物有仙灵脾、黄精、菟丝子等，方选真武汤、济生肾气丸。

（八）甲宁

甲宁主要由三棱、莪术、柴胡、五味子、炮甲片、何首乌、夏枯草、野菊花、女贞子等药物组成。方中柴胡、夏枯草、黄芪疏肝健脾；皂刺、山慈菇化痰软坚；三棱、莪术、山甲珠活血化瘀，消瘿散结。根据中医学理论，本方具有疏肝健脾、祛瘀散结、化痰软坚之功效，临床用于桥本甲状腺炎的治疗具有疗效好、毒性小、价格低廉、使用方便之优点。大量临床与实验研究均已证实，桥本甲状腺炎的发病与免疫功能紊乱和炎症介质损伤有关。现代药理学研究表明，甲宁组方中的五味子、柴胡、黄芪对免疫功能有调节作用，黄芪在临床上不仅可提高机体的免疫功能，还可通过调节免疫功能防治银屑病、支气管哮喘、糖尿病等自身免疫疾病；三棱可抑制细胞因子 IL-1、IL-6、TNF-α 等的产生，发挥抗炎作用，莪术能活血化瘀，改善微循环，可解除局部炎症缺血状态，促进局部对炎症渗出物的吸收，消除炎性肿胀，加强组织修复；柴胡、何首乌拮抗二甲苯小鼠耳肿胀和大鼠棉球肉芽肿等，具有明显抗炎作用。还有研究表明，由黄芪、当归、三棱、莪术等药物组方，能诱导甲状腺细胞的凋亡。甲宁对二甲苯所致的小鼠耳肿胀（急性炎症反应）和大鼠棉球肉芽肿（慢性炎症反应）都有明显的拮抗作用；在迟发型超敏反应和溶血素抗体生成实验中均显示有免疫调节作用。结果提示，中药甲宁可能是通过两个方面发挥作用：一方面，通过对免疫活性细胞如 B 细胞、Th 细胞的直接抑制，抑制自身抗体的产生，缓解和阻断由免疫反应所致的组织炎症过程；另一方面，通过抑制炎症介质的产生，降低血管通透性，减少渗出，减轻水肿等产生综合效应，从而使桥本甲状腺炎的临床症状和体征得以缓解和改善。

（九）芪夏消瘿合剂

陈晓雯等人依据中医理论，认为桥本甲状腺炎病位主要在肝、脾，病机主要是正虚，而气滞、痰浊、瘀血为其病理表现。脾为后天之本，脾虚摄食量少，则后天给养来源匮乏，机体失养，正如张景岳言"虚者无不滞"，正气亏虚，脏腑功能失调，则不能运化水湿，聚湿成痰，血脉瘀阻，患者表现为甲状腺肿大。颈前区隶属任脉，系肝经所过，肝郁气滞，疏泄失度，横逆犯脾，脾失健运，致湿生痰，循经上扰，结于颈前而为瘿。又因肝郁气滞，气郁化火，营阴暗耗，故临床表现为郁热伤阴的症状，有口苦、失眠、烦躁、舌红少苔或无苔等阴伤有热之象。综上所述，长期情志不调为其主要病因，气滞痰凝血瘀为其标，脾虚为本，基本病机为本虚标实之证，病变可以涉及肝、脾等多个脏腑。通过对桥本甲状腺炎病变规律的临床研究，针对其主要病理机制，创制了具扶脾、柔肝、消瘿作用的芪夏消瘿合剂。本方以黄芪、白芍益气健脾、养阴柔肝，共为君药。夏枯草、玄参清肝泻火、解毒散结，相须为用，合为臣药。又白芍养血柔肝、补肝阴，夏枯草、玄参清泻肝火、制阳亢，三者合用，补肝体为肝用，体现了"肝体阴而用阳"的特点。同时佐以桔梗，宣肺化痰。瘿病位头颈部，桔梗能引营卫气血畅行头部经脉，又能引其他药物上行，使药直指病所，发挥治疗作用。桔梗还能开宣肺气，有利于津液输布，助化痰散结。甘草补中健脾，调和药性，为使药之用。全方用药补中寓疏，清而不伤阴，滋而不腻，寒而不泻，共奏益气健脾、养阴柔肝、化痰消瘿之效。全方治法尽显肝脾同调、阴阳并重、扶正祛邪、标本兼治之法。研究认为，芪夏消瘿合剂配合西药可以有效地提高桥本甲状腺炎患者外周血 CD3$^+$T 淋巴细胞数，降低 CD4$^+$T 细胞的比例，升高 CD8$^+$T 细胞的比例。调节甲状腺功能自身免疫功能紊乱，从而减少抗甲状腺自身抗体的产生，降低 TGAb、TPOAb 含量，减少甲状腺组织的破坏，使甲状腺功能恢复正常，甲减的发生率降低，同时提高治愈率。

（十）软坚消瘿颗粒

软坚消瘿颗粒以逍遥散为基础方，运用现代药理技术制成颗粒剂，组方特点为疏肝理气配伍健脾化痰药物，由柴胡、当归、白芍、香附、夏枯草、王不留行、玄参、海藻、昆布、陈皮、茯苓、白术、砂仁组成。现代药理研究结果显示，柴胡、当归、夏枯草、海藻、昆布等均具有增强免疫功能，进而起到调节甲减的作用。本方虽运用含碘中药，如夏枯草、海藻、昆布等，但以上药物均含碘较低，可以降低甲状腺自身抗体水平，改善甲状腺病理形态，故本方选用以上药物。研究表明，软坚消瘿颗粒联合左甲状腺素钠片治疗桥本甲状腺炎伴甲减的效果良好。

（十一）益气清肝散结汤

桥本甲亢主要病机为气虚为本、痰气凝滞、热扰心肝，而当以益气清肝、化痰散结、清心肝火为治疗大法，组方益气清肝散结汤。益气清肝散结汤组成：黄芪、党参、山药、炒栀子、柴胡、白蒺藜、夏枯草、浙贝母、玄参、蒲公英、牡蛎、鳖甲、生甘草。方中黄芪、夏枯草共为君药，黄芪号称补气之长，其静中有动、兼行气血、能破癥瘕，于此方中针对正气亏虚之本所设、夏枯草破癥、散瘿结气、脚肿湿痹；炒栀子为清心泻肝所设；白蒺藜辅助夏枯草共奏疏风平肝、消肿散结之效；浙贝化痰散结为主；玄参散瘤瘿、瘰疬；柴胡疏肝理气，使苦寒之栀子清心肝之火而不至于过分凉遏其舒展之性，兼具疏肝行气辅助散结之效；蒲公英、牡蛎、鳖甲配伍君臣药加强清热化痰散结之效。研究发现，夏枯草对甲亢、甲减和单纯性甲状腺肿大以及结节性甲状腺肿均有一定的缩小肿大作用，可能是方中含有减轻甲状腺肿和缩小峡部厚度的有效成分。此外，桥本甲亢的甲状腺肿可能与局部免疫炎症有关，因此，具有抑制免疫炎症的中药成分也可能是本方的有效成分之一。如陈勤等人发现夏枯草口服液能显著减轻巴豆油导致的小鼠耳肿胀和醋酸性腹腔毛细血管通透性增加，并对角叉菜、蛋清所致大鼠足肿胀及肉芽增生有较好的抑制作用，对醋酸引起的疼痛也有较好的止痛作用。栀子可抑制巴豆油所致小鼠耳壳炎症和降低醋酸所致小鼠腹腔毛细血管通透性，且以生品作用最强；而栀子甲醇浸膏可显著抑制棉球所致小鼠肉芽组织增生，对醋酸诱发的小鼠扭体反应亦有一定抑制作用。栀子有效成分栀子苷可抑制脂多糖诱导的人脐静脉内皮细胞中 ICAM-1 表达升高，且对该炎症损伤的保护作用与有丝分裂原活化蛋白激酶/核因子 -κB（MAPK/NF-κB）信号通路密切相关。研究发现，刺蒺藜提取物可对二甲苯所致小鼠耳壳肿胀有明显抑制作用；玄参破壁粉粒能抑制小鼠耳郭肿胀度；对卡拉胶和眼镜蛇毒所致的大鼠脚趾肿胀具有抑制作用；对 Fe^{2+}/半胱氨酸诱导的肝微粒体脂质过氧化亦有抑制作用，有效成分可能主要是其所含的苯丙素苷类。小叶柴胡乙醚提取物与粗皂苷对二甲苯所致小鼠耳壳肿胀和卡拉胶致小鼠足肿胀均有明显抑制作用。以上现代药理研究所发现的非特异性抑制化学性炎症的药理成分及其作用机制，可能是本方减轻局部炎症、减轻甲状腺肿和和峡部厚度、保护甲状腺滤泡避免其受损的机制之一。总的来说，该方具有降低甲状腺自身抗体、减轻甲状腺自身免疫破坏、保护甲状腺组织和辅助维持甲状腺功能稳定的疗效。

五、中成药治疗

（一）百令胶囊

百令胶囊为发酵冬虫夏草粉（中华被毛孢经液体深层发酵所得菌丝体的干燥粉末）制成的胶囊，与天然冬虫夏草基本一致，常作为天然冬虫夏草代用品用于临床，具有明显的免疫调节作用。

由于桥本甲状腺炎的发生、发展与免疫密切相关，因此如果在关键环节上打断甲状腺的自身免疫反应，可以降低患者向甲状腺功能失调发展的可能。但单纯应用抗甲状腺药物治疗很难使 TRAb 完全降至正常，导致桥本甲状腺炎反复发作。虫草真菌可对机体的免疫系统进行不同层次的调节，研究亦表明虫草真菌有较强的免疫抑制作用，能抑制绵羊红细胞免疫所致的特异性抗体的产生，具有免疫调节作用。百令胶囊是冬虫夏草菌种经低温发酵研制而成的纯中药制剂，主要成分是人工虫草菌粉，与天然虫草主要成分一致。研究表明，百令胶囊具有双向免疫调节作用。本研究发现，百令胶囊联合甲巯咪唑与单纯甲巯咪唑治疗均可使桥本甲状腺炎患者血清 TRAb 水平和阳性率下降，治疗组较对照组下降更为显著。停药后随访 1 年，治疗组复发率明显下降（$P < 0.01$）。说明百令胶囊对桥本甲状腺炎患者的异常免疫反应有一定的调节作用。同时百令胶囊联合甲巯咪唑与单纯甲巯咪唑治疗均能使桥本甲状腺炎患者外周血 CD4$^+$T 淋巴细胞计数、IFN-γ 水平降低，CD4$^+$/CD8$^+$ 下降，但百令胶囊治疗组下降更为显著；CD8$^+$T 淋巴细胞计数、IL4 水平升高，但百令胶囊治疗组升高更为显著。考虑百令胶囊可能通过调节 Th1/Th2 的平衡，由 Th1 转向 Th2，减少 IFN-γ 分泌来阻断 TRAb 等的产生，或打断免疫反应的连锁效应，进而在桥本甲状腺炎治疗中发挥免疫调节作用，使病情得到长期缓解。总之，细胞免疫功能参与了桥本甲状腺炎的发生、发展。百令胶囊可以作为桥本甲状腺炎一种有效辅助治疗药物，对于改善桥本甲状腺炎的预后具有重要意义，为临床治疗桥本甲状腺炎提供了新的理论依据。

（二）夏枯草胶囊

桥本甲状腺炎是一种自身免疫性甲状腺疾病，该病可导致甲状腺功能改变，包括亢进、减退，最终都有甲减的趋势。若不及时治疗，可能导致全身多器官衰退，心血管功能、智力、记忆力等均可能受损。研究表明，自身抗体的免疫过程及体内淋巴细胞参与了该疾病的发生，其中辅助性 T 细胞发挥了重要作用。Th1/Th2 比值变化向 Th1 偏离时，会引起炎症因子浸润，破坏甲状腺体。Th17 细胞是近年来被发现的与多发性硬化症、炎症性肠病等多种自身免疫性疾病有关的一类 CD4$^+$ T 细胞，能够影响自身免疫抗体产生及促进炎症因子的释放。白细胞介素 17 细胞因子能够诱导中性粒细胞于炎症部位介导自身免疫性疾病的发生及炎症反应。Th17 细胞在炎症早期反应中起着十分重要的作用，Th1 细胞则在炎症反应的维持中发挥重大作用。桥本甲状腺炎的超声造影主要表现为甲状腺回声弥漫性不均、降低，血流增加，结节样改变或伴有高回声纤维条索。

夏枯草为唇形科夏枯草属植物，味辛、苦，性寒，归肝、胆经，能够清热泻火、散结消痈、清热解毒，广泛应用于甲状腺肿大、肺结核、传染性肝炎、高血压和癌症的临床治疗。夏枯草对于特异性免疫及非特异性免疫均有较好的抑制作用。夏枯草胶囊是由夏枯草和红糖制成的中药制剂，具有消炎镇痛、免疫调节作用。研究发现夏枯草能显著改善巴豆油所致的小鼠耳足肿胀，且使小鼠体内胸腺、脾脏、淋巴体积减小，同时外周血中淋巴细胞数目也显著下降，说明夏枯草有明显的抗炎作用，对小鼠体液和细胞免疫均有显著抑制作用。本研究结果显示，夏枯草胶囊联合甲状腺素治疗桥本甲状腺炎效果更佳（$P > 0.05$），研究组与对照组不良反应发生率均较低且差异无统计学意义（$P > 0.05$），表明夏枯草胶囊用于桥本甲状腺炎的治疗疗效确切，安全可靠。综上所述，在甲状腺素基础上联合夏枯草胶囊治疗桥本甲状腺炎，有利于显著改善甲状腺功能，甲状腺抗体水平也逐渐恢复正常，甲状腺各部位厚度减少，形态逐渐恢复正常，疗效确切，值得临床推广应用。

（三）金水宝胶囊

金水宝胶囊为国家一类新药发酵虫草菌粉 Cs-4 胶囊制剂，具有与天然虫草基本一致的药理作用。其化学成分含虫草素、蛋白质、脂肪、粗纤维、无机元素、虫草酸和维生素 B_{12} 等。现代研究证明该药能改善细胞内、外氨基酸的代谢，可改善细胞内线粒体呼吸功能，使其能量产生增加，增强巨噬细胞吞噬能力，提高机体的白蛋白含量，加速病损细胞的修复，具有调整免疫功能及内分泌激素，清除氧自由基，提高超氧化物歧化酶及降低过氧化物酶活性的作用。

既往的临床观察显示，单用金水宝胶囊可明显降低桥本甲状腺炎患者的 anti-TPOAb 及 anti-TGAb 滴度。本研究在此基础上，进一步观察了金水宝胶囊联合补硒治疗桥本甲状腺炎的疗效。结果显示：各组治疗前后甲状腺功能无明显改变，对甲状腺大小及形态学也无明显影响。单纯补硒治疗可明显降低 anti-TPOAb 水平，但对 anti-TGAb 水平无明显影响。在补硒治疗的基础上，联合使用金水宝胶囊可同时明显降低 anti-TPOAb 及 anti-TGAb 滴度，其疗效明显优于单纯使用硒制剂。可见，在桥本甲状腺炎的治疗上，金水宝胶囊联合硒制剂可明显增强疗效，具有一定的协同作用。同时还观察到，金水宝胶囊剂量与 anti-TPOAb 下降水平有着明显的量效关系，下降水平随着金水宝胶囊剂量加大逐渐增加，anti-TPOAb 分别降低 65.5%、86.2%，组间比较差异有统计学意义（$P < 0.05$），然而，着金水宝胶囊剂量逐渐增加，anti-TGAb 虽有轻微减少，分别降低 57.7%、58.2%，但 2 个联合治疗组不同剂量金水宝胶囊之间改善的程度无统计学意义，说明增加金水宝胶囊的剂量并不能进一步降低 anti-TGAb，即没有类似其降 anti-TPOAb 作用的明显量效关系。综上所述，金水宝胶囊联合补硒治疗可降低桥本甲状腺炎患者的 anti-TPOAb 及 anti-TGAb 滴度，其疗效明显优于单一补硒治疗；增加金水宝胶囊剂量可进一步降低 anti-TPOAb 水平，但对 anti-TGAb 的滴度无进一步改善作用。

（四）九味散结胶囊

中医药治疗桥本甲状腺炎并不局限于某一脏或某一腑或某一经络，而是从整体出发，辨证施治。研究者总结前人经验，经过多年临床观察研究认为，桥本甲状腺炎的发生与先天禀赋、水土失宜和情志内伤密切相关，大多数患者因禀赋异常及内伤七情以致肝气郁结，条达不畅，气滞血瘀，日久化火，炼液为痰，气滞、痰凝、血瘀交阻于颈前，而成斯疾。桥本甲状腺炎多属痰气瘀结证，治当理气活血、化痰散结，据此治则治法研制出九味散结胶囊。九味散结胶囊方重用郁金活血行气，莪术祛瘀破血，二药共为君药，兼入气、血两分，一寒一温，行气活血，解郁祛瘀；浙贝母、鳖甲相伍为臣，润燥化痰、软坚散结；佐以夏枯草、山慈菇配合郁金、莪术破气行血、化痰消瘿，效宏力专。本病迁延绵长，日久多兼气阴两虚，以黄芪、玄参益气养阴，丹皮活血凉血，既清血分热养阴血，又助君药活血散结。诸药相合，气畅血行，瘀祛痰消，诸证悉平。

自九味散结胶囊获得晋药制字起在山西省中医药研究院进行了广泛应用，疗效显著。在此基础上研究者开展了基础研究与临床研究。研究前期在桥本甲状腺炎模型大鼠研究中显示，九味散结胶囊可通过 TGF-β 调节炎症因子的表达，具有缓解炎症、调节免疫反应的作用。区岛良等人研究发现九味散结胶囊和左甲状腺素钠片可降低桥本甲状腺炎患者白细胞介素-17（IL-17）和白细胞介素-23（IL-23）水平，改善甲状腺功能，疗效优于单纯左甲状腺素钠片治疗。桥本甲状腺炎发生的主要原因是由于抑制性 T 淋巴细胞和辅助性 T 细胞作用失衡，使 B 淋巴细胞分化产生大量 TPOAb 和 TGAb，二者在桥本甲状腺炎的发病过程中有重要作用，是检测自身免疫性甲状腺疾病的特异性指标。辅助性 T 细胞（Th）据产生的细胞因子不同，分为 Th1 和 Th2 两类。正常情况下 Th1/Th2 维持动态平衡，如果其中某一细胞因子明显改变致动态平衡破坏，将引起自身免疫疾病。桥本甲状腺炎的特征是由于患者体内优势应答 Th1 细胞及分泌相关的细胞因子。甘露聚糖肽具有诱导 T 细胞亚群转化、调节机体免疫状态、抑制多种免疫反应的作用。故本试验选用甘露聚糖肽为对照药物。试验结果表明，九味散结胶囊可改善桥本甲状腺炎患者的中医证候及甲状腺激素水平、降低抗体滴度及改变体积、促进 $CD4^+T$ 细胞增生及提高 $CD4^+/CD8^+$ 的比值。同时还可改善 Th1/Th2 失衡状态，减少 Th1 细胞产生的相关细胞因子，减少桥本甲状腺炎自身淋巴细胞对甲状腺细胞的破坏。综上所述，理气活血、化痰散结的九味散结胶囊在改善甲状腺激素与抗体变化的同时可调节免疫状态，缓解患者不适症状，提高生活质量，且价廉，不良反应少，是治疗桥本甲状腺炎的有效药物。因相关条件局限，该试验观察疗程 8 周，治疗组患者甲状腺激素、相关抗体及免疫因子较对照组均有改善，但未能长期观察患者相关指标变化，明确桥本甲状腺炎患者漫长病程中的病情变化，有待进一步研究。

（五）复方丹参滴丸

桥本甲状腺炎是免疫性疾病，病情的严重程度与患者体内 TGAb 及 TPOAb 表达水平呈正相关。有国外文献指出，桥本甲状腺炎患者使用免疫抑制剂治疗后，自身免疫抗体水平明显提高，有利于提高临床疗效。有研究认为桥本甲状腺炎主要病因是气血不畅。思虑过度、抑郁、迁怒造成体内肝气失衡，气虚不通，津液聚集不泻，而后成痰，具体表现呈气滞痰凝于颈部即称为瘿。复方丹参滴丸的主要成分有冰片、三七、丹参，其功能作用为活血化瘀，理气止痛，可用于气滞血瘀所致的胸痹。现代药理学研究发现，丹参还具有抗氧化作用，可降低氧自由基的产生，进而使线粒体功能和结构趋于稳定，间接保护器官功能。复方丹参滴丸辅助治疗桥本甲状腺炎可提高治疗效果。临床应用复方丹参滴丸可降低血清 TGAb 和 TPOAb 水平，使甲状腺峡部、左叶、右叶前后径显著变小。左甲状腺素钠片联合复方丹参滴丸治疗桥本甲状腺炎的疗效显著，可有效改善患者的自身免疫功能，促进患者甲状腺功能恢复，且安全性好。

（六）黄芪胶囊

章丽琼等人认为桥本甲状腺炎病因是先天禀赋不足、肾气亏虚，或后天调养不当、脾气虚弱，或感受外邪等。所谓"正气存内、邪不可干",正气亏虚,卫外不固,外感邪毒,致气痰瘀壅结颈前而发病,可见"正气内虚"为本病之本。根据多年的临床经验发现桥本甲状腺炎患者在早期功能尚未减退阶段多有少气懒言、颈前肿大之症。在"治未病"的理论指导下,应用"黄芪胶囊"对早期甲状腺功能正常的桥本甲状腺炎患者的自身抗体进行干预,取得了较好的疗效。黄芪应用历史迄今已有2000多年,始载于《神农本草经》,明代《本草纲目》记载"芪,长也。黄芪色黄,为补药之长,故名"。黄芪为常用补气药,有"补药之长"之称,性温,入脾、肺二经,具有补气升阳、益卫固表等功效。

近年现代中药药理研究表明,黄芪的主要活性成分为黄芪多糖类、黄酮类、皂苷类、氨基酸,以及硒、硅、钴、钼等微量元素,而黄芪多糖则是黄芪中含量最多并且免疫活性最强的一类物质。黄芪多糖对免疫功能有调节作用,不仅能够增强免疫器官和细胞的功能,还能刺激细胞因子的释放,影响神经-内分泌-免疫系统网络,促进相关基因的合成和表达。黄芪多糖能使抗体分泌细胞及T、B淋巴细胞和自然杀伤细胞功能明显增强。黄芪多糖在免疫调节方面还具有活化B细胞和巨噬细胞,刺激NK细胞增生,增强树突状细胞的功能,并对细胞因子有一定调节作用。在对儿童变应性鼻炎的研究中发现黄芪能使IL-4、IL-10水平明显下降,IL-2、IFN-γ水平明显升高,提示黄芪能纠正变应性鼻炎患儿体内Th1/Th2细胞因子的失衡状态。因此,黄芪的补气之长及其免疫调节的药理作用,为黄芪胶囊对桥本甲状腺炎自身抗体的影响提供了一定的理论依据,且临床观察未见有不良反应发生。目前中医治疗桥本甲状腺炎缺乏大样本量的临床研究,因此,通过对中药调节桥本甲状腺炎患者自身免疫作用机制的研究,灵活应用于临床,可进一步促进临床疗效的提高。研究结果证实黄芪胶囊可以降低桥本甲状腺炎患者的甲状腺自身抗体水平,尤其以TPOAb滴度下降最为明显,从而减缓桥本甲状腺炎发展为甲减的进程。根据黄芪对人体免疫系统的调节作用及对细胞因子的影响,推测它可能是作用于细胞免疫应答的某一个环节来阻断TPOAb的产生,但具体机制还有待免疫学和细胞学等试验的进一步研究证实。

(七)小金胶囊

徐乃佳等人认为桥本甲状腺炎归属"瘿病"范畴,认为其与禀赋不足、调摄失当、情志内伤、饮食水土有关,主要病机特点为肝郁脾虚和脾肾阳虚。若情志不舒,肝郁化火,木旺乘土,或禀赋不足、调摄失当,脾气虚损,精微不得从化,日久化为水湿,留于体内凝聚成痰,痰浊循经上扰,结于颈前而为瘿,痰阻血脉则为瘀血。肝郁时疏泄不畅,加之痰瘀阻脉,故见胸胁胀闷、咽部有异物感、口唇发绀等症。因此,对桥本甲状腺炎的治疗以理气化痰、活血化瘀、软坚散结为主。

小金胶囊方源自清代王洪绪所著《外科证治全生集》中的经典方剂小金丹。方中麝香辛温,具有消肿止痛、开窍醒神之功效;草乌具有祛风除湿、温经止痛之功效;乳香、没药、地龙可理气止痛、活血散瘀;当归养血活血,补血而不碍邪,祛瘀而不伤正;木鳖子解毒消肿;枫香脂可调气血、消痈疽;五灵脂具行血散瘀止痛之功效;香墨具止血、消肿之功效。诸药相配,具有温通、活血、消肿、散结、化痰之功效,适用于瘿瘤、瘰疬、乳岩、乳癖等疾病。现代药理研究发现,小金胶囊可对抗二甲苯和卡拉胶所致的炎性反应,减轻甲醛所致的小鼠疼痛反应;对免疫系统有一定调节作用,可改善辅助性T细胞亚群1(Th1)和亚群2(Th2)的平衡,下调甲状腺自身抗体的水平。

六、单味中药

（一）夏枯草

夏枯草含有多糖、有机酸、黄酮等活性化学成分，具有抗肿瘤、抗炎和免疫调节等药理作用，对甲状腺疾病和乳腺增生等具有很好的疗效。俞灵莺等人认为夏枯草干预可减低自身免疫性甲状腺炎大鼠甲状腺炎症，也可调节自身免疫性甲状腺炎大鼠 Th1/Th2 失衡。一直以来桥本甲状腺炎的治疗只能以甲减期给予甲状腺激素替代治疗为原则。从甲状腺肿大到甲状腺功能低下期间缺乏有效的干预措施。药理学研究显示夏枯草具有广泛的药理作用，包括抗病毒、免疫抑制、抗氧化和清除自由基、抗肿瘤等。夏枯草应用于不同功能状态的甲状腺疾病，可使肿大的甲状腺体积随甲状腺功能恢复而进一步缩小，降低自身免疫性甲状腺炎患者的 TGAb 和 TPOAb 水平。失衡 Th1/Th2 细胞因子平衡状态与 AITD 的发病、转归和愈后密切相关。自身免疫性甲状腺炎属于 Th1 占优势的疾病，存在 Th1 型细胞因子的上调和 Th2 型细胞因子的下调，Th1 介导的抗 Tg 自身免疫反应激活，引起甲状腺细胞破坏，患者发生甲减。

（二）穿山龙

穿山龙属于薯蓣科薯蓣属植物的根茎，味苦，性平，具有祛风除湿、活血通络、止咳平喘之功效，对桥本甲状腺炎痰瘀互结、气机阻滞病理机制具有祛痰软坚、活血祛瘀的作用。现代药理研究表明，穿山龙含多种甾体皂苷，其中，薯蓣皂苷元（薯蓣皂素）与甾体激素类药物结构相近，是合成甾体激素的主要原料之一。因此，它的药用价值日益受到重视。桥本甲状腺炎的特征是存在高滴度自身抗体 TGAb 和 TPOAb。其中，TPOAb 是桥本甲状腺炎的重要标志性抗体。桥本甲状腺炎患者外周血中 TPOAb 的升高，是甲状腺功能损伤的原因之一。很多研究证明，甲状腺自身抗体是桥本甲状腺炎诊断、预测疾病发展及预后的重要指标，同时也与甲状腺眼病等并发症密切相关，对其早期诊断、治疗和随访有很大价值。桥本甲状腺炎除应维持甲状腺功能正常外，还应着眼于降低甲状腺抗体浓度。应用糖皮质激素等纠正免疫功能紊乱，糖皮质激素的使用虽然有效，但停药后易反复，且不良反应多，临床上一般不主张使用。曾拥军等人研究表明，治疗组的 TPOAb、TGAb 水平呈下降趋势，治疗后与对照组比较有显著差异，证实穿山龙治疗桥本甲状腺炎能阻止抗体继续增高，对缓解甲状腺的炎性反应，防止甲状腺组织进一步破坏可能起保护作用，与临床观察结果一致，证实了穿山龙可以显著促进 CD4$^+$T 细胞增生及提高 CD4$^+$T/CD8$^+$ 的比值，从而改善 Th1/Th2 失衡状态，减少 Th1 细胞产生的相关细胞因子，降低 TPOAb、TGAb 的滴度，以达到改善桥本甲状腺炎自身淋巴细胞对甲状腺细胞的破坏的目的。该研究结果提示，穿山龙治疗桥本甲状腺炎具有明确的临床意义，穿山龙能改善桥本甲状腺炎抗体滴度，与改善 T 淋巴细胞亚群免疫学机制水平层面相关，主要是提升 CD4$^+$T 数值，改善 Th1/Th2 失衡状态，从而改善桥本甲状腺炎病理生理变化，达到改善桥本甲状腺炎预后。

（三）猫爪草

猫爪草为毛茛科植物小毛茛的干燥块根，别名金花草。文字记载首见于《中药材手册》，《中国药典》于 1977 年开始收载，《中国药用植物志》《广西中药志》《河南中草药手册》《湖北植物志》等也有记载。其味甘、辛，性温，入肝、肺二经，具有清热解毒、化瘀消肿的功效，故可清肝泻火、散结消瘿。主要用于治疗瘰疬痰核、疔疮肿毒、蛇虫咬伤颈、淋巴结结核、腮腺炎等。猫爪草因其调节免疫作用而具有较好的抗菌、抗炎、抗肿瘤等作用，猫爪草多糖在猫爪草中含量较高，有研究表明猫爪草多糖为其主要活性成分。猫爪草多糖是一种无毒性的、由多种单糖组成的水溶性杂多糖。陈彦等人研究表明猫爪草多糖是以 β-D- 葡萄吡喃糖为主的一种多糖复合物，多糖的单糖组成为鼠李糖、阿拉伯糖、葡萄糖、半乳糖、甘露糖，其摩尔比为 1.00∶1.17∶51.71∶2.16∶0.46。猫爪草多糖是一种免疫调节剂，具有无细胞毒性的特点，来源不同的多糖对机体的免疫功能具有不同程度的免疫调节作用。张振凌等人通过研究猫爪草多糖对实验动物免疫功能的影响，发现猫爪草多糖可使巨噬细胞吞噬百分率、吞噬指数显著升高，并且猫爪草多糖可显著促进溶血素的形成并提高外周血 T 淋巴细胞数，其 600 mg/kg 的剂量对正常小鼠及免疫抑制小鼠均有兴奋作用。猫爪草多糖能增强小鼠胸腺细胞、脾脏淋巴细胞和腹腔巨噬细胞增殖能力，且对巨噬细胞有一个最佳作用浓度；能增强巨噬细胞的吞噬功能，并呈剂量效应关系。有实验研究表明，猫爪草各剂量组连续给药 4 周后，实验性自身免疫性甲状腺炎小鼠血中 FT_3、TT_4、FT_4 水平增高，变化趋势与地塞米松阳性对照组相同，与模型组有显著性区别（$P < 0.01$），说明猫爪草粗多糖对甲状腺激素的降低有抑制作用，能在一定程度上调高实验性自身免疫性甲状腺炎小鼠甲状腺激素水平，有效干预自身免疫性甲状腺炎的病变。

（四）蒲公英

蒲公英在我国多数省份都有分布，为菊科植物蒲公英、碱地蒲公英或同属数种植物的干燥全草。蒲公英含有黄酮类、内酯类、生物碱类、挥发油等多种化学成分，同时含多糖类、香豆素类、三萜类、胆碱类等活性成分。其中蒲公英多糖具有抗肿瘤、抗突变、抗氧化及抗疲劳等作用。研究表明，蒲公英多糖灌胃正常小鼠，可以改善免疫器官内部组织结构，促进免疫器官生长发育。马红梅等给健康小鼠服用藏蒲公英多糖纳米乳，能显著提高健康小鼠胸腺、脾脏等免疫器官指数和酸性 α- 醋酸萘酯酶阳性淋巴细胞百分率，以及腹腔巨噬细胞的吞噬率和吞噬指数（$P < 0.05$），可以显著提高小鼠外周血 T 淋巴细胞亚群 $CD4^+$、$CD8^+$ 水平，降低 T 淋巴细胞亚群 $CD4^+$、$CD8^+$ 比值。高慧婕等用环磷酰胺（CY）致小鼠免疫抑制，与模型组相比，蒲公英多糖可以明显增强免疫抑制小鼠的免疫功能，提高细胞因子 TNF-α 的表达水平。桥本甲状腺炎属于中医"瘿病"范畴，冯建华认为甲状腺疾病多数为慢性火热证，蒲公英为清热解毒良药，在辨证施治的基础上加上蒲公英治疗甲状腺疾病，效果甚佳。

（五）人参

人参为五加科植物人参的干燥根和根茎，是常见的补益中药，也是我国药材中非常珍贵的品种。人参首见于《神农本草经》，被列为上品，称其"补五脏、安精神、定魂魄、止惊悸、除邪气、明目、开心益智、久服轻身延年"。人参中的主要成活性分为人参皂苷，研究表明人参皂苷能够降低自身免疫性甲状腺炎大鼠的甲状腺自身抗体水平，降低 IL-2，升高 IL-4，降低 TNF-α 水平，调节 Th1/Th2 失衡，对自身免疫性甲状腺炎有一定的治疗作用，可以缓解细胞免疫。黄琦等研究发现，人参皂苷通过上调 GATA-1、Foxp3 的表达，下调 T-bet 的表达，抑制 Th1 细胞功能，通过抑制 Th1 细胞功能的过度亢进，促使 Th1 向 Th2 漂移，通过调节甲状腺自身抗体指标、调节免疫来保护甲状腺组织。

（六）茯苓

茯苓味甘、淡，性平，归心、肺、脾、肾经，具有利水渗湿、健脾、宁心之功效，最主要的药理成分是茯苓多糖。根据现代药理学研究，其具有利尿、保肝、抗病毒、免疫调节、抗肿瘤、抗氧化等多种药理作用。茯苓多糖在免疫调节方面的作用最为突出，其可保护人体免疫器官、抗胸腺萎缩以及对脾脏有直接保护作用，能够通过刺激辅助性 T 细胞分泌各生长因子，有效地调节机体内 Th1 细胞、Th2 细胞的平衡作用，从而增强机体的细胞免疫和体液免疫功能。而在桥本甲状腺炎的治疗上，茯苓多以组方出现，临床上未有用单味药物或者茯苓提取物的相关研究报道，故其是否有效尚不确定，但组方疗效确切，结合茯苓药理，平衡 Th1/Th2 可能是茯苓治疗桥本甲状腺炎的重要作用机制。

七、中医外治法

（一）艾灸

桥本甲状腺炎患者初起时甲状腺功能正常，常无特殊感觉，少数患者早期可伴有一过性甲亢表现，最终约有半数以上发展为甲状腺功能减退症。甲状腺激素对神经系统、心血管系统、消化系统、血液系统、生殖系统均有重要的调节作用。中医学认为，人体五脏中的心、肝二脏调畅全身气机的功能类似于神经系统、肌肉兴奋活动的调节作用；心主血脉，肝主疏泄，都与甲状腺激素循环系统的调节作用相关；肝主疏泄及脾主运化的功能直接影响消化系统的功能。为此，本次研究对高代谢综合征、心血管系统症状、神经肌肉兴奋综合征、消化系统症状和眼征等一系列临床症状进行了分析。有研究结果发现，灸药组治疗后高代谢综合征、高循环综合征、神经肌肉、消化系统计分均出现显著性改善，而西药组则仅高循环综合征计分较治疗前显著下降。两组相比较，灸药组治疗后高代谢综合征、高循环综合征、神经肌肉计分明显低于西药组；灸药组消化系统症状计分低于西药组，但两组无显著差异。对于消化系统症状两组无显著性差异，可能是由于消化系统改善在时间上晚于其他几项，有待进一步研究。灸药并用治疗桥本甲状腺炎不仅在疗效上优于单纯口服西药，而且在治疗时间上也有着很大的优势，灸药组于治疗的第 2 周起临床症状就有明显改善，而西药组治疗见效至少要 4 周。表明艾灸配合口服左甲状腺素钠片，在调节甲状腺功能状态的同时，还能高效地改善机体由于激素水平紊乱产生的各项临床症状。眼之所以能发挥其视觉功能，与内在脏腑经络生理功能的联系是密不可分的。《灵枢·大惑论》云："五脏六腑之精气，皆上注于目而为之精。""目者，五脏六腑之精也。"桥本甲状腺炎属中医学"瘿病"，与肝、脾、肾均有联系。因此，桥本甲状腺炎患者有突眼、多泪、眼疲劳等眼征。在本研究中，单纯口服左甲状腺素钠片仅对于畏光有明显改善作用，而灸药并用对多泪、畏光、酸胀、眼疲劳均有显著疗效。两组相比较，灸药并用治疗后计分明显低于西药治疗，有显著性差异。在起效时间上，灸药并用于治疗的第 2 周起即有明显改善，而西药治疗则在疗程结束后眼部不适症状才有一定程度的改善。许多研究者发现，针灸对机体有免疫调节作用，可有效地调节甲状腺疾病患者的免疫功能。在桥本甲状腺炎尚缺乏针对病因的有效疗法的背景下，艾灸可以作为改善免疫功能、阻止或降低患者发展为甲减的有效方法。灸药并用在调节激素水平的基础上，同时发挥了整体调理脏腑功能的作用，改善了桥本甲状腺炎患者的生活质量，不失为一种起效快、疗效好的治疗方式。

（二）耳穴埋豆

桥本甲状腺肿主要症状表现为弥漫性甲状腺肿大，质地坚硬，中医学没有相应的病名，根据其症状表现可将其归属于中医学"瘿病"中的"肉瘿""气瘿"或"石瘿"等范畴。《圣济总录·瘿瘤门》指出，瘿病以山区发病较多，"山居多瘿颈，处险而瘿也"，并从病因角度进行分类，"石瘿、泥瘿、劳瘿、忧瘿、气瘿是为五瘿，石与泥则因山水饮食而得之；忧、劳、气则本于七情"。《三因极一病症方论·瘿病证治》中根据瘿病局部症状不同提出分类方法："坚硬不可移者，名曰石瘿；皮色不变，即名肉瘿；筋脉露结者，名曰筋瘿；赤脉交结者，名曰血瘿；随忧愁消长者，名曰气瘿。"并谓："五瘿皆不可妄决破，决破则脓血崩溃，多致夭枉。"中医学认为桥本甲状腺炎的病变部位主要在肝脾，主要病机在正虚，而气滞、痰浊、瘀血为其表现。如《寿世保元·瘿瘤》曰："夫瘿瘤者，多因气血所伤，而作斯疾也。"脾虚为本，气、血、痰、瘀为标。脾为后天之本，脾虚摄食量少，饮食不周，后天给养来源亏乏，有损机体功能发挥，正如张景岳所言"虚者无有不滞者"，正气亏虚，脏腑功能失调，则不能运化水湿，聚而成痰，血脉瘀阻，患者表现为甲状腺肿。颈前区隶属任脉，系肝经所过，肝郁气滞，疏泄失度，横逆犯脾，脾失健运，致湿生痰，循经上扰，结于颈前而为瘿。综上所述，长期情志不调为其主要病因，气滞痰凝血瘀为其基本病机，实为本虚标实之证，病变可以涉及肝、脾等多个脏腑。治疗的关键是疏肝健脾、活血化瘀、软坚散结。中医除内服药物外，近年来应用耳穴埋豆疗法来治疗桥本甲状腺炎引起的甲状腺肿大疾病取得较大进展。耳穴治疗具有疏通经络、调整脏腑、理气活血等作用。尤其是在调节机体内分泌功能方面疗效较为肯定。通过埋豆刺激耳穴，可理气化痰、活血化瘀、消瘿散结，同时调理脏腑功能，调节机体内分泌。本研究结果显示，采用耳穴埋豆疗法治疗桥本甲状腺炎引起的甲状腺肿临床疗效优于单纯西药治疗组。

耳穴取穴上，依据传统中医和经络理论，选取脾、胃、肝、肾，疏通经络，调理脏腑。调和气血；依据现代医学理论，选取内分泌、皮质下等耳穴，调节机体内分泌功能。治疗中，耳脾穴可健脾益气，除湿化痰；耳胃穴可益胃健脾，温中理气；耳肾穴可以补肾填精，滋养肝肾；耳肝穴疏肝理气，调畅情志；耳脾、胃、肝三穴相合，可升清降浊，扶正气助运化；耳脾、肝、肾三穴相合，可补肾健脾，疏肝理气；耳肝、脾、胃、肾四穴相合，可健运脾胃，培补肝肾以固本；耳颈穴可调畅颈部气血，改善甲状腺局部供血，调节甲状腺功能；耳内分泌、皮质下可调节机体脑垂消瘿散结以治其标。以上诸穴相合，共达理气化痰、活体、内分泌功能，改善甲状腺激素的合成、转化；耳内分泌、皮质下二穴配伍，可行气化痰、活血化瘀、健运脾胃、培补肝肾，标本兼治。耳穴埋豆疗法充分体现了中医特色，具有操作简便、安全有效、经济价廉、无痛、无毒副作用、不受场所和条件限制等诸多优点，易被广大基层患者接受，值得推广。但其由于耳穴埋豆疗效与按揉力度和按揉时间有密切关系，因此，按揉时间达不到，或耳朵敏感者，怕疼，按揉力度达不到，或耳朵穴位不易掌握，且按揉过程中，王不留行籽会偏离穴位等因素会影响其效果，在临床实践中应进一步改进方法，以取得更好的治疗效果。

（三）青黛外敷

桥本甲状腺炎是由情志内伤、饮食及水土失宜等因素引起，以致气滞、痰凝、血瘀、壅结颈前。该病早期的炎症过程与中医"气有余便是火"理论相一致，咽部为肝经循行部位，故瘿病与肝密切相关。青黛性寒，味咸，归肝经，具有清热解毒、凉血消斑、泻火定惊之功。故青黛外用于甲状腺投影部位即肝经循行部位，可清肝经之火。研究发现，青黛有效成分靛玉红具有抑制干扰素 $-\gamma$ 活性和抑制白细胞介素（IL）-1β、IL-6 的促炎症细胞因子释放的作用，可用于治疗多种炎症性疾病。研究结果表明，在西医治疗基础上加用青黛能有效降低甲状腺自身免疫性抗体指标，提高疗效。

第四节　调护

一、饮食调摄

（一）碘

碘是甲状腺最亲密的朋友。自然界空气、水、土壤、植物中，到处都有碘的身影。碘可以通过食物、饮用水和空气进入人体，遇到甲状腺后，就会被甲状腺牢牢抓住，成为最亲密的朋友，一起合成人体的"生命燃料"——甲状腺激素。碘与甲状腺疾病之间的关系呈 U 形曲线，碘过量或缺乏都会损害甲状腺功能。世界卫生组织（WHO）建议，健康成人（非孕妇）每天需摄入碘 150～200 μg，妊娠期和哺乳期妇女则每天要保证至少 250 μg 碘摄入量。医院一般可通过尿碘测定初步判断碘在人体内的含量，一般认为 100～200 μg/L 为碘适宜状态；也有国外研究认为，甲状腺球蛋白可作为儿童体内碘状态的可靠血液学标志。根据 2016 年 7 月在 *Thyroid* 最新发布的我国甲状腺流行病学数据（研究对象为来自中国东部和中部 10 个城市的 15 008 位成年人），我国从 1996 年实施全民食盐碘化法规以后，现已基本消除了碘缺乏病；部分地区还存在着碘过量的问题。中国国民摄碘量被认为已超过所需水平，甲状腺疾病患病率和疾病谱的改变反映出碘摄入过量可能产生负面影响。

（二）海鲜

一般所说的海鲜包括藻类、虾贝类、鱼类三大类，其含碘量有天壤之别，呈现三个等级。人们常说的海带、紫菜属于藻类，碘含量高；虾、扇贝等含碘量中等；鱼类如带鱼、三文鱼、小黄鱼等含碘量低。甲亢患者在治疗后，如甲状腺功能还未正常，或伴有甲状腺肿大时，再摄入较多碘会让病情雪上加霜，此时必须"忌碘"饮食。若甲状腺功能已经正常，甲状腺无明显肿大，可选择含碘量较少的小黄鱼、带鱼、墨鱼解解馋，每周吃一次还是可以的，烹饪时使用无碘盐。单纯性甲状腺结节者，最好在测定自身体内碘多少的情况下，选择性地吃海鲜。长期高碘饮食会诱发自身免疫性甲状腺炎，如桥本甲状腺炎，破坏甲状腺细胞，加重甲减。该病为遗传因素以及环境因素影响的自身免疫性疾病，可在同一家族中的几代人中发生。所以，桥本甲状腺炎患者的子女要减少碘的摄入量，必要时检查甲状腺功能，尽量做到提前干预，预防桥本甲状腺炎的发生。

（三）十字花科食物

人们常吃的花椰菜、卷心菜、萝卜、西兰花、芥蓝等都属于十字花科蔬菜，这些蔬菜中含有一种抗氧化物质——硫苷，在某些条件下，硫苷会水解生成异硫氰酸盐。硫氰酸盐是一种导致甲状腺肿的物质，致甲状腺肿的作用方式是竞争性抑制碘 - 钠转运体的活性，进而抑制甲状腺碘吸收，长久以往会造成人体内甲状腺激素生成障碍，导致甲状腺肿大。门诊经常有甲状腺患者问能不能吃十字花科类植物。其实临床医师经常会说一句话，离开"数量"判断某种食物"能不能吃"都是伪命题。一般来说，在下列情况下才需要认真考虑这个问题。首先，在短时间内大量食用十字花科蔬菜，相当于每天吃 1000 g 西兰花、萝卜、卷心菜等；其次，同时有大量吸烟的历史，或者处于低碘地区并且吃不到海鲜和碘盐，或者同时食用富含类黄酮的水果（苹果、梨、葡萄、橘子）。除了上述情况，一般的甲亢、甲减、甲状腺结节、甲状腺癌患者都可以适当增加十字花科蔬菜的摄入量。尤其是平时经常进食海产品以及沿海地区的人群，进食十字花科蔬菜能有效降低高碘对于甲状腺的刺激作用，其中富含的大量抗氧化剂更能保护全身细胞免受各种有毒物质的侵袭。

二、生活调护

桥本甲状腺炎患者要避免精神刺激，保持良好的心态；少去公共场所，防止各种感染，因为造成各种感染的细菌是万病之源；防止过度劳累，否则会加重病情；适当进行体育锻炼。

参考文献

［1］迪娜·塔吾列，温伟波．桥本甲状腺炎的中医研究进展．云南中医中药杂志，2019，40（5）：78-80.

［2］张春华．张兰教授治疗慢性淋巴细胞性甲状腺炎经验撷菁．实用中医内科杂志，2008，22（3）：12-13.

［3］张舒．许芝银教授治疗桥本氏甲状腺炎经验．四川中医，2014，1：6-7.

［4］赵江，刘维．桥本甲状腺炎中医药治疗研究进展．辽宁中医药大学学报，2019，21（2）：151-154.

［5］闫冬雪，郭俊杰．九味散结胶囊治疗桥本甲状腺炎临床研究．中国民间疗法，2017，25（6）：40-41.

［6］赵玉立，郭俊杰，潘云蓉．九味散结胶囊对自身免疫性甲状腺炎 TGF-β1 表达的影响．光明中医，2015，30（6）：1191-1195.

［7］叶仁群，林少虹，吴文金，等．消瘿散结方治疗桥本氏甲状腺炎临床观察．新中医，2017，49（11）：50-53.

［8］崔云竹．治未病思想在桥本甲状腺炎治疗中的应用．陕西中医，2014（9）：1219-1220.

［9］黎建华，谭海灯．中医经方分期论治联合西药治疗桥本氏甲状腺炎的临床研究．深圳中西医结合杂志，2017，27（3）：24-25.

［10］李昀昊，杨宏杰，何燕铭，等．中药复方对桥本甲状腺炎患者细胞因子和抗体的影响．上海交通大学学报（医学版），2015，35（8）：1174-1178.

［11］程汉桥．中医辨治自身免疫性甲状腺炎．中国中医药信息杂志，2013（10）：76.

［12］周良军，孙丰雷．程益春治疗桥本甲状腺炎经验．山东中医杂志，2011，30（7）：510-511.

［13］付露，崔云竹．程益春应用药对治疗桥本甲状腺炎经验．山东中医药大学学报，2017，41（5）：450-453.

［14］王秋虹，魏军平，王师菡．林兰教授中西医结合治疗桥本甲状腺炎经验撷菁．环球中医药，2015（3）：352-354.

［15］张懿，汪悦．汪悦教授治疗桥本甲状腺炎经验总结．吉林中医药，2011，31（7）：627-628.

［16］赵静，杨毅．姜兆俊治疗桥本氏甲状腺炎经验．实用中医药杂志，2014，30（1）：64-65.

［17］曹拥军，蒋晟昱，罗燕萍，等．穿山龙对桥本甲状腺炎患者 Th1/Th2 型细胞因子表达的影响．中华中医药杂志，2016，31（3）：1103-1105.

［18］张晓辉，国艳，张建．五味消毒饮治疗桥本甲状腺炎 10 例．中国地方病防治杂志，2012，27（4）：292.

［19］张传科，钱秋海．钱秋海教授运用当归六黄汤治疗桥本氏甲状腺炎经验介绍．中医临床研究，2014（24）：107-108.

［20］俞灵莺，傅晓丹，章晓芳，等．夏枯草干预实验性自身免疫甲状腺炎 Th1/Th2 失衡的研究．中华全科医学，2018，16（5）：725-728，743.

［21］谢英才，邓碧坚，黄晓君，等.夏枯草口服液对 Graves 病患者甲状腺大小及促甲状腺受体抗体的影响.广东医学，2015，36（2）：311-313.

［22］夏伯候，刘菊妍，李春，等.夏枯草水提液及水提醇沉上清液降血压药效评价.中国实验方剂学杂志，2014，20（2）：113-116.

［23］黄琦，冯晓红，张寅晓，等.人参皂苷对实验性自身免疫性甲状腺炎大鼠 Th1/Th2 相关细胞因子的影响.中医杂志，2013，54（24）：2132-2134.

［24］TAN L，SANG Z N，SHEN J，et al. Selenium Supplementation Alleviates Autoimmune Thyroiditis by Regulating Expression of Th1/Th2 Cytokines. Biomedical & Environmental Sciences，2013，26（11）：920-925.

［25］曹拥军，李靖，刘钧.穿山龙对甲状腺功能减退的桥本甲状腺炎患者影响的研究.中国全科医学，2013，16（21）：2486-2488.

［26］崔巍，施秉银.自身免疫性甲状腺疾病患者甲状腺内 Th1/Th2 细胞失衡研究.中华内分泌代谢杂志，2004，20（2）：96-99.

［27］于海荣，王济兴，张凤英，等.穿山龙总皂苷对大鼠 T 淋巴细胞功能影响的血清药理学研究.时珍国医国药，2006，17（9）：1653-1654.

［28］傅能，赵韧.加味柴胡疏肝散治疗桥本甲状腺炎伴甲减 30 例.中国中医药科技，2013，20（1）：85.

［29］陈琼科，郑世霞，刘静.二仙汤加芪海消瘿汤治疗慢性淋巴细胞性甲状腺炎伴甲状腺功能减退症的临床研究.检验医学与临床，2014（8）：1023-1024，1027.

［30］胡一奇，曹仕兵.阳和汤治疗桥本氏病脾肾阳虚证 30 例临床观察.四川中医，2014，32（7）：127-128.

［31］范智媛，张淋淋，米蕊.夏枯草胶囊治疗桥本甲状腺炎的效果及治疗前后甲状腺形态的超声诊断变化.河北医科大学学报，2017，38（4）：446-449.

［32］曾慧妍，赵玲，王璟霖，等.金水宝胶囊对桥本氏甲状腺炎自身抗体的影响及量效关系.广州中医药大学学报，2014，31（3）：357-360.

［33］夏勇，夏鸣喆，李艺，等.艾灸配合药物改善桥本氏甲状腺炎患者生活质量的观察.上海针灸杂志，2012，31（4）：219-221.

［34］李玲，陈晓雯.耳穴埋豆法治疗桥本甲状腺肿 30 例.江西中医学院学报，2013，25（2）：37-39.

［35］刘小平，侯秀娟，朱跃兰.朱跃兰教授治疗干燥综合征合并桥本氏甲状腺炎.吉林中医药，2017，37（5）：443-446.

［36］邢捷，唐汉钧.唐汉钧治疗桥本甲状腺炎经验撷英.上海中医药杂志，2015，44（9）：15-17.

［37］孙潇潇，周峰峰，庄瑞斐，等.王旭辨治桥本甲状腺炎经验总结.上海中医药杂志，2016，50（12）：18-20.

［38］赵家云，吴晔，黄纲，等.扶正清瘿法对甲状腺球蛋白抗体和甲状腺过氧化物酶抗体的影响.同济大学学报（医学版），2015，36（1）：117-119，124.

［39］王荣初，张小可，王敏建，等.扶正清瘿方治疗桥本甲状腺炎的临床研究.齐齐哈尔医学院学报，2002，23（3）：287-288.

［40］冯艺萍，郭丽雯，潘慧文.猫爪草粗多糖治疗自身免疫性甲状腺炎的实验研究.药学研究，2018，37（10）：559-561，571.

［41］李锦，毛朋飞，刘红云，等.猫爪草多糖研究进展.农技服务，2017，34（24）：4，3.

［42］李媛媛，周鸿铭，唐小牛.3 种药食同源中药治疗桥本甲状腺炎的研究进展.中国民族民间医药，2019，28（15）：56-59.

［43］李红典，董陈露，冯伟，等.中医治疗桥本甲状腺炎.长春中医药大学学报，2019，35（6）：1050-

1052.

［44］李乃谦.探讨白芍的药理作用及现代研究进展.中医临床研究，2017，9（20）：137-138.

［45］朱家红，徐春燕，穆欣艺，等.当归多糖联合阿糖胞苷对移植性人白血病小鼠模型肝脏的作用机制.中国中药杂志，2014，39（1）：121-125.

［46］张明霞，李效忠，呆海霞，等.甲宁对实验性自身免疫性甲状腺炎的治疗作用.中成药，2007（7）：972-975.

［47］张明霞，李效忠，呆海霞，等.甲宁治疗桥本甲状腺炎机制的实验研究.中成药，2009，31（2）：290-292.

［48］张祝华.中药芪夏消瘿合剂治疗桥本甲状腺炎的疗效观察.中西医结合心血管病电子杂志，2015，3（19）：31-32.

［49］张毅，张敏，黄宁静.外用青黛治疗桥本甲状腺炎疗效及其对甲状腺自身免疫性抗体的影响.中国中医药信息杂志，2014，21（11）：24-27.

［50］陈海燕.复方丹参滴丸辅助治疗桥本甲状腺炎的临床价值及对患者甲状腺功能的影响.中国合理用药探索，2019，16（7）：36-38.

［51］章丽琼，陆灏，徐佩英.黄芪胶囊对桥本氏甲状腺炎患者自身免疫性抗体的影响.世界中医药，2016，11（7）：1279-1281，1285.

［52］徐乃佳，张显林.小金胶囊联合硒酵母治疗甲状腺功能正常的桥本甲状腺炎的临床观察.世界中医药，2019，14（5）：1202-1205.

第八章 亚急性甲状腺炎

亚急性甲状腺炎（subacute thyroiditis，SAT）又称巨细胞性甲状腺炎（giant cell thyroiditis）、肉芽肿性甲状腺炎和 DeQuervain 甲状腺炎等，是最常见的痛性甲状腺疾病。多由病毒感染引起，以短暂疼痛的破坏性甲状腺组织损伤伴全身炎症反应为特征。本病呈自限性，少数患者遗留甲状腺功能减退症。

第一节 流行病学

本病约占甲状腺疾病的 5%，男女发生比例为 1 ∶（3～6），以 40～50 岁女性最为多见。一年均可发病，以春秋季更为多见。

国外文献报道本病占甲状腺疾病的 0.5%～6.2%，发生率为 4.9 例/10 万人，男女发病比例为 1 ∶ 4.3，30～50 岁女性为发病高峰，7～10 月多见。国内文献报道，对 2007—2011 年浙江省兰溪市两家二级甲等医院就诊的 SAT 患者进行统计发现，SAT 年均发病率为 4.88/10 万，2007 年为 4.4/10 万，2011 年为 5.4/10 万，发病率呈逐年上升趋势。发病时间为秋季多见，与兰溪市当地流感流行时间基本一致，考虑与气候差异有关。SAT 以散发为主，发患者群多为城区中青年女性，从事办公室文职人员居多，常见职业人群有教师、医护人员、会计等。

第二节 诊断与鉴别诊断

一、西医诊断

【临床表现】

1. 前驱症状

起病前 1～3 周常有病毒性咽炎、腮腺炎、麻疹或其他病毒感染的症状。

2. 甲状腺区疼痛及炎症反应

甲状腺区发生明显疼痛，可逐渐发生，也可突然发生，程度不等。转颈、吞咽时疼痛加重。可放射至同侧耳部、咽喉、下颌部、颜部、枕部、胸背部等处。甲状腺肿痛持续 4～6 周，部分患者肿痛反复或持续。可伴有全身不适、食欲减退、肌肉疼痛、发热、心动过速、多汗等。

3. 其他症状

可出现头痛、耳鸣、听力减退，还可有恶心呕吐。少数患者声音嘶哑、吞咽困难。部分女性月经紊乱，经量少。

4. 体格检查

甲状腺轻至中度肿大，呈弥漫性或不对称性，有时单侧肿大明显，常伴结节，表面光滑，质地较硬，触痛明显，无震颤及血管杂音。少数患者有颈部淋巴结肿大。炎症消失后可出现一过性甲状腺功能减退症（甲减），多数持续 6～8 周。极少数形成永久性甲减。总病程 2～4 个月，有些病程持续 1 年甚至更长。少数患者可反复发作。

【实验室检查】

根据实验室结果，本病可以分为 3 期，即甲状腺毒症期、甲减期和恢复期。

1. 甲状腺毒症期

血清 T_3、T_4 升高，TSH 降低，^{131}I 摄取率减低（24 小时 < 2%）。这就是本病特征性的血清甲状腺激素水平和甲状腺摄碘能力的"分离现象"。出现的原因是甲状腺滤泡被炎症破坏，其内储存的甲状腺激素释放进入循环，形成"破坏性甲状腺毒症"；而炎症损伤引起甲状腺细胞摄碘能力减低。此期血沉加快，可 > 100 mm/h，如无增快，也不可除外本病。甲状腺细针穿刺和细胞学检查：典型细胞学涂片可见多核巨细胞、片状上皮样细胞、不同程度炎性细胞。但不作为常规检查。

2. 甲减期

血清 T_3、T_4 逐渐下降至正常水平以下，TSH 回升至高于正常值，^{131}I 摄取率逐渐恢复。这是因为储存的甲状腺激素释放殆尽，甲状腺细胞处于恢复状态。

3. 恢复期

血清 T_3、T_4、TSH 和 ^{131}I 摄取率逐渐恢复至正常。

【诊断依据】

1. 急性起病及急性炎症的全身症状。

2. 甲状腺疼痛、肿大且质硬。

3. 典型患者实验室检查呈现上述 3 期表现。

二、中医诊断

【诊断依据】

本病属"瘿病"，诊断要点如下。

1. 以颈前喉结两旁结块肿大为特征，肿块可随吞咽上下移动。初可如樱桃或指头大小，一般生长缓慢。大小程度不一，大者可如囊如袋，触之多柔软、光滑，病程日久则质地较硬，或可扪及结节。

2. 多发于女性，常有饮食不节、情志不舒的病史，或发病有一定的地区性。

3. 早期无明显的伴随症状，发生脾肾阳虚的病机转化时，可见形寒肢冷、乏力、面色㿠白、面浮肢肿、脉沉无力等表现；发生阴虚火旺的病机转化时，可见低热、多汗、心悸、眼突、手抖、多食易饥、面赤、脉数等表现。

三、鉴别诊断

（一）西医鉴别诊断

1. 急性化脓性甲状腺炎

甲状腺局部或邻近组织红、肿、热、痛及全身显著炎症反应，有时可找到邻近或远处感染灶；白细胞明显增高，核左移；甲状腺功能及摄碘率多数正常。

2. 结节性甲状腺肿出血

突然出血可伴甲状腺疼痛，出血部位伴波动感；但是无全身症状，ESR 不升高；甲状腺超声检查对诊断有帮助。

3. 桥本甲状腺炎

少数病例可以有甲状腺疼痛、触痛，活动期 ESR 可轻度升高，并可出现短暂甲状腺毒症和 ^{131}I 摄碘率降低；但是无全身症状，血清 TGAb、TPOAb 滴度增高。

4. 无痛性甲状腺炎

本病是桥本甲状腺炎的变异型，是自身免疫性甲状腺炎的一个类型。有甲状腺肿，临床表现经历甲状腺毒症、甲减和甲状腺功能恢复 3 期，与亚急性甲状腺炎相似。但本病无全身症状，无甲状腺疼痛，ESR 不增高，必要时可行 FNAC 检查鉴别，可见局灶性淋巴细胞浸润。

5. 甲状腺功能亢进症（甲亢）

碘致甲亢或者甲亢时摄碘率被外源性碘化物抑制，出现血清 T_4、T_3 升高，但是 ^{131}I 摄取率降低，需要与亚急性甲状腺炎鉴别。根据病程、全身症状、甲状腺疼痛，T_3/T_4 值及 ESR 等可以鉴别。

（二）中医鉴别诊断

本病需要与瘰疬相鉴别。瘰疬的病变部位在颈部的两侧或颔下，肿块一般较小，每个约黄豆大，个数多少不等；瘿病的肿块在颈部正前方，肿块一般较大。

第三节　中医认识与治疗

一、中医认识

中医常将甲状腺疾病称为"瘿病"，其最早的描述见于《诸病源候论》，包括血瘿、肉瘿、气瘿三种，该书指出瘿病的产生与水土有关。唐代孙思邈在《千金翼方》中进一步分为石瘿、泥瘿、劳瘿、忧瘿、气瘿五种。宋代陈无择在《三因极一病证方论》中将瘿分为石瘿、肉瘿、筋瘿、血瘿、气瘿五类。亚急性甲状腺炎尚无确切命名，有学者根据其全身恶寒发热及甲状腺局部灼热、肿胀、疼痛等症状称为"瘿痈"，也有学者认为该病可称为"瘿痛""瘿毒"等。

二、病因病机

（一）外感六淫

外感风热毒邪是亚急性甲状腺炎发病的主要外因，风温、风火客于肺胃，内有肝郁胃热，积热上壅，挟痰蕴结，以致气血凝滞、郁而化热所致。由于风温、疫毒之邪侵入肺卫，致卫表不和、肺失宣肃，故而出现发热、恶寒、咽喉肿痛、汗出、头痛、周身酸楚。风温夹痰结毒，壅滞于颈前，使颈部肿胀而痛，结聚日久可致气血阻滞而不畅、痰瘀毒邪互结，见瘿肿坚硬而痛。

（二）内伤七情

情志久郁不舒，加之素体气虚，卫表不固，热毒之邪乘虚入侵，邪阻瘿瘤致气滞血瘀，故而产生结块疼痛。七情内伤，肝失疏泄，气机失常，导致气血津液运化失常，从而形成瘀血、痰湿等病理产物。扰乱心神，可见心烦、失眠。阳亢风动可见双手颤动、急躁易怒。因此，亚急性甲状腺炎的病因为外感风温、疫毒之邪，内伤情志，病机为气滞血瘀痰凝。若病情迁延不愈，可出现阳衰阴盛，如怕冷、神疲、多寐等。

总之，本病内因主要是情志不遂、肝气郁结，外因主要是外感六淫，尤其是火热之邪，内外合邪，气滞、痰凝、血瘀壅于颈前。火热之邪内侵，热毒炽盛；或肝气郁结，气郁化火，又遇外感火热之邪，风火相搏，继而风火痰瘀损伤阳气，脾肾虚衰；或气郁日久化火伤阴，津灼为痰，血凝为瘀。

另外，关于亚急性甲状腺炎的病因病机，当代名医各有观点，撷取如下。

魏子孝认为，亚急性甲状腺炎主要由情志不畅、内有郁火、风热邪毒侵袭致病。甲状腺身居高位，贴近肌肤，易为风热邪气所伤，即"伤于风者，上先受之"。风热侵袭卫表，见发热、咽痛等表证；肝气郁结，加之风热邪毒搏结于颈部、闭阻气机，津液失于输布凝而为痰，血液运行不畅而成瘀，痰瘀互结，见颈前局部肿大、疼痛；日久耗气伤阴，阴虚火旺则心悸、手抖、多汗；阴损及阳，阳气亏虚见畏寒、乏力、倦怠等症。该病病位在颈前，与肝脾等有关，病机为气、火、痰、瘀壅结，闭阻局部气血，终致全身气血失和。疾病初期多为实证，日久正气耗伤，表现为本虚标实之虚实夹杂证，甚则气虚、阴虚、阳虚等虚候。

冯志海认为，本病是外感风热、疫毒之邪，内伤七情或体虚所致。外感风热、疫毒之邪的理论与西医上本病与病毒感染相关理论一致；内伤七情者，多由情志不畅、肝气郁结以致肝失调达、肝郁化火所致；或由于幽思郁结恼怒、肝脾失调，或病程日久、反复发作，或应用激素治疗效果不佳以致正气不足而发病。

于世家认为，亚急性甲状腺炎的发病与外感六淫、内伤七情及体质因素有关。起病多由风温邪热袭表，热毒壅盛，灼伤津液，炼液为痰，痰阻气机，血行不畅，或气郁生痰，痰随气逆，最终致气血痰热互结于颈前而发"瘿瘤"。随着病情进展及药物治疗，大多数患者正气恢复，毒邪消散，疾病痊愈，部分患者由于病程迁延日久或失治误治，加之素体阳虚阴盛，或先天肾阳不足，损伤后天脾胃，阳证转阴证，出现阳气虚衰、阴寒内盛的表现。

李红认为，本病由外感热毒之邪侵袭人体而发病，其病机主要为外感火热毒邪，热入血分，血热互结壅于颈前，病久致瘀，呈现一派热毒壅盛、血热夹瘀之象。火热毒邪上炎，出现发热、咽痛；血热壅于颈前，致颈前区肿大、疼痛；热毒灼阴，阴虚风动，表现为双手震颤、心悸、烦躁、失眠；阴损及阳，阳气不足，可见畏寒、乏力、水肿等。

陈如泉认为，外感风热是主要病因，肝经郁热是主要病机。本病主要为外感风热毒邪所致，外感风热邪毒或风温邪热袭表，热毒壅盛，灼伤津液，炼液为痰，痰阻气机，血行不畅，形成局部结节或肿块难消；或平素急躁易怒，则气机失于调畅，气滞血行不畅，与热邪互结于颈项，气郁热结，血瘀阻滞经络，经气不畅而致疼痛，最终发为"痛瘿"。该病累及多个脏腑，包括肝、肺、肾，尤为肝脏。若肝失疏泄，则气的升发不足，气机的疏通和发散不力，气行郁滞，出现肝气郁结，兼以外感风热，病邪郁久化热，肝郁热结，互结于颈项，导致血液的运行障碍，则可形成血瘀，或导致津液的输布代谢障碍，聚而成痰，痰气交阻于咽喉，则喉头有异物感，压之有触疼，发为本病。患者情志不畅、暴怒或郁怒时，本病病情程度加重。本病初期外感风热毒邪，侵犯肺卫；情志不遂，肝气郁滞化火，又常伴胃火、心火；病久或迁延失治误治，损及气血伤阳，致脾肾阳虚。

林兰认为，亚急性甲状腺炎的发病与外感风热邪毒和肝失疏泄之功失调有关。外感风热邪毒侵表犯颈，侵表而见表证，热毒壅盛结于颈前，甲状腺局部气血热毒壅盛凝滞，则局部发热、肿大、痛甚；甲状腺本助肝疏泄，疏泄失调，郁而化火，血脉壅塞，使局部热毒更加炽盛，肿痛剧烈。热为阳邪，壮火食气，易出现伤气耗阴而见气虚、阴虚之证，热盛动风之证。本病多为女性发病，而情志不畅为多，所以助肝疏泄之功能失调在先，有气郁或气郁化热之基，郁则气结血凝，生热化火，加之外感风热之邪，同气相求而发，火热愈炽因而成痛，外感及局部症状彰著。

蔡炳勤认为，本病患者多为中年女性，平素常有情志不畅、思虑过多、焦虑抑郁，致肝气郁结，肝旺乘脾，脾虚痰浊内生，痰浊凝于颈部，易成有形之邪，所以部分患者在患亚急性甲状腺炎前已有甲状腺结节。起病初期感受外邪，或为寒邪，或为风温、风热，或为热毒；外邪入侵，阻滞气机，气血运行不畅，寒邪、风温入里，郁而化热，热毒愈盛，灼烧津液，局部壅塞不通，痰浊与之搏结，两邪相合，气血痰火滞于颈前，出现甲状腺局部肿大、疼痛。总缘素体肝郁气滞、脾虚痰浊内生，外邪入侵，入里化热，痰浊与热毒壅塞之故。

张曾譻认为，机体自身正气虚衰，适逢六淫邪气外侵是本病病机之根本，外邪入里化热，或因情志不遂而郁而化热，进而造成肝失条达、痰气郁结（甲状腺肿大）和心气不宁、水火不济（自主神经功能紊乱），日久则终至肾阴亏耗，不能滋养精明（脑），形成恶性循环。

伍锐敏认为，本病因感受风邪（流感病毒）兼夹内热所致。风为阳邪，其性炎上，伤于风者，上（颈部甲状腺）先受之。风性善行数变，与现代医学亚急性甲状腺炎症状复杂多变的特点相似。中医的阳邪、火性的特征与现代医学的发病急骤、发热、多汗、急躁易怒、多食易饥等相符。故本病早期中医当属外感风邪、肝郁胃热，当进入甲减期，当属脾阳不振、水湿停滞；病久及肾，也可出现脾肾阳虚证候。

张广德认为，本病与肝胆关系密切。其一，从发患者群中来讲，以女性多见，女子以肝为先天，肝主疏泄，情志不畅易导致肝气郁滞；其二，从发病部位来说，足厥阴肝经分支循行于喉咙之后，向上进入鼻咽部，故甲状腺部位肿痛多从肝经论治；其三，瘿病的发病机制与"郁"有关，肝郁气滞可致郁而化火，肝胆郁热，故在临证时常兼用清泻肝胆和疏肝解郁之品，可预防郁而化火，避免疾病的传变。

三、辨证论治

（一）热毒炽盛证

症状：咽痛、吞咽疼痛，甲状腺区域疼痛伴皮温升高，发热，舌边尖红，苔薄黄，脉浮数等。本证多见于亚急性甲状腺炎初发阶段。

治法：疏风清热解毒，和营消肿止痛。

方药：银翘散合五味消毒饮加减，药用连翘、金银花、薄荷、牛蒡子、紫花地丁、野菊花、天葵子、蒲公英、桔梗、生甘草。

若咽干明显，加麦冬、玄参清热养阴；若颈前肿胀明显，加夏枯草、猫爪草、浙贝母，连翘加量软坚散结；若伴有心慌，加五味子、柏子仁、丹参、黄芪、麦冬益气养心。

（二）阴虚火旺证

症状：颈肿伴有触痛、质韧，发热，心慌、胸闷、气短，失眠多梦，五心烦热、怕热多汗，手抖，舌红少津，脉细数或弦细数。本证多见于亚急性甲状腺炎甲状腺毒症期。

治法：养阴清热，软坚散结。

方药：知柏地黄丸加减，药用知母、熟地黄、黄柏、山茱萸、山药、牡丹皮、茯苓、泽泻、枸杞子、川牛膝。

若皮肤瘙痒，加地肤子、白鲜皮除湿止痒；若口干咽干，加生地黄、玄参、麦冬、乌梅滋阴止渴；若疼痛明显，加忍冬藤、野菊花、蒲公英、金银花清热解毒止痛。

（三）阴阳两虚证

症状：甲状腺弥漫性肿大或伴有结节，乏力易疲、倦怠，纳呆，畏寒肢冷，便秘，舌淡苔白腻，脉细。本证多见于亚急性甲状腺炎甲减阶段。

治法：温肾健脾。

方药：金匮肾气丸加减，药用熟地黄、山药、山茱萸、茯苓、牡丹皮、泽泻、桂枝、附子。

若便秘明显，可加肉苁蓉、当归、芦荟养血滋阴通便；水肿者，可加泽兰、冬瓜皮、冬瓜子、益母草利水消肿。

（四）气郁痰阻证

症状：颈前肿胀、憋闷、疼痛，咽中有不适感、自觉有痰，善太息，舌淡苔白腻，脉弦。本证多见于亚急性甲状腺炎甲状腺功能恢复期。

治法：理气舒郁，化痰消瘿。

方药：柴胡疏肝散合半夏厚朴汤加减，药用陈皮、柴胡、川芎、枳壳、赤芍、白芍、炙甘草、香附、法半夏、厚朴。

若畏寒肢冷，加仙茅、仙灵脾温阳补肾；若心慌、失眠，加红景天、甘松、太子参、麦冬益心安神；若口咽干燥，加麦冬、天冬、乌梅养阴止渴。

另外，关于亚急性甲状腺炎的辨证论治，当代名医各有观点，撷取如下。

魏子孝认为，亚急性甲状腺炎病程可分为三个阶段，每个阶段临床表现各不相同，临证时应抓住具有本质意义的辨证指标（主症），将辨证与辨病相结合，弄清其内在联系，概括该阶段的病因、病性、病位，从而揭示疾病的本质。在这一思想指导下，进行以下辨证论治：①发病前以咽痛、颈前疼痛为主症，辨证属热毒蕴结、风热外袭，治疗以清热解毒、利咽散结、疏风解表为法，用银翘散合五味消毒饮加减。②中期伴甲亢者，根据中医标本先后的原则，先以前法治疗风热表证，待表证解除，再针对甲亢进行辨证论治。其病机主要为气、血、痰、火四郁及气阴亏虚的本虚标实证，故应治以滋阴、降火、解郁、益气，方用一贯煎、朱砂安神丸、玉女煎、龙胆泻肝汤、逍遥散、二陈汤、生脉饮、玉屏风散、四君子汤等。③病久出现甲减者，辨证为虚寒证，治疗以补气温阳为法，方用附子汤、真武汤、济生肾气丸等。④后期仍伴甲状腺肿大者，辨证属气血阻滞、痰瘀互结，治疗以行气解郁、健脾化痰为法，方用丹栀逍遥散、四逆散合半夏厚朴汤等。⑤久治不愈者常伴有慢性咽炎，辨证属气虚者，治疗以补中益气、升清利咽为法，方用补中益气汤加减；辨证属阴虚者，治疗以清热养阴、清肺利咽为法，方用养阴清肺汤加减。

余江毅认为本病可根据病程分为四期进行辨证论治。①早期：症见发热，咽痛，口渴，甲状腺触痛，心慌，舌尖红，苔薄白或薄黄，脉浮数等，辨属外感风温，热毒壅盛证，治以辛凉透表、清热解毒。②甲亢期：症见自觉颈项部轻微疼痛为主，触之痛盛，时有便结，舌红，苔黄腻，脉弦数，辨属气郁化火证，治以行气解郁、泻火消肿。③甲减期：症见甲状腺轻度隐痛或无触痛，时有心慌、胁肋部不适，便稀，舌体淡胖，可见舌边齿痕，苔薄白或白腻，脉多沉细，辨属气郁痰阻证，治以行气化痰、解郁散结。④恢复期：症见甲状腺轻度肿大，颈部触痛不显，畏冷，乏力易倦等，辨证属于气阴两虚证，当以健脾益肾、益气养阴。

冯志海将本病分为四种证型。①风热上扰：症见恶寒发热，热重寒轻，头痛身楚，咽喉肿痛，颈项强痛，转则不利，瘿肿灼痛，触之痛甚，可向枕后、下颌部放射，口干咽燥，渴喜冷饮，咳嗽痰少而黏，自汗乏力，舌淡红，苔薄黄，脉浮数。治以疏风解表、清热解毒，方选银翘散加减。②热毒壅盛：症见瘿肿疼痛，可呈压迫痛或放射性疼痛，发热，心悸，多汗，咽痛，心情烦躁，食欲欠佳，大便次数增多，体重减轻，震颤，舌质红，舌苔薄白或薄黄，脉滑数或浮数。治以清热解毒、消肿止痛，方以自拟瘿痛汤加减。③肝郁化火：症见心悸、心烦，急躁易怒，咽部梗阻感，口渴喜饮，食欲亢进，失眠多梦，乏力自汗，女子则见经前乳胀，舌质红，苔薄黄，脉弦而数。治以舒肝解郁、清肝泻火，方以丹栀逍遥散加减。④脾肾阳虚：症见瘿肿，面色㿠白，畏寒肢冷，神疲懒动，纳呆便溏，肢体虚浮，男子可见阳痿，女子可见经量减少或闭经，舌淡胖，苔白滑，脉沉细。治以温补脾肾、利水消肿，方以附子理中丸加减。

于世家将本病分为两个证型。①外感风热，毒邪壅滞：症见恶寒发热，头痛咽痛，颈部瘿肿疼痛，伴心悸多汗，心烦不眠，大便不畅，舌质红，苔薄黄，脉浮或弦滑。治以清热解毒、通络止痛。方药常选大青叶、板蓝根、黄连、黄芩、金银花、连翘、元胡、穿山龙、香附。②脾肾阳虚，痰瘀阻滞：症见甲状腺轻度肿大，疼痛不甚或隐痛，神疲乏力，畏寒怕冷，腹胀纳呆，四肢水肿，心悸怔忡，大便溏薄，舌体胖大，边有齿痕，苔薄白或白腻，脉沉细。治以健脾益气、温肾助阳，方药常选用菟丝子、女贞子、枸杞子、巴戟天、山萸肉、白术、茯苓、猪苓、大腹皮、枳壳、泽泻、益母草。

李红根据患者病情演变、临床证候及实验室结果，将亚急性甲状腺炎分为热毒外感期、瘀热互结期、恢复期。①热毒外感期：症见颈前疼痛、压痛、肿大，吞咽时加重，恶寒发热、咽痛，伴有心烦、纳少、寐差，二便可，舌边红，苔薄黄，脉浮数。治以疏风祛邪、清热凉血，方用银翘散加减。

②瘀热互结期：症见颈前触痛，肿痛明显，伴高热、情绪亢奋、心烦易怒、胸闷心悸、体质量减轻等，胃脘嘈杂，寐欠安，大便次数多，舌干红，苔薄黄，脉数。治以清热解毒、凉血活血，方药以自拟亚甲方加减（白花蛇舌草、金银花、蒲公英、紫花地丁、赤芍、玄参、桃仁、炙鳖甲、青蒿）。③恢复期：症见乏力，体倦不耐劳，甲状腺触痛明显减轻，仍有甲状腺轻度肿大，颈部不适感，舌淡红，苔薄白，脉细。治以益气养阴，方药常用黄芪、党参、茯苓、蒲公英、赤芍、桃仁、半夏、穿山龙、柴胡、黄芩、甘草。

陈如泉将本病概括为外感风热、肝郁热毒、阳虚痰凝三个主要证型。①外感风热：症见发热、微恶风寒，咽干喜饮，咽颈部疼痛，颈肿，舌尖红，舌苔薄白，脉浮。治以透邪解表、清热解毒、活血止痛，方用银翘散加减。②肝郁热毒：症见瘿肿疼痛，可循经呈放射性疼痛，急躁易怒，口苦咽干，渴而欲饮，多汗，心悸，舌质红，苔薄黄，脉弦数。治以疏肝清热、解毒活血，方用小柴胡汤合金铃子散加减。③阳虚痰凝：症见畏寒肢冷，面色少华，小便清长，大便溏薄，颈肿，疼痛不甚，舌苔白腻，脉沉紧。治以温阳补血、化痰散结、活血止痛，方用阳和汤加减。

林兰根据亚急性甲状腺炎的自然病程提出了四个主要证型。①风热外袭，热郁毒结：症见起病急，发热恶寒，头痛咽痛，全身不适或周身肌肉酸痛，颈部肿胀，瘿肿疼痛，有压痛，吞咽时轻微疼痛，苔薄黄，脉浮数。治以疏风清热、泻火解毒，佐以消肿止痛，方用银翘散加减。②热毒壅瘿，表里合病：症见颈前瘿肿疼痛明显，触痛拒按，疼痛向颌下、耳后及枕部放射，吞咽时疼痛明显且吞咽困难、转侧不利，局部肤色微红，高热寒战，头痛，周身酸楚，咽干而痛，口渴喜冷饮，咳嗽，痰黏而少，胸胁胀满，烦躁易怒，舌红、少津苔黄或黄燥，脉弦而数。治以清热解毒、消瘿止痛，佐以疏风清热，方用清瘟败毒饮加减。③毒热炽盛，阴伤风动：症见颈前肿胀疼痛，咽喉干痛，咳嗽痰少，心悸心烦，胸胁胀满，急躁易怒，多汗手颤，口苦咽干，口渴喜饮，失眠多梦，头目眩晕，遇恼怒而诸症加重，潮热盗汗或自汗，五心烦热，声音嘶哑，神疲气短，倦怠乏力，舌红少苔或苔薄黄，脉弦细数。治以清肝降火、滋阴熄风，佐以消肿止痛，方用柴胡清肝汤加减。④邪去正虚，肾阳亏虚：症见形寒肢冷喜暖，腰膝酸软，面色无华，毛发干枯，声音低沉，少气懒言，倦怠乏力，喜静多寐，眩晕嗜睡，腹胀纳呆，颜面或肢体水肿，女子月经稀少或闭经，男子阳痿、滑精、性欲减退，心悸怔忡，夜尿频多，颈部瘿肿痛减，隐痛或只肿不痛，或无肿痛，舌体淡体胖大边有齿痕，苔白滑或薄腻，脉沉缓无力。治以温阳化痰、软坚散结，方用金匮肾气丸加减。

蔡炳勤将本病分为三期，分期辨证论治。①早期：症见颈前肿物，随吞咽上下移动，局部压痛、质硬，咽痛，常兼有发热恶寒、头连项痛、恶心纳差、口干、心烦、眠差、大便少等表现。治以解肌退热，方用柴葛解肌汤加减。②中期症见：心悸、多汗、口干、怕热、激动、睡眠障碍、舌红质干、少苔、脉细数。治以补益肝肾、滋阴降火，方用二至丸、增液汤合左归丸加减。如出现甲减，症见神疲乏力、怕冷、纳差、便溏、舌淡、苔白或有齿印、脉沉细等，属肾阳虚之证。治以温阳散寒，方用右归丸加减。③恢复期：症见颈前肿物无明显疼痛，晨起喉中有痰，舌尖偏红苔白或有齿印，脉弦滑或沉细。治以疏肝健脾、软坚散结，方用柴胡疏肝散、平胃散合消瘰丸加减。

张曾譻同样将本病分为三期进行辨证论治。①早期：六淫外客。症见恶寒发热、咳嗽咳痰、咽喉肿痛、头痛汗出、周身酸楚等。治以清热、凉血、疏风、透表。采用经验方君康液（党参、丹参、赤芍、麦冬、玉竹、石菖蒲、羌活、川芎、连翘、茯苓、重楼、白花蛇舌草、生甘草）。②中期：气、血、热、痰互结。本期又可分为以下三个阶段。a. 郁热伤阴：症见心悸失眠、多汗、多梦不寐、烦躁易怒、舌红少苔、脉弦数等。治以柔肝疏肝、滋阴降火，方用经验方甲安合剂（茺蔚子、枸杞子、玄参、生地黄、苦参、土贝母、牡蛎、谷精草、白芍）。b.阴损及阳：症见精神萎靡、疲乏无力、畏寒肢冷、嗜睡、记忆力减退、食纳欠佳、性欲减退、黏液性水肿等。治以健脑宁心、益气养血，方用经验方心脑血脉宁（黄芪、丹参、茺蔚子、当归、川芎、赤芍、水蛭）。c.阴阳俱损：症见精神萎靡、面色晦暗、面浮身肿、耳轮干枯、畏寒肢冷、智力及记忆力减退、动作缓慢、腰膝酸软等。治以健脑补肾、扶阴助阳，方用经验方肾康宁加减（生黄芪、酒萸肉、酒女贞子、墨旱莲、丹参、桂枝、杜仲、槲寄生、茯苓、怀牛膝、益母草、泽泻、车前子、首乌藤）。③后期：久病成石，气滞、血瘀、痰凝、浊毒等瘤结于颈前，相互搏结，日久成积。症见颈前肿块坚硬如石，推之不移。治以健脑补肾、软坚散结，方用经验方甲安合剂合消癖舒加减（茺蔚子、枸杞子、玄参、生地黄、苦参、土贝母、牡蛎、谷精草、柴胡、蒲公英、漏芦、路路通、赤芍、牡丹皮、土鳖虫、炒王不留行、忍冬藤）。

伍锐敏将本病分为早期、中期、恢复期三个时期进行辨证论治。①早期：风邪外袭，肝胃郁热。症见起病急骤，发热咽痛，心慌汗出，急躁易怒，口干唇燥，倦怠乏力，甲状腺肿痛明显，多食易饥，失眠多梦，舌红，苔薄黄，脉浮数。治以疏风散邪、疏肝清胃。药用桑叶、连翘、葛根、菊花、牛蒡子、锦灯笼、薄荷、生石膏、知母、郁金、香附等。②中期：脾阳失运，水湿不利。症见畏寒喜暖、神疲乏力、嗜睡懒言、面色㿠白，面目水肿，舌体胖大，有齿痕，舌淡红，苔白滑，脉沉或迟。治以温运脾阳、利水化湿。药用生黄芪、白术、党参、桂枝、干姜、小茴香、茯苓、陈皮等。③恢复期：气郁痰凝，瘀血阻滞。全部症状消失，甲状腺肿痛消失，有的患者颈部可留有结节，时有胸闷不适，咳痰不爽，舌红或有瘀斑，苔黄，脉弦。治以理气化痰、活血化瘀。药用郁金、香附、半夏、浙贝母、夏枯草、玄参、陈皮、莪术、生牡蛎、丹参等。

张广德分为早期、中期、晚期。①早期：痰热郁结，症见颈前肿痛，发热寒战或寒热往来，咽痛，苔黄腻等。治以清利湿热、化痰软坚、解毒散结，方用蒿芩清胆汤合五味消毒饮加减。②中期：肝郁化火，可表现为一过性甲亢，治以清热疏肝、益气养阴，方用丹栀逍遥散合生脉散加味。③晚期：脾肾两虚，可表现为甲减，症见神疲困倦，腰膝酸软无力，夜晚尿频，大便溏泻，舌淡，脉沉弱等。治以温运脾阳、温肾利水，方用保元汤加味或济生肾气丸加味。

四、辨症（征）论治

（一）上呼吸道症状

如发热、咽干咽痛、咽部异物感明显者，可合用甘露消毒丹，或在复方辨证的基础上选用以下药物：玄参 10～20 g，牛蒡子 10～20 g，僵蚕 10～20 g，浙贝母 10～30 g，夏枯草 10～30 g。

（二）甲状腺局部不适

1.甲状腺局部发热、肿痛者，可用清热解毒、消痈散结的如意金黄散调白醋或黄连膏（黄连、黄柏、姜黄、生地、当归）外敷。

2.甲状腺局部热退而肿痛甚者，可用具有消肿散结作用的活血散（刘寄奴、虎杖、生南星、半枝莲、地肤子、地鳖虫、黄柏、红花）或消瘿止痛膏（香附、黄芪、白芥子、黄药子、川乌、全虫、三棱、莪术、山慈菇、露蜂房、瓦楞子等）外敷。

3.甲状腺局部热退痛消，遗留甲状腺结节者，可用小金胶囊白醋调敷。

（三）甲状腺功能变化

TGAb、TPOAb升高者，可在复方辨证的基础上使用以下中成药。①白芍总苷胶囊：2粒/次，3次/日。②雷公藤多苷片：2～3片/次，3次/日。③通心络胶囊：2～4粒/次，3次/日。

五、常用方剂

（一）银翘散

【出处】《温病条辨》。

【组成】连翘、金银花、苦桔梗、薄荷、竹叶、生甘草、荆芥穗、淡豆豉、牛蒡子、芦根。

【功用】辛凉透表，清热解毒。

【主治】温病初起，发热无汗，或有汗不畅，微恶寒，头痛口渴，咳嗽咽痛，舌尖红，苔薄白或薄黄，脉浮数。

【方解】方中金银花、连翘辛凉轻宣，透泄散邪，清热解毒为君；薄荷、牛蒡子辛凉散风清热，荆芥穗、淡豆豉辛散透表，解肌散风为臣；苦桔梗、生甘草以清热解毒而利咽喉为佐；竹叶、芦根清热除烦，生津止渴为使。诸药相合，共成辛凉解肌，宣散风热，除烦利咽之功。

【临床研究】李长辉用银翘散联合西药治疗亚急性甲状腺炎，将60例患者随机分为两组，对照组30例采用泼尼松、吲哚美辛治疗，有甲亢症状者口服普萘洛尔，至症状消失；少数出现甲减者口服甲状腺片或左甲状腺素钠片，短期替代治疗。治疗组30例在对照组的治疗基础上加服银翘散加减治疗。两组均以2周为1个疗程，治疗1个疗程后进行疗效判定，治疗组总有效率97.00%，对照组总有效率84.00%，总有效率治疗组优于对照组。李卓将84例分为研究组40例、参照组44例，参照组给予常规西药治疗，研究组在此基础上联合银翘散加减进行治疗，结果显示，研究组患者治疗有效率为97.5%，参照组为81.8%；研究组疼痛消失时间为（6.1±1.4）天、甲状腺肿消退时间为（10.5±2.5）天，参照组疼痛消失时间为（8.7±2.0）天、甲状腺肿消退时间为（13.7±2.7）天，即研究组治疗有效率更高，疼痛消失时间更短。吕秀群等采用放血疗法联合银翘散治疗，将63例患者分为2组，观察组32例采用放血疗法联合银翘散加减治疗，对照组31例采用吲哚美辛、泼尼松等治疗，2周为1个疗程。结果显示，经过1个疗程治疗后，观察组总有效率为90.6%，对照组总有效率为67.7%；观察组仅有3例由于放血治疗而导致局部皮下瘀血，不良反应发生率为9.4%，对照组胃肠道不适8例，1例患者由于使用激素而导致面部痤疮，2例患者由于使用激素而导致失眠，不良反应发生率为35.5%；经过1年随访，观察组有2例患者复发，复发率为8.7%，对照组有8例患者复发，复发率为66.7%。即观察组总有效率更高，不良反应率及复发率更低。

（二）普济消毒饮

【出处】《东垣试效方》。

【组成】牛蒡子、黄芩、黄连、甘草、桔梗、板蓝根、马勃、连翘、玄参、升麻、柴胡、陈皮、僵蚕、薄荷。

【功用】清热解毒，疏风散邪。

【主治】大头瘟。恶寒发热，头面红肿焮痛，目不能开，咽喉不利，舌燥口渴，舌红苔白而黄，脉浮数有力。

【方解】本证多由风热疫毒之邪，壅于中焦，发于面部所致。治疗以清热解毒、疏风散邪为主。风热疫毒之邪攻于头面，故见头面红肿焮痛、目不能开；风热疫毒之邪，灼伤津液，故见舌燥口渴；舌红苔白而黄，脉浮数有力，均为里热炽盛之症。方中黄连、黄芩清热泻火，祛上焦头面热毒，为君药；牛蒡子、连翘、薄荷、僵蚕辛凉疏散头面，为臣药；玄参、马勃、板蓝根加强清热解毒；甘草、桔梗清利咽喉；陈皮理气散邪，为佐药；升麻、柴胡疏散风热、引药上行，为佐使药。

【临床研究】王武邦用普济消毒饮联合泼尼松片治疗亚急性甲状腺炎，将80例患者分为试验组和对照组，对照组使用泼尼松片治疗，试验组在此基础上加用普济消毒饮。结果显示，试验组患者病情的治愈率高于对照组患者，其病情的复发率低于对照组患者。汪朝振用普济消毒饮加减治疗热毒壅盛型证，将76例患者分为两组，对照组患者给予泼尼松治疗，观察组则给予普济消毒饮加减治疗，疗程为6周，结果显示，治疗后两组FT$_3$、FT$_4$及hs-CRP水平均降低，TSH水平上升，但观察组变化幅度更明显，两者比较存在显著性差异；同时，观察组的总有效率为94.74%，高于对照组的73.68%；且随访1年后，观察组复发率2.56%，低于对照组的18.92%。卓菁用普济消毒饮治疗亚急性甲状腺炎有84例，1个月内退热的有84例，甲状腺肿痛完全消失的有80例，甲状腺肿痛基本消失的有84例，血沉恢复正常的有82例，CRP恢复正常的有84例，Tg恢复正常的有84例，白细胞总数恢复正常的有84例，出现药物不良反应的有6例。即治愈率95%，显效率97%，总有效率100%，药物不良反应率7%。普济消毒饮有较高的有效率和较低的不良反应率。

（三）五味消毒饮

【出处】《医宗金鉴》。

【组成】金银花、野菊花、蒲公英、紫花地丁、紫背天葵子。

【功用】清热解毒，消散疔疮。

【主治】疔疮初起，发热恶寒，疮形如粟，坚硬根深，状如铁钉，痈疡疖肿，红肿热痛，舌红苔黄，脉数。

【方解】本证多由热毒壅滞于肌肤所致，治疗以清热解毒、消散疔疮为主。方中金银花、野菊花清热解毒散结，金银花入肺胃，可解中上焦之热毒，野菊花入肝经，专清肝胆之火，二药相配，善清气分热结；蒲公英、紫花地丁均具清热解毒之功效，为痈疮疔毒之要药；蒲公英兼能利水通淋，泻下焦之湿热，与紫花地丁相配，善清血分之热结；紫背天葵子能入三焦，善除三焦之火。

【临床研究】黄婷等采用五味消毒饮加减配合美洛昔康治疗亚急性甲状腺炎，将54例患者分为两组，对照组予泼尼松片口服，治疗组予五味消毒饮加减配合美洛昔康片治疗，结果显示，总有效率上，治疗组为96.3%，对照组为92.6%，对比无显著性差异；治疗后随访中，治疗组的复发率为3.7%，对照组为25.9%，两组有显著性差异。表明五味消毒饮联合美洛昔康的治疗效果等同于泼尼松片，且复发率低。

（四）小柴胡汤

【出处】《伤寒论》。

【组成】柴胡、半夏、人参、炙甘草、黄芩、生姜、大枣。

【功用】和解少阳。

【主治】①伤寒少阳病证：邪在半表半里，症见往来寒热，胸胁苦满，默默不欲饮食，心烦喜呕，口苦，咽干，目眩，舌苔薄白，脉弦者。②妇人伤寒，热入血室：经水适断，寒热发作有时。③疟疾、黄疸等内伤杂病而见以上少阳病证者。

【方解】本证多由邪在少阳、经气不利、郁而化热所致。治疗以和解少阳为主。少阳经病证表现为三焦经以及胆经的病证。少阳病证，邪不在表，也不在里，汗、吐、下三法均不适宜，只有采用和解方法。本方中柴胡苦平，入肝胆经，透解邪热，疏达经气；黄芩清泄邪热；半夏和胃降逆；人参、炙甘草扶助正气，抵抗病邪；生姜、大枣和胃气，生津。使用以上方剂后，可使邪气得解，少阳得和，上焦得通，津液得下，胃气得和，有汗出热解之功效。

【临床研究】陈晓红等人以小柴胡汤加减联合泼尼松治疗亚急性甲状腺炎，将56例患者分为对照组和观察组，均口服泼尼松片，观察组加用小柴胡汤加减，观察8周。结果显示，两组接受治疗后，中医症状积分、血清CRP和ESR水平均较治疗前明显降低，观察组改善更明显。观察组的治疗总有效率（92.8%）明显高于对照组（67.9%），且总不良反应发生率比对照组低。李如梅将60例急性期SAT患者分为2组，对照组采取醋酸泼尼松治疗，观察组在此基础上加用小柴胡汤加减治疗。结果显示治疗后，观察组患者SOD、MDA、TAOC等指标均明显低于对照组；FT_3、FT_4水平明显低于对照组，TSH水平明显高于对照组；退热、甲状腺消肿、疼痛明显减轻时间均明显短于对照组；临床总有效率高于对照组。赵振霞也采用小柴胡汤加减治疗急性期亚急性甲状腺炎，将30例患者分为治疗组和对照组，对照组予泼尼松片治疗，治疗组在此基础上加用小柴胡汤加减治疗。结果显示，治疗组MDA、TAOC、SOD水平优于对照组；治疗组患者退热、疼痛减轻、甲状腺消肿时间均优于对照组；治疗组FT_3、FT_4、TSH、CRP水平优于对照组；治疗组有效率为93.3%，高于对照组80.0%；在治疗过程中，两组患者均未出现肝、肾功能损害等不良反应。

（五）柴胡清肝汤

【出处】《外科正宗》。

【组成】川芎、当归、白芍、生地黄、柴胡、黄芩、山栀、天花粉、防风、牛蒡子、连翘、甘草。

【功用】养血清火，疏肝散结。

【主治】血虚火动，肝气郁结，致患鬓疽，初起尚未成脓者，毋论阴阳表里，俱可服之。

【方解】方中川芎、当归活血养血，白芍养血柔肝，生地黄清热凉血，柴胡疏肝清热，黄芩清热泻火解毒，柴胡、黄芩合用清肝胆热，连翘、牛蒡子疏风散邪，清热解毒，防风增强疏风散邪之力，山栀清热凉血解毒，天花粉清热泻火、消肿排脓，甘草清热解毒。诸药合用，共奏养血清火，疏肝散结之功。

【临床研究】洪兵等人单独应用柴胡清肝汤治疗亚急性甲状腺炎毒热炽盛证，将36例患者分组，对照组予泼尼松口服，治疗组予柴胡清肝汤口服。结果显示，治疗2周后血沉，血清FT_3、FT_4，血清IL-6、TNF-α及hs-CRP水平均较治疗前明显下降，甲状腺摄^{131}I率均较治疗前明显增加，比较差异均无统计学意义。治疗组不良反应发生率显著低于对照组。可以看到单独应用柴胡清肝汤同样能显著降低患者血清促炎因子IL-6、TNF-α及hs-CRP的水平，收获良好疗效。李冬萍采用滋阴清热法治疗亚急性甲状腺炎，将56例患者分成两组，西医组予泼尼松治疗，联合组在此基础上加用青蒿鳖甲汤、柴胡清肝汤联合治疗。结果显示，西医组患者康复9例，好转12例，无效7例，治疗总有效率为75%，而联合组康复14例，好转13例，无效1例，总有效率96.43%。

（六）牛蒡解肌汤

【出处】《疡科心得集》。

【组成】牛蒡子、薄荷、荆芥、连翘、山栀、丹皮、石斛、玄参、夏枯草。

【功用】疏风清热，凉血消肿。

【主治】头面风热，或颊项痰毒，风热牙痛等。

【方解】方中牛蒡子辛散风热，解毒消肿；薄荷、荆芥疏风散邪，以增强牛蒡子疏散风热之力，使邪从表解；连翘、夏枯草清热解毒，散结消痈；丹皮、山栀、玄参清热泻火，凉血散血；玄参与石斛相配可滋阴清热。诸药合用，共奏疏风清热、凉血消肿之功。

【临床研究】何娟等运用牛蒡解肌汤合丹栀逍遥散治疗亚急性甲状腺炎，将76例患者分为两组，对照组予布洛芬分散片、泼尼松，甲减者加用甲状腺片或左甲状腺素钠片，甲亢者加用普萘洛尔、治疗组在此基础上加服牛蒡解肌汤合丹栀逍遥散，疗程2个月。结果显示，治疗组临床控制21例，显效9例，有效5例，无效3例，总有效率92.11%；对照组临床控制15例，显效7例，有效6例，无效10例，总有效率73.68%。治疗组总有效率明显高于对照组。

（七）丹栀逍遥散

【出处】《内科摘要》。

【组成】柴胡、当归、白芍、薄荷、茯苓、白术、炙甘草、煨姜、大枣、丹皮、栀子。

【功用】疏肝解郁，健脾和营，兼清郁热。

【主治】肝郁化火，潮热颧红，月经不调，少腹胀痛，经行乳胀，崩漏，带下。

【方解】本方为逍遥散加丹皮、栀子。逍遥散为肝郁血虚、脾失健运之证而设。肝为藏血之脏，性喜条达而主疏泄，体阴用阳。若七情郁结，肝失条达，或阴血暗耗，或生化之源不足，肝体失养，皆可使肝气横逆、胁痛、寒热、头痛、目眩等证随之而起。神疲食少，是脾虚运化无力之故。脾虚气弱则统血无权，肝郁血虚则疏泄不利，所以月经不调、乳房胀痛。方中柴胡疏肝解郁，使肝气得以调达；当归甘辛苦温，养血和血；白芍酸苦微寒，养血敛阴，柔肝缓急；白术、茯苓健脾去湿，使运化有权，气血有源；丹皮、栀子清热凉血；炙甘草益气补中，缓肝之急；加入薄荷少许，疏散郁遏之气，透达肝经郁热；煨姜温胃和中。诸药合用，共奏疏肝解郁清热、健脾养血和营之功。

【临床研究】孙宇运用丹栀逍遥散加减方治疗气郁火旺型亚急性甲状腺炎患者，将60例患者分为治疗组和对照组，对照组予泼尼松片，治疗组在此基础上加服丹栀逍遥散加减方，疗程为2周。结果显示，两组患者经治疗后，中医证候积分比较：治疗组有效率为93.33%，对照组有效率为66.67%；单项中医症状积分比较：较治疗前得到明显改善，且治疗组低于对照组，有显著性差异；ESR、CRP、IL-6比较：较治疗前得到明显改善，且治疗组低于对照组，有显著性差异。胡剑卓等采用西药联合丹栀逍遥散加减治疗，将70例患者分为治疗组和对照组，均予芬必得等治疗，治疗组加用丹栀逍遥散。结果显示，两组治疗后症状均明显改善，总有效率治疗组97.1%，对照组82.9%；且治疗组退热时间、甲状腺肿消散时间、血沉恢复时间与对照组比较差异有统计学意义。丹栀逍遥散可以有效改善中医证候和临床症状。

六、中成药治疗

（一）夏枯草口服液

【组成】夏枯草。

【功效】清火，散结，消肿。

【适应证】火热内蕴所致的头痛，眩晕，瘰疬、瘿瘤、乳痈肿痛；甲状腺肿大、淋巴结核、乳腺增生病见上述证候者。

【用法】口服，一次 10 mL，一日 2 次。

【注意事项】本品为苦寒泻火之剂，气血亏虚所致的眩晕头痛忌用。孕妇慎用。服药期间宜进清淡易消化之品，忌食辛辣油腻。

【现代药理】陈勤等人观察夏枯草口服液的抗炎镇痛作用，用巴豆油、卡拉胶、蛋清和棉球分别制作小鼠和大鼠炎症模型，腹腔注射醋酸制作小鼠疼痛模型，结果显示，夏枯草口服液能显著减轻小鼠巴豆油性耳肿胀，明显抑制醋酸性腹腔毛细血管通透性增加并能抑制大鼠角叉菜性、蛋清性足肿胀及肉芽增生，对醋酸引起的疼痛也有较好的止痛作用。可见夏枯草口服液有较好的抗炎镇痛作用。

【临床研究】李冬娟等人采用夏枯草口服液联合复方倍他米松来治疗亚急性甲状腺炎，将 86 例患者分为对照组和治疗组，对照组于甲状腺肿大明显处气管旁斜放射状注射复方倍他米松注射液，治疗组在此基础上加服夏枯草口服液，均治疗 3 周。结果显示，对照组和治疗组总有效率分别为 81.40%、97.67%；治疗组退热时间、疼痛消失时间和肿块消失时间均明显短于对照组；两组 FT_3 和 FT_4 水平均显著降低，TSH 水平均显著升高，且治疗组血清甲状腺功能指标改善显著优于对照组；两组 CRP、TNF-α 和 IGF-1 水平均显著降低，且治疗组降低更明显。马丽芬等采用夏枯草口服液联合泼尼松治疗，将 118 例患者分为对照组和治疗组，对照组采用口服泼尼松治疗，治疗组在此基础上联合夏枯草口服液，结果显示，治疗组患者在退热时间、甲状腺疼痛及压痛消退时间、甲状腺肿大回缩时间均短于对照组时间；治疗组患者在 ESR 降低、血清 CRP 含量降低方面均优于对照组，临床治疗有效率大于对照组，复发率小于对照组。张美华等采用夏枯草口服液联合小剂量泼尼松和甲状腺素片治疗，对照组予常规剂量的泼尼松及甲状腺素片，治疗组在此基础上加用夏枯草口服液，结果显示，治疗组退热时间、甲状腺疼痛、压痛消退时间、甲状腺肿胀消退时间及复发率降低程度均明显优于对照组。可见夏枯草口服液可有效提高临床疗效，改善患者临床症状和甲状腺功能，降低机体炎症反应，提高治愈率，降低复发率。

（二）雷公藤多苷片

【组成】雷公藤多苷。

【功效】祛风解毒，除湿消肿，舒筋通络。有抗炎及抑制细胞免疫和体液免疫等作用。

【适应证】风湿热瘀、毒邪阻滞所致的类风湿性关节炎、肾病综合征、贝赫切特综合征、麻风反应、自身免疫性肝炎等。

【用法】口服。按体重每 1 kg 每日 1～1.5 mg，分三次饭后服用，或遵医嘱。

【注意事项】以下人员禁用：儿童、育龄期有孕育要求者、孕妇和哺乳期妇女；心、肝、肾功能不全者；严重贫血、白细胞和血小板降低者；胃、十二指肠溃疡活动期患者；严重心律失常者。

本品在医生指导下严格按照说明书规定剂量用药，不可超量使用。用药期间应注意定期随诊并检查血、尿常规及心电图和肝肾功能，必要时停药并给予相应处理。连续用药一般不宜超过 3 个月。如继续用药，应由医生根据患者病情及治疗需要决定。

【现代药理】张月琴等人研究雷公藤多苷片对小鼠毛细血管通透性的影响和对大鼠卡拉胶足肿胀的影响，结果显示对小鼠毛细血管通透性有一定抑制作用，对卡拉胶引起的足肿胀也有抑制作用，提示雷公藤多苷片具有一定的抗炎作用。刘寅寅等人进行动物实验，发现雷公藤多苷片能显著抑制二甲苯引起的小鼠耳肿胀（$P < 0.05$），极显著降低冰醋酸引起的小鼠扭体反应次数（$P < 0.01$），显著或极显著降低小鼠血液中因 LPS 而升高的白细胞含量。而与穿心莲内酯配伍使用能够极显著抑制二甲苯引起的小鼠耳肿胀（$P < 0.01$），极显著降低冰醋酸引起的小鼠扭体反应次数（$P < 0.01$），极显著地降低小鼠血液中因 LPS 而升高的白细胞含量（$P < 0.01$）。两者单独和配伍使用时，均能延长热板反应中小鼠的痛阈值，显著或极显著降低小鼠血液中因 LPS 而升高的谷草转氨酶、谷丙转氨酶、尿素氮、肌酐含量。李晓琳的实验表明，大剂量应用雷公藤多苷片可接近吲哚美辛的抗炎效果，且雷公藤多苷片可随着剂量的增加增强抗炎药效，其中大剂量的雷公藤多苷片用药后大鼠足肿胀率与应用阳性药物地塞米松较为接近，提示大剂量雷公藤多苷片抗炎、消除水肿的作用更为显著。

【临床研究】索莉等人研究雷公藤多苷片联合泼尼松治疗亚急性甲状腺炎的临床疗效，将 104 例患者分为对照组和治疗组，对照组口服醋酸泼尼松片，治疗组在此基础上加服雷公藤多苷片片，均治疗 2 个月。结果显示，治疗后对照组和治疗组的总有效率分别为 78.85%、92.31%，治疗组退热时间、甲状腺缩小时间以及血沉恢复时间均显著短于对照组。随访 6 个月，对照组和治疗组的复发率分别为 17.31%、3.85%。黄培成采用雷公藤多苷片与泼尼松共同治疗亚急性甲状腺炎，将 80 例患者分为两组，对照组予泼尼松治疗，研究组在此基础上加服雷公藤多苷片。结果显示，研究组治疗总有效率为 95.0%，明显高于对照组的 80.0%；且临床症状改善时间显著短于对照组。赵亚丽同样用雷公藤多苷片联合泼尼松治疗，将 90 例患者分为两组，对照组口服泼尼松治疗，观察组给予雷公藤多苷片联合泼尼松治疗，结果显示，观察组的症状消失时间明显短于对照组；对照组治疗总有效率为 77.8%，明显低于观察组的 93.3%；观察组复发率为 4.4%，明显低于对照组的 17.8%。可见雷公藤多苷片治疗亚急性甲状腺炎具有较好的临床疗效，可显著改善患者的临床症状，缩短康复时间，降低复发率，且无明显不良反应，具有一定的临床推广应用价值。

（三）清开灵颗粒

【组成】胆酸、珍珠母、猪去氧胆酸、栀子、水牛角、板蓝根、黄芩苷、金银花。

【功效】清热解毒，镇静安神。

【适应证】外感风热时毒、火毒内盛所致高热不退、烦躁不安、咽喉肿痛、舌质红绛、苔黄、脉数，及上呼吸道感染、病毒性感冒、急性扁桃体炎、急性咽炎、急性气管炎、高热等症属上述证候者。

【用法】口服，一次 3～6 g（一次 1～2 袋），一日 2～3 次，儿童酌减或遵医嘱。

【注意事项】久病体虚患者出现腹泻时慎用。

【现代药理】贺迎春等人建立卡拉胶致大鼠足趾肿胀模型及二甲苯所致小鼠耳郭肿胀模型，来考察注射用清开灵冻干粉的抗炎作用及其可能机制。结果显示，注射用清开灵冻干粉能显著减轻卡拉胶致大鼠足趾肿胀程度（$P < 0.01$）及二甲苯所致小鼠耳郭肿胀程度（$P < 0.01$）。李东通过建立家兔 2,4- 二硝基苯酚发热模型及大鼠内毒素发热模型，观察不同剂量清开灵冻干粉浓缩液注射给药后对不同种

属动物体温变化的影响；建立卡拉胶致大鼠足趾肿胀模型，在内毒素发热模型中，用放免法观察对大鼠下丘脑白细胞介素 -1β（IL-1β）及环磷酸腺苷（cAMP）含量的影响。结果显示，注射用清开灵冻干粉具有解热、抗炎的作用，其解热机制可能是通过抑制内生致热原 IL-1β 的生成，从而降低下丘脑发热介质 cAMP 的含量。

【临床研究】王全兴等人应用清开灵联合糖皮质激素治疗亚急性甲状腺炎，将 52 例患者分为两组，对照组应用甲泼尼龙，观察组在此基础上加服清开灵。结果显示，治疗后，观察组总疗程及疼痛消退的时间明显短于对照组，治疗 1 个月后，观察组患者总有效率高达 96.2%，明显高于对照组的 76.9%。应长江也采用清开灵联合糖皮质激素治疗，结果显示，两组治疗后 ESR、CRP、FIB、FT_3、FT_4 水平均逐渐下降，但观察组治疗 1 周后 ESR、CRP、FIB、FT_3、FT_4 下降较快（$P < 0.05$）；6 个月随访对照组有 3 例患者复发。杨宝书采用相同方法，结果基本同前。可见清开灵颗粒联合糖皮质激素治疗亚急性甲状腺炎效果显著，有效减轻患者疼痛感，缩短疗程，不良反应少，复发率低，值得在临床实践中推广。

（四）新癀片

【组成】肿节风、三七、人工牛黄、肖梵天花、珍珠层粉等。

【功效】清热解毒，活血化瘀，消肿止痛。

【适应证】热毒瘀血所致的咽喉肿痛、牙痛、痹痛、胁痛、黄疸、无名肿毒等症。

【用法】口服，一次 2～4 片，一日 3 次，小儿酌减。外用：用冷开水调化，敷患处。

【注意事项】有消化道出血史者忌用。胃及十二指肠溃疡者、肾功能不全者及孕妇慎用。

【现代药理】吕晓静研究发现，新癀片有显著的抗炎作用，其抗炎作用与抑制 COX-2 活性、拮抗 PGE_2、组胺、NF-κB 等炎性介质，减少血清 IL-1α、IL-1β 含量，增加血清 IL-6、IL-10 含量，抑制细胞免疫及体液免疫相关。其抗炎机制可能与其减少血清 IL-1β、组胺、NF-κB 含量及抑制细胞因子、炎症介质相关。蒋红艳实验结果表明，利用小鼠热板法，新癀片能有效抑制热刺激引起的疼痛；利用小鼠扭体法，新癀片能有效抑制化学刺激引起的疼痛；利用小鼠耳郭肿胀法，新癀片对二甲苯致小鼠耳郭肿胀具有明显的抑制作用；利用小鼠毛细血管通透性法，新癀片对炎症过程中毛细血管通透性增高具有一定的抑制作用。以新癀片最大给药量给小鼠灌胃给药，未引起任何急性毒性反应，其最大耐受量为 8.64 g，是成人日常用量的 180 倍，表明该药安全范围大，临床使用安全系数高。

【临床研究】许言等人将 60 例轻症亚急性甲状腺炎患者分为对照组和试验组。对照组口服吲哚美辛肠溶片，试验组口服新癀片。观察两组治疗前及治疗 3 个月后 FT_3、FT_4、TSH、ESR 数值的变化。结果：试验组总有效率 90.6%，对照组总有效率 71.4%。肖旭平等通过回顾性研究 80 例临床资料来讨论新癀片配合糖皮质激素治疗亚急性甲状腺炎的效果，单纯西药治疗组总有效率 83.7%，加服新癀片组为 97.2%。可见新癀片单用或配合使用均能有效提高临床效果。

（五）六神丸

【组成】牛黄、麝香、雄黄、珍珠粉、蟾酥、冰片。

【功效】清凉解毒，消炎止痛。

【适应证】烂喉丹痧，咽喉肿痛，喉风喉痈，单双乳蛾，小儿热疖，痈疡疔疮，乳痈发背，无名肿毒。

【用法】口服，一日 3 次，温开水吞服；1 岁每次服 1 粒，2 岁每次服 2 粒，3 岁每次服 3～4 粒，4～8 岁每次服 5～6 粒，9～10 岁每次服 8～9 粒，成年每次服 10 粒。另可外敷在皮肤红肿处，取丸十数粒，用冷开水或米醋少许，在食匙中化散，敷搽四周，每日数次常保潮润，直至肿退为止。如红肿已将出脓或已穿烂，切勿再敷。

【注意事项】①过敏体质者慎用；②药品性状发生改变时禁止使用；③儿童应遵医嘱，且必须在成人监护下使用；④请将此药品放在儿童不能接触的地方；⑤本品含有麝香，运动员慎用；⑥孕妇及对本品过敏者禁用。

【现代药理】马宏跃等人采用正交实验设计方法，以醋酸诱导小鼠腹腔通透性和扭体反应为炎症和疼痛指标，考察六神丸组成生药对全方抗炎和镇痛活性的影响，并组合主要药物与原方比较其活性。结果显示，抑制血管通透性的活性贡献为蟾酥＞牛黄＞珍珠粉＞麝香＞冰片＞雄黄，其中蟾酥和牛黄活性贡献显著；抑制扭体反应的活性贡献为蟾酥＞冰片＞雄黄＞珍珠粉＞麝香＞牛黄，其中蟾酥和冰片活性贡献显著。主要药味组合物（蟾酥＋牛黄）在上述模型中也具显著抗炎、镇痛活性，且冰片的添加与否不影响蟾酥与牛黄组合物的镇痛活性。乔正东等人采用二甲苯引起的小鼠耳郭肿胀模型和甲醛所致大鼠关节肿胀模型，考察其抗炎作用；采用乙酸诱致小鼠扭体模型考察其镇痛活性。结果显示，六神丸高剂量组可显著抑制二甲苯引起的小鼠耳郭肿胀（$P < 0.05$）；六神丸中、高剂量组可明显抑制甲醛所致大鼠关节肿胀，六神丸中、高剂量组显著减少乙酸诱导的小鼠扭体次数（$P < 0.05$ 或 $P < 0.01$）。可见六神丸具有较显著的抗炎和镇痛活性。

【临床研究】尚未有多样本临床试验报道，陈阳春善用六神丸治疗亚急性甲状腺炎，效果显著。蟾酥解毒辟秽，消肿止痛，治咽喉肿痛；人工牛黄清热解毒，豁痰开窍，熄风止痉，善清解血分热毒；麝香开窍醒神，活血散结，消肿止痛，其气香窜，通关透窍，外达肌表，内入骨髓，凡外邪侵袭或痰湿内犯，或气血泣而不行，致使经络壅塞，关窍不通，均可使外达皮腠，逐邪而出，内通经络运行气血；冰片开窍醒神，清热止痛，善通诸窍，辟邪恶，散郁火，开壅结。方中牛黄、麝香为君，牛黄清热解毒，豁痰开窍，以解甲状腺炎之热毒、痰瘀，伍以蟾酥、珍珠、雄黄，以加强解毒之力。麝香活血散结，伍以冰片、雄黄加强了散结作用；牛黄、雄黄长于化痰；麝香、冰片、珍珠粉能开窍醒神而辟秽浊，减轻甲状腺炎所引起的疼痛烦闷等症。六味药物均能主治一切恶疮、痈疽，尤其蟾酥、雄黄对积毒、痰核更是效用颇佳。

（六）小金胶囊

【组成】人工麝香、木鳖子（去壳去油）、制草乌、枫香脂、乳香（制）、当归（酒炒）、没药（制）、五灵脂（醋炒）、地龙、香墨。

【功效】散结消肿，化瘀止痛。

【适应证】阴疽初起，皮色不变，肿硬作痛，多发性脓肿，瘿瘤，瘰疬，乳岩，乳癖。

【用法】口服。一次 4～10 粒，一日 2 次，小儿酌减。

【注意事项】偶有皮肤红肿、瘙痒等过敏反应，停药后上述症状自行消失。过敏体质者慎用。

【药理研究】金捷等人研究发现，小金胶囊对二甲苯所致的小鼠耳炎具有明显的抑制作用，可抑制卡拉胶所致的大鼠踝关节肿胀，对甲醛所致的小鼠足疼痛具有抑制作用，并可减少醋酸引起的小鼠扭体次数。综上可见小金胶囊具有明显的抗炎及镇痛作用。

【临床研究】吴旭芳采用小金胶囊联合泼尼松治疗亚急性甲状腺炎。将 62 例患者分为两组，对照组给予西药泼尼松治疗，观察组在此基础上加用中药小金胶囊。结果显示，观察组总有效率100.00%，显著优于对照组的77.42%；观察组主要症状、体征改善时间均明显快于对照组，且不良反应发生率及复发率均低于对照组。综上可见小金胶囊联合西药可明显缩短病程，提高疗效，减少药物不良反应。

七、单味中药

（一）金银花

【来源】本品为忍冬科植物忍冬的干燥花蕾或带初开的花。

【性味归经】甘，寒。归肺、心、胃经。

【功能主治】清热解毒，疏散风热；用于痈肿疔疮、喉痹、丹毒、热毒血痢、风热感冒、温病发热。

【现代药理】文献报道，金银花提取物具有免疫抑制作用，通过抑制 TNF-α、IL-1β 和 IL-6 等促炎细胞因子来抑制或减轻炎症反应。研究认为金银花的免疫调节作用是通过调节 Th1/Th2 的平衡实现的，机制主要是增加 Th1 细胞分泌的细胞因子或降低 Th2 细胞分泌的细胞因子，但物质基础及作用机制尚不明确。崔晓燕研究发现，金银花提取物对炎症早期的肿胀有显著抑制作用，对炎症中期白细胞的趋化、游出有显著的抑制作用，对炎症晚期的纤维结缔组织增生有较强的抑制作用。金银花提取物能显著抑制小鼠单核－巨噬细胞的吞噬功能，说明金银花提取物能抑制机体的非特异性免疫功能，是一种具有免疫抑制作用的药物。王新礼研究金银花中药用成分，主要包括黄酮类物质、萜类化合物、挥发油、有机酸类物质及无机物质等。主要临床药理作用包括抗炎、抗病毒、抗菌、止血及保护肝胆。黄酮类具有解热抗炎的药理作用。目前自金银花中提取的黄酮类化合物，主要包括忍冬苷、木犀草素及金丝桃苷等。金银花所含的木犀草素具有抑制细菌和病毒繁殖的作用，包括对金黄色葡萄球菌、单纯疱疹病毒、大肠埃希菌、脊髓灰质炎病毒等的抑制。自金银花提取的金丝桃苷，则具有明显的局部镇痛效果，其镇痛作用的强度介于阿司匹林与吗啡之间，且不会产生依赖性，是较为理想的新型局部镇痛药。金银花中的挥发油，主要具有解热、抗菌的作用。三萜皂苷可以通过抑制多种致炎剂的产生以及促进肾上腺素皮质激素的产生，起到抗炎作用。金银花中所含的微量元素，主要有铁、铜、锌、镁等，这些金属元素参与机体的某些重要生物活性物质的生成，或者形成相应的络合物，在机体中起到提高免疫、抗病毒及解毒等功能。金银花中有机酸类物质，起到抗菌、抗病毒及止血等多种作用。

（二）连翘

【来源】本品为木犀科植物连翘的干燥果实。

【性味归经】苦，微寒。归肺、心、小肠经。

【功能主治】清热解毒，消肿散结，疏散风热；用于痈疽、瘰疬、乳痈、丹毒、风热感冒、温病初起、温热入营、高热烦渴、神昏发斑、热淋涩痛。

【现代药理】连翘治疗亚急性甲状腺炎可能与抗炎、解热、调节免疫等作用相关。①抗炎：抗炎是连翘发挥消肿散结功效的主要药理作用之一。连翘甲醇提取物和正己烷可溶物具有抗炎作用，连翘挥发油对二甲苯小鼠耳肿胀、小鼠腹腔毛细血管通透性亢进、卡拉胶致大鼠足肿胀、卡拉胶致大鼠胸膜炎、油酸致大鼠急性肺损伤的5种早中期急性炎症模型和大鼠棉球肉芽肿的晚期炎症模型均有明显的抗炎作用，作用机制与抑制炎症介质 PGE_2、组胺和 5-HT 的释放有关。②解热：对于 LPS 所致家兔发热的模型，连翘果壳水煎液、大孔树脂吸附物及连翘多酚表现出显著的抑制作用，连翘多酚可能是连翘果壳解热的主要有效成分之一。连翘酯苷腹腔注射酵母致发热模型的大鼠和LPS致发热的家兔，证实连翘酯苷具有解热作用，能显著抑制发热模型动物的体温升高。③抗病毒、调节免疫：连翘酯苷对合胞病毒、腺病毒3型和7型、柯萨奇病毒B组3型和7型有抑制作用。连翘的多种单体（连翘苷、连翘酯苷等）、提取物（挥发油、水提物、醇提物、水提醇沉物）和复方制剂均表现出抗病毒作用，是连翘常用于预防和治疗病毒感染的物质基础。通过小鼠碳粒吞噬能力、迟发型超敏反应和常压缺氧条件下小鼠存活时间的实验，表明连翘苷可调节特异性免疫功能并有一定抗应激能力。连翘酯苷对RAW264.7（小鼠单核巨噬细胞白血病细胞）分泌TNF-α具有显著促进作用，低浓度可抑制NO的分泌，促进细胞增殖，高浓度则促进NO分泌，降低活细胞数；连翘酯苷摧毁LPS和促进细胞分泌TNF-α来抑制NO的分泌，活化细胞凋亡通路，减少活细胞数，从而通过激活吞噬细胞并加强其吞噬能力；同时通过对脾脏淋巴细胞增殖转化和抑制不同组织巨噬细胞增殖来影响免疫功能。

（三）柴胡

【来源】本品为伞形科植物柴胡或狭叶柴胡的干燥根。

【性味归经】辛、苦，微寒。归肝、胆、肺经。

【功能主治】疏散退热，疏肝解郁，升举阳气；用于感冒发热、寒热往来、胸胁胀痛、月经不调、子宫脱垂、脱肛。

【现代药理】研究发现，柴胡中主要活性成分为三萜皂苷类化合物柴胡皂苷。柴胡治疗亚急性甲状腺炎可能与以下药理作用相关。①解热作用：柴胡能显著降低干酵母致热大鼠的体温，有研究表明柴胡皂苷以及柴胡水煎液的解热作用机制与下丘脑环磷酸腺苷（cAMP）和PKA（cAMP依赖蛋白激酶）含量的降低有关，还与脑腹中隔区中AVP水平降低及血浆中AVP水平升高有关，并能够抑制外周血中IL-1β的增加。柴胡对外感内伤所致高热治疗效果明显，尤其对风热外感发热有效。大剂量柴胡煎剂中的有效成分柴胡挥发油，对人工发热的家兔有解热作用。②镇痛作用：柴胡可以使患者的疼痛等级降低，柴胡的水提取物对醋酸扭体实验表现出镇痛效果。在酸性条件下，柴胡皂苷遇到水，会生成糖苷键，生成糖合苷元，这种物质能提高柴胡的镇痛作用。③抗炎、调节免疫作用：研究发现，柴胡皂苷a与柴胡皂苷d通过抑制脂多糖（LPS）的活性，以减少细胞中环氧合酶-2（COX-2）和一氧化氮合酶（iNOS）的表达，最终导致细胞中前列腺素E_2（PGE_2）和一氧化氮（NO）的含量减少。此外，柴胡皂苷a与柴胡皂苷d在卡拉胶诱导的大鼠足肿胀和乙酸诱导的小鼠血管通透性升高的实验中，都表现出显著的抗炎活性。柴胡皂苷a、皂苷d、皂苷f具有免疫调节作用，对血浆中IgA、IgG、IgM的水平具有增强作用。柴胡免疫调节作用的有效成分为柴胡多糖，用绵羊红细胞诱导的小鼠，以泼尼松和左旋咪唑为对照，研究证明小叶黑柴胡多糖能够明显增加淋巴细胞转化率，抑制小鼠迟发型变态反应。

（四）黄芩

【来源】本品为唇形科植物黄芩的干燥根。

【性味归经】苦，寒。归肺、胆、脾、大肠、小肠经。

【功能主治】清热燥湿，泻火解毒，止血，安胎；用于湿温、暑湿，胸闷呕恶，湿热痞满，泻痢，黄疸，肺热咳嗽，高热烦渴，血热吐衄，痈肿疮毒，胎动不安。

【现代药理】黄酮及其苷类是黄芩的主要药效物质基础，目前从黄芩属药材中已发现了四十余种黄酮类化合物，其中黄酮及黄酮醇类有黄芩苷、黄芩素、汉黄芩苷、汉黄芩素等。黄芩属植物中含有多种倍半萜木脂素苷类及二萜类化合物，此外还含有多种挥发油成分以及多种微量元素。研究发现，黄芩治疗亚急性甲状腺炎可能与以下药理作用相关。①解热抗炎：黄芩苷和黄芩素能够通过干扰花生四烯酸的代谢通路、抑制细胞因子的活性等产生解热抗炎作用，其机制可能与减少肿瘤坏死因子-α（TNF-α）、白介素-1β（IL-1β）的量有关，还有研究推测黄芩苷可能通过减少 TNF-α 的量和抑制下丘脑中 N-甲基-N-天冬氨酸受体依赖羟基旁路而发挥解热作用。黄芩素可明显抑制模型小鼠耳郭的肿胀，具有体内抗炎作用。研究发现黄芩素能够抑制环氧合酶 COX-2 基因的表达，以阻止转录因子 C/EBPβ 与 DNA 结合，从而抑制花生四烯酸的代谢而产生抗炎作用。②抗微生物：黄芩具有较强的抑制微生物作用，其水煎液具有广谱抑菌作用，此外尚能抗多种真菌、病毒、支原体、衣原体等微生物。黄芩的有效成分对多种病毒有抑制作用，其作用机制可能与抑制病毒复制及保护宿主细胞有关。③调节免疫：黄芩中的有效成分具有免疫抑制和免疫增强的双向调节作用。

（五）夏枯草

【来源】本品为唇形科植物夏枯草的干燥果穗。

【性味归经】辛、苦，寒。归肝、胆经。

【功能主治】清肝泻火，明目，散结消肿。用于目赤肿痛，目珠夜痛，头痛眩晕，瘰疬，瘿瘤，乳痈，乳癖，乳房胀痛。

【现代药理】现代研究表明，夏枯草中含有多种化学成分，目前已分离出萜类、酚酸类、黄酮类、甾醇类、香豆素类、有机酸类、挥发油及糖类等多种化学成分，其中萜类、黄酮类为其主要活性物质。夏枯草对免疫系统具有双向调节作用，可作用于多种炎症，其对早期炎症反应的非特异性免疫抑制作用与肾上腺皮质内部糖皮质类激素的分泌合成活动加强有关。夏枯草可显著提高免疫功能低下小鼠的脏器指数，增强腹腔巨噬细胞的吞噬能力，从而提高溶血素水平以及形成溶血空斑，增强免疫活性。夏枯草抗炎作用机制还包括破坏转化生长因子-β/Smad 蛋白信号传导通路；诱导转录因子 NF-E2 相关因子介导的血红素加氧酶和内皮型一氧化氮合酶表达来抑制活性氧途径；促进淋巴细胞转化增殖、诱导生成干扰素；抑制细胞分泌炎症因子，调节细胞炎症因子的网络平衡；调节外周免疫因素等。

（六）甘草

【来源】本品为豆科植物甘草、胀果甘草或光果甘草的干燥根和根茎。

【性味归经】甘，平。归心、肺、脾、胃经。

【功能主治】补脾益气，清热解毒，祛痰止咳，缓急止痛，调和诸药；用于脾胃虚弱，倦怠乏力，心悸气短，咳嗽痰多，脘腹、四肢挛急疼痛，痈肿疮毒，缓解药物毒性、烈性。

【现代药理】研究发现甘草根和根茎中含有多种三萜皂苷，包括甘草酸、甘草次酸、甘草内酯及异甘草内酯等，其中甘草酸是甘草中主要活性成分。从各种甘草中分离得到的黄酮类成分有 150 多种，主要包括：黄酮类、黄酮醇类、异黄酮类、查尔酮类、双氢黄酮类、双氢查尔酮类等。甘草多糖主要有鼠李糖、葡聚糖、阿拉伯糖和半乳糖。甘草次酸选择性地抑制与花生四烯酸发生级联反应的代谢酶——磷脂酶 A2 和脂加氧酶的活性，使前列腺素、白三烯等炎性介质无法产生，抑制前列腺素的合成与释放，从而发挥抗炎作用。也有研究发现，甘草次酸发挥抗炎作用的机制可能是由于甘草次酸与氢化可的松的结构相似，因而在肝内的代谢中产生了竞争性的抑制作用，增加了皮质激素的活性。

有研究证实甘草查尔酮 A 可以有效治疗二甲苯所致的小鼠耳肿胀，且持续时间较长，并且能显著抑制 COX-2 的合成和活性。甘草多糖作为抗病毒制剂，可抑制艾滋病病毒合胞体的形成，降低腺病毒和柯萨奇病毒的吸附及减弱其进入细胞的功能，从而起到保护细胞的作用。有研究认为甘草酸的免疫增加作用是通过 T 细胞增加分泌干扰素 -γ 实现的。

（七）丹皮

【来源】本品为毛茛科植物牡丹的干燥根皮。

【性味归经】苦、辛，微寒。归心、肝、肾经。

【功能主治】清热凉血，活血化瘀。用于热入营血，温毒发斑，吐血衄血，夜热早凉，无汗骨蒸，经闭痛经，跌仆伤痛，痈肿疮毒。

【现代药理】研究发现，主要化学成分为酚类及酚苷类、单萜及单萜苷类，其他成分还有三萜、甾醇及其苷类、黄酮、有机酸、香豆素等。丹皮酚对小胶质细胞炎症反应具有抑制作用，可以抑制脂多糖在巨噬细胞中诱导的炎性细胞因子的表达，在巨噬细胞 RAW 264.7 细胞和小鼠模型中对脂多糖引起的炎症具有良好的抗性作用。李世林运用热板法和扭体法对牡丹皮的镇痛作用进行研究，结果显示丹皮的高、中、低剂量组均表现出一定的镇痛作用，能延长小鼠疼痛潜伏期，减少醋酸所致的小鼠扭体反应次数，其中以高剂量作用最强。对二甲苯所致小鼠耳肿胀模型和腹腔毛细血管通透性亢进模型的实验结果表明，丹皮能显著抑制二甲苯所致小鼠耳郭肿胀，抑制醋酸诱导的小鼠腹腔毛细血管通透性增加，说明该药能抑制毛细血管扩张、通透性增加、渗出性水肿为主的炎症早期反应。其抗炎作用呈现一定的量效关系，以高剂量的作用最显著。

（八）牛蒡子

【来源】本品为菊科植物牛蒡的干燥成熟果实。

【性味归经】辛、苦，寒。归肺、胃经。

【功能主治】疏散风热，宣肺透疹，解毒利咽；用于风热感冒、咳嗽痰多、麻疹、风疹、咽喉肿痛、痄腮、丹毒、痈肿疮毒。

【现代药理】研究发现，牛蒡提取物有明显的抗炎作用，对卡拉胶致足肿胀和由组胺及五羟色胺引起的血管通透性增加有明显的抑制作用。牛蒡根丁醇提取物能通过抑制细胞中的核转录因子转录和丝裂原活化蛋白激酶信号通路的激活来发挥其抗炎抗过敏作用。牛蒡根中具有丰富的牛蒡低聚果糖，具有免疫调节作用，可显著提高小鼠抗体生成细胞数、小鼠巨噬细胞吞噬指数和小鼠脾脏、胸腺器官相对重量，具有较强的调节小鼠体液免疫功能和调节小鼠巨噬细胞吞噬功能的作用。还有研究发现，牛蒡低聚果糖能提高小鼠的脾淋巴细胞增殖及白介素 -2（IL-2）、干扰素 -γ（IFN-γ）的分泌，可以显著提高大菱鲆的免疫相关酶活力和白细胞的吞噬活力，提高大菱鲆的非特异性免疫力，在绵羊饲料中添加则明显提高绵羊的生产性能和机体的免疫性能，改善脂质代谢。牛蒡中木脂素类物质也具有免疫调节及抗炎作用。其他抗炎机制的研究还有抑制 TNF-α 的生成表达、抑制 T 淋巴细胞的增殖和减少 IL-2、IFN-γ 和核转录因子（NF-AT）基因的表达、抑制由脂多糖诱导的 NO 产生和促炎症细胞因子 TNF-α、IL-6 的分泌、下调一氧化氮合酶（iNOS）的表达以抑制 NO 的过度产生等。

八、中医外治法

（一）中药外敷法

亚急性甲状腺炎的中医外治疗法主要是中药外敷法。

中药外敷法是中药治疗方式的一种，它是指将鲜药捣烂，或将干药研成细末，以水、酒、醋、蜜、麻油、药汁、凡士林等调匀，直接涂敷于患处或疾病相应的体表解剖部位，以达到疾病治疗目的的一种方法。中药外敷法由来已久，是中医治疗学的重要组成部分，其与内治法并重、并行，并能弥补内治法的不足。它不需要将药物内服，而是通过敷、熏、洗等方法，将药物作用于人体，达到从外治内、通调气血、祛邪扶正、治愈疾病的目的。近年来临床研究发现，中药外敷法治疗亚急性甲状腺炎具有较好的疗效，无论是单纯中药外敷，还是联合其他治疗方法，均可以有效改善亚急性甲状腺炎患者的临床症状。

中药外敷法与内治法一样，以中医整体观念和辨证论治为前提，将药物施于皮肤孔窍、腧穴等部位，以重新调整和改善人体失去平衡的脏腑阴阳，从而促进机体功能的恢复。其作用机制主要表现为以下两个方面：一是刺激作用，通过对体表和穴位施加物理、化学刺激而发挥治疗效应；二是药效作用，药物通过皮肤、黏膜的吸收，在局部的皮肤或血液中达到一定的浓度而起治疗作用。有时两种作用兼而有之。另外，中药局部外敷具有镇痛作用，其机制是将药物直接作用于炎症反应本身（减少炎性介质的产生，抑制炎性介质的活性），或作用于感觉神经元（通过上调钠离子通道改变冲动产生及活化感觉神经元特殊受体，从而降低神经元活性）。由于皮肤表面具有大量的毛孔和汗腺管口，而黏膜表面血管丰富是药物进入体内的有效途径，加之机体内脏与体表有着特殊联系，所以药物能够直接吸收进入血络经脉，输布全身，发挥其药理作用，从而达到治疗疾病的目的。

目前，临床应用中药外敷治疗亚急性甲状腺炎主要有以下几种方式。

1. 单纯中药外敷

韩笑等人将60例亚急性甲状腺炎患者随机分为治疗组和对照组，治疗组在对照组外敷双氯芬酸二乙胺乳胶剂的基础上加用解毒消瘿散（金银花25 g，连翘20 g，半边莲25 g，黄连15 g，夏枯草15 g，半夏10 g，山慈菇15 g，浙贝母10 g，柴胡10 g，延胡索10 g，乳香10 g，没药10 g）外敷。将药物共研成末，掺入黄酒，调成糊状贴敷于受试者颈部，1个疗程结束后，治疗组的总有效率为93.33%（28/30），明显高于对照组的80.00%（24/30）。叶子彬等人对146例亚急性甲状腺炎患者进行研究发现，消瘿止痛膏方（香附、白芥子、黄芪、全虫、黄药子、三棱、川乌、莪术、山慈菇、瓦楞子、露蜂房等）经油炸樟丹收膏刮成膏药贴于甲状腺硬节处，总有效率为86.3%（63/73），明显高于单纯使用肾上腺皮质激素的60.3%（44/73）。李广平应用活血散外敷治疗亚急性甲状腺炎，将刘寄奴、虎杖、生南星、半枝莲、地肤子、地鳖虫、黄柏、红花按2：2：2：2：2：1：1：1的比例研成极细末过筛，再将药末与饴糖或米醋调匀成膏状，外敷于甲状腺区。结果发现，21例患者中显效9例，有效10例，无效2例，总有效率为90.5%。刘丽芬等应用治疗亚急性甲状腺炎的经验方联合中药南天仙子水调外敷甲状腺区。治疗3个月后，治愈22例，好转4例，未治愈6例，总有效率为81.25%，明显高于单纯应用泼尼松（治愈13例，好转8例，未治愈11例）的65.63%。洪兵研究发现，夏银散膏（夏枯草、金银花、连翘、牡蛎、三棱、莪术、冰片按3：2：2：2：1：1：2的比例调制而成）局部外敷颈前治疗亚急性甲状腺炎，其复发率明显低于单纯口服泼尼松。

2. 中药外敷联合中药内服

杨明丽等人将 68 例亚急性甲状腺炎患者随机分为治疗组和对照组，每组 34 例，治疗组应用自制消毒贴（金银花 15 g，野菊花 12 g，蒲公英 12 g，紫花地丁 12 g，紫背天葵 12 g）外敷于患处，同时内服汤剂普济消毒饮，对照组予以口服醋酸泼尼松片。4 个疗程结束后，治疗组的生化指标与对照组相比差异无统计学意义。随访 1 年后发现，治疗组的复发率为 6.25%，明显低于对照组的 37.5%。曲庚汝和赵英英研究发现，以蜂蜜调冰黄散（大黄、黄连、黄柏、冰片等），局部外敷甲状腺治疗亚急性甲状腺炎，同时内服自拟清热消瘿汤，效果优于单纯口服西药治疗。韩辅和张睿采用中药汤剂内服加药物外敷（夏枯草 15 g，海藻 10 g，牡蛎 10 g，黄药子 10 g，栀子 10 g，连翘 10 g，半夏 10 g）治疗 50 例亚急性甲状腺炎患者，外敷药物研成末，加蜂蜜调至糊状，贴于颈部。结果显示，治愈 10 例，显效 13 例，有效 22 例，无效 5 例，总有效率为 90%。崔鹏等人应用自拟中药汤剂消瘿方口服联合甲肿一号方（苏子、厚朴、香附、郁金、生牡蛎、鳖甲、麝香等药混合制成）外敷患处治疗亚急性甲状腺炎，将甲肿一号方研成细粉加入香油或蜂蜡并与青黛混合后外用。与单纯西药组（60 例）相比，中药组（60 例）患者的复发率为 11.6%，明显低于西药组患者的 18.33%。沈广礼以自拟散结止痛汤内服，同时以芒硝水溶液外敷患处治疗 30 例 SAT 患者，总有效率为 93.30%。焦鼎运用牛蒡解肌汤加减内服，同时局部用四黄水蜜联合羚羊角粉外敷甲状腺区治疗 SAT。1 个月疗程结束后，治愈 24 例，好转 4 例，未治愈 1 例，总有效率为 96.55%，高于单纯口服西药（治愈 17 例，好转 7 例，未治愈 5 例）的 82.76%。

3. 中药外敷联合西药内服

舒震和徐新亚通过临床研究发现，在单纯口服西药的基础上，加用解毒消瘿散（夏枯草、香附、牡蛎、牛蒡子、三棱、黄药子以 3：2：2：1：1：1 的比例研末混合后，加醋调制成糊状并涂于敷料上）颈前外敷治疗亚急性甲状腺炎。结果显示，中西医结合疗效明显优于单纯西医治疗，且复发率也低于单纯西医治疗。周卫惠和唐爱华研究发现，夏枯草消瘿散外敷（夏枯草、牛蒡子、三棱、香附、黄药子、牡蛎按 3：1：1：2：1：2 的比例混合调制而成）联合西药泼尼松片口服治疗亚急性甲状腺炎，3 个月疗程结束后，治疗组的总有效率为 93.3%（28/30），明显高于对照组总有效率 66.7%（20/30），且疼痛缓解时间、甲状腺触诊压痛阴性时间均短于对照组。吴巍研究也证实，治疗组在口服双氯芬酸钠双释放肠溶胶囊的基础上联合中药外敷（皂角刺 10 g，板蓝根 15 g，大青叶 15 g，黄芪 15 g，贯众 15 g，郁金 10 g，延胡索 10 g，姜黄 10 g，冰片 3 g，金银花 20 g，连翘 20 g）治疗亚急性甲状腺炎，其临床复发率低于单纯西药组。

4. 中药外敷联合中药及西药内服

左莹莹临床研究发现，治疗组在口服常规剂量的泼尼松和布洛芬的基础上，予以自拟凉血解毒化瘀方剂和中药外敷（夏枯草、土豆）联合治疗亚急性甲状腺炎。治疗 8 周后，治疗组在缩短退热时间、消除甲状腺肿痛方面明显优于对照组，同时其复发率降低程度也明显优于对照组。刘学兰和刘学芸研究发现，在西药对症处理 36 例亚急性甲状腺炎患者的基础上，内服自拟消炎散结汤，局部症状明显者，取六神丸 15 粒，食醋溶化后局部涂敷，疗程结束后，总有效率为 91.67%。

以上外敷多为自制方，临床报道还有中成药外敷、中药熏洗等方法。吴澎和黄子慧采用内服中药汤剂联合口服西药，同时外用中药熏蒸汤剂（金银花 30 g，知母 12 g，浙贝母 12 g，天花粉 12 g，白及 12 g，皂角刺 6 g，法半夏 12 g，乳香 6 g，牡丹皮 10 g。每日 1 剂，外用熏蒸）治疗 32 例亚急性甲状腺炎患者。结果显示，患者全部治愈，随访 3 个月，均无复发。于庆生等人使用中成药芙蓉膏、金黄散外敷治疗非感染阳热肿痛类病证，其中芙蓉膏外敷治疗 67 例亚急性甲状腺炎患者的总有效率为

97.0%，金黄膏外敷治疗 42 例亚急性甲状腺炎患者的总有效率为 83.3%。孙宇建和把永忠临床研究也证实，中药内服配合外敷芙蓉膏、金黄膏可有效改善亚急性甲状腺炎急性期相关临床症状。

综上，临床上中药外敷法治疗亚急性甲状腺炎具有总有效率高、复发率低的特点，且能避免西药的不良反应。而改变中药外敷方式，如结合中药熏蒸治疗亚急性甲状腺炎患者，也可达到一定的临床疗效。

如今随着现代科学技术的发展和渗透，中药外敷已经取得了较大改进。现代医学在传统单纯糊状中药直接外敷的基础上，引进了新剂型：如膜剂，将药物直接溶解或分散在成膜材料中制成的薄膜固体膏剂，使用时贴敷于局部，缓慢释药；新型皮肤渗透促进剂，能促使治疗药物加速透过血 – 脑屏障。

中药外敷作为一种传统的治疗方法，临床试验具有小样本、非随机、外敷剂量不规范等问题，且目前的研究多局限于临床疗效观察，缺乏严谨的科研设计。所以在今后的临床研究中，应运用现代科技和中医理论，探索建立符合中医辨证的动物模型，从而为中医外敷法治疗亚急性甲状腺炎提供更加可靠、全面、系统和科学的证据。

（二）其他外治法

其他中医外治法可见针刺、灸法、耳穴压豆等，但在临床上均较少运用，文献报道仅见少量个案。

1. 针刺法

陈积祥治疗 1 例亚急性甲状腺炎，先前服药 3 个月未有效，辨为瘿气化火证，治以泻火消瘿，健脾理胃。取穴：泻人迎，补合谷、足三里。隔日 1 次，10 次为 1 个疗程，症状明显好转，随访已完全治愈。取穴中，合谷、足三里疏通阳明经气，健脾固本培正；人迎清热解毒，泻火消瘿，标本兼治，始收全功。李心虹治疗 1 例亚急性甲状腺炎，辨为肝郁化火，气滞痰阻证，治以疏肝理气，化瘀散结。取穴：人迎、膻中、中脘、太冲、阳陵泉、内关，双侧取穴。二诊取穴：人迎、太冲、内关、神门、三阴交、颈 3～4 夹脊穴。效果显著，随访未复发。由于早期气滞痰阻，病在肝胃二经，故取人迎、足三里、太冲、阳陵泉等穴泻心火、化瘀散结；后期为心脾两虚，肾阳不足，病在心、脾、肾三经，故取内关、神门、足三里、三阴交等。

2. 灸法

卢继东等人比较隔姜灸联合糖皮质激素口服与单纯糖皮质激素口服治疗亚急性甲状腺炎的临床疗效差异，将 81 例患者随机分为观察组和对照组，对照组单纯口服甲泼尼龙片，观察组在此基础上采用隔姜灸联合激素治疗，灸法穴位选取局部阿是穴、足三里、关元、气海，采用隔姜灸，每穴灸 6 壮，隔日 1 次，每周 3 次，均观察 8 周。结果显示，观察组甲状腺疼痛消退时间早于对照组［分别为（3.07±0.78）天和（3.62±0.92）天］。治疗后两组 T_3、T_4、ESR 均显著下降，TSH 显著上升；治疗 2 周后，观察组 ESR 低于对照组；治疗 4 周后，观察组 T_3、T_4、TSH、ESR 均优于对照组；治疗 8 周后，观察组各指标仍有优于对照组趋势，但组间差异无统计学意义。治疗 2 周、4 周、8 周后观察组疗效均优于对照组，且观察组治愈患者总疗程短于对照组。观察组不良反应发生率低于对照组（分别为 4.9%和 22.5%）；治疗结束 3 个月后对治愈患者进行随访，观察组病情控制良好，无复发，对照组有 3 例复发。可见隔姜灸联合糖皮质激素治疗亚急性甲状腺炎疗效优于单纯糖皮质激素口服治疗，且不良反应少，显示出中西医结合的临床优势。

3.耳穴压豆法

耳穴压豆可以疏通经络、运行气血，从而达到缓解疼痛、治疗亚急性甲状腺炎的作用。

王丹观察激素局部注射联合中药外敷法、耳穴压豆治疗亚急性甲状腺炎的临床疗效，收集 67 例患者分为两组，对照组予地塞米松局部注射治疗，治疗组在此基础上加用金黄消瘿膏外敷、耳穴压豆，进行三联治疗，观察 2 个月。主要取穴肝、交感、皮质下、神门、内分泌、心、脾。肝主疏泄，调畅气机，本病主要病位在肝，选肝为主穴旨在疏肝解郁、调畅气血，使气畅血行郁自消。同时配以交感、皮质下以镇静止痛，缓解患者疼痛。神门为止痛要穴，配心穴，在缓解患者疼痛的同时，还具有宁心安神的作用，以减轻本病引起的心悸、烦躁等症状。内分泌穴是调节内分泌的经验穴，在调节激素分泌、恢复甲状腺功能方面起重要作用。取脾穴意在健脾祛湿化痰。全方治疗以行气、化痰、消瘀为本，以缓解疼痛为标，体现了标本兼顾的配穴思想。结果显示，激素局部注射、中药外敷、耳穴压豆三联疗法在改善亚急性甲状腺炎患者临床症状、恢复理化指标、降低复发率等方面优于单纯使用激素局部注射治疗方法，且不良反应少。表明中医外治法在治疗亚急性甲状腺炎方面具有显著的特色，突出了中西医结合的临床优势。

第四节　调护

一、心理疏导

由于亚急性甲状腺炎患者机体内甲状腺激素的分泌量明显较多，所以其神经兴奋性往往较为明显，容易出现焦躁、抑郁等心理障碍。因此，医护人员要加强与患者的交流，缓解患者的不良情绪，帮助其树立战胜疾病的信心和勇气。

二、分期调护

（一）早期

由于出现炎症时甲状腺滤泡被破坏，过多的甲状腺激素释放到血液中，导致全身组织代谢增强，因而出现怕热、多汗、心慌、食欲亢进、消瘦、情绪激动及全身乏力等甲亢的表现。此期应注意：①给予高蛋白、高热量、高维生素和含钾、钙丰富的饮食，多饮水，保证营养物质供给；②告知患者卧床休息，减少能量消耗；③避免吃含碘丰富的食物，如海带、紫菜等，以免促进甲状腺激素合成；④减少对肠道的刺激，避免辛辣、生冷食物；⑤多与患者交谈，仔细耐心地做好疏导工作，解除患者焦虑和紧张情绪；⑥避免强光和噪声的刺激，忌饮兴奋性饮料，如咖啡、茶。

（二）中期

当炎症消除、甲状腺组织不再破坏、甲状腺激素也不再大量进入血液循环时，甲亢症状也随之消失，进入到甲状腺功能正常阶段，在甲状腺实质细胞尚未修复前，血清甲状腺激素浓度可降至甲减水平。因而引起心动过缓、反应迟钝、表情淡漠、疲倦、怕冷、腹胀、便秘等甲减临床表现。此期应注意：①建议少量多餐的进低热量、低钠、多维生素、高蛋白饮食，细嚼慢咽有助于消化；②每日定时排便，安排适度的运动，如散步等，每天饮入足够的水分，2000～3000 mL，建立正常的排便习惯，必要时给予软便剂或缓泻剂；③注意保暖，提供温暖舒适的环境；④慎用安眠、镇静、止痛药，避免感染和创伤。

（三）恢复期

此期患者症状渐好转，但病情缓解后，尚有复发可能。此期应指导患者遵医嘱治疗，按时按量服药，定期监测甲状腺功能。关键是要通过饮食和运动等增强抵抗力，预防上呼吸道感染、腮腺炎等容易诱发 SAT 的疾病。如有不适，及时至医院就诊。

参考文献

［1］葛均波，徐永健，王辰.内科学.北京：人民卫生出版社，2018：692-693.

［2］向光大.临床甲状腺病学.北京：人民卫生出版社，2013：196-199.

［3］中华医学会内分泌学会《中国甲状腺疾病诊治指南》编写组.中国甲状腺疾病诊治指南——甲状腺炎.中华内科杂志，2008，47（9）：784-785.

［4］倪青，杜立娟.亚急性甲状腺炎的诊断与中医药治疗策略.中国临床医生杂志，2018，46（9）：1009-1011.

［5］余晓军，霍晓静.兰溪市亚急性甲状腺炎流行病学调查研究.浙江医学，2014（7）：615-617.

［6］孙伯菊，魏军平，陈舒雅.中药外敷法治疗亚急性甲状腺炎的研究概况.医学综述，2017，23（13）：2658-2661.

［7］程相稳，张广德，魏子孝.魏子孝教授辨治亚急性甲状腺炎经验总结.中医药导报，2018，24（2）：26-29.

［8］任志雄，李光善，倪青.林兰教授谈亚急性甲状腺炎的中医诊治.天津中医药，2013，30（8）：453-454.

［9］陈煜华，余江毅.余江毅教授治疗亚急性甲状腺炎经验.中西医结合心血管病电子杂志，2019，7（13）：10-11，13.

［10］王媛媛，耿露源.冯志海教授治疗亚急性甲状腺炎经验总结.世界最新医学信息文摘，2016，16（55）：397.

［11］麻莉，于世家.于世家教授治疗亚急性甲状腺炎经验荟萃.辽宁中医药大学学报，2008，10（7）：64-65.

［12］陈玉婷，李红.李红教授分期辨治亚急性甲状腺炎的经验拾撷.中国中医急症，2019，28（8）：1482-1484.

［13］陈继东，赵勇，徐文华，等.陈如泉教授治疗亚急性甲状腺炎的经验.时珍国医国药，2015，26（6）：1506-1507.

［14］黄亚兰，王建春，刘明，等.蔡炳勤教授治疗亚急性甲状腺炎经验.天津中医药，2019，36（8）：747-749.

［15］李业展，张曾譻.张曾譻教授治疗亚急性甲状腺炎的经验.云南中医中药杂志，2015，36（1）：8-10.

［16］罗贞，商学征.伍锐敏治疗亚急性甲状腺炎的临床经验.世界中医药，2016，11（3）：459-461.

［17］夏仲元，伍锐敏.伍锐敏诊治亚急性甲状腺炎的思路与方法.北京中医药，2014，33（5）：334-336.

[18] 余欢欢. 张广德教授辨治亚急性甲状腺炎的经验. 环球中医药, 2015, 8 (4): 476-477.

[19] 李昕欣, 冯志海, 成芸. 冯志海治疗亚急性甲状腺炎早期经验总结. 中国中医药现代远程教育, 2018, 16 (8): 69-71.

[20] 赵一冰, 付贵珍, 冯志海. 冯志海教授治疗亚急性甲状腺炎急性发作期经验总结报道. 中国民族民间医药, 2016, 25 (11): 43, 45.

[21] 惠娜. 于世家教授治疗亚急性甲状腺炎的经验总结. 辽宁中医药大学, 2012.

[22] 汪涛, 李红. 李红辨治亚急性甲状腺炎经验. 上海中医药杂志, 2013, 47 (5): 23-24.

[23] 林鸿国, 黄学阳, 王建春, 等. 蔡炳勤教授治疗甲状腺疾病经验介绍. 新中医, 2011, 43 (12): 157-158.

[24] 李长辉. 银翘散联合西药治疗亚急性甲状腺炎随机对照临床研究. 实用中医内科杂志, 2012, 26 (4): 56-57.

[25] 李卓, 毕慧超. 银翘散加减治疗亚急性甲状腺炎的临床研究. 第十二次全国中西医结合内分泌代谢病学术大会暨糖尿病、甲状腺疾病高峰论坛论文资料汇编. 2019: 298.

[26] 吕秀群, 刘得华. 放血疗法联合银翘散治疗亚急性甲状腺炎疗效观察. 新中医, 2013, 45 (2): 42-44.

[27] 王武邦. 用普济消毒饮联合泼尼松片治疗亚急性甲状腺炎的效果. 当代医药论丛, 2018, 16 (5): 30-31.

[28] 汪朝振, 张太阳. 普济消毒饮方辨证加减对患者亚急性甲状腺炎 (热毒壅盛型) 的临床疗效及其对 Hs-CRP 水平改善的影响. 抗感染药学, 2018, 15 (9): 1606-1608.

[29] 卓菁. 普济消毒饮治疗亚急性甲状腺炎 84 例. 实用中医内科杂志, 2008, 22 (9): 72.

[30] 黄婷, 卢巧英. 五味消毒饮加减为主治疗亚急性甲状腺炎 27 例. 浙江中医杂志, 2013, 48 (11): 811.

[31] 陈晓红, 王永发, 李雅静. 小柴胡汤加减联合强的松治疗亚急性甲状腺炎的疗效观察. 中医临床研究, 2019, 11 (1): 47-49.

[32] 李如梅, 黄清梅, 钟丽丽, 等. 小柴胡汤加减治疗急性期亚急性甲状腺炎临床观察. 光明中医, 2019, 34 (18): 2808-2810.

[33] 赵振霞, 赵振敏, 朱毅新, 等. 小柴胡汤加减治疗急性期亚急性甲状腺炎. 河南中医, 2018, 38 (12): 1795-1798.

[34] 何娟, 王淑珍. 中西医结合治疗亚急性甲状腺炎 38 例临床观察. 浙江中医杂志, 2013, 48 (3): 193.

[35] 洪兵, 陈丽娟, 殷学超, 等. 柴胡清肝汤对亚急性甲状腺炎毒热炽盛证患者血清促炎症因子水平的影响. 现代中西医结合杂志, 2015, 24 (14): 1504-1506.

[36] 李冬萍. 滋阴清热法治疗亚急性甲状腺炎的临床观察. 人人健康, 2016 (18): 57.

[37] 孙宇. 丹栀逍遥散加减方治疗亚急性甲状腺炎的疗效观察. 黑龙江中医药大学, 2015.

[38] 胡剑卓, 许梦君. 中西医结合治疗亚急性甲状腺炎临床观察. 实用中医药杂志, 2015 (4): 319-320.

[39] 陈勤, 曾炎贵, 曹明成, 等. 夏枯草口服液抗炎镇痛作用研究. 基层中药杂志, 2002, 16 (2): 6-8.

[40] 李冬娟, 王月, 赵婷. 夏枯草口服液联合复方倍他米松治疗亚急性甲状腺炎的临床研究. 现代药物与临床, 2017, 32 (9): 1714-1717.

[41] 马丽芬, 苏振丽, 闫丽娟, 等. 夏枯草口服液联合泼尼松治疗亚急性甲状腺炎的疗效观察. 陕西中医, 2015 (8): 1004-1006.

[42] 张美华, 刘忠伟, 杜菊香. 夏枯草口服液治疗亚急性甲状腺炎的临床效果. 临床合理用药杂志, 2011, 4 (12): 53-54.

[43] 张月琴. 雷公藤多苷抗炎作用的研究. 医药导报, 2012, 31 (3): 295-297.

［44］刘寅寅，邹盼盼，朱莺鸽，等.穿心莲内酯和雷公藤多苷抗炎作用的比较研究.安徽科技学院学报，2019，33（4）：18-22.

［45］李晓琳.雷公藤多苷抗炎作用的研究.河北医药，2013，35（22）：3487-3489.

［46］索莉，徐敏.雷公藤多苷联合泼尼松治疗亚急性甲状腺炎的疗效观察.现代药物与临床，2015（8）：991-994.

［47］黄培成.雷公藤多苷与泼尼松共同治疗亚急性甲状腺炎的效果分析.全科口腔医学电子杂志，2019，6（21）：178，180.

［48］赵亚丽.雷公藤多苷联合泼尼松治疗亚急性甲状腺炎的临床疗效及复发观察.中外女性健康研究，2016（23）：124，126.

［49］贺迎春，杨奎，邱家荣.注射用清开灵冻干粉抗炎作用研究.中国医药指南，2009，7（12）：92-93.

［50］李东.注射用清开灵冻干粉解热抗炎作用及解热机制研究.四川大学，2007.

［51］王全兴，李灵辉，何志忠.清开灵和糖皮质激素联合治疗亚急性甲状腺炎的可行性及安全性.医学理论与实践，2017，30（1）：76-77.

［52］应长江，周晓燕，周冬梅，等.清开灵联合糖皮质激素治疗亚急性甲状腺炎疗效观察.现代中西医结合杂志，2015（18）：1995-1997.

［53］杨宝书.清开灵联合糖皮质激素治疗亚急性甲状腺炎的临床分析.现代诊断与治疗，2016，27（11）：2041-2042.

［54］吕晓静，刘静，陆洁，等.新癀片抗炎作用机制研究.天津中医药，2013，30（4）：239-241.

［55］蒋红艳，杨元娟，顾群.新癀片药效学及急性毒性实验.毒理学杂志，2010，24（3）：208-210.

［56］许言，许贵勤，胡少锋.新癀片治疗轻症亚急性甲状腺炎的疗效观察.中国社区医师，2019，35（8）：116，118.

［57］肖旭平，周建波，李云秋.新癀片结合糖皮质激素治疗亚急性甲状腺炎的疗效探讨.医学临床研究，2007，24（7）：1209-1210.

［58］马宏跃，寇俊萍，余伯阳.六神丸抗炎镇痛活性的主药分析研究.江苏中医药，2010，42（2）：74-75.

［59］乔正东，周国伟，蔡国琴.六神丸抗炎镇痛活性的初步研究.上海医药，2012，33（9）：26-27.

［60］李秋凤，王守富，卢吉锋.陈阳春运用六神丸治疗亚急性甲状腺炎经验撷英.中医临床研究，2014，6（32）：67-68.

［61］金捷，金祖汉，杨明华，等.小金胶囊抗炎、镇痛作用药效学试验.中国现代应用药学，2002，19（3）：179-180.

［62］吴旭芳.中西医结合治疗亚急性甲状腺炎临床观察.中国中医急症，2013，22（5）：832-833.

［63］严雪龙，孟爱平，濮社班.金银花抗炎免疫活性研究进展.中国野生植物资源，2016，35（2）：41-44.

［64］崔晓燕.金银花提取物的抗炎免疫作用研究.中国药业，2011，20（23）：8-9.

［65］王新礼.中药金银花的药用成分及临床药理研究.世界最新医学信息文摘，2016，16（95）：154.

［66］袁岸，赵梦洁，李燕，等.连翘的药理作用综述！中药与临床，2015，6（5）：56-59.

［67］江楠，于靖，杨莉，等.中药柴胡皂苷药理作用的研究进展.环球中医药，2018，11（5）：796-800.

［68］辛国，赵昕彤，黄晓巍.柴胡化学成分及药理作用研究进展.吉林中医药，2018，38（10）：1196-1198.

［69］郑勇凤，王佳婧，傅超美，等.黄芩的化学成分与药理作用研究进展.中成药，2016，38（1）：141-147.

［70］张金华，邱俊娜，王路，等.夏枯草化学成分及药理作用研究进展.中草药，2018，49（14）：3432-3440.

［71］姜雪，孙森凤，王悦，等．甘草药理作用研究进展．化工时刊，2017，31（7）：25-28.

［72］汤明杰，叶永山，张旗，等．牡丹皮的化学成分及药理作用研究进展．中华中医药学会中药化学分会第八届学术年会论文集．2013：160-167.

［73］蒋丽丽，张彦龙，王春杰，等．牡丹皮中有效成分丹皮酚的药理活性研究进展．现代诊断与治疗，2016，27（22）：4223-4224.

［74］李世林．牡丹皮镇痛抗炎作用的实验研究．中国中医基础医学杂志，2006（1）：40-41.

［75］曹旭，曹剑锋，陈靠山．牛蒡的药理作用研究进展．中国现代应用药学，2012，29（11）：975-979.

［76］孙伯菊，魏军平，陈舒雅．中药外敷法治疗亚急性甲状腺炎的研究概况．医学综述，2017，23（13）：2658-2661.

［77］李心虹．针刺治疗亚急性甲状腺炎伴后期甲亢1例．山东中医杂志，1996（12）：22.

［78］陈积祥．针刺治愈1例亚急性甲状腺炎．陕西中医，1984（7）：36.

［79］王丹．中西医结合三联疗法治疗亚急性甲状腺炎的临床疗效观察．湖北中医药大学，2017.

［80］宋宁宁，于萍．亚急性甲状腺炎患者应用综合护理的价值分析．现代养生，2018（16）：208-209.

［81］唐雨妹．探讨亚急性甲状腺炎患者的护理要点和措施．大家健康（学术版），2015，9（17）：254-255.

［82］赵美荣．亚急性甲状腺炎的临床分析及护理．中国实用医药，2011，6（20）：205-206.

第九章　甲状腺结节

甲状腺结节是最常见的甲状腺疾病，其常见病因包括炎症、自身免疫性疾病、肿瘤和退行性变等。结节可单发，也可多发，女性多于男性，随着年龄的增长，其发生率逐步增加，临床上早期识别甲状腺结节的良恶性质十分重要。

甲状腺结节是指各种原因致甲状腺内出现一个或多个组织结构异常的团块。在不同检查方法中其表现不同，触诊发现的甲状腺结节为甲状腺区域内扪及的肿块，甲状腺超声检查发现的结节为局灶性回声异常的区域。两种检查方法的结果有时不一致，如体检时扪及甲状腺肿块，但甲状腺超声检查未发现结节，或体检时未触及甲状腺结节，而甲状腺超声检查发现甲状腺结节的存在。

（一）甲状腺结节的分类

甲状腺结节主要分为良性和恶性两大类，其中绝大多数为良性病变，恶性者不足 1%。根据不同病因可分为以下几种。

1. 增生性甲状腺肿

包括弥漫性和结节性甲状腺肿，指各种原因导致甲状腺滤泡上皮细胞增生。发病率较高，可达人群的 5% 左右，中年女性多见。随年龄增长，弥漫性甲状腺肿终将发展为结节性甲状腺肿。形态上，甲状腺呈不同程度肿大，伴有大小不等的结节，结节内可合并出血、囊性病变和钙化等。临床上多数患者无自觉症状，少数可有颈部不适感或局部压迫症状。查体可见甲状腺肿大，伴有大小不等结节，少数患者为单结节，质地中等，但超声检查或手术发现为多结节。多数患者甲状腺功能检查正常。甲状腺核素显像表现为"冷结节""热结节"或放射性分布不均等。

造成增生性甲状腺肿有多种因素，如碘过高或过低、食用致甲状腺肿食物、服用致甲状腺肿药物和甲状腺素合成酶缺陷等。这些因素导致甲状腺激素相对不足，垂体 TSH 分泌增加，在 TSH 的长期刺激下，甲状腺滤泡细胞增生，新生血管形成，甲状腺肿大。由于各个滤泡间的上皮细胞来源于不同克隆，或一个滤泡内的上皮细胞来源于不同克隆，在细胞复制过程中，滤泡细胞同时进行复制，导致新生滤泡与原有滤泡的不一致性，或同一滤泡中细胞的不一致性，最终导致各个结节的解剖和功能的不一致性。

2. 毒性结节性甲状腺肿

毒性结节性甲状腺肿中结节可以单发，也可多发，常发生于已有多年结节性甲状腺肿的患者。形态学上见甲状腺滤泡上皮增生，可形成大的滤泡，结节周围的甲状腺组织多有萎缩。患者年龄在 40 岁以上，女性多见，甲状腺功能亢进症（甲亢）的症状较轻，且不典型，眼征不明显。血中甲状腺激素升高，如为功能自主性结节，核素扫描显示"热结节"，结节周围甲状腺组织摄取 ^{131}I 的功能可被抑制。

3. 肿瘤性结节

包括甲状腺良性腺瘤、甲状腺乳头状癌、滤泡细胞癌、Hurthle 细胞癌、甲状腺髓样癌、未分化癌、淋巴瘤等甲状腺滤泡细胞和非滤泡细胞恶性肿瘤以及转移癌（详见有关章节）。

4. 囊性结节

甲状腺囊肿大多数由结节性甲状腺肿的退行性变和陈旧性出血所致。部分甲状腺癌，特别是乳头状癌也可发生囊性变，少数由先天性甲状舌骨囊肿和第四鳃裂残余所致。

根据囊肿内容物的性质，可分为胶性囊肿（浆液性囊肿）、出血性囊肿、坏死性囊肿和混合性囊肿，单纯性甲状腺囊肿并不多见，临床上常见的为结节性甲状腺肿部分合并囊性变，这是由于甲状腺肿大后，部分组织的血管出血或被吸收形成多个小的囊肿，多个囊肿融合形成大的囊肿。

5. 炎症性结节

分为感染性结节和非感染性结节两类。由急性化脓性炎症引起的甲状腺结节极少见，表现为局部红、肿、热、痛和全身性症状，多为咽喉部和颈部感染播散所致。抗感染治疗有效。极少数为甲状腺结核或梅毒所致，病理检查即可确诊。感染性甲状腺结节中最多见的为亚急性甲状腺炎，与病毒感染有关，主要病理改变为肉芽肿性炎症，临床上除有甲状腺结节外，还伴有发热、甲状腺局部疼痛和不同程度的全身症状，实验室检查示血沉加快，甲状腺素水平升高，TSH 水平下降。甲状腺 ^{131}I 摄取率低。慢性淋巴细胞性甲状腺炎也可为以甲状腺结节形式出现，病理上与慢性淋巴细胞性甲状腺炎一致，临床较少见，多无自觉症状，或伴有不同程度的甲状腺功能减退症（甲减）的表现，甲状腺结节可单发或多发，质地韧或硬，有许多小圆形凸起、没有明确界限的甲状腺结节，也可为实性结节或"冷结节"。

（二）甲状腺肿的分型

1. 弥漫型

甲状腺均匀性肿大，触不到结节。

2. 结节型

甲状腺上可以触及一个或多个结节。

3. 混合型

在弥漫型甲状腺上可以触及一个或多个结节。

（三）甲状腺肿的分度

甲状腺肿大根据《实用内科学》（第 12 版）地方性甲状腺肿分度。

Ⅰ度：甲状腺可扪及，直径在 3 cm 以内。

Ⅱ度：吞咽时扪诊和视诊均可发现，直径为 3～5 cm。

Ⅲ度：在不做吞咽动作时也能发现，直径为 5～7 cm。

Ⅳ度：肿大明显，颈部外形已有改变，直径为 7～9 cm。

Ⅴ度：肿大明显，直径已超过 9 cm，多数伴有结节。

第一节　流行病学

一、流行病学特点

甲状腺结节的发病率为 19%～46%，由于触诊会受到结节大小的影响，触诊获得的甲状腺结节检出率约为 3%～7%，由高分辨率 B 超检查获得的甲状腺结节的患病率为 20%～76%。

（一）地区分布

我国甲状腺结节患病率呈现沿海地区高于内陆地区，高原地区高于平原地区，城市地区高于农村地区的特点。崔永明等人关于长江地区健康体检人群甲状腺结节患病情况的分析显示：体检人群中选择甲状腺彩超项目的人数呈逐年上升的趋势，沿海城市甲状腺结节检出率明显高于内陆城市。

（二）时间分布

近年来，甲状腺结节的患病率呈逐年增高趋势。2006—2010 年，中国 10 个城市甲状腺结节的患病率从 10.2% 增加到 18.6%。

（三）人群分布

研究表明，女性比男性更易患甲状腺结节，吴光耀等人对 12 240 名健康体检者甲状腺结节流行病学调查显示，女性总体患病率为 37.28%，男性为 25.93%，且女性各年龄段患病率均高于男性。赵微等人对 5346 名健康体检者回顾分析，男性检出率为 15.04%，女性为 29.08%，女性多于男性。随着年龄的增长，甲状腺结节患病率呈增长趋势，美国学者 Ron 研究显示，男女在 18～30 岁患病率最低，为 18% 左右，随年龄增长 30 岁以后患病率逐渐升高，60 岁以上最高达到 60%。

二、相关影响因素

（一）性别

多项关于甲状腺结节的流行病学研究均证实，女性患病率高于男性。Rosano 等人认为，女性甲状腺结节患病率高的因素与女性不同生理周期对甲状腺激素的需求量变化有关。中国医科大学碘致甲状腺疾病研究组对不同碘摄入量地区甲状腺结节的患病率调查显示，在碘缺乏、碘足量和碘过量 3 个地区，女性的甲状腺单发结节和多发结节的患病率均高于男性。

（二）年龄

研究表明，随着年龄增长，甲状腺结节的患病率逐渐增高，年龄为甲状腺结节发病的独立危险因素。其发病机制为，随着年龄增长，甲状腺出现自身衰老改变，其退化主要表现为甲状腺细胞纤维化变性、炎性细胞浸润、滤泡变小以及结节形成等。此外，甲状腺结节在儿童中的发病率虽然很低，为 1%～1.5%。但需要注意的是，其发展为恶性的可能性是成人的 4 倍，是儿童继发性恶性肿瘤的首要原因。

（三）职业

韩铁超等人将 21 926 名体检人员分为 4 类不同职业进行分析，得出专业技术人员、国家机关人员、公司职员、工人的检出率分别为 33.73%、33.47%、31.28% 和 28.20%，差异有统计学意义。

张艳町等人发现男性中工作压力大、脑力劳动者甲状腺结节的检出率明显增加。

魏静等人对 2013 年 1 月至 2015 年 12 月于河北省石家庄市某医院体检的 15 389 名职员的甲状腺超声结果进行统计分析，结果显示普通公务员、大学教师、电厂职工和医务工作者甲状腺结节的患病率分别为 51.04%、52.44%、55.45% 和 68.11%，且不同职业人群的患病率存在统计学差异。医务工作者和电厂职工甲状腺结节的检出率高于大学教师及公务员，医务工作者检出率明显高于其他三类职业。

刘志亚等人发现沿海组、内陆组、国外组甲状腺结节的检出率分别为 23.36%、11.29%、25%；根据从业时间分类，小于 10 年组、10～19 年组、20 年以上从业组的检出率分别为 13%、28%、34.72%。

（四）碘摄入量

甲状腺结节的发病与碘摄入量呈密切相关。匈牙利 Szabolcs 等人报道，平均尿碘中位数（MUI）分别为 72 μg/L、100 μg/L 和 513 μg/L 的 3 个老年人群超声下甲状腺结节的患病率分别为 20.2%、16.2% 和 3.3%，患病率随碘摄入量的增加而降低。中国医科大学碘致甲状腺疾病研究组对 MUI 分别为 103.1 μg/L、374.8 μg/L 和 614.6 μg/L 的 3 个不同碘摄入量地区人群的研究发现，随碘摄入量增加，虽然 3 个地区的甲状腺结节患病率无明显差异，但构成比有所不同，轻度碘缺乏区和适碘区多数为单发结节，而高碘区多数为多发结节。在前瞻性的研究中发现，3 个地区非毒性甲状腺结节的累积发病率分别为 4.4%、7.0% 和 6.5%，碘超足量地区显著高于缺碘地区。

此外，碘摄入量与甲状腺癌的发生关系密切。近年来的研究结果显示，随着加碘盐的普及，甲状腺癌的发病率逐渐增高，美国甲状腺癌的发病率 1973 年为 3.6/100 000，2002 年已增长为 8.7/100 000，然而碘摄入量与甲状腺结节生长和癌变之间的关系还不甚清楚。土耳其学者 Erdogan 等人在中度碘缺乏地区对良性甲状腺结节进行了长达 40 个月的随访观察，发现 33.1% 和 20.7% 患者甲状腺结节的大小分别下降超过 15% 和 30%，32% 和 24.1% 患者结节大小增加分别超过 15% 和 30%，Logistic 回归分析显示年龄、性别、TSH 和随访的时间长短不能预测结节的生长，只有低回声可以作为预测结节生长的一个指标。国外一些学者对于甲状腺毒性结节或"冷结节"进行了研究：土耳其学者 Gozu 等人对碘缺乏地区和碘充足地区毒性甲状腺结节患者的体细胞促甲状腺激素受体（TSHR）突变进行检测，发现两个地区毒性甲状腺结节都是由于单个细胞的异形生长形成的，研究中没有发现碘对毒性甲状腺结节患者中 TSHR 突变的患病率和毒性甲状腺结节中的单克隆增生产生影响；德国学者 Eszlinger 等人对"热结节"和"冷结节"的生长进行了研究，主要检测各种生长因子（包括 EGF、TGF-α、TGF-β1 和 IGF-1 等），从而判断生长因子在冷、热结节生长中的作用，但没有发现明显差异。意大利学者 Scipioni 等人对碘充足和严重碘缺乏地区的增生性冷结节甲状腺组织进行人钠/碘同向转运（hNIS）免疫组化染色，结果发现碘充足地区呈现弱的染色或者无染色，而碘缺乏地区几乎所有的标本 hNIS 染色阳性，表明在碘缺乏地区 hNIS 在甲状腺结节中适当表达，这种表达受碘供应的调节。

（五）放射性接触史

电离辐射是甲状腺结节形成和肿瘤发生的重要危险因素，切尔诺贝利事故发生后流行病学研究表明，核电站事故释放的放射性碘对青年人特别是儿童具有显著辐射致癌作用。有放射暴露接触史的人群在未来40年甚至终身都存在发生甲状腺分化型癌的危险，除了放射性暴露接触史，常规诊断性医疗如CT的使用，也使得甲状腺乳头状癌的发生率有所提高，尤其对于儿童，医疗照射产生的副作用更为显著。

（六）其他因素

1. 遗传因素

甲状腺结节的发生可能与某些生长因子受体和原癌基因的活化或重新表达有关。甲状腺结节中80%自主性结节由TSH受体激活引起，少部分由GSP基因突变引起，而无功能性甲状腺结节的发病原因多为原癌基因RET突变。在甲状腺结节患者体内还检测出甲状腺过氧化物酶和甲状腺球蛋白相关基因的突变，由此推断，它们也可诱发此病。然而甲状腺结节确切的分子遗传学改变仍需进一步研究。

2. 自身免疫

自身免疫在甲状腺结节的发生中也有一定的作用。一项前瞻性研究结果显示，245例Graves病患者中35%存在甲状腺结节，3.3%为恶性，其中大部分是微小癌，只有1例甲状腺结节可触及。换言之，9.2%甲状腺结为恶性，而未患有Graves病的人群中，甲状腺结节的恶性率只有5%。此外，Azizi等人发现，抗甲状腺球蛋白抗体（TGAb）阳性是甲状腺结节患者发生甲状腺癌的独立危险因素。

3. 吸烟

吸烟是诱发甲状腺结节的一个独立危险因素。烟草中的硫氰酸盐可竞争性抑制机体对碘的吸收和有机化，使碘浓度下降致甲状腺激素合成减少，反馈性引起TSH水平升高，导致甲状腺结节的患病率升高。此外，吸烟会直接刺激垂体，使TSH水平升高，从而导致甲状腺结节的发生。

4. 体重指数

甲状腺体积与体重指数存在相关性，有研究表明甲状腺结节的发生与脂肪组织分泌的瘦素有关，肥胖导致机体瘦素抵抗，从而使血清瘦素浓度升高，瘦素既可调节TRH的基因表达，又可以促进体内TSH水平的升高，进而导致了甲状腺结节的发生和发展。

5. 糖尿病

虽然糖尿病与甲状腺结节的相互影响机制目前尚不明确，但有研究显示2型糖尿病患者中甲状腺结节患病率明显高于健康人群，可能与糖尿病患者下丘脑-垂体-甲状腺轴的调节途径发生紊乱，影响了甲状腺滤泡细胞的能量利用和碘泵的功能，导致甲状腺疾病有关；胰岛素抵抗、高胰岛素血症及IGF-1升高均可刺激甲状腺结节的形成。

6. 血脂

诸多研究均提示血脂水平与甲状腺结节的发生有关。有研究通过分析患者的血脂及甲状腺激素水平，发现总胆固醇和低密度脂蛋白胆固醇均与TSH呈正相关，但其具有机制有待进一步明确。

第二节　诊断与鉴别诊断

一、西医诊断

甲状腺结节的检出及结节本身的诊断并不难，重要的是鉴别结节的性质，临床上如何判断结节的良、恶性。诊断的正确与否取决于详细的病史采集、体格检查，特别是甲状腺局部检查和必要的实验室检查及辅助检查。近年来国际上大力推行对甲状腺实行细针穿刺抽吸活检（FNAB）检查，提高了结节的诊断率，大大减少了不必要的甲状腺手术。

【临床评估】

病史和体格检查是评估结节性质最基本的步骤。详细的病史和仔细的体格检查可提供诊断线索。一位有经验的医生能够区分正常甲状腺、甲状腺肿以及结节性甲状腺。文献报道，通过体格检查，可诊断 60% 以上甲状腺癌患者。故应重视病史和体格检查。病史和体格检查结果可提示甲状腺结节的良、恶性病变。

1. 病史采集

应重点注意患者的年龄、性别、有无头颈部放射线暴露史、结节大小及变化和增长的速度、有无局部压迫症状、有无甲状腺功能亢进或甲状腺功能减退症状、有无类癌综合征的表现、有无甲状腺肿瘤、嗜铬细胞瘤、甲状腺髓样癌或多发性内分泌腺瘤家族史等。

2. 体格检查

应重点注意甲状腺结节的数目、大小、质地、活动度、有无压痛及局部淋巴结有无肿大等。

3. 病史和查体对甲状腺结节性质的提示

（1）病史和查体提示甲状腺良性病变的可能性大的有以下几项。

1）HT 或是其他自身免疫性甲状腺病的家族史。

2）良性甲状腺结节或甲状腺肿家族史。

3）有甲状腺功能亢进或减退症状。

4）结节伴有疼痛或触痛。

5）多发性甲状腺肿无优势结节存在。

（2）病史和查体提示甲状腺恶性病变可能性大的有以下几项。

1）年龄 < 20 岁或 > 70 岁且有一个可触到的甲状腺结节。

2）男性甲状腺癌的发生率是女性的 2 倍。

3）结节伴有声音嘶哑或吞咽困难。

4）儿童或青少年时期有颈部放射线暴露史。

5）结节硬、形状不规则、固定。

6）有颈部淋巴结肿大。

7）有甲状腺癌史。

【实验室评估】

1. 甲状腺功能检查

所有甲状腺结节患者都应进行甲状腺功能检查，包括血清 TSH、总甲状腺素（TT_4）、游离甲状腺素（FT_4）、血清总三碘甲状腺原氨酸（TT_3）和游离三碘甲状腺原氨酸（FT_3）测定，了解有无甲亢或甲减。毒性结节可伴有甲亢，亚急性甲状腺炎的早期也可有甲亢，慢性淋巴细胞性甲状腺炎的甲状腺功能多正常，但也有不少患者表现为甲减或甲亢。甲状腺恶性肿瘤患者的甲状腺功能绝大多数正常，仅有很少部分恶性结节伴有甲状腺功能的异常。当结节伴有甲状腺功能异常时，结节属恶性的可能性较少，但不能排除恶性可能。

2. 甲状腺抗体检查

血清抗甲状腺过氧化物酶抗体（TPO-Ab）和抗甲状腺球蛋白抗体（TGAb）水平检测对甲状腺结节的诊断有很大帮助，尤其是当血清 TSH 水平增高时。患有甲状腺结节时，85% 以上患者抗甲状腺抗体水平升高。确诊甲状腺结节不能完全除外甲状腺恶性肿瘤的可能。部分甲状腺结节可合并甲状腺乳头状癌或甲状腺淋巴瘤。

3. 甲状腺球蛋白（Tg）水平测定

基础甲状腺球蛋白水平的升高对鉴别甲状腺结节性质的意义不大，血清甲状腺球蛋白水平升高见于多种甲状腺疾病。甲状腺全切或近乎全切除后，血清甲状腺球蛋白水平测定对判断甲状腺癌复发十分有意义。

4. 血清降钙素（CT）水平的测定

甲状腺结节伴有血清 CT 水平明显升高，可诊断甲状腺髓样癌。有甲状腺髓样癌家族史或多发性内分泌腺瘤家族史者，应检测基础或刺激状态下血清 CT 水平，以明确甲状腺髓样癌。

【辅助检查评估】

1. 甲状腺核素显像

以往，甲状腺核素显像是评估甲状腺结节性质最常采用的方法。放射性核素（^{131}I、^{99m}Tc 和 ^{123}I）用于甲状腺的动态或静态显像，可反映甲状腺及其结节的位置、大小、形态和功能。依据结节对 ^{131}I 的摄取能力分为"热结节""温结节"和"冷结节"。其中"热结节"指结节积聚同位素碘的程度高于周围正常的甲状腺组织，结节外的甲状腺组织可摄取同位素或是被抑制；"温结节"指结节的功能与周围正常的甲状腺组织相近；"冷结节"指摄取放射性碘的功能低下或是丧失。10% 左右的甲状腺结节为"热结节"，"热结节"几乎均为良性，没有恶性病变。"温结节"和"冷结节"中 5%～8% 为恶性。因此，甲状腺核素显像只对 10% 左右的热结节有诊断意义，对其余 90% 结节的诊断仍不能确定。

目前甲状腺核素显像不用于鉴别结节的存在与否，而更多是用来评估结节局部区域的摄取功能，尤其对非对称性结节性甲状腺肿。扫描可显示功能自主或有功能结节。细胞学检查提示良性结节，就不必进行甲状腺核素显像。因为甲状腺核素显像能鉴别功能性结节，故对有功能的结节，应先进行甲状腺核素显像，再给予甲状腺激素抑制治疗，以防止甲状腺素导致甲状腺毒症的发生。对大多数内分泌科医师来说，多年来已习惯用核素显像评估甲状腺结节，对结果的解释也很容易，但应注意甲状腺核素显像的局限性，甲状腺核素显像对判断甲状腺结节的良恶性帮助有限。

2. 甲状腺超声检查

超声检查是评价甲状腺结节的大小和数目较敏感的方法，可以显示甲状腺结节是实性、囊性还是囊实混合性病变。其准确性与否很大程度上取决于检查者本身的技术和经验。一般单个实性结节呈恶性的概率较大；囊实混合性结节和实性结节一样，同样有恶性的可能；单纯性囊性结节恶性的极为少见。人们一直努力寻求从超声检查方面找到提示良、恶性的依据，但研究结果显示，目前尚不能依据超声检查的结果很好地区别良、恶性病变。

3. 甲状腺磁共振和 CT 检查

CT 是诊断甲状腺疾病重要的影像学手段之一，具有较高的密度分辨力，尤其是多层螺旋 CT 技术的应用，有效提高了其空间分辨率，使其图像更清晰，有利于提供更加准确的诊断依据。磁共振显像（MRI）也是甲状腺疾病重要的诊断方法之一，具有多参数成像的特点，并可提供更多病灶及其与周围组织关系的信息。故甲状腺磁共振和 CT 检查对甲状腺结节的诊断具有重要意义。

4. 甲状腺细针吸取细胞学检查（FNAB）

甲状腺结节诊断上最大的进展是 FNAB 的广泛开展。目前认为 FNAB 是鉴别结节良、恶性最有价值的方法。国际上提倡对怀疑结节恶性者、甲状腺癌准备行甲状腺手术或采用非手术方式治疗者，均有必要进行 FNAB 活检。手术前明确癌肿的细胞学类型，对确定手术方案有帮助。

几项对 FNAB 活检效果评价的研究结节显示：经 FNAB 活检发现良性病变占 69%～74%，恶性病变占 4%，活检结果不满意或可疑恶性病变占 22%～27%。对可疑恶性病变或 FNAB 活检不满意者再次行 FNAB 检查后，发现其中为恶性病变的占 10%～30%。FNAB 的敏感性为 68%～98%（平均 83%），特异性为 72%～100%（平均 92%）。经过 FNAB 活检以后，再行甲状腺结节手术者中，甲状腺癌的比例从 15% 增加到 45%，减少了不必要的手术。造成 FNAB 活检不满意的原因：操作技术不够熟练；细胞病理学家经验不足；标本中细胞数目过少或是没有细胞。为减少 FNAB 不满意的情况，强调 FNAB 应由有经验的内分泌科和病理医师进行，标本量要足够，要从不同的部位穿刺，当标本被稀释或为囊性液体时需要进行溶解红细胞或离心处理。病理学诊断包括对标本细胞情况的描述、是否满足诊断的需求。穿刺针的大小取决于结节的血供和纤维化的程度。应避免标本被血液稀释或风干。对于囊性结节，活检先抽出囊液，再将针穿到囊肿壁的周围取活检。标本采取不满意者，应反复穿刺。必要时可借助超声引导，确定为结节中的实性部分，以提高活检的满意度。只要标本取材满意，FNAB 活检可用于进行下列甲状腺疾病的诊断：甲状腺结节、胶质性结节（结节性甲状腺肿）、亚急性甲状腺炎、乳头状癌、滤泡细胞新生物、髓样癌、未分化癌、恶性淋巴瘤、转移癌等。

二、中医诊断

中医诊断主要依据详细病史采集和全面体格检查。本病发病率女性高于男性，病史长；早期甲状腺轻度肿大、质软，无自觉症状，随着腺体增大，甲状腺体上发现单个或多个大小不一、圆形或椭圆形的结节，良性结节触诊时表面光滑、与周围不粘连、可随吞咽上下移动、质地较正常腺体略硬、无压痛，肿大严重时出现压迫症状；结节可长期维持原状或缓慢长大。

三、鉴别诊断手段

（一）超声检查

B 超在鉴别诊断方面具有无放射性、费用低级无创伤等显著优势可以将直径为 2 mm 的小结节检测出来。在超声检查中，结节长径比宽径大、形态不规则、边界模糊、实性低回声、沙砾样钙化及点状细小微钙化等相关表现，能够帮助区分恶性甲状腺结节和良性甲状腺结节。

（二）实验室检查

对 TSH、甲状腺激素及 T_3 进行测定能够实现对甲状腺功能状态的充分了解，若 TSH 出现减低情况，则表明结节存在促进甲状腺激素不断分泌的状况，可以深入探查甲状腺显像，进一步确定结节是否存在自主功能；此外，研究表明甲状腺炎症、分化型甲状腺癌及甲状腺肿等多种甲状腺疾病均会使甘油三酯升高，因此，甘油三酯不能用来鉴别恶性和良性病变。

（三）细针穿刺细胞学检查

从 2～3 个方向用细针对结节进行穿刺，同时进行抽吸、涂片处理，该方法能够将良性和恶性结节进行确诊，其诊断正确率高于 80%，并且能够使不必要的良性结节手术率有效降低，然而该方法存在较高的假阳性率。

（四）超声弹性成像技术

通过对结节内组织的软硬程度进行评估，以便对甲状腺癌进行诊断，然而若结节内存在较大的钙化面积，则会出现假阳性情况，而过大的结节面积也会使结节周围的软硬度无法准确检测，所以，与超声检查联合应用进行鉴别诊断，能够使结节的特异性和敏感度提高。

（五）放射性核素扫描

放射性核素扫描可以充分显示结节的形态特点和功能状况，按照结节摄取放射性核素的功能，将结节分为"冷结节"和"热结节"两种类型，冷结节通常为恶性结节，热结节通常为良性结节。

（六）CT 及 MRI

研究显示，CT 是诊断甲状腺疾病重要的影像学手段之一，具有很高的分辨力，尤其是多层螺旋 CT 技术的应用，有效提高了其空间分辨率，使其图像更清晰，有利于提供更准确的诊断依据。而 MRI 也是甲状腺疾病重要的诊断方法之一，具有多参数成像的特点，并可提供更多病灶及其与周围组织关系的信息，其诊断效能逐渐被认可。

项昆等人选取 2015 年 3 月至 2018 年 3 月在唐山市协和医院收治的甲状腺结节患者 150 例，依据病理结果分为恶性 48 例、良性 102 例，所有患者均给予 CT、MRI 检查，分析 CT、MRI 对良恶性甲状腺结节的鉴别价值，该研究结果显示，MRI 总病灶、形态不规则、边界不清/毛糙、信号/密度不均等检出率明显高于 CT，MRI 钙化灶检出率明显低于 CT，CT、MRI 淋巴结转移检出率比较无统计学差异，在鉴别良恶性甲状腺结节的敏感度、特异度、准确度中，CT 分别为 79.17%、74.51%、76.00%，MRI 分别为 83.33%、80.39%、81.33%，表明 CT、MRI 均能够作为鉴别良恶性甲状腺结节的重要方法，此结论与冯凯、Zander 等人的研究结果基本一致，提示 CT 对钙化灶有较高的分辨能力，MRI 对软组织及小病灶有较高的分辨能力。出现上述情况可能是由于在恶性甲状腺结节发生发展过程中，因癌细胞已失去正常细胞的生长特性，其呈无规律、异常快速的生长状态，会对周围正常组织形成浸润而造成其坏死、钙化，因此其图像多为不规则形态、内部密度不均匀、不规则坏死区域、钙化等征象；而良性甲状腺结节仍具有正常细胞规律的生长特性，其主要会推挤周围组织，故其图像多为低密度结节组织，边缘相对清晰，无坏死及钙化等征象。此外，该研究通过 CT 联合 MRI 鉴别良恶性甲状腺结节时，其敏感度、特异度、准确度分别为 95.83%、96.08%、96.00%，且 CT 联合 MRI 的敏感度、特异度、准确度明显高于 CT、MRI，表明 CT 联合 MRI 有效提高了良恶性甲状腺结节的鉴别水平。分析原因可能是单独 CT 检查中，虽能够较好地显示甲状腺结节钙化征象，但其对软组织及小病灶的分辨能力差，易导致误漏诊；单独 MRI 检查虽能够较好地分辨软组织及小病灶，但其对甲状腺结节钙化征象显示模糊而易出现误诊、漏诊；而该研究通过 CT 联合 MRI 检查时，有效弥补各自的不足，从而能够为鉴别良恶性甲状腺结节提供更多、更准确的方式。因此，该研究认为在鉴别良恶性甲状腺结节中应进行 CT 联合 MRI 检查，而考虑 CT 具有操作简单、费用低等优势，故应优先对患者进行 CT 检查，对不能确诊者再行 MRI 检查，以提高临床鉴别准确性。

第三节　中医认识与治疗

一、中医认识

（一）甲状腺结节中医病名源流

甲状腺结节在中医学中没有对应的病名，但是根据其表现和临床特点归属于中医"瘿病"的范畴。"瘿"字最早应当来源于"婴"，《释名》云："瘿，婴也。"《说文解字》曰："瘿，颈瘤也，从病婴音"，"谓婴之病状，有如贝壳编成之圈，佩于颈也。"《外台秘要·瘿病方》云："瘿病喜当颈下，当中央不偏两边也。"从典籍中的描述可知甲状腺结节的特征性表现为发生于颈部的肿大或者结节样改变。《中医内科学》谓"瘿病"是指以颈部前下方喉结两旁呈弥漫性肿大或有结块为临床特征的一类疾病，亦称"瘿瘤""瘿囊"及"影袋"等，正如《杂病源流犀烛·瘿瘤》所描述："瘿瘤者，气血凝滞，年数深远，渐长渐大之症。何谓瘿，其皮宽，有似樱桃，故名瘿，亦名瘿气，又名影袋。"针对其临床表现的不同，具体命名又有所不同。

（二）甲状腺结节的中医分类

1. 典籍中以病因分类

典籍中关于甲状腺结节分类的记载主要见于《圣济总录·瘿瘤门》，"石瘿、泥瘿、劳瘿、忧瘿、气瘿是为五瘿，石与泥则因山水饮食而得之；忧、劳、气则本于七情。情之所至，气则随之，或上而下，或结而不散是也"，不仅说明了结节的不同类型，而且概述了不同结节的成因。同样孙思邈在《备急千金要方》中也根据结节不同的病因，将其分为"石瘿、气瘿、劳瘿、土瘿、忧瘿"。

2. 典籍中以临床表现分类

徐春甫在《古今医统大全》中记载："五瘿六瘤其状各异。五瘿者，一曰肉瘿，其肉色不变，软硬中和；二曰筋瘿，其筋脉露呈；三曰血瘿，其赤脉交接，如缠红丝；四曰气瘿，忧愁脾甚，喜乐渐消，随气消长；五曰石瘿，其中坚硬如石，不能转移是也。"

《严氏济生方·瘿瘤瘰病门》指出："瘿者，多结于颈项之间；瘤者，随气凝结于皮肉之间，忽然肿起，状如梅李子，久则滋长。医经所谓：瘿有五种，瘤有六证。五瘿者，石瘿、肉瘿、筋瘿、血瘿、气瘿是也。六瘤者，骨瘤、脂瘤、脓瘤、血瘤、石瘤、肉瘤是也。"

《外科正宗》云："筋骨呈露曰筋瘿，赤脉交结曰血瘿，皮色不变曰肉瘿，随忧喜消长曰气瘿，坚硬不可移曰石瘿，此瘿之五名也。"

《三因极一病症方论·瘿瘤证治》的描述为："坚硬不可移者，名曰石瘿；皮色不变，即名肉瘿；筋脉露者，名筋瘿；赤脉交络者，名血瘿；随忧愁消长者，名气瘿。"

3. 现代中医学分类

《中医内科常见病诊疗指南》将瘿病分为"瘿气""瘿囊"和"瘿瘤"三个不同的辨证类型。

（1）瘿囊：指颈前结块弥漫性对称性肿大，触之光滑柔软，边缘不清，病程长者可形成结节的一类病证，因其状如囊似袋，故有"影袋、影囊"之名。其表现相当于地方性甲状腺肿，又称碘缺乏性甲状腺肿。

（2）瘿瘤：指发生于颈前一侧或者双侧的肿块，两侧可均匀增大，也可大小不一，触之较硬，可随吞咽上下移动，亦可称为"肉瘤"，相当于现代医学中的结节性甲状腺肿或者甲状腺腺瘤。

（3）瘿气：即"气瘿"，以怕热多汗、急躁易怒、心慌、手抖等代谢亢进症状为主要表现，而颈前不肿，或轻到中度肿大，触之柔软光滑，可随吞咽上下移动为主要特点，其表现相当于现在的甲状腺功能亢进症。

（4）其他：临床上较为常见的还有"痛瘿"，其表现以颈前结节疼痛为主，且本病前期常有外感病史，以剧烈疼痛为突出表现。相当于现代医学中的亚急性甲状腺炎。此外，还有一种甲状腺肿大表现为颈前瘿肿红、肿、热、痛，甚则破溃，称为"痈瘿"，相当于现代医学中的急性化脓性甲状腺炎。"石瘿"依照其临床表现则相当于现代的甲状腺癌。

由此可见，现在中医学中"瘿病"的含义较为广泛，包括了甲状腺结节在内的一系列甲状腺疾病。其中，甲状腺结节当属"瘿瘤"之别，而瘿瘤又可根据其病因及表现冠以具体的病名。因此临床上应当仔细询问患者的病史、结节的临床表现，同时与现代检测手段相结合，才能正确甄别结节的种类。

二、病因病机

（一）古代医家对甲状腺结节病因病机的认识

1. 秦汉时期

战国时期《吕氏春秋·季春纪》中谓："轻水者，多秃与瘿人。"西汉《淮南子·地形训》曰："险阻之气多瘿。"《脉书》亦载："（病）在颐下，为瘿。"

2. 唐宋时期

唐代《外台秘要》中谓："瘿病者，始作与瘿核相似。其瘿病喜当颈下，当中央不偏两边也，乃不急槌然，则是瘿也。中国人息气结瘿者，但槌槌然无核也。长安及襄阳蛮人，其饮沙水喜瘿，有核瘰瘰耳，无根，浮动在皮中，其地妇人患之。肾气实，沙石性合于肾，则令肾实，故病瘿也。"

南宋《严氏济生方·瘿瘤论治》中记载："夫瘿瘤者，多由喜怒不节，忧思过度，而成斯疾焉。大抵人之气血，循环一身，常欲无滞留之患，调摄失宜，气凝血滞，为瘿为瘤。"

北宋《圣济总录·瘿瘤门》："山居多瘿颈，处险而瘿也""石瘿、泥瘿、劳瘿、忧瘿、气瘿是为五瘿。石与泥则因山水饮食而得之；忧、劳、气则本于七情，情之所至，气则随之，或上而不下，或结而不散是也""瘿之初结，胸膈满闷，气筑咽喉，噎塞不通，颈项渐粗，囊结不解，若此之类，皆瘿之初结之证也。"又曰："妇人多有之，缘忧患有甚于男子也。"同期的《太平圣惠方·瘿气咽喉肿塞》

中记载："夫瘿气咽喉肿塞者，由人忧恚之气在于胸膈，不能消散，搏于肺脾故也。咽门者，胃气之道路，喉咙者，肺气之往来，今二经俱为邪之所乘，则经络痞塞，气不宣通，故令结聚成瘿，致咽喉肿塞也"。

3. 明清时期

明代李梃《医学入门》谓："瘿、瘤所以两名者，以瘿形似樱桃，一边纵大亦似之，槌槌而生，皮宽不急。原因忧恚所生，故又曰瘿气，今之所谓影囊者是也。"

清代《杂病源流犀烛》中记载："西北方依山聚涧之民，食溪谷之水，受冷毒之气，其间妇女，往往生结囊如瘿，皮色不变，不痛不痒。""瘿瘤者，气血凝滞，年数深远，渐长渐大之症。""其证皆属五脏，其原皆由肝火。盖人怒动肝邪，血涸筋挛，又或外邪搏击，故成此二证。惟忧恚耗伤心肺，故瘿多着颈项及肩。惟有所劳欲，邪乘经气之虚而住留，故瘤随处皆有。"

纵观各家之言，古代医家对甲状腺结节病因的认识主要包括以下四个方面。

（1）水土失宜：古代医家通过临床不断观察认识到，居住在山间、险阻之地的居民往往多生瘿瘤之疾，盖其成因往往由于这些地区的水土不能与居民的生活调摄相适应，反而在一定程度上损害了机体气血津液的正常运行，气血运行一有所损，则津液代谢失常，日久延及五脏，终致气滞、痰结、血瘀结于颈前而生瘿瘤之疾。

（2）情志内伤：典籍中多有记载，瘿之始生，忧愤所生，喜怒不节所致。盖人体气血津液的运行、五脏六腑的功能、情志的产生与调节都有赖于气的正常运行，而肝主疏泄，调节气机，一有怫郁，则其机体代谢功能失常。情志失调，肝气郁结，气滞则水液代谢障碍，痰湿内停，日久气滞则血瘀，终成气滞痰结血瘀之证，而见颈前瘿肿。

（3）体质因素：女性甲状腺结节的患病率往往较高，究其成因，与女子经、带、胎、产的生理特点和多生情志之疾有关。女子以肝为先天，以血为用，经、带、胎、产不断耗伤肝血，而肝乃体阴用阳之脏，肝血不足，肝失所养，则其疏泄功能失常，气机失调，故可见气滞、痰结、血瘀为患之病，所以瘿病以女子罹患为多。

（4）劳逸失常：劳逸无度，将息失宜，多损伤脾胃，形成痰湿为患，脾虚日久及肾，脾肾两虚，水湿潴留，气血津液代谢失常。正气不足，病邪留而为患，终成气滞痰结血瘀，而发为瘿瘤。

多种致病因素在一定条件下都可能导致本病的发生，其中水土失宜、体质因素、七情失调及劳逸失度较为常见。水土失宜则脾胃失养，水湿为患，进而形成痰湿瘀血；情志失调，肝失疏泄，气滞则津停血瘀，故本病尤其要注意调畅情志；肝气郁结，横逆犯脾，脾失健运，痰湿内生；肝郁化火，痰火互结；心肝火旺，火旺伤阴，日久亦可导致阴虚内热；脾虚及肾，日久脾肾阳虚，气滞、痰结、血瘀交阻。本病病位在肝、脾、心、肾，病理性质虚实夹杂，以实为主。

（二）当代医家对甲状腺结节病因病机的认识

林兰教授认为甲状腺功能之一是助肝疏泄。甲状腺为肝、肾、心、脾、胃之经与任、督二脉所过，是气血津液循行之枢纽，疏泄功能失调则不能正常促进血液与津液的运行输布，津聚为痰，气郁痰凝，则结节生；气为血帅，气行血行，气结则血瘀，故结节成。痰瘀互阻，阻滞气机，枢纽不转，气阻痰凝血瘀而结节不散。林教授提出了三结辨证论治，将甲状腺结节分为三结：平结、阳结、阴结。其中平结为甲状腺结节无局部不适，亦无寒热的倾向，阴阳不显；阳结为患者在甲状腺结节的同时伴有一派阳热之症或虚热之症；阴结为患者在甲状腺结节基础上，伴有一派虚寒之象。

陈如泉教授认为甲状腺结节属于中医学"瘿瘤"等范畴。由于碘盐的普及，甲状腺结节多不再由于缺碘所致，随着现代生活节奏的加快和精神压力的增大，长期情志不畅，忧思恼怒，以致肝失疏泄调达，肝气郁结，气血运行不畅，津液停聚成痰，痰浊、瘀血相互胶着，壅结颈前则形成瘿瘤。同时陈教授认为正气亏虚为发病之本。若正气亏虚，气血乏源，使气机不畅；反之，病程日久，缠绵难愈亦可耗伤正气。综上，本病发病之本在于正气亏虚，发病之初以肝气郁滞表现为主，中后期以痰凝、血瘀表现为主，痰瘀互结贯穿在本病始终，故病程较长，缠绵难愈。

许芝银教授认为肝为将军之官，风木之脏，体阴而用阳，喜条达恶抑郁，情志不畅，使肝郁气滞，木郁乘土，脾失健运，运化失司，津液输布失常，致痰湿内生，与气搏结，交阻于颈；气为血之帅，血为气之母，气滞则血行不畅，停而为瘀，痰凝亦阻碍血运，致痰瘀互结。本病特点为本虚标实，虚实夹杂。临床辨证常以颈部肿块质地作为重要依据：以气滞为主者，颈部肿胀可随情绪波动，质地较软；以痰凝为主者，结节质韧或稍硬，多无疼痛，活动度良好；以血瘀为主者，结节质硬，压之有痛感，活动度较差。

李军教授认为本病病机病初为气机郁滞，津凝痰聚，痰气搏结颈前，日久引起血脉瘀阻，病在肝脾，与心相关。肝郁气滞，脾伤气结，气滞则津停，脾虚蕴生痰湿，痰气交阻，血行不畅，气痰、瘀三者合而发瘿。瘿病日久，可以在损伤肝阴的基础上，伤及心阴，出现心悸、脉数等症。瘿病以实证较多，久病可由实证变为虚证，以致出现气虚、阴虚等虚实夹杂之证。根据其基本病因病机，该病多为气滞、血瘀、痰凝，且气滞为甲状腺结节致病之本，治疗当以软坚活血散结、疏肝理气化痰为主。

王旭教授认为甲状腺结节的形成多与脏腑、气血阴阳失调、痰凝郁滞有关。病程初期以实为主，病久由实转虚，可见气虚、阴虚等虚候或虚实夹杂之证。治疗当抓住痰邪产生的病因病机，以化痰软坚为治疗的基本原则，五脏皆可生痰，而主要从肝、脾、肾论治，同时根据患者的临床症状及实验室辅助检查辨证施治。

阙华发教授认为本病诸症皆因阳气不足所致。患者因素体阳虚、过劳或年老阳气渐衰，致阳气不足，失于气化，运化水液失司，遂成痰湿；气机失调，瘀血始生，痰浊瘀血停滞则形成结块；阳气虚失于温煦濡养则导致兼症。

高上林教授认为甲状腺结节的发生主要与先天体质因素、饮食水土失宜以及气、火、痰、瘀等关系密切。由于素体阴虚，饮食失宜，情志失调而致肝旺克脾、脾不运化，疏泄失常，气机郁滞，气郁化火，津烁痰结，痰气交阻，壅结于颈前而成瘿瘤；气凝日久，使血行受阻而产生血行瘀滞；病久则阴亏气耗，气阴两虚。其病位在颈前，与肝关系最为密切，与心、脾、肾三脏有关。以阴虚为本，气、火、痰、瘀为标；辨病情轻重、病程长短、脏腑偏重。基本治则是以养阴清热、解郁化痰为主，具体运用时应根据具体症候、病位、病程、年龄、体质等情况来区别对待。

方朝晖教授认为甲状腺结节与肝、脾、心密切相关，肝具有疏通、畅达全身气机、调畅情志等生理功能。甲状腺结节是与情志因素息息相关的疾病，肝气郁结，情志不舒，极易罹患此病；脾气虚弱，化生乏源，脏腑经络四肢百骸筋肉皮毛得不到充足的营养，脾主运化水液，脾失健运，水湿内生，凝聚生痰，壅结颈前而发为此病，因此顾护脾土，补益脾气应贯穿于病程始终。心为"君主之官"，其主血脉和主藏神的生理功能起着主宰人体整个生命活动的作用，心阳不足，失于温煦鼓动，则致血行迟缓，郁滞不畅，形成瘀血；心神不振，则精神委顿，情绪低落。精神情绪症状是甲状腺结节常见症状，结节日久不愈，常易伤及心阴，出现心阴亏虚等表现。

唐汉均教授认为本病除与饮食水土失宜、情志不舒，脾失健运，瘀血痰浊互结等因素有关外，生活压力增大也大为重要。持续的压力易引起人们体内环境紊乱，脾肾不足，脾胃失于健运，肝气郁滞，进而形成气滞、血瘀、痰浊等病理产物，结于颈前形成结节。故治疗应以疏肝理气，化痰软坚为基础，对于无明显自觉症状的患者应以理气化痰，软坚、消瘿法治之，对于更年期伴月经不调的甲状腺肿或青春期的甲状腺肿患者应配以疏肝理气，调摄冲任之法。

程益春教授认为甲状腺结节的多发与现代社会的进步以及人们生活方式和生活节奏的改变密切相关，这些因素导致人体情志不畅，饮食劳倦失宜，损伤脾胃，从而导致气滞、痰浊、血瘀等病理产物聚集而形成结节。

高天舒教授认为甲状腺结节主要病机为气机郁滞，痰凝津聚，痰气相搏，结于颈前，日久导致血脉瘀阻，其病位主要在肝脾。肝郁导致气滞，脾伤导致气结，气滞而津液停聚，脾虚而无力运化水湿，湿热内生，导致痰气交阻，血液运行不畅，致使痰气、瘀三者合而致病。因此本病的治法当以理气化瘀、消瘿散结为基本。此外，高教授认为甲状腺结节属于广义的"积证"范畴，病的初期以实证为主，因久病由实致虚，后期可见气虚、阴虚等表现。因为甲状腺结节临床症状多不典型，不易被患者发现，故临床就诊的甲状腺结节患者后期的虚候表现更为多见，所以在治疗上不仅需要化瘀散结，更需配合益气健脾。

通过上述各医家临床心得可知现代中医对甲状腺结节病因病机的看法与先贤们基本一致。但是由于生活实践的不同，环境的变迁，甲状腺结节的发病原因在原来的基础上又有很大的变化。精神心理因素在本病的发病中也起着更为关键的作用，甲状腺结节的病理基础为气滞、痰结、血瘀。病初以气滞为先，日久可见痰瘀互结，痰瘀贯穿本病发展的始终。然而，本病的发生以正虚为基础，正虚气血运行失常，肝郁克脾，水液代谢失调，日久形成痰瘀之变。此外，脾虚及肾，可致脾肾两虚，日久可出现结节质初或稍硬，同时伴一派阳虚的表现；肝郁化火，心肝火旺，可见烦躁怕热的症状；火旺阴伤，故后期在痰瘀互结的基础上，又可见到阴虚内热或气阴两虚之象。本病虚实夹杂，以实多见，以虚为基础。病位在肝、脾，日久可及心、肾。

三、辨证论治

（一）典籍中甲状腺结节的治疗

《备急千金要方》云："治石瘿、气瘿、劳瘿、土瘿、忧瘿等方：海藻、海蛤、龙胆、通草、昆布、石（一作巩石）、松萝（各三分）、麦曲（四分）、半夏（二分）。上九味，治下筛，酒服方寸匕，日三。禁食猪、鱼、五辛、生菜，诸难消之物。十日知，二十日愈。"又载"五瘿丸方""陷肿散""生肉膏""灸法"等治疗瘿瘤的方法。

《外科正宗·瘿瘤论》云："血瘤者，微紫微红，软硬间杂，皮肤隐隐，缠若红丝，擦破血流，禁之不住；治当养血凉血，抑火滋阴，安敛心神，调和血脉，芩连二母丸是也。肉瘤者，软若绵，硬似馒，皮色不变，不紧不宽，终年只似复肝然；治当理脾宽中，疏通戊土，开郁行痰，调理饮食，加味归脾丸是也。气瘤者，软而不坚，皮色如故，或消或长，无热无寒；治当清肺气，调经脉，理劳伤，和荣卫，通气散坚丸是也。""通治瘿瘤初起，元气实者，海藻玉壶汤、六军丸；久而元气虚者，琥珀黑龙丹、十全流气饮，选服此药，自然缩小消磨；切不可轻用针刀，掘破出血不止，多致立危。"

《医宗金鉴》云："夫肝统筋，怒气动肝，则火盛血燥，致生筋瘿、筋瘤，宜清肝解郁，养血舒筋，清肝芦荟丸主之。心主血，暴戾太甚，则火旺逼血沸腾，复被外邪所搏，致生血瘿、血瘤，宜养血、凉血、抑火、滋阴、安敛心神、调和血脉，芩连二母丸主之。脾主肌肉，郁结伤脾，肌肉浇薄，土气不行，逆于肉里，致生肉瘿、肉瘤，宜理脾宽中、疏通戊土、开郁行痰、调理饮食，加味归脾丸主之。"

《儒门侍亲》云："夫瘿囊肿闷，稽叔夜《养生论》云：颈如险而瘿，水土之使然也。可用人参化瘿丹，服之则消也。又以海带、海藻、昆布三味，皆海中之物，但得三味，投之于水瓮中，常食，亦可消矣。"

《杂病治例》云："常服芩连枳术丸，仍含后丸，用昆布、海藻、带各二钱，大力四钱，炒，为末，如后用，效。"

《丹溪心法》云："瘿气先须断浓味。入方：海藻（一两）黄连（二两，一云黄柏，又云黄药）上为末。以少许置掌中，时时舐之，津咽下。如消三分之二，止后服。"

通过上述记载可以发现，过去由于地域及生活条件的限制，水土因素成为引起甲状腺肿的主要原因，因此在治疗时多以海藻、昆布、动物甲状腺等富含碘的药食物为主，同时配伍理气化痰散结之品。若肝郁气滞者，疏肝理气，开郁化痰；气郁化火者，行气降火；阴虚火旺，则滋阴降火佐以养心安神；脾虚湿滞者，健脾化痰祛湿；血脉瘀阻者，调和血脉。同时还要做到节饮食、薄滋味、断妄想。

（二）当代医家对古代中医治疗的统计学总结

岳仁宋等人基于叶天士分析瘿病的学术思想，得出瘿瘤多因痰湿阻气、肝郁气滞，久病入络而成，所以治疗时以治痰为先。尤多选用性寒的海藻、昆布、夏枯草、川贝母等化痰软坚之品，且瘿病早期宜疏肝，病久后需重视脾胃；且根据瘿瘤为久病入络的理论，善用辛而通络之法，根据临床需要选择辛温通络之附子、肉桂、干姜，辛润通络之当归尾、赤芍和桃红，以及辛咸通络之鳖甲、牡蛎及虫类药等。对于甲状腺结节尤善于使用辛咸通络的治疗方法。

李品通过对历代著名方书中4首治疗瘿病的方剂进行统计分析，得出古籍中治疗瘿病以化痰散结法使用最多，然后依次为清肝泻火和理气活血之法，最后为滋阴降火法。且治疗瘿病时多在理气化痰软坚的基础上兼顾清肝泻火，或者在理气降火的基础上加以活血化瘀，抑或在攻逐实邪的基础上注重健脾益气。

吴东选取20个清代医家治疗瘿病的医案进行方药的统计和分析，得出其治疗瘿病的药物多选用化痰软坚、理气疏肝类的药物，益气养血滋阴类的药物使用种类较多，但使用的频次不高，活血化瘀类的药物使用最少。综合分析可得出，清代治疗瘿病多采用疏肝理气的方法，药物上多选用炙香附、陈皮、橘红和郁金等；化痰散结法，药物上多选用含碘的昆布、海藻和不含碘的夏枯草、川贝母、半夏和白芥子等，尤以夏枯草联合浙贝母或川贝母治疗使用最多；活血化瘀法，药物上多选用牡丹皮、川芎等，尤以牡丹皮为甚；清肝泻火法，药物上多用山栀子、连翘、羚羊角、犀角等清窍泻火和凉血的药物；滋补肾阴法，药物上多使用生地黄、阿胶、白芍等滋阴补血或一些血肉有情之品，但不宜使用过多；清利咽喉的方法，药物上多选用桔梗、射干、牛蒡子等药物进行治疗。

胡志洁等选取了晋代到清代的医书中治疗瘿病的147首完整方剂进行统计分析，得出使用最多的四种药物为化痰药、清热药、理气药和补虚药。

综上所述，经古籍研究可以看出，古代中医治疗瘿病均从痰凝、气滞、肝火、血瘀方面入手，且均注重健脾益气和滋补肾阴，具有独特的用药经验。

（三）甲状腺结节的中医治疗

1.《中医内科学》（周仲瑛主编，第2版）将瘿病分为以下四个证型并提出相应治法及方药，为临床治疗甲状腺结节提供了参考依据。

（1）气郁痰阻证：喉结两旁肿大，柔软无痛或有胀感，伴胸闷善叹气，或胸胁窜痛，受情志影响大，舌苔薄白，脉弦。治宜疏肝解郁，行气化痰。方用四海舒郁丸。

（2）痰结血瘀证：喉结两旁肿块，质地较硬或按之有结节感，难消除，伴胸闷，纳差，舌苔薄白或白腻，脉涩或弦。治宜行气活血，化痰消瘿。方用海藻玉壶汤。

（3）肝火旺盛证：颈前轻中度肿大，柔软光滑，伴颜面烘热，烦热，易汗出，急躁易怒，手指颤抖，眼突，口苦，舌红，苔薄黄，脉弦数。治宜清泻肝火，消瘿散结。方用栀子清肝汤合藻药散或消瘰丸加减。

（4）心肝阴虚证：颈前结块大小不一，较柔软，起病缓慢，伴心烦，心悸，少寐，手指颤动，眼干涩，易汗出，乏力倦怠，目眩，舌红，舌颤，少苔或无苔，脉弦细数。治宜养阴清热，宁心柔肝。方用天王补心丹、一贯煎加减。

2.程益春教授认为瘿病属本虚标实，以四个证型辨证论治。

（1）痰气交阻证：颈部漫肿，边界不清，肤色如常，质地柔软无痛，或略有胀感，伴急躁易怒，胸闷，胁痛或胀，苔白或腻，脉弦或滑。治宜行气化痰，消瘿散结。代表方为海藻玉壶汤加减。

（2）痰瘀互结证：肿块较大，病程长，质地坚硬，有发胀感或按之轻微疼痛，肤色如常或赤络显露，伴易怒，胸闷，胁痛，吞咽有堵塞感或呼吸不畅，舌暗，脉沉涩。治宜活血散结，行气化痰。方用活血散结汤（自拟方），药用白芥子、山栀子、莪术、川芎、红花、浙贝母等。

（3）痰热壅盛证：颈部粗肿，伴性情急躁易怒，面部烘热，眼突眼干，头晕目眩，舌质红苔黄腻，脉弦数。治宜清热解毒，化痰散结。方用化痰解毒汤（自拟方），药用龙胆草、连翘、山栀子、玄参、夏枯草、猫爪草、白花蛇舌草、浙贝母、海藻等。

（4）气阴两虚证：肿块大小不一，亦可不甚肿，伴短气，腰膝酸软，不眠，心烦，自汗盗汗，女子月经不调，或男子梦遗滑精，舌质红少苔，脉细数无力。治宜补气养阴，消瘿散结。代表方为消瘿汤（自拟方），药用生黄芪、生地、夏枯草、连翘、鸡内金、鳖甲、牡蛎、山栀子、莪术、元参等。

3.林兰教授提出了"三结分治"的理论。

（1）平结：对于寒热症状不明显，而伴有颈部作胀不适，咽部异物感，情绪急躁，胸胁胀满，苔薄白或微腻，脉弦滑者，属平结。治宜疏肝理气，活血化痰，软坚散结。方用散结方，药用柴胡、枳实、白芍、甘草、土贝母、夏枯草、海藻、昆布、半夏、乌药、生牡蛎、桃仁。

（2）阳结：在平结的基础表现上，伴有怕热急躁、心慌失眠、五心烦热、口苦等表现，舌质红、少苔、苔黄或黄腻、脉弦数。属实热者，治宜清热解毒，理气化痰，逐瘀散结。方用清热散结方，药物组成为连翘、山慈菇、玄参、半枝莲、柴胡、枳实、白芍、甘草、土贝母、海藻、昆布、半夏、生牡蛎、丹参、丹皮。虚热证治以滋阴清热，理气化痰，逐瘀散结。方用滋阴散结方，药物组成为生地、麦冬、连翘、山慈菇、玄参、柴胡、枳实、白芍、甘草、土贝母、海藻、昆布、半夏、生牡蛎、丹皮。

（3）阴结：除平结的一般表现外，伴有畏寒肢冷、倦怠乏力、舌淡紫胖、有瘀斑、苔白腻、脉沉迟之象，治以温补脾肾，理气活血，化痰散结。方用温阳散结方，药物组成为淫羊藿、仙茅、白附子、白芥子、柴胡、枳实、白芍、海藻、昆布、半夏、乌药、水蛭。

4.魏军平教授认为在诊断甲状腺结节时，应把握病机演变，治疗时应分证论治，用药灵活，身心同治。用药以补虚药、活血化瘀药、清热药为主，常用单味药有柴胡、茯苓、郁金、玄参、丹参、莪术、黄芩、陈皮、野菊花等。魏教授将甲状腺结节分为以下几种证型进行论治。

（1）痰气交阻型：颈前结节质软、光滑、不痛，自觉颈部发胀或咽部发憋，喉有堵塞感，胸闷，喜叹气、嗳气，时有胸胁窜痛，情绪的改变常引起病情变化，苔薄白，脉弦。常用方剂为四海舒郁丸加减。常用药物有昆布、海藻、海螵蛸、海蛤壳、浙贝母、郁金、陈皮、柴胡等。

（2）肝气乘脾型：颈前结节，按之柔软，光滑，咽部异物感，神疲乏力，身体困重，脘痞胸满，纳差，头昏头晕，时有胁痛，面部浮肿，舌淡胖，边有齿痕，脉弦细。方用香砂六君子汤合柴胡疏肝散加减。常用药：柴胡、党参、茯苓、甘草、白术、砂仁、香附、川芎、枳壳、陈皮、白芍等。

（3）肝火旺盛型：颈前结节大小不一，按之较软，或伴颈前肿大，性情急躁，烦热多汗，甚则面红目赤，目突，头晕、头痛或伴震颤，音嘶，口苦咽干，舌红苔薄黄，脉弦数。方用栀子清肝汤合消瘰丸加减。常用药：柴胡、栀子、丹皮、当归、白芍、生牡蛎、浙贝母、僵蚕等。

（4）痰瘀互阻型：颈前结节肿大，按之较硬，胸闷，胁肋刺痛，入夜较甚，纳差，脘痞，舌紫暗，有瘀斑或见舌下络脉增粗，舌苔白，脉弦或涩。方用海藻玉壶汤加减。常用药：海带、昆布、海藻、浙贝母、甘草、连翘、当归、川芎、赤芍、丹参等。

（5）肝肾阴虚型：颈前结节，质软，病程较久，盗汗失眠，手指颤动，两目干涩，视物昏花，耳鸣耳聋，倦怠乏力，腰膝酸软，舌红少苔，脉细数。方用一贯煎合左归丸加减。常用药：生地、玄参、麦冬、沙参、党参、茯苓、当归、枸杞、熟地黄、五味子等。

（6）气阴两虚型：颈部结节，乏力，短气，自汗，畏风，潮热盗汗，五心烦热，口咽干燥，视物模糊不清，形体消瘦，纳差，震颤，大便秘结或溏烂，舌淡红少苔，脉细数。方用生脉地黄汤加减。常用药：党参、麦冬、沙参、石斛、熟地黄、黄芪、五味子、玄参、百合等。

5.段富津教授认为，瘿病以气滞、痰凝、血瘀为主要的病理变化，以"肝气郁结"为发病之本，与"肝"密切相关。《成方便读》云："治郁者必先理气，以气行则郁行，气阻则郁结耳。"因此，段教授临证常以疏肝理气为治疗瘿病之大法。其次，段教授认为，肝失疏泄，气滞日久必会导致痰凝，痰气郁结乃生瘿病，故治疗此病还应注重"化痰散结"。《医宗必读》亦云："脾为生痰之源，治痰不理脾胃非其治也。"《冯氏锦囊秘录》曰："善治痰者，不治痰而治气，气顺则一身之津液亦随气而顺；更不治痰而补脾，脾得健运，而痰自化矣。"段教授临证治疗瘿病亦强调，切不可一味化痰，还需配合疏肝理气之药与健脾益气之药交替使用。方药一般选用柴胡、香附、郁金、半夏、生地、牡蛎等。

6.谢春光教授，临床治疗甲状腺结节时根据其症状辨证分为肝郁痰凝证、肝火上炎证、肝阴亏虚证和气阴两虚、痰瘀互结四个证型，分别使用柴胡六君子汤合半夏厚朴汤加味、丹栀逍遥散加减、滋水清肝饮合杞菊地黄丸加减及七味白术散加减进行治疗。

7.许芝银教授治疗甲状腺结节时以健脾燥湿、化痰消瘿、活血散结为基本治则，常用自拟基础方，其药物组成为夏枯草、茯苓、白术、半夏、丹皮、丹参、桃仁、赤芍、郁金、青皮、陈皮、姜黄、红景天、皂角刺、甘草。对于痰气交阻型，在基础方的基础上加柴胡、香附增强疏肝行气的作用；痰瘀互结型，在基础方上去甘草，加牡蛎、海藻、制南星以加强软坚散结、活血化瘀之功；肾虚肝郁者，在基础方的基础上加当归、熟地、麻黄、补骨脂、狗脊、杜仲、桑寄生增强温阳之功。

8. 陈如泉教授治疗甲状腺结节注重辨证与辨病相结合，据证用法，临床选方灵活多变。陈教授认为甲状腺结节以正气亏虚为发病的基础，疾病初期多表现为肝气郁滞症状，中后期以痰凝、血瘀为主，痰瘀互结的病机特点贯穿疾病始终。陈教授根据甲状腺结节的中医病机特点，审证求因，确定了临床治疗甲状腺结节的八大治法，即疏肝解郁、健脾化痰、活血化瘀、益气养阴、清热解毒、温肾助阳、软坚散结和滋阴降火法等。对于肝郁气滞者，以疏肝理气为法，常用柴胡疏肝散、四逆散等理气疏肝的基础方；脾虚痰湿者，以健脾化痰为治则，自拟五子消瘿汤化痰散结消瘿，常用白芥子、紫苏子、莱菔子、葶苈子、牛蒡子等药物。以痰瘀互结为突出表现者，血瘀轻证常用桃仁、红花、赤芍、川芎、当归等，瘀滞较重者常用三棱、莪术、王不留行、急性子、水蛭、土鳖虫、蜈蚣等药加强破血逐瘀之力；气阴两虚者，治宜养阴益气，常用药物有黄精、太子参、黄芪、麦冬、沙参、生地、女贞子、旱莲草、枸杞子等；热象明显者，以清热解毒为主，常用五味消毒饮合仙方活命饮化裁；脾肾阳虚者，温肾助阳，方用阳和汤化裁，常用白芥子、鹿角胶、麻黄、熟地、干姜、肉桂等；阴虚火旺者，予以滋阴降火。此外，陈教授强调要灵活运用软坚散结之法，将该法贯穿治疗始终。

陈如泉教授临证治疗甲状腺结节时常使用药对，如乳香配伍没药、川楝子配伍延胡索、夏枯草配伍黄芩及栀子相使进行治疗。同时根据辨证论治总结了十大基本散结药对，痰瘀互结型结节可用虫类药如蜣螂虫、土鳖虫和蜈蚣进行搜风通络化痰治疗；气滞型结节可用橘叶配伍郁金；气滞血瘀伴有疼痛的结节可加用三棱配伍莪术；热毒蕴结型结节可加用天葵子配伍土贝母；痰浊偏甚者可加用山慈菇配伍白芥子；痰热型结节用浙贝母配伍连翘；痰热瘀结型结可用鬼箭羽配伍猫爪草，瘀血偏甚者加用王不留行子配伍急性子；肿瘤性结节术后或者伴有钙化者可加用龙葵配伍白花蛇舌草；囊性结节或结节发生囊性病变时常用瞿麦配伍泽兰进行治疗。

9. 李盈莹选取 100 例良性甲状腺结节患者进行中医证候及体质方面的调查问卷研究，运用聚类分析的方法将甲状腺结节的辨证分型分为气滞痰凝证，气阴两虚、痰湿互结证，气郁化火、痰湿瘀阻证，痰瘀互结证。通过体质分析得出平和质、气郁质、气虚质型人比较易发良性甲状腺结节，且甲状腺结节患者均在基础体质的基础上合并或者偏向于痰湿体质。

10. 蔡炳勤教授认为痰结是甲状腺疾病发生最基础的病机，治疗甲状腺疾病最根本的治法在于化痰散结，故蔡教授治疗甲状腺疾病的基础方常用参贝饮（玄参、浙贝母、牡蛎）。蔡教授认为针对局部甲状腺占位的治疗应着重解毒散结，重用夏枯草、猫爪草、山慈菇三药，并强调此类术后患者应加重软坚散结解毒之力，类似于现代医学的抑制术后甲状腺增生的治疗，常用中药有白芥子、山慈菇等。

11. 李小娟教授认为甲状腺结节的病位主要在肝、脾、肾三脏，病机特点为气滞、痰凝、血瘀三者相互影响而成，根据现代辅助检查甲状腺功能的变化情况，将甲状腺结节分为单纯性的甲状腺结节、甲状腺结节伴发甲亢、甲状腺结节伴甲减三大类。李教授认为单纯性甲状腺结节既可表现为实证，又可表现为虚证，实证的病位在肝，以肝气郁结为主，而导致气滞、痰凝、血瘀病理产物的发生；虚证病位主要在脾，以脾胃虚弱为主，而致使气滞、痰凝、血瘀的发生。甲状腺结节伴甲亢者，李教授多从虚火和实火两方面入手，实火为主者治以清肝泻火；实火日久伤阴，而以阴虚火旺为主者，治疗上多在滋阴宁心柔肝的基础上加用活血化瘀药物进行治疗。甲状腺结节伴甲减者，都表现为虚寒之象，病位多在脾肾，注意根据脾肾的不同，选用四君子汤或金匮肾气丸加减。从体质方面分析，李教授认为气虚、阳虚、阴虚、痰湿、瘀血体质的人较易发甲状腺结节，根据中医治病求本的原则，治疗时不仅需要对患者先天体质进行准确判断，治疗时还需有目的地加用一些药物以纠正患者的体质，从而提高疗效。同时李教授也认为此病的病因与"气郁"密切相关,临床可辨证分为气郁痰阻证、痰结血瘀证、肝火旺盛证和心肝阴虚证四种证型。

12. 陈洁教授认为良性甲状腺结节病性多虚实夹杂,由多种证型组合而成,多采用多证综合治疗的方法。同时指出甲状腺结节表现在甲状腺相关的多种疾病中,可根据合并不同的疾病综合分析,如合并甲状腺功能亢进症时,多从肝郁化热或气阴两虚两方面进行分析,肝郁化热表现比较明显者当用柴胡疏肝散加味联合夏枯草、黄药子、山慈菇等解毒散结的药物治疗,气阴两虚为主者当用天王补心丹加减,并适当配伍软坚药物如牡蛎、鳖甲进行治疗,且根据病情需要选用合适的抗甲状腺素药物进行治疗;合并甲减患者,中医辨证多属于脾肾亏虚证,治疗上多用五苓散合温胆汤加减,配伍白芥子、浙贝母等散结药物进行治疗,同时根据实验室检验结果联合甲状腺素治疗;合并甲状腺炎时,多辨证为少阳三焦热化证,治疗病情在短期内用小柴胡汤加减,可配伍清热散结的夏枯草和连翘,且根据联合小剂量激素抑制免疫性炎症反应;合并慢性甲状腺炎,特别是抗体滴度持续升高,加用少量甲状腺素片以减少甲状腺的破坏;患有甲状腺结节且甲状腺功能正常者,辨证多从肝郁痰凝、痰瘀互结入手,治疗时多选用二陈汤合柴胡疏肝散、逍遥散或四逆散等疏肝解郁类方剂进行论治。

13. 魏萱等认为甲状腺结节多由气郁痰结所致,因肺主气,脾主运化水湿,且因脾为生痰之源,而肺为储痰之器,故临床治疗常"肺脾同治"的治疗,且对其自拟以滋养肺阴、健脾化痰散结为主的方药与甲状腺素片进行对照试验,临床观察结果显示其自拟方药的疗效明显优于甲状腺素片组。

14. 余江毅教授认为虽然多种甲状腺疾病均可出现甲状腺结节,但是均可从肝论治,认为肝郁贯穿疾病的始终,强调疏肝理气在治疗本病中的重要性,余教授认为气滞、痰火和血瘀为本病的病证,肝郁气滞为疾病始发因素,瘀血凝结病因病机核心,故以疏肝理气、清热化痰和活血散结为治疗甲状腺结节的基本治法,在选药方面尤为推荐柔和且不燥热伤阴、川楝子、连翘。同时,余教授重视临床查体和辅助检查,通过结节的触诊和结节的性质特点来选择相应的化痰软坚散结之品,多用煅牡蛎、陈皮、茯苓等来治疗触诊质软的囊性结节;用皂角刺、石见穿等化瘀药配伍益气健脾之品治疗触诊质硬的囊实性结节(须排除甲状腺恶性肿瘤)。此外,强调病证结合,并擅于使用药对治疗,常用夏枯草配半枝莲调节免疫治疗甲状腺自身抗体阳性的结节,余教授常用的药对还有香附配川楝子、虎杖配郁金、半夏配厚朴、浙贝母配竹茹等。

15. 支颖川认为甲状腺结节的发病与肝脾密切相关。本病以气虚、阴虚为发病根本,以肝郁脾虚、失于健运为核心病机,气滞、痰凝、血瘀为基本病理产物,治疗上主张以调理肝脾为首要任务。

16. 董璐等人选取米烈汉教授门诊治疗有效的方剂进行统计分析,结果显示米教授治疗甲状腺结节多从肝论治,注重疏利气机、化瘀散结,多使用养血行气、润化痰瘀的药物进行治疗。最常用的中药为陈皮、香附、黄芪、当归、川芎、枳壳、玫瑰花和炙甘草,常用的基础方为消瘰汤、柴胡疏肝散、六味地黄汤和龙胆泻肝汤。

17. 阙华教授发现甲状腺结节患者在临床上多有畏寒肢冷、腰膝酸软、乏力等阳气不足的表现,故认为甲状腺结节可由脾肾阳气不足所致,该部分患者在治疗上应选用温阳益气、活血化瘀的方法进行治疗,汤药当以六君子汤联合附子、肉桂等进行加减治疗。此外,阙教授在使用生南星、生半夏等化痰峻药时,为防止其过于温燥,常配伍石斛、麦冬等清热养阴药物,且以生姜佐制其毒。因甲状腺结节无明显临床表现,很难早期发现,而久病多瘀,故强调活血在本病的治疗上较为重要。根据甲状腺结节的病机特点,在用药上多选用延胡索、川芎、莪术、郁金等血中之气药,以及炙香附、柴胡等气中之血药。

18. 高天舒教授通过临床观察发现临床甲状腺结节较常见的类型为甲状腺功能正常、抗体呈阴性的单纯性甲状腺结节。针对此类结节，高教授常选用软坚散结药中含碘量比较高的药物进行治疗，但为防止"满逃逸"现象的出现，临床需谨慎选用，并密切观察病情变化，且明确提出甲状腺的毒性结节、炎性结节及恶性结节均不适用于使用含碘中药进行治疗。高教授治疗甲状腺结节时常以软坚散结为基础，经常使用昆布配海藻，海藻配海蛤等药对，同时也强调此病气滞、痰凝、血瘀为主要病机，所以临证时常使用理气化痰、活血化瘀药物；因久病而耗气伤阴，多累及心肾，故此病后期治疗时较注意扶助正气、补益心肾。

19. 金连顺等人总结了张忠德教授治疗瘿病的经验。瘿病初期，从气郁论治，治以疏肝解郁、柔肝养阴、软坚散结为主。瘿病后期，从痰凝论治，病久体虚，治以健脾祛湿化痰、消肿散结为主。对于一些无症状患者，从体质着手，认为气郁质、气虚质是瘿病的常见发病体质。

20. 王堂芳总结胡爱民教授的经验，得出胡教授主张以疏肝健脾为主要治法，疏肝以舒畅气机，健脾以运化痰湿，气滞、痰湿有形之物得以消除，则瘿病即可好转。

21. 李宁等人总结阮国治教授治疗甲状腺结节的心得，阮教授治疗上标本兼治，认为本病以肝郁、脾伤为本，以气滞、痰凝、血瘀为标，故治疗中以疏肝解郁、固护脾胃为本，同时佐以软坚散结、活血化瘀之品。

22. 曲竹秋教授认为，甲状腺结节主要由于肝失疏泄，肝病横逆犯脾，脾失健运而生痰湿，气血运行不畅，气滞、痰凝、血瘀互结，循肝经，壅于颈前而成。《杂病源流犀烛》云："瘿瘤者，气血凝滞，年数深远，渐长渐大之症。"治疗上，常以疏肝理气、化痰散瘿，辅以活血化瘀为大法。其临证选药规律一般为：舒肝药惯用柴胡、青皮等；化痰药多选浙贝母、瓜蒌、海浮石等；软坚散结药常用夏枯草、山慈菇、海藻等；再辅以桃仁红花等活血化瘀之品，临证多取良效。

23. 吴信受教授认为，现代医学的甲状腺结节疾病即中医学之"肉瘿"，顾名思义，甲状腺结节的本质在于有形实邪的郁结，吴教授认为此有形之结的本质在于痰凝血瘀，病机以痰凝为主，其中质地较为坚硬者，以血瘀为主。治疗上当以化痰散结为主，结合临床症状，辅以行气、活血之品。临证常用海藻、昆布、黄药子、郁金、香附、茯苓、牡蛎等药物，化痰散结，活血行气。

综上所述，各位医家治疗甲状腺结节时均有各自的临床经验，但总的来说，均从早期的肝郁气滞，到后期的痰凝血瘀、痰湿瘀阻、痰瘀互结；从早期的实证为主，到后期的虚候明显。病位方面多从肝、脾、肺、肾方面出发。也有诸多医家根据甲状腺功能或者临床表现将甲状腺结节分为三类，分别从不用的病机特点辨证论治，大致为合并甲亢或表现为阳结者从实火或者虚火出发；合并甲减或表现为阴结者多从脾肾阳虚方面治疗；甲状腺功能正常或表现为平结者多从肝郁痰凝、痰瘀互结进行辨证论治。且诸位医家在用药选择上都较讲究，都在攻邪的同时注意扶助正气，在扶助正气的同时又较注意防止太过滋腻。

四、常用方剂

古代医家从瘿病气滞、痰凝、血瘀的病理特点出发，治疗上拟化痰软坚、疏肝理气、活血消瘿等特效方。宋代《太平圣惠方》中以海带、海藻、昆布三种药物组方，治疗瘿病有奇效。金朝《儒门事亲》中记载化瘿丹治疗瘿病疗效显著，其药物组成包括海藻、海带、海蛤、昆布、泽泻、连翘等。明代《外科正宗》中所载海藻玉壶汤既理气活血，又化痰消瘿，当今临床仍在沿用。现将现代各医家治疗甲状腺结节的单方验方总结如下。

（一）半夏厚朴汤加减

半夏厚朴汤出自《金匮要略》，虽然常用治梅核气，但金国梁教授认为其所论病因、病机、病位跟甲状腺结节大致相仿，故在原方（半夏、厚朴、紫苏、茯苓、生姜）的基础上，加浙贝母、猫爪草以化痰散结，夏枯草、生牡蛎、天葵子以软坚消肿，莪术以活血化瘀，以此为治疗甲状腺结节的基本方。并根据临床实际情况，加用破血逐瘀、化痰燥湿、滋阴清热、软坚散结、清热除烦、清利咽喉、补气健脾、疏肝解郁等药物。

韩瑚根据多年临证经验，总结出甲状腺结节的主要病机在于痰瘀互结，病久可因实致虚，虚实夹杂。治疗时，通常在攻消症结之际，稍佐益气健脾之品，使攻伐痰结、血瘀而无耗气之虞，益气助运而杜绝生痰之源，临证善以半夏厚朴汤化裁以达消瘿之效，常用方剂由茯苓、厚朴、半夏、苏梗、白术、红花、郁金、青皮、黄芪、三棱、莪术等化痰、解郁、活血、益气助运之品组成。

（二）自拟平亢散结方

吴贤顺自拟平亢散结方治疗甲状腺结节患者 41 例，药物组成包括三棱、莪术、柴胡、当归、白芍、夏枯草、牡丹皮、连翘、黄芩、玄参、僵蚕、贝母等。疗程为 3 个月，观察甲状腺结节直径治疗前后变化，结果显示痊愈者 3 例，显效者 32 例，无效者 6 例。

（三）自拟活血消瘿汤

陈如泉运用自拟活血消瘿汤治疗甲状腺结节，方以柴胡、郁金、香附、青皮等疏肝理气；以瓜蒌皮、山慈菇、土贝母等化痰涤痰；以三棱、莪术、蜣螂虫、自然铜等破血行瘀，具有行气活血化瘀、消瘿散结的作用。该方剂对甲状腺结节治疗效果显著。

（四）自拟夏枯散结汤

周吉珍运用自拟夏枯散结汤治疗甲状腺肿，药物组成为夏枯草、焦栀子、元参、浙贝母、生牡蛎、当归、丹参、川芎、半夏、陈皮等，具有行气化瘀、化痰散结之功。治疗甲状腺 46 例，其中治愈 8 例，显效 1 例，有效 17 例，无效 9 例，总体有效率 80.43%。

（五）疏肝消瘿饮

田萌、米烈汉运用疏肝消瘿饮治疗结节性甲状腺肿，药物组成为柴胡、制香附、陈皮、枳实、煅牡蛎、枳壳、白芍、川芎、三棱、莪术、青皮、夏枯草、浙贝母、炙甘草，共奏疏肝理气、化痰活血、消瘿散结之效。治疗甲状腺结节 38 例，其中痊愈 4 例，显效 20 例，有效 11 例，无效 2 例，总有效率 94.6%。

（六）自拟消肿散结汤

方俐自拟消肿散结汤治疗甲状腺结节，基本方为昆布、夏枯草、玄参、青皮、枳实、香附、柴胡、桔梗、三棱、莪术。在该基本方基础上，针对脾虚湿盛者加白术、苍术、茯苓；症见肝热咽痛者加龙胆草、牛蒡子；症见气血两虚者加当归、黄芪。治疗甲状腺结节 73 例，经治疗后，总有效率77.78%，其中痊愈 14 例，显效 7 例，有效 7 例，无效 8 例。

（七）行气活血消瘿汤

刘学兰采用行气活血消瘿汤，方以当归、桃仁、赤芍活血瘀通经络之郁气，浙贝、半夏散结化痰，以海藻、昆布、牡蛎消瘿散结，青皮、郁金、枳壳行气解郁。诸药合用，具有活血化瘀、行气化痰、消瘿散结的作用。治疗甲状腺结节 48 例，其中临床治愈 18 例，有效 23 例，无效 7 例。

（八）海藻玉壶汤

海藻玉壶汤出自《医宗金鉴》，为治疗瘿病的代表方。林达秋临床观察表明，海藻玉壶汤对于痰结血瘀型甲状腺结节患者整体症状具有显著的治疗作用，且能缩小甲状腺结节。

杨柳观察并评价海藻玉壶汤治疗甲状腺结节的疗效及安全性，结果表明与治疗前相比，服用海藻玉壶汤后甲状腺结节最大直径和结节最大横截面积逐渐减小，以治疗后 4～7 个月最为显著，患者的谷丙转氨酶、谷草转氨酶和碱性磷酸酶等肝功能指标未发生明显变化，所有患者均未出现任何不良反应，表明海藻玉壶汤可显著改善甲状腺结节的大小和功能，疗效显著，且安全性较高。

刘婵秀谨遵《济生方》瘿病论治之法："夫瘿瘤者，多由喜怒不节，忧思过度，而成斯疾焉。大抵人之气血，循环一身，常欲无滞留之患，调摄失宜，气凝血滞，为瘿为瘤。"他认为长期情志不畅或忧思郁虑，使气机不畅，气滞血瘀是导致瘿病形成的重要因素。故其临床治疗多应用活血散瘀、化痰行气之海藻玉壶汤为主，药用海藻、贝母、陈皮、昆布、青皮、川芎、当归、连翘、半夏、甘草、独活等活血散结之品，根据临证患者表现予以随证加减，诸药并取，以共奏理气化痰、活血化瘀消瘿之功效。

（九）自拟夏附散瘿汤

孙舒娣观察运用自拟夏附散瘿汤治疗甲状腺结节的疗效，药物组成为夏枯草、香附、浙贝母、郁金、法半夏、枳实、皂角刺、连翘、桃仁、莪术、玄参、陈皮、茯苓、荔枝核、甘草。治疗甲状腺结节 79 例，其中痊愈 3 例，显效 7 例，有效 48 例，无效 21 例，总有效率 73.4%。

（十）自拟玄夏消瘿汤

马建教授认为甲状腺结节发病与气滞血瘀痰凝相关，治疗采用消瘿散结、行气活血和化痰之法，故自拟玄夏消瘿汤为临床治疗甲状腺结节的基础方。此方由玄参、夏枯草、青陈皮、当归、川芎、麦冬、牡丹皮、半夏、桔梗和浙贝母组成，共奏行气活血化瘀之功效。且在治疗甲状腺结节时，可根据病情特点适当加入含碘的昆布、海藻等软坚散结之良品。

（十一）化肝煎加减

贺教授认为，甲状腺结节的发病与肝经功能失调具有密切关系，其发展可因肝火亢盛而引动心火，也可木乘脾土，脾运之津液不得输布全身，痰浊内，痰气壅结颈前形成"瘿瘤"。且足厥阴肝经联络于胃、肝、胆、胁肋，经咽喉上连目系，为气血疏泄之司。因此，贺教授认为，气滞为主要病理因素，痰凝、火郁、血瘀为次要病理因素。基于以上看法，贺教授提出消瘿之必须：令肝气顺和，脾气健运，则可无病。故治疗上，以疏肝解郁、兼化痰除湿为根本治疗法则。习惯选用化肝煎（当归、白芍、青皮、陈皮、牡丹皮、栀子、贝母、泽泻）为基础方进行加减治疗。

（十二）夏贝汤加减

吕久省教授认为，甲状腺结节伴双肋胀满，善太息，易烦躁郁怒，舌质淡红、舌苔薄腻、脉弦细者，证属气郁痰阻，当以柔肝解郁、化痰散结为治疗大法。方选用夏贝汤化裁（海藻 30 g，牡蛎 20 g，夏枯草 30 g，半夏 15 g，茯苓 15 g，贝母 15 g，郁金 10 g）。患病初期之肝气郁滞，以柔肝法化之，日久病情逐渐发展，可出现肝阳化火之势，此时当慎用升散之品，当选潜降之品，若气滞较甚，则加青皮、乌药各 10 g；若咽部有梗塞感者，则加苏梗 10 g。

（十三）四海舒郁汤加减

刘瑞萍认为，甲状腺结节临床以颈部不适，随情志波动而症状起伏者，证属气郁痰阻型之瘿病，主要是由于气机郁滞，津液化痰，壅于颈前而成，治疗上通常以行气解郁、佐以化痰为原则，方用四海舒郁汤（陈皮、海蛤粉、海带、海藻、昆布、海螵蛸）为主方加减。

（十四）史惠娟经验方

史惠娟总结了程益春教授治疗良性甲状腺结节的经验，采用疏肝健脾、化瘀活血法，并提出了经验方（柴胡 10 g，夏枯草 30 g，鳖甲 10 g，浙贝母 10 g，连翘 20 g），临床实践表明该方可预防甲状腺结节癌变。

（十五）栀子清肝汤合内消瘰疬丸

吴长富认为，甲状腺结节在病情发展过程中，气郁日久则可郁而化火，临证尤当辨识此证，若失治误治，则继而灼伤津液，病愈增进。临证吴教授常用疏肝理气、清肝泻火之法，方药选用栀子清肝汤合内消瘰疬丸化裁（牛蒡子、柴胡、川芎、白芍、石膏、当归、山栀、丹皮、黄芩、黄连、玄参、牡蛎、夏枯草等）。

（十六）当归六黄汤合天王补心丹加减

许富仁认为，甲状腺结节因体质不同，疾病的发展方向亦不同。例如，妇女常受生理因素之影响，易阴血不足，忧郁愤怒，继而化火伤阴。此类患者的发病病机在于，心肝阴虚，阴虚化火，火炼液成痰，火热煎熬血液成瘀，痰瘀壅结于颈前而发病。许教授临证多选方当归六黄汤或天王补心丹加减：当归、熟地、黄连、黄芩、黄芪、牡蛎、五味子、夏枯草、玄参、麦冬、丹皮等。

（十七）柴胡疏肝散

柴胡疏肝散出自《景岳全书》，为张仲景四逆散加香附、川芎、陈皮等行气化痰药化裁而来，具有疏肝行气、化痰活血之功效，符合甲状腺结节发病病机，故临床上亦用于甲状腺结节的治疗。

张兴正用柴胡疏肝散加减方煎汤口服治疗 120 例瘿瘤患者，结果显示肿块完全消除 98 例，肿块均有不同程度减小 18 例，无效 6 例，治愈率 80%，总有效率 93%，疗效显著且无明显毒副作用。

卜献春教授认为，甲状腺结节与肝密切相关，以肝郁气滞、痰瘀互结为主要病机，主张从肝论治，以疏肝理气、化痰散瘀为治疗原则，善用柴胡疏肝散加减治疗。

五、中成药治疗

（一）小金丸（小金胶囊）

该药主要药物组成为人工麝香、木鳖子（去壳去油）、制草乌、枫香脂、乳香（制）、没药（制）、五灵脂（醋炒）、当归（酒炒）、地龙、香墨。小金丸为黑褐色糊丸，气香，味微苦，具有散结消肿、化瘀止痛之功效，主治痰气凝滞所致的瘰疬、瘿瘤、乳岩、乳癖，症见肌肤或肌肤下一处或数处肿块，推之能动，或骨及骨关节肿大、皮色不变、肿硬作痛。用法用量：打碎后口服，一次 1.2～3 g，一日 2 次；小儿酌减，孕妇禁服，运动员慎用。本品含制草乌，不宜过量久服。

小金丸源于清代王洪绪《外科证治全生集》，原名小金丹。方由木鳖子 150 g，制草乌 150 g，麝香 30 g，枫香 150 g，地龙 150 g，五灵脂 150 g，制乳香 75 g，制没药 75 g，当归 75 g，香墨 12 g 组成，具有散结消肿、化瘀止痛的功效，长于温通、止痛。其病机特点为寒湿痰瘀，阻于经络，原治痰气凝滞所致的瘰疬、瘿瘤、乳岩、乳癖。方中麝香消肿醒神，通热闭、寒闭；草乌抗炎镇痛，除湿散寒；乳香、没药并用可通经络、活血化瘀；木鳖子攻毒散结；当归补血散瘀；五灵脂可活血散瘀；枫香脂止痛活血、生肌解毒；香墨可消肿止血。诸药合理配伍，可奏散瘀行气、化解坚结、解毒镇痛之效。微丸剂型促进机体吸收利用，充分发挥药效。

张丹等人将 280 例甲状腺功能正常的多发小结节性甲状腺肿患者随机分为 A、B、C 3 组，其中 A 组 120 例予小金丸治疗，B 组 120 例予左甲状腺素钠片治疗，C 组 40 例予安慰剂治疗，比较 3 组临床疗效、甲状腺功能及不良反应情况。结论为左甲状腺素钠片和小金丸对多发小结节性甲状腺肿均有一定疗效，相对而言，小金丸不良反应少，应用更为安全可靠。

邵纯等人给对照组给予左甲状腺素钠片（优甲乐）治疗，每次 50～100 μg，1 次/日，口服；观察组在对照组用药的基础上联合小金胶囊（左甲状腺素钠片，每次 25～50 μg，口服，小金胶囊，4 粒，2 次/日，口服），结果显示观察组不良反应发生率显著低于对照组（$P < 0.05$），且两组取得了相同的治疗效果，表明小金胶囊联合左甲状腺素钠片治疗甲状腺结节不仅疗效显著，而且可减少左甲状腺素钠片临床使用剂量，进而减少药物不良反应的发生率。

刘铭等人探讨小金片对甲状腺结节合并桥本甲状腺炎患者甲状腺功能的影响及临床疗效，选取 90 例甲状腺结节合并桥本甲状腺炎患者作为研究对象，根据随机、单盲原则分为对照组和小金片组，每组 45 例。对照组予左甲状腺素钠片 25～50 μg/d，口服；小金片组在上述基础上予小金片 2～3 片/次，2 次／日。结果发现，与治疗前相比小金片组结节横截面平均直径、最大结节横截面直径、甲状腺体积均降低，且其降低程度明显高于对照组，治疗有效率高于对照组。

曹羽等人给予 86 例甲状腺结节患者口服小金胶囊治疗。观察 2 个疗程后，结果显示 74 例治愈，10 例好转，2 例无效，总有效率为 97.7%。表明小金胶囊治疗甲状腺结节有效。

康志强等人将小金丸治疗 48 例甲状腺结节患者与 LT_4 治疗 44 例对照观察，结果治疗组大多数病例结节都有不同程度的缩小，小部分结节消失，但消失的都是直径不及 1 cm 的小结节，总有效率 79.3%，对照组总有效率 43.2%。

（二）平消片（平消胶囊）

该药主要药物组成为郁金、马钱子粉、仙鹤草、五灵脂、白矾、硝石、干漆（制）、枳壳（麸炒）。

平消片为糖衣片或薄膜衣片，除去包衣后显深灰色至黑灰色；气微香、味苦、涩。用法用量：口服，一次 4～8 片，一日 3 次。孕妇禁用，不宜久服。方中郁金开窍破结，活血破瘀，止痛生肌，行气解郁；白矾能除痛热，化顽痰；硝石破积攻坚，除五脏积热；五灵脂消积杀虫，迫瘀血；枳壳化痰除痞，理气宽肠胃；再入马钱子去毒入络；仙鹤草收敛止血，滋补强心。全方共奏化瘀、破气散结、补气扶正之功。该药对毒瘀内结型肿瘤，具有缓解症状、缩小瘤体、提高机体免疫力、延长患者生存时间的作用。

程嘉艺等人研究表明平消片明显抑制 S180 实体瘤、艾氏实体瘤生长，对 S180 腹水瘤、艾氏腹水瘤荷瘤小鼠的寿命虽然没有明显的延长，但有延长的趋势。同时，平消片对热板法和醋酸扭体法两种实验模型均表现出明显的镇痛作用，对于减轻肿瘤患者的疼痛症状有很大的帮助。肿瘤的发生、发展、治疗与机体的免疫功能有着密切的关系，免疫功能低下是肿瘤发生的内在原因，也是肿瘤发展的必然趋势。平消片还具有促进巨噬细胞对红细胞的吞噬作用，提高机体的非特异性免疫功能，能够对抗化疗药物引起的机体免疫功能减弱，减少肿瘤患者的并发症，提高患者的生活质量。

（三）五海瘿瘤丸

该药主要成分为海带、海藻、海螵蛸、蛤壳、昆布、白芍、夏枯草、白芷、川芎、木香、海螺（煅）。五海瘿瘤丸为灰褐色至黑褐色的水丸，味腥。用法用量：口服，一次 4.0 g，一日 2 次。孕妇忌服，忌食生冷、油腻、辛辣。该药物具有软坚消肿、消痰散结之功效，原治痰核、瘿瘤、瘰疬、乳核等疾病。方中白芍疏肝解郁；夏枯草清泻肝火、散结消肿；木香、川芎行气活血；海藻疏肝散结；海螵蛸收湿敛疮；蛤壳主治瘿瘤、痰核、胁痛；白芷平肝止痛、养血调经，调中导滞。现代药理学研究显示，白芍具有抗炎、抗菌、抗癌等多种功效，还可增强机体免疫功能，提高 T 淋巴细胞转化率以及巨噬细胞的吞噬能力。昆布、海藻、海带中含有丰富的碘及矿物质，可改善甲状腺功能，促进腺瘤体积缩小。此外，海带还含有维生素 B_1、维生素 B_2、维生素 C 等多种物质，可提高机体营养状态及免疫功能。夏枯草能够抗炎，抑制炎性介质及细胞因子的释放。川芎则能够改善局部组织血液循环，抗炎，调节免疫功能。

周俊宇等人将 112 例甲状腺腺瘤患者随机分为观察组（56 例）和对照组（56 例），对照组给予左甲状腺素钠片治疗，观察组在对照组基础上给予五海瘿瘤丸治疗（5 g / 次，2 次 / 日），4 周为 1 个疗程，2 组均治疗 2 个疗程。观察 2 组治疗前及治疗 1 个疗程、2 个疗程后中医症状积分、临床疗效以及清甲状腺激素和免疫炎性因子的变化情况。研究结果显示，观察组治疗 1 个疗程、2 个疗程后中医症状积分明显低于对照组，临床疗效显著高于对照组，血清 FT_3、FT_4、TSH、VEGF、IL-4、IFN-γ 改善情况均显著优于对照组。提示左甲状腺素钠片联合五海瘿瘤丸治疗甲状腺腺瘤能够显著改善患者临床症状，增强疗效，并有效调节血清甲状腺激素和免疫炎性因子水平，值得临床推荐。

（四）夏枯草胶囊

该药主要功效为清火，明目，散结，消肿。用法用量：口服，一次 2 粒，一日 2 次。主要用于头痛眩晕，瘰疬，瘿瘤，乳痈肿痛，甲状腺肿大，淋巴结结核，乳腺增生症。

夏枯草胶囊是《中国药典》品种夏枯草膏的改进剂型，源于《证治准绳》，由夏枯草 50 g 和红糖 20 g 组成。夏枯草是中医临床治疗瘿病的有效中药，现代药理学研究发现夏枯草具有抗肿瘤、抗菌、抗炎、抗病毒、降血糖、降脂、降血压、保肝、调节免疫、镇咳祛痰等功效。夏枯草胶囊，可发挥免疫调节作用对淋巴滤泡增殖和淋巴细胞浸润过程产生抑制，减少甲状腺自身抗体的生成和甲状腺滤泡细胞的破坏。此外夏枯草胶囊还具有消炎散结的作用，能缩小肿大的甲状腺腺体，使患者临床症状缓解甚至消失，预防甲状腺功能异常，具有较好的临床疗效。以夏枯草为主要成分的剂型还有夏枯草颗粒、夏枯草片、夏枯草口服液。

代轶楠将 60 例结节性甲状腺肿患者随机分为 2 组，治疗组 30 例予活血消瘿片及夏枯草胶囊口服，对照组 30 例予左甲状腺素钠片口服，2 组均治疗 3 个月。结果显示：治疗组总有效率 73.33%，对照组总有效率 36.67%，治疗组疗效优于对照组（$P < 0.05$）；治疗组在改善中医症状、体征，降低结节恶变高危因素积分等方面优于对照组（$P < 0.05$）。

（五）消乳散结胶囊

该药主要由柴胡（醋炙）、炒白芍、醋香附、玄参、昆布、瓜蒌、夏枯草、牡蛎、当归、猫爪草、黄芩、丹参、土贝母、山慈菇、全蝎、牡丹皮十六味药材组方而成。消乳散结胶囊为胶囊剂，内容物为棕黄色至深棕色颗粒及粉末，气腥、味苦。用法用量：口服，一次 3 粒，一日 3 次。孕妇忌服。该药具有疏肝解郁、化痰散结、活血止痛功效，用于肝郁气滞、痰瘀凝聚型甲状腺结节。赵海宁、施志军、李冀红等人观察消乳散结胶囊联合左甲状腺素钠片治疗甲状腺结节的临床疗效，观察治疗甲状腺结节患者 60 例，结果为治疗组治疗甲状腺结节的有效率明显优于对照组。

（六）西（犀）黄丸

方药出自《外科全生集》，其病机特点为火郁痰凝，血瘀气滞，为治疗"乳岩""瘰疬""痰核""肺痈"之名方。主要药物组成为牛黄或体外培育牛黄、麝香或人工麝香、乳香（醋制）、没药（醋制）。西（犀）黄丸为棕褐色至黑褐色糊丸，气芳香，味微苦。用法用量：口服，一次 1 瓶（3 g），一日 2 次。孕妇忌服，运动员慎用。方中牛黄清热解毒，麝香活血散瘀，佐以乳香、没药消肿止痛，祛邪扶正，达到抗肿瘤的目的。该药具有清热解毒、消肿散结之功效，用于热毒壅结所致痈疽疔毒、瘰疬、流注、癌肿等。现代临床主要用于各种癌症的治疗及辅助治疗，改善中晚期癌症患者的临床症状，提高生活质量。

（七）消瘿五海丸

《古今医鉴》云其"治瘿瘤、瘰疬、乳核胀痛……"药用夏枯草 500 g，海藻 150 g，海带 150 g，海螺 150 g，昆布 150 g，蛤壳 150 g，木香 25 g，川芎 25 g。其中夏枯草可清热泻火，散结消肿；海藻具有软坚消痰、利水消肿之功，《神农本草经》曰其"海藻，味苦寒，主瘿瘤气，颈下核，破散结气，痈肿癥瘕坚气"；海带咸、寒，归肝、胃、肾经，具有软坚散结、消痰、利水之功；煅海螺具有化痰软坚之功；昆布消痰软坚、利水退肿，《名医别录》云："主十二种水肿，瘿瘤聚结气，瘘疮。"煅蛤壳，苦、咸、寒，具有清热化痰、软坚散结之功；木香具有行气止痛、调和诸药之功效，《药品化义》曰其"木香，香能通气，和合五脏，为调诸气要药"；川芎可活血止痛、行气开郁。该药具有消瘿软坚、破瘀散结的功效，偏于咸软温通行散，原治脂瘤、气瘿。现临床上主要用于单纯性甲状腺肿，用法用量：口服，一次一丸，一日 2 次，小儿酌减。

（八）大黄䗪虫丸

该药是由熟大黄、土鳖虫、水蛭、虻虫、蛴螬（炒）、干漆、桃仁、苦杏仁、黄芩、地黄、白芍、甘草等按一定剂量混合制成的处方药。用法用量：口服，一次 1～2 丸，一日 1～2 次。孕妇禁用。皮肤过敏者停服。主要功效为活血破瘀、通经消癥瘕。该药用于瘀血内停所致的甲状腺结节、癥瘕、闭经，盆腔包块、子宫内膜异位症、继发性不孕症等，症见腹部肿块、肌肤甲错、面色黯黑、潮热赢瘦、经闭不行。大黄䗪虫丸出自张仲景《金匮要略》，《金匮心典》指出："润以濡其干，虫以动其瘀，通以去其闭。"本方针对劳损正伤、阴血亏损、瘀血内停病机，具有活血消癥、祛瘀生新之效，原治正气虚损、瘀血内停之干血劳。大黄䗪虫丸作为经典古方之一，现代临床应用更加丰富了本方的适用范围，通过当代医学研究证实：该药能有效降低转氨酶，保护慢性肝损伤，促进体内血液吸收；增强肝细胞代谢，促进胆汁的分泌与排泄；增强机体免疫能力，使白蛋白升高，球蛋白下降；增强网状内皮系统的吸附功能和白细胞的吞噬能力；活血破瘀、祛瘀生新，促进瘀血肿块的消散和吸收；改善微循环，增加心肌营养血流量，降低血液黏度，抑制血栓形成和血小板聚集，增加纤维蛋白溶解酶活性；抑制胆固醇、甘油三酯合成，防止胆固醇在肝脏和血管壁上沉积，抗动脉粥样硬化；具有显著的镇静、镇痛、抗惊厥作用。现临床上广泛应用于甲状腺结节的治疗。

（九）内消瘰疬丸

该药主要成分为夏枯草、玄参、大青盐、海藻、浙贝母、薄荷、天花粉、蛤壳（煅）、白蔹、连翘、大黄（熟）、甘草、生地黄、桔梗、枳壳、当归、玄明粉。辅料为淀粉、蜂蜜。该药为棕色至棕褐色浓缩丸，气微香，味咸、苦。用法用量：口服，一次8丸，一日3次。孕妇忌用，大便稀溏者慎用。主要功效为软坚散结，用于瘰疬痰核或肿或痛。该药方出自《医学启蒙》，具有软坚散结、化痰消瘰之功，病机为气郁化火，痰凝瘀滞，原治气郁化火，痰凝瘀滞而致的瘰疬、痰核、瘿瘤，或肿或痛，皮色不变。内消瘰疬丸中夏枯草清泄肝火，散结消肿；薄荷疏肝行气，疏散风热；枳壳理气宽中，行滞消胀；浙贝母清热化痰，解毒散结；桔梗利咽，祛痰；海藻消痰软坚散结；蛤壳清热化痰，软坚散结、连翘清热解毒、消肿散结；天花粉、玄参、生地黄清热凉血，养阴生津；熟大黄、玄明粉泻胃肠实火，解毒活血；白蔹清热解毒，消痈散结；大青盐泻热凉血；当归活血养血；甘草解毒，调和诸药，共奏疏肝行气、清热解毒、化痰软坚散结之功。

六、单味中药

（一）用药特点

1. 疏肝理气类药物

肝郁气滞是本病关键，古有"顺气为先"之训，故疏肝理气药必不可少。历代医家对于甲状腺疾病的组方多加以疏肝理气，即疏肝气，健脾运，如柴胡、郁金、香附、木香等。《外台秘要》中记载"疗冷气咽喉噎塞兼瘿气昆布丸"，采用吴茱萸、干姜两味温性疏肝理气药，其目的在于加强温化理气祛痰的作用。现代医学药理证实了某些疏肝类药物对自身免疫调节的作用，因此在治疗甲状腺结节的过程中选用疏肝理气药可能在降低甲状腺自身免疫抗体上取得疗效。

2. 化痰软坚类药物

痰是瘿病形成的重要环节，故化痰软坚、消瘿散结类药物是治疗瘿病的主药。化痰散结法出自《黄帝内经》"结者散之，留者攻之"。常用药物有海藻、昆布、生牡蛎、夏枯草、贝母、炮山甲等。治病求本，脾为生痰之源，因而化痰的同时配合健脾，故《外科正宗》提出"似瘰、痰注、气痞、瘿之属……"

3. 活血化瘀类药物

活血化瘀药亦是治疗瘿病的重要组成部分，"气为血之帅"，气滞可致血瘀，若痰气凝滞日久，对成瘀凝结颈前。其代表方为海藻玉壶汤，方以当归、川芎养血活血，配伍理气药青皮、陈皮、海藻、昆布等理气化痰、活血消瘿，对于血瘀症状较重者可酌加三棱、莪术、露蜂房等以增强活血化瘀之功。

4. 清热泻火类药物

在甲状腺结节病程发展过程中，对于情志不畅、气郁化火或痰阻血瘀日久化热，清热泻火是常用治法。常用药物如龙胆草、栀子、黄芩等。现今医家以使用夏枯草为多，司富春等人整理了 1979—2012 年中国期刊全文数据库（CNKI）收录的中医治疗甲状腺腺瘤的文献，显示清热药中夏枯草使用频次最高。《神农本草经》描述了夏枯草主瘰疬、散瘿结气的作用。夏枯草的现代研究显示其具有抗甲状腺癌的作用，在治疗甲状腺疾病上具有明显优势，张王峰等人认为夏枯草能够增强甲状腺癌细胞的碘摄取率及 NIS 的基因表达。

5. 益气养阴类药

对于甲状腺结节病程缠绵者，常佐以益气养血类药，如《圣济总录》中治瘿气之茯苓汤、方中有人参健脾益气。主要由于病程较久者，痰气瘀结化火，常耗伤气血，故在治疗中加用益气养血滋阴类药物，养肝之体，以助肝之疏泄，使气机条达，阴液得滋则火邪不炽，体现了"壮水之主，以制阳光"的法则。

6. 含碘中药的应用

含碘中药在临床治疗瘿病中的应用存在分歧，一种观点支持使用含碘高的中药，因为碘的缺乏导致甲状腺激素合成减少使甲状腺代偿性肿大，富含碘的中药为甲状腺激素合成提供原料。李仁廷、蔡慎初、邝秀英应用高碘中药治疗单纯甲状腺肿，取得良好效果。现代医学及药理研究进一步证明，中药中富含碘不仅可以缓解颈部肿大不适的症状，而且对免疫功能有调节作用，在 Graves 病、亚急性甲状腺炎、慢性甲状腺炎等甲状腺疾病中的效果明显。另一种观点主张应用含碘量低的中药，如夏枯草、浙贝等含碘量较少，不仅可以散结，还有养阴清热的作用，以平抑阴虚火旺之证，例如，甲状腺肿合并甲亢，辨证为阴虚阳亢火热者。还有一种观点是视病情选择富碘中药或低碘中药。甲亢患者并非一定不能使用含碘药物，西医在治疗甲亢危险时应用碘剂。甲亢只是甲状腺疾病的一种，不能代表所有的瘿病，对于不是明显的阴虚、气阴两虚、阴虚阳亢的瘿病患者，可以使用含碘中药散结消瘿；反之，减少应用含碘中药。另外，在中药煎煮过程中，含碘中药与其他中药之间配伍可能产生协同或拮抗的作用，不能刻板地强调含碘中药的应用。

（二）单味药举例

1. 海藻

（1）相关文献：海藻始载于《神农本草经》，被列为中品，谓其"主瘿瘤气，颈下核，破散结气，痈肿癥瘕坚气，腹中上下鸣，下十二水肿"。其药性特点为苦、咸、寒。《名医别录》载其"疗皮间积聚，暴溃，留气，热结，利小便"，着重记载了海藻散结、利水的作用。在《食疗本草·卷二·海藻》中有关海藻的记载提到"主起男子阴气，常食之，消男子㿗(tuí)疾"。《海药本草·草部》载其"主宿食不消，五膈痰壅，水气浮肿，脚气，奔豚气"。重点强调海藻消痰、利水的作用。《本草备要·草部》中言："咸润下而软坚，寒行水以泄热，故消瘿瘤、结核、阴㿗之坚聚"。《本草崇原·卷中·海藻》载其功为"主治经脉外内之坚结。主通经脉"。能治十二经水肿，人身十二经脉流通，则水肿自愈矣。从其药性特点阐发海藻具有化痰软坚、利水消肿的功效。《本草便读·水草类》谓海藻为咸寒润下之品，"咸以软坚，消瘿利水，寒能入肾，退热除痰"。言软坚行水，是其本功，故可用之于一切瘰疬、瘿瘤顽痰胶结之证。但同时也提出其咸走血，多食易致血脉凝涩，在概括海藻软坚散结利水的基本功效外，提出多用不宜。纵观各医家对海藻功效的论述，多提其咸寒可软坚，有化痰之效，另有利水消肿的作用。但从古至今医家多用其消痰、软坚、散结之功以疗瘿散结气，鲜有用其"下十二经水肿"之功效利水消肿的。

（2）功效应用

1）消痰软坚：用于瘿瘤、瘰疬、睾丸肿痛等。本品味咸寒，有软坚消痰散结之功。治瘿瘤，常配昆布、贝母等同用，如海藻玉壶汤，方中海藻、昆布、海带化痰软坚，消散瘿瘤为君；四海舒郁汤，方中海带、海藻、昆布清热化痰，软坚散结。治瘰疬，常与夏枯草、玄参、连翘等同用，如内消瘿瘤丸方，方由夏枯草、玄参、青盐、海藻、海粉、贝母、天花粉、白蔹、连翘、桔梗、当归、生地、枳壳、大黄、薄荷叶、滑石、甘草组成。治睾丸肿痛，配橘核、昆布、川楝子等，如橘核丸方，由海藻、昆布、海带、桃仁、橘核、川楝子、桃仁、延胡索、枳实、桂心、木香、厚朴组成，方中昆布、海藻、海带，润下而软坚散结，与橘核、川楝子、桃仁等共奏行气活血，软坚散结之功。另有李时珍《本草纲目·第二十五卷·酒》载海藻酒，治瘿气。

2）利水消肿：用于脚气病及水肿等。本品有利水消肿之功，可与泽泻等利湿药同用。但历代医家鲜有用此功，将海藻用于脚气病及水肿的方剂少见。

海藻在服用方法上多为煎服，常用量为 $10 \sim 15$ g。传统认为反甘草，但临床也有配伍同用者。古代医籍中藻草同用之方并不少见，现代临床亦鲜有同用出现不良反应的报道。

（3）在甲状腺疾病中的应用：海藻为疗瘿要药，是治疗甲状腺疾病的传统用药。其含有丰富的碘，碘是人体必需的微量元素之一，也是合成甲状腺激素的主要原料，对激素的合成和释放起着重要的调节作用。碘缺乏会引起合成不足，TSH 则会反馈性升高，进而引起甲减，但甲状腺疾病切不可盲目补碘，如一些具有自主功能的甲状腺瘤、甲状腺结节，若大量摄碘会合成过多的甲状腺素，从而引发甲亢。离子碘和分子碘过量对甲状腺功能与形态影响的研究发现，不论碘摄入的形式如何，碘摄入浓度 $> 840 \ \mu g/L$ 时就会对甲状腺产生抑制和破坏作用，使血清总甲状腺素（TT_4）值明显增高。碘缺乏与碘过多大鼠甲状腺定量形态学研究发现，尿碘显著升高，血清 T_4、T_3 呈下降趋势，甲状腺组织内含量明显降低，推测高碘抑制了大鼠甲状腺激素的合成。在中轻度过量补碘对非碘缺乏大鼠甲状腺功能和形态的影响研究中发现，给非碘缺乏大鼠 3 倍以上碘对血清无明显影响，但血清总三碘甲状腺原氨酸（TT_3）明显降低，提示甲状腺激素的生物活性明显减低。3 倍以上碘摄入可能对甲状腺激素的释放起一定的抑制作用。因此可以推测，海藻治疗甲状腺肿的机制是其碘化物在短时间内对甲状腺激素的释放产生抑制作用，减少甲状腺滤泡的破坏，使肿大得以控制。但随着甲状腺对这种抑制作用产生适应而出现逸脱现象，反而可使甲状腺激素的合成加速，甲状腺内激素的积存逐渐增多，当大量释放入血时则引起复发，出现症状反跳。诸多学者已认识到碘在甲状腺疾病治疗中的矛盾效应。现因缺碘引起的甲状腺肿已少见，而其他原因引起的甲状腺肿无须补碘，若使用富碘药物有可能加重病情，因此海藻目前在甲状腺疾病的临床治疗中应用较少。

2. 昆布

（1）相关文献：昆布出于《名医别录》，载其"味咸寒，无毒。主治十二种水肿，瘿瘤聚结气，瘘疮"。昆布作为软坚散结药，历代都广泛使用。《食疗本草·卷二·昆布》言"昆布下气，久服瘦人，无此痰者不可食"，从侧面提示昆布消痰作用极佳。《本草汇言·草部》谓昆布为"去顽痰，利结气，消瘿病之药也"，指出昆布善祛痰，亦能治水肿，且力略胜于海藻，不可多服。《本草经疏·卷九·昆布》载"昆布，咸能软坚，其性润下，寒能除热散结，故主十二种水肿、瘿瘤聚结气、瘰疬"。其气味性能治疗，与海藻大略相同。言其咸寒软坚散结，与海藻功效相同。《食物本草·卷七·昆布》载"裙带菜，主女人赤白带下，男子精泄梦遗"。少有类似功效记载，且临床上亦鲜见将其用治于此。《本草通玄·上卷·昆布》载其"主噎膈"。

（2）功效应用：昆布主要功效为消痰软坚、利水消肿。海藻、昆布作用基本相似，昆布作用较海藻稍强。常与海藻相须为用。二者均能软坚散结，用于瘰疬、瘿瘤、睾丸肿痛，尤为治疮疡要药。凡肝胆火盛、灼痰凝结者皆为所宜。利水，用于水肿或脚气等，量较弱，较少用。

昆布多煎服使用，常用量为6～12 g。关于使用注意，因昆布与海藻作用相似，而海藻不宜与甘草同用，故昆布亦不宜与甘草同用（见《中华人民共和国药典》）。但此观点历来存在分歧，莫衷一是。

（3）在甲状腺疾病中的应用：昆布咸、寒，咸能软坚，寒能除热，历代均将其广泛应用于瘿瘤、瘰疬，取其软坚消痰散结之功。纵观古典医籍，疗瘿之方大多含有昆布，以昆布命名的方剂也较多，众多医家著作中谈及瘿的治疗，其用方中多含昆布一味，且以昆布命名之方，如昆布散方由昆布、海藻、松萝、海蛤、木通、白蔹组成；昆布丸方由昆布、杏仁、犀角、吴茱萸、海藻、人参、干姜、牛蒡子组成，组方虽各有不同，但昆布都是作为君药使用。不难看出昆布在瘿病治疗中的重要地位，故而昆布在近现代也被作为治疗甲状腺疾病的要药使用，但随着相关研究的进一步深入，发现昆布与海藻一样同属富碘中药，其含碘量较高。此类富碘药物有防治缺碘性甲状腺肿的作用，但碘在甲状腺疾病中具有明显的矛盾效应，这种效应在海藻条下已有详细说明。简言之，昆布因含碘较多，可用治因缺碘引起的甲状腺肿，而实际临床中现已少见缺碘性甲状腺肿。摄入碘过量，反而是诸多甲状腺病的发病原因之一，故在临床现亦少用昆布。对于甲状腺疾病患者在预防调护方面，提倡尽量少食用海带、紫菜及其他海产品等富碘食物，以免碘的过量蓄积导致甲状腺激素代谢紊乱。

3. 黄药子

（1）相关文献：黄药子载于《开宝本草》，书中载其"味辛、苦，冷，有毒。主鬼疰积聚，诸毒热肿，蛇毒"。《宝庆本草折衷·卷十四·黄药根》对黄药子的主治描述为"主诸恶肿疮痰，喉痹，蛇犬咬毒，主五脏邪气"。兰茂在《滇南本草》中记载黄药子这味药时，是将其作为医马良药，并未应用到疾病治疗中，言其"味苦，性大寒。不可入药，医马之良药也"。历代医家在实际应用中逐步认识了它的作用。《本草纲目·第十八卷·黄药子》将其功效概括为"凉血降火，消瘿解毒"，主要也是从其解毒作用而言。《得配本草·卷三·草部》亦言其凉血解毒之功，谓黄药子"降火凉血，消瘿解毒"。《本草经疏·木部》载黄药子功能清热，"解少阴之热，相火自不妄动而喉痹瘳矣"，又可凉血、解毒，盖"苦寒能凉血，得土气之厚者，又能解百毒也"。纵观历代医家对黄药子的记载，多言其凉血解毒之功。盖因诸恶疮瘿，皆由荣气不从、逆于肉里所致。而荣主血，黄药子入肝、心经，二经得苦凉之气，则血热解，荣气和，标证自止。

（2）功效应用

1）消痰软坚散结：用于瘿瘤。本品能消痰软坚，散结消瘿，可单用治项下气瘿结肿，亦可与海藻、牡蛎等配伍同用。如《证类本草·卷十四》中载单用黄药子治瘿气之斗门方，"黄药子一斤，浸洗净，酒一斗浸之。每日早晚常服一盏。忌一切毒物及不得喜怒"。

2）清热解毒：用于疮疡肿毒、咽喉肿痛及毒蛇咬伤等。本品能清热解毒，可单用或配其他清热解毒药同用。近代用治甲状腺、食管、鼻咽、肺、肝、胃、直肠等多种肿瘤，常与海藻、白花蛇舌草、山慈菇等其他抗肿瘤药同用。如《圣惠方》治热病、毒气攻咽喉肿痛"黄药一两，地龙一两微炙，马牙消半两。上药捣细罗为散，以蜜水调下一钱"。本品还有凉血止血作用，可用于血热引起的吐血、咯血等，并兼有止咳平喘作用，亦可治咳嗽、气喘、百日咳等。如黄药汤，治吐血不止；黄药散，治鼻衄不止。

黄药子一般煎服，用量为 5～15 g，研末服则 1～2 g。还可以将适量鲜品捣敷外用，或研末调敷，或磨汁涂。本品有毒，不宜过量。如多服、久服可引起吐泻、腹痛等消化道反应，并对肝脏有一定损伤，故脾胃虚弱及肝功能损伤者慎用。

（3）在甲状腺疾病中的应用：黄药子能消痰软坚，散结消瘿，一直是治疗瘿病的传统用药。其清热解毒之功效，近代多用之于多种肿瘤，是治疗瘿瘤的要药。甲状腺瘤、甲状腺囊肿、甲状腺癌等常伴有颈部胀感不适、疼痛、感觉异常等，黄药子主要作用于颈部，对有此类症状的患者均可用之。黄药子中也含有丰富的碘，对因缺碘引起的甲状腺肿有一定的治疗作用，但对甲状腺毒性结节尤不适宜，因其可增加甲状腺聚碘功能，促进甲状腺素合成，使血中甲状腺素浓度增加，抑制垂体前叶分泌 TSH，若长期使用势必造成 TSH 持续低于正常水平，从而引发甲亢。且黄药子对肝肾组织有一定毒性，其毒性与给药剂量、时间有关，如长期服用黄药子，对血清谷丙转氨酶（ALT）有一定毒性，因此对合并肝功能不良的甲状腺疾病患者尤应慎用。在临床应用中应把握两个原则，一是小剂量，二是短期用药。

4. 三棱

（1）相关文献：三棱出自《本草拾遗》，但原书已佚，主要内容保存在《开宝本草》《证类本草》中。《开宝本草》载三棱"味苦，平，无毒。主老癖癥瘕结块"。其药性特点为辛、苦、平。李时珍曰"三棱能破气散结，故能治诸病。其功可近于香附而力峻"。《药鉴·卷二》言其"破积气，消胀满，通脉，下瘀血，治老癖癥瘕结块，妇人血脉不调，心腹刺痛"，亦指出其功效在于行气止痛，破血消积。缪希雍在《本草经疏·草部》中则提出"三棱，从血药则治血，从气药则治气"，认为癥瘕积聚结块，都是由血瘀、气结、食停所致，三棱苦能泄，辛能散，甘能和而入脾，血属阴而有形，所以能治一切凝结停滞有形之坚积。《医学衷中参西录·药物》载三棱"气味俱淡，微有辛意，为化瘀血之要药。其行气之力，又能治心腹疼痛、胁下胀疼，一切血凝气滞之症。若与参、术、芪诸药并用，大能开胃进食，调血和血"，指出其具有破血行气的作用，且可消食积。

（2）功效应用

1）破血行气：用于气滞血瘀的癥瘕积聚、经闭、痛经，多配益母草、牛膝等同用。治胸痹心痛，每与红花、丹参等配伍。若配以党参、黄芪等补益气血药同用，又可治疗体虚而瘀血久留不去者。如《证治准绳·幼科》所载三棱散，三棱与人参、香附、陈皮、益智仁等同用，谓"常服和脾胃，进饮食，长肌肉，益神气"。

2）消积止痛：用于食积气滞之脘腹胀痛，可配莪术、青皮等。如荆蓬煎丸（方由三棱、莪术、木香、枳壳、青皮、茴香、槟榔组成），方中三棱、莪术、木香、青皮等同用，共奏消积行气之功，主治宿食。若兼脾胃虚弱者，应与党参、白术等益气健脾药同用。

三棱在临床应用中多煎服，常用量为 3～10 g。醋炙可加强止痛作用，因其具有较强的活血作用，月经过多及孕妇忌用。畏牙硝。

（3）在甲状腺疾病中的应用：三棱可破血行气，消积止痛，为肝经血分药，既能治疗气分病变，又能治疗血分病变。现代研究证实三棱具有抑制血小板聚集、延长血栓形成时间、延长凝血酶原时间的作用，并可降低全血黏度，即具有活血化瘀的作用。甲状腺病患者多有颈部胀痛不适，为气结所致甲状腺结节、甲状腺囊肿、甲状腺瘤，触诊多见甲状腺质韧或硬，多因痰凝、血瘀而成，均可用三棱之类的破血行气药治之。甲状腺疾病初起多属实证，随着病情发展至中后期则多为虚实夹杂或为虚证，恰三棱从血药则治血，从气药则治气，与黄芪等补益气血药同用，可治疗体虚而瘀血久留不去。但因其力峻，亦不可长期使用。另莪术与三棱功效相近，二者常相须为用，在治疗甲状腺疾病中亦常将二者同用。

5.玄参

（1）相关文献：玄参亦名元参，始载于《神农本草经》，位列中经，云其"味苦微寒。主腹中寒热积聚，女子产乳余疾，补肾气，令人目明"。张锡纯谓其"味甘微苦，性凉"，《本草害利》载"苦咸寒"，盖其药性特点为甘、苦、咸、寒。《医学启源·药类法象》载其可治疗心肾不交之失眠，载"治心懊恼烦而不得眠，心神颠倒欲绝"。《本草品汇精要·草部》也提到"消咽喉之肿，泻无根之火"，更言其"散颈下核，痈肿，坚癥，定五脏，久服补虚，明目，强阴益精"，进一步提出其具有明目的作用。《本草纲目·第十二卷·玄参》将其作用概括为"滋阴降火，解斑毒，利咽喉，通小便血滞"。李时珍认为肾水受伤，真阴失守，孤阳无根所发火病，宜壮水以制火，玄参正有此功。《本草求原》也提到玄参能明目，言"令人明目。黑水神光属肾，补肾目自明"，指出玄参咸能软坚，故治瘿瘤。《本草害利》中云"壮肾水以制心火，清肺金，善泻无根浮游之火"。《医学衷中参西录·药物》载玄参"性凉多液，原为清补肾经之药……故又能入肺以清肺家燥热，解毒消火，最宜于肺病结核、肺热咳嗽"，着重提到玄参治肺病的功效。综合历代医家对玄参的认识，盖其功效为清热、养阴、软坚散结、泻火解毒，但关于其治病部位则是各有其说，有的认为主要作用于肾，为肾家要药；有的认为主要是治肺。从古医籍所载其功效来看，多是取其滋阴、解虚火之毒的作用。

（2）功效应用

1）清热凉血：用于温热病热入营血，身热口干、神昏舌绛，常与清营凉血之生地、连翘配伍，如清营汤。若治热入心包，神昏谵语，常配清心泻火之莲子心、竹叶卷心等，如清宫汤。治温热病气血两燔，身发斑疹，常配石膏、知母等同用，如化斑汤。

2）养阴生津：用于阴虚劳嗽咳血，常配百合、川贝母、生地、麦冬等同用，如百合固金汤。治阴虚发热、骨蒸劳热，多与清虚热、退骨蒸之知母、地骨皮等同用。治内热消渴，可配麦冬、五味子等同用。治津伤便秘，常与生地黄、麦冬同用，如增液汤。

3）泻火解毒：用于咽喉肿痛，无论热毒壅盛，还是虚火上炎所致者，均可使用。治热毒壅盛，咽喉肿痛，可与板蓝根、牛蒡子等配伍，如普济消毒饮。若治痈疮肿毒，常与金银花、连翘等同用。用于脱疽证，配金银花、当归等，如四妙勇安汤。

4）软坚散结：用于痰火郁结之瘰疬等，配浙贝母、牡蛎等，如消瘰丸。本品咸寒软坚，对于赘生物有效果。

玄参多煎服使用，常用量为10～15g。但因其性寒而滞，脾胃虚寒、食少便溏者不宜服用。现有认为其反藜芦。

（3）在甲状腺疾病中的应用：古今临床均多用玄参软坚散结，治疗瘰疬、痰核、瘿核等证。玄参甘苦咸寒，根据药性理论而言，味咸者多能软坚散结。这一特性使其在瘿病治疗中较为常用，加之其养阴生津的作用，在阴虚型瘿病中使用较多。瘿病主要病变部位在肝，因而肝阴虚者较为多见。肝阴不足，虚火上炎，则可出现双目干涩、视物模糊、胀感不适、畏光等症状。在一些古代医籍中也有提到玄参具明目之功，玄参并不入肝经，其明目的作用实际是由滋肾阴而间接发挥的。盖因肝开窍于目，玄参能益水以滋肝木，则热去，故而能明目。在治疗肝肾阴虚为主的甲状腺肿大，尤其是伴有目睛突出、目胀不适等症状之瘿病时多用到玄参，主要取其软坚散结、养阴、明目之功效。

6. 半夏

（1）相关文献：半夏始出于《神农本草经》，位列下经，载其"味辛、平。主伤寒，寒热，心下坚，下气，喉咽肿痛，头眩，胸胀，咳逆，肠鸣，止汗"。药性辛、温，有毒。关于半夏的功效记载，多言其化痰、降逆、消痞、散结。《新修本草卷十·半夏》载"消心腹胸中膈痰热满结，咳嗽上气，心下急痛坚痞，时气呕逆，消痈肿"。《名医别录·卷三·下品》言："主消心腹胸中膈痰热满结，咳嗽上气，心下急痛坚痞，时气呕逆，消痈肿……"。亦言半夏具有化痰、消痞、散结之功效。古代医籍、医家均认为半夏化痰，能散因痰所致之结。《本草纲目·第十七卷·半夏》载"除腹胀，目不得瞑，白浊，梦遗，带下"。李时珍认为半夏能治痰饮及腹胀，正是因其体滑而味辛性温。《本草崇原·下卷·半夏》载"主治伤寒寒热，心下坚，胸胀咳逆，头眩，咽喉肿痛，肠鸣，下气，止汗"，辛以散之。其色白属金，主宣达阳明之气，故能治阳明胃络不通于心所致的心下坚。《医学衷中参西录·药物》载半夏"能治胃气厥逆、吐血"，提到半夏有降逆之功。

（2）功效应用

1）燥湿化痰：用于湿痰、寒痰证。本品辛温而燥，为燥湿化痰、温化寒痰之要药。尤善治脏腑之湿痰。治痰湿阻肺之咳嗽气逆，痰多质稀者，常配橘皮同用，如二陈汤。治痰湿眩晕，则配天麻、白术以化痰熄风。

2）降逆止呕：用于胃气上逆呕吐。半夏为止呕要药，各种原因的呕吐皆可随证配伍用之。对痰饮或胃寒呕吐尤宜，常配生姜同用；若胃热呕吐，则配黄连；胃阴虚呕吐，则配石斛、麦冬；胃气虚呕吐，则配人参、白蜜。如《金匮要略》中大半夏汤"治胃反呕吐者：半夏二升，人参三两，白蜜一升。上三味，以水一斗二升，和蜜汤之240遍，煮药取2升半，温服1升，余分再服"。

3）消痞散结：用于心下痞、结胸、梅核气等。半夏辛开散结、化痰消痞。治心下痞满，湿热阻滞者，配干姜、黄连、黄芩，以苦辛通降、消痞散结，如半夏泻心汤；治痰热结胸，配瓜蒌、黄连，如小陷胸汤；治梅核气，气郁痰凝者，配紫苏、厚朴、茯苓等，以行气解郁，化痰散结，如半夏厚朴汤。

4）散结消肿：用于瘿瘤痰核、痈疽肿毒及毒蛇咬伤等。本品内服能消痰散结，外用能消肿止痛。治瘿瘤痰核，配昆布、海藻、贝母等；治痈疽发背、无名肿毒、毒蛇咬伤，以生品研末调敷或鲜品捣敷。

半夏多煎服为用，常用量3～10 g，一般宜制过用，制半夏有姜半夏、法半夏等，姜半夏长于降逆止呕，法半夏长于燥湿且温性较弱，半夏曲则有化痰消食之功，竹沥半夏（取姜半夏加竹沥拌匀，待吸尽、干燥；每姜半夏100 kg，用竹沥12.5 kg），药性由温变凉，能清化热痰，主治热痰、风痰之证。其性温燥，一般而言阴虚燥咳、血证、热痰、燥痰应慎用。然经过配伍热痰证亦可用之。十八反言其反乌头。

（3）在甲状腺疾病中的应用：中医向来有"百病多由痰作祟"的认识，痰瘀病变是瘿病的基本病理因素之一。各种不同的甲状腺病患者，在所患疾病的某个时期，可存在不同程度的痰瘀表现。因此，化痰法是治疗甲状腺病的常用大法之一，化痰药亦是治疗甲状腺病的常用药。半夏在甲状腺疾病中的应用主要取其化痰作用，现代药理实验也表明半夏中所含的生物碱确有祛痰作用，其散结之功亦是基于消痰作用的发挥。有些甲状腺病患者，常伴有咽部异物梗阻、吞咽不适感，与传统医学之"梅核气"相似，为痰气凝结所致，需化痰理气，用半夏配伍厚朴、苏叶等治疗效果明显。甲状腺肿大或肿块为甲状腺疾病的主要症状，但也常见临床辨证无全身症状可辨者，尤其是不伴有甲状腺功能改变者，就局部症状而言，可将其视为有形之痰。半夏是化痰药中最为常用的一味，为治痰要药。其可治疗多种痰证，可用于湿痰、寒痰、热痰、燥痰、风痰及广义之痰。故在甲状腺疾病的临床使用中较为多见。

7. 白芥子

（1）相关文献：《本草纲目·第二十六卷·白芥子》言"白芥子辛能入肺，温能发散，故有利气豁痰、温中开胃、散痛消肿辟恶之功"。《本草备要·谷菜部》载白芥子"辛温入肺。通行经络，温中开胃，发汗散寒，利气豁痰，消肿止痛"。对于消肿止痛这一功效，仍是通过其利气豁痰作用来达到的。《本草新编·卷四·白芥子》载"白芥子善化痰涎，皮里膜外之痰无不消去"。此为对白芥子的认识，亦在肯定其消痰作用。《本经逢原·卷三·白芥子》中对白芥子的评价是"痰在胁下及皮里膜外，非此不能达……辛能入肺，温能散表，故有利气豁痰，散痛消肿辟恶之功"。《得配本草·卷五·白芥子》言白芥子入手太阴经气分，"通经络，散水饮，除疟癖，治喘嗽。痰在胁下皮里膜外，非此不达"，并详载其各种用法及主治功效，"炒研，蒸饼丸，治腹中冷气；生研，水调贴足心，引毒归下，令痘疹不入目"。《本草求真·卷四·白芥子》亦载其能散皮里膜外之痰，曰"盖辛能入肺，温能散表，痰在胁下、皮里膜外，得此辛温以为搜剔，则内外宣通，而无阻隔窠囊留滞之患矣"。

（2）功效应用

1）温肺化痰：用于寒痰咳喘、悬饮等。本品辛温走散，利气机，通经络，化寒痰，逐饮邪，善治"皮里膜外之痰"。治寒痰壅肺、咳喘胸闷痰多，配苏子、莱菔子；若冷哮日久者，可用本品配细辛、甘遂等研末，于夏令外敷肺俞、膏肓等穴；若悬饮咳喘胸满胁痛者，配甘遂、大戟等以逐饮，如控涎丹。

2）利气散结：用于阴疽流注及痰阻经络关节之肢体麻木、关节肿痛等。本品能祛经络之痰，又能消肿散结、通络止痛。治阴疽流注，配鹿角胶、肉桂、熟地等，以温阳通滞、消痰散结，如阳和汤；治痰湿阻滞经络之肢体麻木或关节肿痛，配马钱子、没药等。

白芥子可煎服内用，常用量3～6 g；也可外用，适量研末调敷，或作发泡用。但在使用中应注意，本品辛温走散，耗气伤阴，久咳肺虚及阴虚火旺者忌用。对皮肤黏膜有刺激，易发泡，有消化道溃疡、出血者及皮肤过敏者忌用。用量不宜过大，过量易致胃肠炎，产生腹痛、腹泻等症状。

（3）在甲状腺疾病中的应用：白芥子为治疗甲亢的常用药。已有药效学研究证明白芥子有抑制甲状腺素合成的作用。白芥子在甲状腺病中的治疗作用，从传统医学角度来看，其主要功效为祛痰通络、利气散结。"痰瘀"为瘿病病理因素之一，而白芥子能祛皮里膜外之痰，即能祛广义之痰。可以治疗皮下、胁下之痰核、痰包、痰浊病证。痰行则肿消，气行则痛止，故对甲状腺肿大伴有颈部胀痛不适者尤宜。化痰虽为治疗瘿病大法之一，但在化痰药物的选择上则须根据病情辨证，恰当的选择清热化痰或温化寒痰的药物。白芥子虽为治疗甲亢的常用药，但也可用于伴有甲状腺肿大的甲状腺功能减退症，对于此类患者，可以阳和汤为基础方辨证加减用药，鹿角胶、肉桂等补阳作用较强，可间接促进甲状腺素分泌，进而避免TSH增高，故配合适量白芥子，并不会明显抑制甲状腺素合成及分泌。白芥子性味辛温，善治寒痰，但也可与夏枯草、黄芩等性寒药物合用，治疗热痰或阴虚证。白芥子刺激性较大，因此用药时间不宜过长，用量不宜过大。

8. 浙贝母

（1）相关文献：关于浙贝母的出处，众说纷纭。古代本草书籍中多载贝母，而未分浙贝母、川贝母。《本草纲目》以前历代本草皆统称贝母，如苏颂《本草图经》载贝母"根有瓣子，黄白色，如聚贝子，故名贝母"。《中华临床中药学》、张廷模主编之《临床中药学》皆云浙贝母之名出自《本草证》，而《中药大辞典》云出自《药材学》。实际出处亦仍待考证。浙贝味苦，性寒。参见众医家对贝母的评述，重其清热化痰之功，多用治疗肺系病证。如《本草纲目拾遗》谓其解毒利痰，开宣肺气，"凡肺家夹风火有痰者宜此。"《本草崇原·卷二·中品》言"主治伤寒烦热，淋沥邪气，疝瘕，喉痹，乳难金疮风痉"。同时也提出贝母可用于瘿瘤乳闭，难产、恶疮不饮等症。《本草害利》言其"消痰润肺，涤热清心，故能解郁结，咳嗽，上气，吐血咯血，肺痈肺痿，喉痹"。诸医家均言贝母清热化痰，散郁结，但未明言有浙贝母、川贝母之分。而在《景岳全书·本草正》中载有"最降痰气，善开郁结……较之川贝母，清降之功，不啻数倍"。不但明确贝母有浙贝、川贝之分，对二者功效也有详尽认识。《本草求原》中对川贝母、浙贝母有分述，言浙贝母"内开郁结，外达皮肤，功专解毒，兼散痰滞"，还指出治"颈下核及瘿瘤"可与连翘配合使用。

（2）功效应用

1）清热化痰：用于风热、燥热、痰热咳嗽。治风热咳嗽常配桑叶、前胡等；治痰热郁肺之咳嗽，常配瓜蒌、知母等。《圣济总录》中有治咳嗽痰多，咽喉中干之贝母丸，以贝母、炙甘草、杏仁三味，捣罗为末，炼蜜为丸如弹子大，含化咽津。

2）开郁散结：用于瘰疬、瘿瘤、痈疡疮毒、肺痈等。本品开郁散结，治瘰疬结，配玄参、牡蛎等，如消瘰丸；治瘿瘤，配海藻、昆布；治疮痈，配连翘、蒲公英等；治肺痈，配鱼腥草、芦根等。

本品多煎服使用，常用量为3～10 g。十八反载其反乌头。

（3）在甲状腺疾病中的应用：贝母具清热化痰，开郁散结之功，而在实际应用中，川贝母与浙贝母是有区别的。二者功效虽基本相同，但在甲状腺病治疗中多选用浙贝母。因川贝长于止咳，止咳化痰作用好，润肺力尤优，为止咳要药。浙贝偏于散结，清热散结作用好，开泄力强，其散结消肿，治疗瘰疬、瘿瘤的作用强于川贝母。消瘰疬丸中贝母一般多用浙贝母。痰凝为甲状腺疾病的病理基础之一，甲状腺腺瘤、甲状腺结节、甲状腺囊肿等疾病多为痰瘀互结所致。临床亦多见甲状腺病患者伴有颈前不适，异物梗阻感，自觉喉中有痰等症状，对此类患者，化痰、散结尤为重要，浙贝母因散结作用较强，故而在甲状腺疾病中应用较多，常与其他化痰散结药物配合使用。

9. 香附

（1）相关文献：香附又名莎草，始载于《名医别录》，列为中品，"味甘，微寒，无毒。主除胸中热，充皮毛。久服利人，益气，长须眉"。药性特点为味辛、微苦、微甘，性平。众医家对香附的描述多侧重于其行气之功效。《汤液本草·草部》载香附为"益血中之气药也"。《本草衍义补遗》载"香附子，必用童便浸，凡血气药必用之，引至气分而生血"。《本草纲目·第十四卷·莎草香附子》中对香附有更为全面的描述，谓"香附之气平而不寒，香而能窜。其味多辛能散，微苦能降，微甘能和。生则上行胸膈，外达皮肤；熟则下走肝肾，外彻腰足"，并详细记载了经过不同制法后的功效偏重，"炒黑则止血，得童便浸炒则入血分而补虚，盐水浸炒则入血分而润燥，青盐炒则补肾气，酒浸炒则行经络，醋浸炒则消积聚，姜汁炒则化痰饮"。除"童便浸"外，其他制法至今对临床应用仍具指导意义。还指出香附与不同药物配合则可发挥不同作用，"得参、术则补气，得归、芪则补血"。《本草经疏·草部》则指出香附尤善治妇人崩漏带下、月经不调，言香附可通过降气、调气、散结、理滞达到治疗效果，其作用机制"盖血不自行，随气而行，气逆而郁，则血亦凝涩，气顺则血亦从之而和畅"。《本草求真·卷四·香附》谓"香附，专属开郁散气……解郁居多"。

（2）功效应用

1）疏肝理气：用于气滞胁痛、腹痛。本品辛能通行、苦能疏泄、微甘缓急，为疏肝解郁、行气止痛之要药。治肝气郁结之胁肋胀痛，多与柴胡、川芎、枳壳等同用，如柴胡疏肝散；治寒凝气滞、肝气犯胃之胃脘疼痛，可配高良姜用，如良附丸；治寒病腹痛，多与小茴香、乌药、吴茱萸等同用。还可用于气、血、痰、食、湿热、诸郁所致的胸膈满闷，可配川芎、栀子等同用，如越鞠丸。

2）调经止痛：用于肝郁月经不调、痛经、乳房胀痛。本品有疏肝解郁、行气散结、调经止痛之功。治月经不调、痛经，多与柴胡、川芎、当归等同用；治乳房胀痛，多与柴胡、青皮、瓜蒌皮等同用。为妇科调经要药。香附多煎服，用量一般为6～12 g。醋炙则止痛力增强。气虚无滞、阴虚血热者忌用。

（3）在甲状腺疾病中的应用：香附主入肝经，是治疗肝经气滞的主药。既可疏肝解郁，用于肝气郁结之胁肋疼痛、乳房胀痛，又可调经止痛，用于月经不调、痛经等，为"气病之总司，女科之主帅"。香附的疏肝理气、调经止痛作用在甲状腺疾病的治疗中均常用。如一些甲状腺病患者初期主要表现为肝郁气滞的症状，症见烦躁、易怒、情绪波动较大等，治宜疏肝理气，香附为疏肝、行气、解郁之要药，每可用于此类患者。单纯性甲状腺肿、青春期甲状腺肿早期多为肝郁气滞及体内摄碘相对不足而导致的甲状腺代偿性肿大，这个时期的肿大是可逆的。通过疏肝解郁，调理人体内分泌，可提高摄碘、利用碘的能力，促进自身调节功能的恢复，因此在这一阶段，应用行气药能有效改善水平。且在临床中，患有甲状腺疾病的女性患者，除有肝气郁结的症状外，还多伴有闭经、月经先后不定期、月经量异常、痛经等，对于该类患者，在治疗中多可加用香附一味以疏肝解郁、调经止痛，效果良好。

10. 夏枯草

（1）相关文献：出于《神农本草经》，位列下品，载"味苦辛、寒。主寒热瘰疬，鼠瘘，头疮，破症，散瘿，结气，脚肿，湿痹，轻身"。历代医家多言夏枯草散结、下肝经之郁火。《本草衍义补遗》言夏枯草"大治瘰疬，散结气。有补养厥阴血脉之功"。《本草通玄·草部》载夏枯草"独入厥阴，消瘰疬，散结气，止目珠痛。此草补养厥阴血脉，又能疏通结气。目痛、瘰疬皆系肝证，故建神功"。同时也提到久用易伤胃，但与参、术同用则可久服而无大害。《生草药性备要》载夏枯草"去痰，消脓，治瘰疬，清上补下，去眼膜，止痛"，指出其治疗眼疾的作用。《神农本草经百种录》言夏枯草"主寒热，瘰疬，鼠瘘，头疮，火气所发。破癥散瘿结气，火气所结"。《本草从新·卷一夏枯草》载其"缓肝火，解内热，散结气。治瘰疬、鼠瘘、瘿瘤、癥坚、乳痈、乳岩、目珠夜痛"，也提到夏枯草能散厥阴之郁火，能治目痛，同时指出久服伤胃。《本草害利》则对夏枯草的功效主治及不良作用做了更为全面的记载，曰"夏枯草，辛苦微寒，缓肝火，解内热，散结气，治瘰疬、鼠瘘、瘿瘤、乳痈、乳岩，目珠夜痛，能散厥阴之郁火故也。久服亦伤胃家"。各医家对夏枯草的作用及主治认识较为统一，多用于瘰疬、瘿瘤、乳痈、目痛等证。

（2）功效作用

1）清肝火：用于目赤肿痛、头痛眩晕。本品苦寒，功能清泻肝火，消肿止痛，又肝火得清，则阴血上荣，故兼养肝明目之效。用于肝火上炎，目赤肿痛，头痛眩晕，常与菊花、决明子等同用。亦用于肝阴不足，目珠疼痛，至夜尤甚者，常与当归、枸杞子等同用。

2）散郁结：用于瘰疬、瘿瘤。本品辛以散结，苦以泄热，主入肝经，有良好的清肝散结之效。用于肝郁化火，痰火凝聚，结于颈项，而致瘰疬、瘿瘤等病证。治瘰疬每与大贝母、玄参、牡蛎同用；

治瘿瘤多与海蛤壳、昆布、海藻等配用。多煎服，常用量为 10～15 g，或熬膏服。因其性寒，临床中应慎用于脾胃虚弱者。

（3）在甲状腺疾病中的应用：夏枯草在甲状腺疾病中应用较多，因其既可散结解热，用于瘰疬、瘿瘤；又可清肝火，用于目赤肿痛。在甲状腺病中，常见甲状腺肿大伴目赤目胀、烦躁易怒、失眠多梦、四肢颤动、多汗等肝经实热证，治疗上多以清肝泻火为大法。夏枯草既可清肝明目，又可散结消痰，在甲状腺病治疗中有着重要地位，临床中使用频率较高。甲状腺疾病多由情志不畅，忧念气结，肝失疏泄，气机郁结进而化火，上扰空窍，火热内炽，致郁火凝结于眼而成，多见目珠突出、畏光流泪、目赤肿痛等。夏枯草能疏通肝胆之气，可散厥阴中结滞之热。肝火亢盛型甲亢多为火热邪毒壅盛，肝火上炎所致，夏枯草之清肝泻火功能正适用于此。临床中通常将其与其他清热药配伍使用，兼胃热者，可与石膏、知母同用；兼心火旺者，可配黄连；兼血热者，宜配丹皮、赤芍；火旺伤津者，可配伍沙参、天花粉、芦根等。夏枯草为苦寒之品，一般用量宜轻，多配伍甘草，以缓苦寒伤胃之弊。夏枯草在甲状腺疾病应用中的相关研究也较多，这些研究进一步证实其在该病中的确切效果。

11. 黄芪

（1）相关文献：始载于《神农本草经》，云"黄耆，味甘微温。主痈疽久败疮，排脓止痛，大风，痢疾，五痔，鼠瘘，补虚，小儿百病"。《汤液本草·草部》对黄芪亦评价颇高，曰其"实卫气是表药，益脾胃是中州药，治伤寒尺脉不至，补肾元是里药"。《本草汇言·卷一黄芪》言黄芪为"补肺健脾，实卫敛汗，驱风运毒之药也。"指出其功能实卫敛汗，又可济津助汗，还可荣筋骨，生肌肉，托疮毒。《本草害利》则提出黄芪为补肺猛将，具有很强的补气作用，但易使气滞，明言"肠胃有积滞者勿用。实表，有表邪及表旺者勿用。助气，气实者勿用。病患多怒，则肝气不和勿服"。《本草从新·卷一黄芪》载其"生用固表，无汗能发，有汗能止。温分肉，实腠理，补肺气，泻阴火，解肌热。炙用补中，益元气，温三焦，壮脾胃，生血生肌，排脓，内托疮痈圣药"。《本草求真·卷一黄芪》言"为补气诸药之最……生用则能固表，无汗能发，有汗能收，是明指其表实则邪可逐……熟则生血生肌，排脓内托，毒化能成，而为疮疡圣药矣"，将黄芪的功效概括为补气、固表、托脓生肌。纵观各医家对黄芪的记载，均有共识，认为其可补气、固表、托疮、生肌。

（2）功效应用

1）补气升阳：用于脾胃气虚及中气下陷诸证。用治脾胃气虚证。黄芪擅长补中益气，凡脾虚气短，食少便溏，倦怠乏力等，常配白术，以补气健脾；若气虚较甚，则配人参，以增强补气作用；若中焦虚寒，腹痛拘急，常配桂枝、白芍、甘草等，以补气温中，如黄芪建中汤；若气虚阳弱，体倦汗多，常配附子，以益气温阳固表，如芪附汤；用治中气下陷证，凡脾阳不升，中气下陷，而见久泻脱肛，内脏下垂者，黄芪能补中益气，升举清阳，常配人参、升麻、柴胡等，以培中举陷，如补中益气汤。

2）益卫固表：用于肺气虚及表虚自汗、气虚外感诸证。黄芪能补肺气、益卫气，以固表止汗。用治肺气虚弱，咳喘气短，常配紫菀、五味子等同用；治表虚卫阳不固的自汗，且易外感者，常配白术、防风同用，如玉屏风散，既可固表以止自汗，又能实卫而御外邪。

3）利水消肿：用于气虚水湿失运的水肿、小便不利。黄芪能补气利尿，故能消肿。常与防己、白术等同用，如防己黄芪汤。

4）托疮生肌：用于气血不足，疮疡内陷的脓成不溃或溃久不敛。黄芪能补气托毒，排脓生肌。治脓成不溃，常配当归、穿山甲、皂角刺等，以托毒排脓；治久溃不敛，可配当归、人参、肉桂等，以生肌敛疮。

此外，对气虚血亏的面色萎黄、神倦脉虚等，能补气以生血，常与当归等同用；对气虚不能摄血的便血、崩漏等，能补气以摄血，常与人参、龙眼肉、当归等同用；对气虚血滞不行的痹痛、麻木或半身不遂等，能补气以行滞，常与桂枝或当归、红花、地龙等同用；对气虚津亏的消渴，能补气生津以止渴，与地黄、山药等同用。

黄芪多煎服为用，常用量 10～15 g，大剂量 30～60 g。益气补中宜炙用，其他方面多生用。在临床使用中应注意，凡表实邪盛，内有积滞，阴虚阳亢，疮疡证实证等，均不宜用，以免加重病情。

（3）在甲状腺疾病中的应用：甲状腺疾病不同病种、不同阶段或整个病程中都会出现虚实夹杂的表现，如甲亢虽主要是出现怕热、多汗、手颤、心悸心慌、食欲不进等多系统兴奋性增高和代谢亢进的症状，但临床也多见潮热盗汗、乏力、下肢无力等症状。气阴两虚是甲亢患者中最常见的证型。甲减，主要表现为气血不足、元气亏乏，多归为传统医学的"虚劳""痿证"范畴。甲减患者常见纳食不佳、面色萎黄、四肢乏力等脾肾阳虚症状。其他甲状腺病，如甲状腺囊肿、甲状腺腺瘤等，多为疾病发展到一定程度形成的，日久必虚，且老年人患此类疾病的概率较高，老年人的生理特点为虚，因而从虚辨治也是治疗甲状腺病的常用方法。虚则补之，黄芪具有较强的补气作用，现代药理实验表明其能增强人体免疫力，并对人体的一些器官具有延缓衰老的作用，在甲减治疗中应用较多，甲亢治疗中也常常用到。黄芪重在补益元气，对于气阴两虚的甲亢患者，以益气之黄芪配伍白芍、旱莲草等滋阴药，可制其升提太过，并不会加重阳亢之势。临床中使用黄芪，用量通常为 30 g。

12. 龙胆草

龙胆草可直接作用于甲状腺，能明显抑制 T_4 的分泌，可使血清总 T_4 趋向正常，亦能抑制甲亢大鼠肝中皮质醇分解代谢，可降低皮质醇分解代谢关键酶类固醇 – 还原酶的活性，从而明显减少甲亢大鼠肝中皮质醇的降解；甲亢大鼠尿中 17- 羟类固醇排出量显著减少，提示龙胆草能抑制肝脏对皮质醇的灭活。有实验表明重用龙胆草不仅能显著改善甲亢的临床表现，而且会明显降低血清 T_4、T_3 的含量。

（三）常用药对

1. 海藻配昆布

海藻为马尾藻科植物海蒿子或羊栖菜的藻体，味苦、咸，性寒，具有软坚消痰、利水退肿等功效。《神农本草经》中论述"主瘿瘤气，颈下核，破散结气，痈肿症瘕坚气，腹中上下鸣，下十二水肿"，《名医别录》中论述"疗皮间积聚，暴癀，留气，热结，利小便"。昆布为海带科植物海带或翅藻科植物昆布的叶状体，味咸，性寒，具有消痰软坚、利水退肿等功效。

毫无疑问，两者相须配伍可增进瘿病治疗疗效，但是现代医学对此有不同认识，使得海藻、昆布此类富碘的药物的应用受到了极大挑战。因碘是甲状腺合成甲状腺素的原料，补碘可增加甲状腺激素合成，促进甲状腺激素释放入血，加重甲状腺功能亢进症的临床症状。补碘亦可使甲状腺摄取大量的碘，并藏在滤泡内，直接增加甲亢复发率。亦有学者提出含碘中药治疗甲状腺疾病存在三大弊端：一是使用碘化物治疗甲亢，数周后出现甲亢症状复发、反跳，病情加远期疗效差；二是使用碘化物后，如再使用抗甲状腺药物，则需增加剂量，延长疗程，临床症状缓解率明显降低；三是使用碘化物治疗甲亢后，一旦发生甲亢危象，再用碘化物抑制甲状腺素的释放则无效。因此，现代多数中医学者反对使用富碘中药。

相较多数中医学者反对使用富碘中药，仍有学者支持富碘中药的使用，如高章武、李莲等；亦有学者主张使用含低量碘的中药，如夏枯草、香附等，如徐蓉娟的观点。还有学者进行了动物实验探讨富碘中药对甲亢的影响，如发现富碘中药复方海藻玉壶汤能明显降低甲亢大鼠血清 TT_3、TT_4 水平，而去富碘中药复方对甲亢大鼠血清 TT_3、TT_4 水平方面无治疗效果。丁选胜用大鼠模型方法证明，海藻单煎液及海藻、甘草不同比例合煎及单煎后混合液均有不同程度降低甲状腺微粒体抗体（TN）、甲状腺球蛋白抗体（Tg）的作用，且二者合煎液作用大于单煎后混合液，当二者为 1∶1 合煎时作用最显著。

相关碘化物的作用机制，现代医学研究认为其与剂量和服用者甲状腺的功能状态有关。相对正常人，中等剂量碘（0.5 mg/d ＜ I ＜ 2 mg/d）可提供合成甲状腺素的原料，可增加 THR 合成。而大剂量碘（＞ 5 mg/d）可使甲状腺作用发生质的变化，抑制甲状腺素的合成与释放。甲状腺功能亢进症者，甲状腺摄碘功能增强，甲状腺内碘浓度增高，因而相较正常人其抑制作用明显。由于的合成与释放受到抑制，血中甲状腺素浓度下降迅速，甲状腺功能亢进临床症状得到迅速缓解。综上所述，可断定碘剂使用仍为甲亢危象综合治疗的一项重要措施。虽然碘剂使用可降低甲状腺摄碘能力，但是这种抑制作用不持久。因甲状腺对碘化物的抑制作用产生适应，从而出现"逸脱现象"，即大量释放入血，从而引起甲亢症状的复发和反跳。以上理论可能是富碘中药治疗有效及产生相关弊端的机制。

目前就是否应该在甲状腺疾病的治疗中使用富碘中药，仍无统一观点。根据文献研究，有学者认为：中医常用中药及配伍是由长期临床实践支持，随临床效果逐渐形成及完善的，是去粗存精的过程。海藻、昆布此类药物历经上千年的临床实践验证，必然有其合理性，值得深入研究及应用，而不是一味摒弃。我们使用海藻、昆布这类药物并不仅仅是让其抑制甲状腺激素合成及释放，因中药运用必须遵从中医的理论，从而更多是利用其软坚散结、化痰消肿的功效。而软坚散结、化痰消肿等功效为何产生，及用何种试验检查予以证明，现代医学未能解答。我们亦不能无视现代医学研究的结果，应当合理使用富碘类中药。初期，甲状腺功能亢进明显，患者阳气亢盛症状突出，应当使用海藻、昆布类药物，突出其抑制合成的功用。而后期因甲状腺功能存在一定程度抑制，应当禁用富碘中药，以免"逸脱现象"发生。综合考虑，我们应该讲究中西医结合治疗，合用富碘类中药及甲巯咪唑等西药，对抗富碘类中药的副作用。

2. 半夏配贝母、陈皮

半夏为天南星科植物半夏的块茎，味辛而性温，具有燥湿化痰、降逆止呕、消痞散结等功效。《药性论》（原书散佚，仅由《本草纲目》收录）谓："消痰涎，开胃健脾，止呕吐，去胸中痰满，下肺气，主咳结。"贝母为百合科植物川贝母、暗紫贝母、甘肃贝母、棱砂贝母、浙贝母的鳞茎，味苦而性寒，具有清热化痰、散结解毒等功效。《本草正义》谓："大治肺痈肺痿，咳喘，吐血，衄血，最降痰气，善开郁结，止疼痛，消胀满，清肝火，明耳目，除时气烦热，黄疸淋闭，便血溺血；解热毒，杀诸虫及疗喉痹，瘰疬，乳痈发背，一切痈疡肿毒，湿热恶疮，痔漏，金疮出血，火疮疼痛，较之川贝母，清降之功，不啻数倍。"

陈皮为芸香科植物橘及其栽培变种的干燥成熟果皮，味辛、苦，性温，具有理气健脾、燥湿化痰、解腻留香、降逆止呕等功效。

自古半夏是化痰软坚散结要药，瘿病治疗首选，常与陈皮相须为用，两者配伍化痰力更强，为化痰类的基本方"二陈汤"基础搭配，亦可见于众多化痰类方剂，如"清金化痰丸""半夏白术天麻汤""涤痰汤"等。除有化痰功效，陈皮亦能理气健脾，气顺则脾健，可使津液畅行，杜绝生痰之源。除以上功效，陈皮能制约半夏毒性，有反佐作用。

瘿病治疗则以半夏配伍贝母更为常用，这正是古人用药精妙之处。瘿病初期可表现火热证候，而随病程延长，血瘀、痰滞、气郁更易化热，并伤耗气阴。半夏为温燥之品，有助热伤阴之弊，贝母性寒，有养阴润燥之功，配伍使用可制约半夏温燥之性。贝母同时具备软坚散结功效，如消瘿丸便采用贝母软坚散结的特性，配伍半夏则软坚散结功用更强。古代医家亦认为贝母具备开郁功效。如《本草汇言》论述："贝母，开郁，下气，化痰之药也。"开郁则气机顺畅，血、津、液等化生无阻碍，贴合瘿病治疗准则。综上所述，半夏、贝母的配伍组合可为后世效用。

3. 当归配川芎

当归为伞形科植物当归的根，味甘、辛、苦，性温。具有补血活血、调经止痛、润燥滑肠等功效。《本草新编》谓："当归，味甘辛，气温，可升可降，阳中之阴，无毒。虽有上下之分，而补血则一。入心、脾、肝三脏。但其性甚动，入之补气药中则补气，入之补血药中则补血，无定功也。"《神农本草经》谓："味甘，温。主咳逆上气，温疟、寒热，洗在皮肤中（《大观本》，洗音癣），妇人漏下绝子，诸恶创疡、金创。煮饮之。"川芎为伞形科植物川芎的干燥根茎，味辛而性温，具有活血行气、祛风止痛等功效。《吴普本草》谓："黄帝、岐伯、雷公：辛，无毒，香。扁鹊：酸，无毒。李氏：生温，熟寒。"《日华子本草》（原书散佚，仅由《本草纲目》收录）谓："治一切风，一切气，一切劳损，一切血，补五劳，壮筋骨，调众脉，破症结宿血，养新血，长肉，鼻洪，吐血及溺血，痔瘘，脑痈发背，瘰疬瘿赘，疮疥，及排脓消瘀血。"《医学启源》谓："补血，治血虚头痛。"当归与川芎两者相须使用，配伍后活血化瘀之力更强，川芎又为血中气药，有行气散血之功。同时川芎有补血之功，配合当归可增强其养血之力。在诸多活血药中川芎最为擅长上行，故配伍川芎可使药力更快达于颈项部。

七、中医外治法

（一）针灸疗法

针刺治疗甲状腺结节的主要治法是选取甲状腺结节局部进行围刺或甲状腺区临近腧穴加远部特定穴配合治疗。针刺治疗的原理可能是其能改善甲状腺结节局部血运，疏通经络，调节全身代谢，并对下丘脑－垂体－甲状腺轴具有一定的调控作用，从而促使甲状腺功能及形态趋于正常，达到缩小结节、促进其软化吸收的目的。李晨等人将90例甲状腺结节患者分为针刺观察组、针刺空白组和药物组。其中针刺观察组：结节可触及者，在结节局部围刺；结节不可触及者，选用患侧扶突穴；再配合远端穴曲池、内关、丰隆、委中等，手法为泻法。针刺空白组：选用中脘、气海、足三里，不予补泻手法。药物组：口服左甲状腺素钠片。得出结论：针刺可缩小早期甲状腺结节体积，改善患者不适症状，对甲状腺激素无影响。袁莎莎等人将60例甲状腺结节患者分为两组：治疗组采用针刺（主要穴位：甲状腺结节局部阿是、膻中、天突穴。手法：局部点刺、捻转泻法）配合雷火神针疗法。对照组采用针刺疗法。结果显示，经过系统治疗，两组患者的甲状腺结节最大直径均较治疗前缩小；且治疗组优于对照组。表明针刺可以缩小甲状腺结节体积，且在针刺基础上配合雷火神针效果更佳。由于针刺治疗甲状腺结节时常选用颈部甲状腺周边的一些穴位，如人迎、扶突、天鼎、天柱、天府及结节局部阿是穴等近端穴位，存在一定的针刺风险，操作要求较高。

（二）离子导入法

离子导入法是通过中频电流将中药离子经皮肤迅速导入甲状腺局部，以发挥药效。该法为现代医学与传统中药结合从而发挥软坚散结的作用，配合口服中药，效果愈佳。郭冬梅对 67 例门诊患者进行临床观察，将药垫用汤药（主要药物：牡蛎、鳖甲、海藻、昆布、玄参、夏枯草、僵蚕、浙贝母）浸泡后，置于甲状腺结节处，并配合药物离子导入仪，使离子化的中药快速渗透到甲状腺组织中，并分不同证型配合口服不同证型汤药。治疗结果显示：临床总有效率为 94.03%，治愈率为 59.70%。陆俊将76 例甲状腺结节患者随机分为两组，对照组实行常规干预，试验组在对照组基础上予中药离子导入联合中药内服治疗。结果显示，中药离子导入联合中药内服治疗甲状腺结节疗效显著，能有效缩短结节最大直径，改善临床症状。

（三）中药外敷治疗

中药外敷亦可应用于甲状腺结节的治疗中。外敷药可透入皮肤，直达病灶。配合内服中药，内外同治，效果更佳。外敷药物组方一般较为精简，药味较少，多选用具有化痰软坚、祛瘀散结的药物。肖洋等人将 218 例甲状腺结节患者随机分为对照组和治疗组，治疗组予消瘿贴（主要药物：三棱、浙贝母、夏枯草、昆布、青皮、枳实、红花、川芎）治疗。结果显示，在主症改善情况及结节缩小程度方面，治疗组均优于对照组，表明消瘿贴外敷对甲状腺结节疗效显著。刘宏方等人在中药内服的基础上，加局部外敷散结 2 号方（夏枯草 50 g，猫爪草 50 g，山慈菇 50 g）均于双侧气瘿穴，亦取得良好疗效。中药外敷法治疗甲状腺结节疗效确切且方便，价格低廉。

（四）其他疗法

治疗甲状腺的其他疗法有灸、耳穴贴压磁珠等，以这些方式治疗甲状腺结节时往往需要配合口服药物。如胡树清和裘雪冬将 88 例甲状腺结节患者分为中医治疗组和现代临床组，中医治疗组给予温灸结合内消瘰疬丸治疗，现代临床组给予口服左甲状腺素钠片治疗。连续治疗 3 个月后，发现中医治疗组总有效率明显高于现代临床组。呼怡媚等人将门诊就诊的甲状腺结节患者 82 例分为治疗组（42 例）和对照组（40 例），治疗组以耳穴贴压磁珠配合中药治疗，对照组用单纯中药治疗。结果显示，治疗组总有效率为 76.2%，对照组为 60.0%，提示耳穴贴压磁珠可以提高中药治疗甲状腺结节的疗效。

第四节　调护

一、饮食调摄

甲状腺结节多由饮食水土失宜所致，所以饮食护理也很重要。《济生方》曰："过餐五味，鱼腥乳酪，强食生冷瓜果菜，停蓄胃脘，久则积结为癥瘕。"故饮食宜清淡，可经常食用海带、紫菜等，多吃新鲜蔬菜、菌类及富有营养的食物。忌食肥甘厚味、香燥辛辣食物，同时应避免烟酒、咖啡等。慎用致甲状腺肿的物质，如薯、核桃等食物是缺碘地区致甲状腺肿的因素之一。在某些植物性食物，如圆白菜、甘蓝、花椰菜等十字花科植物，以及菠菜、萝卜、草莓、桃、黄豆、花生中，也有致甲状腺肿的物质。这些致甲状腺肿的物质可影响甲状腺激素的合成而引起暂时性甲状腺功能减退，而加热上述食物，可使这些物质破坏，因此，这类食物必须煮熟后再吃。同时，要注意补充丰富的维生素和膳食纤维。丰富的维生素对调节机体生理功能有着积极的作用，因此，必须供给充足，特别是 B 族维生素。为纠正便秘，饮食中膳食纤维供给量应充足。粗杂粮、新鲜蔬菜和水果含有丰富的维生素和膳食纤维，可尽量选用。

若甲状腺结节合并有甲减时，要注意补充适量碘。碘是合成甲状腺素的原料，缺碘可致 T_3、T_4 分泌不足，反馈性引起促甲状腺激素分泌增多，以促使甲状腺分泌更多的 T_3、T_4，致使甲状腺进一步增生肥大，出现甲减的临床症状。在缺碘地区，无论是甲状腺肿患者或是无甲状腺肿居民都存在缺碘情况，甲状腺肿大不过是缺碘代偿的表现。正常成年人碘的平均日安全量为 150 μg，而自然环境中碘资源不足、饮食结构导致人体摄入碘不足、人体储碘能力有限等因素造成了机体碘缺乏，引发甲减。在甲减患者的饮食中，要选用含碘高的食物，海洋来源的食物是天然富含碘的有机食物，以海产品最高，如海带、紫菜、海鱼等。食盐作为补碘的载体，对消除甲状腺肿确实有效。目前，食用加碘盐是全民补碘最简单、实用的方法，但是碘具有受热极易挥发的特性，因此，碘盐不宜在阳光下曝晒；烹调时，碘盐也不宜过早放入。同时，强调供给适量的热能和蛋白质。甲状腺结节合并有甲减患者基础代谢率低，热能消耗减少，因此，饮食中热能摄入量不宜过高，否则易导致肥胖。在蛋白质营养不良的条件下，甲状腺功能有减退趋势，这时，小肠黏膜更新速度减慢，消化液分泌腺体受影响，酶活力下降，白蛋白也下降。因此，饮食中要及时补充蛋白质，以改善病情。甲状腺结节合并有甲减的患者蛋白质供给量至少 1 g/kg 体重，可选用蛋类、乳类、肉类、鱼类及豆类等食物。另外，还要限制脂肪和胆固醇。甲状腺结节合并有甲减时，血脂增高程度与血清促甲状腺激素水平呈正相关。此类患者常有高脂血症，故饮食中脂肪摄入控制在总热能的 20% 左右，限用食油、五花肉等高脂肪的食物。甲状腺结节合并有甲减时，血浆胆固醇合成排出较慢，血浆胆固醇浓度升高，甘油三酯和 β- 脂蛋白均增高，故应限食富含胆固醇的食物，如动物内脏、蛋黄、奶油等。

若甲状腺结节合并有甲亢时，要注意增加热量供应，每日应给予足够的碳水化合物，以纠正过度消耗。每日能量供给为 12.552～14.644 MJ，具体来说就是比正常人增加 50%～75%。同时要保证蛋白质供给，每日每千克体重供应蛋白质 15 g，但应限制动物性蛋白。忌含碘食物和药物，碘是合成甲状腺激素的原料，碘可诱发甲亢使症状加剧，故应忌用含碘食物和药物，就医时对各种含碘的造影剂也应慎用。为预防骨质疏松、病理性骨折，应适量增加钙、磷的供给，尤其是对症状长期不能得到控制的患者和老年人。

二、生活调护

注重预防与调护甲状腺结节患者应注意生活调摄及精神护理。情志失调是甲状腺结节发病的重要危险因素。《诸病源候论》曰："瘿者由忧思气结所生。"故保持心情舒畅，精神愉悦，使之心境平和，保持乐观的情绪，有利于疾病恢复。不忧、不怒是预防和调养本病不可忽视的方法。蒋士卿教授在治疗甲状腺结节过程中非常重视情志疏导及饮食调理，在每次诊治开药时都要对患者进行心理疏导，减轻其消极紧张、焦虑不安的情绪。在日常生活中应适度锻炼身体，改变不良生活习惯，保障充足的睡眠，维持机体内环境的稳定。同时，鼓励大家定期体检，及早发现疾病，对确诊人群做好随访工作，定期复查；对女性、文化程度高、年龄偏大、工作长期处于紧张状态的"高危"人群进行重点宣教。也应加大社会宣传力度，制订健康管理规划，倡导人们养成健康的工作、生活方式，提高自身承受力，减轻压力感，消除焦虑抑郁情绪，及时有效疏导心理不良情绪，积极预防甲状腺结节的发生。

三、从中医体质学角度探讨甲状腺结节的调护

体质是健康状态下的一种生命体征，它的基础是五脏六腑功能的强弱和体内气血、津液、精液的盈虚畅滞。它决定了一个生命的体验过程，也表现了每个个体健康的差异性，在未病状态下，它提示了机体对不同疾病的易感性；在疾病状态下，它能对各种治疗的结果产生影响，还会影响疾病的转归。所以说体质是在环境的塑造下，在不同的时期所表现出来的机体的一种动态性生命特征，它有未病态、亚健康态和疾病态的不同演变态势。在临床上，认识甲状腺结节多发体质，以中医体质作为预防、治疗疾病的切入点，把辨病、辨证与辨质三者结合起来，调整患者的体质，从根本上对甲状腺结节进行治疗。体内气机升降出入失常，水液分布、运化失去管理，导致痰湿、瘀血等聚集成块而成病。有学者通过调查分析发现甲状腺结节患者体质上倾向阴虚质、气郁质、湿热质、痰湿和瘀血质，故临床上遇到这几类体质患者应加以注意。

在未病时，体质提示了人体的易感性，以此为基石进行调理，能达到"未病先防"的效果。有研究提出气郁质、阴虚质、湿热质、瘀血质与结节的产生有关，所以对气郁质、血瘀质的人群应注重理气解郁，调畅气机，例如，多出去参加户外活动，多亲近大自然，鼓励集体活动，增加交流机会，从而让不良情绪宣泄出来，使机体气机也得以舒畅；对于阴虚质人群，应注重滋养阴液，例如，倡导正常的饮食、起居时间，正常房事，适当多进食一些含莲子、枸杞、生地等药膳；对于湿热质人群，倡导其多进食薏苡仁、赤小豆、雪莲果等清热利湿的食物。

在疾病状态下，体质提示了疾病存在的病因病机、疾病的倾向性与预后，以此为治疗切入点，做到"治病求本""既病防变"。有调查表明，甲状腺结节患者中气郁质、阴虚质、湿热质、血瘀质的人群占比较大，所以在治疗甲状腺结节的同时，酌情加上理气解郁、益气滋阴、清热利湿、活血化瘀之品，例如柴胡、郁金、赤芍、枳壳、生地、何首乌、女贞子、白芍、赤小豆、鱼腥草、夏枯草、当归、川芎、香附等。

在疾病预后阶段，体质揭示了疾病的转归，以此为治疗要点，达到"愈后防复"的效果。几种偏颇体质与结节产生相关，在疾病治疗后期，仍应适当使用一些理气、滋阴、利湿、活血之品，不仅仅停留在治病层面，更从根本层面调理了体质，达到"以人为本""治病求本"的治疗原则。

参考文献

［1］袁艳倩.甲状腺结节的中医证候学研究.北京中医药大学，2017.

［2］于晓会，单忠艳.甲状腺结节的病因与流行病学趋势.中国普外基础与临床杂志，2011，18（8）：800-802.

［3］吴红彦，唐芳，刘玉倩，等.甲状腺结节的流行病学研究进展.预防医学论坛，2017，23（1）：77-79.

［4］任宏义，吴光耀，郑齐超，等.12240例健康体检人群甲状腺结节流行病学调查.世界最新医学信息文摘，2015，15（58）：13-14，16.

［5］赵微，尤涛，付金龙，等.城市健康体检人群甲状腺结节的检出率分析.中国保健营养旬刊，2014，24（7）：4288.

［6］曾庆安，麦卫华，刘星伟.珠海部分社区人群甲状腺疾病及相关因素调查.中华全科医学，2013，11（4）：594，603.

［7］杨昱，王志国，吴阳，等.南京市40岁以上人群甲状腺结节的流行病学调查.中华内分泌代谢杂志，2013，29（9）：785-787.

［8］胡凤楠，滕晓春，滕卫平，等.不同碘摄入量地区居民甲状腺肿和甲状腺结节的流行病学对比研究.中国地方病学杂志，2002，21（6）：34-37.

［9］舒元元.甲状腺结节的鉴别诊断及治疗进展.影像研究与医学应用，2019，3（10）：246-247.

［10］项昆，张亚杰，赵晶晶，等.CT、MRI对良恶性甲状腺结节的鉴别价值.影像科学与光化学，2019，37（4）：356-361.

［11］王红彬.良性甲状腺结节证候学特点探讨.北京中医药大学，2018.

［12］张孟涛，崔晓萍.小金丸配合常规西药治疗甲状腺结节疗效及安全性分析.淮海医药，2019，37（4）：404-406.

［13］郭海彬，周密.小金胶囊的临床应用研究概况.中医药临床杂志，2018，30（7）：1353-1356.

［14］程嘉艺，阎醒予，刘守义，等.平消片主要药效学研究.中成药，2008，30（3）：350-352.

［15］刘艳，季杰.消瘿五海丸联合甲巯咪唑片治疗毒性弥漫性甲状腺肿临床观察.新中医，2018，50（7）：100-102.

［16］周俊宇，师义.五海瘿瘤丸联合左旋甲状腺素钠片治疗甲状腺腺瘤的疗效及对血清甲状腺激素和免疫炎性因子的影响.现代中西医结合杂志，2017，26（18）：2011-2014.

［17］代轶楠.活血消瘿片联合夏枯草胶囊治疗结节性甲状腺肿的临床疗效观察.湖北中医药大学，2017.

［18］王路，张刚.夏枯草胶囊联合左甲状腺素治疗结节性甲状腺肿的疗效观察.现代药物与临床，2018，33（11）：2910-2913.

［19］熊培政，冯雪梅，王芳.大黄䗪虫丸临床运用进展.亚太传统医药，2016，12（3）：51-52.

［20］娄薇薇.内消瘰疬丸联合左甲状腺素钠片治疗良性甲状腺结节临床研究.新中医，2020，52（1）：86-88.

［21］赵勇，徐文华，陈如泉.治疗甲状腺结节常见中成药的辨证选用.中成药，2014，36（6）：1334-1336.

［22］王玮莉.中医药治疗甲状腺疾病的古代文献及相关临床用药研究.湖北中医药大学，2010.

［23］孙子微.中医瘿病（甲状腺疾病）用药特点初探.成都中医药大学，2014.

［24］裴莹.化痰消瘿汤治疗甲状腺结节（气郁痰阻型）临床疗效观察.长春中医药大学，2019.

［25］陈舒雅，孙伯菊，郑慧娟，等.中医药治疗甲状腺结节的临床研究进展.医学综述，2017，23（19）：3903-3906，3911.

［26］支颖川.从肝脾论治甲状腺结节.环球中医药，2015，8（2）：184-186.

［27］黄莉娟.甲状腺功能减退症的饮食管理.中国实用乡村医生杂志，2008（11）：11-12.

［28］刘铭，陈泳，李青，等.甲状腺结节影响因素及预防措施.承德医学院学报，2017，34（1）：87-88.

［29］颜燕煌.甲状腺结节与中医体质的相关性研究.福建中医药大学，2019.

［30］王桂香.甲亢患者的科学饮食.农村新技术，2011（24）：72.

第十章　甲状腺癌

第一节　概述

　　甲状腺是人体最大的内分泌腺，通过分泌甲状腺素调控人体的新陈代谢。甲状腺癌为内分泌系统十分常见的恶性肿瘤，占头颈部肿瘤的首位，占全身恶性肿瘤的 1%～2%，其中起源于甲状腺滤泡细胞的恶性肿瘤为滤泡上皮癌，起源于甲状腺滤泡旁细胞（C 细胞）的恶性肿瘤称为甲状腺髓样癌。甲状腺癌的病理类型较多，生物学特性差异很大，低度恶性的甲状腺癌有时可自然生存 10 年以上，但高度恶性的甲状腺癌可以在短期内死亡，近年来随着其发病率逐年升高，日益引人关注。

　　临床上，常按其组织发生学、生物学特征将原发性甲状腺癌分为滤泡上皮癌和髓样癌两类。滤泡上皮癌又可分为乳头状癌、滤泡状癌及未分化癌；按细胞分化程度、组织学特征可将起源于甲状腺滤泡细胞的癌症分为分化型甲状腺癌和未分化甲状腺癌。其中，分化型甲状腺癌包括乳头状癌和滤泡型甲状腺癌，其恶性程度小，预后较好，临床最为常见；而未分化甲状腺癌则与之相反，其来势凶猛，预后很差。甲状腺还有其他恶性肿瘤，如血管肉瘤、纤维肉瘤、癌肉瘤、骨肉瘤、恶性纤维组织细胞瘤等，临床均少见，其常见类型为乳头状癌、滤泡状癌、髓样癌、未分化癌，具体分述如下。

（一）乳头状癌

　　此型常见，约占甲状腺癌的 60%。好发于年轻女性，男女之比为 1∶3，儿童期及放射线引起的甲状腺癌多为本型。此型属低度恶性，生长缓慢，临床上因患者多无明显不适，就诊较晚，平均病程约 5 年，个别可达 30 年，故多误诊为良性肿瘤。肿瘤多为单发，质地坚硬或呈软胶性硬度，不规则状，边界不清，活动性差。瘤体较大者常伴囊性改变，穿刺可抽出浅棕黄色液体，易误诊为囊肿；较小者不易触到，常以发现转移的肿大淋巴结而就诊。晚期肿瘤可累及气管软骨或周围软组织而使肿瘤固定，引起声音嘶哑、呼吸困难、吞咽不畅等症状。少部分患者也可以颈部的转移性肿块、肺转移灶症状为首发表现。此型初诊时约半数以上患者已出现转移，转移部位多为颈深下及中组淋巴结，晚期可能转移到上颈部、上纵隔或腋下淋巴结，血行转移较少见，仅占 4%～8.6%。一般而言，甲状腺乳头状癌患者没有甲状腺功能的改变，但部分患者可出现甲亢。颈部体检时，特征性的表现是甲状腺内非对称性的肿物，质地较硬，边缘多较模糊，肿物表面凹凸不平。若肿块仍局限在甲状腺的腺体内，则肿块可随吞咽活动；若肿瘤侵犯了气管或周围组织，则肿块较为固定。病理上可见分化良好的柱状上皮呈乳头状突起。核清晰，伴嗜酸性细胞质，常见同心圆的钙盐沉积，癌瘤浸润。

（二）滤泡状癌

　　此型较乳头状癌少见，约占甲状腺癌的 20%，可发生于任何年龄，以中老年发病较多，发病的高峰年龄为 40～60 岁。女性约为男性的 3 倍。多见于缺碘性甲状腺肿流行区，部分患者有多年结节性甲状腺肿病史。一般病程较长，生长缓慢，少数患者可出现近期生长增快，缺乏明显的局部恶性表现，少数可有疼痛及声音嘶哑。淋巴结转移较少，主要为血行转移，可转移到肺、骨骼，部分患者可以骨转移为初发症状就诊，转移灶癌组织可分化良好，颇似正常甲状腺滤泡结构，有较强的摄碘功能，故有"良性转移性甲状腺瘤"之称。肿瘤多为单发，少数多发或双侧发病，瘤体直径一般为数厘米或更大，实性，硬韧，边界不清。体检时，肿物的质地中等，边界不清，表面不光滑。早期，甲状腺的活动度较好，肿瘤侵犯甲状腺邻近的组织后则固定，可出现不同程度的压迫症状，表现为声音嘶哑、发音困难、吞咽困难和呼吸困难等。病理所见各部位不一，有的组织几乎正常，有的仅见有核分裂象，可见到 Hurthle 细胞，常见到血管和血管附近组织的侵蚀，老年患者更为显著。多数与乳头状癌混杂形成混合类型。

（三）髓样癌

此型较少见，占甲状腺癌的 5%～10%，其中 80%～90% 为散发性，好发于 50 岁左右女性，10%～20% 为家族性，患者年龄大多较小，男女发病无明显差别，肿块多局限于一侧腺叶，生长缓慢，病程长。髓样癌起源于甲状腺滤泡旁细胞，该细胞无合成分泌甲状腺素的功能，主要分泌降钙素、前列腺素、5- 羟色胺等生物活性物质，在原发癌、转移癌中血浆内的浓度很高，但临床血钙降低却不明显，可能是由甲状旁腺代偿所致，因此髓样癌的临床表现与其他类型的甲状腺癌截然不同。约 30% 髓样癌患者有顽固性腹泻，为水样稀便并含有未消化的食物，每日约 10 次，伴面色潮红，便前可伴有腹痛和急迫感，但无脓血或脂痢便，多于饭后和夜晚加重。腹泻可持续数年，但无明显营养障碍，仅有水和电解质的丢失。肿瘤切除后，腹泻症状消失，复发转移时，腹泻症状又出现，可能由髓样癌分泌的前列腺素影响血的肠肽以及 5- 羟色胺等引起。10%～20% 髓样癌患者有家族倾向，家族性髓样癌癌块较小，由于筛查，也有隐性发现。散发性者癌块直径多超过 4 cm 家族性髓样癌患者，均为双侧性癌腺叶和多中心病变，肿瘤分布和形态不对称，可能一侧有巨大肿物而对侧仅有组织学征象，但无一例外的均为双侧病变。散发性患者肿物多为单侧可能因发现较早之故，家族性患者较少见淋巴转移（包括淋巴结和淋巴管），远处转移更少见，多位于滤泡旁细胞集中处，即腺叶中上 1/3 交界处。髓样癌可并发西普勒综合征，亦称多发性内分泌腺瘤 II 型或 IIa 型，即髓样癌并发嗜铬细胞瘤及甲状旁腺增生或腺瘤也可并发内分泌瘤化 IIb 型或 III 型，即髓样癌并发嗜铬细胞瘤及多发性黏膜神经瘤，好发于眼睑结膜、舌及唇黏膜等处，多发性神经节瘤好发于肠管。另外，尚可并发类癌综合征及库欣综合征。库欣综合征多为急性型，即色素沉着、低血钾以及碱中毒，很少有面部及躯体特征。髓样癌以淋巴转移为主，初诊时约有 60% 患者已发生颈部淋巴结转移。病理可见细胞形态、排列、分化不一，但无坏死或多核细胞浸润，腺体的其他部位也可见癌性病灶，有血管侵蚀。

（四）未分化癌

此型以老年男性多见，是一类高度恶性的肿瘤，包括大细胞癌、小细胞癌、梭形细胞癌、鳞状细胞癌、梭形细胞癌、巨细胞癌、腺样囊性癌、黏液腺癌以及分化不良的乳头状癌、滤泡癌和嗜酸性细胞癌等，其中以大细胞癌较多见。未分化癌患者一般常有多年甲状腺肿或甲状腺结节的病史，肿块近期突然增大，发展迅速，短期内侵犯邻近组织，出现声嘶、呛咳、疼痛、吞咽障碍、严重的呼吸困难，以急诊就医，常发生血行转移。检查时可见弥漫性双侧甲状腺巨大肿块、质硬、固定、不光滑。颈部淋巴结转移率较高，癌肿在甲状腺形成双侧弥漫性巨大肿块，颈部 X 线检查可见气管受压、移位明显和变窄，因广泛浸润，侧位片多伴有椎前软组织增厚。病理上所见主要为含有许多核分裂象的不典型细胞和多核巨细胞，恶性程度大。以小细胞为主时不易与淋巴瘤区别，有时可见有乳头状癌和滤泡细胞癌的成分，提示部分未分化癌是其二者的退行性变（间变）。

第二节　流行病学

甲状腺癌发病率相对较低，占全身所有恶性肿瘤的 1%～2%，占因癌症死亡病例的 0.5%。但近年来在全球范围内甲状腺癌发病率逐年增长，不同地区、种族、性别和年龄之间存有较大的差别。

一、全球发病状况

2012 年国际癌症中心官方数据显示，全球男性甲状腺癌的年龄标准化发病率替换为 1.9/10 万，同 2008 年比增长了 26%。女性甲状腺癌年龄标准化发病率替换为 6.1/10 万。美国的发病率较高，甲状腺癌占所有恶性肿瘤的 2.3%，从 2004 年开始，美国甲状腺癌以男性每年 5.5%、女性每年 6.5% 的速度呈现持续增长的态势，成为美国恶性肿瘤增长速度最快的疾病；意大利 1991—2005 年女性甲状腺癌的发病趋势也不断上升，女性发病率从 1991—1995 年的 8/10 万，上升到了 2001—2005 年 18/10 万，增长了 2 倍多；韩国 2011 年甲状腺发病率（经韩国标准人口标化）是 1993 年的 15 倍，上升显著，韩国学者将这种变化归因于医疗服务水平的改变，认为饮食、环境以及基因所起作用有限；但也有极个别国家，如挪威和瑞士的数据显示甲状腺癌的发病率有所下降，1998—2002 年相较于 1973—1977 年，瑞典男性甲状腺癌发病率降低了 18.8%，瑞典、挪威、西班牙女性甲状腺癌发病率分别降低了 18.2%、5.8%、25.9%，原因尚不明确；在阿根廷、巴西、智利和哥斯达黎加，女性甲状腺癌发病率每年增加 2.2%～17.9%，乳头状甲状腺癌每年增加 9.1%～15.0%，而男性甲状腺癌的发病趋势基本上保持稳定。

二、中国流行病学特点

（一）地区分布

甲状腺癌已成为我国常见的恶性肿瘤，但甲状腺癌的发病率和死亡率均存在着明显的地区差异。沿海地区高于内陆地区，东部地区高于中西部地区，缺碘被认为与甲状腺肿瘤的发生有关，高碘饮食亦是甲状腺癌高发的诱因，我国东部沿海地区是高碘地区，亦是我国甲状腺癌高发地区。致病原因可能是缺碘而引发的甲状腺滤泡过度增生而致癌变，或由于长期的高碘刺激甲状腺上皮致突变而产生癌变。其发病率，城市高于农村，且在火山活动活跃地区，甲状腺癌的发病率明显高于其他地区。

（二）时间分布

据 2022 国家癌症中心数据显示，到 2016 年我国甲状腺癌的年龄标准化率发病率为 10.37/10 万，其中男性甲状腺癌的年龄标准化率发病率为 5.11/10 万，女性为 15.81/10 万。在 2000—2016 年间，男性所有癌症的年龄标准化发病率保持稳定，但女性的年龄标准化发病率以每年 2.3% 的速度显著增加，女性甲状腺癌的发病率增幅为 17.7%，为所有癌症类型中发病率增幅最大的疾病，但其死亡率保持稳定，这表明过度诊断可能在中国经济快速过渡到更高的社会经济水平的过程中起到一定作用。

（三）人群分布

1. 性别

甲状腺癌好发于女性，男性与生育期女性的患病率之比大约为 1 ∶ 3；多数研究者以女性的激素和生殖等方面的特点作为突破口进行深入研究，曾经有学者提出甲状腺癌中存在雌激素受体多态性可能是导致男女之间甲状腺癌发病差异的原因，女性青春期前和绝经后与男性的发病率大致相同，而且绝经后发病率呈明显下降趋势。研究表明，甲状腺癌组织中有雌激素受体的表达，体外实验发现随雌激素的增加，雌激素受体阳性的甲状腺乳头状癌原代培养细胞发生增生反应增强。对于男性而言，甲状腺肿或甲状腺结节史、恶性肿瘤家族史是高危因素，而这些高危因素同样适用于女性人群，潜在风险的增加使女性患者数量居高不下。

2. 年龄

甲状腺癌可发生于各个年龄阶段，主要好发于青壮年，平均 40～50 岁发病人数最多。男性达峰时间较迟，在 70 岁以后达到高峰。女性多于男性，女性发病率是男性的 2～3 倍，儿童发病率较低，但在儿童甲状腺结节中甲状腺癌的患病率高达 2%～50%。随着年龄增长，甲状腺癌发病率逐年增加。许多证据表明，年龄是甲状腺癌的危险因素之一，与甲状腺癌的发病呈正相关；甚至有研究提出将 45 岁作为判断预后的一个标志，虽然这一观点目前仍有争议，但随着经济发展，人口格局的变化，尤其是几十年来中国人口老龄化的加剧，肯定给甲状腺癌的发病提供了广泛的目标人群。

3. 职业

电离辐射与甲状腺癌的发生显著相关，是迄今为止甲状腺癌最明确的危险因素之一。职业接触电离辐射，如使用 X 线，甲状腺癌发生率也将明显增高，尤其是女性。地方性甲状腺肿流行区和放射线暴露者甲状腺癌的患病率明显增加。如在一般人群中尸检隐匿性甲状腺癌的患病率 0.6%，而放射线暴露者尸检隐匿性甲状腺癌患病率则为 4.5%～35.6%。

4. 生活方式

长期的饮食结构不合理、不良的生活习惯、工作压力和不良情绪等因素造成身体的过度酸化，人体的整体功能下降，促使一些正常细胞改变染色体采取主动变异，使肿瘤性状得以表达。月经不调、首次怀孕年龄早、服避孕药、子宫切除和卵巢切除都可使甲状腺癌的发生风险增高。有研究报道，吸烟、饮酒及绝经后超重亦可使甲状腺肿瘤的发病率增加。此外，甲状腺癌的发病率增加与环境内分泌干扰物的作用有关，防晒霜、日用化妆品等均含有不同类别的内分泌干扰物，可影响甲状腺功能，促进甲状腺自身免疫异常，导致甲状腺癌发病率增高。

第三节　诊断与鉴别诊断

一、西医诊断

甲状腺癌特征性的临床表现极少，多数仅表现为甲状腺结节，部分患者可出现局部压迫或浸润症状，少部分患者可以局部或远处转移（肺脏、骨骼、中枢神经系统转移）症状为首发表现。对每一例甲状腺结节或甲状腺肿块患者来说，几乎均存在排除恶性病变的问题。故甲状腺肿瘤的诊断实际上是甲状腺良、恶性肿块（或结节）的鉴别诊断问题。本病术前诊断主要依靠甲状腺细针穿刺活检（FNAB）确定，同时必须做颈部淋巴结B超检查有无转移，有助于外科医生决定术式。但在临床上遇有下列情况时，提示恶性甲状腺结节的可能性大：①成年人和老年人；②男性；③单结节、囊性结节或钙化性结节；④质地硬，活动度差；⑤结节迅速增大或伴局部淋巴结肿大；⑥既有头颈部、上纵隔放射治疗或核暴露史，甲状腺癌或多发性内分泌腺瘤家族史。详细的病史采集和体格检查对诊断有很大帮助，主要包括以下几方面。

【病史采集】

甲状腺癌发病的峰值年龄为：乳头状癌为30岁，滤泡癌约为45岁，未分化癌超过50岁。小孩或老人有结节时，恶性的可能性增加。14岁以下儿童的甲状腺结节，恶性的概率为50%。年龄＞65岁者，结节恶性的可能性也增大。虽然甲状腺癌女性多见，但男性甲状腺结节呈恶性的可能性大。过去有头颈部低剂量（0.1～10 Gy）放射线暴露史患者，甲状腺癌发生的危险性明显增加，有甲状腺癌家族史患者甲状腺癌的发病机会增加。同样，有些遗传性疾病伴甲状腺滤泡细胞来源的肿瘤的发生风险增加。多发性面部皮赘和舌诊常可提供线索。再有，如果结节出现疼痛，不是由甲状腺炎或甲状腺结节所致的话，恶性的可能性增加。结节经过甲状腺激素治疗后继续增大者，恶性的可能性增加。如果结节伴有声音嘶哑、吞咽困难，恶性的可能性也增加。对于多数甲状腺癌患者，甲状腺功能正常，但患有滤泡癌时，部分患者可伴有甲状腺功能亢进。Graves病和甲状腺炎患者中发生甲状腺癌的风险略有增加，多为微小甲状腺乳头状癌，常在手术时意外发现，多为多个病灶。

【临床表现】

甲状腺癌的病理类型较多，不同的病理类型其临床表现可有差异。总的来说，甲状腺癌早期临床表现大多不明显，常常是体检时通过超声检查发现。待肿块长大后，多数情况是患者（或家人）或医生偶然地发现颈部有肿块，而患者大多无自觉症状。颈部肿块往往表现为非对称性且质地较硬，并随吞咽可上下活动，肿块可逐渐增大。随着肿瘤进一步发展，肿瘤可侵犯气管而固定，也可产生压迫症状，如伴有声音嘶哑，呼吸不畅，甚至产生吞咽困难，或局部出现压痛等。当肿瘤增大到一定程度压迫颈静脉时，可出现患侧静脉怒张与面部水肿等体征，是甲状腺癌的特征之一。

【体格检查】

进行甲状腺乳头癌颈部查体时，表现为甲状腺质地较硬的肿物，呈非对称性，肿块边界不清晰，表面凹凸不光滑。早期肿块可随吞咽上下活动，若肿瘤增大侵犯了气管或周围组织，则会变得较为固定。恶性甲状腺结节有一些特征：结节数目上，孤立的病灶呈恶性的概率为5%～10%，多结节的病灶呈恶性的概率仅为1%；质地硬、固定，恶性的可能性较大；伴有声音嘶哑或单侧声带麻痹，恶性的可能性大。乳头状癌在早期易发生局部淋巴结转移。除病史查体之外，还需要进一步做辅助检查。

【辅助检查】

1.病理诊断

（1）术前细针穿刺活检：FNAB是诊断甲状腺结节的金标准，在判断结节良恶性和决定下一治疗方案上起着至关重要的作用，美国国立综合癌症网络（NCCN）指南中将其作为甲状腺结节的首选检查。术前细针穿刺细胞学检查具有创伤小、快捷、准确的优点。有文献报道，细针穿刺细胞学检查与术后病检的符合率达到了96.7%，结合免疫化学细胞计数，可以使敏感性达到100%；对滤泡型甲状腺癌诊断价值较差，仅能提示滤泡性新生物，不能鉴别新生物是良性还是恶性。对未分化甲状腺细胞癌可用

FNAB诊断，但有时与转移到甲状腺肿瘤之间者难于鉴别，需要进行细胞角质素和甲状腺球蛋白的免疫组化染色，协助诊断。用FNAB检查诊断淋巴瘤有一定困难，采用流式细胞仪检测技术，可区分细胞是肿瘤细胞克隆来源还是桥本甲状腺炎。

（2）术中冷冻切片病理检查：冷冻切片是确诊甲状腺癌的可靠方法，随着高档冷冻制片机的使用，其制作出来的冷冻切片质量高、染色好，能够辨认乳头状结构及毛玻璃样核，部分可观察到砂粒体、钙化灶或磷化灶；术后组织病理学检查是确诊甲状腺病变良性和恶性的金标准。乳头状癌一般有乳头状结构，可见毛玻璃核；滤泡癌可伴有出血、坏死及囊性变；髓样癌可见条索状结构，呈浸润性生长，可见玻璃样变性或淀粉样变性，癌组织挤压周围正常甲状腺组织。

2. 实验室检查

（1）甲状腺功能：一般应测定血清TT$_4$、FT$_4$、TT$_3$、FT$_3$和TSH。必要时还应检测抗TGAb和TPOA等。甲状腺癌患者的甲状腺功能一般正常，少数可因肿瘤细胞能合成和分泌T$_3$、T$_4$而出现甲亢症状，较轻者可仅有TSH下降和FT$_3$、FT$_4$的升高。肿瘤出血、坏死时，有时也可出现一过性甲亢。血清Tg测定主要用于分化良好的甲状腺癌的复发判断，其浓度主要由3个因素决定。①甲状腺容量：体积越大，分泌的Tg越多。②TSHR的活化程度：TSHR被刺激时分泌的Tg增多。③滤泡细胞或肿瘤细胞合成和分泌Tg的能力：一般分化良好的甲状腺可保存Tg的合成和分泌功能。此外，还可以检测血清降钙素，该指标可以在疾病早期诊断甲状腺细胞增生和甲状腺样癌。

（2）肿瘤标志物：肿瘤特异性生长因子是一种新型的肿瘤标志物，可以促进肿瘤毛细血管的增生，肿瘤早期在血清中明显升高。血清肿瘤特异性生长因子水平的升高可以较临床症状早3～6个月，因此是早期检测的指标之一。有研究对甲状腺癌患者血清TSGF进行检测，结果发现TSGF与甲状腺癌的发生发展均有一定关系。

（3）癌胚抗原：癌胚抗原是非特异性肿瘤相关抗原，有报道显示，甲状腺癌约有50%患者的癌胚抗原升高。有学者对22例甲状腺癌患者进行癌胚抗原检验，结果发现54.5%患者的CEA呈阳性，而5例良性患者均为阴性，说明CEA对诊断甲状腺疾病的良恶性有一定的辅助价值。

3. 影像学检查

（1）超声：多普勒彩超对甲状腺良恶性肿瘤的诊断准确率可分别达85%和96%。两者声像图主要区别在于：瘤体的钙化情况、内部回声以及形态。①内部回声情况：恶性肿瘤因为细胞较大而发生重叠，因此介质成分较少，其在图像内缺少强烈的反射界面，所以多表现为低回声。而良性肿瘤细胞间质不均匀，因此，回声反射也表现出了不均匀的趋势，进而体现出混合回声。②外部形态：甲状腺癌为恶性肿瘤的一种。从声像图上来看，甲状腺癌者外周不存在显著界限，且边缘模糊，形态不均匀，不存在包膜。③钙化：恶性肿瘤通常为细小砂粒样钙化，而良性肿瘤则为规格较大颗粒状钙化。彩色多普勒能显示肿块内部结构及血流情况，脉冲多普勒显示血流高速、高阻力、宽频带，部分逆向频谱。从甲状腺癌的不同分型来看，乳头状癌70%～90%为低回声，70%可伴有囊性成分，多数边界不清，15%～30%有不完整的晕环，微小钙化常见，90%血供丰富；滤泡状癌肿瘤有完整的包膜，可表现为边界清晰，形状规则，超声较难诊断；髓样癌低回声为主，界限清楚，无包膜，80%～90%伴有钙化；未分化癌无包膜，短期内甲状腺增大明显，表现为实质性低回声，边界不规则，常有出血、坏死。

（2）CT、MRI检查：当发生病变时，储备碘的细胞被破坏，局部含碘量下降，CT图像表现为低密度区。甲状腺形态增大及密度降低为甲状腺异常的主要表现。不同类型的甲状腺癌影像表现：乳头状癌CT或MRI见肿瘤呈囊性变及囊壁有乳头状结节，明显强化，并有砂粒体钙化，是乳头状癌的特征。

在钙化中，微钙化与乳头状癌的关系最为密切。乳头状癌容易出现颈部淋巴结转移，当颈部淋巴结内有囊性变、囊壁内乳头状结节及细颗粒状钙化，无论甲状腺是否肿大，都要考虑乳头状瘤甲状腺癌的可能。滤泡状癌甲状腺滤泡癌原发或复发的甲状腺肿瘤多较大，平均直径 $4\sim8$ cm，部分肿物边缘模糊、不规则，呈浸润性生长。密度和信号不均匀，强化较明显。髓样癌肿瘤多单发，边界清楚，部分肿物边缘不规则，呈浸润性生长，常有粗或细的钙化，很少有出血和囊变。由于肿瘤血供丰富，增强强化显著。约 1/4 见于多发内分泌肿瘤综合征（MEN），家族性 MEN 者常见多发肿瘤；未分化癌 CT 或 MRI 显示具有恶性。

4. 甲状腺核素扫描

核医学对患者安全、无创伤，能以分子水平在体外定量地、动态地观察人体内部的生化代谢、生理功能和疾病引起的早期、细微、局部的变化，提供了其他医学新技术所不能替代的简便、准确的诊断方法。经典使用的核素是 ^{131}I、^{123}I、$^{99m}TcO_4^-$。根据甲状腺结节提取核素的多寡，划分为"热结节""温结节""凉结节""冷结节"。因为大多数良性结节和甲状腺癌一样吸收核素较少，成为所谓"凉结节"和"冷结节"，所以诊断价值不大，仅对甲状腺自主高功能腺瘤（热结节）有诊断价值，普通的核素扫描不能明确诊断甲状腺的良恶性，临床上常常通过静脉注射亲瘤显像剂做进一步的检查。

5. 基因检测

近年来，分子生物学技术在很大程度上提高了术前甲状腺髓样癌（MTC）的诊断水平。从细针穿刺获取的组织中提取出 DNA，并对它进行 Ret 原癌基因突变分析，如发现 Ret 原癌基因突变，有助于 MTC 的诊断。另外，反转录 PCR 技术也是 MTC 术前诊断的最可靠的方法之一。用细针穿刺抽取的标本，经反转录 PCR 技术检测降钙素基因，如发现降钙素基因，则可诊断为 MTC。文献报道，准确率可达 90% 以上。

二、中医诊断

大多数医家认为石瘿相当于西医的甲状腺癌，其特点是结喉的两侧结块，坚硬如石，高低不平，推之不移，即宋代陈无择的《三因极一病证方论·瘿瘤证治》所说的"坚硬不可移者"，多见于 40 岁以上患者，女性多于男性，或既往有肉瘿病史，颈前肿块生长迅速，质地坚硬如石，表面凹凸不平，推之不移，并可出现吞咽时移动受限。若颈丛神经浅支受侵，则耳、枕、肩部剧痛；若肿块压迫引起喉头移位或侵犯喉部神经可导致呼吸或吞咽困难，甚或发生声音嘶哑；若侵犯食管造成溃疡，可导致咯血等严重后果，具有难治性和危险性。

三、鉴别诊断

（一）西医鉴别诊断

甲状腺癌需要与结节性甲状腺肿、桥本甲状腺肿、甲状舌管囊肿、恶性淋巴瘤、间叶组织肿瘤、转移瘤等进行鉴别。地方性甲状腺肿多见于地方性甲状腺肿地区，两侧甲状腺肿大出现结节。桥本甲状腺肿表现为两侧甲状腺对称性肿大，无钙化，激素治疗有效。甲状舌管囊肿多见于儿童，为位于舌管甲状腺间的 $2\sim3$ cm 大小的囊肿。甲状腺间叶组织肿瘤少见。转移瘤有原发恶性肿瘤病史，多见于

乳腺癌、肺癌转移及恶性淋巴瘤侵犯

1. 亚急性甲状腺炎

多有上呼吸道感染史，在数日内发生甲状腺肿胀且伴有疼痛。血清中 T_4、T_3 浓度增高，但放射性碘摄取率显著降低，这种分离现象很有诊断价值。试用小剂量泼尼松后，颈部疼痛很快缓解，甲状腺肿胀逐渐消失。

2. 慢性淋巴细胞性甲状腺炎

由于甲状腺肿大，质地较硬，易误诊为甲状腺癌。此病多发生于女性，病程较长，甲状腺肿大呈弥漫性、对称性，表面光滑。试用甲状腺制剂后腺体常可缩小，常伴有 TPO 明显升高。

3. 乳头状囊性腺癌

由于囊内出血，短期内甲状腺腺体迅速增大，伴有呼吸困难，特别是平时忽略了甲状腺结节，更易引起误诊。追问病史常有重体力劳动或剧烈咳嗽史。B 超可见囊性结节有助于鉴别。

（二）中医鉴别诊断

1. 肉瘿

相当于西医的甲状腺腺瘤或囊肿，属于甲状腺良性疾病，其临床特征为颈前喉结一侧或两侧结块，柔韧而圆，如肉之团，可随吞咽动作而上下活动。宋代陈无择的《三因极一病证方论·瘿瘤证治》将瘿分为五类，其中肉色不变者就是本病证。其发生与情绪有明显关系，中医认为其由于情志抑郁，肝失调达，气滞血瘀；或忧思郁怒，肝旺侮土，脾失健运，痰湿内蕴。气滞、痰浊、瘀血随经络而行，留注于喉结，聚而成形乃成。内治一般以理气解郁、化痰软坚为主。

2. 气瘿

相当于西医的单纯性甲状腺肿及部分地方性甲状腺肿，其中地方性甲状腺肿常见于离海较远、海拔较高的山区，古称"土瘿"，即与水土相关的瘿肿。气瘿的特征为患部肿块柔软无痛，可随喜怒而消长。在古代医学文献中还有"瘿囊""影袋""影囊"等别称，老百姓俗称为"大脖子病"。晋代巢元方在《诸病源候论·气瘿候》对其做了详细描述："气瘿之状，颈下皮宽，内结突起，腿腿然，亦渐长大，气结所成也。"中医认为气瘿成因与忧恚、水土相关，情志不畅，忧怒不节，以致肝脾气逆，脏腑失和而气瘿成；后者为外因，系与患者生活的地理环境及饮用水的水质有关，因饮水或食物中含碘不足所致，晋代巢元方的《诸病源候论·瘿候》载："瘿者，由忧恚气结所生，亦曰饮沙水，沙随气入脉，搏颈下而成之。"气瘿的治疗一般采用内治法，主要以疏肝解郁、化痰软坚为主。《外科大成·卷四·不分部位大毒·内痈总论·瘿瘤主治方》记载："十全流气饮治忧郁伤肝，思虑伤脾，致脾气不行，逆于肉里，乃生气瘿肉瘤，皮色不变，日久渐大者，陈皮、赤茯苓、乌药、川芎、当归、白芍（上药各一钱）、香附（八分）、青皮（六分）、甘草（五分）、木香（三分）、生姜三片、红枣二个，水煎，随症上下服。"

3. 瘿痈

相当于西医的甲状腺炎（急性甲状腺炎，亚急性甲状腺炎，桥本甲状腺炎），因其具有"痈"的一般特点，且病位在瘿，故称为"瘿痈"，其特征为喉结两侧结块，色红灼热，肿胀疼痛，甚而化脓，常伴发热、头痛等症状，瘿痈患者既往通常有上感病史，故中医学认为其病机为先天禀赋不足，肾气亏虚，或后天调养不当，复感风温邪热之毒，内因肝郁气滞，疏泄失常，痰热互结于颈前，蕴而成毒所致。

4. 筋瘿

筋瘿多属颈部血管瘤、颈部动脉瘤或肿大的甲状腺压迫深部静脉，引起颈部浅静脉扩张的并发症，表现为颈部有肿块，静脉怒张明显，形似蚯蚓攀爬。《普济方·卷二百九十四·瘿瘤门·诸瘿瘤》中记载："夫气血凝滞。结为瘿瘤。瘿则忧患所生。着于肩项。皮宽不急。槌槌而垂是也……其筋脉呈露者。谓之筋瘿。"筋瘿一般在结喉部发病，因火气过胜、愤怒伤肝所致。治宜清肝解郁、养血舒筋。可服清肝芦荟丸，古代文献《验方新编·卷二十四·外科主治汇方·清肝芦荟丸》中记载："清肝芦荟丸治筋瘿、筋瘤。当归、生地、炒芍、川芎各一两，芦荟、川连、海粉、牙皂、甘草、昆布、柴胡、青皮（炒）各五钱，研末，面糊小丸，白汤每下三钱。"

5. 血瘿

血瘿与筋瘿都属于颈部血管瘤、颈部动脉瘤或肿大的甲状腺压迫深部静脉，引起颈部浅静脉扩张的并发症。其特征表现为颈部有肿块，皮肤颜色呈紫红色，其表面交叉明显，肿块逐渐长大，多无明显的压迫症状。古代文献《普济方·卷二百九十四·瘿瘤门·诸瘿瘤》中记载："夫气血凝滞，结为瘿瘤。瘿则忧患所生，着于肩项，皮宽不急，槌槌而垂是也。瘤则随气留住，初作桃李之状，皮嫩而光，渐如杯卵是也。瘿有五种，其肉色不变者，谓之肉瘿。其筋脉呈露者，谓之筋瘿。其赤脉交络者，谓之血瘿。"古代文献对血瘿的治法与前几种瘿病大体相同，治宜滋阴制火，养血化瘀，可选用芩连二母丸，或四物汤加海藻、昆布、猪靥之类治疗。见于《外科心法要诀·卷十二·发无定处（上）·瘿瘤》中："芩连二母丸，黄芩、黄连、知母、贝母（去心）、当归、白芍（酒炒）、羚羊角（镑）、生地、熟地、蒲黄、地骨皮、川芎（上药各一两）、甘草（生，五钱），上为末，侧柏叶煎汤，打寒食面糊为丸，如梧桐子大。每服七十丸，灯心煎汤送下。"

第四节　中医认识与治疗

一、中医认识

（一）中医对甲状腺癌病名的认识

中医学对本病早有认识，将本病归属于"瘿瘤""石瘿"的范畴。早在公元前 3 世纪，我国已有关于瘿病的记载，如《庄子·德充符》已有"瘿"的病名。《吕氏春秋·尽数》云"轻水所，多秃与瘿人"。不仅记载了瘿病的存在，而且观察到瘿病的发病与地理环境密切有关。宋代陈无择著《三因极一病证方论》对瘿瘤就予以分类："坚硬不可移者名石瘿；皮色不变者即为肉瘿；静脉露著者名筋瘿，赤脉交络者，名曰血瘿；随忧愁消长者，名气瘿"。其中石瘿是以喉部两侧结块，质地坚硬，触之如石，表面凹凸不平，推之不移，吞咽时可出现活动受限为特点的瘿病，宋代朱棣在《普济方·针灸门》中提到"石瘿难愈"，唐代王焘所著《外台秘要》中亦有记载"石瘿不可治"。若石瘿日久，肿块压迫可引起呼吸困难、吞咽受限，亦可发生声音嘶哑；若侵犯食管导致溃疡时，可有咯血等严重后果，以上均表明石瘿的难治性及危险性。

（二）中医对甲状腺癌与情绪因素关系的认识

中医学认为甲状腺癌多因情志不畅、肝郁气滞、痰湿凝聚所致。《外科正宗·瘿瘤论》认为"夫人生瘿瘤之症，非阴阳正气结肿，乃五脏瘀血、浊气、痰滞而成"。《济生方·瘿瘤论治》认为"夫瘿瘤者，多由喜怒不节，忧思过度，而成斯疾焉。大抵人之气血，循环一身，常欲无滞留之患，调摄失宜,气凝血滞,为瘿为瘤"。《诸病源候论》曰"瘿者,由忧恚气结所生"。《济生方》曰"夫瘿瘤者,多由喜怒不节,忧思过度,而成斯疾焉。大抵人之气血,循环一身,常欲无滞留之患,调摄失宜,气滞血凝,为瘿为瘤"。《圣济总录》亦谓瘿瘤为"妇人多有之,缘忧郁有甚于男子也"。

(三)中医对甲状腺癌与饮食关系的认识

《诸病源候论》还提出瘿病的另一病因,即"诸山水黑土中,出泉流者,不可久居,常食令人作瘿病,动气增患"。

(四)中医对甲状腺癌治疗的认识

历代医家对甲状腺癌的治疗均有探索,认为本病的发生与多种因素相关,是机体气、痰、瘀、毒、虚的病理反应。对瘿病的治疗,中医积累了丰富的经验。《外科大成》言"夫瘿瘤者,由五脏邪火浊气,瘀血痰滞,各有所感而成,非正病也。且瘿者阳也,色红而高突,或蒂小而下垂,瘤者阴也,色白而漫肿,而无痛痒之苦。然症而各有五:筋瘤属肝,色紫而坚,青筋盘曲如蚓,治宜养血舒筋,如清肝芦荟丸;血瘤属心,皮肤缠隐红丝,软硬间杂,治宜凉血抑火,如芩连二母丸;肉瘤属脾,色不变,软如绵,不宽不紧,治宜行痰开郁理中,如顺气归脾丸;气瘤属肺,亦色不变,软如绵,但其随喜怒而消长,治宜清肺和荣,如通气散坚丸;骨瘤属肾,色黑皮紧,高堆如石,贴骨不移,治宜补肾行瘀,破坚利窍,如调元肾气丸。上五瘤,俱宜复元通气散,兼以蜡矾丸,甚捷。"《外科正宗·瘿瘤论》曰"初起元气实者,海藻玉壶汤、六军丸;久而元气虚者,琥珀黑龙丹、十全流气饮,选而服之,自然缩小,渐渐消磨,若久而脓血崩溃、渗漏不已者,不治"等。唐代孙思邈在《备急千金要方》中提到,用海藻、龙胆、昆布、通草、半夏等可治疗石瘿。

二、病因病机

甲状腺癌属中医学"瘿瘤""石瘿"范畴。《说文解字》云:"瘿,颈瘤也。"宋代陈无择在《三因极一病证方论》中提到"坚硬不可移者,名曰石瘿",与现代甲状腺癌相近。中医理论认为,甲状腺癌的发生主要与以下两个方面关系密切。

(一)情志内伤

1.气滞

情志是人体对外界刺激所做出的正常的生理反应,皆不可过极,情志过极则可引起人体疾病的发生发展。元代朱丹溪提出:"气血充和,百病不生,一有怫郁,百病生焉。"忧恚愤怒日久,易伤肝木,则肝气失于调达,气机郁滞,不能推动气血津液的运行,则气血凝滞,津聚而为痰,日久则结为痞块。现代医家在研究传统理论的同时结合临床经验,分别提出自己的观点。《圣济总录》言"瘿病咽噎塞者,由忧恚之气,在于胸膈,不能消散,搏于肺脾故也。咽门者,胃气之道路,喉咙者,肺气之往来,今二经为邪气所乘,致经络否涩,气不宣通,结聚成瘿。"蔡小平认为肝气失调是甲状腺癌发生的重要病因。肝属木,心属火,木生火,心气赖肝阳推动充养,肝阳不足,肝气不足,则心气受抑,血脉凝滞,同时肝火旺盛亦会导致疾病的发生。郭盼盼等人认为肝气失于调达,津液输布失调,则容易导致聚液成痰,气滞痰凝,壅结于颈部,形成甲状腺癌,故提出情志因素是甲状腺癌最为重要的发病因素，女性平素多愤郁恼怒或忧愁思虑是造成甲状腺癌发病率女性显著高于男性的原因之一。

2. 痰凝

情志异常易导致肝经疏泄失职，气机不畅，致肝气郁结，抑郁恼怒，恼怒日久化火，灼伤肝之津液，炼液为痰。脾主运化，肝气横逆犯脾，脾失健运，不能及时运行输布水液，则水湿凝聚，聚而为痰，痰气交阻，形成痰核。何丽美等人对 110 例甲状腺癌术后患者的中医用药特点分析中，化痰软坚类出现 360 次，占 17.32%，居总用药频次的第一位，此说明"痰"是甲状腺肿瘤的重要病机。贾永华认为肿瘤的发生是由脏腑功能失常，正气亏虚，气血精微无以运化，水精不布，郁痰生湿，积湿生痰，痰阻血瘀，日久成积而成，各种肿瘤多有表现为痰浊凝聚这一阶段，具有苔腻、脉滑之征，其以化痰软坚法使甲状腺癌的治疗取得满意疗效。

3. 血瘀

气为血之帅，血为气之母，气能生血，气能行血，气能摄血。"肝藏血，血舍魂，肝气虚则恐，实则怒""血有余则怒，不足则恐"（《素问·调经论》）。肝属刚脏，肝在五行属木，木主升发，故肝喜调达而恶抑郁，情志不畅损伤肝木，气机郁滞则无力推动血液运行，久则致血瘀。《素问·五脏生成》曰："故人卧血归于肝，肝受血而能视，足受血而能步，肝受血而能视，掌受血而能握，指受血而能摄。"反之，血液的运行输布又可以影响气机通畅。血能生气，气存血中，血不断地为气的生成和功能活动提供水谷精微，水谷精微是各脏腑发挥正常生理功能不可或缺的物质基础。血能载气，"气阳而血阴，血不独生，赖气以生之；气无所附，赖血以附之"。血不载气，则气将漂浮不定，无所归附。因为人身之血用以载气，故气不得血，则散而无所附。血液运行的同时又可影响人的情志活动，无论何种原因形成的血虚或运行失常，均可以出现不同程度的神志方面的症状。情志的异常皆可影响气机，气机阻滞又可进一步影响血液运行，故气滞与血瘀互为因果。张保根通过免疫组化技术发现 CaSR 在甲状腺乳头状癌与甲状腺良性肿瘤、甲状腺正常组织的表达有统计学差异，CaSR 与甲状腺乳头状癌有着极为密切的关系，并且在甲状腺乳头状癌组织的钙化中起到重要作用，实验研究中发现 CaSR 在甲状腺乳头状癌血瘀证组的阳性表达高于非血瘀证组，提示 CaSR 可能与中医石瘿血瘀证具有相关性。

（二）饮食失宜

《金匮要略》有"凡饮食滋味以养于生，食之有妨，反能为害……若得宜则益体，害则成疾，以此致危。"早在《吕氏春秋·尽数篇》中便记载了"轻水所，多秃与瘿人"，即提出瘿病的发生与人的所居之处存在一定的关系。《诸病源候论·瘿候》曰："瘿病者，是气结所成。其状，颈下及皮宽腿腮然，忧恚思虑，动于肾气，肾气逆，结宕所生。又，诸山州县人，饮沙水多者，沙搏于气，结颈下，亦成瘿也。"甲状腺癌的高发地区主要是沿海地区，沿海地区高碘摄入量是甲状腺癌的发病因素之一。《杂病源流犀烛·颈项病源流》言"西北方依山聚涧之民……其间妇女往往生结囊如瘿"，也指出含碘食物缺乏地区，易导致瘿病的发生。碘摄入不当包括缺碘和高碘，对甲状腺癌的发生影响深远，现代科学亦指出，缺碘而引发的甲状腺滤泡细胞过度增生而致癌变，长期的高碘刺激甲状腺上皮致突变而产生癌变，也是甲状腺癌术后复发的重要危险因素

（三）正虚邪侵

"正气存内，邪不可干"，部分医家认为甲状腺癌的发生机制为在正虚的基础上，气郁、痰凝、血瘀聚结于颈前，日久蕴结成毒所致。方邦江教授认为甲状腺癌的发生主要是由于正气亏虚，脏腑功能

失调，邪毒乘虚而入，进一步使机体阴阳失调，气血功能障碍，终致气滞、血瘀、痰凝、毒聚相互胶结，蕴于颈部，从而形成肿瘤，且甲状腺癌术后患者脏腑功能减退，易产生气滞、血瘀、痰凝等一系列病理变化，若此时六淫邪毒乘虚而入，留滞体内，正邪相争，若邪盛正衰，则易致肿瘤的复发、转移或合并症的产生；陈伟等人认为甲状腺癌发病的根本在于正气亏虚，若手术治疗后机体免疫力更下降，全身处于虚弱状态而容易遭受邪气的侵袭；何丽美等人认为甲状腺癌的发生与人体正气的强弱密切相关，它是在阴阳气血亏损、正气虚衰的基础上发病的。特别是年逾四十者，正气渐虚，一方面无力抵御外邪，易受六淫邪毒的入侵；另一方面，由于脏腑功能薄弱，还会产生气滞、痰凝、血瘀、毒聚等一系列病理因素，内外致病因素结合，遂发为瘿病。

三、辨证论治

甲状腺癌以手术治疗为主，但中医辨证治疗可以弥补手术治疗、放射治疗、化学治疗的不足。中医药辨证治疗在甲状腺癌的整个治疗过程中有着独特的优势和潜力，林鸿国等人认为中医在治疗甲状腺微小癌中的优势有三方面：一是能在中医理论指导下，避外邪，保证饮食与休息规律、情志调畅从而达到"治未病"的效果；二是对于手术治疗的甲状腺微小癌，中医中药的作用可以在术后调理阴阳，固护正气，促进恢复；三是对于不能耐受麻醉及手术或无法手术的甲状腺微小癌患者，中医可以调阴阳，做到标本兼治，采用中西医结合的方法治疗，控制肿瘤的发展，改善生存质量。王斌、林兰等人认为中医在辅助西医治疗甲状腺癌的优势上有四方面：一是甲状腺癌术后辅以中医辨证施治，改善临床症状，降低血清甲状腺球蛋白水平；二是控制甲状腺癌转移以减轻转移痛，改善患者生活质量；三是软化甲状腺癌术后颈部突起的瘢痕；四是减轻甲状腺癌化疗后恶心、呕吐等不良反应。

（一）常见证型辨证论治

甲状腺癌目前尚无统一的辨证分型，但基于辨证论治、整体观念原则，王芷乔等人应用德尔菲法，经过两轮专家调研后，将甲状腺癌中医常见证候共分为痰瘀互结证、肝郁气滞证、瘀热伤阴证、气血两虚证、气阴两虚证、脾肾阳虚证。其中，痰瘀互结证为术前证候；肝郁气滞证、瘀热伤阴证术前术后均可；气血两虚证、气阴两虚证、脾肾阳虚证为术后证候。周玉等人对甲状腺癌术后中医证候进行聚类分析，结果其为气阴两虚证、肝郁气滞证、瘀热伤阴证、脾肾阳虚证四类，其中气阴两虚证、肝郁气滞证最为常见。以下将主要证型做大抵归纳。

1. 痰瘀互结证

颈前结块坚硬，憋闷疼痛，痰多质黏，咽中梗死，胸闷憋气，声音嘶哑，咳嗽气喘，面色晦暗，月经色暗有块，舌紫黯有瘀斑，苔腻，脉弦滑。多见于术前患者。

魏澹宁等人认为痰可生瘀，即痰阻气机，帅血失职而成瘀；瘀可致痰，即瘀血阻络，津液停聚而为痰。此外，津血同源，互生互化，而痰瘀作为津血的病理产物，也可有此演变，由于痰瘀可互生故提出在甲状腺癌发展过程中极易形成痰瘀互结之证。而在甲状腺癌病变过程中，一旦形成痰瘀互结之证，必胶着缠绵，顽结难去，痰瘀互结而胶着难去是癌毒反复形成的根本原因，治疗的关键就在于化痰与祛瘀并行，不可偏废一端，否则不足以打断两种病理产物之间互生互长的恶性循环，痰瘀初结，热象不显之时，可拟海藻玉壶汤之意化痰散瘀；随着病势进展，痰从火化，痰瘀胶着而成热毒。此时，一方面加用煅牡蛎、浮海石、猫爪草、红花、莪术等增强祛瘀化痰之功；另一方面，在痰瘀并治的基础上，予龙胆草、焦山栀等泻肝经实火，沙参、玄参等偿气阴之耗，同时选用中药清热解毒之品如夏枯草、山慈菇、白花蛇舌草等，不但可直接清解热毒，亦能广泛调节人体的免疫功能而发挥其抗癌的功能。陈如泉教授认为此证型以虚为主，因虚致实，乃本虚标实之证。治以化痰健脾，活血散瘀，基本方为法半夏、茯苓、炒白术、陈皮、丹参、赤芍、当归、益母草、猫爪草。郭志雄对于痰瘀交阻型甲状腺癌，以化痰软坚、消散瘿瘤为治法，以海藻、昆布为含碘消瘿的主药，方用海藻玉壶汤加消瘰丸化裁，药物组成：海藻 30 g，昆布 10 g，陈皮 10 g，青皮 10 g，法夏 30 g，浙贝 10 g，连翘 15 g，当归 10 g，川芎 10 g，茯苓 12 g，香附 10 g，甘草 6 g。郁久化火、烦热舌红者，加赤芍、栀子、夏枯草；神疲乏力、便溏者，加炒白术、葛根。

2. 肝郁气滞证

颈前无明显结块，颈前胀痛憋闷，烦躁易怒，情志抑郁，胸闷不舒，胸胁胀满，脘痞腹胀，善太息，经行不畅，舌淡，苔薄白，脉弦或弦数。多见于甲状腺微小癌或术后患者。

方邦江教授提出甲状腺癌术后患者若对本病缺乏了解或有误解，导致精神压力大、情志失常，易产生悲观失望的情绪，临床辨证应属肝气郁结证，方用柴胡疏肝散加减。对于胁痛显著者，可酌情加延胡索、川楝子、乌药行气止痛；陈如泉教授临床治疗以疏肝解郁为主，常以柴胡、黄芩、炒白芍、郁金、香附配以夏枯草、猫爪草、半枝莲等清热解毒之品；燕树勋教授认为甲状腺癌术后的主要病机为肝郁气滞痰凝，其从中医"整体观念""辨证论治""因人制宜"等理论及临床观察出发，总结出"缓则治其本，结者散之，虚则补之"的治疗原则，认为甲状腺癌术后患者应以疏肝理气、健脾化痰散结为主，方药多为柴胡疏肝散合二陈汤加减，药物主要由柴胡、青皮、陈皮、清半夏、茯苓、川楝子、香附、郁金、夏枯草、贝母、瓜蒌皮、胆南星、海藻、昆布、猫爪草、穿山龙、白花蛇舌草、山慈菇、黄药子等组成，在其临床研究中，以该方加减的治疗组的中医症状评分较对照组有明显降低；刘云霞认为肝郁气滞是甲状腺癌发病的主要病机，肝主疏泄气机，喜怒不节，疏泄失司则气滞。"气为血之帅"，肝气郁滞，血行不畅则血瘀。肝木乘脾，脾主运化水湿，运化失司则痰凝。气滞、痰凝、血瘀随肝气上逆，结于颈前则为瘿瘤，肝郁日久化火，伤及正气，则阴阳气血亏虚，因此将甲状腺癌病机可概括为"气滞、痰凝、血瘀、肝火、气虚"，而尤以气滞为主，结合甲状腺癌以肝郁气滞为主要病机的特点，提出了"祛邪扶正，标本共治"的中医治则，以及"疏肝理气"为主的中医治法，对于肝郁气滞证，治宜疏肝理气，方选柴胡疏肝散，肝为将军之官，方中柴胡、陈皮、枳壳与白芍、当归同用，补肝体而助肝用，使血和而肝柔。刘云霞强调疏肝理气治法应贯穿甲状腺癌的整个治疗过程，在临证用药中应灵活配伍柴胡、吴茱萸、川芎等肝经引经药，瓜蒌、厚朴、陈皮、桔梗、佩兰、木香、佛手等理气化痰药，共奏疏肝理气、化痰散结之功。

3. 瘀热伤阴证

颈前结块有或无，形倦体瘦，声音嘶哑，烦躁易怒，心悸不宁，口干咽燥，五心烦热，舌质暗红少苔，舌紫有瘀斑，脉沉涩，脉细或细涩。多见于转移、复发患者。

江树舒等人认为"瘀热"是甲状腺癌常见的致病因素之一，也是导致甲状腺癌发生、发展、变化的重要病机。经甲状腺癌手术加 [131]I 治疗后，其病机特点为"瘀热伤络，气阴受损，阴阳两虚"，此时尤应重视"瘀"和"热"的存在，放射性碘消融术亦具有"火热"之性，伤阴耗气，其属于"热"毒范畴，瘀热互结癌毒内盛，伤阴耗气，损伤脏腑脉络而入虚损之途；国医大师周仲瑛教授创新性地提出了瘀热相搏病机理论，明确指出甲状腺癌的病因为火热毒邪，病位深在营血、脉络，病变特点为火热毒邪或兼夹痰湿壅于血分，搏血为瘀，致血热、血瘀两种病理因素互为搏结、相合为患，导致脏腑受损，治疗大法为凉血化瘀，其常用方药为五味消毒饮合银翘散、犀角地黄汤合消瘰丸、沙参麦冬汤合贝母瓜蒌散。临床上常选用银花、菊花、夏枯草三味以清其实热，此三味均为药食两用之品，口感不甚苦寒而易于服用，其中银花即金银花，其清热力强而不似黄连之类过于苦寒，可以重用，夏枯草的药用部位为干燥果穗，古人喜用夏枯草制成凉茶以清热解渴，可见其亦为药食两用之品，若确为实火之证，用量可达 15～20 g，连续用 21～28 剂。若患者有阴津受损表现，常选百合、沙参、鲜石斛相配治疗。百合善于润养心肺，清气分虚热，处方用量一般在 30 g 以上，若适逢当令季节可选用鲜百合制成药膳食疗。南沙参、北沙参常协同运用，一般各取 15 g，因沙参善补肺气，又能滋阴以制阳，虽补而不滋腻，质轻上行，利于治疗上部病变。鲜石斛为新鲜的铁皮石斛，采用真空包装、冷冻贮藏，嘱患者拆开后开水冲泡，嚼之味淡并有浓厚的黏性，充分吸取汁液后吐出渣滓，每日 10 g。

4. 气阴两虚证

颈前结块有或无，心悸不宁，气短懒言，声音嘶哑，神疲乏力，自汗盗汗，精神萎靡，五心烦热，口干咽燥，形体消瘦，头晕耳鸣，舌红少苔，脉细数，脉沉细无力。多见于术后患者。

方邦江教授认为甲状腺癌术后，患者因气血津液大量耗损，常表现为气阴两虚证，治疗以益气养阴为主，方用生脉散加减。常选黄芪、白术、茯苓、太子参、大枣等健脾益气，其中取黄芪补气生血，又可固表敛汗，引太子参补肺脾气兼养阴生津之用；大枣则能补脾和胃，益气生津，缓和药性。另外，常选沙参、麦冬、天冬、石斛、生地黄、百合等养阴生津之品；其中百合既可养阴，又具补脾健胃、养心安神之效；陈如泉教授认为气阴两虚型为乳头状甲状腺癌术后最常见的证型，治以益气养阴、清热解毒之法，用药多以黄芪、旱莲草、女贞子、沙参、麦冬、白花蛇舌草、半枝莲等加减，气虚乏力明显者重用黄芪、太子参，阴虚热甚表现为身体消瘦、怕热、多汗、心悸胸闷、咽干明显者加用知母、黄柏。

5. 气血两虚证

颈前结块有或无，声音嘶哑，吞咽不利，形体消瘦，神疲乏力，心悸不宁，气短懒言，自汗盗汗，纳呆食少，头晕目眩，舌淡，苔白，脉细弱。多见于转移、复发患者。

黄挺教授认为甲状腺癌术后，癌毒虽去，正气已伤，气血津液大伤，证多属虚实夹杂，在机体气阴两虚、气血不足甚或阴阳虚衰的基础上夹有气滞、痰凝、瘀毒内结，治疗上总体应为益气养阴、清热散结，临床上视病情变化而有所偏重；刘艳娇等人认为气血两虚证多见于甲状腺癌术后或放疗后的患者，治疗上可予八珍汤或二至丸加减；贾英杰认为石瘿晚期属气血不足、正气亏虚，临床以生脉散合扶正解毒汤加减治疗；贾堃认为甲状腺癌和其他部位的癌瘤一样，能较迅速耗气伤血，正气愈虚，癌毒愈炽，故一味攻邪往往不能收到预期效果。如甲状腺癌发展到一定阶段，出现心悸气短，全身乏力，自汗盗汗，声音嘶哑，口干欲饮，头晕目眩，纳少，二便失调，舌暗淡少苔、脉沉细无力。此属气血双亏，正气虚弱，治宜益气养血，扶正祛邪，方可用菊汤加减：黄芪 60 g，沙参 30 g，夏枯草 30 g，山豆根 10 g，重楼 10 g，黄药子 10 g，瓦楞子 30 g，仙灵脾 15 g，野菊花 30 g，昆布 15 g，生地黄 30 g，料姜石 60 g。

6. 脾肾阳虚证

颈前结块有或无，畏寒肢冷，腹胀，面浮肢肿，肠鸣泄泻，口淡不渴，神疲乏力，精神萎靡，舌质淡，苔薄白，脉沉迟无力。多见于术后甲减患者。

魏澹宁等人认为甲状腺分泌各种促进生命活动的激素，为中医"阳脏"的范畴，手术切除甲状腺、甲状腺激素抑制等治疗措施对甲状腺癌患者而言，实为大损真阳之举，临床上此类患者也常出现腰膝酸痛、畏寒肢冷、完谷不化等脾肾阳虚症状，特别是甲状腺癌接受手术及内分泌治疗的患者，在阴阳两虚的基础上，脾肾阳虚表现得更为突出。脾肾真阳不足则无力鼓动血脉，变生瘀血；肾为阳气之根，其职主水，元阳蒸腾，水液方运；元阳不足，水不化气，亦可成饮变痰。故许多甲状腺癌晚期患者，痰瘀互结之局依然存在，此时若一味行化痰祛瘀之治，则必难奏效，反有进一步损耗正气之虑。故治疗需穷本溯源，当阴阳双补，重温补脾肾，临床上常用阴中求阳之法，取数味补阳之品如附子、干姜、肉桂等，配伍大多为生精填髓之品，如白芍、地黄、山萸肉、山药、女贞子、枸杞子等，拟肾气丸"微微生火，即生肾气"之意，达到阴阳双补、阴生阳长之效。在温补脾肾之阳的基础上，再予前文所及之化痰散瘀之品，方奏常效；陈如泉教授认为脾肾阳虚患者治疗以温肾健脾利湿为主。常用药物为仙灵脾、菟丝子、茯苓、炒白术，畏寒重、腰膝酸软者加制附片、桂枝、怀牛膝、杜仲，大便稀溏者加白扁豆、山药；脾虚湿盛瘀滞严重者可见胫前黏液性水肿，则加用地龙、鸡血藤、独活等活血通络；蔡小平教授以真武汤加减治脾肾阳虚证，方药组成：猫爪草30 g，海藻15 g，昆布15 g，茯苓30 g，生姜9 g，附片9 g，白术15 g，甘草片6 g。马科教授认为肾为先天之本，肾阳为脏腑阳气之本，后天脾的运化有赖肾阳温煦，脾阳虚久，则易损及肾阳，反之，肾阳虚不能温脾阳，运化失职，酿成湿毒，气机不利，久而化痰毒、瘀毒成肿瘤，加之环境、手术、术后放化疗、平素医家多用清热解毒和以毒攻毒药等原因使脾肾阳虚成为术后主要病机，故以温补脾肾为基本治法，兼祛湿毒、痰毒、瘀毒等标实之邪，临床上以脾肾阳虚为甲状腺癌术后主证，治以温补脾肾、消瘿化石法，予右归丸合二神丸加减，药物组成：黄芪、党参、熟地黄、肉桂、山药、山茱萸、菟丝子、当归、补骨脂、肉豆蔻、海藻、昆布、麦冬、玄参。方中肉桂、熟地黄暖补肾阳，熟地黄静纯，肉桂温通，无凝滞之结，两者相伍可使动静态调和；补骨脂、肉豆蔻来自《普济本事方》二神丸，前者以温补脾肾为主，后者温中行气、涩肠止泻，以温中健脾为主，两药相合，脾肾双补，适用于治疗脾肾阳虚之食少、腹泻伴腰酸肢冷者；玄参、麦冬配伍有预防燥热津伤之意。

（二）分期辨证论治

临床有研究通过查阅整理中医诊治甲状腺肿瘤的证型和方药，发现甲状腺肿瘤证候病机分解结果为患者证候病机以实证偏多，主要有气滞、痰浊、血瘀、火热；虚证主要是阴虚、气虚和血虚。大多数医家认为早期以邪实为主，治以清热养阴、疏肝理气、化痰散瘀消瘿；中晚期由实转虚，尤以气虚、阴虚、阳虚为多见，治疗上更注重扶正，治以健脾温肾、养阴生血、扶正以祛邪。

郑伟达教授将其分为3期，并以自拟汤药加减治疗：①初期多见于肝郁痰湿型，治以化瘀解毒、理气化痰法。方以自拟伟达4号方合6号方加减：黄药子15 g，山慈菇10 g，三七3 g（冲），重楼108 g，蜂房68 g，乳香6 g，没药6 g，白花蛇舌草15 g，半枝莲15 g，茯苓15 g，法半夏10 g，陈皮6 g，枳壳10 g，生甘草6 g，竹茹10 g，佩兰10 g，薏苡仁15 g，白豆蔻6 g，桔梗10 g，浙贝母10 g，鱼腥草20 g，柴胡10 g，郁金10 g，夏枯草15 g，海藻10 g，生牡蛎30 g。②甲状腺癌肿累及喉返神经，或放疗、手术后，多见于阴虚肝旺型，治以化瘀解毒、养阴平肝法。汤药以自拟伟达3号方合5号方加减：沙参15 g，麦冬10 g，玉竹10 g，玄参15 g，生地黄15 g，天冬10 g，石斛10 g，天花粉10 g，百合15 g，旱莲草10 g，葛根15 g，仙鹤草20 g，柴胡10 g，白芍12 g，枳壳10 g，生甘草6 g，川芎6 g，香附6 g，当归10 g，炙罂粟壳10 g，延胡索10 g，川楝子10 g，台乌药10 g，青皮6 g，女贞子15 g，夏枯草15 g，黄药子15 g，生牡蛎30 g。③后期或放疗后复发者多见气血双亏型，治以化瘀解毒、益气养血法。以伟达1号方合2号方加减：当归10 g，黄芪15 g，川芎6 g，白芍10 g，熟地黄15 g，三七

3 g（冲），黄精 10 g，紫河车 6 g，桑椹子 10 g，何首乌 10 g，丹参 10 g，太子参 20 g，白术 10 g，茯苓 10 g，炙甘草 6 g，白扁豆 12 g，怀山药 20 g，薏苡仁 15 g，川续断 10 g，补骨脂 10 g，红枣 6 枚，生姜 3 片，夏枯草 15 g，重楼 15 g，玄参 15 g，沙参 30 g，生黄芪 20 g，石斛 30 g，白芷 6 g，鹿角霜 10 g。

张兰教授根据患者甲状腺癌术后病机演变过程，认为术后初期由于"阳脏"甲状腺的切除，患者出现一系列阳气不足的证候表现，随着病程进展，由于阳气虚弱益甚，出现阳损及阴、阴虚气耗，导致气阴两虚证。而久病不复，气血阴阳俱虚，血与痰湿内生，最终可兼出现痰瘀互结，因此张兰教授认为甲状腺切除术后患者初期多以脾肾阳虚为主，易发为甲状腺功能减退症，治以补脾益肾、扶正培本法，方用补中益气汤合肾气丸为基础方化裁，对于中期气阴两虚证，治以益气养阴、清热解毒法，方用生脉散加减，晚期正虚兼痰瘀互结证，方用四君子汤和海藻玉壶汤。

戴云归纳了甲状腺癌不同时期的主要证型及治疗：癌症初期常见证型为肝郁气滞型和痰湿凝滞型，分别用四逆散加减和四海舒郁丸加减治疗，癌症中期的主要证型为气滞血瘀、气郁痰凝，治疗上以柴胡疏肝散分别合桃红四物汤、二陈汤为主方加减治疗，癌症中晚期的主要证型为痰瘀交阻型，治疗上以海藻玉壶汤为主方加减治疗，甲状腺癌晚期及手术放疗化疗后，其常见的证型为阴虚火郁型、气阴两虚型，分别以知柏地黄加减、四君子汤合增液承气汤加减为主方治疗。邵灿灿、燕树勋等人对甲状腺癌术后进行分期辨证论治：早期常见风热犯表证，治以疏风清热解表，方用银翘散加减；甲状腺癌术后早中晚期常见肝火旺盛证，甲状腺癌术后早中期常见气郁痰阻证，方药分别用龙胆泻肝汤合天麻钩藤饮、柴胡疏肝散合二陈汤加减。甲状腺癌术后中晚期常见气滞血瘀证、气阴两虚证，分别治以活血化瘀散结、理气止痛和益气养阴、生津润咽、破血消癥法，方分别用血府逐瘀汤、黄芪生脉沙参麦冬汤加减，甲状腺癌术后晚期常见气血两虚证、阴阳两虚证、瘀毒阻滞证，分别治以益气补血、阴阳双补、化瘀解毒法，方用八珍汤、左归丸合右归丸、五味消毒饮加减。

蔡北源认为甲状腺术后因为手术创伤、麻醉影响、手术体位等综合原因，导致脉络受损、气滞血瘀、风热外侵、气机不畅、痰瘀内结、耗伤阴液等，术后病机多为虚实夹杂，术后早期多见风热客肺证、气郁痰凝证、气滞血瘀证、阴虚证，分别治以银翘散或牛蒡解肌汤、柴胡疏肝汤合半夏厚朴汤、通窍活血汤、自拟方术后清方加减，术后远期遵循"只当养气血，调经脉，健脾和中、行痰开郁治之"治法，对于"元气实者"，给予海藻玉壶汤、六军丸，"久而元气虚者"，给予琥珀黑龙丹、十全流气饮，徐徐调治以收工。

四、常用方剂

（一）沙参麦冬汤

【出处】《温病条辨》。

【组成】沙参、玉竹、生甘草、冬桑叶、麦冬、生扁豆、天花粉。

【功用】清养肺胃，润燥生津。

【主治】燥伤肺胃或肺胃阴津亏损，咽干口渴，或热，或干咳少痰，舌红少苔者。

【方解】方中以麦冬、玉竹、天花粉养胃生津，沙参、冬桑叶滋阴清热，生扁豆、生甘草补中益气，兼以化湿。全方共奏甘寒清热、养阴润燥之功。

【临床研究】王德平等人将 76 例甲状腺癌术后患者随机分为对照组和观察组，每组 38 例，对照组

给予 ^{131} 碘化钠口服溶液，观察组在对照组基础上加用沙参麦冬汤加减，结果与对照组比较，观察组中医证候疗效、KPS评分、CD3$^+$、CD4$^+$、CD4$^+$/CD8$^+$ 显著升高（$P < 0.05$，$P < 0.01$），CD8$^+$、血清炎症因子、血清肿瘤标志物显著降低（$P < 0.05$，$P < 0.01$），故其认为沙参麦冬汤联合 ^{131} 碘化钠口服溶液可有效改善甲状腺功能。孙毓晗等人选择甲状腺癌术后患者 77 例观察沙参麦冬汤对甲状腺癌患者术后免疫功能的影响，观察组总改善率为 77.78%，显著高于对照组 53.13%，$P < 0.05$，与对照组比较，观察组治疗后活动能力、日常生活、健康感受、人生观评分和总分，NK细胞百分比，CD3$^+$、CD4$^+$T 百分比和 CD4$^+$/CD8$^+$ 比值，IgM、IgG 水平升高（$P < 0.05$，$P < 0.01$），CD8$^+$T 百分比降低（$P < 0.01$），故其认为沙参麦冬汤可提高甲状腺癌术后临床疗效，改善患者生活质量，增强患者免疫功能。魏世华研究沙参麦冬汤对头颈部恶性肿瘤放疗后并发口腔黏膜炎、口腔干燥症等口腔放射性损伤的临床治疗效果，测定的结果表明服药者唾液流量明显大于对照组，pH 亦高于对照组，$P < 0.01$，但与正常人的唾液流量及 pH 相比仍低于正常水平，在免疫功能测定中治疗后服药组 CD4$^+$ 增高，CD8$^+$ 降低，CD4$^+$/CD8$^+$ 比值升高，CD3$^+$ 较治疗前无显著差异。对照组治疗前后各项免疫学指标无明显变化，$P > 0.05$。服药组与对照组比较 CD4$^+$/CD8$^+$ 比值有显著性差异，$P < 0.01$；孙忠实以沙参麦冬汤配合放、化疗治疗头颈部癌症，观察其治疗效果并探讨其与微量元素变化之关系，结果发现沙参麦冬汤对接受放射线及化学治疗的头颈部癌患者，可提高尿中锌/铜及硒/铜之比值，明显改善生活品质如身体功能、角色功能、情绪功能、认知功能、社会功能以及疲劳、疼痛、呼吸困难、食欲不振等整体生活品质，并与中医证型变化的转归呈正相关性（$P < 0.05$）；刘畅等人对有关沙参麦冬汤加减对恶性肿瘤增效减毒作用的随机对照研究文献数据进行 Meta 分析后表明沙参麦冬汤联合组治疗恶性肿瘤的客观疗效优于对照组，[$OR = 2.01$，95% CI 1.39～2.92]，其差异有统计学意义，其不良反应也较对照组少。

（二）海藻玉壶汤

【出处】《外科正宗》。

【组成】海藻、贝母、陈皮、昆布、青皮、川芎、当归、连翘、半夏、甘草、独活、海带。

【功用】化痰软坚，理气消瘿散结。

【主治】瘿瘤初起，或肿或硬，或赤或不赤，但未破者，苔薄白，脉弦滑。

【方解】方中以海藻、昆布、海带为主药，化痰软坚散结，半夏、贝母化痰散结，连翘清热散结，青皮、陈皮行气理气，当归、川芎、独活活血调营，甘草调和诸药。诸药合用使气顺则痰消，血行则结散。

【临床研究】李树锋等人使用海藻玉壶汤联合左甲状腺素片治疗甲状腺癌患者，发现治疗后血清 TSH 水平以及尿碘含量明显降低，效果优于单纯中药组或左甲状腺素片单独治疗组（$P < 0.05$）。张勤良等人研究了海藻玉壶汤对甲状腺癌荷瘤小鼠趋化因子受体 CXCR4 的影响，结果发现经海藻玉壶汤治疗后的小鼠，出现肿瘤生长减缓现象，其中荷瘤对照组小鼠瘤重为（2.16 ± 0.78）g，海藻玉壶汤高剂量组小鼠瘤重为（1.49 ± 0.56）g，抑瘤率为 31.0%，海藻玉壶汤低剂量小组瘤重为（1.26 ± 0.77）g，抑瘤率为 41.7%，与荷瘤对照组小鼠相比，海藻玉壶汤高低剂量组肿瘤细胞膜及胞质上蛋白表达均显著降低（$P < 0.05$）。刘欢等人给予甲状腺肿瘤术后患者海藻玉壶汤加减以观察其临床治疗效果以及对甲状腺激素水平的影响，结果与治疗前比较，治疗后两组 TSH、FT$_3$、FT$_4$ 水平均有明显改善（$P < 0.05$），观察组治疗后 FT$_4$ 水平高于对照组（$P < 0.05$）；观察组复发率、不良反应发生率均低于对照组，总有效率（93.02%）高于对照组（72.09%）（$P < 0.05$）。杨万富在对 65 例甲状腺乳头状癌术后患者的观察

中发现，海藻玉壶汤加减联合左甲状腺素钠片治疗组较单纯应用左甲状腺素钠片治疗组 FT_3、FT_4 水平提升更高（$P < 0.05$），TSH、Tg 水平下降更低（$P < 0.05$），治疗有效率更高（$P < 0.05$）。白龙等人选取 100 例甲状腺肿瘤术后气滞脾虚痰浊证患者以评价逍遥散合海藻玉壶汤加减治疗效果。治疗组给予左甲状腺素钠片治疗配合逍遥散合海藻玉壶汤加减治疗，对照组给予左甲状腺素钠片口服，结果治疗组总有效率明显高于对照组（$P < 0.01$）。治疗组患者治疗后 FT_3、FT_4 水平均高于治疗前（$P < 0.05$），TSH、PCT、Tg 水平均低于治疗前（$P < 0.05$）；治疗组患者治疗后 FT_3、FT_4 水平均高于对照组（$P < 0.05$），TSH、PCT、Tg 水平均低于对照组（$P < 0.05$）。两组患者治疗后血常规和肝肾功能各项指标均在正常值范围内；两组患者治疗前后血常规和肝肾功能各项指标比较，差异均无统计学意义（$P > 0.05$）。治疗组不良反应发生率明显低于对照组（$P < 0.01$）。曲金桥等人测定了海藻玉壶汤药物饮片的硒含量，发现陈皮、海藻、海带、昆布、川芎、当归在海藻玉壶汤中为硒含量丰富的中药，海藻玉壶汤为富硒中药复方，而硒是动物体内必需的微量元素，与包括肿瘤在内的多种疾病有关。

（三）柴胡疏肝散

【出处】《医学统旨》。

【组成】陈皮、柴胡、川芎、香附、枳壳、芍药、甘草。

【功用】疏肝理气，活血止痛。

【主治】肝气郁滞证。症见胁肋疼痛，胸闷善太息，情志抑郁、易怒，或嗳气，脘腹胀满，脉弦。

【方解】方中以柴胡为君功善疏肝解郁，香附理气疏肝而止痛，川芎活血行气以止痛，二药相合，助柴胡以解肝经之郁滞，并增行气活血止痛之效，共为臣药。陈皮、枳壳理气行滞，芍药、甘草养血柔肝，缓急止痛，均为佐药。甘草调和诸药，为使药。诸药相合，共奏疏肝行气、活血止痛之功。

【临床研究】邵灿灿、吕久省等人选取分化型甲状腺癌术后辨证为气郁痰阻证的患者 62 例，随机分为对照组、治疗组，分别采用甲状腺激素抑制治疗、甲状腺激素抑制治疗基础上配合柴胡疏肝散合二陈汤加减治疗，观察治疗前后患者临床症状积分、血清促甲状腺激素值及甲状腺球蛋白水平，3 个月后治疗组症状积分明显低于对照组（$P < 0.05$），与本组治疗前比较，治疗组患者血清 TSH 和 Tg 值明显下降（$P < 0.05$）。许馨月在观察柴胡疏肝散与归脾汤联合化疗对恶性肿瘤患者的治疗效果中发现，柴胡疏肝散与归脾汤联合化疗组患者的白细胞减少发生率、生存质量、消化道反应发生情况明显好于单纯化疗组（$P < 0.05$）。

（四）四君子汤

【出处】《太平惠民和剂局方》。

【组成】人参、白术、茯苓、甘草。

【功用】益气健脾。

【主治】脾胃气虚证。症见面色萎黄，语声低微，气短乏力，食少便溏，舌淡苔白，脉虚弱。

【方解】方中人参为君，甘温益气，健脾养胃。臣以苦温之白术，健脾燥湿，加强益气助运之力；佐以甘淡茯苓，健脾渗湿，苓术相配，则健脾祛湿之功益著。使以炙甘草，益气和中，调和诸药。四药配伍，共奏益气健脾之功。

【临床研究】田黎等人研究发现四君子汤含药血清可显著抑制 KMH-2 和 8305C 细胞增生及诱导细胞凋亡；KMH-2 和 8305C 细胞中存在一定比例侧群细胞（1.45 ± 0.01）% 和（1.75 ± 0.01）%，侧群细胞中 ALDH、CD44 和 ABCG2 蛋白表达水平较高；四君子汤含药血清可以上调 Bax、下调 Bcl-2、促进 CytochromeC 释放，激活 Caspase-3 介导的细胞凋亡途径，从而对甲状腺癌细胞中的侧群细胞生长有抑制作用。邵景秀以加味四君子汤治疗甲状腺术后体虚患者，对比常规治疗与结合中药治疗的作用效果，将符合标准的 60 例甲状腺手术后患者分为观察组和对照组，对照组采用常规治疗，观察组在常规治疗的基础上同时配合加味四君子汤加减，进行中医症状疗效评价，在治疗 2 周后，观察组总有效率 66.67%；对照组病例总有效率 36.67%，两组总有效率比较有统计学差异（$P < 0.05$）。治疗 1 个月后观察组总有效率 93.33%；对照组总有效率 70.00%，两组总有效率比较有统计学差异（$P < 0.05$）。李刚等人通过临床试验研究发现四君子汤治疗的脾虚型大鼠血清甲状腺激素水平、胸腺细胞核 T_3R 含量、胸腺质量/体质量比值、血清胸腺因子浓度及其胸腺细胞 IL-2 的活性较脾虚组、自愈组高，与正常组无明显差异，四君子汤可增强甲状腺激素对胸腺的促进作用，促使胸腺上皮细胞合成和分泌血清胸腺因子、IL-2，加强机体的免疫功能。

（五）小柴胡汤

【出处】《伤寒论》。

【组成】柴胡、黄芩、人参、半夏、炙甘草、生姜、大枣。

【功用】和解少阳，疏利枢机。

【主治】伤寒少阳病证。邪在半表半里，症见往来寒热，胸胁苦满，默默不欲饮食，心烦喜呕，口苦，咽干，目眩，舌苔薄白，脉弦者；妇人伤寒，热入血室，经水适断，寒热发作有时；疟疾、黄疸等内伤杂病而见以上少阳病证者。

【方解】柴胡苦平，入肝胆经，透解邪热，疏达经气；黄芩苦寒，清泻少阳邪热；法半夏和胃降逆化痰；人参、炙甘草扶助正气，抵抗病邪；生姜、大枣和胃护中。

【临床研究】张丰华等人以小柴胡汤对 S180 荷瘤小鼠肿瘤血管生成影响与模型组比较，小柴胡汤三个剂量组都具有明显的疗效，且在量效关系上呈负相关趋势，但各治疗组间比较，则以小柴胡汤小剂量组效果最好（$P < 0.05$），但大剂量组效果较差，量效关系上呈现负相关趋势，与模型组比较，小柴胡汤小剂量组微血管密度明显下降（$P < 0.05$），小柴胡汤三个剂量都有明显抑制 VEGF 作用（$P < 0.05$），且以小柴胡汤小剂量组效果最好。沈刚等人提出小柴胡汤抗肿瘤机制一方面是通过对细胞周期的影响，抑制肿瘤的生长和转移，诱导肿瘤细胞的凋亡，抑制血管内皮素，清除活性氧等实现肿瘤直接抑制；另一方面是通过增强巨噬细胞功能，促进 B 细胞增殖，增加抗体 IL-1、IL-2、肿瘤坏死因子和 NK 细胞等的产生，促进骨髓功能，诱导干扰素，增加抗体产生免疫调节所实现的，在小柴胡汤对乳头状甲状腺癌术后患者的辅助治疗作用中发现，治疗后 6 个月及 1 年小柴胡汤组血清 Tg 与 TGAb 含量均明显低于对照组（$P < 0.05$），两组血清 TSH 含量研究组与对照组比较差异无统计学意义（$P > 0.05$）。付虹等人认为小柴胡汤中的有效成分黄芩甙具有诱导肿瘤细胞凋亡的作用，并在通过体内实验观察了不同浓度小柴胡汤对小鼠肉瘤 S180 的抑制作用及可能机制的研究中发现，在小柴胡汤中、小剂量组中对荷瘤鼠 S180 细胞有明显抑制作用，各剂量组小柴胡汤均可诱导荷瘤鼠 S180 细胞凋亡，与对照组比较有显著性差异（$P < 0.05$）；小柴胡汤中、小剂量组 S 期细胞数明显减少（$P < 0.05$），G_0/G_1 期细胞数明显增加（$P < 0.05$），S180 细胞增殖指数明显下降（$P < 0.05$），因此总结出小柴胡汤对小鼠肉瘤 S180 的生长具有抑制作用，其机制可能与诱导肿瘤细胞凋亡及抑制癌细胞增殖周期有关。李璐等人通过小柴胡汤抗肿瘤的临床研究报道总结出小柴胡汤能通过直接抑制、诱导分化、诱导凋亡、调

节免疫四方面的作用来发挥抗肿瘤作用。

（六）自拟柴枳汤

【出处】沈玉国自拟方。

【组成】枳实（炒）、柴胡各 30 g，白芍 30 g，茯苓 30 g，薏苡仁 25 g，佛手 25 g，射干 6 g，姜半夏 15 g，浙贝母 11 g，旋覆花 13 g，陈皮 13 g，夏枯草 15 g，泽泻 15 g，车前子 16 g，鸡内金 12 g，八月札 15 g，山慈菇 12 g，猫爪草 10 g，玄参 10 g，甘草 6 g。

【功用】理气消瘿，化痰散结。

【主治】肝郁痰凝证。症见颈部不适，可有吞咽时局部发憋，善太息，口苦咽干目眩，胸胁乳房胀痛，伴有食少纳呆，肢体倦怠，舌质淡红，苔薄白腻，脉弦滑。

【方解】方中柴胡疏肝解郁，枳实理气解郁、泻热破结，二者相伍，一升一降，共为君药，共奏升清降浊之效。白芍敛阴、养血、柔肝，且可使柴胡升散而无耗伤阴血之弊；茯苓、薏苡仁助中焦运化，气血生化有源，肝体得以濡养，肝气则冲和调达；佛手可疏肝脾之气，缓解胸胁脘腹胀痛。以上四药为本方臣药，君臣相依，肝脾同治，阴阳调和。姜半夏降逆止呕，浙贝母清热化痰、散结消痈，陈皮理气健脾、燥湿化痰，旋覆花降气化痰，上述四药合用，治痰之效显著。夏枯草清肝胆热，泽泻、车前子利水渗湿泻热，与茯苓、薏苡仁相伍，可使脾运得健，湿浊得去；车前子清热以明目，祛痰；鸡内金健脾消食化积；八月札疏肝和胃、软坚散结；猫爪草化痰散结、解毒消肿；山慈菇清热解毒；玄参清热凉血、泻火解毒，与八月札、猫爪草、山慈菇合用，共达散结清热消肿之功，以上皆为本方佐药。甘草补中调和诸药，射干化痰、利咽引经，是为本方使药，君臣佐使合而用之，达到肝脾同治、痰湿共举、解毒散结的功效。

【临床研究】沈玉国将 100 例肝郁痰凝型甲状腺癌术后患者随机分为对照组与观察组，对照组给予 [131] 碘清甲 + 左甲状腺素钠片治疗，观察组在对照组的治疗基础上联合自拟柴枳汤治疗，治疗 1 个疗程后，观察组治疗总有效率、卡氏评分提高加稳定率均显著高于对照组（$P < 0.05$）；观察组治疗后的毒副反应症状积分、FT_3、FT_4 水平均显著高于对照组（$P < 0.05$）、而中医证候积分值、TSH 水平显著低于对照组（$P < 0.05$）；王春华以自拟柴枳汤辅助用于甲状腺癌术后肝郁痰凝型患者 80 例，分析结果认为是自拟柴枳汤配合 [131] 碘清甲 + 促甲状腺素激素抑制治疗与单纯的西医治疗模式相比，具有明显优势，可以降低 Tg 值，对 [131] 碘放射所造成的血常规值降低程度及肝肾功能损伤有缓解作用，能够提高患者的 KPS 评分，改善其中医证候及毒副反应症状。

（七）消岩汤

【出处】贾英杰自拟方。

【组成】生黄芪、太子参、郁金、姜黄、夏枯草、生牡蛎、白花蛇舌草、蜂房。

【功用】益气养阴，解毒祛瘀。

【主治】气虚毒瘀证。症见神疲乏力，少气懒言，手术瘢痕，手术切口疼痛不适，颈部有压迫感，头晕目眩，心慌胸闷，手足麻木，肢体困倦，舌淡暗，苔白腻或黄腻，脉沉弦或细。

【方解】消岩汤由黄芪、太子参、夏枯草、生牡蛎、白花蛇舌草、蜂房、姜黄、郁金组成，方中黄芪、太子参为君以滋阴益气，扶正抗癌；夏枯草、生牡蛎、白花蛇舌草清热解毒、软坚散结；姜黄、郁金行气散结、活血祛瘀之功；蜂房祛风、攻毒、止痛，以搜剔脉络中之瘀毒。全方配合使用，祛邪而不伤正，全面调节机体内环境的平衡。

【临床研究】张蕴超、贾英杰等人将62例甲状腺癌术后患者随机分为治疗组与对照组，分别予以消岩汤联合左甲状腺素钠片、单纯用左甲状腺素钠片治疗，与对照组比较，治疗组临床症状改善率明显提高（$P < 0.01$），能够减轻甲状腺癌术后内分泌治疗不良反应，具有提高甲状腺癌术后患者的机体免疫功能趋势，在一定程度上可预防甲状腺癌复发风险，改善患者的生活质量；与本组治疗前比较，治疗组患者血 TSH 和 Tg 值下降显著（$P < 0.01$），总 T 细胞（CD3$^+$）、T 辅助/诱导淋巴细胞（CD3$^+$/CD4$^+$）、T 抑制/毒性淋巴细胞（CD3$^+$/CD8$^+$）、B 淋巴细胞（CD3$^-$/CD19$^+$）、NK 淋巴细胞（CD3$^-$/CD16$^+$、56$^+$）明显高于对照组（$P < 0.01$）。

（八）疏调气机消瘿汤

【出处】郭利华自拟方。

【组成】醋柴胡15 g，制香附10 g，郁金15 g，仙灵脾15 g，白术20 g，重楼15 g，白花蛇舌草15 g，夏枯草15 g，浙贝母20 g，生牡蛎30 g，川芎15 g，丹参15 g，炒枳实20 g，白芍20 g，茯苓20 g，炒鸡内金15 g，薄荷15 g，甘草10 g。

【功用】疏肝解郁，理气化痰。

【主治】肝郁痰湿证。症见颈部胀满，胸胁及乳房胀痛不适，善太息，情志急躁易怒或抑郁，或伴有肢体倦怠，心悸，失眠多梦，口苦咽干目眩，食少纳呆，消瘦，腹胀而腻或嗳气，大便时干时稀，舌红或淡红，苔白或白腻，脉弦或弦滑。

【方解】方中以醋柴胡为君药，统领疏肝解郁、调畅气机之功，制香附理气解郁，助君药醋柴胡疏肝理气之功。郁金凉血破瘀，与柴胡、香附相伍则气行而血行。仙灵脾壮阳益精以扶正，白术补脾温土，重楼、夏枯草、白花蛇舌草共奏清热解毒抗肿瘤之功，丹参、川芎两药活血化瘀、祛瘀推陈，枳实为破气行痰药，与本方柴胡一升一降调畅气机，浙贝母软坚散结，白芍柔肝敛阴、平抑肝阳，以上诸药共为臣药，以茯苓、鸡内金为佐药，健脾消食，甘草、薄荷共为使药，补脾益气，缓急止痛。

【临床研究】李妮雪以疏调气机消瘿汤治疗甲状腺癌术后肝郁痰湿症60例，用药3个疗程后在中医证候方面两组治疗均有效（$P < 0.05$），治疗组有效率为90%，对照组的有效率为67%，且治疗组效果较对照组好（$P < 0.05$），在中医单个症状比较方面，治疗组颈部不适、胸胁胀痛、情志抑郁、心悸、肢体倦怠、呃逆吸气、口苦、失眠多梦有统计学差异（$P < 0.05$），说明治疗组改善上述8个症状均有疗效；对照组胸胁胀痛、情志抑郁、呃逆嗳气、口苦咽干有差异（$P < 0.05$），说明对照组改善上述4个症状有疗效，而对于颈部不适、心悸、肢体倦怠、失眠多梦则无差异（$P > 005$），说明对照组对于颈部不适、心悸、肢体倦怠、失眠多梦无明显改善。治疗后对治疗组与对照组行组间比较：在颈部不适、心悸、肢体倦怠、失眠多梦4个症状中有差异（$P < 0.05$）说明治疗组效果优于对照组；而在胸胁胀痛、情志抑郁、呃逆吸气、口苦咽干4个症状中无差异（$P > 0.05$），说明两组效果无明显差异。KPS评分：两组均可改善患者生活质量（$P < 0.05$）；治疗组对于提高者生活质量效果优于对照组（$P < 0.05$），甲状腺相关激素 TSH、Tg 治疗前后两组均无明显差别（$P > 0.05$）。

（九）黄芪扶正汤

【出处】罗晓丽等人经验方。

【组成】黄芪、黄精、枸杞、女贞子、灵芝。

【功用】脾肾兼顾，阴阳双补。

【主治】阴阳气血亏虚，正气不足证。多用于肿瘤患者及免疫功能减退的老年人。

【方解】黄芪、灵芝具有升阳补气之效。黄芪归肝、脾、肾经，能健脾益气，固表排毒，敛疮生肌；枸杞能补肝益肾，扶正固本，滋阴补血，生津止渴；灵芝粉能滋肝补肾，健脾益气，养心安神，化瘀祛痰；女贞子能滋阴补肾，清肝明目，扶正固本；黄精能益气滋阴，润肺，补肝益肾，抗衰老。

【临床研究】观察组的 41 例甲状腺癌术后患者加服黄芪扶正汤，与仅采取手术治疗的 41 例甲状腺癌患者相比较。两组细胞免疫功能指标经比较发现，治疗后两组的 CD3+T、CD4+T 以及 CD4+/CD8+T 水平明显升高，CD8+T 水平则降低，差异有统计学意义（$P < 0.05$）；两组间进行比较发现，观察组较对照组来说改善情况更明显（$P < 0.05$），将观察组及对照组患者的各项生活质量指标评定结果进行比较发现，两组患者在治疗前各项指标不存在统计学差异，治疗结束后观察组患者的身体功能、社会功能、情绪功能、角色功能以及总体生活质量等各项指标得分均明显优于对照组患者且差异具有统计学意义（均 $P < 0.05$）。罗晓丽等人临床研究发现黄芪扶正汤可以提高老年人全血 CD4+/CD8+T 细胞数量、全血 CD56+ 细胞数量，但与对照组相比差异无统计学意义。并且能够使血清 SOD 和总抗氧化能力水平较治疗前提高，血清 MDA 水平较治疗前降低，因此提出黄芪扶正汤能提高老年人的细胞免疫功能，增加外周血 NK 细胞数量，能改善氧化应激状态。

（十）益气化瘀方

【出处】吴峰自拟方。

【组成】黄芪、黄精、菟丝子、山药、丹参、女贞子、鸡血藤、山慈菇、甘草。

【功用】益气化瘀，活血通络。

【主治】气虚血瘀证。症见神疲乏力，头晕目眩，心慌胸闷，少气懒语，颈肩部肿胀刺痛，舌下络脉紫黯。

【方解】方中黄芪、山药为君药，补脾益气，益卫固表；丹参、鸡血藤为臣药，活血化瘀，舒筋止痛；黄精、女贞子、菟丝子共为佐使，健脾润肺，养肝益肾，诸方合用，补气益精，固本培元，化瘀散结。

【临床研究】邢栋、吴峰将 72 例分化型甲状腺癌术后气虚血瘀型患者分为对照组和实验组，对照组采用基础治疗，实验组在对照组的基础上配合益气化瘀加减法进行治疗，结果治疗后两组 KPS 评分显著增大（$P < 0.05$），且实验组明显高于对照组，差异具有统计学意义（$P < 0.05$），两组患者中医症状评分均显著下降（$P < 0.05$），且实验组明显低于对照组，差异具有统计学意义（$P < 0.05$），两组 FT$_3$、FT$_4$ 水平均显著上升，TSH、Tg 含量明显下降（$P < 0.05$），且两组间比较，差异显著，具有统计学意义（$P < 0.05$）。

（十一）清肝泻火汤

【出处】燕树勋自拟方。

【组成】龙胆草、黄芩、夏枯草、牡丹皮、栀子、菊花、天麻、牛膝、白芍、郁金、磁石、砂仁、石决明、牡蛎、鳖甲。

【功用】清肝泻火，软坚散结。

【主治】肝火旺盛，痰瘀互结证。证见口干、口苦而渴，性情急躁易怒，胁痛，面红目赤，伴有烦热、容易汗出，失眠多梦，眩晕耳鸣，颈部手术部位瘢痕红肿，胀痛，舌质暗红或舌质红，苔薄黄或黄腻，脉弦数。

【方解】龙胆草、夏枯草均苦寒入肝胆经，善泻肝火，两者合而为君，共奏清肝火之功。黄芩、栀子、石决明、菊花、牡丹皮此五者共助龙胆草、夏枯草泻肝火、明目而为臣。天麻味甘性平，入肝经，以息风平肝潜阳为主，可治肝火上炎引起的头晕、头痛、失眠；磁石味咸性寒，归肝经；牡蛎性寒质重，入肝经，有平肝潜阳之功，另本品味咸，亦具有软坚散结功效；牛膝、白芍一降一敛，平肝抑火上四味共助君药治疗重要兼症，达到镇潜肝阳、滋阴、导热下行功效。牡蛎与鳖甲，长于软坚散结；此二味共奏软坚散结之功效，为佐助药，郁金味辛能行能散，既能活血，又能行气，调畅全身气机，以助药达病所，砂仁顾护胃气，以防寒凉伤胃。

【临床研究】韩青青通过观察肝火旺盛证患者发现多数处于分化型甲状腺癌术后早期，给予清肝泻火法组方的清肝泻火汤治疗后，肝火旺盛证的表现得到明显的缓解，中医证候总有效率达 86.1%，总人数 36 人，其中痊愈 1 人，显效 5 人，有效 25 人，无效 5 人，且不同年龄、性别的患者在证候成效方面无明显差异（$P > 0.05$），中医单项症状积分及证候总积分与治疗前对比均明显下降，具有统计学意义（$P < 0.01$），治疗后在躯体化症状、人际关系敏感、焦虑、抑郁、强迫症状、敌对、偏执因子上得分均较治疗前明显下降，$P < 0.01$，差异显著有统计学意义；在恐怖、精神病性因子得分上与治疗前比较，P 值分别为 0.058、0.102，差异无统计学意义（$P > 0.05$）。

（十二）疏肝散结祛毒汤

【出处】王迎春自拟方。

【组成】浙贝母、夏枯草、山慈菇、柴胡、丹参、半枝莲、川楝子、白花蛇舌草、蚤休、僵蚕、甘草。

【功用】疏肝散结、清热解毒。

【主治】肝郁痰阻证。症见目眩头晕，口干，乏力，多梦，情志抑郁，肢体倦怠，心烦易怒，胸胁不舒，舌红，苔白，薄苔，脉细、沉。

【方解】方中柴胡疏肝解郁，川楝子疏肝行气止痛，夏枯草疏肝散结、清热解毒，白花蛇舌草清热解毒、消肿止痛，丹参活血祛瘀、凉血消痈，蚤休清热解毒、散结消痈，浙贝母、山慈菇、半枝莲清热解毒、消痈散结，僵蚕散顽瘀透邪毒，甘草调和诸药。诸药合用共奏疏肝理气、清热解毒、消痈散结之功。

【临床研究】王迎春对 34 例观察组患者在行超声刀联合高频双极电凝术基础上给予疏肝散结祛毒汤，与观察组对比临床疗效、中医证候积分、甲状腺功能及不良反应等，结果显示观察组总有效率为 85.3%，显著高于对照组 61.8%（$P < 0.05$），观察组治疗后 TSH、Tg 显著低于对照组（$P < 0.05$）。因此，其认为甲状腺癌术后给予疏肝散结祛毒汤可以显著改善神疲乏力、目眩头晕等症状，降低复发及远处转移的风险，提高患者生活质量，具有较高的临床应用价值。

（十三）消痰散结方

【出处】魏品康自拟方。

【组成】制天南星、法半夏、山慈菇、浙贝母、佛手、香橼皮、土茯苓、黄连、藿香、佩兰、绿豆衣。

【功用】消痰散结，理气化瘀。

【主治】肝气郁滞证。症见胁肋疼痛，胸闷善太息，情志抑郁易怒，或嗳气，脘腹胀满，脉弦。

【方解】方中制天南星、法半夏辛温苦燥，燥湿化痰；山慈菇、浙贝母助其化痰散结之力；佛手、香橼皮理气化痰；土茯苓、黄连、藿香、佩兰、绿豆衣祛除痰湿。

【临床研究】刘晟以消痰散结方探讨其对甲状腺癌术后疗效的影响，结果显示中药治疗术后 1 年、5 年的总有效率（KPS 评分）分别为 76.16%、86.09%，治疗组术后 1 年内自觉症状及卡氏评分疗效明显优于单纯应用甲状腺抑制治疗组（$P < 0.05$），术后 5 年随访中消痰散结方治疗组在剩余甲状腺新生结节、颈部淋巴结增生肿大方面均较对照组明显改善（$P < 0.01$）；术后症状减少，生活质量更高（$P < 0.01$）；BRAF 基因突变与甲状腺乳头状癌的发生发展密切相关，其突变替代 36%～90%，对甲状腺乳头状癌的远处转移、病理分期、腺外侵犯及淋巴结扩散产生显著影响，王斌等人分别通过 1 年和 5 年的追踪结果发现消痰散结方可显著提高 BRAF 基因突变患者 PTC 的长期预后，可降低甲状腺术后并发症、淋巴结的复发率及 TSH 刺激和抑制状态下的 Tg 水平，因此通过本研究的结果可以推断出消痰散结方可能通过抑制 BRFV600E 突变介导的 MAPK 传递转化来产生抗肿瘤的疗效。

五、中成药治疗

（一）平消胶囊

【组成】仙鹤草、五灵脂、白矾、硝石、干漆（制）、枳壳（麸炒）、马钱子粉。

【功用】活血化瘀，止痛散结，清热解毒，扶正祛邪。

【主治】对肿瘤具有一定的缓解症状、缩小瘤体、抑制肿瘤生长，以及提高人体免疫力、延长患者生命的作用。

【用法】口服，一次 4～8 粒，一日 3 次。

【注意事项】本品可与手术治疗、放疗、化疗同时进行，孕妇忌用，在用药过程中饮食宜清淡，忌食辛辣刺激之品，运动员慎用，本品不可过量服用。

【现代药理】马钱子含有马钱子碱（士的宁）、鲁勃林、番木鳖次碱，可抑制癌细胞有丝分裂，还能特异性增加乏氧细胞对放射线的敏感性，对实体瘤具有放射增敏作用，平消胶囊的活血化瘀功能可改善肿瘤组织的含氧量，白矾、火硝三味药物经化学分析证实含有抗癌活性成分，仙鹤草、五灵脂药理实验证明能抑制肿瘤细胞生长，提高细胞免疫和体液免疫，从而延长生存期，减少复发和远处转移。

【临床研究】王娟等人在平消胶囊的抗肿瘤作用及其机制研究结果中显示平消胶囊的两个作用浓度均能不同程度地增加早期凋亡细胞的数量，且该诱导凋亡的作用具有时效和量效关系，平消胶囊诱导肿瘤细胞凋亡可能是其在体外抑制肿瘤细胞增殖和体内抑制肿瘤生长的作用；李旭枝等人通过动物实验发现与控制组划分，平消胶囊低、中、高剂量组的相对肿瘤体积明显小于对照组（$P < 0.05$，$P < 0.05$，$P < 0.01$）；抑瘤率分别为 25.60%、32.53%、47.88%，[131]I 放疗患者的临床研究发现其治疗组临床症状明显改善，卡氏评分明显高于治疗前（$P < 0.05$），白细胞计数高于对照组（$P < 0.05$），治疗后两组肝、肾功能比较无明显差异（$P > 0.05$），因此提出分化型甲状腺癌术后 [131]I 放疗患者服用平消胶囊后，能够显著改善患者放疗后的主要临床症状，可能保护骨髓造血功能，提高患者生活质量，具有安全性；陆顺娟通过对 143 例手术后放化疗或单纯放疗的恶性肿瘤病例给予平消胶囊发现其具有消瘤抗炎、能对抗 ^{60}CO 照射引起的骨髓抑制和免疫损伤、维持白细胞的稳定和帮助免疫恢复、保护肝脏、控瘤的作用。

（二）慈丹胶囊

【组成】莪术、山慈菇、鸦胆子、马钱子、蜂房粉、人工牛黄、僵蚕、当归、黄芪、丹参、冰片。

【功用】化瘀解毒，消肿散结。

【主治】本品用于原发性肝癌瘀毒蕴藏证，合并介入化疗，可改善临床症状，提高病灶缓解率。

【用法】口服，一次 5 粒，一日 4 次，1 个月为 1 个疗程，或遵医嘱。

【注意事项】运动员慎用，本品含有马钱子、鸦胆子，不可超量服用，本品尚无在儿童中应用的安全性和有效性研究资料，孕妇禁服，老年用药用量酌减或遵医嘱。

【现代药理】慈丹胶囊可通过抑制 COX-2 和 VEGF 的表达而起到抗肿瘤的作用，慈丹胶囊中主要成分 β- 榄香烯对人肝癌细胞 HepG2 有明显的抑制作用。

【临床研究】刘光甫等人通过元分析发现，慈丹胶囊联合 TACE 治疗原发性肝癌对比单纯 TACE 在近期疗效（观察组近期有效治疗 63.4%；近期有效改善 36.8%）及 1 年生存率（观察组 1 年存活恢复81.6%，1 年存活率 44.0%）；慈丹胶囊最新药理学动物实验研究证明其具有明显抑制肿瘤新生血管的作用，同时具有纠正机体高凝状态、疏通微血管、减少癌栓形成，从而能阻止癌细胞的着床达到抗癌复发和转移的作用。

（三）西黄丸

【组成】牛黄、麝香、乳香（醋制）、没药（醋制）。

【功用】清热解毒、化痰散结、活血祛瘀。

【主治】用于治疗乳岩、横痃、瘰疬、痰核、流注、小肠痈等病。

【用法】口服，一次 1 瓶（3 g），一日 2 次。

【注意事项】孕妇禁服，运动员慎用，虚寒者和有出血倾向者不宜应用。

【现代药理】牛黄具有抗氧化和清除自由基抗肿瘤的作用，其主要化学成分之一熊去氧胆酸可通过降低蛋白激酶 C 活性引发卵巢癌 A2780 细胞凋亡，对结肠肿瘤的发生也具有预防作用，可抑制人结肠腺癌 HT29 细胞增生；麝香含有的麝香酮能够抑制肿瘤新生血管生成，通过增加细胞膜的流动性来促进抗癌药物代谢和吸收达到杀伤肿瘤细胞的作用，麝香提取物对肺腺癌细胞株 GLC-82 细胞产生具有抑制作用，并且可促进 GLC-82 细胞代谢；乳香中含有 β- 乳香酸、3-O- 乙酰 -β- 乳香酸、11- 酮 -β- 乳香酸和 3-O- 乙酰 -11- 酮 -β- 乳香酸等抑制人急性早幼粒白血病细胞 HL-60 细胞 DNA 的合成，甘遂酸可通过促进细胞中蛋白激酶 B 通路相关糖原合成激酶 -3β 和促进降解蛋白磷酸化，以及 β-catenin 和 c-Myc 等蛋白的活化，有效抑制 Akt 通路活性；没药可以上调细胞周期调节蛋白依赖激酶抑制因子的 p21WAF/CIPI 和 p27 蛋白的表达，使细胞停滞于 G_0/G_1 期，实现对肿瘤细胞的增殖抑制。

【临床研究】李新叶等人通过动物实验发现肿瘤微环境中的 Treg 细胞含量随西黄丸剂量增高而降低，其凋亡数量随西黄丸剂量的升高而升高，Treg 细胞 PI3K、Akt 蛋白表达随西黄丸剂量的增高而降低，因此认为西黄丸通过下调 Treg 细胞 PI3K/Akt 蛋白的表达可抑制肿瘤微环境中的 Treg 细胞增殖，促进其凋亡，改善肿瘤微环境免疫抑制状态，逆转免疫逃逸，从而抑制肿瘤生长。

六、单味中药

（一）夏枯草

【来源】本品为唇形科植物夏枯草的干燥果穗。

【性味归经】味辛、苦，性寒，归肝、胆经。

【功能主治】具有清热泻火、明目、散结消肿功效。主治目赤肿痛，头痛眩晕，目珠夜痛，瘰疬，瘿瘤，乳痈肿痛。

【现代药理】付强等人研究发现夏枯草化学成分复杂，含糖类、香豆素类、黄酮类（芦丁、木樨草素、异荭草素和木樨草苷）、有机酸类、三萜类（熊果酸、齐墩果酸）、挥发油类等，夏枯草对SW579细胞的半数抑制浓度为65 mg/mL，能够不同程度地抑制人甲状腺癌细胞系SW579的生长；柏玉冰等人通过MTT法对夏枯草中单体化合物进行体外抗乳腺癌细胞MCF-7、MDA-MB-231的活性进行筛选，结果表明，夏枯草中的三萜类化学成分能选择性地抑制肿瘤细胞；张乐乐通过一系列体外功能实验、动物体内实验以及动物组织样本的分子生物学检测发现在甲状腺癌细胞株B-CPAP中，PVE被证明有显著的促凋亡作用，而在甲状腺癌细胞株TPC-1和SW579中，PVE能够明显抑制肿瘤的增生和迁移，且PVE的促凋亡作用和抗增生、抗迁移作用有着显著的剂量依赖性，在动物体内PVE对甲状腺癌细胞同样存在抑制作用，且这种抑制作用与给药剂量呈正相关，PVE对小鼠瘤体生长的抑制可能是通过抑制肿瘤增生相关蛋白PCNA、Ki-67的表达和促进肿瘤转移相关蛋白E-cadherin、β-catenin的表达来实现的；杨亚东等人采用水提醇沉法将夏枯草成分分成醇溶出部分和醇沉淀部分，并就这两部分药物对肺癌A549细胞和人肝癌HepG2细胞的增殖、迁移作用进行研究，夏枯草各种提取物均可抑制A549细胞和HepG2细胞的增殖和迁移，醇溶物MTT结果显示在一定范围内对A549细胞和HepG2细胞的增殖呈"V"字形的抑制作用。为探讨夏枯草对甲状腺癌细胞株K1钠/碘同向转运体（NIS）基因表达及摄碘率的影响，张王峰等研究发现甲状腺癌细胞株K1经夏枯草处理后，NIS基因表达上调、细胞的摄碘能力增强，该实验结果为放射性碘治疗甲状腺癌提供了新的思路。王瑛等人观察了不同浓度夏枯草对体外培养的人甲状腺癌细胞株SW579肿瘤细胞的生长影响作用，实验结果表明与替代分类相比，夏枯草对甲状腺肿瘤细胞均具有明显的增殖抑制活性，细胞存活率降低，夏枯草作用时间随作用剂量的增加而降低，表现出一定的剂量-时间-效应依赖关系，其中60 μmol/L的夏枯草甲状腺毒素的抑制作用最显著，各种浓度的夏枯草可以通过抑制细胞DNA复制和蛋白质的合成，从而中断甲状腺扩散繁殖的周期使甲状腺微米周期组织在G_0/G_1期、S期的细胞数减少，从而抑制了甲状腺细胞生长速度。

（二）山慈菇

【来源】兰科植物杜鹃兰、独蒜兰或者云南独蒜兰的干燥假鳞茎。

【性味归经】味甘、微辛，性凉，归肝、脾经。

【功能主治】具有清热解毒、消痈散结功效。主治痈疽疔毒，瘰疬痰核，癥瘕痞块。

【现代药理】山慈菇中含多糖物质，研究证明中药多糖具有抑制肿瘤细胞增殖的作用，其相关机制表现在中药多糖能改变癌细胞的细胞膜生长特性，抑制肿瘤细胞生长周期，能通过活化巨噬细胞直接杀伤肿瘤细胞，释放免疫调节因子，从而提高机体的抗肿瘤免疫能力来抑制肿瘤细胞的增生，还能通过激活某些蛋白酶、磷脂酶和内源性核酸酶来诱导细胞凋亡，在抗肿瘤中发挥重要作用；吴俊林通过向处于对数期的 SW579 细胞加入不同浓度的山慈菇提取液，作用 48 小时后，检测各组细胞 NIS mRNA 的表达情况，结果发现山慈菇可使甲状腺癌细胞株 SW579 细胞的增殖具有抑制作用；并且山慈菇对甲状腺癌细胞株 SW579 细胞的增殖表现出低剂量兴奋效应，还可使甲状腺癌细胞株 SW579 细胞中 *NIS* 基因表达上调；阮小丽等人研究山慈菇通用药材杜鹃兰及老鸦瓣的抑瘤及抑菌作用，杜鹃兰及老鸦瓣对小鼠 Lewis 肺癌、小鼠 S180 实体瘤及小鼠肝癌均有显著抑制作用，二者均具有体外抗人肝癌细胞株 7721 的活性。

（三）黄药子

【来源】为薯蓣科薯蓣属植物黄独的块茎。

【性味归经】味苦，性寒，归肺、肝经。

【功能主治】具有化痰散结消瘿、清热解毒的功效。主治瘿瘤，疮疡肿毒，咽喉肿痛，毒蛇咬伤。

【现代药理】在对黄药子化学成分的研究中发现其含有胡萝卜苷、β-谷甾醇、少量薯蓣皂苷元、豆甾醇、薯蓣次苷甲、箭根薯皂苷等甾类成分、8 种降二萜内脂等，二萜内酯类是其发挥抗肿瘤、抗炎、抗菌生物活性的主要物质基础，同时也是其诱导肝毒性的主要毒性成分。其中，黄药子甲素、乙素、丙素及薯蓣皂苷等均具有抗肿瘤作用。赵艳等人通过动物实验观察黄药子对人甲状腺癌细胞株 SW579 细胞凋亡抑制蛋白 Survivin 的诱导作用，结果发现中、高剂量药物组细胞 Survivin mRNA 表达明显低于空白对照组（$P < 0.01$）；中、高剂量药物组细胞 Survivin 的蛋白表达明显低于空白对照组（$P < 0.01$），因此黄药子能明显下调人甲状腺癌细胞株 SW579 Survivin mRNA 和蛋白的表达，诱导其细胞凋亡；林芳通过对黄药子含药血清和黄药子配伍甘草含药血清抗肿瘤效果的比较实验发现黄药子及黄药子配伍甘草含药血清不仅能直接抑制两种肿瘤细胞生长，而且可有效诱导两种癌细胞凋亡，具有明显的体外抗肿瘤活性。

（四）玄参

【来源】玄参科植物玄参的干燥根。

【性味归经】味甘、苦、咸，性寒，归肺、胃、肾经。

【功能主治】具有凉血滋阴、泻火解毒的功效。用于治疗热病伤阴、舌绛烦渴、温毒发斑、津伤便秘、骨蒸劳嗽、目赤、咽痛、瘰疬、白喉、痈肿疮毒。

【现代药理】玄参主要含有环烯醚萜类、苯丙素类、多糖类等成分。白宇在研究玄参的化学成分及各组分拆分在的药理作用时发现，玄参在体外抗肿瘤实验中效果显著，拆分组分中，醇沉组分和苯丙素苷组分对胃癌细胞的增殖抑制率随着药物浓度的增加而增大，存在着明显的剂量 – 效应关系，呈现出明显的剂量依赖性；玄参对肝癌细胞的增殖抑制率与胃癌细胞数据结果相似；BCL-2 可抑制细胞凋亡、促进细胞存活，可通过调节细胞的凋亡参与肿瘤的发生与发展，伍庆华等人实验结果显示玄参作用于 SW579 细胞后能下调细胞中 *BCL-2* 基因的表达，导致 SW579 细胞的增殖受抑制。玄参提取液随着浓度的升高，对甲状腺 SW579 细胞生长的抑制率也越高，与对照组相比差异均有统计学意义，且玄参提取液对细胞增殖的抑制作用呈浓度依赖性。*C-myc* 是常见的原癌基因，参与细胞从 G_1 期进入 S 期的生理过程，抑制 *C-myc* 基因表达可以抑制肿瘤细胞的增殖，实验结果显示，玄参能下调 SW579 细胞中 *C-myc* 的表达，导致甲状腺癌细胞增殖的抑制。

（五）牡蛎

【来源】牡蛎科动物长牡蛎、大连湾牡蛎或近江牡蛎的贝壳。

【性味归经】味咸，性微寒，归胆、肝、肾经。

【功能主治】具有重镇安神、潜阳补阴、软坚散结的功能，用于惊悸失眠、眩晕耳鸣、瘰疬痰核、癥瘕痞块。煅牡蛎收敛固涩，制酸止痛，用于自汗盗汗、遗精滑精、崩漏带下、胃痛吞酸等证。

【现代药理】牡蛎的主要活性成分有牡蛎多糖、牡蛎多肽、牛磺酸、丰富的矿物质锌等。吴红棉等人以酶解法提取近江牡蛎糖胺聚糖研究粗提物 SG1 对人宫颈癌细胞的体外抗肿瘤活性，近江牡蛎糖胺聚糖粗提物 SG1 对 Hela 细胞有一定的抑制作用，有明显的量效关系，且 0～48 小时随着时间延长抑制率增大，粗提物 SG1500 μg/mL 剂量组与 SG1600 μg/mL 剂量组 48 小时的抑制率分别达 43.1%（$P < 0.05$）、55.8%（$P < 0.05$），表明近江牡蛎糖胺聚糖粗提物 SG1 具有较明显的抗肿瘤活性功能。陈艳辉等人通过匀浆、动物蛋白酶酶解、醇沉及透析等方法制备得到牡蛎多糖粗品，并通过研究发现牡蛎多糖随着浓度的增加，对鼻咽癌细胞和血管内皮细胞的生长抑制率也增加；光镜下观察可发现细胞体积变小、核浆变少、核固缩、细胞质浓缩、细胞数目减少，因此可以认为从牡蛎中分离出的牡蛎多糖对鼻咽癌细胞 CNE-1 和血管内皮细胞的增生和生长具有抑制作用。

七、中医外治法

（一）中药外敷

蔡小平常使用中药外敷治疗颈部局部，以达到清热解毒、软坚散结的目的。常采用猫爪草、海蛤壳、海藻、昆布、黄芩片、黄柏、半夏、槐花等药物外敷于颈部，再予射频电疗局部照射，该法易被患者接受、无痛苦，可有效减轻局部病症。

（二）针灸治疗

蔡小平以针灸畅达气血、疏通经络，常用穴位有阿是穴、膻中、天突等，使用捻转补泻法行针，容易被患者接受；刘云霞等人以薄氏腹针治疗喉返神经损伤所致的失音 1 例，辨证为脾肾气虚，治以补脾纳肾法。取穴中脘、下脘、气海、关元、气旁（双侧）、气穴（双侧）、滑肉门（双侧）、大横（双侧）、商曲（双侧）、中脘下，治疗 1 月余患者声音完全恢复，气短乏力症状消失，可恢复正常工作。

（三）按摩

马玉婷将 64 例甲状腺癌放疗患者分为对照组和观察组，观察组在对照组的基础上，给予中医按摩护理，采用揉法、按法按摩身体的三阴交、足三里、合谷、内关、列缺、中脘及关元等穴位，在进行按摩的过程中，引导患者顺势呼吸闭眼，放松身心，并配合良性的心理暗示，排解不良情绪，每次持续 5 分钟，持续护理三个月后，观察组患者躯体、角色、认知、情绪、社会功能等评分均较对照组高，同时观察组总体健康状况评分高于对照组，差异具有统计学意义，说明观察组的生存质量明显优于对照组，因此按摩对于甲状腺癌放疗患者生存质量的提高、各项免疫系统指标的改善具有积极影响。对分化型甲状腺癌 [131] 碘治疗患者，朱蕾通过是否在常规护理的基础上加按摩唾液腺的护理来分析组间患者的护理满意度、甲状腺肿胀情况、并发症发生率，结果研究组患者的护理满意度、甲状腺肿胀情况、唾液腺疼痛、口干情况、并发症发生率与对照组比较，差异有统计学意义（$P < 0.05$），且研究组各项指标更优。钱艳将 97 例甲状腺术后患者随机分为对照组和观察组，观察组实施子午流注穴位按摩，对照组实施常规护理干预，对两组患者的头痛症状评分（headache symptom scores，HSS）和匹兹堡睡眠质量指数（pittsburgh sleep quality index，PSQI）进行比较，两组患者在第 1、第 3、第 5、第 7 天的 VAS 得分变化的组间效应、时间效应以及交互效应差异均具有统计学意义（$P < 0.001$）；除催眠药物以外，两组在各时间点 PSQI 值及各维度变化的组间效应、时间效应以及交互效应均具有统计学意义（$P < 0.001$），因此提出子午流注穴位按摩能有效减轻甲状腺术后患者的头痛情况，提高睡眠质量，且随时间的增加改善效果越明显。

（四）中药雾化吸入

张如新等人对 120 例气阴两虚型甲状腺癌术后声音嘶哑患者，在常规治疗与护理基础上加用黄芪、牡丹皮、桔梗、柴胡、川芎、生地黄、桃仁、麦冬、玄参、白芍、当归、胖大海、川贝母、郁金、石斛等中药雾化吸入，结果其临床疗效优于对照组，差异有统计学意义（$P < 0.05$），患者的用药依从性、护理满意度较对照组高，差异有统计学意义（$P < 0.05$）。

（五）五音疗法和放松训练

李松泽对在住院期间焦虑、抑郁的甲状腺癌手术患者给予中医五音疗法联合放松训练，其中放松训练可以通过训练患者有意识地控制身体和心理活动，起到改善机体紊乱的作用，五音疗法根据中医五行理论中五音与五脏、五志相对应以及五行生克，以情胜情来控制物质的原理，选用五行音乐的角音以疏肝解郁，抑制因思虑太过而导致的焦虑，最终入组有效病例共 93 例，研究结果发现总有效率91.2%，干预前对照组、放松训练组、五音联合放松训练组的 SAS、SDS 值进行组间比较无统计学差异（$P > 0.005$）。干预后放松训练组和五音联合放松训练组 SAS、SDS 值均明显下降（$P > 0.005$），而对照组静卧前后无统计学差异（$P > 0.005$）；五音联合放松训练组和放松训练组干预后 SAS、SDS 值两两比较，有统计学差异（$P > 0.005$）。放松训练组和五音联合放松训练组在干预后，焦虑抑郁水平都有明显下降，而五音联合放松训练组的焦虑抑郁水平下降更明显，其下降幅度更大，对照组前后无显著性变化。

第五节　调护

一、饮食调摄

关于微量元素摄入，特别是碘元素与硒元素和甲状腺癌的发生有一定关系。甲状腺癌的发病可能与高碘摄入有关，建议在饮食方面碘要适量，勿过食高碘食品，若平时食用碘盐，禁食海鲜，尽量少吃虾皮、海带、紫菜和淡菜等碘含量高的食物。低硒可能通过影响甲状腺激素水平和甲状腺自身免疫反应诱导甲状腺癌发生，增加人群患甲状腺癌的风险，增加硒的摄入可能有助于防治甲状腺癌，因此，微量元素的补充和均衡需要注意。

二、生活调护

（一）虚邪贼风，避之有时

《内经》曰"虚邪贼风，避之有时"，甲状腺乳头状癌与放射辐射关系密切，尤其是对于儿童时期，人体正气未足，邪气容易外侵，更应当减少接触放射线这些"外邪"。另外，现代社会的电子产品泛滥，势必造成辐射的增加，儿童期应尽量减少与高辐射电子产品的接触时间。

（二）欲得久安，怡悦心志

甲状腺癌，中医谓石瘿之病，多与肝郁气滞有关，现代医学也认为情志对于甲状腺癌的发病有重要作用，因为甲状腺受交感神经及副交感神经的支配，各种原因所致的精神过度兴奋或过度忧郁，均可使人体处于高度应激状态，肾上腺皮质激素分泌升高，可导致甲状腺激素的过度分泌及 T 淋巴细胞的功能异常而发病。而且，有研究表明，负性心理因素对恶性肿瘤的发生有一定的促进作用，不良情绪可致大脑皮层及下丘脑发生一定变化，间接或直接地影响人体免疫系统，降低人体对肿瘤的抵抗力，增加肿瘤复发风险，故调畅情志，怡悦心志，保持心态平衡和乐观的生活态度，适当减少压力可减少或预防该病的发生。另外，很多中药也有疏肝解郁之效，平素可适当服用，如柴胡、郁金、芍药、香附、玫瑰花等。

另外，熬夜、劳累可削弱人体的抵抗屏障，故需遵《黄帝内经》之旨，做到"起居有常"。

（三）锻炼身体，增强体质

美国癌症协会实践指南建议对癌症患者进行运动训练。早期也有一些学者研究了运动干预对甲状腺癌患者的影响，包括 Meta 分析在内的研究均认为运动锻炼对甲状腺癌患者缓解疲劳、减少焦虑和改善生活质量方面具有正向积极作用。运动锻炼可以调节、改善患者的身心健康，减轻他们对复发转移的不良情绪。一项研究表明，在甲状腺癌术后接受甲状腺激素替代治疗的患者中，实施以家庭为基础的锻炼计划可有效减轻疲劳，减少日常焦虑，改善生活质量，并增强免疫功能，具体方式为：①每周进行至少 150 分钟的有氧运动，每周运动 3～5 天，每天超过 30 分钟，主要方式是步行，快速行走同时大力摆动手臂；②每周至少进行 4 组无氧运动，每周运动 2 天，每天超过 2 组，运动 10～15 次/组，主要方式是使用器械进行胸部、背部、肩部锻炼以运动上肢肌肉；腿扭曲、下蹲、提升鞋跟以运动下肢肌肉。以上运动依次分为前期（1～4 周）的低强度水平和后期（5～12 周）的中等强度水平进行。

从中医角度来看，运动能益五脏：脾主四肢、肌肉；肝主筋；肾藏相火；心主神；肺主气，司呼吸。深呼吸能宣畅肺气，且肺主降浊，肺气宣畅则浊毒易于排出体外，因此，深呼吸不仅有助于缓解紧张、焦虑等情绪，更有助于排出因忧愁、生气、怨恨、烦恼等不良情绪所致的痰浊、水饮、瘀血等的留滞。运动锻炼不仅能促进血液循环，亦可因深呼吸而加强肺的排浊，所以有助于健康。若五脏阳气通畅，自然不生癌症。

参考文献

［1］欧阳鑫，谢婉莹，秦春宏．甲状腺癌的流行病学特征及其危险因素．实用医药杂志，2015，32（4）：312-315.

［2］满国栋，王军，刘勤江，等．甘肃省2010—2014年甲状腺癌发病的流行病学特征分析．中国医学文摘（耳鼻咽喉科学），2016，31（6）：305-308.

［3］韩婧，康骅．甲状腺癌的发病现状及影响因素．实用预防医学，2018，25（7）：894-897.

［4］徐辉．彩色多普勒超声对甲状腺良恶性肿瘤的鉴别诊断研究．世界最新医学信息文摘，2019，19（2）：177.

［5］向晓琼，寇彦祺．彩超多普勒超声在甲状腺结节性质诊断及鉴别诊断中的应用分析．世界最新医学信息文摘，2019，19（38）：131-132.

［6］于颖娟．甲状腺癌的诊断与治疗进展．中国现代医生，2012，50（18）：18-19.

［7］景玺润．中医药治疗甲状腺癌研究近况．湖南中医杂志，2016，32（10）：202-203.

［8］钟明浩，侯文忠，古志聪．各种CT征象在甲状腺良、恶性病变鉴别诊断中的价值．中国实用医药，2019，14（15）：66-67.

［9］陈旭冯，许斌．瘿病的病因病机及治疗原则初探．湖南中医杂志，2015，31（12）：3-5.

［10］尹宝亮．关于瘿瘤类疾病共性诊疗理论的研究．辽宁中医药大学，2014.

［11］林鸿国，黄学阳．从中医角度认识甲状腺微小癌．新中医，2016，48（5）：7-8.

［12］王斌，林兰，倪青，等．中医辅助西医治疗甲状腺癌优势探究．北京中医药，2011，30（5）：354-356.

［13］董文杰，郑东海，郑伟鸿，等．郑伟达教授治疗恶性肿瘤学术思想．世界中医药，2017，12（7）：1612-1615.

［14］柳河．内分泌疾病临床诊断与治疗．北京：中国纺织出版社，2019：1-167.

［15］黄诚刚，田荣华，胡超华．甲状腺疾病的现代医学诊治．武汉：湖北科学技术出版社，2011：1-440.

［16］王洁，贺志杰，谢伟波．甲状腺疾病临床诊断与治疗．北京：化学工业出版社，2014：1-326.

［17］余淑芳．实用甲状腺疾病诊疗学．北京：中国纺织出版社，2019：1-185.

［18］段志园，刘庆阳，高天舒．中医古籍中治疗石瘿的主要用药规律及聚类分析．江西中医药，2019，50（3）：8-10.

［19］欧阳文奇，陈继东，向楠，等．陈如泉辨证分型治疗乳头状甲状腺癌术后．中医药临床杂志，2020，32（1）：24-26.

［20］韦琦丽，马振，周路，等．桥本氏甲状腺炎合并甲状腺乳头癌的中医证型与超声特征．大众科技，2019，21（11）：47-50.

［21］郭盼盼，燕树勋．甲状腺癌发病率性别显著差异的中医病因探讨．中医药学报，2019，47（6）：10-12.

［22］张保根．CaSR在甲状腺乳头状癌中的表达、意义及其与中医石瘿血瘀证的相关性．福建中医药大学，2012：15.

［23］何丽美，朱惠蓉，程悦蕾，等．110例甲状腺癌术后患者中医证型特征及用药特点．辽宁中医杂志，2014，41（3）：394-400.

［24］陈伟，李小娟．黄芪扶正汤对甲状腺癌术后患者免疫功能及生活质量的影响．中医药临床杂志，2017，29（9）：1483-1485.

［25］贾永华．化痰软坚法治疗肿瘤经验举偶．黑龙江中医药，1999（1）：32.

［26］魏濬宁，林胜友．以痰气论甲状腺癌的病机变化及证治．浙江中医药大学学报，2012，36（8）：858-859.

［27］王芷乔，周玉，关青青，等．应用德尔菲法确立甲状腺癌中医证候的调查研究．北京中医药大学学报，2016，39（11）：955-960，964．

［28］周玉，关青青，刘守尧，等．甲状腺癌术后中医证候聚类分析．北京中医药大学学报，2017，40（9）：783-789．

［29］闫诏，屠亦文，方邦江．方邦江教授治疗甲状腺癌术后经验总结．现代中西医结合杂志，2019，28（4）：437-439．

［30］闫如雪，刘云霞．刘云霞从肝论治甲状腺癌经验介绍．新中医，2019，51（3）：310-311．

［31］江树舒，吴敏．从瘀热辨治甲状腺癌术后验案 2 则．江苏中医药，2013，45（5）：44-45．

［32］彭海燕，王文林．基于周仲瑛教授瘀热理论辨治甲状腺癌．南京中医药大学学报，2018，34（1）：35-38．

［33］陈晓晓，黄挺．黄挺对甲状腺癌术后的辨证论治思路．江西中医药大学学报，2015，27（1）：25-28．

［34］刘艳骄，魏军平，杨红军．甲状腺疾病中西医结合治疗学．北京：科学技术文献出版社，2012：1-374．

［35］贾英杰．中西医结合肿瘤学．武汉：华中科技大学出版社，2009：232-233．

［36］陈锐．贾堃甲状腺癌辨治五法．中国社区医师，2012，28（10）：19．

［37］林莹，马科，李巧玲，等．马科教授诊疗甲状腺癌运用对药举隅．内蒙古中医药，2017，36（13）：95．

［38］李祎楠．张兰教授运用中医药辨治甲状腺癌术后经验总结．辽宁中医药大学，2017．

［39］邵灿灿，韩青青，胡晓，王萍，刘元炜，燕树勋．中医药在甲状腺癌术后的应用．中医学报，2019，34（1）：66-69.DOI：10.16368/j.issn.1674-8999.2019.01.015．

［40］邵灿灿，吕久省，潘研，等．燕树勋教授从痰气论治甲状腺癌术后经验探析．世界中西医结合杂志，2017，12（12）：1676-1679．

［41］邵灿灿，吕久省，余丹丹，等．中医药治疗甲状腺癌术后之临床体会．中国中医基础医学杂志，2017，23（07）：978-979，1002．

［42］王鑫荣，胡皓，宋益康，等．蔡小平从肾论治甲状腺癌经验．中国民间疗法，2019，27（21）：4-6．

［43］戴云．张培宇主任中医治疗甲状腺癌的经验总结．北京中医药大学，2014．

［44］王德平，郭长秀，王彤彤，等．沙参麦冬汤联合碘［¹³¹I］化钠口服溶液对甲状腺癌术后患者的临床疗效．中成药，2019，41（6）：1280-1284．

［45］孙毓晗，孔婷婷，李建涛，等．沙参麦冬汤对甲状腺癌术后免疫功能的影响：随机对照研究．中国中西医结合杂志，2020，40（2）：158-163．

［46］魏世华，郝丹力，岳养军，等．中药治疗头颈部肿瘤放射性口腔损伤疗效观察．西北国防医学杂志，2002（1）：40-42．

［47］李树锋，王玉文，任意．中西医结合治疗甲状腺乳头状癌 17 例．中医学报，2014，29（1）：17-18．

［48］孙忠实．沙参麦冬汤合并放化疗治疗头颈部癌疗效观察及微量元素锌、硒、铜关系研究．山东中医药大学，2011．

［49］刘畅，徐萌，赵建夫，等．沙参麦冬汤加减对恶性肿瘤增效减毒作用的系统评价．中国实验方剂学杂志，2014，20（5）：206-212．

［50］张勤良，关琪．海藻玉壶汤对甲状腺癌荷瘤小鼠趋化因子受体 CXCR4 的影响研究．中国生化药物杂志，2014，34（2）：42-44．

［51］刘欢，冷大跃，陈念．海藻玉壶汤加减治疗甲状腺肿瘤术后临床疗效及对甲状腺激素水平的影响．湖南中医药大学学报，2018，38（4）：475-477．

［52］杨万富．海藻玉壶汤加减在甲状腺乳头状癌术后的应用探讨．内蒙古中医药，2018，37（12）：5-6．

［53］白龙，王歌，杨宇峰.逍遥散合海藻玉壶汤加减治疗甲状腺肿瘤术后的临床研究.中医药导报，2019，25（22）：66-69.

［54］曲金桥，张露，高天舒.海藻玉壶汤硒含量测定分析.中华中医药学刊，2014，32（3）：598-599.

［55］邵灿灿，吕久省，潘研，等.柴胡疏肝散合二陈汤治疗甲状腺癌术后气郁痰阻证的临床观察.世界中西医结合杂志，2018，13（5）：683-686.

［56］许馨月.柴胡疏肝散与归脾汤联合化疗在恶性肿瘤患者的应用效果.中国处方药，2018，16（12）：120-121.

［57］田黎，崔巍，孙红.四君子汤含药血清抑制甲状腺癌侧群细胞生长的实验研究.新医学，2016，47（6）：362-368.

［58］邵景秀.加味四君子汤治疗甲状腺术后体虚患者的临床疗效观察.广州中医药大学，2016.

［59］李刚，梁红娟，张贺龙，等.四君子汤可促进脾虚大鼠甲状腺激素对胸腺的作用.安徽中医学院学报，2006，25（2）：28-31.

［60］张丰华，黄秀深，牛朝阳，等.小柴胡汤对S180荷瘤小鼠肿瘤血管生成的影响.中医药学刊，2004，22（2）：269-270.

［61］沈刚，戴春山，王雄华.乳头状甲状腺癌术后小柴胡汤应用研究.浙江中西医结合杂志，2012，22（8）：628-630.

［62］李璐，张影，王宪龄.柴胡、黄芩及小柴胡汤抗肿瘤研究.中医研究，2013，26（8）：79-80.

［63］沈玉国.自拟柴枳汤联合西医治疗肝郁痰凝型甲状腺癌术后患者疗效及对中医证候及毒副反应的影响.现代中西医结合杂志，2017，26（21）：2365-2368.

［64］王春华.自拟柴枳汤治疗肝郁痰凝型甲状腺癌术后患者的临床疗效.黑龙江中医药大学，2016.

［65］张蕴超，尹世强，贾英杰，等.消岩汤治疗甲状腺癌术后患者维持治疗期的临床观察研究.天津中医药，2019，36（12）：1156-1159.

［66］李妮雪.疏调气机消瘿汤治疗甲状腺癌术后肝郁痰湿证的临床研究.云南中医药大学，2019：211.

［67］常青，李勇.黄芪扶正汤对甲状腺癌术后免疫功能及生活质量的影响.中华中医药学刊，2018，36（3）：691-693.

［68］罗晓丽，杨侃，孙明.黄芪扶正汤对老年人免疫功能及氧化应激的影响.广东医学，2011，32（13）：1756-1758.

［69］邢栋，吴峰.益气化瘀法治疗分化型甲状腺癌术后气虚血瘀型患者的临床疗效.光明中医，2017，32（6）：838-840.

［70］韩青青.清肝泻火法治疗分化型甲状腺癌术后（肝火旺盛证）患者的临床研究.河南中医药大学，2018.

［71］王迎春，刘宝军，王立波，等.自拟疏肝散结祛毒汤在甲状腺癌超声刀联合高频双极电凝术后的应用研究.四川中医，2017，35（6）：130-133.

［72］王斌，刘煊，矫健鹏，等.消痰散结方对BRAF基因突变型甲状腺癌术后远期疗效的影响.中医学报，2019，34（1）：122-125.

［73］刘晟，矫健鹏，郭军，等.消痰散结方对甲状腺乳头状癌术后远期疗效的影响.中国中医药信息杂志，2014，21（10）：92-93.

［74］王娟，岳正刚，董明芝，等.平消胶囊的抗肿瘤作用及其机制研究.中华中医药杂志，2017，32（10）：4658-4663.

［75］王迎春，刘宝军，王立波，等.自拟疏肝散结祛毒汤在甲状腺癌超声刀联合高频双极电凝术后的应用研究.四川中医，2017，35（6）：130-133.

［76］陆顺娟，王中和，蔡以理.平消胶囊在恶性肿瘤综合治疗中的作用.陕西肿瘤医学，2002（4）：278-279.

［77］刘非，刘健.平消胶囊治疗恶性肿瘤研究概况.现代肿瘤医学，2007（1）：142-143.

［78］刘光甫，黎飞，毕雪洁，等.慈丹胶囊联合 TACE 治疗原发性肝癌临床效果的系统评价.中国医院药学杂志，2016，36（17）：1496-1500.

［79］邵金芬.西黄丸的临床应用.智慧健康，2018，4（9）：119-120.

［80］李新叶，苏亮，徐钰，等.西黄丸调节肿瘤微环境中 Treg 细胞 PI3K/AKT 通路的抗肿瘤作用机制研究.世界科学技术 – 中医药现代化，2018，20（1）：49-54.

［81］邵萌，周太成，殷志新，等.西黄丸的抗肿瘤作用及临床应用研究进展.国际药学研究杂志，2017，44（6）：504-509.

［82］杜宏道，付强，王强维，等.中药夏枯草对人甲状腺癌细胞系 SW579 的促凋亡作用.现代肿瘤医学，2009，17（2）：212-214.

［83］柏玉冰，李春，周亚敏，等.夏枯草的化学成分及其三萜成分的抗肿瘤活性研究.中草药，2015，46（24）：3623-3629.

［84］张乐乐.夏枯草提取物对甲状腺肿瘤的抑制作用.郑州大学，2019.

［85］杨亚冬，罗涛，杨耿，等.夏枯草醇提物抑制肿瘤细胞的研究.医学研究杂志，2019，48（1）：62-68.

［86］张王峰，付强，赵华栋，等.中药夏枯草对甲状腺癌细胞 NIS 基因表达及摄碘率的影响.第四军医大学学报，2008（9）：826-828.

［87］张静，王瑛，赵华栋，等.中药夏枯草对人甲状腺癌细胞系 SW579 增殖周期及凋亡的影响.现代生物医学进展，2011，11（23）：4434-4436.

［88］吴俊林.中药山慈菇对甲状腺癌细胞的增殖及 NIS 基因的影响.广西医科大学，2008（9）：826-828.

［89］阮小丽，施大文.山慈菇的抗肿瘤及抑菌作用.中药材，2009，32（12）：1886-1888.

［90］严玉玲，万琼，周俭珊，等.山慈菇抗肿瘤作用机制的研究进展.广东医学，2016，37（22）：3468-3469.

［91］赵艳，褚晓杰，朴宏鹰，等.黄药子对甲状腺癌细胞株 SW579Survivin 基因和蛋白表达的影响.中国中医药科技，2012，19（4）：320-321.

［92］林芳.黄药子及黄药子配伍甘草含药血清抗肿瘤作用的研究.福建中医药大学，2012.

［93］赵艳，朴宏鹰，褚晓杰，等.基于功效和物质基础的黄药子毒性研究进展.黑龙江医学，2010，34（11）：821-824.

［94］韩建军，宁娜.玄参药理作用的研究概述.海峡药学，2014，26（12）：97-99.

［95］白宇.玄参的药味药理学初步研究.黑龙江中医药大学，2014.

［96］伍庆华，李龙雪，宋渺渺，等.中药玄参对甲状腺癌 SW579 细胞增殖及 BCL-2 和 C-myc 表达的影响.江西中医药，2018，49（10）：67-69.

［97］胡雪琼，吴红棉，刘芷筠，等.近江牡蛎糖胺聚糖的酶解提取及其抗肿瘤活性研究.食品研究与开发，2009，30（7）：3-6.

［98］陈艳辉，李超柱，吴磊，等.广西产牡蛎多糖的制备和抗肿瘤活性初步研究.中国现代医学杂志，2010，20（7）：1004-1007.

［99］刘云霞，杨媛.薄氏腹针治愈甲状腺癌术后失音 1 例.中医杂志，2013，54（7）：630.

［100］马玉婷.中医按摩对甲状腺癌放疗患者生存质量的影响.临床医药文献电子杂志，2019，6（52）：50-51.

［101］钱艳，周春姣，何为，等．子午流注穴位按摩对改善甲状腺术后患者头痛症状和睡眠质量的临床研究．临床与病理杂志，2017，37（2）：301-307．

［102］朱蕾．按摩唾液腺对 [131] 碘治疗分化型甲状腺癌患者护理质量的影响．全科护理，2019，17（9）：1096-1097．

［103］张如新，郑杰，黄玉琴．中药雾化吸入联合常规疗法与护理措施干预甲状腺癌术后声音嘶哑效果分析．新中医，2020，52（4）：164-166．

［104］李松泽．五音疗法和放松训练对甲状腺癌手术患者焦虑、抑郁的影响．长中医药大学，2017．

［105］陈国锐，王深明．甲状腺外科．北京：人民卫生出版社，2005：163-164．

［106］林鸿国，黄学阳．从中医角度认识甲状腺微小癌．新中医，2016，48（5）：7-8．

［107］司新胜，杨哲锋．重视和预防甲状腺癌的发生．中国社区医师，2019，35（32）：170-171．

［108］林燕，王春玲，黄春琴．甲状腺癌术后患者进行家庭锻炼的应用效果．中外医学研究，2019，17（32）：172-175．

附　录

附录一　缩略语表（按缩写字母排序）

缩写	英文全称	中文全称
AA	Arachidonic acid	花生四烯酸
ABCA1	ATP binding cassette transports　A1	ATP 结合盒转运体 A1
AC	Adenylate cyclase	腺苷酸环化酶
ACC	Acetyl-Coa carboxylase	乙酰辅酶 A 羧化酶
ACTH	Adrenocorticotrophic hormone	促肾上腺皮质激素
ADH	Antidiuretic hormone	抗利尿激素
AEDS	Antiepileptic drugs	抗癫痫药
AIH	Autoimmune hepatitis	自身免疫性肝炎
AITD	Autoimmune thyroid disease	自身免疫性甲状腺疾病
ALD	Aldosterone	醛固酮
GPT	Glutamic-pyruvic transaminase	谷丙转氨酶
Ang Ⅱ	Angiotensin Ⅱ	血管紧张素 Ⅱ
APUD	Amine precursor uptake and decarboxylation	摄取胺前体及脱羧
GOT	Glutamic-oxaloacetic transaminase	谷草转氨酶
ATD	Antithyroid drug	抗甲状腺药物
ATP	Adenosine triphosphate	三磷腺苷
ATPase	Adenosine diphosphatase	肌原纤维三磷腺苷酶
Anti-TPOAb	Anti-thyroid peroxidase autoantibody	抗甲状腺过氧化物酶自身抗体
AVP	Arginine vasopressin	精氨酸血管加压素
BAL	British anti-lewisite	二巯丙醇
BDNF	Brain-derived neurotrophic factor	脑源性神经营养因子
BPA	Bisphenol A	双酚 A
CaMKKβ	Ca^{2+}/calmodulin-dependent protein kinase kinase	钙调素依赖蛋白激酶的激酶

缩写	英文全称	中文全称
cAMP	Cyclic adenosine monophosphate	环磷酸腺苷
CASTLE	Carcinoma showing thymus-like element	伴有胸腺样成分甲状腺癌
CCK	Cholecystokinin	胆囊收缩素
CDFI	Color Doppler flow imaging	彩色多普勒血流成像
CGRP	Calcitonin gene-related peptide	降钙素基因相关肽
CH	Central hypothyroidism	中枢性甲减
CHO cell	Chinese hamsters ovary cell	中国仓鼠卵巢细胞
CLT	Chronic lymphocytic thyroiditis	慢性淋巴细胞性甲状腺炎
CMS	Chronic mild stress	慢性温和型应激
CNP	Cyclic nucleotide phosphodiesterase	2',3'-环核苷酸 3'-磷酸二酯酶
CNS	Central nervous system	中枢神经系统
COMT	Catechol-O-methyl transferase	儿茶酚 -O- 甲基转移酶
COX-2	Cyclooxygenase-2	环氧合酶 -2
CPHDs	Combined pituitary hormone deficiencies	垂体激素缺乏
CPT1	Carnitine palmitoyl transferase 1	肉碱棕榈酰转移酶
CREB	cAMP response element binding protein	cAMP 反应元件结合蛋白
CRP	C-reactive protein	C- 反应蛋白
CT	Calcitonin	降钙素
C-Tg	C cell thyroglobulin	滤泡旁细胞甲状腺球蛋白
CTLA	Cytotoxic T lymphocyte antigen	细胞毒性 T 淋巴细胞抗原
CTT	Classical test theory	经典测验理论
CYP7A1	Cholesterol 7 alpha hydroxylase	胆固醇 7α 羟化酶
D I	Type Ⅰ deiodinase	Ⅰ 型脱碘酶
D Ⅱ	Type Ⅱ deiodinase	Ⅱ 型脱碘酶
D Ⅲ	Type Ⅲ deiodinase	Ⅲ 型脱碘酶
DA	Dopamine	多巴胺
DAG	Diacylglycerol	二酰甘油
DEA	Desethylamiodarone	去乙基胺碘酮
DG	Diacylglycerol	甘油二酯

缩写	英文全称	中文全称
DILI	Drug-induced liver injury	药物性肝损伤
DIT	diiodotyrosine	二碘酪氨酸
DIT/T_2	3，3'-L-diiodothyronine	二碘甲状腺原氨酸
DTC	Differential thyroid cancer	分化型甲状腺癌
E_2	Estradiol	雌二醇
EGF	Epidermal growth factor	表皮生长因子
EGO	Euthyroid Graves ophthalmopathy	甲状腺功能正常的浸润性突眼
EMT	Epithelial-mesenchymal transition	上皮 - 间质转型
ER	Estrogen receptor	雌激素受体
ERK	Extracellular signal-regulated kinase	胞外信号调节激酶
ESR	Erythrocyte sedimentation rate	红细胞沉降率
ESS	Euthyroid sick syndrome	正常甲状腺病态综合征
ET	Endothelin	内皮素
FAS	Fatty acid synthase	脂肪酸合成酶
FDA	Food and drug administration	食品药品监督管理局
FGF	Fibroblast growth factors	成纤维细胞生长因子
FIB	Fibrinogen	纤维蛋白原
FNAB	Fine needle aspiration biopsy	细针抽吸活检
FP	Flavoprotein	黄素蛋白
FSH	Follicle-stimulating hormone	卵泡刺激素
FT_3	Free triiodothyronine	游离三碘甲状腺原氨酸
FT_4	Free thyroxine	游离甲状腺素
GABA	γ-aminobutyric acid	γ-氨基丁酸
GAG	Glucosaminoglycan	葡糖胺聚糖
GCN5	General control non-repressed protein 5	大包非抑制蛋白 5
GD	Graves disease	毒性弥漫性甲状腺肿
GF	Growth factor	生长因子
GGT	Gamma-glutamyltransferase	γ- 谷氨酰转移酶
GH	Growth hormone	生长激素
GNRH	Gonadotropin releasing hormone	促性腺激素释放激素

缩写	英文全称	中文全称
GO	Graves ophthalmopathy	Graves 眼病；浸润性突眼
GRTH	Generalized resistance to thyroid hormone	全身性甲状腺激素抵抗综合征
GT	Generalizability theory	概化理论
GTP	Guanosine triphosphate	鸟苷三磷酸
GTT	Gestational transient thyrotoxicosis	妊娠一过性高甲状腺素血症
HBCD	Hexabromocyclododecane	六溴环十二烷
hCG	Human chorionic gonadotropin	人绒毛膜促性腺激素
HDL-C	High density lipoprotein cholesterol	高密度脂蛋白—胆固醇
HHD	Hyperthyroidism heart disease	甲状腺功能亢进性心脏病
HIF-1	Hypoxia-inducible factor	促进缺氧诱导因子 -1a
HLA	Human leucocyte antigen	人类白细胞抗原
HMGR	3-hydroxyl-3-methylglutaryl coenzyme A reductase	3- 羟基 -3- 甲戊二酸单酰辅酶 A 还原酶
hNIS	Human sodium/iodide symporter	人钠/ 碘同向转运体
HRQL	Health-related quality of life	健康相关生活质量
hs-CRP	Hypersensitive-c-reactive protein	超敏 C- 反应蛋白
HSS	Headache symptom scores	头痛症状评分
HT	Hashimoto thyroiditis	桥本甲状腺炎/慢性淋巴细胞性甲状腺炎
HTS	Human thyroid stimulator	人甲状腺刺激物
^{131}I	Iodine-131	^{131}碘
ICAM	Intercellular adhesion molecule	细胞间黏附分子
ICCIDD	International Council for Control of Iodine Deficiency Disorders	国际控制碘缺乏病理事会
IDD	Iodine deficiency disorder	碘缺乏病
IFN	Interferon	干扰素
IFN-γ	Interferon-γ	干扰素 -γ
IgA	Immunoglobulin A	免疫球蛋白 A
IGF	Insulin-like growth factor	胰岛素样生长因子
IGF BP	Insulin-like growth factor binding protein	胰岛素样生长因子结合蛋白
IGF-1	Insulin-like growth factor-1	胰岛素样生长因子 -1
IGF-1R	Insulin-like growth factor-1 receptor	胰岛素样生长因子 -1 受体
IgG	Immunoglobulin G	免疫球蛋白 G

缩写	英文全称	中文全称
IgM	Immunoglobulin M	免疫球蛋白 M
IIEF-5		性功能评分量表
IL	Interleukin	白细胞介素
IL-1	Interleukin-1	白细胞介素 -1
IL-1α	Interleukin-1α	白细胞介素 -1α
IL-1β	Interleukin-1β	白细胞介素 -1β
IL-6	Interleukin-6	白细胞介素 -6
iNOS	Inducible nitric oxide synthase	诱导型一氧化氮合酶
IP$_3$	Inositol triphosphate	三磷酸肌醇
LDL	Low density lipoprotein	低密度脂蛋白
LDL-C	Low density lipoprotein-cholesterol	低密度脂蛋白—胆固醇
LH	Luteinizing hormone	黄体生成素
LP	Lactoperoxidase	乳过氧化物酶
LPS	Lipopolysaccharide	脂多糖
LVET	Left ventricular ejection time	左室射血时间
LXR	Liver X receptor	肝脏 X 受体
MAG	Myelin-associated glycoprotein	髓鞘相关糖蛋白
MAO	Monoamine oxidase	单胺氧化酶
MAPK	Mitogen-activated protein kinase	丝裂原激活的蛋白激酶
MBP	Myelin basic protein	髓鞘碱性蛋白
MDA	Malondialdehyde	丙二醛
MEN	Multiple endocrine neoplasia	多发性内分泌腺肿瘤
MHC	Major histocompatibility complex	主要组织相容性复合体
miRNA	Micro RNA	微 RNA
MIT	3-monoiodotyrosine	3- 碘化酪氨酸
MMI	Methimazole	甲巯咪唑
MPO	Myeloperoxidase	髓过氧化物酶
mRNA		信使核糖核酸
MTC	Medullary thyroid carcinoma	甲状腺髓样癌
mTOR	Mammalian target of rapamycin	哺乳动物雷帕霉素靶蛋白

缩写	英文全称	中文全称
MUI	Median urinary iodine	尿碘中位数
NADPH	Nicotinamide adenine dinucleotide phosphate	烟酰胺腺嘌呤二核苷酸磷酸
NCAM	Neural cell adhesion molecule	神经细胞黏附分子
NCCN	National comprehensive cancer network	美国国立综合癌症网络
NCoR	Nuclear receptor corepressor	核受体辅阻遏物
NF-κB	Nuclear transcription factor-κB	核转录因子 -κB
NHP	Nottingham health profile	诺丁汉健康调查表
NIS	Sodium iodide symporter	钠碘转运体
NO	Nitric oxide	一氧化氮
OATP	Organic anion transporting polypeptide	有机阴离子转运多肽
OF	Orbital fibroblasts	眼眶成纤维细胞
OXT	Oxytocin	催产素
PAS	Para-aminosalicylic acid	对氨基水杨酸
PAS reaction	Periodic acid-Schiff reaction	过碘酸希夫反应
PBC	Primary biliary cirrhosis	原发性胆汁性肝硬化
PBDEs	Polybrominated diphenyl ethers	多溴二苯醚
PDK1	Phosphoinositide dependent protein kinase 1	磷酸肌醇依赖性蛋白激酶 1
PEP	Pre-ejection period	射血前期
PG	Prostaglandin	前列腺素
PGE$_2$	Prostaglandin E$_2$	前列腺素 E$_2$
PI3K	Phosphatidylinositol 3-kinase	磷脂酰肌醇激酶
PIOD	Partial iodine organification defect	部分性碘有机化障碍
PIP$_2$	Phosphatidylinositol diphosphate	磷脂酰肌醇二磷酸
PKA	Protein kinase A	蛋白激酶 A
PKC	Protein kinase C	蛋白激酶 C
PLA$_2$	Phospholipase A$_2$	磷脂酶 A$_2$
PLP	Protein lipoprotein	蛋白质脂蛋白
PP Ⅱ	Pyroglutamyl-peptidase Ⅱ	焦谷氨酰肽酶Ⅱ
PPA	Phenyliso-propyladenosine	苯异丙腺苷
PPARγ	Peroxisome proliferators-activated receptor	过氧化物酶体增殖物激活受体

缩写	英文全称	中文全称
PRA	Plasma renin activity	血浆肾素活性
PRL	Prolactin	催乳素
PRO	Patient reported outcomes	患者报告结局
PRTH	Pituitary resistance to thyroid hormone	垂体甲状腺激素抵抗综合征
PSC	Primary sclerosing cholangitis	原发性硬化性胆管炎
PTRTH	Peripheral tissue resistance to thyroid hormone	外周组织性甲状腺激素抵抗综合征
PTU	Propylthiouracil	丙硫氧嘧啶
PVE	Prunella vulgaris extracts	夏枯草提取物
QOL	Quality of life	生存质量
QWB	Quality of Wellbeing Index	生命质量指数
RAAS	Renin–angiotension–aldosterone system	肾素 – 血管紧张素 – 醛固酮系统
ROS	Reactive oxygen species	活性氧
rT_3	Reverse T_3	反式三碘甲状腺原氨酸
RTH	Thyroid hormone resistance syndrome	甲状腺激素抵抗综合征
RXR	Retinoid X receptor	视黄醇受体
SAS	Self–rating anxiety scale	焦虑自评量表
SAT	Subacute thyroiditis	亚急性甲状腺炎
SDS	Self–rating depression scale	抑郁自评量表
SHBG	Sex hormone binding globulin	性激素结合球蛋白
SIP	Sickness impact profile	疾病影响程度调查表
SMRT	Silencing mediator	沉默介导物
SNP	Single nucleotide polymorphism	单核苷酸多态性
SOCS3	Recombinant suppressors of cytokine signaling 3	细胞因子信号转导抑制因子 3
SOD	Superoxide dismutase	超氧化物歧化酶
SPA	Set pair analysis	集对分析
SRC	Steroid recepter coactivator	类固醇受体辅激活蛋白
SREBP-1c	Steroid response element binding protein–1c	类固醇反应元件结合蛋白 –1c
SST	Somatostatin	生长抑素
SSTR	Somatostatin receptor	生长抑素受体
STI	Systolic interval	心脏收缩时间间隔

缩写	英文全称	中文全称
sTSH	Sensitive TSH	敏感 TSH
SVM	Support vector machine	支持向量机
T_3	Triiodothyronine	三碘甲状腺原氨酸
T_4	Thyroxine	甲状腺素
TAO	Thyroid associated ophthalmopathy	甲状腺相关性眼病
TAOC	Total antioxidative capability	总抗氧化能力
TBG	Thyroxine-binding globulin	甲状腺素结合球蛋白
TBII	Thyrotropin binding inhibiting immunoglobulin	促甲状腺激素结合抑制免疫球蛋白
TBPA	Thyroxine-binding prealbumin	甲状腺素结合前白蛋白
TC	Total cholesterol	总胆固醇
TCD	Transcranial Doppler	经颅多普勒超声
TFTs	Thyroid function tests	甲状腺功能检查
Tg	Thyroglobulin	甲状腺球蛋白
TG	Triglyceride	甘油三酯
TGAb	Thyroglobulin antibody	甲状腺球蛋白抗体
TGF	Transforming growth factor	转化生长因子
TGI	Thyroid grows immunoglobulin	甲状腺生长免疫球蛋白
TH	Thyroid hormone	甲状腺激素
THRAP1	Thyroid hormone receptor-associated protein 1	甲状腺激素受体相关蛋白 1
TIOD	Total iodine organification defects	总碘有机化障碍
TN	Thyroid nodule	甲状腺结节
TNF	Tumor necrosis factor	肿瘤坏死因子
TTF-1	Thyroid transcription factor-1	甲状腺转录因子 -1
TNF-α	Tumor necrosis factor-α	肿瘤坏死因子 -α
TPO	Thyroid peroxidase	甲状腺过氧化物酶
TPOAb	Thyroid peroxidase antibody	甲状腺过氧化物酶抗体
TR	Thyroid hormone receptor	甲状腺激素受体
TRAb	Thyrotropin receptor antibody	促甲状腺激素受体抗体
TRBAb	Thyrotropin receptor blocking antibody	促甲状腺激素受体阻断抗体
TRE	Thyroid response element	TR 反应元件

续表

缩写	英文全称	中文全称
TRH	Thyrotropin–releasing hormone	促甲状腺激素释放激素
TRH–ST	TRH stimulation test	促甲状腺激素释放激素兴奋试验
TSI	Thyroid stimulating immunoglobulin	甲状腺刺激免疫球蛋白
TSAb	Thyroid stimulating antibody	促甲状腺激素受体刺激性抗体
TSBAb	Thyroid stimulating blocking antibody	促甲状腺激素刺激阻断性抗体
TSH	Thyrotropin	促甲状腺（激）素
TSHR	Thyroid–stimulating hormone receptor	促甲状腺激素受体
TSI	Thyroid stimulating immunoglobulin	甲状腺刺激免疫球蛋白
TT	Testosterone	睾酮
TT$_3$	Total triiodothyronine	总三碘甲状腺原氨酸
TT$_4$	Total thyroxine	总甲状腺素
TTF	Thyroid–specific transcription factor	甲状腺特异转录因子
TTR	Transthyretin	甲状腺素转运蛋白
UICC	Union for International Cancer Control	国际抗癌联盟
UI	Urinary iodine	尿碘
UNICEF	United Nations International Children's Emergency Fund	联合国儿童基金会
US–FNAB	Ultrasound–guided fine needle aspiration biopsy	超声引导下穿刺活检
VEGF	Vascular endothelial cell growth factor	血管内皮细胞生长因子
VIP	Vasoactive intestinal peptide	舒血管肠肽
5–HT	5–hydroxytryptamine	5-羟色胺

附录二　方剂索引（按方剂首字笔画排序）

一画

一贯煎（《续名医类案》）：北沙参　麦冬　当归　生地黄　枸杞子　川楝子

二画

二仙汤（《妇产科学》）：仙茅　仙灵脾　当归　巴戟天　黄柏　知母

二冬汤（《医学心悟》）：天冬　麦冬　花粉　黄芩　知母　荷叶　甘草　人参

二至丸（《医便》）：女贞子　旱莲草

二陈汤（《太平惠民和剂局方》）：半夏　橘红　白茯苓　甘草　生姜　乌梅

二神丸（《普济本事方》）：补骨脂　肉豆蔻

十全大补汤（《太平惠民和剂局方》）：人参　茯苓　白术　炙甘草　川芎　当归　白芍　熟地黄　黄芪　肉桂

十全流气饮（《外科正宗》）：陈皮　赤茯苓　乌药　川芎　当归　白芍　香附　青皮　甘草　木香　生姜　大枣

七味白术散（《小儿药证直诀》）：人参　茯苓　炒白术　甘草　藿香叶　木香　葛根

八珍汤（《瑞竹堂经验方》）：人参　白术　白茯苓　当归　川芎　白芍药　熟地黄　甘草

三画

大柴胡汤（《伤寒论》）：柴胡　大黄　白芍　半夏　黄芩　枳实　甘草　生姜　大枣

小柴胡汤（《伤寒论》）：柴胡　黄芩　半夏　生姜　人参　大枣　甘草

小陷胸汤（《伤寒论》）：半夏　瓜蒌　黄连

四画

天王补心丹（《校注妇人良方》）：人参　茯苓　玄参　丹参　桔梗　远志　当归　五味子　麦门冬　天门冬　柏子仁　酸枣仁　生地黄

天麻钩藤饮（《中医内科杂病证治新义》）：天麻　钩藤　益母草　桑寄生　栀子　黄芩　石决明　杜仲　牛膝　茯神　夜交藤

普济消毒饮（《东垣试效方》）：牛蒡子　黄芩　黄连　甘草　桔梗　板蓝根　马勃　连翘　玄参　升麻　柴胡　陈皮　僵蚕　薄荷

五味消毒饮（《医宗金鉴》）：金银花　野菊花　蒲公英　紫花地丁　天葵子

贝母瓜蒌散（《笔花医镜》）：川贝　瓜蒌仁　山栀　黄芩　橘红　甘草

牛蒡解肌汤（《疡科心得集》）：牛蒡子　薄荷　荆芥　连翘　山栀　丹皮　石斛　玄参　夏枯草

化肝煎（《景岳全书》）：青皮　陈皮　芍药　牡丹皮　栀子（炒）泽泻　土贝母

丹栀逍遥散（《内科摘要》）：丹皮　山栀　炙甘草　当归　茯苓　白芍药　白术　柴胡

六军丸（《外科正宗》）：蜈蚣　蝉蜕　全蝎　僵蚕　夜明砂　穿山甲

六君子汤（《医学正传》）：人参　白术　茯苓　炙甘草　陈皮　半夏

六味地黄丸（《小儿药证直诀》）：熟地黄　酒萸肉　牡丹皮　山药　茯苓　泽泻

五画

玉女煎（《景岳全书》）：石膏　熟地黄　知母　麦冬　牛膝

玉屏风散（《究原方》）：防风　黄芪　白术

玉液汤（《医学衷中参西录》）：生山药　生黄芪　知母　葛根　五味子　天花粉　生鸡内金

左归丸（《景岳全书》）：怀熟地　山药（炒）枸杞　山茱萸肉　川牛膝　菟丝子　鹿胶　龟胶

右归丸（《景岳全书》）：熟地黄　山药　山茱萸　枸杞　鹿角胶　制菟丝子　杜仲　当归　肉桂　制附子

右归饮（《景岳全书》）：熟地黄　川附子　肉桂　山药　山萸肉　菟丝子　鹿角胶　枸杞子　当归　杜仲炭

龙胆泻肝汤（《医方集解》）：龙胆草　黄芩　山栀子　泽泻　木通　车前子　当归　生地黄　柴胡　生甘草

平胃散（《简要济众方》）：苍术　厚朴　陈皮　甘草

归脾汤（《正体类要》）：黄芪　白术　人参　当归　甘草　茯神　远志　酸枣仁　木香　龙眼肉　生姜　大枣

四君子汤（《太平惠民和剂局方》）：人参　白术　茯苓　炙甘草

四妙勇安汤（《验方新编》）：金银花　玄参　当归　甘草

四物汤（《太平惠民和剂局方》）川芎　当归　熟地黄　白芍

四逆汤（《伤寒论》）：附子（制）　干姜　炙甘草

四逆散（《伤寒论》）：柴胡　芍药　枳实　甘草

四海舒郁丸（《疡医大全》）：青木香　陈皮　海蛤粉　海带　海藻　昆布　海螵蛸

生脉地黄汤（《金鉴》）：太子参　麦冬　五味子　生地　山药　山萸肉　茯苓　丹皮　泽泻

生脉散（《医学启源》）：人参　麦冬　五味子

白虎加人参汤（《伤寒论》）知母　石膏　甘草　粳米　人参

玄麦甘桔汤（《疡医大全》）：玄参　麦冬　桔梗　生甘草

半夏泻心汤（《伤寒论》）：半夏　黄连　黄芩　干姜　甘草　大枣　人参

半夏厚朴汤（《金匮要略》）：半夏　厚朴　茯苓　生姜　苏叶

六画

百合固金汤（《慎斋遗书》）：熟地黄　生地黄　当归身　白芍　甘草　桔梗　元参　贝母　麦冬　百合

当归六黄汤（《兰室秘藏》）：当归　黄芩　黄连　黄柏　熟地黄　生地黄　黄芪

当归芍药散（《金匮要略》）：当归　芍药　茯苓　白术　泽泻　川芎

当归补血汤（《内外伤辨惑论》）：当归　黄芪

朱砂安神丸（《内外伤辨惑论》）：朱砂　黄连　炙甘草　生地黄　当归

自拟化痰解毒汤（程益春经验方）龙胆草　连翘　山栀子　玄参　夏枯草　猫爪草　白花蛇舌草　浙贝母　海藻

自拟平亢散结方（吴贤顺经验方）：三棱　莪术　柴胡　当归　白芍　夏枯草　牡丹皮　连翘　黄芩　玄参　僵蚕　贝母

自拟甲亢Ⅰ号（周氏经验方）：黄芪　海藻　昆布　青皮　陈皮　半夏　贝母　玄参　生地　牡蛎　黄药子　丹参

自拟甲亢方（李英杰经验方）：炒白芍　木瓜　乌梅　生龙骨　生牡蛎　太子参　麦冬　五味子　黄连　炒栀子　柴胡　桑叶　莲子肉　大贝母　夏枯草　炙甘草

自拟甲亢方（储氏经验方）：太子参　生黄芪　麦冬　天冬　天花粉　黄连　夏枯草　牡蛎　茯苓　甘草

自拟甲亢平汤（郑氏经验方）：玄参　生地黄　穿山甲　丹参　夏枯草　浙贝母　猫爪草　三棱　麦冬　莪术　黄药子

自拟甲宁（经验方）：三棱　莪术　柴胡　五味子　炮甲片　何首乌　夏枯草　野菊花　女贞子

自拟甲安合剂（张曾譻经验方）：茺蔚子　枸杞子　玄参　生地黄　苦参　土贝母　牡蛎　谷精草　白芍

自拟甲减平合剂（银川市中医院）：淫羊藿　补骨脂　枸杞子　黄芪　山茱萸　杜仲　续断　当归　党参　怀牛膝　泽泻　车前子　浙贝母　夏枯草　茯苓　肉桂

自拟玄夏消瘿汤（马建经验方）：玄参　夏枯草　青陈皮　当归　川芎　麦冬　牡丹皮　半夏　桔梗　浙贝母

自拟亚甲方（李红经验方）：白花蛇舌草　金银花　蒲公英　紫花地丁　赤芍　玄参　桃仁　炙鳖甲　青蒿

自拟行气活血消瘿汤（刘学兰经验方）：海藻　昆布　浙贝　夏枯草　桃仁　赤芍　当归　青皮　郁金　瓜壳　半夏

自拟芪夏消瘿合剂（经验方）：黄芪　夏枯草　炒白芍　玄参　桔梗　生甘草

自拟君康液（张曾譻经验方）：党参　丹参　赤芍　麦冬　玉竹　石菖蒲　羌活　川芎　连翘　茯苓　重楼　白花蛇舌草　生甘草

自拟肾康宁（张曾譻经验方）：生黄芪　酒萸肉　酒女贞子　墨旱莲　丹参　桂枝　杜仲　槲寄生　茯苓　怀牛膝　益母草　泽泻　车前子　首乌藤

自拟参芪温元汤（黑龙江中医药大学附属第二医院）：红参　黄芪　淫羊藿　肉桂　茯苓　白术　山药　陈皮　山茱萸　枸杞　当归　丹皮　甘草

自拟活血消肿散结汤（焦国平经验方）：黄芪　夏枯草　半夏　厚朴　枳壳　浙贝母　连翘　青皮　陈皮　牡蛎　郁金　莪术　三七　甘草

自拟活血消瘿方（黄剑经验方）：茯苓　白花蛇舌草　王不留行　桃仁　京三棱　广郁金　皂角刺　莪术　猫爪草　土鳖虫　柴胡　蜣螂虫

自拟活血消瘿汤（陈如泉经验方）：柴胡　郁金　香附　青皮　瓜蒌皮　山慈菇　土贝母　三棱　莪术　蜣螂虫　自然铜

自拟活血散结汤（程益春经验方）：白芥子　山栀子　莪术　川芎　红花　浙贝母

自拟桂附地黄汤（程益春经验方）：熟附子　肉桂　熟地黄　山茱萸　淫羊藿　黄芪　白术
白芥子　浙贝母　牡蛎

自拟桥本消瘿汤（程益春经验方）：黄芪　太子参　柴胡　香附　夏枯草　浙贝母　白芥子
丹参　甘草

自拟夏贝汤（吕久省经验方）：海藻　牡蛎　夏枯草　半夏　茯苓　贝母　郁金

自拟夏附散瘿汤（孙舒娣经验方）：夏枯草　香附　浙贝母　郁金　法半夏　枳实　皂角刺
连翘　桃仁　莪术　玄参　陈皮　茯苓　荔枝核　甘草

自拟夏枯散结汤（周吉珍经验方）：夏枯草　焦栀子　元参　浙贝母　生牡蛎　当归　丹参
川芎　半夏　陈皮

自拟柴枳汤（沈玉国经验方）：枳实（炒）柴胡　白芍　茯苓　薏苡仁　佛手　射干　姜半夏
浙贝母　旋覆花　陈皮　夏枯草　泽泻　车前子　鸡内金　八月札　山慈菇　猫爪草　玄参　甘草

自拟益气化瘀方（吴峰经验方）：黄芪　黄精　菟丝子　山药　丹参　女贞子　鸡血藤　山慈菇
甘草

自拟益气清肝散结汤（经验方）：黄芪　党参　山药　炒栀子　柴胡　白蒺藜　夏枯草　浙贝母
玄参　蒲公英　牡蛎　鳖甲　生甘草

自拟益甲汤（青海省中医院内分泌科）：附子（熟）　　枸杞　黄芪　干姜　白术　山茱萸　熟地黄
山药　党参　肉苁蓉　菟丝子　茯苓　肉桂

自拟消岩汤（贾英杰经验方）：生黄芪　太子参　郁金　姜黄　夏枯草　生牡蛎　白花蛇舌草
蜂房

自拟消肿散结汤（方俐经验方）：昆布　夏枯草　玄参　青皮　枳实　香附　柴胡　桔梗　三棱
莪术

自拟消痰散结方（魏品康经验方）：制天南星　法半夏　山慈菇　浙贝母　佛手　香橼皮　土茯苓
黄连　藿香　佩兰　绿豆衣等

自拟消瘿片（孙氏经验方）：生黄芪　生地黄　麦冬　夏枯草　浙贝母　连翘　丹参　牡蛎
酸枣仁

自拟消瘿化瘤方（伋卫清经验方）：浙贝母　法半夏　牡蛎　玄参　柴胡　郁金　香附　橘核
莪术　穿山甲　山慈菇　甘草

自拟消瘿方（王国霞经验方）：柴胡　郁金　川楝子　连翘　夏枯草　鳖甲　青皮　陈皮
茯苓　炙黄芪　浙贝母　三七　牡蛎　枳壳　莪术　桔梗

自拟消瘿汤（王丽娜经验方）：当归　川芎　浙贝母　胖大海　海藻　昆布　夏枯草　香附

自拟消瘿汤（卢永洪经验方）：海藻　昆布　黄药子　海马　生牡蛎　夏枯草　川芎　莪术
制半夏　制香附　柴胡

自拟消瘿汤（贺氏经验方）：黄药子　柴胡　栀子　丹皮　川楝子　龙胆草　珍珠母　薄荷

自拟消瘿汤（程益春经验方）：生黄芪　生地黄　夏枯草　连翘　鸡内金　鳖甲　牡蛎　山栀子
莪术　元参

自拟消瘿煎（高氏经验方）：玄参　生地黄　龙胆草　昆布　海藻　丹参　夏枯草　大贝　生牡蛎
黄药子　生石膏　知母　山慈菇　白芍　龟板

自拟消癖舒（张曾譻经验方）：柴胡　蒲公英　漏芦　路路通　赤芍　牡丹皮　土鳖虫　炒王不留行　忍冬藤

自拟理气活血消瘰汤（蔡赛君经验方）：夏枯草　浙贝母　白花蛇舌草　桃仁　王不留行　柴胡　郁金　川楝子　枳壳　莪术　土鳖虫　水蛭　蜈蚣

自拟黄芪扶正汤（罗晓丽等人经验方）：黄芪　黄精　枸杞　女贞子　灵芝

自拟清肝泻火汤（燕树勋经验方）：龙胆草　黄芩　夏枯草　牡丹皮　栀子　菊花　天麻　牛膝　白芍　郁金　磁石　砂仁　石决明　牡蛎　鳖甲

自拟散结方（林兰经验方）：柴胡　枳实　白芍　甘草　土贝母　夏枯草　海藻　昆布　半夏　乌药　生牡蛎　桃仁

自拟舒和方（龚燕冰经验方）：柴胡　白芍　枳实　炙甘草　当归　茯苓　白术　薄荷　夏枯草　浙贝母　连翘

自拟温阳健脾甲减方（中国中医科学院广安门医院内分泌科）：党参　苍术　炒白术　猪苓　茯苓　泽兰　狗脊　盐补骨脂　生杜仲　川牛膝　车前子

自拟温阳益气活血方（河南中医药大学第一附属医院）：黄芪　熟地黄　丹参　白术　山药　川芎　茯苓　淫羊藿　熟附子　肉苁蓉　枸杞　炙甘草

自拟温阳消瘰汤（海慈医疗集团自拟方）：党参　黄芪　当归　仙灵脾　仙茅　制附片　丹参　郁金　香附　甘草

自拟温阳散结方（林兰经验方）：淫羊藿　仙茅　白附子　白芥子　柴胡　枳实　白芍　海藻　昆布　半夏　乌药　水蛭

自拟温阳解毒消瘰方（邓晓辉经验方）：黄芪　香附　桔梗　鹿角霜　穿心莲　鳖甲　青蒿　白花蛇舌草　夏枯草　郁金　浙贝母　甘草　枳实

自拟温阳解毒消瘰方（高福兰经验方）：黄芪　鹿角霜　鳖甲　浙贝母　枳实　穿心莲　白花蛇舌草　夏枯草　郁金　香附　桔梗　甘草

自拟滋阴散结方（林兰经验方）：生地黄　麦冬　连翘　山慈菇　玄参　柴胡　枳实　白芍　甘草、土贝母　海藻　昆布　半夏　生牡蛎　丹皮

自拟疏肝散结祛毒汤（王迎春经验方）：浙贝母　夏枯草　山慈菇　柴胡　丹参　半枝莲　川楝子　白花蛇舌草　蚤休　僵蚕　甘草

自拟疏调气机消瘰汤（郭利华经验方）：醋柴胡　制香附　郁金　仙灵脾　白术　重楼　白花蛇舌草　夏枯草　浙贝母　生牡蛎　川芎　丹参　炒枳实　白芍　茯苓　炒鸡内金　薄荷　甘草

自拟瘰瘤消散汤（王洁经验方）：炙黄芪　鹿角霜　党参　夏枯草　浙贝母　石见穿　制香附　泽漆　海浮石　天花粉　北沙参　丹参　枳壳　陈皮

自制瘰瘤糖浆（钟氏经验方）：黄芪　麦冬　元参　知母　连翘　夏枯草　急性子　白芥子　象贝　生牡蛎

血府逐瘀汤（《医林改错》）：桃仁　红花　生地黄　赤芍　当归　川芎　柴胡　桔梗　牛膝　枳壳　甘草

全真一气汤（《冯氏锦囊·药按》）：熟地黄　制麦门冬　白术

安神定志丸（《医学心悟》）：茯苓　茯神　人参　远志　石菖蒲　龙齿

阳和汤（《外科证治全生集》）：熟地黄　肉桂　麻黄　鹿角胶　白芥子　姜炭　生甘草

七画

芩连二母丸（《外科正宗》）：黄连　黄芩　知母　贝母　川芎　当归　白芍　生地黄　熟地黄　蒲黄　羚羊角　地骨皮　甘草

杞菊地黄丸（《医级》）：枸杞子　菊花　熟地黄　酒萸肉　牡丹皮　山药　茯苓　泽泻

牡蛎散（《太平惠民和剂局方》）：黄芪　麻黄根　牡蛎

沙参麦冬汤（《温病条辨》）：沙参　玉竹　生甘草　冬桑叶　麦冬　生扁豆　天花粉

补中益气汤（《内外伤辨惑论》）：黄芪　白术　陈皮　升麻　柴胡　人参　甘草　当归

补阳还五汤（《医林改错》）：黄芪　当归尾　赤芍　地龙　川芎　红花　桃仁

阿胶鸡子黄汤（《重订通俗伤寒论》）：陈阿胶　生白芍　石决明　双钩藤　生地黄　清炙草　生牡蛎　络石藤　茯神木　鸡子黄

附子汤（《伤寒论》）：附子　茯苓　人参　白术　芍药

附子理中丸（《太平惠民和剂局方》）：附子　人参　干姜　炙甘草　白术

八画

苓桂术甘汤（《金匮要略》）：茯苓　桂枝　白术　甘草

肾气丸（《金匮要略》）：干地黄　山药　山茱萸　泽泻　茯苓　牡丹皮　桂枝　附子

知柏地黄汤（《医宗金鉴》）：山药　丹皮　白茯苓　山茱萸肉　泽泻　黄柏　熟地黄　知母

金铃子散（《太平圣惠方》）：金铃子　元胡

金匮肾气丸（《金匮要略》）：地黄　山药　山茱萸　茯苓　牡丹皮　泽泻　桂枝　制附子　牛膝　车前子

金匮肾气丸（《济生方》）：地黄　山药　山茱萸（酒炙）　茯苓　牡丹皮　泽泻　桂枝　附子（制）　牛膝（去头）　车前子（盐炙）

实脾饮（《济生方》）：白术　厚朴　木瓜　木香　草果　大腹子（即槟榔）茯苓　干姜　制附子　炙甘草　生姜　大枣

参附汤（《圣济总录》）：人参　附子　青黛

参苓白术散（《太平惠民和剂局方》）：白扁豆　白术　茯苓　甘草　桔梗　莲子　人参　砂仁　山药　薏苡仁

九画

珍珠丸（《普济本事方》）：珍珠母　当归　熟地黄　人参　酸枣　柏子仁　人工犀角　茯神　沉香　龙齿

茵陈五苓散（《金匮要略》）：茵陈　白术　赤茯苓　猪苓　桂枝　泽泻

茵陈蒿汤（《伤寒论》）：茵陈　栀子　大黄

枳术丸（《内外伤辨惑论》）：白术　枳实

栀子清肝汤（《医学入门》）：柴胡　栀子（炒）牡丹皮　茯苓　川芎　芍药（炒）当归　牛蒡子（炒）甘草

厚朴三物汤（《金匮要略》）：厚朴　大黄　枳实

香砂六君子汤（《古今名医方论》卷一引柯韵伯方）：人参　白术　茯苓　甘草　陈皮　半夏　砂仁　木香　生姜

顺气归脾丸（《外科正宗》）：陈皮　贝母　香附　乌药　当归　白术　茯神　黄芪　酸枣仁　远志　人参　木香　甘草

保元汤（《博爱心鉴》）：人参　黄芪　甘草　肉桂

养阴清肺汤（《重楼玉钥》）：大生地　麦冬　玄参　生甘草　薄荷　贝母　丹皮　白芍

济生肾气丸（《张氏医通》）：肉桂　附子（制）牛膝　熟地黄　山茱萸（制）山药　茯苓　泽泻　车前子　牡丹皮

十画

真武汤（《伤寒论》）：茯苓　芍药　生姜　附子　白术

桂枝甘草汤（《伤寒论》）：桂枝（去皮）　甘草（炙）

桃仁红花煎（《陈素庵妇科补解》）：红花　当归　桃仁　香附　延胡索　赤芍　川芎　乳香　丹参　青皮　生地黄

桃红四物汤（《医宗金鉴》）：桃仁　红花　当归　熟地黄　川芎　白芍

柴胡六君子汤（《扶寿精方》）：柴胡　黄芩　半夏　茯苓　甘草　人参　白术　陈皮　枳壳（炒）

柴胡加龙骨牡蛎汤（《伤寒论》）：柴胡　龙骨　黄芩　生姜　铅丹　人参　桂枝（去皮）　茯苓　生半夏　大黄　牡蛎　大枣

柴胡清肝汤（《外科正宗》）：川芎　当归　白芍　生地黄　柴胡　黄芩　山栀　天花粉　防风　牛蒡子　连翘　甘草

柴胡疏肝散（《医学统旨》）：陈皮　柴胡　川芎　香附　枳壳　芍药　甘草

柴葛解肌汤（《伤寒六书》）：柴胡　干葛　白芷　桔梗　羌活　石膏　黄芩　白芍　甘草　大枣　生姜

逍遥散（《太平惠民和剂局方》）：当归　茯苓　白芍　白术　柴胡　甘草　薄荷　生姜

胶艾四物汤（《古今医鉴》）：阿胶　艾叶　当归　川芎　白芍　熟地黄　蒲黄　黄连　黄芩　生地　栀子　地榆　白术　甘草

消瘰丸（《医学心悟》）：玄参　牡蛎　贝母

海藻玉壶汤（《外科正宗》）：海藻　贝母　陈皮　昆布　青皮　川芎　当归　连翘　半夏　甘草　独活　海带

调元肾气丸（《外科正宗》）：生地黄　山萸肉　山药　牡丹皮　茯苓　人参　当归　泽泻　麦冬　龙骨　地骨皮　木香　砂仁　黄柏　知母

通气散坚丸（《外科正宗》）：陈皮　半夏　茯苓　甘草　石菖蒲　枳实　人参　胆南星　天花粉　桔梗　川芎　当归　贝母　香附　海藻　黄芩

通窍活血汤（《医林改错》）：赤芍　川芎　桃仁　红花　老葱　生姜　大枣　麝香　黄酒

桑螵蛸散（《本草衍义》）：桑螵蛸　远志　菖蒲　龙骨　人参　茯神　当归　龟甲

十一画

黄连温胆汤（《六因条辨》）：川黄连　竹茹　枳实　半夏　橘红　甘草　生姜　茯苓

　　银翘散（《温病条辨》）：连翘　银花　苦桔梗　薄荷　竹叶　生甘草　荆芥穗　淡豆豉　牛蒡子　芦根

　　清肝芦荟丸（《外科正宗》）：川芎　当归　白芍　生地黄　青皮　芦荟　昆布　海粉　甘草节　牙皂　黄连

　　清瘟败毒饮（《疫疹一得》）：生地黄　黄连　黄芩　丹皮　石膏　栀子　甘草　竹叶　玄参　人工犀角　连翘　芍药　知母　桔梗

十二画

　　琥珀黑龙丹（《外科正宗》）：琥珀　血竭　京墨　五灵脂　海藻　海带　南星　木香　麝香

　　葛根黄芩黄连汤（《伤寒论》）：葛根　黄芩　黄连　甘草

　　普济消毒饮（《东垣试效方》）：牛蒡子　黄芩　黄连　甘草　桔梗　板蓝根　马勃　连翘　玄参　升麻　柴胡　陈皮　僵蚕　薄荷

　　温胆汤（《三因极一病证方论》）：半夏　竹茹　枳实　陈皮　甘草　茯苓

　　滋水清肝饮（《医宗己任编》）：熟地黄　当归身　白芍　枣仁　山萸肉　茯苓　山药　柴胡　山栀　丹皮　泽泻

　　人工犀角地黄汤（《温病条辨》）：干地黄　白芍　丹皮　人工犀角

十三画

　　蒿芩清胆汤（《重订通俗伤寒论》）：青蒿　黄芩　枳壳　竹茹　陈皮　半夏　茯苓　碧玉散（滑石　甘草　青黛）

十四画

　　酸枣仁汤（《金匮要略》）：酸枣仁　甘草　知母　茯苓　川芎

　　膈下逐瘀汤（《医林改错》）：五灵脂　当归　川芎　桃仁　丹皮　赤芍　乌药　元胡　甘草　香附　红花　枳壳

十五画

　　增液汤（《温病条辨》）：玄参　麦冬　生地黄

　　增液承气汤（《温病条辨》）：玄参　麦冬　细生地　大黄　芒硝

十九画

　　藿朴夏苓汤（《医原》）：藿香　半夏　赤苓　杏仁　生苡仁　白蔻仁　通草　猪苓　淡豆豉　泽泻　厚朴

　　藻药散（《证治准绳·疡医》）：海藻（酒洗）黄药子